Medicina Intensiva

REVISÃO RÁPIDA

MEDICINA USP

HC Fmusp

DISCIPLINA DE EMERGÊNCIAS CLÍNICAS HC - FMUSP

Medicina Intensiva

REVISÃO RÁPIDA

EDITORES

Bruno Adler Maccagnan Pinheiro Besen

Antonio Paulo Nassar Junior

Luciano César Pontes de Azevedo

2ª EDIÇÃO
revisada,
atualizada
e ampliada

manole
editora

"A edição desta obra foi financiada com recursos da Editora Manole Ltda., um projeto de iniciativa da Fundação Faculdade de Medicina em conjunto e com a anuência da Faculdade de Medicina da Universidade de São Paulo – FMUSP."

Editora: Eliane Usui
Projeto gráfico: Departamento de arte da Editora Manole
Editoração eletrônica: HiDesign Estúdio
Ilustrações: Alexandre Bueno, HiDesign Estúdio
Capa: Ricardo Yoshiaki Nitta Rodrigues

CIP-BRASIL. CATALOGAÇÃO NA PUBLICAÇÃO
SINDICATO NACIONAL DOS EDITORES DE LIVROS, RJ

M442
2. ed.
Medicina intensiva : revisão rápida / editores Bruno Adler Maccagnan Pinheiro Besen, Antonio Paulo Nassar Junior, Luciano César Pontes de Azevedo. - 2. ed. - Santana de Parnaíba [SP] : Manole, 2023.

Inclui bibliografia e índice
ISBN 9786555764550

1. Medicina intensiva. 2. Tratamento intensivo. I. Besen, Bruno Adler Maccagnan Pinheiro. II. Nassar Junior, Antonio Paulo. III. Azevedo, Luciano César Pontes de.

CDD: 616.028
23-82053 CDU: 616.07

Meri Gleice Rodrigues de Souza - Bibliotecária - CRB-7/6439

1ª edição – 2018. 1ª reimpressão – 2021. 2ª reimpressão – 2021.
2ª edição – 2023.

Editora Manole Ltda.
Alameda América, 876 – Tamboré
Santana de Parnaíba – SP
06543-315 – Brasil
Fone: (11) 4196-6000
www.manole.com.br | https://atendimento.manole.com.br

Impresso no Brasil | *Printed in Brazil*

Sobre os editores

Bruno Adler Maccagnan Pinheiro Besen

Residência em Medicina Intensiva pelo Hospital das Clínicas da Faculdade de Medicina da Universidade de São Paulo (HCFMUSP). Titulado em Medicina Intensiva pela Associação de Medicina Intensiva Brasileira (AMIB). Doutor em Ciências Médicas pela FMUSP. Médico Assistente da UTI da Disciplina de Emergências Clínicas do HCFMUSP. Supervisor do Programa de Residência Médica em Medicina Intensiva do HCFMUSP.

Antonio Paulo Nassar Junior

Médico Intensivista do A.C. Camargo Cancer Center. Professor de Pós-graduação do A.C. Camargo Cancer Center. Médico Pesquisador do Hospital Israelita Albert Einstein.

Luciano César Pontes de Azevedo

Professor Livre-docente da Disciplina de Emergências Clínicas do HCFMUSP. Especialista em Medicina Intensiva pela AMIB. Médico Pesquisador e Coordenador da Pós-graduação *Stricto Sensu* do Hospital Israelita Albert Einstein. Editor do livro *Medicina Intensiva – Abordagem Prática*.

Sobre os autores

Amanda Maria Ribas Rosa de Oliveira

Especialista em Terapia Intensiva pela Associação de Medicina Intensiva Brasileira (AMIB). Especialista Lean pelo Programa Prático do Lean Institute Brasil (LIB). Médica Diarista da UTI e Diretora de Operações do Hospital Maternidade Frei Galvão.

Amanda Pinto Botêga

Graduação em Medicina pela Universidade do Vale do Sapucaí. Residência em Clínica Médica pelo Hospital Municipal Dr. Mário Gatti. Residência em Medicina Intensiva pelo Hospital das Clínicas da Faculdade de Medicina da Universidade de São Paulo (HCFMUSP). Pós-graduação em Cuidados Paliativos no Instituto de Ensino e Pesquisa do Hospital Sírio-Libanês. Intensivista Plantonista da UTI de Gastroenterologia do HCFMUSP.

Ana Clara Dobre

Intensivista Diarista da UTI de Trauma e Emergência Cirúrgica do HCFMUSP. Médica Plantonista da UTI do Hospital A.C. Camargo Cancer Center. Residência em Medicina Intensiva pelo HCFMUSP e em Clínica Médica pela Santa Casa de Misericórdia de São Paulo. Graduação em Medicina pelo Centro Universitário São Camilo.

Ana Flávia Garcia Silva

Médica Intensivista pelo HCFMUSP. Preceptora da Residência Médica em UTI do HCFMUSP. Intensivista do Hospital Universitário da USP e do Hospital Vila Nova Star.

André Carramenha de Góes Hirano

Especialista em Medicina Intensiva pela Associação de Medicina Intensiva Brasileira (AMIB). Preceptor da Residência de UTI do HCFMUSP. Diarista da UTI do Hospital Universitário da USP. Médico Intensivista da UTI do Hospital Vila Nova Star.

André Luiz Nunes Gobatto

Médico Intensivista e Doutor pela USP. Vice-coordenador da UTI do Hospital da Cidade e Coordenador da Residência de Clínica Médica do Hospital Geral Ernesto Simões Filho. Professor da União Metropolitana de Educação e Cultura (Unime) e da Universidade Salvador (Unifacs).

Andréa Remigio de Oliveira

Médica Especialista em Medicina Intensiva pela AMIB e em Clínica Médica pela Sociedade Brasileira de Clínica Médica (SBCM). Diarista da UTI do Hospital A.C. Camargo.

Anna Claudia Turdo
Médica Infectologista Graduada pela Universidade Estadual de Campinas (Unicamp). Residência Médica em Moléstias Infecciosas e Parasitárias pelo HCFMUSP. Mestranda pelo A.C. Camargo Cancer Center.

Barbara Vieira Carneiro
Intensivista Diarista da UTI de Trauma e Emergência Cirúrgica do HCFMUSP e da UTI de Transplantes do Hospital Israelita Albert Einstein. Coordenadora da Pós-graduação de Neurointensivismo do Hospital Israelita Albert Einstein. Residência em Medicina Intensiva pelo HCFMUSP.

Beatriz Helena Cermaria Soares da Silva
Graduação em Medicina e Residência em Clínica Médica pela Unicamp. Ano Opcional (R3) em Clínica Médica pela Escola Paulista de Medicina da Universidade Federal de São Paulo (EPM-Unifesp). Residência Médica em Medicina Intensiva pela FMUSP. Título de Especialista em Medicina Intensiva pela AMIB. Doutorado em Ciências Médicas pela FMUSP.

Ben-Hur Lincoln Machado Nunes
Médico Intensivista Graduado em Medicina pela Universidade Federal do Piauí (UFPI). Residência em Clínica Médica pelo SUS-SP/Hospital Ipiranga e em Medicina Intensiva pelo HCFMUSP.

Bianca Ramos Ferronatto
Especialista em Medicina Intensiva pelo HCFMUSP. Titulada pela AMIB. Pós-graduada em Nutrologia pela Associação Brasileira de Nutrologia e em Cuidados Paliativos pelo Sírio-Libanês Ensino e Pesquisa. Médica Diarista da Unidade de Terapia Intensiva do Hospital Erasto Gaertner (Curitiba-PR) e Preceptora do Programa de Residência Médica em Terapia Intensiva.

Bruna Brandão Barreto
Médica Intensivista do Hospital da Mulher – Salvador/BA. Mestre pelo Programa de Pós-graduação em Medicina e Saúde da Universidade Federal da Bahia (UFBA). Doutoranda do Programa de Pós-graduação em Medicina e Saúde da UFBA.

Bruna Carla Scharanch
Intensivista Adulto pelo HCFMUSP. Clínica Geral e Graduação pela Universidade Federal do Triângulo Mineiro (UFTM). Especialista em Cuidados Paliativos pelo Sírio-Libanês Ensino e Pesquisa. Intensivista Diarista na UTI da Gastroenterologia do HCFMUSP e na UTI Adulto do Hospital da Luz. Plantonista nas UTIs da Rede D'Or.

Bruno Martins Tomazini
Médico Pesquisador do Instituto de Pesquisa do Hospital do Coração (HCor). Médico Pesquisador e Intensivista do Hospital Sírio-Libanês. Membro do Comitê Científico da *Brazilian Research in Intensive Care Network* (BRICNet).

Bruno Tomazelli
Médico Intensivista com Residência Médica pelo HCFMUSP. Pós-graduação em Gestão em Saúde pelo Hospital Israelista Albert Einstein.

Camila Cristina Kukita
Médica Especialista em Medicina Intensiva pela AMIB. Médica Intensivista da UTI do A.C. Camargo Cancer Center.

Camila Merighi
Graduação em Medicina pela Faculdade de Medicina de Botucatu da Universidade Estadual Paulista (UNESP). Residência em Clínica Médica e Medicina Intensiva pelo HCFMUSP.

Camilla Vieira de Rebouças
Residência em Clínica Médica pelo Hospital São Rafael. Residência em Oncologia Clínica pelo Instituto Brasileiro de Controle do Câncer. Mestranda na Faculdade de Medicina do ABC (FMABC).

Carla Marchini Dias da Silva
Doutoranda em Ciências pela Fundação Antônio Prudente. Especialista em Medicina Intensiva pelo HCFMUSP. Médica Intensivista no Hospital A.C. Camargo Cancer Center, Hospital Vila Nova Star-SP e UTI Oncológica do Hospital São Luiz Itaim-SP.

Carlos Eduardo Brandão
Graduação em Medicina pela Universidade Federal do Espírito Santo (UFES). Residência Médica em Clínica Médica e em Terapia Intensiva pela FMUSP. MBA Executivo em Saúde pela Fundação Getulio Vargas (FGV).

Daniel Curitiba Marcellos
Graduação em Medicina pela UFES. Residência Médica em Clínica Médica pela Unifesp e em Medicina Intensiva pelo HCFMUSP. Intensivista Diarista da UTI do Hospital Samaritano Paulista e Plantonista da UTI do Hospital Alemão Oswaldo Cruz.

Daniel Joelsons
Médico Diarista da UTI de Infectologia do HCFMUSP e da UTI do Hospital Israelense Albert Einstein. Especialista em ECMO pela ELSO – E-AEC.

Débora Cristina Kattah Stauffer
Residência em Terapia Intensiva no Hospital Sírio-Libanês. Diarista da UTI Oncológica do Hospital São Luiz Itaim e do Hospital Vila Nova Star.

Douglas Toledo Camilo
Médico pela UFES. Clínico Geral pela FMUSP. Residência em Medicina Intensiva pela USP.

Elson Marcos de Oliveira Júnior
Residência em Medicina Intensiva pelo HCFMUSP. Título em Medicina Intensiva pela AMIB e em Nutrologia pela Associação Brasileira de Nutrologia (ABRAN).

Estevão Bassi
Coordenador da UTI de Trauma e Emergência Cirúrgica do HCFMUSP. Coordenador da Educação Médica – Hospital Alemão Oswaldo Cruz. Supervisor da

Residência de Medicina Intensiva do Hospital Alemão Oswaldo Cruz. Doutor em Ciências pela FMUSP. Residência em Clínica Médica e Medicina Intensiva pelo HCFMUSP. Graduação em Medicina pela FMUSP.

Fábio Holanda Lacerda
Residência em Clínica Médica e Medicina Intensiva pelo HCFMUSP. Médico Consultor Portfólio Compromisso Social do Hospital Sírio-Libanês. Pós-graduação em Cuidados Paliativos pelo Hospital Sírio-Libanês.

Fabiola Prior Caltabeloti
Graduada em Medicina pela Faculdade de Medicina de Marília (FAMEMA). Residência em Anestesiologia pelo HCFMUSP. Título em Medicina Intensiva pela AMIB. Doutorado em Ciências pelo Programa de Pós-graduação em Anestesiologia da FMUSP com período sanduíche no Hôpital Pitié Salpêtrière, Paris. Médica Diarista da UTI Geral do Hospital Sírio-Libanês.

Fernanda de Jesus Aguiar
Médica Diarista da UTI Geral do Hospital Sírio-Libanês. Residência em Medicina Intensiva pelo HCFMUSP.

Fernando Godinho Zampieri
Doutor em Ciências Médicas pela FMUSP. Título de Especialista em Medicina Intensiva pela AMIB. Médico Pesquisador da Universidade de Alberta (Edmonton, Canadá).

Filipe Mateus Cadamuro
Intensivista Diarista da UTI Neurológica do Hospital Nove de Julho e da UTI de Trauma e Emergência Cirúrgica do HCFMUSP. Intensivista Plantonista da UTI do Hospital Vila Nova Star. Residência em Clínica Médica e Medicina Intensiva pelo HCFMUSP. Graduação em Medicina pela FMUSP.

Gianni Manzo
Diarista na UTI Cardiológica do Hospital Samaritano Paulista. Cardiologista pelo Hospital Sírio-Libanês e Sociedade Brasileira de Cardiologia (SBC). Graduação em Medicina e Residência em Clínica Médica Geral pela UNESP.

Guilherme Bittar Cunha
Graduação em Medicina pela FMUSP. Residência Médica em Clínica Médica e Medicina Intensiva pelo HCFMUSP. Médico Intensivista Diarista da UTI Neurológica do Hospital Santa Catarina, da UTI Oncológica do Hospital São Luiz (Itaim) e da UTI do Hospital Vila Nova Star.

Ho Yeh Li
Doutora em Infectologia pela FMUSP. Coordenadora da UTI-Infectologia do HCFMUSP.

João Gabriel Rosa Ramos
Especialista em Clínica Médica e Medicina Intensiva. Área de atuação em Medicina Paliativa. MBA Executivo em Gestão em Saúde. Doutorado em Ciências Médicas.

João Manoel Silva Jr.
Livre-docente pelo Departamento de Cirurgia da FMUSP. Diretor do Serviço de Anestesiologia do Hospital Servidor Público Estadual de São Paulo. Coordenador da UTI do Instituto do Câncer do Estado de São Paulo (ICESP). Médico Intensivista do Hospital Israelita Albert Einstein.

José Mauro da Fonseca Pestana Ribeiro
Médico Intensivista pelo HCFMUSP. Médico Intensivista da UTI Oncológica do Hospital São Luiz – Itaim e da UTI do Hospital Vila Nova Star.

José Paulo Ladeira
Médico Especialista em Terapia Intensiva pela AMIB. MBA em Administração de Organizações de Saúde pela Fundação Instituto de Administração (FIA). Coordenador da Pós-graduação em Medicina Intensiva do Hospital Sírio-Libanês. Médico da UTI do Hospital Sírio-Libanês e do Departamento de Telemedicina do Hospital Israelita Albert Einstein.

Leandro Utino Taniguchi
Especialista em Medicina Intensiva pela AMIB. Doutor em Ciências Médicas pela FMUSP. Membro do Comitê Científico da Rede Brasileira de Pesquisa em Medicina Intensiva (BRICNet).

Liane Brescovici Nunes de Matos
Residência em Medicina Intensiva pela FMUSP. Médica Nutrologa pela Abran. Especialista em Nutrição Parenteral e Enteral pela Braspen/SBNPE. Doutora em Ciências pela FMUSP. Diretora do Departamento de Nutrologia do A.C. Camargo Cancer Center.

Lívia Maria Garcia Melro
Intensivista pelo HCFMUSP e pela AMIB. Coordenadora Médica UTI do Samaritano Paulista. Diretora de Educação em ECMO da ELSO-Brasil. Especialista em Eco *Point of Care* pelo American College of Chest Physicians.

Luísa Tajra Carvalho
Médica Intensivista Graduada pela FMUSP. Médica da UTI do Hospital Sírio-Libanês.

Marcelo Park
Médico Assistente da UTI do HCFMUSP.

Marília Bordignon Antonio
Médica Infectologista pelo HCFMUSP. Atuação em HIV e Envelhecimento.

Mino Cestari
Especialista em Medicina Intensiva e Clínica Médica pelo HCFMUSP. Médico Intensivista Diarista e Preceptor Responsável pela Residência Médica em UTI no Hospital Alemão Oswaldo Cruz. Médico Intensivista do Hospital A.C. Camargo Cancer Center.

Patrícia Junqueira Freitas Holdack
Médica Intensivista Diarista do Hospital Nove de Julho. Plantonista do Hospital A.C. Camargo Cancer Center. Pós-graduação em Cuidados ao Paciente com Dor no Hospital Sírio-Libanês.

Pedro Fortes Osório Bustamante
Intensivista Diarista da UTI de Trauma e Emergência Cirúrgica do HCFMUSP. Intensivista Plantonista da UTI do Hospital Paulistano e da UTI do Hospital Vila Nova Star. Preceptor da Residência de Medicina Intensiva do HCFMUSP. Residência em Clínica Médica e Medicina Intensiva pelo HCFMUSP. Graduação em Medicina pela Unicamp.

Pedro Garcia Checoli
Residência em Clínica Médica e Terapia Intensiva pelo HCFMUSP. Pós-graduação em Cuidados Paliativos no Hospital Sírio-Libanês.

Pedro Hélio Pontes Dantas
Residência em Clínica Médica e Medicina Intensiva pelo HCFMUSP. Título de Especialista em Medicina Intensiva pela AMIB. Plantonista na UTI do Hospital Sírio-Libanês.

Pedro Henrique Della Libera
Residência em Medicina Intensiva pelo HCFMUSP. Médico Diarista da UTI do Hospital das Clínicas de Bauru/SP.

Pedro Vitale Mendes
Médico Diarista da UTI Clínica do HCFMUSP. Doutor em Ciências Médicas pela FMUSP.

Renata Mello Guazzelli
Médica Intensivista Diarista da Unidade Cardiológica Intensiva do Hospital BP Mirante. Titulada em Medicina Intensiva pela AMIB. Residência Médica em Medicina Intensiva pelo HCFMUSP.

Renato Daltro de Oliveira
Médico pela Universidade Federal da Bahia (FMB-UFBA). Residência em Clínica Médica pela EPM-UNIFESP. Residência em Terapia Intensiva pelo HCFMUSP. Doutorando em Ciências da Saúde pelo A.C. Camargo Cancer Center.

Roberta Muriel Longe Roepke
Graduação em Medicina pela Universidade Federal de Santa Catarina (UFSC). Residência em Clínica Médica e Medicina Intensiva pelo HCFMUSP. Doutorado em Ciências pela FMUSP. Titulada em Medicina Intensiva pela AMIB. Intensivista Diarista da UTI de Trauma e Emergência Cirúrgica do HCFMUSP.

Rodolpho Pedro
Médico Graduado pela Universidade Federal de Rondônia. Especialista em Clínica Médica e Terapia Intensiva pelo HCFMUSP. Intensivista Diarista da Unidade de Terapia Intensiva da Gastroenterologia do HCFMUSP.

Rodrigo Peres Toledo

Especialista em Terapia Intensiva pelo HCFMUSP. Médico Intensivista do Hospital A.C. Camargo Cancer Center.

Rogerio da Hora Passos

Médico Especialista em Clínica Médica, Nefrologia e Medicina Intensiva.

Rogério Zigaib

Médico Intensivista pelo HCFMUSP. Médico Assistente da UTI da Disciplina de Emergências Clínicas do HCFMUSP. Médico Intensivista da UTI do Hospital A.C. Camargo Cancer Center.

Thiago Henrique Santos Silva

Especialista em Terapia Intensiva pela AMIB. Equipe de Terapia Intensiva do Hospital Sírio-Libanês. Médico Diarista da UTI Cirúrgica do HCFMUSP.

Thiago Tavares dos Santos

Mestre em Ciências da Saúde. Especialista em Medicina Intensiva pela AMIB. Médico Diarista da UTI do Hospital BP Mirante. Médico da UTI da Anestesiologia do HCFMUSP.

Vitor Schlittler Abreu

Graduação pela Faculdade de Medicina de Marília. Residência em Clínica Médica e Medicina Intensiva pelo HCFMUSP. Especialização em Cuidados Paliativos pelo Sírio-Libanês Ensino e Pesquisa. Médico Diarista do Hospital Paulistano. Médico Plantonista do A.C. Camargo Cancer Center.

Vivian Vieira Tenório Sales

Médica Diarista da UTI do Hospital Nove de Julho. Médica da UTI do Hospital A.C. Camargo. Especialista em Medicina Intensiva pelo HCFMUSP e pela AMIB.

Sumário

Seção IV – Neurointensivismo

Seção V – Nutrição e metabolismo

Seção VI – Nefrointensivismo

Seção VII – Pneumointensivismo

Seção VIII – Miscelânea

Dedicatórias

À minha esposa, Paula, minhas filhas, Helena e Laís, e meus pais, Paulo e Solange, por todo apoio e dedicação.

Antonio Paulo Nassar Junior

Aos meus pais, Carlos e Diva, e ao meu irmão, Carlos Leonardo, por todo o apoio desde o início de minha formação. À minha esposa, Roberta, que sempre me apoiou em todos os projetos.

Bruno Adler Maccagnan Pinheiro Besen

Aos meus pais, José Arnaldo e Soledade (*in memoriam*) e ao meu irmão, Luis Guilherme, por terem contribuído com seu esforço e seu exemplo para minha formação e desenvolvimento na carreira médica.
À minha esposa, Elen, meus filhos, Bia, Vivi, Cris, Lu e Heitor, pela compreensão e apoio que demonstram em todos os períodos que passo em frente a um computador escrevendo artigos e capítulos.

Luciano César Pontes de Azevedo

Agradecimentos

Os autores agradecem a todos os médicos residentes, assistentes e professores da Disciplina de Emergências Clínicas da FMUSP pelo apoio e ajuda na realização deste livro. À equipe de apoio técnico da Disciplina de Emergências Clínicas, por nos ajudar com todos os aspectos burocráticos do nosso trabalho. Agradecemos ainda aos membros da equipe multidisciplinar das UTIs, que mesmo sob condições muitas vezes adversas, persistem no seu trabalho de proporcionar o melhor cuidado possível aos pacientes. E, por fim, aos pacientes, objetivo final de uma obra como esta.

Os autores

Seção I

Cardiointensivismo

CAPÍTULO 1

Reanimação cardiopulmonar e cerebral

José Paulo Ladeira

MENSAGENS RELEVANTES

- A reanimação cardiopulmonar e cerebral (RCP) de ótima qualidade é essencial para reversão da parada cardiorrespiratória (PCR) e envolve compressões torácicas fortes e rápidas (> 100/min), sem interrupções, permitindo o retorno do tórax à posição de repouso.
- Na PCR em FV/TV sem pulso, a desfibrilação deve ocorrer assim que o desfibrilador estiver disponível.
- Epinefrina 1 mg EV a cada 3-5 minutos de RCP é a droga a ser utilizada em todas as formas de PCR. O acesso venoso deve ser tentado antes do intraósseo.
- Vasopressina e atropina não são mais recomendadas no tratamento de PCR.
- Hipovolemia e hipóxia são as principais causas de AESP (atividade elétrica sem pulso)/assistolia.
- Capnografia contínua durante a RCP auxilia na monitorização da qualidade da RCP.
- O controle térmico de temperatura-alvo (32-36°C) é a estratégia atual para melhor prognóstico dos sobreviventes de PCR com encefalopatia anóxica.

INTRODUÇÃO

- A maioria dos estudos realizados sobre reanimação cardiopulmonar e cerebral (RCP) analisa indivíduos com condições fisiológicas e características funcionais muito diferentes daquelas encontradas nos pacientes das unidades de terapia intensiva (UTI), pois examinam a parada cardiorrespiratória (PCR) no ambiente extra-hospitalar. No entanto, os eventos de PCR no ambiente hospitalar também são relevantes e têm sido motivo de atenção nas últimas décadas em publicações, melhorando a qualidade das recomendações para RCP neste contexto.
- O atendimento da PCR deve ser entendido como uma sequência de intervenções aplicadas de forma integrada e contínua, chamada de corrente da sobrevivência. No ambiente intra-hospitalar, o elo inicial é a vigilância e reconhecimento precoce da deterioração clínica do paciente, por meio da implantação de protocolos gerenciados para identificação rápida de sepse, acidente vascular cerebral (AVC), infarto agudo do miocárdio (IAM) e outros. Na última revisão das recomendações de cuidados da RCP de 2020, um novo elo foi adicionado à cadeia da sobrevida envolvendo a recuperação dos sobreviventes de PCR após a alta hospitalar com atenção contínua à reabilitação física, cognitiva e psicossocial.
- A implantação de um sistema de resposta rápida (SRR) para reconhecimento e assistência precoce de pacientes com deterioração clínica reduz a mortalidade e o número dos eventos de PCR intra-hospitalar.
- Os demais elos relacionados ao chamado de ajuda (pedindo pelo desfibrilador), RCP de qualidade, desfibrilação precoce e uso de suporte avançado de vida para auxílio na reversão da PCR e cuidados intensivos nos sobreviventes da PCR são comuns a ambos os ambientes de ocorrência da PCR (Figura 1).

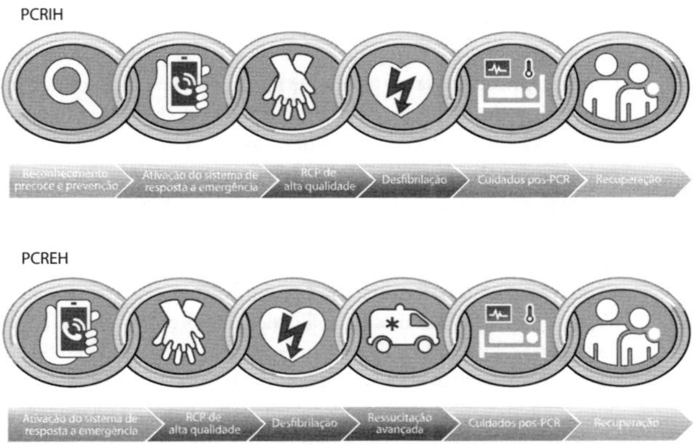
PCRIH
Reconhecimento precoce e prevenção
Ativação do sistema de resposta a emergência
RCP de alta qualidade
Desfibrilação
Cuidados pós-PCR
Recuperação
PCREH
Ativação do sistema de resposta a emergência
RCP de alta qualidade
Desfibrilação
Ressucitação avançada
Cuidados pós-PCR
Recuperação

Figura 1 Corrente da sobrevivência do atendimento cardiovascular de emergência no ambiente intra-hospitalar (PCRIH) e extra-hospitalar (PCREH). PCR: parada cardiorrespiratória; RCP: ressuscitação cardiopulmonar.

SUPORTE BÁSICO DE VIDA

- As manobras utilizadas no suporte básico de vida (SBV) visam estabelecer as condições mínimas necessárias para manutenção ou recuperação da oxigenação e da perfusão cerebral e coronariana, já que as viabilidades neurológica e miocárdica definem, em grande parte, o prognóstico da vítima. É possível, didaticamente, dividir o suporte básico em três passos:
  1. Avaliação do nível de consciência (responsividade) e chamado por ajuda:
     a. Na UTI, o evento PCR geralmente é percebido pela equipe multidisciplinar por meio da perda de consciência ou do aviso do alarme do monitor cardíaco de arritmia. Na vigência desse alerta ou perda de consciência, o contato físico e o chamado pelo nome do paciente devem ser realizados. Deve-se procurar por sinais indiretos de parada circulatória como apneia (ou *gasping*), ausência de movimentação espontânea e extremidades frias. Na ausência de resposta ao chamado, deve-se realizar o pedido por ajuda notificando a equipe multidisciplinar da UTI sobre o evento, reforçando a necessidade imediata do desfibrilador. A ausência de pulso central por até 10 segundos confirma o diagnóstico.
     b. A avaliação do nível de consciência, chamado por ajuda, avaliação de apneia/*gasping*, ausência de movimentos espontâneos e verificação por pulso central devem ser realizados em conjunto, no menor tempo possível. O chamado por ajuda na UTI demanda a comunicação clara e objetiva do evento para toda a equipe multidisciplinar, além da solicitação emergencial do monitor/desfibrilador, justificada pela alta ocorrência de ritmos cardíacos (fibrilação ventricular/taquicardia ventricular sem pulso – FV/TV sem pulso) que apresentam bom índice de resposta à desfibrilação quando tratados em tempo hábil.
  2. Reanimação cardiopulmonar:
     a. A confirmação da ausência de pulso carotídeo por 5 a 10 segundos define a PCR e deve ser realizada sempre. Na dúvida da presença de pulso carotídeo, assume-se a PCR e a RCP é iniciada imediatamente.

b. Confirmada a PCR, as manobras de RCP devem ser iniciadas de imediato, realizando-se 30 compressões torácicas alternadas com 2 ventilações assistidas enquanto o paciente não for intubado; caso o paciente já esteja intubado, não há necessidade de sincronismo entre compressões e ventilações. As compressões torácicas devem ser aplicadas em uma frequência acima de 100 compressões/minuto e abaixo de 120 compressões/minuto, de forma contínua, forte, rápida, visando à depressão do tórax em 5 cm de profundidade. O uso de superfície rígida sobre o dorso do paciente é mandatório. Após a compressão, deve-se permitir que o tórax retorne à posição de repouso. Nas recomendações de 2020, a RCP de alta qualidade foi reforçada como essencial no suporte à PCR. Visando a melhora neste aspecto, recomenda-se a utilização de recurso audiovisual automatizado (metrônomo digital, por exemplo) para controle e adequação da RCP de alta qualidade.
c. Após 30 compressões torácicas, deve-se aplicar 2 ventilações assistidas nos pacientes não intubados, preferencialmente com dispositivo bolsa-válvula-máscara, completando um ciclo de RCP, que deve ser mantido ininterruptamente durante todo o atendimento. A RCP só deve ser interrompida para checagem de ritmo no monitor, checagem de pulso central e desfibrilação.
d. Para as ventilações assistidas, a via aérea (VA) deve ser aberta realizando-se a elevação da mandíbula e a hiperextensão da coluna cervical. Fica contraindicada a hiperextensão se houver suspeita de lesão cervical, aplicando-se apenas tração e elevação anterior da mandíbula. As ventilações devem ser aplicadas pelo conjunto máscara-bolsa-reservatório até promover a elevação do tórax e com duração de 1 segundo, a cada 6-8 segundos.
e. RCP de ótima qualidade é uma das poucas atitudes terapêuticas com nível forte de recomendação durante o atendimento da PCR, devendo ser aplicada com o maior rigor possível, assim como a desfibrilação precoce (Tabela 1).

Tabela 1 RCP de ótima qualidade

▸ RCP sobre superfície rígida
▸ Frequência de compressões acima de 100/minuto e abaixo de 120/minuto
▸ 30 compressões torácicas intercaladas com 2 ventilações de 1 segundo, suficientes para elevação do tórax
▸ Rotação do resgatista que comprime o tórax a cada 2 minutos ou mais cedo se houver fadiga
▸ Permitir o relaxamento elástico do tórax na fase de descompressão torácica
▸ Interromper ao mínimo as compressões torácicas
▸ Após intubação, aplicar 1 ventilação assistida a cada 6 segundos, independentemente das compressões torácicas

3. Realizar a desfibrilação elétrica, se indicada:
   a. Quanto mais precocemente for realizada a desfibrilação, melhores serão os resultados na sobrevida na PCR. Um estudo recente em que se utilizou o desfibrilador com tempo de desfibrilação inicial de 3 minutos mostrou que a sobrevida foi de 74% no ambiente extra-hospitalar.

Na UTI, se indicada, a desfibrilação geralmente ocorre dentro desse intervalo e não deve ser retardada por nenhum motivo.

b. Quando indicado, é aplicado choque de forma única, na energia máxima do desfibrilador/monitor disponível (360 J no aparelho monofásico ou 120 a 200 J no aparelho bifásico, dependendo do fabricante). No momento do choque, deve-se certificar de que ninguém esteja em contato com o paciente para evitar acidentes durante o atendimento. Após o choque, a RCP deve ser reiniciada imediatamente, sendo mantida por 2 minutos ou 5 ciclos de 30 compressões intercaladas com 2 ventilações assistidas. Após esse período, o ritmo cardíaco deve ser analisado, e se indicada, aplicada nova desfibrilação. Caso o ritmo encontrado não seja FV/TV, o pulso central deve ser novamente avaliado. Caso não haja pulso, é necessário continuar reanimando o paciente por mais ciclos de 2 minutos de RCP, avaliando-se a indicação de novo choque nesses intervalos. A Figura 2 representa o algoritmo de SBV simplificado.

CUIDADO! NÃO ESQUECER!

- A RCP de ótima qualidade e a desfibrilação precoce reduzem a mortalidade na PCR.

SUPORTE AVANÇADO DE VIDA

- O suporte avançado de vida envolve a utilização de procedimentos terapêuticos como uso de drogas, abordagem invasiva de via aérea, diagnóstico de ritmo cardíaco e aplicação de desfibrilações por desfibrilador/monitor cardíaco. Geralmente o ritmo cardíaco da PCR é identificado já no início do evento, pois o paciente se encontra monitorizado. Com a identificação do ritmo cardíaco, é possível dividir a PCR em duas modalidades: PCR em FV/TV sem pulso (ritmo chocável) e PCR não FV/TV (atividade elétrica sem pulso – AESP – e assistolia, ritmos não chocáveis).

1. PCR em fibrilação ventricular ou taquicardia ventricular sem pulso.
   a. As formas mais frequentes de atividade elétrica inicial na PCR extra-hospitalar são a FV/TV sem pulso, encontradas em cerca de 80% dos casos no início da PCR. No ambiente intra-hospitalar, as PCR em FV/TV sem pulso também são frequentes, mas a PCR em assistolia ou atividade elétrica sem pulso aumenta sua participação de forma variável, de acordo com as características do hospital (centro oncológico, pediátrico, de trauma etc.) e dos pacientes admitidos na UTI.
   b. A FV é caracterizada por uma atividade elétrica caótica e desorganizada do coração, incapaz de gerar contração cardíaca eficiente, daí a ausência de pulso central nesse ritmo elétrico. A TV difere da FV por tratar-se de ritmo elétrico organizado caracterizado por complexos QRS alargados, idênticos entre si, com frequência elevada e sem ondas P identificáveis no traçado. Esse ritmo pode ou não gerar contração miocárdica eficaz (pulso). Na ausência de pulso, a TV deve ser tratada como FV. Identificada a FV/TV sem pulso, fica caracterizada PCR que deve receber desfibrilação precoce.
   c. O correto posicionamento das pás, a aplicação de força sobre as pás e a utilização de gel condutor contribuem para uma melhor taxa de êxito na des-

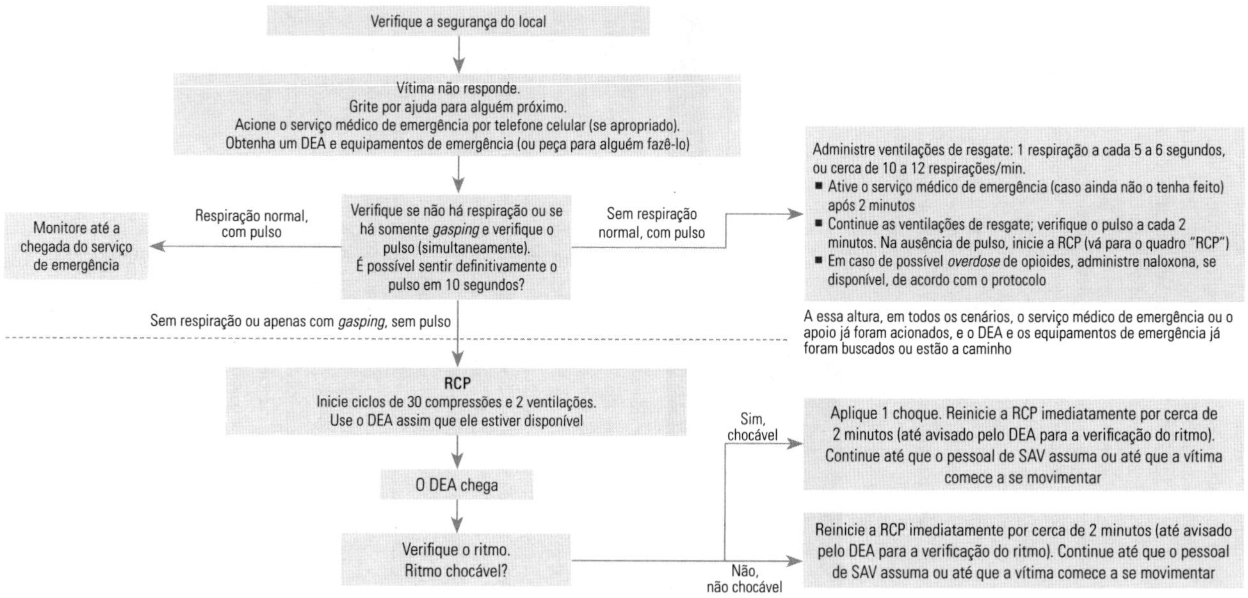

Figura 2 Algoritmo de suporte básico de vida (SBV). DEA: desfibrilador externo automático; RCP: ressuscitação cardiopulmonar; SAV: suporte avançado de vida.

fibrilação por determinarem redução da impedância torácica, possibilitando a chegada de maior quantidade de energia elétrica contínua até o coração.

d. Após o choque, as manobras de RCP são imediatamente retomadas, promovendo-se a aplicação de medidas de suporte avançado de vida que incluem o acesso venoso (preferencial) ou intraósseo (caso não exista acesso venoso disponível), a aplicação de drogas, a abordagem invasiva da via aérea e a monitorização cardíaca contínua do paciente. O tubo endotraqueal não é mais utilizado como via de administração para algumas drogas, dando-se preferência ao acesso intraósseo enquanto não se tem o acesso intravenoso disponível.
e. A intubação pode ser realizada durante a RCP, evitando-se a interrupção das compressões torácicas; caso seja necessário, as compressões podem ser interrompidas pelo menor tempo possível para a realização da intubação orotraqueal. Após a realização da intubação, procede-se à checagem primária da via aérea por meio da ausculta epigástrica (para identificação rápida de intubação esofágica) e pulmonar (bases e ápices). A utilização de capnógrafo nesse momento é indicada para confirmar o correto posicionamento da cânula traqueal, além de possibilitar a aferição da qualidade da RCP, pois valores de $ETCO_2$ acima de 10 mmHg estão relacionados a melhor prognóstico da PCR. Quando valores abaixo de 10 mmHg são encontrados, deve-se melhorar a qualidade da RCP. Outros dispositivos de abordagem à via aérea durante a PCR, como o tubo laríngeo ou a máscara laríngea, também estão liberados para uso nessa situação.
f. Dois acessos venosos calibrosos periféricos devem ser instalados durante o atendimento, assim que possível, de preferência em veias antecubitais, caso não exista acesso venoso disponível. Na impossibilidade dessa abordagem, enquanto a via intraóssea é utilizada, pode-se optar por punção da veia jugular externa, da veia femoral ou acesso venoso profundo, utilizado como última alternativa para infusão de drogas.
g. Como mencionado anteriormente, caso o acesso venoso não esteja disponível, pode-se utilizar a via intraóssea para infusão de drogas durante a RCP. Essa via para uso de drogas é quase tão efetiva quanto a via intravenosa.
h. A primeira droga a ser administrada em todos os casos de PCR é a epinefrina, na dose de 1 mg a cada 3 a 5 minutos por via endovenosa ou intraóssea, seguida de 10 mL de água destilada ou solução salina. Visando à simplificação de aprendizado e treinamento e em virtude da equivalência de ação com a epinefrina e seu maior custo, a vasopressina não é mais recomendada como droga vasopressora para uso em qualquer modalidade de PCR.
i. Na sequência de drogas, a amiodarona é o primeiro antiarrítmico a ser utilizado (300 mg, IV/IO), podendo ser aplicada a segunda dose (150 mg, IV/IO) se não houver reversão da arritmia após o choque realizado na sequência à primeira dose do antiarrítmico (recomendação fraca, com moderada qualidade de evidência). A amiodarona mostrou-se superior à lidocaína na FV/TV refratária em atendimento extra-hospitalar, proporcionando maior número de sobreviventes na admissão hospitalar; no entanto, a mortalidade intra-hospitalar não foi diferente nos dois grupos. A lidocaína é de uso opcional como antiarrítmico alternativo a amiodarona, na dose de 1 a 1,5 mg/kg de peso do paciente, na dose máxima de 3 mg/kg (nível de recomendação fraco, com baixa qualidade de evidência).

j. O sulfato de magnésio (1 a 2 g, IV/IO) pode ser benéfico quando há hipomagnesemia precipitando a arritmia, principalmente em *torsades de pointes*. Na ausência de hipomagnesemia, o uso rotineiro do sulfato de magnésio na PCR não é recomendado (recomendação forte – baixa qualidade de evidência).
k. A introdução das drogas durante a PCR ocorre durante os ciclos de 2 minutos de RCP, de acordo com a prioridade e o intervalo das drogas. Ao fim de 2 minutos ou cinco ciclos de RCP, é obrigatória a checagem do ritmo elétrico. Se houver mudança do ritmo, a presença de pulso central deve ser avaliada. Os ciclos de choque-RCP são mantidos até que ocorra a mudança de ritmo ou a suspensão das manobras de RCP.
l. Se não houver mudança de ritmo, um novo choque é aplicado, seguido de novo ciclo de RCP, sem interrupção das compressões para checagem de pulso central. Na mudança de ritmo, se não houver pulso, os ciclos de RCP devem ser reiniciados. Se for observada a presença de pulso, a PCR foi revertida e medidas de estabilização do paciente deverão ser adotadas.

CUIDADO! NÃO ESQUECER!

- A desfibrilação é prioritária no tratamento da FV/TV sem pulso, devendo ser aplicada a cada 2 minutos de RCP.

2. PCR em AESP ou assistolia:
   a. Durante a PCR, a identificação de qualquer atividade elétrica diferente de FV/TV sem pulso caracteriza ritmo de PCR que não deve receber choque (AESP ou assistolia).
   b. A PCR em AESP/assistolia recebe tratamento muito semelhante, focado na administração de epinefrina, identificação e correção da causa da PCR, além do suporte básico de vida.
   c. As causas mais frequentes de PCR em AESP/assistolia são descritas na Tabela 2.

Tabela 2 Causas de atividade elétrica sem pulso e assistolia (5H – 5T)

Causa	Tratamento
Hipovolemia	Volume
Hipóxia	Oxigênio (intubação endotraqueal)
Hipo/hipercalemia	Cloreto de potássio – 40 mEq/h Bicarbonato de sódio – 1 mEq/kg
H^+ (acidose metabólica)	Bicarbonato de sódio – 1 mEq/kg
Hipotermia	Reaquecimento
Tamponamento cardíaco	Punção pericárdica
Tromboembolismo pulmonar	Reversão da PCR
Trombose de coronária	Reversão da PCR
Pneumotórax hipertensivo	Drenagem de tórax

(continua)

Tabela 2 Causas de atividade elétrica sem pulso e assistolia (5H – 5T) *(continuação)*

Causa	Tratamento
Tóxicos (drogas) ▸ Opioides ▸ Antidepressivos tricíclicos ▸ Betabloqueadores ▸ Bloqueadores de canais de cálcio	Antagonistas ▸ Naloxone ▸ Bicarbonato de sódio ▸ Glucagon ▸ Cálcio iônico

PCR: parada cardiorrespiratória.

d. Na PCR em assistolia, é importante a confirmação da ausência de atividade elétrica, pois existem circunstâncias que podem levar ao erro diagnóstico. Para afastar essa possibilidade, para a confirmação do ritmo de assistolia, deve-se aplicar o protocolo da linha reta:

- Checar a conexão dos eletrodos/conexões/cabos.
- Aumentar o ganho do monitor cardíaco.
- Checar a ausência de atividade elétrica em duas derivações contíguas.

CUIDADO! NÃO ESQUECER!

▸ Protocolo da linha reta: checar desconexões/checar em duas derivações contíguas/aumentar ganho do aparelho.

e. Depois de se identificar a PCR em AESP ou assistolia, o tratamento imediato é a RCP, pois a desfibrilação é contraindicada. A intubação, a obtenção de um acesso para infusão de drogas e a pesquisa e o tratamento de possíveis causas associadas são importantes para controle de possíveis causa e reversão do quadro.

f. Para os ritmos bradicárdicos na AESP e para a assistolia, a atropina não é mais recomendada por ser considerada medida fútil, assim como o marca-passo transcutâneo para a assistolia.

g. A dose de epinefrina é a mesma citada anteriormente, assim como o seu intervalo de aplicação (1 mg, IV/IO, a cada 3-5 minutos).

h. O término dos esforços deve ser considerado com a análise de diversos fatores como o tempo de PCR até o primeiro atendimento, tempo de atendimento da PCR, prognóstico do paciente diante de sua doença de base, idade da vítima, causas associadas e outros.

i. O uso do ultrassom tem sido incorporado e sugerido durante os cuidados de RCP para identificar possíveis causas associadas ao eventos e pode ser realizado por pessoa experiente, contanto que não haja interferência com os cuidados da PCR. No entanto, seu benefício e impacto em prognóstico é incerto.

- O algoritmo para suporte avançado de vida na PCR é representado na Figura 3.

CUIDADOS ESPECÍFICOS DE RCP NO PACIENTE CRÍTICO

- Algumas oportunidades podem estar presentes no paciente crítico que possibilitem alguns cuidados específicos com foco na RCP de qualidade.

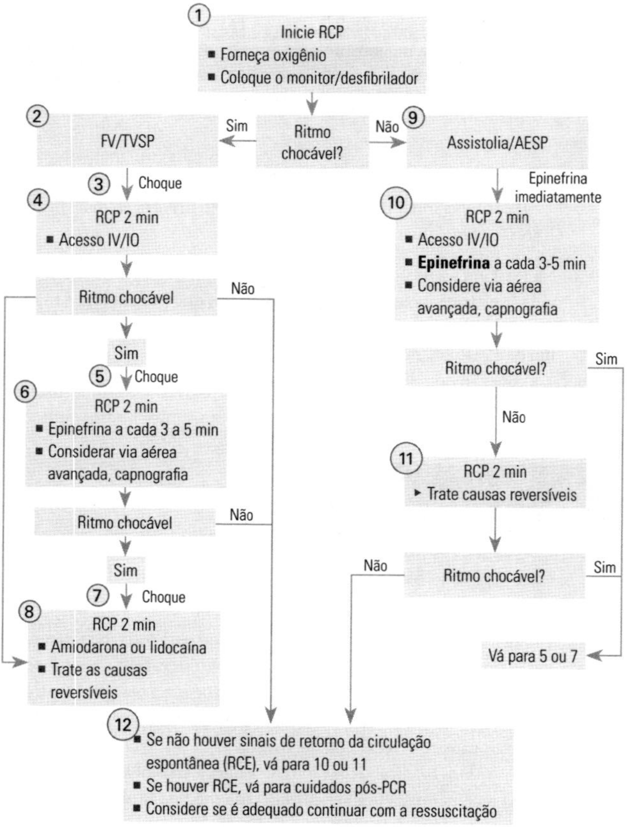

Figura 3 Algoritmo do suporte avançado de vida.

- Nos pacientes em RCP com monitorização de pressão arterial invasiva (PAM), a identificação de valores abaixo de 20 mmHg na fase de relaxamento do tórax (pressão diastólica do ciclo de compressão cardíaca) é indicativa de baixa perfusão coronariana, demandando melhora na qualidade da RCP.
- A monitorização por capnografia contínua é rotineira nas unidades críticas, em que valores abaixo de 10 mmHg também são indicativos de baixa perfusão pulmonar, demandando melhora na qualidade da RCP. O valor da capnografia não deve ser utilizado como critério de prognóstico ou término dos esforços na PCR (nível forte de recomendação, com baixa qualidade de evidência). Valores acima de 20 mmHg estão associados a maior probabilidade de reversão da PCR (recomendação fraca com moderada qualidade de evidência).
- A ultrassonografia durante as manobras de RCP pode ser utilizada como método diagnóstico de causas possíveis para a PCR (recomendação fraca com muito baixa qualidade de evidência).

- ▷ A utilização de métodos de circulação extracorpórea como instrumento de reversão de PCR tem sido alvo de investigações e é considerada uma medida terapêutica de resgate razoável para alguns pacientes, em que medidas usuais de RCP não estejam dando resultado e em que o método estiver prontamente disponível (recomendação fraca com muito baixa qualidade de evidência). A circulação extracorpórea também pode ser utilizada como medida de resgate nos pacientes que apresentam PCR durante cateterismo cardíaco (recomendação fraca com baixa qualidade de evidência).
- ▷ O uso rotineiro de compressores torácicos automatizados não é recomendado (recomendação fraca, com moderada qualidade de evidência), exceto onde a RCP de ótima qualidade não é possível (p. ex., número limitado de resgatistas).
- ▷ A trombólise durante a RCP é sugerida para pacientes com forte suspeita ou diagnóstico firmado de tromboembolismo pulmonar maciço (recomendação fraca, com muito baixa qualidade de evidência).

CUIDADOS NA RCP NO CONTEXTO DO PACIENTE CRÍTICO NA PANDEMIA DE COVID-19

- No atual contexto da pandemia, houve significativa mudança do perfil dos pacientes no ambiente hospitalar, com pacientes admitidos nas enfermarias em evolução de insuficiência respiratória hipoxêmica e paciente críticos com formas graves de hipoxemia associada ou não a outras disfunções orgânicas. Esses pacientes sabidamente de potencial maior gravidade oferecem oportunidades de prevenção de eventos de PCR, principalmente com o uso de sistemas de vigilância para instabilização clínica como o acionamento dos times de resposta rápida para avaliação de pacientes com sinais de alarme para a deterioração clínica que geralmente antecede em horas a PCR.
- Com o aumento do número de pacientes de maior complexidade e gravidade, houve sobrecarga para todos os componentes estruturais e operacionais dos hospitais, assim como das UTIs por um período que ainda perdura. *Burnout* da equipe, casos de contaminação no trabalho e até morte de integrantes da equipe de cuidado são eventos conhecidos e infelizmente vivenciados. Diante desses fatos, a abordagem da PCR na UTI demanda orientação e cuidados adicionais visando priorizar e otimizar o uso de recursos terapêuticos em momentos de pandemia, considerando estrutura disponível, prognóstico do paciente, risco de contaminação, esgotamento da equipe e avaliação da possível futilidade dos esforços.
- Todos os pacientes admitidos no hospital e na UTI devem ser avaliados quanto à probabilidade de apresentarem via aérea difícil, já que esta possivelmente será abordada de forma programada ou emergencial durante a internação. Mneumônicos como LEMON auxiliam no processo de avaliação. Medicações como antibióticos, neurolépticos e outras drogas que podem determinar QT longo são frequentemente utilizadas nestes pacientes e podem precipitar uma PCR assim como miocardites, manifestação frequente da doença.
- O processo decisório de iniciar ou não a RCP em um evento de PCR nunca é fácil e deve, idealmente, ser realizado ao longo do cuidado do paciente englobando os possíveis benefícios da intervenção, prognóstico do paciente, seus valores e crenças em vida. O envolvimento da equipe de cuidados pa-

liativos e terminalidade pode auxiliar no processo decisório, definindo antecipadamente as diretrizes de cuidados para os pacientes.

- O tratamento da PCR obedece os mesmos princípios e orientações dos pacientes não infectados pelo vírus (Figura 4).
- Tomada a decisão de iniciar a RCP em caso de PCR naquele contexto, a prioridade de proteção da equipe quanto à contaminação por aerossóis e o cuidado adequado do paciente se equiparam e devem seguir algumas diretrizes:
  - ▷ Abordagem do paciente somente após paramentação completa para aerossóis (*face shield*, óculos de proteção, máscara N95/PF2, luvas, gorro e macacão impermeável).
  - ▷ Menor número possível de pessoas no ambiente. Neste sentido, o uso de compressor torácico mecânico automático permite a redução do número de pessoas no local da PCR e é sugerido.
  - ▷ No paciente em PCR sem via aérea definida, inicia-se a compressão torácica sem ventilações assistidas, podendo-se utilizar uma máscara de oxi-

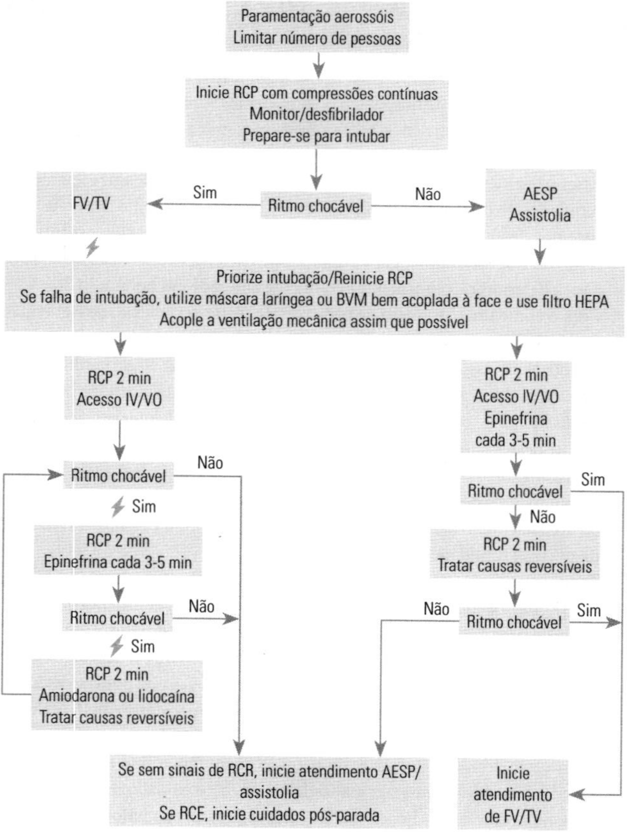

Figura 4 Algoritmo do suporte avançado de vida.

gênio de baixo fluxo (até 10 L/min) na face do paciente até que a via aérea seja abordada.

- ▷ Caso opte-se por ventilação assistida com dispositivo bolsa-válvula-máscara durante a RCP mantendo o intervalo de 30 compressões torácicas e 2 ventilações assistidas, dois cuidados são essenciais: a aplicação da máscara facial com vedação ótima aplicada com as duas mãos do cuidador enquanto outro aplica as ventilações e o uso de filtro HEPA entre a máscara e a válvula do dispositivo.
- ▷ Durante a RCP, priorizar a intubação traqueal do paciente para reduzir o risco de contaminação da equipe; interromper as compressões durante a intubação, que deve ser realizada com videolaringoscópio e pelo mais experiente da equipe; o resgate da via aérea, se necessário, pode ser realizado com tubo laríngeo ou máscara laríngea, sempre conectados ao filtro HEPA.
- ▷ A identificação do ritmo e a desfibrilação são realizadas da mesma forma que em outros pacientes sem a infecção viral.
- ▷ Sugere-se a utilização de pás adesivas para desfibrilações e monitorização do ritmo cardíaco do paciente para reduzir a exposição da equipe durante os choques.
- ▷ Assim que confirmada a intubação com o exame clínico/capnógrafo, o paciente deve ser colocado em ventilador mecânico com os ajustes a seguir para evitar maior risco de contaminação do ambiente:
  - Modo assistido-controlado a volume 6 mL/kg de peso predito.
  - FR ≥ 10 rpm.
  - FiO_2 100%.
  - Sensibilidade com fluxo desligado ou sensibilidade a pressão em -15/-20 cmH_2O.
  - Alarmes de :
    - ◇ Volume corrente em valores máximo e mínimo permitidos pelo aparelho.
    - ◇ Pressão máxima de 60 cmH2O ou mínima de 0 ou 1 cmH_2O.
    - ◇ Volume-minuto máximo e mínimo permitido pelo aparelho.
    - ◇ Tempo de apneia de 60 segundos.
- ▷ Alguns pacientes podem apresentar PCR em posição prona quando utilizada como medida de resgate de hipoxemia refratária; nesta condição, alguns cuidados são necessários:
  - A RCP deve ser iniciada com o paciente mantido em prona, através de compressões aplicada na coluna torácica do paciente (T7-T10) da mesma forma como se fosse aplicada no terço inferior do esterno em posição supina.
  - Quando equipe paramentada e disponível para mudar a posição do paciente sem risco de perda de dispositivos, cateteres e sondas, interrompe-se a RCP e se faz a reversão do decúbito do paciente para posição supina.

CUIDADOS APÓS A REANIMAÇÃO

- Após a reversão da PCR, alguns cuidados são necessários para impedir a deterioração do quadro clínico da vítima e possibilitar a melhor condição possível para a sua recuperação.
- A reabordagem do ABC deve ser realizada periodicamente, sobretudo após o menor sinal de deterioração clínica. A verificação do correto posiciona-

mento da cânula e da adequação das ventilações assegura a boa oxigenação do paciente. A seguir, o paciente pode ser colocado em ventilação mecânica. A colocação de um oxímetro de pulso permite avaliar a adequação da oxigenação. A verificação do correto funcionamento do acesso venoso disponível e dos dados vitais permite avaliar e manipular a condição hemodinâmica do paciente com infusão de volume, drogas vasoativas e antiarrítmicos, quando necessários. Após a estabilização do paciente, pode-se providenciar o seu transporte para recursos mais adequados (UTI, sala de hemodinâmica etc.).

- Quando ocorrer a reversão da PCR em FV/TV sem pulso, uma dose de manutenção do último antiarrítmico utilizado pode ser administrada por 12 a 24 horas para evitar a recidiva da arritmia até que os fatores desencadeantes da PCR estejam controlados (Tabela 3). Existem estudos clínicos para essa estratégia apenas com lidocaína e com betabloqueadores, enquanto não existe suporte para uso contínuo de amiodarona ou magnésio.

Tabela 3 Antiarrítmicos usados na FV/TV sem pulso

Droga	Dose de ataque	Dose de manutenção
Amiodarona	300 mg (1ª dose) 150 mg (2ª dose)	1 mg/min por 6 h, seguido de 0,5 mg/min por mais 18 h
Lidocaína	1-1,5 mg/kg	2-4 mg/min
Sulfato de magnésio	1-2 g	1-2 g/h

SÍNDROME PÓS-PCR

- Após a reversão da PCR e a estabilização clínica, o paciente sobrevivente de PCR demanda cuidados específicos dessa condição. É a chamada síndrome pós-PCR (SPPCR), que se manifesta frequentemente nos sobreviventes de PCR que são admitidos na UTI.
- O retorno da circulação espontânea a partir da isquemia global e prolongada na PCR é um processo fisiopatológico não natural possibilitado pela RCP bem-sucedida. Vários estudos documentaram a mortalidade desses sobreviventes, variando de 50 até 71%.
- Quatro processos fisiopatológicos são envolvidos na SPPCR: lesão cerebral, disfunção miocárdica, resposta sistêmica à isquemia-reperfusão e a patologia que determinou a PCR. Seu atendimento geralmente é realizado no ambiente da terapia intensiva e demanda a monitorização hemodinâmica, metabólica e cerebral do paciente.
  a. Ressuscitação hemodinâmica precoce:
    - ▷ A adequação precoce entre a oferta e a demanda de oxigênio nos tecidos é obtida com o ajuste da pré-carga, do conteúdo arterial de oxigênio, da pós-carga, da contratilidade miocárdica e da utilização sistêmica de oxigênio. Apesar de fisiologicamente melhorar a hemodinâmica dos pacientes em SPPCR, a utilização desses conceitos de ressuscitação hemodinâmica dirigida por metas tem sido validada em várias condições de choque, principalmente no paciente séptico, para o qual houve redução da mortalidade. A SPPC tem vários aspectos em comum com o choque séptico, como a disfunção miocárdica e a condição de isquemia-reper-

fusão sistêmica; no entanto, a utilização de metas para a ressuscitação hemodinâmica na SPPCR não foi avaliada em estudos clínicos.

- O valor da pressão arterial média (PAM) adequada para a SPPCR ainda não foi definido. Existem estudos clínicos demonstrando melhor evolução neurológica com valores de PAM de 65-70 mmHg, assim como valores de 90-100 mmHg. O valor adequado da PAM parece depender da duração da PCR, e valores mais elevados podem ser necessários para a PCR mais prolongada (acima de 15 minutos).
- O valor da PVC adequada também não foi definido, mas valores entre 8 e 12 mmHg têm sido utilizados na maioria dos estudos de ressuscitação hemodinâmica. Algumas causas precipitantes da PCR podem elevar significativamente a PVC, como o tromboembolismo pulmonar e o tamponamento cardíaco.
- Não há definição do valor adequado da $SvcO_2$ na SPPCR. Vale lembrar que há um grupo desses pacientes que apresenta valores elevados da $SvcO_2$, fenômeno atribuído à falência mitocondrial ou à incapacidade de captação tecidual.
- Débito urinário acima de 0,5 mL/kg/h é considerado adequado na SPPCR, exceto se a hipotermia estiver presente, quando um valor maior é esperado (acima de 1 mL/kg/h).
- A elevação do lactato plasmático é fato comum na fase precoce da SPPCR, não tendo valor quando a medida é isolada; no entanto, sua redução em medidas seriadas está associada a menor mortalidade. Sua medida pode ser alterada por convulsões, insuficiência hepática e hipotermia.
- O valor adequado de hemoglobina também não foi definido, prevalecendo o bom senso. Estudos não demonstram diferença de mortalidade no paciente crítico com valores de 7-9 g/dL e 10-12 g/dL de hemoglobina.
- Apesar da falta de melhores evidências, algumas metas de ressuscitação hemodinâmica podem ser delineadas (Tabela 4).

Tabela 4 Metas de ressuscitação hemodinâmica

PAM	65-100 mmHg
PVC	8-12 mmHg
Lactato	Redução progressiva/normal
$SvcO_2$	> 70%
Hemoglobina	Indeterminado
Débito urinário	> 1 mL/kg/h

PAM: pressão arterial média; PVC: pressão venosa central.

b. Oxigenação e ventilação:

- Durante a PCR, a fração inspirada de oxigênio (FiO_2) recomendada é de 1 (100%). A sua manutenção na primeira hora após a reversão da PCR está relacionada com pior recuperação neurológica. Seu valor deve ser ajustado para manter a saturação arterial de oxigênio entre 94 e 96% (recomendação fraca com muito baixa qualidade de evidência).
- Apesar de a autorregulação da perfusão cerebral estar frequentemente comprometida na SPPCR, a resposta vascular desse território às va-

riações da pCO_2 parece preservada. É recomendada a normocapnia para esses pacientes (recomendação fraca, com muito baixa qualidade de evidência). O volume corrente a ser empregado deverá ser ajustado visando à normocarbia.

c. Suporte hemodinâmico:
   - ▷ A instabilidade hemodinâmica após a PCR é frequente e se manifesta por arritmias, hipotensão e baixo débito cardíaco, geralmente associados a hipovolemia, perda da autorregulação vascular e disfunção miocárdica.
   - ▷ As arritmias podem ser controladas com o uso de drogas antiarrítmicas de forma padrão e pelo controle metabólico. Frequentemente, a causa de base é a isquemia e a reperfusão miocárdica é a melhor terapêutica antiarrítmica. Não há evidência de benefício com o uso profilático de drogas antiarrítmicas após a PCR.
   - ▷ A estabilização hemodinâmica demanda reposição volêmica, e podem ser necessários ao menos 3,5 L em 24 horas após a reversão da PCR para estabilização hemodinâmica. O uso de inotrópicos e de vasopressores fica reservado aos casos em que as metas hemodinâmicas não foram alcançadas com a reposição volêmica.
   - ▷ A disfunção miocárdica após a reversão da PCR é geralmente reversível e responsiva a inotrópicos, mas sua intensidade tem relação direta com a mortalidade.
   - ▷ Nenhuma combinação de drogas vasoativas em especial demonstrou maior redução na mortalidade. Apesar da falta de evidências clínicas do seu benefício, o ajuste da volemia e de drogas vasoativas com o apoio de medidas hemodinâmicas não invasivas ou do cateter de artéria pulmonar é recomendado até que mais dados concretos apareçam.

d. Síndrome coronariana aguda:
   - ▷ A doença coronariana aterosclerótica instável é responsável pela maioria das mortes súbitas (40-86% dos casos). Entre os sobreviventes de PCR nos quais o infarto agudo do miocárdio com elevação do segmento ST (IAMCEST) foi caracterizado, a angioplastia primária foi obtida com sucesso em até 95% dos casos, com mortalidade intra-hospitalar de 25-56%, frequentemente associada à hipotermia. Resultado semelhante foi obtido em casos nos quais a isquemia miocárdica foi a causa presumida do evento, com boa evolução neurológica. Quando a angioplastia primária não está disponível, recomenda-se a trombólise sistêmica para os casos de IAMCEST.
   - ▷ A angiocoronariografia está indicada em todos os sobreviventes de PCR com IAMCEST e para aqueles nos quais a síndrome coronariana aguda é a causa presumida da PCR.

e. Hipotermia terapêutica/controle de temperatura-alvo:
   - ▷ Em virtude de publicações recentes, a aplicação rotineira de hipotermia terapêutica nos sobreviventes de PCR teve seu ímpeto reduzido e foi substituída pelo conceito de controle de temperatura-alvo, visando evitar hipertermia.
   - ▷ A recomendação atual orienta o controle térmico do paciente por ao menos 24 horas na faixa terapêutica de 32-36°C (recomendação forte com moderada qualidade de evidência). Mais estudos são necessários para a definição de subpopulações de pacientes que poderiam se beneficiar de alvos mais baixos de temperatura (32-34°C) ou mais elevados (36°C).

- ▷ Todos os pacientes inconscientes após a reversão de PCR extra-hospitalar e que mantêm circulação espontânea devem ser levados ao controle térmico no período mais breve possível e devem ser mantidos nessa estratégia, ao menos por 24 horas (recomendação forte para PCR em ritmo chocável; recomendação fraca para PCR em ritmo não chocável). Nas paradas em ambiente intra-hospitalar, independentemente do ritmo da PCR, os pacientes podem ser submetidos à mesma estratégia (recomendação fraca com muito baixa qualidade de evidência). A melhor técnica para indução da hipotermia, a temperatura-alvo, o tempo de duração e a forma de reaquecimento ainda não estão estabelecidos. A indução pré-hospitalar de hipotermia não é recomendada.
- ▷ A indução do controle térmico pode ser realizada com a infusão de cristaloides (SF 0,9% ou ringer-lactato) na dose de 30 mL/kg ou com a aplicação de pacotes de gelo nas regiões femorais, axilares e ao redor das regiões cervical e cefálica. Tremores na fase de indução são comuns, retardando a indução da hipotermia. A infusão de 5 g de sulfato de magnésio em 5 horas causa redução desses tremores, além de promover vasodilatação periférica, acelerando a redução da temperatura. O aquecimento superficial da pele com a aplicação de ar aquecido também reduz a ocorrência de tremores, podendo ser utilizado com dispositivos de resfriamento intravascular. O uso de sedativos e bloqueadores neuromusculares também é útil nessa fase.
- ▷ Na manutenção do controle térmico, variações na temperatura corpórea devem ser evitadas, preferencialmente com a utilização de dispositivos automáticos para controle de temperatura como cobertores de ar, colchões de água refrigerada ou dispositivos intravasculares. Bolsas de gelo e a infusão de soluções cristaloides resfriadas podem ser aplicadas, mas são medidas mais trabalhosas, podendo permitir variações mais acentuadas da temperatura.
- ▷ O reaquecimento pode ser realizado por meio da regulagem dos dispositivos de resfriamento e não deve exceder o ganho de 0,25-0,5°C a cada hora.
- ▷ Algumas complicações são frequentes na estratégia de controle de temperatura-alvo:
  - Tremores.
  - Elevação da resistência vascular periférica, redução do débito cardíaco e arritmias (bradicardias).
  - Hipocalemia, hipofosfatemia, hipomagnesemia e hipocalcemia.
  - Hiperglicemia.
  - Na temperatura de 34°C, ocorre elevação da meia-vida dos sedativos e bloqueadores neuromusculares em até 30%.

f. Sedação e bloqueio neuromuscular:
- ▷ Nos pacientes que não recuperam precocemente a consciência após a reversão da PCR, o uso de sedativos e de ventilação mecânica será necessário. Nessa situação, hipnóticos e opioides devem ser utilizados; em caso de tremores musculares, o uso de bloqueadores neuromusculares é de grande auxílio, mas demanda a utilização de monitorização contínua eletroencefalográfica, pois o risco de crises convulsivas nesse período é elevado.

g. Prevenção e controle de convulsões:

▷ A incidência de crises convulsivas, mioclonias ou ambas varia de 5 a 15% nos pacientes que sobrevivem à PCR e até 40% naqueles que permanecem comatosos após reversão do evento. O uso profilático de anticonvulsivantes não é recomendado (baixo nível de qualidade de evidência). As crises convulsivas devem ser tratadas após o primeiro evento com benzodiazepínicos, fenitoína, valproato de sódio, propofol ou barbitúricos. As mioclonias apresentam melhor resposta ao clonazepam, mas o levetiracetam e o valproato de sódio também são efetivos, assim como o propofol (recomendação forte com baixa qualidade de evidência).

h. Controle glicêmico:

▷ O controle glicêmico estrito (80-110 mg/dL) com o uso de insulina promoveu redução da mortalidade em pacientes críticos cirúrgicos e aparentemente também promoveu redução de eventos nos sistemas nervosos central e periférico. Tal efeito não foi verificado em sobreviventes de PCR, mesmo quando as faixas de controle glicêmico variaram de 72-108 mg/dL e de 108-144 mg/dL, não havendo diferença de mortalidade entre os grupos. Assim, a faixa de controle glicêmico ideal na SPPCR ainda não está definida, mas a monitorização e o controle glicêmico com insulina devem fazer parte do suporte clínico do paciente.

i. Outras medidas terapêuticas:

▷ Não existe evidência disponível sobre a reposição terapêutica de esteroides nessa fase. O uso de betabloqueadores mostrou redução de mortalidade em um estudo com sobreviventes de PCR. A utilização de drogas neuroprotetoras nessa fase também não encontrou suporte nas evidências científicas.

▷ As indicações de suporte dialítico para insuficiência renal aguda nesse grupo de pacientes são as mesmas para os demais pacientes graves.

▷ A pneumonia associada a ventilação mecânica ou aspiração é a principal complicação infecciosa na SPPC, ocorrendo em até 50% dos pacientes, devendo receber a mesma terapêutica dos demais pacientes críticos.

CUIDADO! NÃO ESQUECER!

▸ A reavaliação do ABC após reversão da PCR é mandatória.

PROGNÓSTICO

- Nenhum fator relacionado ao período de RCP se mostrou como um fator realmente confiável. Idade avançada, raça, *diabetes mellitus*, sepse, neoplasia metastática, insuficiência renal, acidente vascular cerebral e autonomia são preditores razoáveis de mortalidade na PCR, mas são ruins quando estimam o grau funcional nos sobreviventes. A utilização de vários indicadores parece ser a estratégia mais apropriada para formação de uma perspectiva de prognóstico mais acurada.
- Tempo prolongado entre a PCR e o início da RCP, tempo de RCP necessário para reverter a PCR e a qualidade da RCP empregada estão relacionados a um pior prognóstico. O valor de $ETCO_2$ abaixo de 10 mmHg, assistolia como ritmo inicial e causas não cardíacas de PCR também estão associados a um pior prognóstico, mas não servem como preditores de evolução neurológica.

- A ausência de reflexos fotomotor, corneopalpebral, de movimentos faciais e oculares, de tosse, vômito e resposta à dor 72 horas após a reversão do evento caracterizam o conjunto de melhores preditores de evolução para morte encefálica ou estado vegetativo persistente. Valores baixos na escala de Glasgow (principalmente uma avaliação motora ≤ 2) também se relacionam com pior prognóstico neurológico nesse período.
- A tomografia computadorizada de crânio realizada após 2 horas demonstrando acentuada redução da relação entre substância branca e cinzenta e ampla restrição da difusão na ressonância nuclear magnética cerebral no prazo de 2 a 6 dias após a PCR se relaciona com pior prognóstico.
- A dosagem plasmática da enolase neurônio-específica (uma enzima glicolítica citoplasmática) acima de 33 μg/L e a dosagem plasmática de S100β (proteína carregadora de cálcio presente em astrócitos) acima de 1,2 μg/L após 48 horas do evento foram associadas a pior prognóstico neurológico.
- A presença de estado mioclônico até 72 horas após a PCR, a persistência de estado de mal epiléptico refratário e a ausência persistente de resposta a estímulos externos no eletroencefalograma também se relacionam com pior prognóstico, assim como a ausência de onda cortical no potencial somatossensorial evocado N20 24 a 72 horas após a PCR ou após o reaquecimento.

LITERATURA RECOMENDADA

1. American Heart Association. Guidelines for cardiopulmonary resuscitation and emergency. Cardiovascular Care Sci. 2010;122(18 Suppl 3).
2. American Heart Association. Guidelines for cardiopulmonary resuscitation and emergency cardiovascular care. Disponível em: https://eccguidelines.heart.org/wp-content/ uploads/2019/11/2019-Focused-Updates_Highlights_PTBR.pdf.
3. Aung K, Htay T. Vasopressin for cardiac arrest: a systematic review and meta-analysis. Arch Intern Med. 2005;165(1):17-24.
4. Dorian P, Cass D, Schwartz B, Cooper R, Gelaznikas R, Barr A. Amiodarone as compared with lidocaine for shock-resistant ventricular fibrillation. N Engl J Med. 2002;46:884-90.
5. Guimarães HP, Timerman S, Rodrigues RR, Corrêa TD, Schubert DUC, Freitas AP, et al. Posicionamento para ressuscitação cardiopulmonar de pacientes com diagnóstico ou suspeita de COVID-19 – 2020. Arq Bras Cardiol. 2020;114(6):1078-87.
6. Hazinski MF, Nolan JP, Aickin R, Bhanji F, Billi JE, Callaway CW, et al. 2015 international consensus on cardiopulmonary resuscitation and emergency cardiovascular care science with treatment recommendation. Circulation. 2015;132:(16 suppl 1):S2-39.
7. Holzer M, Bernard S, Hachimi-Idrissi S, Roine RO, Sterz F, Müllner M. Collaborative Group on Induced Hypothermia for Neuroprotection After Cardiac Arrest. Hypothermia for neuroprotection after cardiac arrest: systematic review and individual patient data meta-analysis. Crit Care Med. 2005;33(2):414-8.
8. International Consensus on Science. Guidelines 2000 for cardiopulmonary resuscitation and emergency cardiovascular care. Circulation. 2000;102(8):I136-9.
9. Larkin GL. Termination of resuscitation: the art of clinical decision making. Curr Opin Crit Care. 2002;8(3):224-9.
10. Rea T, Paredes V. Quality of life and prognosis among survivors of out-of hospital cardiac arrest. Curr Opin Crit Care. 2004;10(3):218-23.
11. Stub D, Bernard S, Duffy SJ, Kaye DM. Post cardiac arrest syndrome: a review of therapeutic strategies. Circulation. 2011;123(13):1428-35.
12. Xavier L, Kern K. Cardiopulmonary resuscitation guidelines 2000 update: what's happened since? Curr Opin Crit Care. 2003;9:218-21.

CAPÍTULO 2

Arritmias cardíacas

Carlos Eduardo Brandão
Rodrigo Peres Toledo

MENSAGENS RELEVANTES

- A incidência (10 a 20%) de arritmia na unidade de terapia intensiva (UTI) é muito elevada.
- Taquiarritmias são mais comuns e a fibrilação atrial (FA) é a mais frequente entre elas.
- Fatores extrínsecos são as causas mais comuns de desencadeantes.
- O fluxograma de tratamento da bradiarritmia visa estabelecer a correção rápida do colapso circulatório.
- A utilização do marca-passo transvenoso e transcutâneo na UTI é de fundamental importância para tratamento das bradiarritmias.

INTRODUÇÃO

- A incidência de arritmias cardíacas no cenário da terapia intensiva é muito elevada, com estudos mostrando de 12 a 20%. De modo geral, a gênese da arritmia cardíaca na UTI é multifatorial, e está presente como um fator secundário do paciente. Muitas vezes torna desafiador o tratamento, haja vista a causa-base não poder ser controlada agudamente, e a estratégia de tratamento apresenta resposta variável em comparação à terapêutica clássica em um cenário de arritmia isolada. A fibrilação atrial (FA), assim como em um cenário externo, continua sendo a principal arritmia presente no ambiente de UTI. O correto diagnóstico, assim como o tratamento direcionado baseado nas diretrizes do ACLS (*Advanced Cardiovascular Life Support*), permite uniformizar o tratamento.

CLASSIFICAÇÃO

- Conceitualmente dividem-se as arritmias em taquiarritmias (frequência cardíaca – FC > 100) e bradiarritmias (FC < 50 ou insuficiente para oferta tecidual de oxigênio adequada).
- É importante a realização de um eletrocardiograma para diagnóstico e documentação da arritmia quando possível.

MANIFESTAÇÕES CLÍNICAS

- As manifestações clínicas clássicas das arritmias são dor torácica, sinais de insuficiência cardíaca, alteração do estado mental e hipotensão. Decorrem do quadro de baixo débito cardíaco e caracterizam a instabilidade clínica, necessitando intervenção imediata.

- Sintomas brandos, como palpitação, vertigem, mal-estar, fadiga e náuseas, podem estar associados quando a repercussão hemodinâmica for discreta.
- Na unidade de terapia intensiva, esses sinais e sintomas podem ser mascarados em razão do uso de sedativos, ventilação mecânica, uso de vasopressor ou *delirium*.
- O alarme dos monitores deve sempre estar ajustado para pronto diagnóstico.

TAQUIARRITMIAS

- As taquiarritmias são responsáveis por 90% das arritmias na UTI. A fibrilação atrial é a mais comum entre elas (30 a 40% dos casos).
- As taquiarritmias cardíacas podem ser classificadas levando-se em consideração a regularidade do ritmo e a duração do complexo QRS, tendo como ponto de corte 120 milissegundos.
- Também é possível diferenciar as taquiarritmias dependendo da localização fisiopatológica do mecanismo arritmogênico (taquiarritmias supraventriculares ou ventriculares). A Tabela 1 resume a classificação das taquiarritmias.

Tabela 1 Classificação das taquiarritmias

	Ritmo regular	Ritmo irregular
QRS < 120 ms	▸ Taquicardia sinusal ▸ Taquicardia por reentrada nodal ▸ Taquicardia atrioventricular (feixe anômalo) ▸ Taquicardia atrial focal ▸ *Flutter* atrial ▸ Taquicardia juncional	▸ Fibrilação atrial ▸ Taquicardia atrial multifocal ▸ *Flutter* atrial ou taquicardia atrial com bloqueio atrioventricular variável
QRS > 120 ms	▸ Taquicardia ventricular monomórfica ▸ Taquicardia supraventricular com condução aberrante	▸ Taquicardia ventricular polimórfica ▸ *Torsade de pointes* ▸ Fibrilação atrial associada a pré-excitação

Taquiarritmias de QRS estreito

- Com exceção da taquicardia supraventricular com condução aberrante e fibrilação atrial associada a pré-excitação, as taquicardias supraventriculares apresentam QRS estreito. Muitas vezes pode ser difícil a diferenciação entre os ritmos, e uma estratégia para auxiliar o diagnóstico em pacientes estáveis e possivelmente terapêutica imediata é o bloqueio do nó atrioventricular por meio de manobra vagal ou uso de adenosina. Com o uso da adenosina temos 3 tipos de respostas possíveis, que sugerem um diagnóstico a depender da resposta:
  - Queda gradual da FC com nova aceleração da frequência cardíaca: taquicardia sinusal, taquicardia atrial focal, taquicardia juncional.
  - Manutenção da taquiarritmia com bloqueio atrioventricular transitório: *flutter* atrial ou taquicardia atrial.
  - Interrupção da arritmia: taquicardia por reentrada nodal, taquicardia de reentrada atrioventricular, taquicardia por reentrada sinusal e taquicardia atrial focal.
- Deve-se atentar que o uso de adenosina endovenosa por meio de cateter central deve ter sua dose diminuída para 3 mg e em pacientes com síndrome de

pré-excitação (Wolff-Parkinson-White) e FA pode desencadear colapso cardiocirculatório por conta da elevação de frequência cardíaca. Nesses casos, a desfibrilação deve estar sempre disponível.

- A massagem do seio carotídeo apresenta resposta de 25% para interrupção da taquiarritmia nos casos de reentrada nodal.
- Para os casos de refratariedade, uso de adenosina ou manobra vagal que permanecem estáveis, podem ser utilizados betabloqueadores e bloqueadores de canais de cálcio não di-hidropiridínicos visando controle de FC.
- Pacientes que apresentam instabilidade clínica devem ser prontamente cardiovertidos. O choque deve ser sincronizado com o complexo QRS, evitando-se assim o período refratário do ciclo cardíaco e o desenvolvimento de fibrilação ventricular. Deve-se sempre considerar o uso de sedativos para realização da cardioversão evitando-se o desconforto do choque.
- As doses de cardioversão elétrica estão descritas na Figura 2.

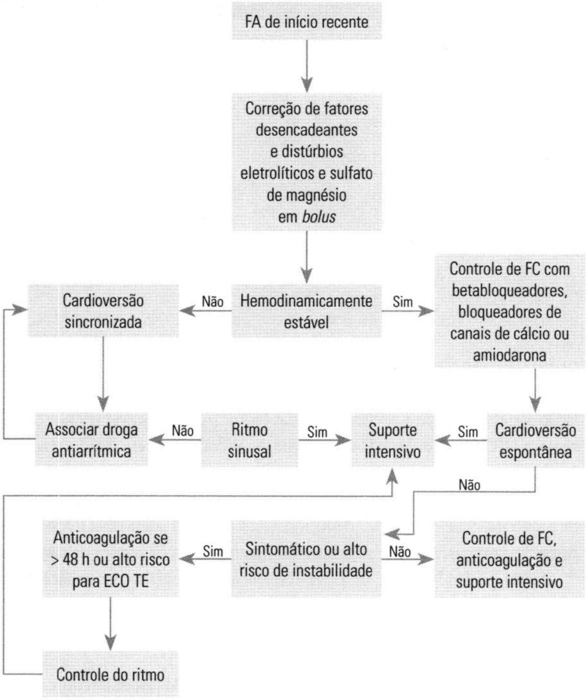

Figura 1 Adaptada de Sibley, 2015. ECO TE: ecocardiograma transesofágico; FA: fibrilação atrial; FC: frequência cardíaca.

FIBRILAÇÃO ATRIAL (FA)

- A FA é a arritmia mais comum dentro do ambiente de terapia intensiva e merece uma atenção especial. Na maioria das vezes apresenta-se secundária a uma doença de base e seu tratamento possui resposta e peculiaridades diferentes da FA clássica em ambientes não críticos.
- O desenvolvimento de FA na UTI é associado a aumento de morbidade e mortalidade. Estudos em pacientes sépticos apresentaram mortalidade de 44% em pacientes que apresentaram FA na internação *versus* 22% naqueles que não apresentaram arritmia. A FA nesse cenário marca a gravidade e não é fator causal.
- Deve-se sempre monitorar fatores desencadeantes: hipoxemia, hipervolemia, distúrbios eletrolíticos, desidratação e uso desnecessário de drogas adrenérgicas. Deve-se também buscar tratamento de causas-bases: terapia de reperfusão em infarto agudo do miocárdio (IAM), antibióticos em sepse e tratamento de hipertireoidismo.
- Infelizmente, FA de alta resposta ventricular pode ser desencadeada como mecanismo compensatório. Nesse cenário, mesmo em pacientes instáveis, a cardioversão elétrica é pouco efetiva (35%), porém pode ajudar a restabelecer o colapso cardiocirculatório. O uso de antiarrítmicos nesse cenário pode ajudar a manter o ritmo sinusal pós-cardioversão.
- Não existem estudos que diferenciem o tratamento da FA no cenário exclusivo da terapia intensiva. Logo, utilizam-se os *guidelines* da American Heart Association para guiar a terapêutica na UTI.
- Não existem estudos que mostrem diferença na estratégia de controle de ritmo ou frequência cardíaca na FA. Porém, alguns fatores favorecem o controle de frequência, como FA persistente, pacientes assintomáticos ou oligossintomáticos, idade maior que 65 anos, hipertensão, ausência de insuficiência cardíaca e refratariedade a controle do ritmo.
- Em razão do fato de a FA aguda ser secundária a desencadeadores presentes no ambiente de UTI, a estratégia de controle de frequência tende a ser preferida. Uma vez que a causa seja corrigida, os pacientes tendem à reversão para ritmo sinusal em 80% das vezes.
- Betabloqueadores e bloqueadores de canais de cálcio não di-hidropiridínicos são as drogas preferenciais ao utilizar a estratégia de controle de FC. Em pacientes críticos, o diltiazem apresenta resposta mais rápida de controle de FC em comparação ao metroprolol, mas leva mais a hipotensão e interrupção de terapêutica por eventos adversos. Deve-se tomar cuidado ao utilizar bloqueadores de canais de cálcio em pacientes com insuficiência cardíaca por conta do efeito inotrópico negativo.
- Digitálicos podem ser usados para controle de FC, especialmente em pacientes com insuficiência cardíaca, apesar de seu início de ação mais lento. Atenção deve ser dada a pacientes com insuficiência renal e risco de toxicidade.
- A amiodarona é uma droga antiarrítmica com bom perfil de segurança para ser usada no cenário de UTI. Apesar de seu início de ação mais lento que betabloqueadores e bloqueadores de canais de cálcio, não possui efeito inotrópico negativo e tende a ter melhor tolerabilidade hemodinâmica. Atenção deve ser dada ao risco de cardioversão química inadvertida em pacientes não anticoagulados.

- O sulfato de magnésio vem sendo utilizado para cardioversão química, assim como adjuvante no controle de FC principalmente quando associado a digoxina. Um estudo em pacientes críticos mostrou reversão para ritmo sinusal em 90% dos pacientes submetidos a terapêutica com sulfato de magnésio associado a amiodarona.
- Caso se opte por cardioversão química, tanto a amiodarona quanto a procainamida possuem eficácia semelhante (70%), sendo usadas em pacientes críticos, porém a procainamida apresenta risco de hipotensão, tornando a amiodarona a droga de escolha nesse cenário. A propafenona ainda não foi estudada para ser utilizada em ambiente de terapia intensa com segurança e não deve ser utilizada em pacientes que possuem cardiopatia estrutural.
- Quanto à anticoagulação, escores clássicos como CHADS2, CHADS-VASC e HAS-BLED não foram validados para uso em ambiente de UTI.
- Pacientes em ambiente de terapia intensiva possuem inúmeras situações (sangramento, coagulopatia, cirurgias, trauma) que podem tornar difícil a decisão do momento de iniciar a anticoagulação. A heparina não fracionada é a medicação de escolha nesse cenário de risco, em razão da curta meia-vida e da possibilidade de uso de protamina para reversão.
- Pacientes sépticos em terapia intensiva apresentam maior risco de fenômenos tromboembólicos, no entanto, também estão mais propensos a sangramentos. Deve-se cautelosamente avaliar a relação risco-benefício da introdução de anticoagulação neste contexto.
- Estudos retrospectivos sugerem que adiar a anticoagulação de pacientes em fase inicial da sepse e FA de início recente (que não tenham outra indicação de anticoagulação) pode reduzir a incidência de sangramentos sem impacto em eventos cerebrovasculares.
- A warfarina é o anticoagulante de escolha a ser utilizado após estabilização clínica e trato gastrointestinal efetivo. Novos anticoagulantes ainda não foram validados para uso na UTI.
- Recomendações do *guideline* de FA da American Heart Association sugerem as medidas e cuidados descritos a seguir, porém é necessário atentar que não se trata de publicação voltada especificamente para pacientes em terapia intensiva com arritmia multicausal.
  - FA de início maior que 48 horas ou desconhecido: anticoagulação por 3 semanas, seguida de cardioversão e 4 semanas de anticoagulação pós-cardioversão. Alternativamente, pode-se realizar ecocardiograma transesofágico para excluir presença de trombo intracardíaco, realizar a cardioversão e manter anticoagulação por mais 4 semanas.
  - FA de início menor que 48 horas: deve ser realizada a cardioversão sem anticoagulação pós-cardioversão.

TAQUIARRITMIA DE QRS LARGO

- A principal arritmia dessa categoria é a taquicardia ventricular (80%). Assim como para qualquer outra arritmia, o principal passo é a avaliação de instabilidade.
- Caso o paciente esteja estável, deve-se realizar o eletrocardiograma de 12 derivações para adequado diagnóstico.
  - Taquicardias de QRS alargado com ritmo regular: taquicardia ventricular ou taquissupraventricular com aberrância.

  - ▷ Taquicardias de QRS alargado com ritmo irregular: FA com condução aberrante, FA com síndrome de pré-excitação ou taquicardia polimórfica (*torsade de pointes*).
- Para taquicardias regulares, pode-se utilizar adenosina com segurança para diagnóstico diferencial. Caso o paciente apresente taquicardia supraventricular com condução aberrante, o ritmo poderá ser restaurado para sinusal após a adenosina, o que não ocorre em caso de taquicardia ventricular.
- Em caso de instabilidade, deve ser procedida a cardioversão elétrica sincronizada. Em sua última edição (2020), o *guideline* ACLS da AHA recomenda dose individualizada de acordo com o aparelho disponível de forma a maximizar o sucesso com o primeiro choque aplicado.
- Em caso de estabilidade, pode-se lançar mão de drogas antiarrítmicas.
- A amiodarona é a droga de escolha nesse cenário, com dose inicial de 150 mg em 10 min até dose máxima de 2,2 g/dia.
- O uso de procainamida e sotalol deve ser evitado em pacientes com prolongamento de QT.
- A lidocaína pode ser utilizada como segunda escolha na dose de 1 a 1,5 mg/kg de ataque, seguida de infusão contínua de 1 a 4 mg/min em casos de TV monomórfica.
- Em casos de falha de reversão química, deve ser realizada a cardioversão elétrica.
- As taquicardias de QRS alargado irregulares (TV polimórficas) são associadas a alargamento de intervalo QT. As causas frequentemente encontradas na UTI são: hipomagnesemia, hipocalemia, uso de antidepressivos tricíclicos e haloperidol.
- Em casos de TV polimórficas com suspeita de aumento de intervalo QT, o uso de sulfato de magnésio (2 g) apresenta excelente resposta para reversão. Outra opção terapêutica é a utilização de marca-passo transvenoso para aumento da frequência cardíaca de base do paciente.
- Em caso de TV polimórfica não relacionada a alargamento de QT, a principal causa é a isquemia miocárdica. Nesse cenário, deve-se dar prioridade a tratamento da causa de base e caso necessário a amiodarona e a lidocaína são as drogas de escolha.

BRADIARRITMIAS

- Somente 10% das arritmias na UTI são secundárias a bradiarritmias.
- As bradiarritmias possuem como principal causa o acometimento do sistema de condução cardíaco. Porém, na unidade de terapia intensiva, outros fatores possuem grande importância na gênese desse distúrbio.
- Podemos ter como principais causas fatores intrínsecos, extrínsecos e situacionais (aumento de estímulo vasovagal) (Tabela 2).
- Por conta dos diferentes suprimentos sanguíneos em diversas partes do sistema de condução, mecanismos variáveis de bradiarritmias são encontrados em vigência de uma síndrome coronariana aguda.
  - ▷ Nó sinusal: irrigado pela artéria do nó sinusal que tem origem em 65% das vezes pela artéria coronária direita, em 25% pela artéria circunflexa e 10% com suprimento pelas duas artérias.
  - ▷ Nó atrioventricular: recebe suprimento sanguíneo pela artéria do nó AV que se origina da porção proximal da artéria descendente posterior, esta que se origina em 80% das vezes da artéria coronária direita.

- ▷ Feixes de condução abaixo do nó AV: as fibras de His e Purkinje são irrigadas pelas artérias septais que se originam da artéria descendente anterior.
- É importante termos em mente que a FC não deve ser utilizada isoladamente na avaliação de um paciente com bradicardia. Muitas vezes mesmo FC consideradas "normais" são insuficientes para manutenção da oferta tecidual de oxigênio e podem levar a situações de instabilidade.
- Assim como nas taquiarritmias, o tratamento das bradiarritmias tem como cerne a caracterização da instabilidade (dor torácica, confusão mental, instabilidade hemodinâmica, sinais de hipoperfusão), uma vez que o fluxograma de tratamento similar independe do ritmo encontrado.
- Deve-se sempre tentar procurar causas reversíveis da arritmia e corrigi-las tanto na bradicardia estável como na instável.
- Uma vez que o ritmo não é o principal determinante para o tratamento das bradiarritmias, deve-se seguir um modelo de tratamento visando à estabilização clínica.

Tabela 2

Fatores intrínsecos	Fatores extrínsecos	Estímulo do tônus vagal
▸ Doença do nó sinusal ▸ Degenerativa (sistema de condução) ▸ Miocardite ▸ Infarto agudo do miocárdio (geralmente parede inferior) ▸ Colagenoses ▸ Doenças infiltrativas do coração (amiloidose e sarcoidose) ▸ Endocardites com acometimento do sistema de condução ▸ Pós-operatório de cirurgia cardíaca ▸ Doença de Chagas	▸ Medicações: betabloqueadores, digitálicos, bloqueadores de canais de cálcio, amiodarona, dexmedetomidina, lítio, propafenona, bloqueadores de canais de cálcio, clonidina ▸ Hipotireoidismo ▸ Hipotermia ▸ Distúrbios eletrolíticos: hipopotassemia, hiperpotassemia, hipoxemia, hipercalcemia	▸ Passagem de sondas nasogástricas ou enterais, episódios de náusea ou vômitos, aspiração de vias aéreas, intubação orotraqueal, aumento de pressão intracraniana, hipersensibilidade de seio carotídeo, durante micção ou evacuação

Tabela 3 Ritmos das bradiarritmias

Tipos de ritmos	Descrição
Bradicardia sinusal	FC < 60 com onda P seguida de um complexo QRS
Parada sinusal	Onda P seguida por um complexo QRS e episódios de pausa de atividade atrial > 3 s
Bloqueio sinoatrial	Encurtamento progressivo de intervalo PP até uma falha de condução de uma onda P

(continua)

Tabela 3 Ritmos das bradiarritmias *(continuação)*

Tipos de ritmos	Descrição
Síndrome de bradicardia-taquicardia	Períodos de taquiarritmia alternados com bradicardia
BAV 1º grau	Intervalo PR maior que 200 milissegundos e cada onda P seguida de um complexo QRS
BAV 2º grau Mobitz I (fenômeno de Wenckbach)	Progressivo encurtamento de intervalo PR até um bloqueio da onda P (sem QRS seguido)
BAV 2º grau Mobitz II	Intervalo PR não se altera e ocorre bloqueio da onda P (sem QRS seguido)
BAV total (3º grau)	Dissociação completa da atividade atrial e ventricular

BAV: bloqueio atrioventricular; FC: frequência cardíaca.

- A atropina é considerada droga de primeira linha do tratamento das bradiarritmias sintomáticas. Deve-se considerar o uso da atropina nas bradicardias, enquanto se avalia a colocação de marca-passo transcutâneo ou transvenoso.
- A dose recomendada de atropina é 0,5 mg endovenoso em *bolus* a cada 3 a 5 minutos até dose máxima de 3 mg. Atenção especial deve ser dada ao uso da atropina em cenários de IAM em razão do aumento da FC e, por conseguinte, aumento do consumo miocárdico e piora da isquemia. Em pacientes pós-transplante cardíaco, essa droga é ineficaz por conta da denervação ocasionada pelo procedimento cirúrgico.
- Em bloqueios considerados de alto grau (Mobitz II, BAVT) que não costumam ter boa resposta à atropina em razão de o bloqueio ser infranodal, deve-se dar prioridade à colocação de marca-passo transcutâneo ou transvenoso.
- Dopamina ou epinefrina podem ser utilizadas em infusão contínua como estratégia farmacológica em bloqueios sintomáticos não responsivos a atropina e até o momento com estudos mostrando benefícios equiparáveis ao uso do marca-passo transcutâneo.
- Dopamina pode ser utilizada em infusão contínua nas doses de 2 a 20 mcg/kg/min. Baixas doses possuem efeito inotrópico e cronotrópico mais seletivos, e altas doses (> 10 mcg/kg/min), efeitos mais vasoconstritores.
- Epinefrina pode ser utilizada em infusão contínua nas doses de 2 a 10 mcg/kg/min. A epinefrina possui efeito vasoconstritor associado, podendo ser utilizada como adjuvante em casos de hipotensão.
- Caso o paciente não responda a dopamina/epinefrina ou necessite de uso de MP transcutâneo, deve ser considerada a instalação de marca-passo transvenoso provisório, visando a melhor estabilidade de FC.
- A utilização do marca-passo transcutâneo é efetiva em mais de 90% dos casos, mas não deve se prolongar por longos períodos em razão da dor, estimulação muscular da caixa torácica e perda de captura frequente. Logo, assim que houver a estabilização do paciente, sugere-se a passagem de um MP transvenoso.

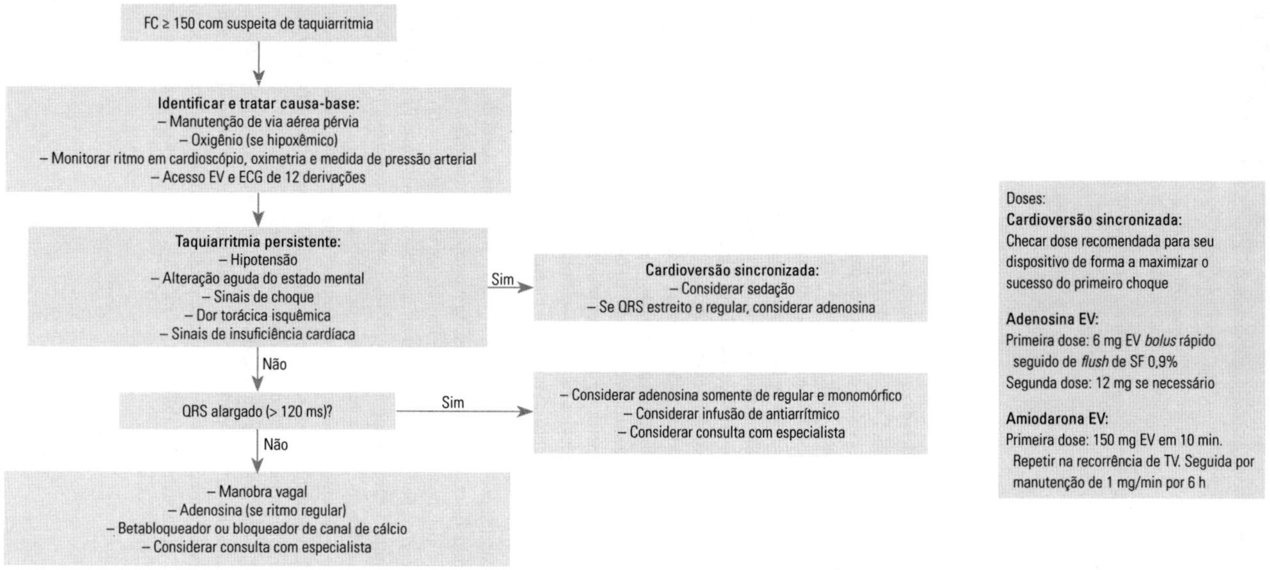

Figura 2 Adaptada de American Heart Association, 2020. ECG: eletrocardiograma; EV: endovenoso; FC: frequência cardíaca; SF: soro fisiológico.

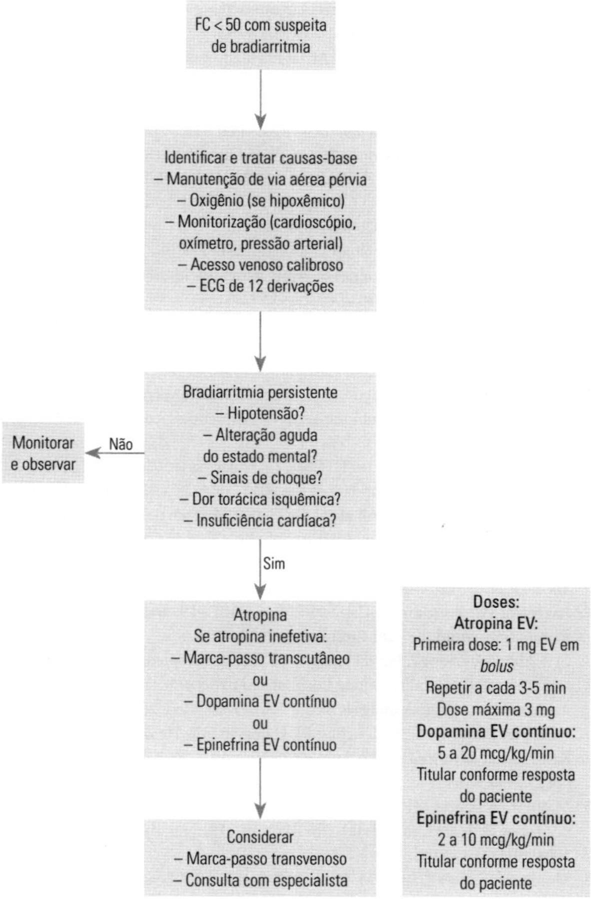

Figura 3 Adaptada de American Heart Association, 2020. ECG: eletrocardiograma; FC: frequência cardíaca.

LITERATURA RECOMENDADA

1. Annane D, Sébille V, Duboc D, Le Heuzey JY, Sadoul N, Bouvier E, et al. Incidence and prognosis of sustained arrhythmias in critically ill patients. American Journal of Respiratory and Critical Care Medicine. 2008;178(1):20-5.
2. Artucio H, Pereira M. Cardiac arrhythmias in critically ill patients: epidemiologic study. Critical Care Medicine. 1990;18(12):1383-8.
3. Azevedo L, Taniguchi LU, Ladeira JP. Medicina intensiva – Abordagem prática. 3. ed. Barueri: Manole; 2017.
4. Berg KM, Soar J, Andersen LW, Bottiger BW, Cacciola S, Callaway CW, et al. Adult advanced life support: 2020 international consensus on cardiopulmonary resus-

citation and emergency cardiovascular care science with treatment recommendations. Circulation. 2020;142:92-139.

5. Bosch NA, Cimini J, Walkey AJ. Atrial fibrillation in the ICU. Chest [Internet]. 2018;154(6):1424-34.
6. Cho JH, Namazi A, Shelton R, Ramireddy A, Ehdaie A, Shehata M, et al. Cardiac arrhythmias in hospitalized patients with COVID-19: A prospective observational study in the western United States. PLoS One. 2020;15(12 December):1-11.
7. Chorin E, Dai M, Shulman E, Wadhwani L, Bar-Cohen R, Barbhaiya C, et al. The QT interval in patients with COVID-19 treated with hydroxychloroquine and azithromycin. Nat Med. 2020 Jun;26(6):808-9.
8. Christian SA, Schorr C, Ferchau L, Jarbrink ME, Parrillo JE, Gerber DR. Clinical characteristics and outcomes of septic patients with new-onset atrial fibrillation. Journal of Critical Care. 2008;23(4):532-6.
9. Clemo HF, Wood MA, Gilligan DM, Ellenbogen KA. Intravenous amiodarone for acute heart rate control in the critically ill patient with atrial tachyarrhythmias. The American Journal of Cardiology. 1998;81(5):594-8.
10. Goodman S, Shirov T, Weissman C. Supraventricular arrhythmias in intensive care unit patients: short and long-term consequences. Anesthesia & Analgesia. 2007;104(4):880-6.
11. January CT, Wann LS, Calkins H, Chen LY, Cigarroa JE, Cleveland JC, et al. 2019 AHA/ACC/HRS focused update of the 2014 AHA/ACC/HRS guideline for the management of patients with atrial fibrillation: A report of the American College of Cardiology/American Heart Association Task Force on Clinical Practice Guidelines and the Heart Rhythm Society in collaboration with the Society of Thoracic Surgeons. Circulation. 2019;140(2):e125-51.
12. Lazzerini PE, Boutjdir M, Capecchi PL. COVID-19, arrhythmic risk, and inflammation: Mind the gap! Circulation. 2020;7-9.
13. Li Z, Shao W, Zhang J, Ma J, Huang S, Yu P, et al. Prevalence of atrial fibrillation and associated mortality among hospitalized patients with COVID-19: A systematic review and meta-analysis. Front Cardiovasc Med. 2021;8(October).
14. Link MS, Berkow LC, Kudenchuk PJ, Halperin HR, Hess EP, Moitra VK, et al. Part 7: adult advanced cardiovascular life support. Circulation. 2015;132(18, suppl 2):S444-S464.
15. Mathew JP, Fontes ML, Tudor IC, Ramsay J, Duke P, Mazer CD, et al. A multicenter risk index for atrial fibrillation after cardiac surgery. JAMA. 2004;291(14):1720-9.
16. Mountantonakis SE, Saleh M, Fishbein J, Gandomi A, Lesser M, Chelico J, et al.; Northwell COVID-19 Research Consortium. Atrial fibrillation is an independent predictor for in-hospital mortality in patients admitted with SARS-CoV-2 infection. Heart Rhythm. 2021 Apr;18(4):501-7.
17. Parag Goyal JJC. Correspondence clinical characteristics of Covid-19 in China. Clin Charact Covid-19 China. 2020;100(1):1-3.
18. Pickham D, Helfenbein E, Shinn JA, Chan G, Funk M, Weinacker A, et al. High prevalence of corrected QT interval prolongation in acutely ill patients is associated with mortality: results of the QT in Practice (QTIP) Study. Critical Care Medicine. 2012;40(2):394-9.
19. Rali P, Gangemi A, Moores A, Mohrien K, Moores L. Direct-acting oral anticoagulants in critically ill patients. Chest [Internet]. 2019;156(3):604-18.
20. Reising S, Kusumoto F, Goldschlager N. Life-threatening arrhythmias in the intensive care unit. Journal of Intensive Care Medicine. 2007;22(1):3-13.
21. Salman S, Bajwa A, Gajic O, Afessa B. Review of a large clinical series: paroxysmal atrial fibrillation in critically ill patients with sepsis. Journal of Intensive Care Medicine. 2008;23(3):178-83.
22. Sibley S, Muscedere J. New-onset atrial fibrillation in critically ill patients. Can Respir J. 2015;22(3):179-82.

23. Sleeswijk ME, Tulleken JE, Van Noord T, Meertens JH, Ligtenberg JJ, Zijlstra JG. Efficacy of magnesium-amiodarone step-up scheme in critically ill patients with new-onset atrial fibrillation: a prospective observational study. Journal of Intensive Care Medicine. 2008;23(1):61-6.
24. Trappe H-J, Brandts B, Weismueller P. Arrhythmias in the intensive care patient. Current Opinion in Critical Care. 2003;9(5):345-55.
25. Walkey AJ, Weiner RS, Ghobrial JM, Curtis LH, Benjamin EJ. Incident stroke and mortality associated with new-onset atrial fibrillation in patients hospitalized with severe sepsis. JAMA. 2011;306(20):2248-54.
26. Walkey AJ, Quinn EK, Winter MR, McManus DD, Benjamin EJ. Practice patterns and outcomes associated with use of anticoagulation among patients with atrial fibrillation during sepsis. JAMA Cardiol. 2016;1(6):682-90.

CAPÍTULO 3

Emergências hipertensivas

Luísa Tajra Carvalho

MENSAGENS RELEVANTES

- É necessária a presença de lesão de órgão-alvo associada à hipertensão severa para se caracterizar um evento como emergência hipertensiva.
- Não há um *cut-off* universal de valor pressórico para definir emergência hipertensiva em literatura.
- As lesões de órgão-alvo mais comumente encontradas são: cerebral, renal, cardíaca e microangiopatia.
- A redução da pressão arterial, especialmente na fase aguda, não deverá ser necessariamente a valores considerados normais.
- É importante que todos os pacientes com suspeita de emergência hipertensiva realizem um exame de fundo de olho e, pelo menos, uma bioquímica básica e um ECG para busca de lesões de órgão-alvo.
- O tratamento deve ser feito com medicamentos intravenosos e monitorização contínua.
- Em geral, esses quadros cursam com perda de autorregulação vascular, de modo que deve-se respeitar a escala de tempo e magnitude aconselhável para a redução da PA na fase aguda para evitar complicações secundárias a hipoperfusão orgânica.

INTRODUÇÃO

- Emergências hipertensivas são condições clínicas em que valores de pressão arterial (PA) muito elevados (PA> 180/120 ou PAM >135 mmHg) estão associados à lesão aguda de órgãos-alvo (LOA).
- Uma rápida investigação diagnóstica e redução imediata da PA são necessárias, de modo a evitar disfunção orgânica progressiva.
- Hipertensos crônicos muitas vezes toleram pressão mais alta em comparação a indivíduos previamente normotensos sem o desenvolvimento de LOA.
- Diferentes definições de emergência hipertensiva são encontradas na literatura, pois o valor de pressão arterial pode não ser tão importante quanto sua taxa de aumento.

CUIDADO! NÃO ESQUECER!

- É interessante utilizar a pressão arterial média no diagnóstico e como alvo terapêutico porque é a medida mais acurada do esfigmomanômetro automático (método oscilométrico): a pressão média é diretamente medida, enquanto a pressão sistólica e a diastólica são estimadas; essa abordagem gera menos dúvidas no manejo à beira-leito (por exemplo, o que fazer se a sistólica estiver acima de 180 mmHg e a diastólica abaixo de 120 mmHg?).
- Caso a pressão seja aferida através do método auscultatório, a pressão sistólica se torna a medida mais confiável.

- A taxa de mortalidade em 1 ano associada a emergências hipertensivas é superior a 79%, e a sobrevida mediana é de 10,4 meses se deixadas sem tratamento.
- O mais importante acerca do manejo das emergências hipertensivas é seu rápido reconhecimento, a busca de fatores e causas reversíveis contribuintes para a elevação dos níveis tensionais e a rápida intervenção terapêutica.
- A redução da pressão arterial (não necessariamente ao normal) deverá ser imediata para prevenir ou limitar lesão de órgão-alvo, de preferência com medicações endovenosas, mais facilmente tituláveis.

Tabela 1 Principais lesões de órgãos-alvo

Insuficiência renal aguda	Encefalopatia hipertensiva
Hemorragia intraparenquimatosa	AVC isquêmico
Infarto agudo do miocárdio	IC aguda com edema agudo de pulmão
Angina instável	Dissecção aórtica
Eclâmpsia	

AVC: acidente vascular cerebral; IC: insuficiência cardíaca.

URGÊNCIAS HIPERTENSIVAS

- Urgências hipertensivas são condições associadas à elevação severa dos valores de pressão arterial em pacientes estáveis e sem disfunção aguda ou iminente de órgãos-alvo.
- Esses pacientes não devem ser considerados como portadores de emergências hipertensivas, não devendo ser encaminhados ao pronto-socorro ou para hospitalização para manejo pressórico.
- Os níveis tensionais deverão ser reduzidos por meio de restituição ou intensificação de medicações anti-hipertensivas orais em 24-48 h e tratamento da ansiedade, quando aplicável.

HIPERTENSÃO PERIOPERATÓRIA

- É relativamente frequente na UTI e, em geral, não cursa com lesão de órgãos-alvo.
- Existe uma associação clara e estabelecida na literatura entre hipotensão perioperatória e desfechos desfavoráveis, incluindo aumento da mortalidade, hospitalização prolongada, morbidade por todas as causas, lesão renal aguda, lesão miocárdica, insuficiência cardíaca congestiva pós-operatória, acidente vascular cerebral, declínio cognitivo pós-operatório e delírio pós-operatório.
- No entanto, as evidências que ligam a hipertensão intraoperatória com resultado pós-operatório são escassas e os achados dos estudos disponíveis são inconsistentes.
- Em cirurgias cardíacas há evidência de que tanto hipotensão quanto hipertensão estão associadas a desfechos desfavoráveis.
- A hipertensão (HAS) está relacionada a um maior risco de sangramento e injúria miocárdica pelo aumento do consumo miocárdico de oxigênio e da pós-carga ventricular.
- Em pacientes com HAS crônica, as curvas de autorregulação do fluxo sanguíneo são deslocadas para a direita, em direção a pressões mais altas.

- Pacientes com hipertensão arterial crônica possivelmente toleram menos hipotensão do que pacientes normotensos e podem necessitar pressão arterial perioperatória mais alta.
- É desejável a individualização do manejo da pressão arterial no contexto pós-operatório, devendo-se levar em conta a idade, passado de HAS, *status* de controle pressórico, condições clínicas e cirúrgicas pertinentes e os impactos da pressão arterial na perfusão orgânica.
- É importante buscar ativamente condições clínicas reversíveis associadas à hipertensão no contexto pós-operatório como dor, náuseas, ansiedade, retenção vesical e a ausência de reconciliação de fármacos anti-hipertensivos de uso crônico.
- Há descrição de benefício em manter a PA perioperatória próxima à medida inicial do paciente (± 10%), conforme RCT recente.
- Os novos *guidelines* da AHA trazem sugestões acerca dos alvos pressóricos no manejo perioperatório (ver Figura 1), com a sugestão de ponderar entre risco de isquemia orgânica associado a pressões mais baixas, *versus* a possibilidade de sangramento relacionado a pressões mais altas no cuidado desses pacientes.

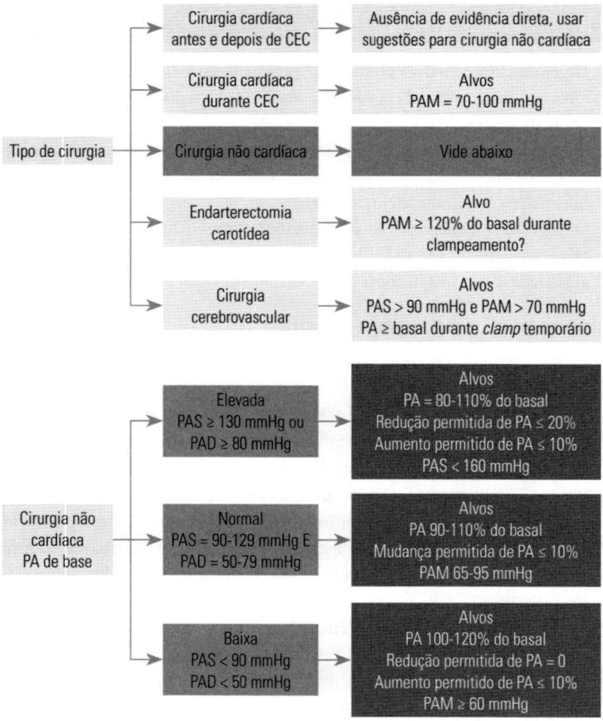

Figura 1 Sugestão de alvos pressóricos no manejo perioperatório. Adaptada de Meng L, et al., 2018. CEC: circulação extracorpórea; PA: pressão arterial; PAD: pressão arterial diastólica; PAM: pressão arterial média; PAS: pressão arterial sistólica.

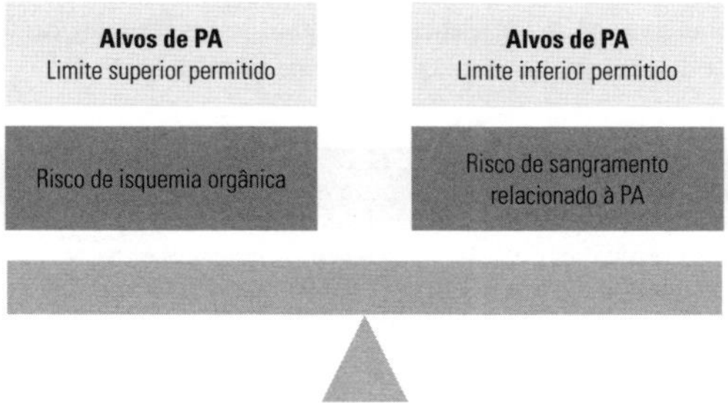

Figura 2 PA: pressão arterial.

FISIOPATOLOGIA

- Causas secundárias de hipertensão podem ser encontradas em 20-40% dos casos que se apresentam em serviços de emergências. A doença parenquimatosa renal e a estenose da artéria renal são as causas mais frequentes.
- No entanto, a maioria dos pacientes com emergências hipertensivas possuem hipertensão essencial não reconhecida e não tratada.
- Os fatores que levam à elevação grave e rápida da PA em pacientes com crises hipertensivas ainda são pouco compreendidos.
- A rapidez da instalação do quadro sugere a existência de fatores desencadeantes sobrepostos à hipertensão preexistente.
- Acredita-se que as crises sejam iniciadas por um aumento abrupto na resistência vascular sistêmica relacionada à liberação de substâncias vasoconstritoras e pela sobrecarga dos mecanismos autorregulatórios de controle do tônus vascular pelo endotélio. O subsequente aumento da PA gera estresse mecânico e lesão endotelial, aumento da permeabilidade capilar, ativação da cascata de coagulação e de plaquetas, além da deposição de fibrina em vasos arteriolares.
- Esse processo resulta em isquemia e liberação de mediadores vasoativos adicionais, gerando um círculo vicioso de lesão a distância. O sistema renina-angiotensina é ativado, levando a uma maior vasoconstrição e à produção de citocinas pró-inflamatórias. A depleção de volume intravascular pela natriurese pressórica contribui ainda mais para a liberação de substâncias vasoconstritoras pelos rins. Além disso, a disfunção endotelial corrobora para o aparecimento de microangiopatia trombótica e dano microvascular, culminando em disfunção renal e/ou cerebral.
- A falha dos processos de autorregulação vascular contribui para o quadro, resultando em hiperfluxo cerebral e encefalopatia.
- Esses mecanismos, de forma conjunta, culminam em hipoperfusão de órgãos-alvo, isquemia e disfunção que se manifestam como emergência hipertensiva.

DIAGNÓSTICO

- Os sintomas de crise hipertensiva dependerão dos órgãos afetados, podendo incluir cefaleia, distúrbios visuais, dor torácica, dispneia, tontura e outros déficits neurológicos.
- Em pacientes com encefalopatia hipertensiva, a presença de sonolência, letargia, convulsões tônico-clônicas e cegueira cortical pode preceder rebai-

xamento do nível de consciência; no entanto, lesões neurológicas focais são raras e devem levantar suspeita de acidente vascular cerebral.

Tabela 2

Testes comuns para todas as possíveis causas	Testes específicos (sob indicação)
A fundoscopia é uma parte crítica da investigação diagnóstica e deve ser realizada em todos os pacientes	Troponina (em suspeita de envolvimento cardíaco, por exemplo, dor torácica ou insuficiência cardíaca aguda) e NT-proBNP
ECG de 12 derivações	Radiografia de tórax (sobrecarga volêmica)
Hemograma, contagem de plaquetas, fibrinogênio	Ecocardiografia (dissecção da aorta, insuficiência cardíaca ou isquemia)
Creatinina, eletrólitos, LDH, haptoglobina	AngioTC de tórax e/ou abdome na suspeita de doenças da aorta (por exemplo, dissecção da aorta)
Relação albumina urinária:creatinina, microscopia de urina para hemácias, leucócitos, cilindros	TC ou RNM de crânio (se envolvimento do sistema nervoso)
Teste de gravidez em mulheres em idade fértil	US renal (insuficiência renal ou suspeita de estenose da artéria renal)
	Pesquisa de drogas na urina (suspeita de abuso de metanfetamina ou cocaína)

Fonte: Williams et al., 2018. ECG: eletrocardiograma; LDH: desidrogenase láctica; NT-proBNP: fragmento N-terminal do peptídeo natriurético tipo B; RNM: ressonância nuclear magnética; TC: tomografia computadorizada; US: ultrassonografia.

MANEJO DA CRISE HIPERTENSIVA EM SITUAÇÕES ESPECÍFICAS

HIPERTENSÃO ACELERADA MALIGNA

- Hipertensão acelerada maligna é classicamente definida como uma emergência hipertensiva caracterizada pela presença de elevação grave da PA (geralmente > 200/120 mmHg) e retinopatia, graus III ou IV de Keith, Wagener, Barker (definida pela presença bilateral de hemorragias, exsudatos ou papiledema no fundo de olho).
- O termo "maligna" se popularizou após estudos mostrarem prognóstico reservado em 2 anos, com mortalidade próxima a 80%.
- Recentemente foi proposto que as alterações oculares não devem ser o único tipo de lesão de órgão-alvo para definir hipertensão maligna.
- A nova definição inclui a presença de hipertensão severa mais o comprometimento de pelo menos 3 órgãos-alvo diferentes (rim, coração, cérebro, microangiopatia), resultando em coagulação intravascular disseminada, encefalopatia (em cerca de 15% dos casos), insuficiência cardíaca aguda e/ou deterioração aguda da função renal.

CUIDADO!
NÃO ESQUECER!

- **Hipertensão acelerada maligna:** elevação extrema dos níveis pressóricos (sugestão de *cut-off* de pressão diastólica >130 mmHg) + comprometimento de pelo menos 3 órgãos-alvo diferentes.

- A necrose fibrinoide de arteríolas em vários tecidos, incluindo o rim, acompanhada de endarterite proliferativa nas artérias interlobulares renais são as principais características histológicas da hipertensão maligna.
- Essas alterações levam a estreitamento do lúmen e disfunção isquêmica grave dos capilares glomerulares, desencadeando a ativação do sistema renina-angiotensina, levando à vasoconstrição e progressão da hipertensão.
- Os primeiros sintomas geralmente são distúrbios visuais, acompanhados, em alguns casos, por outros sintomas relacionados ao acometimento do SNC (como cefaleia, sonolência e crises convulsivas).
- A apresentação e o diagnóstico de hipertensão maligna são, muitas vezes, tardios, de modo que pacientes tendem a desenvolver sintomas clínicos apenas em estágios avançados, com disfunção orgânica já instalada.
- O tratamento deve ocorrer tão logo se faça o diagnóstico, com meta de redução de PAM em 20-25% nas primeiras 24 h.
- Embora usualmente se recomende a administração de terapia EV nos casos de emergência hipertensiva, a terapia oral com inibidores da ECA, BRAs ou betabloqueadores pode se mostrar muito eficaz nos casos de hipertensão maligna, dada a ativação perene do sistema renina-angiotensina pela isquemia renal. No entanto, é preciso cautela ao iniciar essas drogas, com a orientação de utilizar doses iniciais baixas, uma vez que a resposta de redução pressórica poderá ser dramática.
- Um tipo particular de insuficiência renal, a IRA isquêmica normotensiva, pode ser uma complicação do tratamento desses pacientes.
- O prejuízo na autorregulação vascular e o aumento da suscetibilidade à isquemia renal pelo espessamento da íntima e necrose fibrinoide das pequenas artérias e arteríolas associado à hipertensão maligna geram prejuízos na capacidade de adaptação das arteríolas aferentes, cuja resistência intrínseca não diminui adequadamente ou mesmo aumenta com a redução dos níveis pressóricos.
- Desta forma, a função renal pode piorar durante o tratamento devido a uma queda da pressão capilar glomerular. Redução do ritmo de queda da pressão arterial poderá ser necessária para evitar progressão da lesão renal aguda.

ENCEFALOPATIA HIPERTENSIVA (EH)

- A encefalopatia hipertensiva faz parte do espectro de lesões de órgão-alvo da chamada hipertensão acelerada maligna.
- O fluxo sanguíneo cerebral normal é autorregulado dentro de limites específicos.
- Em indivíduos normotensos, o fluxo sanguíneo cerebral permanece inalterado entre as pressões arteriais médias de 60 mmHg e 120 mmHg. À medida que a pressão arterial média se eleva, vasoconstrição cerebral compensatória (resposta de Bayliss) limita a hiperperfusão cerebral.
- A uma pressão arterial média de cerca de 180 mmHg esse processo encontra-se em seu limite e é sobrecarregado; superpõem-se vasodilatação e o desenvolvimento de edema cerebral.
- Em pacientes hipertensos crônicos, a curva de autorregulação cerebral está desviada para a direita, de modo que esse limite para perda da autorregulação ocorre em níveis mais elevados de pressão arterial.
- Os sintomas neurológicos advindos da instalação do edema cerebral ocorrem pelo aumento de permeabilidade vascular do SNC (podendo ser focal ou generalizado), com aumento do peso cerebral, achatamento dos giros,

compressão dos ventrículos e, em alguns casos, herniação do cerebelo pelo forame magno. Os sintomas mais frequentes são cefaleia, distúrbios visuais, rebaixamento do nível de consciência e convulsões.

SÍNDROME DE ENCEFALOPATIA POSTERIOR REVERSÍVEL – PRES

- A síndrome de encefalopatia posterior reversível (PRES) refere-se a um distúrbio de edema cerebral vasogênico subcortical reversível em pacientes com sintomas neurológicos agudos (os mesmos citados na EH) no contexto de insuficiência renal, flutuações de pressão, drogas citotóxicas, doenças autoimunes e pré-eclâmpsia ou eclâmpsia.
- Os exames de imagem do SNC geralmente revelam edema vasogênico predominantemente envolvendo as regiões parieto-occipitais bilaterais. Postula-se que a fisiopatologia da síndrome de PRES é similar à encefalopatia hipertensiva, com hipertensão que excede o limite superior da autorregulação cerebral, com hiperperfusão e extravasamento intersticial de plasma e macromoléculas culminando em edema cerebral. As regiões posteriores do cérebro podem ser particularmente suscetíveis à hiperperfusão em virtude da pouca inervação simpática na fossa posterior.
- O tratamento de ambas as condições deverá ser imediato, com vasodilatadores EV, de modo a reduzir a PAM em 20-25% nas primeiras 24 h, além de tratamento de convulsões com drogas antiepilépticas, se necessário.
- No Brasil, dispomos apenas do nitroprussiato como vasodilatador arterial potente. Os *guidelines* internacionais costumam preferir o uso de labetalol ou nicardipina neste contexto, dado que existem algumas evidências de que o nitroprussiato estaria associado a aumentos de pressão intracraniana. Esses achados, no entanto, carecem de confirmação científica em estudos maiores.
- Acerca disso, um estudo recente demonstrou a superioridade do labetalol perante o nitroprussiato em preservar fluxo sanguíneo cerebral mediante uma comparável redução de PAM em pacientes com hipertensão acelerada maligna, fato que corrobora para o labetalol ser a droga de escolha nos países onde está disponível.

HEMORRAGIA INTRAPARENQUIMATOSA

- O grande interesse sobre controle pressórico na fase aguda da hemorragia intraparenquimatosa advém do racional em buscar manter a PAM em níveis adequados de modo a reduzir a expansão do hematoma, sem culminar em hipoperfusão cerebral e/ou sistêmica.
- Diversos estudos foram realizados testando alvos diferentes de PAM para esses pacientes, com achados de que PAS < 140 mmHg reduziu a expansão e edema peri-hematoma em 72 h quando comparada a um alvo de PAS < 180 mmHg, porém sem evidência de redução de morte ou incapacidade em 90 dias com tal controle intensivo da pressão por 7 dias.
- Esses achados foram testados novamente no estudo ATACH-2, que falhou em mostrar diferenças em morte e incapacidade em 90 dias para o grupo de pacientes com controle intensivo precoce da pressão arterial (PAS < 140 mmHg), porém com um sinal positivo (sem significância estatística) de redução da expansão do hematoma. No entanto, foram vistos mais eventos adversos renais para o grupo intervenção, o que inspira cautela.

- O *guideline* mais recente da American Stroke Association orienta que, para pacientes com hemorragia intraparenquimatosa, apresentando PAS entre 150 e 220 mmHg e sem contraindicação ao tratamento agudo da PA, a redução aguda da PAS para 140 mmHg é segura (classe I; nível de evidência A) e pode ser eficaz para melhorar o resultado funcional (classe IIa; nível de evidência B).
- É importante frisar que os *guidelines* da ASA foram produzidos antes da publicação do ATACH-2, e que o *guideline* mais recente de manejo de hipertensão em adultos da ACC sugere que a redução imediata da PAS para níveis menores de 140 mmHg em pacientes com HIP e PAS entre 150 mmHg e 220 mmHg não tem benefício para reduzir a morte ou incapacidade grave e pode ser potencialmente prejudicial.

ACIDENTE VASCULAR CEREBRAL ISQUÊMICO (AVCI)

- O alvo de PA durante a fase aguda do acidente cerebral isquêmico que garante os melhores desfechos neurológicos ainda não é conhecido.
- Reduções agudas da pressão arterial nos primeiros 5-7 dias estão associadas com piora do desfecho neurológico. Esses achados podem ser explicados pelo possível papel protetor da hipertensão na fase aguda, durante a qual a autorregulação cerebral está alterada, com reduções de PA causando um declínio na pressão de perfusão cerebral e uma diminuição no fluxo sanguíneo cerebral regional nas áreas de penumbra.
- Níveis tensionais mais elevados devam ser tolerados na fase aguda do insulto isquêmico, sugerindo-se reduzir a pressão arterial apenas se PA ≥ 220/120 mmHg para pacientes não candidatos a terapia fibrinolítica, desde que ausentes outras comorbidades que demandem redução aguda da pressão arterial.
- Em pacientes com AVCi agudo e outras emergências hipertensivas concomitantes, o tratamento precoce da hipertensão está indicado (por exemplo, SCA, insuficiência cardíaca aguda, dissecção aórtica, HIP pós-fibrinólise ou pré-eclâmpsia/eclâmpsia) com nível de evidência I na nova diretriz da AHA.
- Já os alvos de pressão arterial para pacientes candidatos a terapia com agentes fibrinolíticos e/ou trombectomia mecânica são menores em literatura, dados os temíveis riscos de complicações hemorrágicas.
- As novas diretrizes da AHA sugerem que pacientes adultos com AVCi e pressão arterial elevada, que são elegíveis para tratamento com trombolítico EV, devem ter sua PA lentamente reduzida para valores menores que 185/110 mmHg antes do início da terapia trombolítica, devendo-se ainda manter PA abaixo de 180/105 mmHg pelas primeiras 24 horas após a infusão do fármaco. Tais recomendações foram estendidas a pacientes candidatos a trombectomia mecânica na diretriz de 2019, ainda que com um nível de evidência menor.

SÍNDROMES CORONARIANAS AGUDAS

- As síndromes coronarianas agudam englobam a angina de alto risco e o infarto agudo do miocárdio (com e sem supra de segmento ST). Seu tratamento clínico engloba:
  - ▷ Adequada monitorização clínica com busca ativa de complicações.
  - ▷ Suplementação de oxigênio na presença de hipoxemia.
  - ▷ Controle de dor torácica e da ansiedade, em geral com opioides e/ou nitratos.
  - ▷ Terapia antitrombótica englobando inibidores plaquetários e anticoagulação parenteral.

  - ▷ Terapia anti-isquêmica englobando betabloqueadores e/ou nitratos.
- Os nitratos não estão indicados de rotina no manejo das síndromes coronarianas agudas dada sua falha em produzir redução de mortalidade e eventos cardiovasculares graves para esses pacientes em RCTs prévios.
- A nitroglicerina EV é benéfica no alívio sintomático de pacientes com dispneia relacionada à IC aguda, hipertensão severa ou dor torácica que não é aliviada com nitroglicerina sublingual e administração de um betabloqueador.
- Em casos de SCA com hipertensão grave associada, a redução da pressão arterial deve ser imediata de modo a reduzir a pós-carga ventricular, de preferência sem produzir aumentos da frequência cardíaca para não elevar a demanda miocárdica de oxigênio ou comprometer o tempo de enchimento diastólico.
- Os *guidelines* internacionais orientam o uso de nitroglicerina ou labetalol (fármaco indisponível no Brasil) neste intuito.

CUIDADO! NÃO ESQUECER!

- O *guideline* mais recente da ESC para manejo de crises hipertensivas sugere a redução imediata da PAS para valores menores que 140 mmHg nos pacientes com SCA em curso.

- Acerca dos vasodilatadores arteriais, existe uma tendência ao uso de nitroglicerina EV em detrimento de nitroprussiato para esses pacientes, por seu efeito dilatador nos vasos epicárdicos coronarianos; existem estudos que sugerem que o nitroprussiato diminui o fluxo sanguíneo coronariano regional em pacientes com doença arterial coronariana instalada.
- No entanto, esse efeito carece de maior robustez em estudos randomizados controlados, e em caso de grandes elevações pressóricas em pacientes com SCA, não deve haver hesitação acerca do uso de nitroprussiato, uma vez que a redução da pós-carga ventricular é muito mais relevante nesse contexto.
- A nitroglicerina tem menor potência em vasos arteriais, com necessidade de doses elevadas para promover reduções mais modestas de PA, fato que muitas vezes torna o nitroprussiato mais atraente.

EDEMA PULMONAR CARDIOGÊNICO

- A congestão pulmonar é o achado mais frequente das descompensações agudas de insuficiência cardíaca.
- Ainda que se reconheçam alguns padrões clínicos comuns a todos os pacientes, recentemente tem-se descrito fenótipos específicos de IC aguda com alterações fisiopatológicas distintas, potencialmente passíveis de tratamento específico e direcionado.
- Tais fenótipos podem ocorrer "*de novo*" ou em pacientes com IC crônica preexistente, seja com fração de ejeção preservada (ICFEP) ou reduzida (ICFER).
- A vasoconstrição periférica relacionada à cadeia de eventos comum das emergências hipertensivas (vide seção Fisiopatologia) gera um aumento de pós-carga ventricular, com aumento de estresse transmural, elevação das pressões de enchimento do VE e consequentemente das pressões venosas pulmonares pós-capilares, resultando em edema pulmonar e dispneia.
- Embora todos os episódios de IC aguda estejam acompanhados por um aumento da pressão diastólica final do VE, de acordo com suas distribuições

fenotípicas específicas, existem certos pacientes para quem a remoção de volume é apropriada e outros em que a redução da pós-carga ou suporte inotrópico é mais importante.

- O fenótipo da IC aguda hipertensiva é um subgrupo particular cujo insulto fisiopatológico primário é um aumento da pós-carga e diminuição da capacitância venosa. De forma conjunta, esses efeitos levam à redistribuição de volume intravascular dos leitos vasculares esplâncnicos e periféricos para a circulação pulmonar.
- A IC aguda hipertensiva se manifesta com rápida instalação de dispneia em pacientes com pressão arterial sistólica (PAS) 140-160 mmHg, quase todos com histórico de hipertensão crônica mal controlada. A HAS crônica é um fator predisponente crítico, causando remodelamento cardíaco, hipertrofia de VE e disfunção diastólica.
- Esses pacientes apresentam aumento da elastância ventricular adaptativa à exposição crônica a pós-cargas elevadas (HAS). A consequência é o aumento da labilidade da pressão arterial e da sensibilidade a volume e pós-carga.
- Desta maneira, indivíduos com IC aguda hipertensiva se beneficiam muito de intervenções que otimizam a ejeção ventricular, de modo a melhorar o acoplamento ventrículo-arterial, efeito que não se consegue apenas com redução de pré-carga e infusão de diuréticos.
- A fisiopatologia principal por trás da IC aguda hipertensiva é uma questão de desacoplamento ventrículo-arterial (VA). O último descreve a relação de eficiência mecânica entre o coração e o sistema arterial; quando preservada, essa interação garante adequado fluxo anterógrado do coração para a periferia sem prejudicar a homeostase da pressão arterial, além da preservação da reserva cardiovascular.
- De forma simplista, quando o acoplamento VA está preservado, temos débito cardíaco adequado sem desenvolvimento de pressões arteriais excessivas.
- A principal causa desse desacoplamento é o aumento do elastância arterial, secundário ao enrijecimento vascular ocasionado pela HAS crônica. Nos estados de complacência arterial reduzida, pequenos incrementos de pré e pós-carga geram grandes elevações de pressão arterial, contribuindo para aumento do estresse transmural, predispondo ao aumento das pressões de enchimento e congestão pulmonar.
- O tratamento do edema agudo de pulmão hipertensivo envolve a administração de vasodilatadores endovenosos de rápida ação, a citar nitroglicerina e nitroprussiato, diuréticos de alça IV (furosemida 0,5-1 mg/kg em *bolus* e conforme demanda) e ventilação não invasiva (Figura 3).
- Aproximadamente 35% dos pacientes que se apresentam às unidades de emergência com IC aguda são normotensos. Esses pacientes tendem a ser mais jovens, ter uma fração de ejeção reduzida, um histórico de doença arterial coronariana e por muitas vezes apresentar sintomas leves com piora subaguda ao longo de dias a semanas antes da apresentação.
- O tratamento de pacientes normotensos deve se concentrar na diurese agressiva para aliviar a congestão e reduzir o peso corporal e o edema periférico com ou sem o uso de vasodilatadores endovenosos.

DISSECÇÃO AÓRTICA

- A dissecção de aorta (DA) é definida como a ruptura da camada medial provocada por sangramento intramural, resultando na separação das camadas

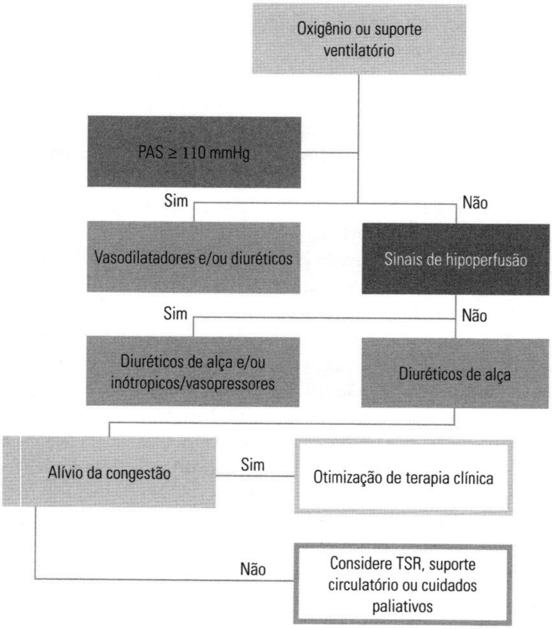

Figura 3 Adaptada de McDonagh et al., 2021. PAS: pressão arterial sistólica; TSR: terapia substitutiva renal.

da parede aórtica e posterior formação de um lúmen verdadeiro e um lúmen falso com ou sem comunicação entre eles.

- Na maioria dos casos, uma lesão intimal é a condição inicial, resultando em direcionamento do sangue em um plano de dissecção dentro da média. Esse processo é seguido por uma ruptura aórtica no caso de lesão da camada adventícia ou por uma reentrada no lúmen aórtico através de uma segunda laceração intimal.
- A dissecção pode ser anterógrada ou retrógrada, podendo gerar complicações como tamponamento cardíaco, insuficiência aórtica e má perfusão distal com disfunção de órgãos-alvo.
- O fator de risco mais comumente associado à DA é a HAS, observada em 65-75% dos indivíduos, principalmente mal controlados; outros fatores de risco incluem doenças aórticas preexistentes, valvopatias aórticas, história familiar de doenças da aorta, história de cirurgia cardíaca, tabagismo, trauma torácico contuso direto e uso de drogas (por exemplo, cocaína e anfetaminas).
- Dor torácica e/ou nas costas abrupta é o sintoma mais frequentemente encontrado, devendo DA ser considerada no diagnóstico diferencial de todos os pacientes que se apresentem com dor torácica nos serviços de emergência.
- O quadro clínico pode ser variável e depende principalmente do tipo de dissecção e complicações associadas; ver Tabela 3.

Tabela 3

Principais achados em pacientes com dissecção aguda de aorta	Comentários
Sinais e sintomas de IC aguda	Relacionados a regurgitação aórtica aguda, dispneia e edema agudo de pulmão
Síncope	Secundária a estados de baixo débito cardíaco, tamponamento, ruptura aórtica, AVC
IAM	Secundário a dissecção para óstio das coronárias
Sinais e sintomas de SNC (AVCi, isquemia medular, encefalopatia hipóxica)	Déficits neurológicos focais, RNC, neuropatia isquêmica, paraparesia
Tamponamento cardíaco	Hipotensão, TJ, sinais de baixo débito cardíaco
Dor abdominal	Isquemia mesentérica
Choque hemorrágico	Hipotensão com pressão convergente, hemotórax, hemoperitônio; fístula aortoentérica
Oclusão arterial aguda	Isquemia de extremidades, isquemia renal
Ausência de pulsos, PA divergente entre braços	Envolvimento de grandes tributários
PCR/morte súbita	–

AVC: acidente vascular cerebral; AVCi: AVC isquêmico; IAM: infarto agudo do miocárdio; IC: insuficiência cardíaca; PA: pressão arterial; PCR: parada cardiorrespiratória; RNC: rebaixamento de nível de consciência; SNC: sistema nervoso central.

- A última diretriz da AHA sugere a avaliação de três variáveis para caracterizar a probabilidade pré-teste de se tratar de dissecção aórtica: a presença de comorbidades de alto risco, características típicas da dor e achados clínicos relacionados a elevado risco. Foi proposto um escore que classifica os pacientes em baixo (nenhum achado), intermediário (1 achado) ou elevado (2 ou 3 achados) risco de síndrome aórtica aguda (Tabela 4).

Tabela 4

Condições associadas a elevado risco	Características de dor relacionadas a elevado risco	Características clínicas associadas a elevado risco
▸ Síndrome de Marfan (ou outras doenças do tecido conjuntivo) ▸ História familiar de doença aórtica ▸ Doença valvar aórtica conhecida ▸ Aneurisma de aorta torácica conhecido ▸ Manipulação aórtica prévia (incluindo cirurgia cardíaca)	▸ Dor torácica, nas costas ou abdominal descrita como qualquer um dos seguintes: ➢ Início abrupto ➢ Intensidade severa ➢ Lacerante	▸ Evidência de déficit de perfusão: ➢ Déficit de pulso ➢ Diferença de pressão sistólica ➢ Déficit neurológico focal em conjunto com dor ▸ Sopro diastólico aórtico (novo e com dor) ▸ Hipotensão ou choque

- O D-dímero pode ser utilizado neste contexto pela sua razão de verossimilhança negativa, tornando o diagnóstico de DA improvável em casos com probabilidade pré-teste baixa.
- Um eletrocardiograma e um Rx de tórax devem ser obtidos em todos os pacientes que apresentem suspeita de dissecção aguda da aorta torácica.
- Pacientes com DA aguda acometendo aorta ascendente (tipo A de Stanford) têm o dobro do risco de morte em relação a indivíduos com DA tipo B (25% e 12%, respectivamente), sendo a principal causa de óbito a ruptura aórtica, seguida da insuficiência aórtica aguda em segundo lugar. Em casos de DA tipo A, a interconsulta com um cirurgião vascular não deverá ser postergada.
- O principal objetivo da terapia médica nas síndromes aórticas agudas é reduzir o estresse transmural no segmento doente da aorta, sendo este afetado pelo ritmo de elevação da pressão do VE durante a sístole (dP/dt), a frequência de contração ventricular e a pressão arterial.
- A estabilização clínica inicial usando betabloqueadores controla esses 3 parâmetros, e o objetivo deverá ser reduzir a frequência cardíaca e a pressão arterial para os menores valores possíveis sem prejudicar a perfusão sistêmica.
- Poderão ser úteis também vasodilatadores sistêmicos, que deverão ser introduzidos após o início dos betabloqueadores para evitar taquicardia reflexa.
- O alvo dos *guidelines* permanece em reduzir a PAS para 100-120 mmHg e FC < 60 bpm de forma imediata.

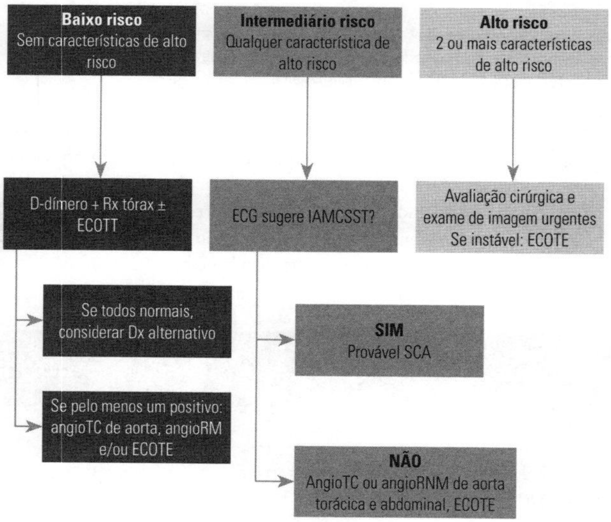

Figura 4 Algoritmo proposto para diagnóstico da dissecção aórtica aguda. Adaptada do *guideline* de doenças da aorta, ESC 2014. Dx: diagnóstico; ECG: eletrocardiograma; ECOTE: ecocardiograma transeofágico; ECOTT: ecocardiograma transtorácico; IAMCSST: infarto agudo do miocárdio com supradesnivelamento do ST; RM: ressonância magnética; Rx: raio X; SCA: síndrome coronariana aguda; TC: tomografia computadorizada.

Tabela 5 Principais apresentações clínicas e complicações de pacientes com dissecção aguda de aorta

Dor no peito	80%	70%
Dor nas costas	40%	70%
Início abrupto da dor	85%	85%
Dor migratória	< 15%	20%
Regurgitação aórtica	40-75%	Não se aplica
Tamponamento cardíaco	< 20%	Não se aplica
Isquemia ou infarto do miocárdio	10-15%	10%
Insuficiência cardíaca	< 10%	< 5%
Derrame pleural	15%	20%
Síncope	15%	< 5%
Lesão da medula espinal	< 1%	Não reportado
Déficit neurológico maior (coma/AVC)	< 10%	< 5%
Isquemia mesentérica	< 5%	NR
Insuficiência renal aguda	< 20%	10%
Isquemia de membro inferior	< 10%	< 10%

Percentagens aproximadas.
Fonte: Erbel et al., 2014. AVC: acidente vascular cerebral.

TRATAMENTO MEDICAMENTOSO

- Além da orientação para redução imediata dos níveis pressóricos, até o momento não há ensaios clínicos randomizados de qualidade que comprovem a superioridade de determinada classe de droga anti-hipertensiva no manejo das emergências hipertensivas.
- O cuidado desses pacientes deve incluir a avaliação das disfunções orgânicas e a ponderação se medidas adicionais (além do controle pressórico) devem ser instituídas para compensação clínica, além da busca de fatores precipitantes que possam afetar o plano terapêutico (por exemplo, gestação).
- A correção rápida e excessiva da PA poderá acarretar em danos adicionais, ao reduzir ainda mais a perfusão sistêmica, visto que em pacientes com emergência hipertensiva ocorre alteração da autoregulação vascular e que já existe lesão de órgão-alvo instalada.
- Portanto, é importante que os pacientes com emergência hipertensiva sejam alocados em leitos de terapia intensiva com monitorização contínua, reavaliação seriada e que a pressão arterial seja reduzida lentamente através da infusão contínua de um agente titulável de curta duração.

Tabela 6

Tratamento sugerido de acordo com a condição clínica		Comentários	
Edema agudo de pulmão	Nitroprussiato ou nitroglicerina + diurético de alça+ VNI	Reduzir a PAS para <140 mmHg **imediatamente** Nitroprussiato costuma ser mais eficaz em controlar a pressão; a nitroglicerina demanda grandes infusões de volume para obter mesmo resultado.	
Síndromes coronarianas agudas	Nitroglicerina, esmolol, labetalol*	Reduzir a PAS para < 140 mmHg imediatamente O esmolol pode ser importante para evitar taquicardia reflexa após a redução da pós-carga Não utilizar betabloqueadores em pacientes com choque cardiogênico, BAV avançado, ICFER aguda e bradicardia	
Encefalopatia hipertensiva	Labetalol*, nitroprussiato	Reduzir a PAM em 20-25% imediatamente	
Hipertensão acelerada maligna	Labetalol*, nitroprussiato	A redução da PA deve ser iniciada em até algumas horas e deve ser de 20-25% da PAM inicial Cuidado com IECAs e BRAs, seu efeito pode ser imprevisível, iniciar com doses reduzidas	
Dissecção aórtica	Esmolol, nitroprussiato	Desejável imediata redução da PAS para ≤120 mmHg e FC < 60 bpm O betabloqueador deve preceder o vasodilatador A PAS ≤ 120 mmHg deve ser alcançada em 20 min	
Pré-eclâmpsia/ eclâmpsia	Hidralazina, labetalol*, nifedipina, sulfato de magnésio	Requer imediata redução da PA para PAS < 160 e PAD < 105 mmHg IECAs, BRA, inibidores da renina e nitroprussiato são contraindicados Considere abreviar a gestação	
AVC isquêmico	Labetalol*, nitroprussiato	Alvos para candidatos a trombólise química ou EV	Pré-tratamento < 185/110 mmHg Pós-tratamento < 180/105 mmHg
		Não candidato	Se PA > 220/120 mmHg, reduzir PAM em 15% em até 1 h
AVC hemorrágico	Labetalol*, nitroprussiato	Alvo imediato de PAS 140-180 mmHg. Redução da PAS < 140 mmHg esteve associadoa a maior risco de LRA	

*Não disponível no Brasil. AVC: acidente vascular cerebral; BAV: bloqueio atrioventricular; BRA: bloqueador do receptor de angiotensina; FC: frequência cardíaca; ICFER: insuficiência cardíaca com fração de ejeção reduzida; IECA: inibidor da enzima conversora de angiotensina; LRA: lesão renal aguda; PAM: pressão arterial média; PAS: pressão arterial sistêmica; VNI: ventilação não invasiva.

Tabela 7 Doses de medicamentos anti-hipertensivos para o tratamento das emergências hipertensivas

Droga	Tempo de ação	Dose	Comentários
Esmolol Betabloqueador β1 seletivo	1-2 min	0,5-1 mg/kg em 1 minuto em *bolus*; manutenção 50-300 µg/kg/min	Contraindicação: BAV de 2º/3º grau, IC com disfunção sistólica, bradicardia
Metoprolol Betabloqueador β1 seletivo	1-2 min	2,5-5 mg IV em *bolus* em 2 minutos – pode ser repetido a cada 5 minutos no máximo 3x	Contraindicação: BAV de 2º/3º grau, IC com disfunção sistólica, asma, bradicardia
Labetalol Bloqueio α1 e β não seletivo	5-10 min	0,25-0,5 mg/kg IV em *bolus* Infusão de 2-4 mg/min até a PA alvo, depois 5-20 mg/h	Contraindicação: BAV de 2º/3º grau, IC com disfunção sistólica, asma, bradicardia Risco de bradicardia fetal
Nitroglicerina Venodilatador; vasodilatação arterial apenas em altas doses	1-5 min	5-200 µg/min Aumentos de 5 µg/min a cada 5 min	Efeitos adversos: taquicardia reflexa, cefaleia
Nitroprussiato Vasodilatador venoso e arterial	Imediato	Infusão 0,3-10 µg/kg/min IV Aumentar em 0,5 µg/kg/min a cada 5 min até a meta de PA	Risco de intoxicação por cianeto. Para infusões com doses > 4-10 mcg/kg/min, tiossulfato poderá ser coadministrado na proporção 10:1 nitroprussiato/tiossulfato para prevenir toxicidade de cianeto

BAV: bloqueio atrioventricular; IC: insuficiência cardíaca; PA: pressão arterial.

LITERATURA RECOMENDADA

1. Whelton PK, et al. 2017 ACC/AHA/AAPA/ABC/ACPM/AGS/APhA/ASH/ASPC/NMA/PCNA guideline for the prevention, detection, evaluation, and management of high blood pressure in adults. Journal of the American College of Cardiology. 2018;71(19):e127-e248.
2. Van Den Born B-JH, et al. ESC Council on hypertension position document on the management of hypertensive emergencies. European Heart Journal – Cardiovascular Pharmacotherapy. 2019;5(1):37-46.
3. Keith NM, Wagener HP, Barker NW. Some different types of essential hypertension: their course and prognosis. Am J Med Sci. 1974;268(6):336-45.
4. Meng L, et al. Blood pressure targets in perioperative care. Hypertension. 2018;72(4):806-17.

5. van den Born BJ, et al. Ethnic disparities in the incidence, presentation and complications of malignant hypertension. J Hypertens. 2006;24(11):2299-304.
6. Vaughan CJ, Delanty N. Hypertensive emergencies. Lancet. 2000;356(9227):411-7.
7. Ault MJ, Ellrodt AG. Pathophysiological events leading to the end-organ effects of acute hypertension. Am J Emerg Med. 1985;3(6 Suppl):10-5.
8. van den Born BJ, et al. Endothelial dysfunction, platelet activation, thrombogenesis and fibrinolysis in patients with hypertensive crisis. J Hypertens. 2011;29(5):922-7.
9. Van Den Born, BJH, et al. Microangiopathic hemolysis and renal failure in malignant hypertension. Hypertension. 2005;45(2):246-51.
10. Williams B, et al. 2018 ESC/ESH Guidelines for the management of arterial hypertension. European Heart Journal. 2018;39(33):3021-104.
11. Cremer A, et al. From malignant hypertension to hypertension-MOD: a modern definition for an old but still dangerous emergency. J Hum Hypertens. 2016;30(8):463-6.
12. Shantsila A, Lip GYH. Malignant hypertension revisited-does this still exist? Am J Hypertens. 2017;30(6):543-9.
13. Abuelo JG. Normotensive ischemic acute renal failure. N Engl J Med. 2007;357(8):797-805.
14. Dinsdale HB. Hypertensive encephalopathy. Stroke. 1982;13(5):717-9.
15. Fugate JE, Rabinstein AA. Posterior reversible encephalopathy syndrome: clinical and radiological manifestations, pathophysiology, and outstanding questions. Lancet Neurol. 2015;14(9):914-25.
16. Immink RV, et al. Cerebral hemodynamics during treatment with sodium nitroprusside versus labetalol in malignant hypertension. Hypertension. 2008;52(2):236-40.
17. Anderson CS, et al. Effects of early intensive blood pressure-lowering treatment on the growth of hematoma and perihematomal edema in acute intracerebral hemorrhage. Stroke. 2010;41(2):307-12.
18. Anderson CS, et al. Rapid blood-pressure lowering in patients with acute intracerebral hemorrhage. New England Journal of Medicine. 2013;368(25):2355-65.
19. Qureshi AI, et al. Intensive blood-pressure lowering in patients with acute cerebral hemorrhage. New England Journal of Medicine. 2016;375(11):1033-43.
20. Hemphill JC, et al. Guidelines for the management of spontaneous intracerebral hemorrhage. Stroke. 2015;46(7):2032-60.
21. Powers WJ, et al. Guidelines for the early management of patients with acute ischemic stroke: 2019 update to the 2018 guidelines for the early management of acute ischemic stroke: A guideline for healthcare professionals from the American Heart Association/American Stroke. Stroke. 2019;50(12).
22. Ahmed N, NäSman P, Wahlgren NG. Effect of intravenous nimodipine on blood pressure and outcome after acute stroke. Stroke. 2000;31(6):1250-5.
23. Ahmed N, et al. Relationship of blood pressure, antihypertensive therapy, and outcome in ischemic stroke treated with intravenous thrombolysis. Stroke. 2009;40(7):2442-9.
24. Mann T, et al. Effect of nitroprusside on regional myocardial blood flow in coronary artery disease. Results in 25 patients and comparison with nitroglycerin. Circulation. 1978;57(4):732-8.
25. McDonagh TA, et al. 2021 ESC Guidelines for the diagnosis and treatment of acute and chronic heart failure.
26. Viau DM, et al. The pathophysiology of hypertensive acute heart failure. Heart. 2015;101(23):1861-7.
27. Cotter G, et al. Randomised trial of high-dose isosorbide dinitrate plus low-dose furosemide versus high-dose furosemide plus low-dose isosorbide dinitrate in severe pulmonary oedema. Lancet. 1998;351(9100):389-93.

28. Borlaug BA, Kass DA. Ventricular-vascular interaction in heart failure. Heart Failure Clinics. 2008;4(1):23-36.
29. Gray A, et al. Noninvasive ventilation in acute cardiogenic pulmonary edema. New England Journal of Medicine. 2008;359(2):142-51.
30. Peacock WF, et al. Considerations for initial therapy in the treatment of acute heart failure.
31. Moro H, Hayashi J, Sogawa M. Surgical management of the ruptured aortic arch. Ann Thorac Surg. 1999;67(2):593-4.
32. Erbel R, et al. [2014 ESC Guidelines on the diagnosis and treatment of aortic diseases]. Kardiol Pol. 2014;72(12):1169-252.
33. Hiratzka LF, et al. 2010 ACCF/AHA/AATS/ACR/ASA/SCA/SCAI/SIR/STS/SVM Guidelines for the diagnosis and management of patients with thoracic aortic disease. Circulation. 2010;121(13):e266-e369.
34. Perez MI, Musini VM. Pharmacological interventions for hypertensive emergencies: a Cochrane systematic review. J Hum Hypertens. 2008;22(9):596-607.

CAPÍTULO 4

Síndromes coronarianas agudas

Livia Maria Garcia Melro

Gianni Manzo

MENSAGENS RELEVANTES

- Pacientes com sintomas de síndrome coronariana aguda (SCA) deverão ser atendidos prontamente com tempo porta-ECG menor que 10 minutos.
- Na suspeita de SCA, deverão ser colhidos marcadores de necrose miocárdica e estratificado o risco da SCA como elevado, intermediário ou baixo de acordo com critérios descritos.
- Os pacientes com SCA com supradesnivelamento do segmento ST (SCACSST) com sintomas há menos de 12 h deverão receber terapia de reperfusão o mais rápido possível; se estiverem em centros sem hemodinâmica disponível e tempo de transferência > 120 min, deverá ser administrada terapia antifibrinolítica e, depois, transferência.
- Caso haja critérios de reperfusão (melhora do supra > 50% e melhora da dor), a transferência deve acontecer em até 24 h. Caso não ocorram critérios de reperfusão, a transferência deverá ser imediata para tentativa de angioplastia de resgate.
- Caso o centro tenha hemodinâmica disponível, o tempo porta-balão deverá ser de no máximo 90 minutos.
- Nos casos de infarto agudo do miocárdio sem supradesnivelamento do segmento ST (IAMSST) e angina instável (AI) de alto risco, a estratificação invasiva deverá ser feita em até 24 horas.
- Nos casos de AI de risco intermediário, o paciente poderá ser avaliado com testes não invasivos em até 48 h; nos pacientes com baixo risco, o teste não invasivo é a preferência.
- O tratamento medicamentoso das SCA deverá incluir ácido acetilsalicílico (AAS), segundo antiagregante, anticoagulação e estatinas. Inibidores da enzima conversora de angiotensina (IECA) e bloqueadores do receptor da angiotensina (BRA), assim como betabloqueadores, deverão ser administrados nos pacientes que não possuírem contraindicação.
- O suporte avançado de vida deve ser oferecido durante o tratamento conforme a necessidade; isso inclui inotrópicos, vasopressores, ventilação mecânica e terapia renal substitutiva. Nos casos de choque refratário, o suporte circulatório extracorpóreo deverá ser considerado.

INTRODUÇÃO

- As doenças isquêmicas do coração representam a maior causa de morte no mundo, correspondendo a 8,7% dos óbitos em 2015. No Brasil, os óbitos atribuídos ao infarto no ano de 2015 foram 90.811, o que corresponde a 7,1% das mortes no país.
- As síndromes coronarianas agudas são um conjunto de doenças que englobam o infarto agudo do miocárdio com supradesnivelamento de segmento ST, o infarto sem supradesnivelamento de segmento ST e a angina instável.

SÍNDROMES CORONARIANAS SEM SUPRADESNIVELAMENTO DE ST (SCASSST)

DEFINIÇÃO UNIVERSAL DE INFARTO (TABELA 1)

Tabela 1 Elevação de troponina + 1 das condições seguintes

Sintomas de isquemia	Evidência de perda de miocárdio viável
Alteração de segmento ST nova ou BRE	Trombo intracoronariano à angiografia ou autópsia
Aparecimento de onda Q patológica	

Tipo 1

- Causado por rotura de placa de aterosclerose com formação de trombo intraluminal, levando a redução do fluxo de sangue coronariano, embolização distal e necrose miocárdica.
- Pode ocorrer com ou sem evidência de doença arterial coronariana (DAC) à angiografia.

Tipo 2

- Ocorre quando há desequilíbrio entre oferta e consumo de oxigênio por mecanismos distintos (Tabela 3).

Tabela 2

Vasoespasmo coronariano	Anemia
Disfunção endotelial	Insuficiência respiratória aguda
Taquiarritmias/bradiarritmias	Hipotensão
Hipertensão severa	

ANGINA INSTÁVEL

- Isquemia miocárdica no repouso ou esforço mínimo com marcadores de necrose miocárdica (MNM) negativos.

História

- Dor anginosa prolongada ao repouso (> 20 min), angina *de novo* ou angina em crescendo.

Tabela 3 Características da dor torácica tipicamente anginosa

Tipo	Irradiação	Sintomas associados	Fatores
Aperto	Membros superiores	Diaforese	Piora ao esforço
Queimação	Pescoço	Náusea	Melhora ao repouso
Peso	Mandíbula	Dispneia	
Pressão		Síncope	

DIAGNÓSTICO

Eletrocardiograma (ECG)

- O tempo entre a chegada do paciente e a realização do ECG (tempo porta-ECG) deve ser menor que 10 minutos.
- Achados: supra de ST sustentado ou não, infra de ST, alterações de onda T.

Marcadores de necrose miocárdica

- Usar preferencialmente troponina ultrassensível, pois tem maior sensibilidade e especificidade que outros marcadores como CKMB, CPK e mioglobina.
- Atenção para outras condições que elevam troponina (Tabela 4).

Tabela 4 Condições que elevam a troponina

▸ Taquiarritmias
▸ Insuficiência cardíaca
▸ Emergência hipertensiva
▸ Miocardite
▸ Takotsubo
▸ Tromboembolismo pulmonar
▸ Dissecção de aorta
▸ Insuficiência renal

Estratificação de risco

- Existem várias ferramentas de estratificação de risco das SCASSST, sendo a mais utilizada o escore Grace (www.gracescore.org), que leva em conta a idade, frequência cardíaca (FC), pressão arterial (PA) sistólica, creatinina, apresentação (Killip [Tabela 5]), desnivelamento de ST, presença de parada cardiorrespiratória e alteração de troponina.

Tabela 5 Classificação de Killip e Kimball

Killip 1	Sem sinais de congestão pulmonar
Killip 2	Estertores bibasais
Killip 3	Edema agudo de pulmão
Killip 4	Choque cardiogênico

- As características que auxiliam na estratificação do risco de morte são descritas de maneira simplificada na Tabela 6.

Tabela 6

Muito alto risco	Alto risco	Risco intermediário
▸ Instabilidade hemodinâmica ▸ Angina refratária a medidas clínicas ▸ Arritmias malignas/PCR ▸ Complicações mecânicas do infarto ▸ Insuficiência cardíaca aguda grave ▸ Alterações dinâmicas de ST recorrentes	▸ Elevação de troponina ▸ Alteração dinâmica de ST ▸ Escore Grace > 140	▸ *Diabetes mellitus* ▸ Insuficiência renal (RFG < 60 mL/min/1,73 m²) ▸ Fração de ejeção < 40% ▸ Revascularização prévia (cirúrgica ou percutânea)

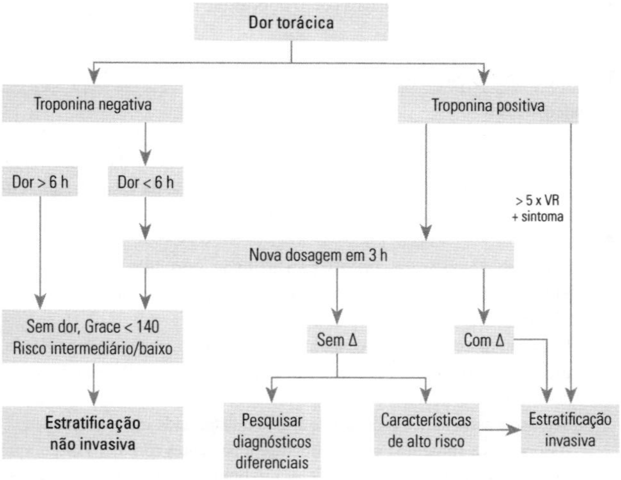

Figura 1 Adaptada de: 2015 ESC Guidelines (2016). Δ: variação no valor da troponina, representando curva típica de infarto agudo do miocárdio; VR: valor de referência.

- Pacientes com muito alto risco deverão seguir uma estratégia de estratificação invasiva com angiografia em até 2 h, enquanto os com risco alto deverão realizar a angiografia em até 24 h.
- Pacientes com risco intermediário poderão realizar estratificação em até 72 h, sendo aceitável uma abordagem não invasiva.

Testes não invasivos

Ecocardiografia com estresse farmacológico

- Detecta alterações segmentares sob estresse.
- Pode excluir outros diagnósticos diferenciais, como dissecção de aorta, tromboembolismo pulmonar (TEP), estenose aórtica, cardiomiopatia hipertrófica ou derrame pericárdico.

Cintilografia miocárdica

- Realizada sob repouso e estresse, detecta alterações de perfusão.

Angiotomografia de coronária

- Tem alto valor preditor negativo.
- Útil em baixo/intermediário risco.
- Pode aumentar o número de procedimentos invasivos.
- Limitações: necessita de controle de FC e é limitada em anatomia com calcificações importantes.

Ressonância magnética cardíaca

- Acessa perfusão e alterações segmentares.
- Diferencia infarto agudo do miocárdio (IAM) recente de cicatriz e fibrose.

- Exclui diagnósticos diferenciais como miocardite ou cardiomiopatia do estresse (Takotsubo).

TRATAMENTO MEDICAMENTOSO

- Objetivos gerais:
  - Reduzir consumo de oxigênio miocárdico por meio da diminuição da frequência cardíaca, pressão arterial, contratilidade miocárdica e pré-carga.
  - Aumentar oferta de oxigênio miocárdico, por meio da vasodilatação coronariana e oferta de oxigênio se $SatO_2 < 90\%$.
- Nitratos:
  - Reduzem sintomas isquêmicos, sem efeito na mortalidade.
  - Preferível administração endovenosa à sublingual ou oral.
- Betabloquedores:
  - Diminuem consumo de oxigênio (diminuindo frequência cardíaca, pressão arterial e inotropismo) por meio da redução da ação das catecolaminas.
  - Seu uso é associado a redução de 8% da mortalidade intra-hospitalar.
  - Associados a aumento de mortalidade em pacientes com risco de choque cardiogênico: idade > 70 anos, FC > 110 bpm e pressão arterial (PA) sistólica < 120 mmHg; portanto, nesses casos, deve-se evitar uso de betabloqueador se a função ventricular não é conhecida.

Ácido acetilsalicílico (AAS)

- Dose de ataque 300 mg, seguida de 100 mg ao dia.
- Realiza inibição plaquetária por meio da inibição da COX-1.
- Diminui eventos cardiovasculares em 30%, e em 53% quando realizada angioplastia.

Clopidogrel

- Dose de ataque 300-600 mg, seguida de 75 mg ao dia.
- Associado ao AAS, reduz mortes cardiovasculares, IAM não fatal ou acidente vascular cerebral (AVC), com NNT 47.
- Quando realizado tratamento percutâneo, associado a menor incidência de IAM e morte com OR 0,23.

Prasugrel

- Dose de ataque de 60 mg, seguida de 10 mg ao dia.
- O estudo TRITON-TIMI 38 mostrou redução de eventos cardiovasculares em relação ao clopidogrel com NNT 52, e redução de risco de IAM com NNT 47, porém com aumento do risco de sangramento (2,4% vs. 1,8%) e aumento de até 4 vezes no número de sangramentos fatais. Nesse estudo foi vista uma redução importante de eventos de trombose de *stent* (HR 0,48); portanto, nessa situação, considerar seu uso.
- Contraindicado em pacientes com história de AVC/ataque isquêmico transitório (AIT) prévio (maior risco de sangramentos), idade > 75 anos e baixo peso (< 60 kg), estes dois últimos por ausência de benefício.

Ticagrelor

- Dose de ataque 180 mg, seguida de 90 mg duas vezes ao dia.

- O estudo PLATO mostrou redução de mortalidade com uso de ticagrelor em comparação ao clopidogrel com NNT 66, com redução de morte por eventos cardiovasculares com NNT 83, sem diferença na incidência de sangramentos fatais.
- Efeito colateral relativamente frequente de dispneia, aumento de ácido úrico e bradicardia assintomática no início do uso.
- Após a publicação do estudo ACCOAST, não se recomenda mais o pré-tratamento com inibidores da P2Y12 até estratificação invasiva, pois não evidenciou redução de IAM, AVC ou morte por causas cardiovasculares, e sim aumento do risco de sangramento quando iniciado prasugrel no momento do diagnóstico comparado ao início somente na sala de hemodinâmica, em pacientes submetidos a angioplastia com *stent*.
- Essa estratégia possibilita uma estratégia de revascularização cirúrgica mais precoce, pois não depende do tempo de suspensão dos inibidores de P2Y12 para a realização da cirurgia; sendo de pelo menos 3 dias para ticagrelor, 5 dias para clopidogrel e 7 dias para prasugrel. Além disso, o uso do segundo antiagregante é associado a maior taxa de sangramento relacionado a cirurgia, principalmente na dissecção de aorta, que tem indicação de cirurgia de emergência.
- Em pacientes com SCA de alto risco com impossibilidade de estratificação invasiva em até 24 horas, o uso de dupla antiagregação plaquetária pode ser considerado.
- As doses de antiagregantes plaquetárias recomendadas estão descritas na Tabela 7.

ANTICOAGULAÇÃO

- Em pacientes com SCA de alto risco recomenda-se anticoagulação desde o diagnóstico até durante estratificação invasiva, não sendo necessária a manutenção após revascularização percutânea ou cirúrgica, caso não haja outra indicação. Naqueles mantidos em tratamento clínico, ou com indicação de anticoagulação a longo prazo, a tripla terapia antitrombótica é utilizada durante a internação hospitalar, por uma semana ou até um mês, se baixo risco de sangramento.
- Heparina não fracionada (HNF).
  - *Bolus* de 70 UI/kg endovenoso seguido de 12-15 UI/kg/h guiado por TTPA.
  - Deve ser utilizada para pacientes com insuficiência renal com RFG < 30 mL/min/1,73 m^2.
- Enoxaparina.
  - Dose de 1 mg/kg subcutâneo a cada 12 h, e em pacientes com RFG < 30 mL/min/1,73 m^2 pode ser ajustada para 1 mg/kg ao dia.
  - Ensaios clínicos randomizados mostram melhor eficácia da enoxaparina em relação à HNF, com metanálise mostrando redução de morte (RR 0,66) e de sangramentos (RR 0,8) comparados a HNF.
- Fondaparinux.
  - Dose de 2,5 mg subcutânea uma vez ao dia.
  - Não pode ser utilizada em pacientes com RFG < 20 mL/min/1,73 m^2.
- OASIS 5, um estudo de não inferioridade que comparou a enoxaparina ao fondaparinux no IAMSST, mostrou eficácia semelhante do fondaparinux com menor risco de sangramentos em 30 dias (5% vs. 3,1%, NNT 52).
- Se uso prévio de anticoagulação com varfarina ou novos anticoagulantes orais (NOAC), a angiografia deverá ser realizada na vigência da anticoagu-

lação oral, sendo realizado *bolus* de HNF na angiografia se INR < 2,5 ou no caso de uso de NOAC.

- Pacientes com FA que irão receber anticoagulação a longo prazo após revascularização por SCA devem utilizar um DOAC em preferência à varfarina, associado a clopidogrel por 6 a 12 meses, conforme o risco de sangramento; suspendendo o AAS após o período de tripla terapia.

ESTRATÉGIA DE REVASCULARIZAÇÃO MIOCÁRDICA

- Até o momento, há uma escassez de ensaios clínicos randomizados que investigaram a melhor estratégia de revascularização miocárdica nas SCASSST, seja quanto ao tipo (completa vs. incompleta) ou quanto ao tempo (simultânea ou estagiada).
- Alguns ensaios clínicos que investigaram intervenção precoce vs. abordagem conservadora mostraram benefício da intervenção precoce, e na maior parte desses ensaios a estratégia de revascularização completa foi utilizada.
- Os *guidelines* recentes de SCASSST preconizam a tentativa de revascularização completa, seja simultânea ou estagiada, porém na indicação deverão ser considerados outros aspectos: idade do paciente, comorbidades, estado clínico, função ventricular, complexidade da anatomia e preferência do paciente na hora de optar pelo tipo de tratamento (cirúrgico, percutâneo ou clínico).
- Na decisão de tratamento cirúrgico vs. percutâneo, o SYNTAX Score (www.syntaxscore.com) pode auxiliar na escolha, e escores altos (como em lesões triarteriais e complexas) deverão ser tratados preferencialmente de forma cirúrgica, enquanto nos escores intermediários ou baixos o tratamento percutâneo torna-se aceitável.

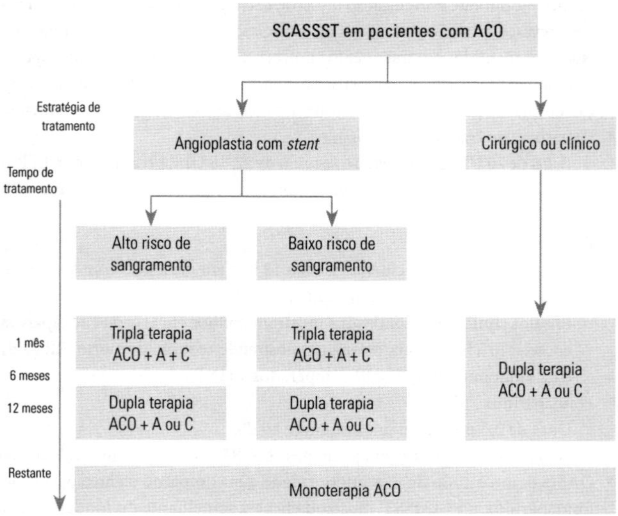

Figura 2 Adaptada de: 2015 ESC Guidelines (2016). A: ácido acetilsalicílico; ACO: anticoagulação oral; C: clopidogrel; SCASSST: síndrome coronariana aguda sem supradesnivelamento do segmento ST.

INFARTO AGUDO DO MIOCÁRDIO COM SUPRADESNIVELAMENTO DO SEGMENTO ST (IAMCSST)

DEFINIÇÃO

- Sintomas isquêmicos associados a elevação de segmento ST em duas derivações contíguas:
  - 0,25 mV em homens abaixo de 40 anos.
  - 0,2 mV em homens acima de 40 anos.
  - 0,15 mV em mulheres de V2-V3 ou 0,1 mV nas outras derivações.
  - Bloqueio de ramo esquerdo (BRE) novo.
  - BRE antigo ou ritmo de marca-passo dificultam o diagnóstico de IAMCSST.

TEMPO DE ATENDIMENTO

- O IAMCSST representa uma urgência médica, e durante o atendimento na emergência o tempo de chegada ao serviço até o primeiro ECG (tempo porta-ECG) deverá ser inferior a 10 minutos. O ECG deve ser repetido sempre quando há recorrência de sintomas ou dúvida no diagnóstico. Derivações adicionais (V3R, V4R, V7 a V9) são recomendadas quando as derivações convencionais são inconclusivas e há persistência de sintomas isquêmicos.
- No diagnóstico de IAMCSST, a melhor estratégia de reperfusão deverá ser traçada; se o paciente estiver em um serviço com hemodinâmica disponível, a angioplastia primária deverá ser a estratégia preferencial, desde que possa ser realizada em até 90 minutos (tempo porta-balão, isto é, o tempo da chegada do paciente ao serviço de emergência até a angioplastia).
- Se a transferência do paciente for atrasar seu tratamento em mais de 120 minutos, a fibrinólise deverá ser considerada, respeitando o tempo porta-agulha (tempo de chegada ao serviço até o início da administração do fibrinolítico) de até 30 minutos.
- São elegíveis a fibrinólise apenas os pacientes com início dos sintomas há menos de 12 horas.
- Acima de 12 horas do início dos sintomas, a angioplastia está indicada na presença de instabilidade hemodinâmica, arritmias ameaçadoras à vida ou na persistência de sintomas isquêmicos.
- Pacientes com choque cardiogênico ou insuficiência cardíaca aguda grave devem ser tratados com angioplastia primária, salvo em casos em que os sintomas sejam iniciais e nos que o atraso no tratamento será sabidamente excessivo.
- O tratamento percutâneo deverá ser apenas da lesão culpada, salvo em casos de choque cardiogênico; nesses casos, poderão ser tratadas simultaneamente lesões consideradas instáveis, com obstrução acima de 90%, se sinais de isquemia persistente após tratamento da lesão culpada.

Tabela 7 Dose dos antiagregantes plaquetários

AAS	Ataque de 150-300 mg, seguido de 100 mg ao dia
Clopidogrel	Ataque de 600 mg, seguido de 75 mg ao dia
Prasugrel	Ataque de 60 mg, seguido de 10 mg ao dia
Ticagrelor	Ataque de 180 mg, seguido de 90 mg duas vezes ao dia
Tirofiban	Ataque de 25 mcg/kg, seguido de 0,15 mcg/kg/min por 18 horas

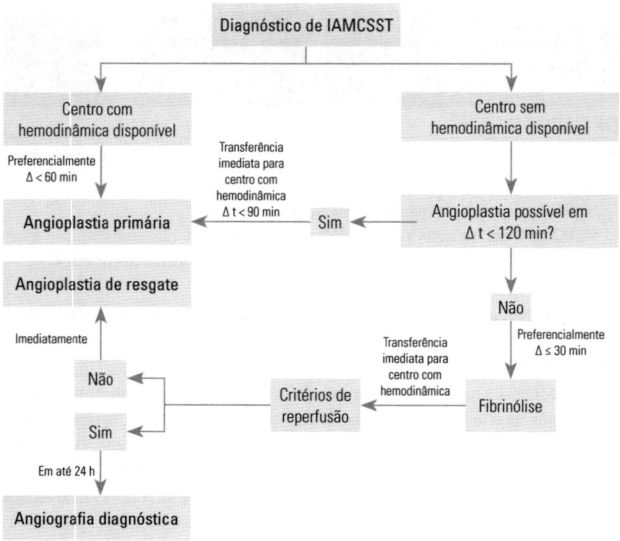

Figura 3 Adaptada de: ESC Guidelines for the management of acute myocardial infarction in patients presenting with ST-segment elevation. The Task Force on the management of ST-segment elevation acute myocardial infarction of the European Society of Cardiology (ESC). European Heart Journal. 2012;33:2569-619. IAMCSST: infarto agudo do miocárdio com supradesnivelamento do segmento ST.

TERAPIA ANTITROMBÓTICA

Dupla antiagregação plaquetária

- Aspirina e um inibidor da P2Y12 devem ser iniciados e mantidos por 12 meses, com preferência por prasugrel e ticagrelor ao clopiogrel, pois ambos têm maior potência e tempo de início de ação mais curto. Se alto risco de sangramento ou contraindicações (AVC prévio, insuficiência hepática), o clopidogrel deve ser utilizado.

Inibidor de GP IIb/IIIa

- O tirofiban não deve ser utilizado de rotina, mas apenas como resgate durante a angioplastia, em casos de complicações trombóticas com alta carga, *slow* e *no-reflow*; por até 18 horas.

Anticoagulação

- Enoxaparina intravenosa deve ser considerada ao invés de HNF, pois em metanálise de estudos com angioplastia primária foi associada à redução de mortalidade às custas de redução de sangramentos maiores.
- Fondaparinux não deve ser utilizado no IAMCSST tratado com angioplastia primária, pois o estudo OASIS 6 mostrou potencial malefício do seu uso nesses casos.

Tabela 8 Dose da anticoagulantes

Na angioplastia primária	
Heparina não fracionada	70-100 UI/kg EV em *bolus* se não planejado GP IIb/IIIa 50-60 UI/kg EV em *bolus* se planejado GP IIb/IIIa
Enoxaparina	0,5 mg/kg EV em *bolus*
Na trombólise	
Heparina não fracionada	60 UI/kg EV em *bolus* (máximo 4.000 UI) seguido de 12 UI/kg/h para TTPA 50-70 segundos
Enoxaparina	< 75 anos: 30 mg EV em *bolus*, após 15 min 1 mg/kg SC a cada 12 h > 75 anos: em *bolus*, 0,75 mg/kg SC a cada 12 h
Fondaparinux	2,5 mg IV em *bolus* seguido de 2,5 mg SC ao dia

GP: glicoproteína; TTPA: tempo de tromboplastina parcial ativada.

Fibrinólise (Tabelas 9 e 10)

- Deverá ser a estratégia de reperfusão se o tempo do início dos sintomas for menor que 12 horas e não for possível realizar angioplastia primária em menos do que 120 minutos.
- Dar preferência para os fibrinolíticos fibrinoespecíficos (alteplase e tenecteplase).
- Realizar ataque de AAS e clopidogrel (único segundo antiagregante estudado associado a fibrinólise).
- Realizar anticoagulação plena até revascularização ou até alta hospitalar se for optado por tratamento clínico (por até 8 dias ou até alta, o que ocorrer antes).

Tabela 9 Dose dos fibrinolíticos

Estreptoquinase (SK)	1.500.000 UI EV em 30-60 minutos
Alteplase (tPA)	15 mg EV em *bolus* 0,75 mg/kg (até 50 mg) em 30 minutos seguidos 0,5 mg/kg (até 35 mg) em 60 minutos
Tenecteplase (TNK-tPA)	Dose em *bolus*: ▸ 30 mg se < 60 kg ▸ 35 mg se 60 a 70 kg ▸ 40 mg se 70 a 80 kg ▸ 45 mg se 80 a 90 kg ▸ 50 mg se ≥ 90 kg

- Critérios de reperfusão: diminuição > 50% do supra ST e melhora da dor até 60 minutos após a administração do fibrinolítico.
- Caso não haja critérios de reperfusão, o paciente deverá ser transferido imediatamente para um centro com hemodinâmica para angioplastia de resgate.
- No sucesso da terapia fibrinolítica, o paciente deverá ser transferido para um centro com hemodinâmica para realização de angiografia em até 24 horas.

Tabela 10 Contraindicações da terapia antifibrinolítica

Absolutas
▸ AVC hemorrágico prévio ▸ AVC isquêmico nos últimos 6 meses ▸ Lesão de sistema nervoso central como neoplasias ▸ Trauma ou cirurgia recente nas últimas 3 semanas ▸ Sangramento gastrointestinal nos últimos 30 dias

(continua)

Tabela 10 Contraindicações da terapia antifibrinolítica *(continuação)*

Absolutas
▸ Distúrbios de coagulação conhecidos ▸ Dissecção de aorta ▸ Punção em sítios não compressíveis nas últimas 24 horas (p. ex., punção lombar ou biópsia hepática)
Relativas
▸ Ataque isquêmico transitório nos últimos 6 meses ▸ Uso de anticoagulantes orais ▸ Gravidez ou puerpério de 1 semana ▸ Hipertensão arterial refratária (PA sistólica > 180 mmHg ou diastólica > 110 mmHg) ▸ Insuficiência hepática ▸ Endocardite infecciosa em atividade ▸ Úlcera péptica ativa ▸ Ressuscitação cardiorrespiratória traumática ou prolongada

AVC: acidente vascular cerebral; PA: pressão arterial.

Tabela 11 Tratamento no longo prazo

Betabloqueadores	O uso oral é indicado nos pacientes com disfunção ventricular (FEVE ≤ 40%) e/ou insuficiência cardíaca. O uso intravenoso pode ser considerado na admissão, em pacientes que serão submetidos a angioplastia primária, se PAS > 120 mmHg e ausência de sinais de insuficiência cardíaca aguda.
Estatinas	Devem ser iniciadas precocemente estatinas de alta potência e mantidas a longo prazo: rosuvastatina 20 a 40 mg ou atorvastatina 40 a 80 mg. A meta de LDL é abaixo de 70 mg/dL ou redução de 50% dos níveis basais.
Inibidores da ECA	Devem ser iniciados nas primeiras 24 horas em pacientes com sinais de insuficiência cardíaca, infarto anterior, disfunção ventricular ou diabetes, salvo se contraindicado. Em pacientes intolerantes, deve ser utilizado BRA como alternativa.
Antagonistas da aldosterona	Deverão ser iniciados na internação em pacientes com FE ≤ 40% e insuficiência cardíaca ou diabetes, na ausência de insuficiência renal ou hipercalemia
Inibidores da bomba de prótons	Deverão ser considerados em pacientes com alto risco de sangramento gastrointestinal que mantiverem dupla antiagregação plaquetária

CHOQUE CARDIOGÊNICO

- Oitenta por cento dos casos de choque cardiogênico internados em terapia intensiva possuem etiologia isquêmica.

Definição

- PA sistólica < 90 mmHg ou necessidade de vasopressores.
- Congestão pulmonar ou sistêmica ou sinais de elevação das pressões de enchimento cardíacas.
- Sinais de hipoperfusão tecidual: alteração do nível de consciência, perfusão periférica ruim, oligúria e aumento de lactato sérico.

Tratamento

- A revascularização precoce é a principal medida a ser adotada, evitando a perpetuação da isquemia miocárdica e possibilitando a recuperação ventricular.
- Expansão volêmica deverá ser realizada em casos específicos de sinais de hipovolemia.
- O uso de vasopressores é indicado para manutenção de PAM entre 65-70 mmHg para manutenção da perfusão tecidual e coronariana.
- O uso de inotrópicos deverá ser titulado para manutenção de débito cardíaco adequado, devendo ser evitado seu uso excessivo pelo seu potencial arritmogênico e por aumentar o consumo de oxigênio miocárdico.
- O suporte orgânico deverá ser garantido como ventilação mecânica e terapia renal substitutiva nos casos necessários.

Suporte mecânico

Balão de contrapulsação aórtico (BIA)

- Sua passagem é realizada por meio de punção arterial femoral, sendo localizada sua extremidade 1 a 2 cm abaixo da emergência da artéria subclávia esquerda. Seus efeitos hemodinâmicos principais são:
  - ▷ Aumento da perfusão coronariana: durante a diástole ventricular, ocorre a insuflação do balão intra-aórtico, levando ao aumento da pressão diastólica aórtica em até 30 mmHg e melhorando a perfusão coronariana.

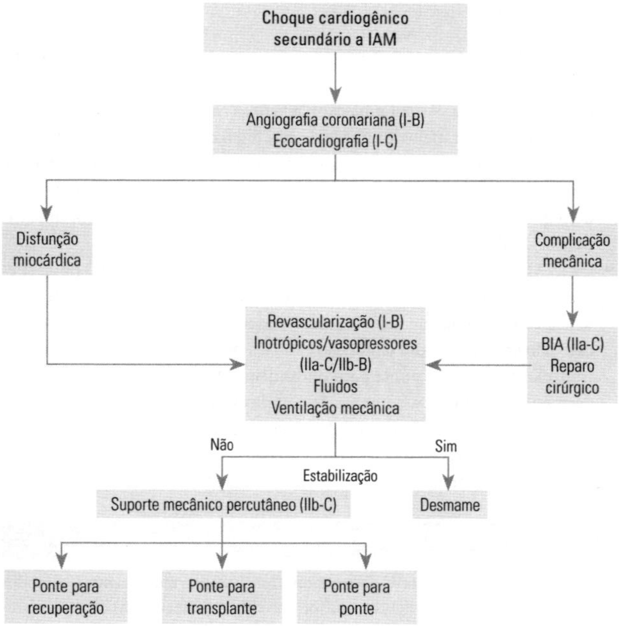

Figura 4 Adaptada de: Thiele (2015). BIA: balão intra-aórtico; IAM: infarto agudo do miocárdio. Suporte mecânico percutâneo: ECMO-VA, Impella®, TandemHeart®.

  - ▷ Diminuição da pós-carga ventricular esquerda: durante a sístole ventricular, ocorre a desinsuflação do balão intra-aórtico, criando um "efeito de sucção", por diminuir a pressão sistólica aórtica em até 20%, diminuindo a pós-carga, com aumento do volume sistólico ejetado pelo ventrículo e reduzindo o consumo miocárdico de oxigênio.
- Amplamente utilizado no choque cardiogênico secundário a infarto pelo seu racional fisiológico, seu uso diminuiu substancialmente após o estudo IABP-Shock Trial 2. Esse ensaio clínico randomizou 600 pacientes com choque cardiogênico secundário a IAM para uso do BIA vs. tratamento clínico convencional, e não mostrou diferença de mortalidade entre os grupos ou diferenças em outros desfechos secundários (dose de drogas vasoativas, lactato sérico, função renal ou tempo de internação), sendo seu uso de rotina rebaixado à recomendação IIIA pelos *guidelines*.

Dispositivos de assistência ventricular esquerda (LVAD)

- Impella®: dispositivo inserido por cateterização da artéria femoral por meio de angiografia, é locado por meio da valva aórtica, com sua extremidade dentro do ventrículo esquerdo. O sangue é aspirado de dentro do ventrículo esquerdo por uma extremidade e bombeado para a aorta ascendente.
- TandemHeart®: sua cânula venosa (aspiração) é locada no átrio esquerdo por meio de punção venosa femoral, avançada ao átrio esquerdo por meio de punção do septo interatrial. Uma bomba centrífuga retira então o sangue oxigenado do átrio esquerdo e devolve na artéria femoral pela cânula arterial (devolução).

*ECMO (*extracorporeal membrane oxygenation*) venoarterial (VA)*

- Dispositivo de assistência cardiorrespiratória, que pode ser implantado de forma percutânea. Possui uma cânula venosa (aspiração) colocada na veia cava superior (por meio de punção da veia jugular) ou veia cava inferior (por meio de punção femoral). O sangue é aspirado do átrio direito por meio de uma bomba centrífuga extracorpórea, passa por uma membrana oxigenadora que oxigena o sangue e retira gás carbônico, e é devolvido por uma cânula arterial (devolução) locada na artéria femoral.
- Os LVAD podem gerar fluxo de até 5 L/min, enquanto a ECMO pode chegar até 7 L/min, dependendo da canulação. Tais dispositivos fornecem assistência cardíaca total até recuperação ventricular (ponte para recuperação) e caso não ocorra melhora da função cardíaca podem servir como ponte para transplante ou como ponte para outro dispositivo de assistência de longa permanência (ponte para ponte). Apesar da escassez de ensaios clínicos que comprovem redução de mortalidade no choque cardiogênico, atualmente são indicados nos cenários em que não há estabilização clínica com tratamento convencional.

LITERATURA RECOMENDADA

1. Antithrombotic Trialists' Collaboration. Collaborative meta-analysis of randomised trials of antiplatelet therapy for prevention of death, myocardial infarction, and stroke in high risk patients. BMJ. 2002;324:71-86.
2. Borzak S, Cannon CP, Kraft PL, Douthat L, Becker RC, Palmeri ST, et al. Effects of prior aspirin and anti-ischemic therapy on outcome of patients with unstable

angina. TIMI 7 Investigators. Thrombin inhibition in myocardial ischemia. Am J Cardiol. 1998;81:678-81.

3. Chatterjee S, Chaudhuri D, Vedanthan R, Fuster V, Ibanez B, Bangalore S, et al. Early intravenous beta-blockers in patients with acute coronary syndrome – a meta-analysis of randomized trials. Int J Cardiol. 2013;168:915-21.
4. Hulten E, Pickett C, Bittencourt MS, Villines TC, Petrillo S, Di Carli MF, et al. Outcomes after coronary computed tomography angiography in the emergency department: a systematic review and meta-analysis of randomized, controlled trials. J Am Coll Cardiol. 2013;61:880-92.
5. Mehta SR, Yusuf S; Clopidogrel in Unstable angina to prevent Recurrent Events (CURE) Study Investigators. The Clopidogrel in Unstable angina to prevent Recurrent Events (CURE) trial programme; rationale, design and baseline characteristics including a meta-analysis of the effects of thienopyridines in vascular disease. Eur Heart J. 2000 Dec;21(24):2033-41.
6. Mohr FW, Morice MC, Kappetein AP, Feldman TE, Stahle E, Colombo A, et al. Coronary artery bypass graft surgery versus percutaneous coronary intervention in patients with three-vessel disease and left main coronary disease: 5-year follow-up of the randomised, clinical SYNTAX trial. Lancet. 2013;381:629-38.
7. Montalescot G, Bolognese L, Dudek D, Goldstein P, Hamm C, Tanguay JF, et al. Pretreatment with prasugrel in non-ST-segment elevation acute coronary syndromes. N Engl J Med. 2013;369:999-1010.
8. Savonitto S, Ardissino D, Granger CB, Morando G, Prando MD, Mafrici A, et al. Prognostic value of the admission electrocardiogram in acute coronary syndromes. JAMA. 1999;281:707-13.
9. Silvain J, Beygui F, Barthelemy O, Pollack C Jr, Cohen M, Zeymer U, et al. Efficacy and safety of enoxaparin versus unfractionated heparin during percutaneous coronary intervention: systematic review and meta-analysis. BMJ. 2012;344:e553.
10. Task Force for the Management of Acute Coronary Syndromes in Patients Presenting without Persistent ST-Segment Elevation of the European Society of Cardiology. 2015 ESC Guidelines for the management of acute coronary syndromes in patients presenting without persistent ST-segment elevation. European Heart Journal. 2016;37:267-315.
11. Thiele EH. Ohman M, Desch S, Eitel I, Waha S. Management of cardiogenic shock. European Heart Journal. 2015;36:1223-30.
12. Thiele H, Zeymer U, Neumann FJ, Ferenc M, Ulbrich HG, Hausleiter J, et al. Intraaortic balloon support for myocardial infarction with cardiogenic shock. N Engl J Med. 2012;367:1287-96.
13. Thygesen K, Alpert JS, Jaffe AS, Simoons ML, Chaitman BR, White HD; Joint ESC/ACCF/AHA/WHF Task Force for the Universal Definition of Myocardial Infarction. Third universal definition of myocardial infarction. Eur Heart J. 2012;33:2551-67.
14. Wallentin L, Becker RC, Budaj A, Cannon CP, Emanuelsson H, Held C, et al. Ticagrelor versus clopidogrel in patients with acute coronary syndromes. N Engl J Med. 2009;361:1045-57.
15. Wiviott SD, Braunwald E, McCabe CH, Montalescot G, Ruzyllo W, Gottlieb S, et al. Prasugrel versus clopidogrel in patients with acute coronary syndromes. N Engl J Med. 2007;357:2001-15.
16. Yusuf S, Mehta SR, Chrolavicius S, Afzal R, Pogue J, Granger CB, et al. Comparison of fondaparinux and enoxaparin in acute coronary syndromes. N Engl J Med. 2006;354:1464-76.
17. Yusuf S, Mehta SR, Chrolavicius S, Afzal R, Pogue J, Granger CB, et al. Effects of fondaparinux on mortality and reinfarction in patients with acute ST-segment elevation myocardial infarction: the OASIS-6 randomized trial. JAMA. 2006;295:1519-30.

18. Yusuf S, Zhao F, Mehta SR, Chrolavicius S, Tognoni G, Fox KK. Effects of clopidogrel in addition to aspirin in patients with acute coronary syndromes without ST-segment elevation. N Engl J Med. 2001;345:494-502.
19. Zijlstra F, Hoorntje JC, de Boer MJ, Reiffers S, Miedema K, Ottervanger JP, et al. Long-term benefit of primary angioplasty as compared with thrombolytic therapy for acute myocardial infarction. N Engl J Med. 1999;341:1413-9.

CAPÍTULO 5

Insuficiência cardíaca aguda

José Mauro da Fonseca Pestana Ribeiro
Marcelo Park

MENSAGENS RELEVANTES

- Insuficiência cardíaca (IC) aguda é causa frequente de procura ao pronto-socorro e hospitalização. Está associada a elevada incidência de desfechos desfavoráveis e alto custo ao serviço de saúde.
- O diagnóstico é clínico e baseia-se na evidência de disfunção cardíaca, associada a sinais e sintomas compatíveis.
- Mesmo em casos de choque cardiogênico, medidas hemodinâmicas invasivas podem ser substituídas por avaliação clínica e monitorização não invasiva à beira do leito com USG e ECO *point-of-care* para a maior parte dos pacientes.
- Diversas formas de classificação foram propostas, sendo as mais relevantes para o manejo clínico a classificação quanto à ausência ou presença de disfunção cardíaca prévia, e determinação do perfil hemodinâmico (congestão e perfusão) e da pressão arterial.
- Para pacientes normotensos e hipertensos, o tratamento da IC aguda baseia-se em vasodilatação e balanço hídrico negativo obtidos através da utilização de vasodilatadores endovenosos e diuréticos de alça.
- Apesar da baixa qualidade de evidência clínica, em pacientes hipotensos e mal perfundidos deve-se considerar utilização de medicamentos inotrópicos. Em pacientes com hipotensão severa, o uso de vasoconstritores é frequentemente necessário.
- Ultrafiltração como método alternativo para obtenção de balanço hídrico negativo não demonstrou benefício, devendo-se utilizar as indicações habituais de terapia renal substitutiva.
- Com exceção feita aos pacientes com instabilidade hemodinâmica, ou contraindicações específicas, as medicações modificadoras do curso de doença de uso ambulatorial para IC devem ser mantidas.
- Como regra geral, em pacientes que não faziam uso de betabloqueadores sua introdução deve ser realizada apenas após estabilização clínica. Em pacientes que já faziam uso prévio, deve-se manter a dose (exceto em caso de instabilidade hemodinâmica), considerando-se reduzir a dose em 50% se houver sinais de hipoperfusão orgânica sem hipotensão severa.
- Pacientes com IAM complicado com choque cardiogênico devem ser revascularizados precocemente.
- Dispositivos de suporte circulatório avançados, inclusos balão intra-aórtico, TandemHeart, ECMO e Impella podem ser considerados em pacientes com choque cardiogênico refratário ao tratamento clínico, especialmente como ponte para tratamento definitivo. O benefício dessa estratégia é ainda controverso.

INTRODUÇÃO

- Insuficiência cardíaca (IC) é o resultado comum de um espectro de patologias cardiovasculares, agudas ou crônicas, que culminam no comprometimento da função miocárdica.

- Sua definição tem sido um grande desafio devido à complexidade e heterogeneidade de suas manifestações.
- Trata-se de uma síndrome clínica caracterizada por disfunção estrutural ou funcional cardíaca que prejudica o enchimento e/ou ejeção ventricular, levando à incapacidade do coração em manter adequada perfusão orgânica, ou ainda fazendo-o às custas de aumento importante das pressões nas câmaras cardíacas.
- Insuficiência cardíaca aguda geralmente é definida como sintomas e sinais de insuficiência cardíaca que necessitam de imediata atenção médica.
- O surgimento de quadro novo ou a mudança dos sintomas prévios podem ocorrer de maneira abrupta ou de forma mais gradual. No entanto, é sempre uma condição associada à alta morbidade e com custos elevados ao sistema de saúde.

EPIDEMIOLOGIA

- Insuficiência cardíaca descompensada é uma causa frequente de hospitalização e internação em unidades de terapia intensiva. Nos EUA, são estimadas 676.000 visitas anuais ao pronto-socorro por insuficiência cardíaca aguda, sendo que aproximadamente 80% delas necessitam de internação hospitalar.
- No Reino Unido, IC representa a causa de internação mais prevalente em pacientes acima de 65 anos.
- No Brasil, IC é a causa de internação mais frequente por doença cardiovascular, representando aproximadamente 26% de todas as internações e respondendo sozinha por mais de 25.000 mortes/ano.
- A hospitalização está associada a alto risco de desfechos negativos, com mortalidade intra-hospitalar geral de 4-11% e até 36% de reinternação ou óbito nos 90 dias seguintes à alta.
- O serviço americano de saúde estima que atualmente são gastos mais de $39 bilhões anualmente, e projeta aumento para $70 bilhões/ano dos custos relacionados à IC. Cerca de 80% desse custo está relacionado à hospitalização destes pacientes.

CLASSIFICAÇÃO

- As principais classificações referem-se à presença de histórico prévio de insuficiência cardíaca; presença ou ausência de disfunção de ventrículo esquerdo; nível pressórico; presença de sinais e sintomas (congestão/baixo débito) e apresentação clínica.

HISTÓRICO DE INSUFICIÊNCIA CARDÍACA PRÉVIA

- Insuficiência cardíaca crônica agudamente descompensada: ocorre em pacientes com história prévia de IC crônica. É muito mais frequente, podendo representar até 65-75% dos pacientes hospitalizados por IC. Geralmente apresenta evolução mais gradual. Pode apresentar diversos fatores desencadeantes, cardíacos e não cardíacos, incluindo não adesão ao tratamento medicamentoso e não medicamentoso.
- Insuficiência cardíaca "*de novo*": ocorre em pacientes sem história prévia de insuficiência cardíaca. Muito menos frequente, respondendo por aproximadamente ⅓ dos pacientes internados por IC. Usualmente apresentam evolução clínica mais abrupta. Síndromes coronarianas agudas são causa frequente.

NIVEL PRESSÓRICO NO MOMENTO DA APRESENTAÇÃO

- IC hipertensiva: quando pressão sistólica > 140 mmHg.
- IC normotensiva: quando pressão sistólica entre 85/90-140 mmHg.
- IC hipotensiva: quando pressão sistólica < 85/90 mmHg.

PRESENÇA DE SINAIS E SINTOMAS (CONGESTÃO/BAIXO DÉBITO)

- Sem congestão e com boa perfusão sistêmica.
- Congesto e com boa perfusão sistêmica.
- Sem congestão e com hipoperfusão sistêmica.
- Congesto e com hipoperfusão sistêmica.

APRESENTAÇÃO CLÍNICA

- IC descompensada.
- Edema agudo dos pulmões.
- IC hipertensiva.
- Choque cardiogênico.
- IC de câmaras direitas.

DIAGNÓSTICO

- O diagnóstico de IC é clínico e baseia-se na presença de sinais e sintomas compatíveis com sobrecarga volêmica vascular e intersticial (dispneia, estertoração pulmonar, turgência jugular e edema) e/ou manifestações de perfusão tecidual inadequada (fadiga e intolerância ao exercício, disfunções orgânicas).

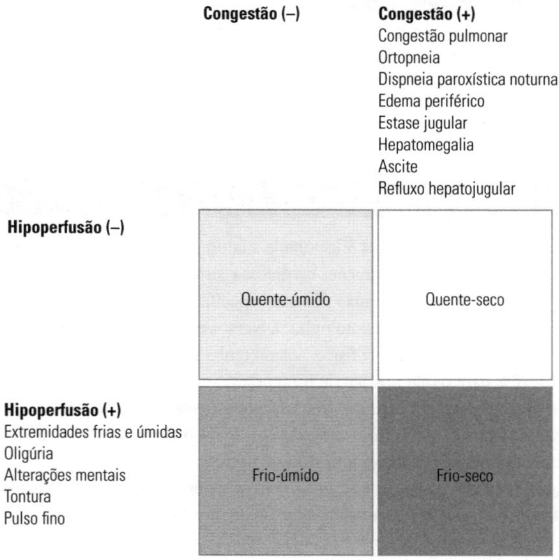

Figura 1 Perfis clínicos da insuficiência cardíaca. Adaptada de 2016 ESC Guidelines for the diagnosis and treatment of acute and chronic heart failure.

- A demonstração de anormalidades estruturais ou funcionais cardíacas é fundamental ao diagnóstico. A maior parte dos pacientes apresenta disfunção sistólica ou diastólica ventricular secundária a distúrbios miocárdicos. No entanto, distúrbios valvares, do pericárdio, do endocárdio ou mesmo do ritmo ou condução cardíaca podem estar associados à gênese da IC.
- Antecedente de cardiopatia é o dado mais relevante de anamnese para o diagnóstico de IC no departamento de emergência.

Tabela 1 Diagnóstico de insuficiência cardíaca

Insuficiência cardíaca com disfunção ventricular esquerda:
1. Sintomas típicos de ICC
2. Sinais típicos de ICC
3. Função sistólica de VE reduzida
Insuficiência cardíaca com função ventricular esquerda preservada:
1. Sintomas típicos de ICC
2. Sinais típicos de ICC
3. Função sistólica de VE preservada
4. Hipertrofia de VE, átrio esquerdo aumentado ou alteração funcional do enchimento de VE

ICC: insuficiência cardíaca congestiva; VE: ventrículo esquerdo.
Fonte: adaptada de 2016 ESC Guidelines for the diagnosis and treatment of acute and chronic heart failure.

CUIDADO! NÃO ESQUECER!

- A determinação do problema cardíaco subjacente também pode ser fundamental ao tratamento. Em situações como insuficiência valvar aguda, taqui ou bradiarritmias, intoxicações medicamentosas ou mesmo em síndromes coronarianas agudas, a compensação clínica do paciente passa pelo tratamento específico desses agravos.

APRESENTAÇÃO CLÍNICA

- A apresentação pode estar relacionada a fatores desencadeantes da descompensação aguda, manifestações cardíacas e sistêmicas.
- Muitos dos sinais e sintomas não são específicos, tendo pequeno poder de discriminar IC de outras patologias. Diversos estudos sugerem que nenhum dado de história ou exame físico isolado tenha sensibilidade ou especificidade > 70% para o diagnóstico de IC aguda.
- A redução no débito cardíaco frequentemente está associada à queixa de fraqueza, fadiga e intolerância aos esforços. Vasoconstrição periférica acentua ainda mais sinais de baixa perfusão periférica.
- Congestão venosa associa-se a dispneia, ortopneia, dispneia paroxística noturna, edema de extremidades, empachamento e distensão abdominal com congestão de alças e ascite, dor abdominal decorrente de congestão hepática e distensão da cápsula de Glisson.

- Dispneia paroxística noturna e ortopneia têm o maior valor preditivo positivo, porém baixo poder discriminativo negativo.
- Presença de S3, estase jugular e refluxo hepatojugular são os achados de exame físico mais fortemente associados ao diagnóstico de IC aguda.

CUIDADO! NÃO ESQUECER!

- Pacientes com IC crônica agudizada frequentemente apresentam edema periférico mais pronunciado, enquanto sinais e sintomas de acúmulo de fluidos alveolares tendem a ser menos evidentes devido ao aumento da capacitância venosa pulmonar.

EXAMES LABORATORIAIS

RAIO X DE TÓRAX

- Raio X de tórax em posição supina tem valor limitado na IC, devendo-se sempre que possível solicitar o exame em ortostase.
- Auxilia na exclusão de causas não cardíacas que podem contribuir para os sintomas do paciente, como infecções pulmonares e hiperinsuflação.
- Os achados radiográficos mais específicos de insuficiência cardíaca são congestão venosa pulmonar, derrame pleural, edema intersticial e cardiomegalia.

CUIDADO! NÃO ESQUECER!

- A ausência de alterações radiográficas, no entanto, não exclui o diagnóstico. Algumas casuísticas com pacientes em departamento de emergência demonstraram que em aproximadamente 20% dos casos não há sinais de congestão no raio X de entrada. Particularmente pacientes com IC crônica em estágios avançados podem ter poucos sinais radiográficos mesmo com sintomas e pressões cardíacas bastante elevadas.

ELETROCARDIOGRAMA (ECG)

- É pouco útil ao diagnóstico de IC aguda. No entanto, é mandatório para pesquisa de fatores desencadeantes como arritmias ou síndromes coronarianas agudas.
- Em pacientes que procuraram o departamento de emergência por dispneia, a presença de fibrilação atrial e alterações agudas de onda T foram os achados mais relacionados ao diagnóstico de IC aguda.
- Por outro lado, nessa mesma casuística, ECG sem alterações reduziu a probabilidade de a causa da dispneia ser IC.
- O ECG auxilia ainda no diagnóstico da causa de IC crônica, como por exemplo presença de áreas inativas prévias secundárias à doença coronariana ou presença de bloqueios sugestivos de doença chagásica.

BIOMARCADORES

- Peptídeos natriuréticos, BNP e seu precursor NT-proBNP, são os biomarcadores mais bem estabelecidos no diagnóstico de IC aguda.
- Para pacientes com dispneia aguda, valores de BNP < 50 pg/mL apresentam valor preditivo negativo acima de 96%.

- Em situações de emergência, valores de BNP < 100 pg/mL e NT-proBNP < 300 pg/mL têm sido sugeridos como critérios de exclusão de IC aguda.

CUIDADO! NÃO ESQUECER!

> ▸ Diversas condições cardiovasculares e não cardiovasculares estão associadas à alteração do nível de peptídeos natriuréticos. Fibrilação atrial, idade avançada, síndrome isquêmica aguda, DPOC, embolia pulmonar, níveis de Hb excessivamente baixos e insuficiência renal estão associadas à elevação do BNP, enquanto pacientes obesos podem ter valores de peptídeos natriuréticos desproporcionalmente baixos.

ULTRASSOM (USG) *POINT-OF-CARE*

- Diversos autores demonstraram que o USG de tórax realizado pelo intensivista de maneira integrada tem maior acurácia no diagnóstico de derrame pleural e síndrome alveolar intersticial quando comparado à ausculta ou raio X de tórax.
- Para pacientes com insuficiência respiratória aguda, o USG à beira do leito apresenta sensibilidade acima de 86% e especificidade de até 98% para IC descompensada.
- O achado ultrassonográfico mais frequente é a presença preponderante de linhas B anteriores de forma difusa, ou mesmo em bases bilateralmente. O deslizamento pleural anterior é preservado. Pode haver derrame pleural com colapso alveolar posterior, indicando atelectasia de compressão.
- A presença de linhas B está correlacionada com elevadas pressões de oclusão de artéria pulmonar e maior presença de líquido intersticial alveolar.

ECOCARDIOGRAMA

- Obtém informações anatômicas e funcionais do coração, sendo possível avaliação tanto das funções sistólica e diastólica dos ventrículos quanto mensuração da espessura das paredes e volume das câmaras cardíacas. Permite ainda o diagnóstico de valvopatias e patologias pericárdicas.
- Ecocardiograma imediato é mandatório nos pacientes com instabilidade hemodinâmica (choque cardiogênico) e em pacientes com suspeita de complicações mecânicas ou disfunções valvares agudas.
- Ecocardiograma precoce, idealmente nas primeiras 48 horas de internação em UTI, deve ser realizado em todos os pacientes com IC *de novo* (ou com função cardíaca desconhecida).
- Pacientes com disfunção miocárdica conhecida devem realizar novo exame apenas se houver indicação específica, como suspeita de endocardite, avaliação de progressão de doença valvar prévia ou mesmo de disfunção segmentar nova.
- Apesar de não substituir o exame formal realizado pelo ecocardiografista, o USG cardíaco *point-of-care* realizado pelo intensivista pode ser de grande valor diagnóstico da causa da dispneia. Permite uma avaliação rápida da função ventricular esquerda, com estimativa do *status* volêmico do paciente e determinação de derrame pericárdico.
- A realização de exames seriados, integrados ao USG de tórax, permite avaliação temporal do paciente após condutas estabelecidas.

CATETER DE ARTÉRIA PULMONAR

- Seu uso de rotina não é indicado para pacientes com IC aguda.

- Deve ser reservado para pacientes com descompensação refratária ao tratamento inicial, que mantêm necessidade de drogas vasoativas ou disfunção renal mesmo após otimização de tratamento medicamentoso.
- Pode ser considerado em pacientes com perfil hemodinâmico incerto, com choque por múltiplas etiologias possíveis ou em situações de janela acústica inadequada que prejudica avaliação não invasiva.

SITUAÇÕES ESPECIAIS

EDEMA AGUDO DOS PULMÕES

- O edema pulmonar caracteriza-se pelo desenvolvimento de dispneia, associada ao acúmulo de fluidos nos alvéolos e interstício pulmonar.
- Apresenta dois perfis hemodinâmicos possíveis, podendo estar associado à hipervolemia, com congestão pulmonar e sistêmica como nos casos de IC crônica agudizada. Porém, especialmente em pacientes sem cardiopatia prévia, o edema pulmonar pode ocorrer em vigência de euvolemia ou mesmo hipovolemia, como ocorre nos casos de crise hipertensiva ou disfunção valvar aguda.
- Enquanto no primeiro perfil a abordagem terapêutica baseia-se majoritariamente na redução da volemia, o segundo perfil se beneficia da redistribuição do volume pulmonar para a circulação periférica.

CHOQUE CARDIOGÊNICO

- Choque cardiogênico é o estado de hipoperfusão orgânica crítica devido à redução no débito cardíaco. O diagnóstico de choque cardiogênico usualmente pode ser feito de maneira clínica, sem necessidade de monitorização de hemodinâmica avançada.
- Critérios clínicos para diagnóstico de choque cardiogênico:

I. PAS < 90 mmHg por mais de 30 minutos ou necessidade de vasopressor.
II. Congestão pulmonar ou pressões de enchimento de ventrículo esquerdo aumentadas.
III. Sinais de hipoperfusão orgânica, caracterizados por:
   a. Alteração do estado mental.
   b. Pele fria e "pegajosa".
   c. Oligúria.
   d. Lactato aumentado.

- Critérios hemodinâmicos para diagnóstico de choque cardiogênico:

I. Índice cardíaco < 1,8 L/min/m^2 sem assistência ou < 2,2 L/min/m^2 com assistência.
II. Pressão de oclusão de artéria pulmonar > 18 mmHg.

TRATAMENTO FARMACOLÓGICO

DIURÉTICOS

- Diuréticos são fundamentais no tratamento de pacientes com IC descompensada e sinais ou sintomas de sobrecarga volêmica com congestão. Apesar de não haver comprovação de impacto sobre mortalidade, sua utilização é indiscutível para controle de sintomas.

- Historicamente, a primeira escolha de tratamento é furosemida administrada de forma endovenosa. Diuréticos de alça aumentam a excreção renal de sódio e água através da inibição do cotransportador $Na^+/2Cl^-/K^+$, e adicionalmente podem ter algum efeito vasodilatador.
- Dose e forma ideais de administração dos diuréticos ainda não são bem definidas. Em um *trial* multicêntrico randomizado, com a maior parte dos participantes portadores de IC prévia, doses mais elevadas de furosemida (dose inicial 2,5x a dose oral ambulatorial) estiveram associadas a maior alívio dos sintomas, maior diurese e perda de peso. Em contrapartida, houve piora transitória da função renal nas primeiras 72 horas sem, no entanto, diferença significativa de creatinina sérica ou cistatina C em 60 dias. Não houve diferença na administração contínua ou em *bolus*.

CUIDADO!
NÃO ESQUECER!

- A dose de furosemida deve ser ao menos igual à dose oral de uso habitual para pacientes com IC crônica, enquanto pacientes com IC *de novo* podem responder a *bolus* de 20-40 mg de furosemida.

- Apesar de pouca evidência, a combinação terapêutica com alvo em diferentes pontos do néfron, como associação com tiazídicos ou mineralocorticoides, pode ser útil em pacientes com natriurese inadequada apesar de diuréticos de alça otimizados.

VASODILATADORES ENDOVENOSOS

- Vasodilatadores endovenosos são os agentes farmacológicos mais frequentemente utilizados no tratamento da IC descompensada, atrás apenas dos diuréticos de alça. Apesar de não haver evidência robusta de benefícios, dados recentes reafirmam a segurança do seu uso em pacientes sem hipotensão severa.
- Atuam na redução do tônus vascular arterial e venoso. Desta forma, ocorre otimização da pré-carga e redução da pós-carga, ambas com efeito potencialmente benéficos ao débito cardíaco.
- Pelo risco de queda adicional da pressão, devem ser evitados em pacientes com PAS < 85-90 mmHg ou com hipotensão e sinais e sintomas de baixo débito cardíaco. Adicionalmente, devem ser utilizados com cuidado na presença de distúrbios valvares como insuficiência aórtica ou mitral importantes.
- Nitroglicerina é predominantemente um venodilatador. Consequentemente, reduz pressões de enchimento ventricular e auxilia na redução da congestão pulmonar. Em doses elevadas, apresenta efeito dilatador arterial. Apesar de dados iniciais sugerirem que a nitroglicerina é tão efetiva quanto morfina/furosemida para manejo do edema pulmonar, uma revisão recentemente publicada não demonstrou benefícios em mortalidade ou mesmo em alívio de sintomas com seu uso.
- Nitroprussiato é um potente vasodilatador, com efeito semelhante nos leitos arterial e venoso. Em pacientes com síndrome coronariana aguda, pode estar associado a desfechos adversos e deve ser utilizado com cuidado, pelo possível efeito de "roubo" de fluxo coronariano. A exposição prolon-

gada aos nitratos endovenosos pode levar à tolerância, especialmente quando usados em doses elevadas. Demais efeitos colaterais incluem cefaleia e desconforto abdominal.

Tabela 2

Medicamento	Dose	Efeito colateral principal
Nitroglicerina	Iniciar com 10-20 µg/min e aumentar 200 µg/min Solução sugerida: 1 amp (2 mL/50 mg) em 248 mL SG5%	Hipotensão, cefaleia e tolerância com uso contínuo
Nitroprussiato	Iniciar com 0,3 µg/kg/min e aumentar até 5 µg/kg/min Solução sugerida:1 amp (10 mL/50 mg) em 240 mL SG5%	Hipotensão, cefaleia e tolerância com uso contínuo

INOTRÓPICOS

- O uso de inotrópicos deve ser reservado apenas a pacientes com redução importante do débito cardíaco, com sinais de hipoperfusão orgânica. Apesar de relatos de benefício no perfil hemodinâmico e possivelmente de sintomas, nenhum desses agentes demonstrou benefício de desfechos clínicos. Em alguns casos, seu emprego pode estar associado ao aumento de mortalidade.
- Atualmente, as sociedades internacionais sugerem a utilização desses agentes em pacientes com choque cardiogênico e em pacientes com IC terminal em tratamento paliativo.
- As classes de medicamentos inotrópicos disponíveis incluem aminas simpatomiméticas (dobutamina e adrenalina), inibidores da fosfodiesterase (milrinone) e sensibilizadores do cálcio (levosimendana).
- Aumentam contratilidade miocárdica, mas especialmente aqueles com efeito adrenérgico elevam consumo de O_2 miocárdico e podem estar associados à ocorrência de isquemia e arritmias cardíacas.
- Exceção feita à adrenalina, todos os agentes têm potencial efeito vasodilatador e, portanto, podem causar hipotensão. Não há comprovação de claro benefício de um agente sobre outro, devendo a escolha ser individualizada para cada perfil de pacientes.

VASOPRESSORES

- Vasopressores devem ser considerados em pacientes com hipotensão severa porque aumentam a pressão às custas de vasoconstrição arterial e redistribuição do volume sanguíneo corporal. Estão associados, no entanto, a aumento da resistência vascular sistêmica e pressões de enchimento cardíaco, podendo prejudicar ainda mais o trabalho miocárdico.
- A análise de subgrupo de um grande estudo de pacientes com choque de diversas etiologias demonstrou maior incidência de eventos adversos e mortalidade da dopamina em comparação à noradrenalina. Pela possível associação com maior mortalidade em pacientes com choque cardiogênico, o uso de adrenalina deve ser restrito a condições de hipotensão refratária apesar de adequadas pressões de enchimento cardíaco e uso de outro agente vasoativo.

Tabela 3

Medicamento	Dose	Efeito colateral principal
Dobutamina	2–20 µg/kg/min Solução sugerida: 4 amp (80 mL/1.000 mg) em 170 mL SF ou SG5%	Hipotensão, arritmias
Levosimendana	0,1 µg/kg/min, pode ser aumentado em 0,05 ou diminuído em 0,2 µg/kg/min Solução sugerida: 1 amp (10 mL/25 mg) em 500 mL SG5%	Hipotensão
Norepinefrina	0,2-1,0 µg/kg/min Solução sugerida: 4 amp (16 mg/16 mL) em 234 mL SG5%	Arritmias, isquemia periférica
Epinefrina	0,05-0,5 µg/kg/min Solução sugerida: 6 amp (6 mg/6 mL) em SF 100 mL	Arrtimias, isquemia periférica, hiperlactatemia

Opiáceos

- Opioides apresentam efeito ansiolítico e possivelmente vasodilatador, consequentemente podendo atuar no controle da dispneia e do edema pulmonar. Não devem ser utilizados de forma rotineira em pacientes com IC descompensada, havendo ainda dúvidas quanto ao potencial efeito deletério e mesmo aumento de mortalidade associada ao uso de morfina.
- Os efeitos colaterais incluem náuseas, prurido, hipotensão, bradicardia e depressão respiratória.

Inibidores da enzima conversora de angiotensina/ bloqueadores do receptor de angiotensina (IECA/BRA)

- O bloqueio do sistema renina-angiotensina-aldosterona está associado à vasodilatação periférica, redução da retenção de sódio e água, e redistribuição de fluxo sanguíneo, com redução da pré e pós-carga.
- Apesar de cronicamente associada à preservação da função renal, em eventos agudos, a vasodilatação da arteríola eferente pode levar à redução do ritmo de filtração glomerular, especialmente em pacientes hipotensos ou hipovolêmicos.
- Com exceção feita aos pacientes com instabilidade hemodinâmica ou contraindicações específicas (hipersensibilidade, angioedema, estenose bilateral de artérias renais, hipercalemia e disfunção renal importante), as medicações modificadoras do curso de doença de uso ambulatorial para IC devem ser mantidas.
- Para pacientes que não faziam uso prévio, não há comprovação de benefício de sua introdução precoce de IECA/BRA, exceto em pacientes com IAM e disfunção de VE.

CUIDADO! NÃO ESQUECER!

- Após a introdução de IECA/BRA, em caso de piora de função renal > 0,5 mg/dL, hipercalemia K > 5,5 mEq/L ou hipotensão (PAS < 80 mmHg) deve-se considerar reduzir a dose ou mesmo suspender esses agentes.

Hidralazina e monocordil

- Hidralazina é um vasodilatador preferencialmente arterial, reduzindo a pós-carga e otimizando o desempenho miocárdico.
- Monocordil é um vasodilatador preferencialmente venoso, com algum efeito arterial e coronariano, consequentemente adequando a pré-carga com benefício adicional no território coronariano.
- Essa associação está indicada em pacientes hemodinamicamente estáveis (IC perfil B) e com contraindicação ao uso de IECA/BRA.
- Pode também ser adicionada ao IECA/BRA na tentativa de otimização terapêutica de pacientes que necessitam de vasodilatação adicional apesar da introdução da classe anterior.

Betabloqueadores

- Assim como para IECA/BRA, pacientes que já faziam uso prévio de betabloqueadores sem instabilidade hemodinâmica ou contraindicações específicas (p. ex., bloqueios AV avançados ou broncoespasmo ativo) devem ter sua prescrição mantida.
- Não apenas parece ser seguro manter betabloqueadores em pacientes com IC, como em metanálise recente, a suspensão de betabloqueadores durante a internação esteve associada à maior mortalidade intra-hospitalar e desfechos clínicos negativos precoces após alta.

CUIDADO! NÃO ESQUECER!

- Em pacientes que não faziam uso de betabloqueador, sua introdução, quando indicada, deve ocorrer apenas após estabilização clínica, resolução de sintomas e otimização de demais medicações via oral (diuréticos e IECA).
- Nos pacientes que já faziam uso prévio da medicação, ela deve ser mantida, considerando-se redução de 50% da dose em pacientes com sinais de baixo débito cardíaco (hipoperfusão tecidual). Em pacientes com hipotensão severa e necessidade de drogas vasoativas, deve-se suspender de forma transitória os betabloqueadores.

TRATAMENTO NÃO FARMACOLÓGICO

SUPORTE DE OXIGÊNIO E VENTILAÇÃO NÃO INVASIVA

- Congestão afeta função e aumenta o *shunt* intrapulmonar, resultando em hipóxia. Suporte de oxigênio deve ser oferecido a todos os pacientes com IC descompensada que se apresentam com hipoxemia.
- Na ausência de hipoxemia, oxigênio suplementar não deve ser oferecido de maneira rotineira, sob o risco de causar vasoconstrição sistêmica e prejudicar o débito cardíaco.
- Pacientes que mantêm sinais de desconforto respiratório apesar de oxigênio suplementar devem receber suporte ventilatório adicional. Ventilação não invasiva (VNI) está associada à adequação da pré-carga, redução do trabalho e desconforto respiratório e melhora de parâmetros gasométricos.
- Uma metanálise recente demonstrou redução da necessidade de intubação e mortalidade hospitalar em pacientes tratados com VNI em comparação ao suporte de oxigênio usual. Não parece haver claro benefício entre os modos de VNI (CPAP ou BiPAP).

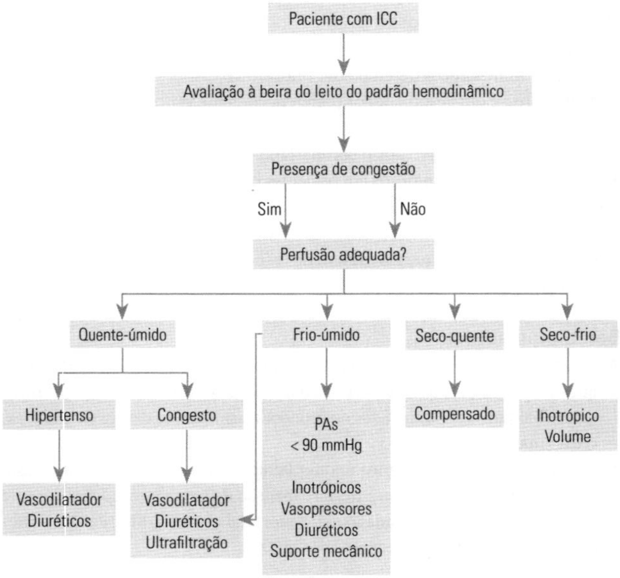

Figura 2 Manejo do paciente com ICC. Adaptada de 2016 ESC Guidelines for the diagnosis and treatment of acute and chronic heart failure. ICC: insuficiência cardíaca congestiva; PAs: pressão arterial sistêmica.

ULTRAFILTRAÇÃO

- Ultrafiltração refere-se à separação do plasma do sangue total através da passagem por uma membrana semipermeável a favor de um gradiente pressórico.
- Estudo randomizado recente demonstrou piora da evolução da função renal precoce e maior incidência de eventos adversos em pacientes submetidos à ultrafiltração, quando comparada à estratégia farmacológica com diuréticos.
- As indicações para terapia renal substitutiva na IC aguda devem ser as mesmas dos demais pacientes críticos.

DISPOSITIVOS DE SUPORTE CIRCULATÓRIO

- Apesar de frequentemente utilizados em situações de falência do tratamento farmacológico e do recente aumento no número de dispositivos percutâneos disponíveis, as evidências quanto a efetividade, segurança, indicações precisas e momento de indicação desses dispositivos ainda é muito limitada.

BALÃO INTRA-AÓRTICO

- O balão intra-aórtico (BIA) ainda é o dispositivo implantável mais utilizado para suporte circulatório.
- O balão intra-aórtico insufla no início da diástole e esvazia no início da sístole. Com isso, aumenta a pressão diastólica melhorando a perfusão coronariana e sistêmica, e reduz a pressão final sistólica possivelmente adequando

a pós-carga. No entanto, não está associado à melhora de parâmetros hemodinâmicos como índice cardíaco.

- A ausência de evidência de boa qualidade advinda de estudos randomizados, e dados conflitantes de metanálises com possível maior mortalidade na "era pós-angioplastia percutânea primária", fizeram com que os últimos *guidelines* internacionais reduzissem seu grau de recomendação.
- No maior estudo randomizado (*IABP-SHOCK II trial*) em pacientes com choque cardiogênico pós-IAM submetidos a estratégias de revascularização precoce, a utilização do balão intra-aórtico não demonstrou redução de mortalidade em 30 dias ou após um ano. Não houve diferença em dose de drogas vasoativas, função renal ou tempo de internação em UTI.
- Contraindicações absolutas ao uso de BIA são insuficiência valvar aórtica importante e dissecção aguda da aorta. Presença de aneurisma e doença vascular ileofemoral são contraindicações relativas.

DISPOSITIVOS DE SUPORTE CIRCULATÓRIO AVANÇADO

- Os dispositivos de resgate mais frequentemente disponíveis são Impella, TandemHeart e ECMO. *Guidelines* internacionais orientam sua utilização em pacientes com choque cardiogênico refratário ao tratamento habitual. Estudos clínicos randomizados, no entanto, falharam em demonstrar seu benefício perante o balão intra-aórtico.

REVASCULARIZAÇÃO MIOCÁRDICA

- Em estudo randomizado (*SHOCK trial*) de pacientes com IAM e choque cardiogênico, a revascularização precoce falhou em demonstrar redução de mortalidade em 30 dias. No entanto, houve redução de mortalidade tardia após 6 meses. Tal benefício foi mais evidente em procedimento realizado em até 6 horas e em pacientes com menos de 75 anos.
- O papel do tratamento de todas as lesões ou apenas da "lesão culpada" ainda não é bem definido.
- No estudo CULPRIT SHOCK, pacientes com choque cardiogênico pós-infarto agudo do miocárdio e lesões multiarteriais submetidos a estratégia de tratamento exclusivo da artéria culpada na abordagem inicial apresentaram menor incidência de desfecho combinado mortalidade/necessidade de TRS em 30 dias, às custas de menor mortalidade precoce.
- A análise *post hoc* de seguimento mais longo (1 ano) demonstrou redução da magnitude de efeito do desfecho primário e ausência de benefício em mortalidade. O tratamento restrito à artéria culpada também esteve associado à maior taxa de reinternação por IC em 1 ano sem diferença de análises de qualidade de vida em 6 meses e 1 ano.
- Vale ressaltar também que a baixa taxa de revascularização de demais artérias críticas em segundo tempo (em < 35% pacientes) poderia responder por parte dessa redução de magnitude de efeito.
- Apesar de atualmente *guidelines* internacionais orientarem o tratamento de todas as lesões em caso de IAM complicado com choque cardiogênico, estudos futuros devem auxiliar em tal decisão.

LEITURA RECOMENDADA

1. 2016 ESC Guidelines for the diagnosis and treatment of acute and chronic heart failure. European Heart Journal. 2016;37:2129-200.

2. Systolic blood pressure at admission, clinical characteristics, and outcomes in patients hospitalized with acute heart failure. JAMA. 2006 Nov 8;296(18):2217-26.
3. Early management of patients with acute heart failure: state of the art and future directions. Journal of Cardiac Failure. 10.1016/j.cardfail.2014.07.003.
4. Does this dyspneic patient in the emergency department have congestive heart failure? JAMA. 2005;294:1944-56.
5. Prognostic importance of elevated jugular venous pressure and a third heart sound in patients with heart failure. N Engl J Med. 2001;345:574-81.
6. Prevalence of negative chest radiography results in the emergency department patient with decompensated heart failure. Ann Emerg Med. 2006;47(1):13-8.
7. Rapid measurement of B-type natriuretic peptide in the emergency diagnosis of heart failure. N Engl J Med. 2002;347:161-7.
8. State of the art: Using natriuretic peptide levels in clinical practice. Eur J Heart Fail. 2008;10:824-39.
9. Relevance of lung ultrasound in the diagnosis of acute respiratory failure. The BLUE Protocol. CHEST. 2008;134:117-25.
10. Comparative diagnostic performances of auscultation, chest radiography, and lung ultrasonography in acute respiratory distress syndrome. Anesthesiology. 2004;100:9-15.
11. Ultrasound comet-tail images: a marker of pulmonary edema: a comparative study with wedge pressure and extravascular lung water. Chest. 2005;127:1690-5.
12. Bedside ultrasound of the lung for the monitoring of acute decompensated heart failure Am J Emerg Med. 2008 Jun;26(5):585-91.
13. Diuretic strategies in patients with acute decompensated heart failure. N Engl J Med. 2011;364:797-805.
14. Nitrates for acute heart failure syndromes. Cochrane Database of Systematic Reviews. 2013, Issue 8. Art. No.: CD005151.
15. Inotropic and vasodilator strategies in patients with a heart attack (acute myocardial infarction) and cardiogenic shock or low cardiac output. Cochrane Database Syst Rev. 2014 Jan 2.
16. Dobutamine for patients with severe heart failure: a systematic review and meta-analysis of randomised controlled trials. Intensive Care Med. 2012.
17. Comparison of dopamine and norepinephrine in the treatment of shock. N Engl J Med. 2010;362:779-89.
18. Current real-life use of vasopressors and inotropes in cardiogenic shock – adrenaline use is associated with excess organ injury and mortality. Critical Care. 2016.
19. Effects of beta-blocker withdrawal in acute decompensated heart failure – a systematic review and meta-analysis. JACC: HEART FAILURE. 2015;3(8).
20. Randomized, prospective trial of oxygen, continuous positive airway pressure, and bilevel positive airway pressure by face mask in acute cardiogenic pulmonary edema. Crit Care Med. 2004;32(12).
21. Non-invasive positive pressure ventilation (CPAP or bilevel NPPV) for cardiogenic pulmonary oedema. The Cochrane Library. 2013, Issue 5.
22. Ultrafiltration in decompensated heart failure with cardiorenal syndrome. N Engl J Med. 2012;367:2296-304.
23. Intraaortic balloon support for myocardial infarction with cardiogenic shock. N Engl J Med. 2012;367:1287-96.
24. Early revascularization in acute myocardial infarction complicated by cardiogenic shock. N Engl J Med. 1999;341:625-34.
25. PCI strategies in patients with acute myocardial infarction and cardiogenic shock. N Engl J Med. 2017;377;25.
26. One-year outcomes after PCI strategies in cardiogenic shock. N Engl J Med. 2018;379(18).

Seção II

Hemodinâmica

CAPÍTULO 6

Monitorização hemodinâmica

Bruna Brandão Barreto
André Luiz Nunes Gobatto

MENSAGENS RELEVANTES

- A monitorização hemodinâmica não é suficiente para modificar o prognóstico dos pacientes na UTI, se não for atrelada à interpretação adequada dos seus dados e à realização de intervenções em resposta à monitorização.
- Pacientes que não apresentem sinais de comprometimento na perfusão periférica não necessitam de ajuste hemodinâmico, independente dos valores apresentados pela monitorização.
- A avaliação clínica da perfusão periférica com TEC, *Mottling Score* e avaliação da temperatura cutânea, pode fornecer dados extremamente relevantes à monitorização hemodinâmica, sem necessitar de nenhum dispositivo de monitorização.
- O lactato é um marcador de gravidade no paciente crítico, e não deve ser utilizado isoladamente como ferramenta de monitorização.
- A ecografia é um método valioso na avaliação hemodinâmica de pacientes instáveis, fornecendo uma grande variedade de informações. Entretanto, é uma ferramenta complexa, que exige treinamento adequado e não é capaz de fornecer dados continuamente.
- A medida estática da PVC não prediz a volemia e nem a resposta à expansão volêmica no paciente crítico. Todavia, a pressão venosa central é um importante indicador da interação entre a função cardíaca e o retorno venoso.
- O cateter de artéria pulmonar é o método padrão-ouro para medida do débito cardíaco, além de oferecer informações contínuas sobre o débito cardíaco, principal elemento a ser adequado de forma a aumentar a oferta de oxigênio (DO_2) e a saturação venosa mista, através da qual podemos inferir o consumo de oxigênio (VO_2) e calcular a taxa de extração (EO_2).
- Os monitores minimamente invasivos (LiDCOplus/PulseCO; PiCCO; Vigileo/FloTrac; e VolumeView/EV1000) são capazes de calcular de maneira contínua o débito cardíaco a partir da análise do contorno de pulso arterial. Entretanto, têm resultados bastante variáveis, com acurácia prejudicada principalmente em pacientes instáveis.

INTRODUÇÃO

"Monitoring is the essence of critical care."
Loren D. Nelson, 1990

- A palavra "monitorar" tem sua origem na palavra em latim "*monēre*", que significa alertar alguém sobre algo. A monitorização hemodinâmica tem como objetivo prover variáveis fisiológicas que nos ajudem a entender o comportamento do choque e alertar para eventos que, se não corrigidos a tempo e de forma adequada, levarão a hipoperfusão tecidual e, por consequência, a disfunções orgânicas múltiplas. Os desfechos dentro da Unidade de Terapia Intensiva (UTI) dependem intimamente da relação entre monitorização, tomada de decisão e intervenção. Diante disso, o uso apenas dos dispositivos de monitorização hemodinâmica não ésuficiente; é necessária a interpretação adequada dos dados por eles oferecidos, a realização de uma intervenção, bem como a monitorização da sua resposta.

O MONITOR IDEAL

- A necessidade de monitorização levou à criação das unidades de terapia intensiva e, desde então, intensivistas buscam o método de monitorização ideal. Ele seria sensível a pequenas mudanças no estado do paciente de forma rápida, e seria específico o suficiente para sugerir alternativas terapêuticas capazes de melhorar o curso clínico do paciente em questão. Além disso, o monitor ideal seria acurado e preciso, fácil de usar, autocalibrável, seguro, não invasivo e barato. Porém, esse sistema não existe.
- Diante disso, utilizamos múltiplos sistemas de monitorização, que aumentam a complexidade do manejo do paciente crítico. Esses equipamentos nos fornecem dados que ajudam a interpretar os eventos fisiológicos em curso no paciente, de modo a planejar uma estratégia de intervenção e avaliar a resposta clínica às intervenções feitas. O objetivo deste capítulo é revisar brevemente alguns desses dispositivos utilizados dentro do ambiente da UTI (invasivos e não invasivos), sinalizando possíveis armadilhas na sua interpretação e problemas associados a cada um dos dispositivos.
- Antes de começarmos a discorrer sobre estes sistemas, é necessário entender que:
  - Nenhuma variável isoladamente é capaz de sugerir uma intervenção, e que algoritmos e fluxogramas baseados exclusivamente em correção de valores estáticos ou metas são extremamente falhos para a condução de um paciente grave, com fisiologia complexa. Do mesmo modo, a única forma de saber se uma determinada intervenção foi adequada para o paciente com necessidade de otimização hemodinâmica é avaliando a resposta clínica a cada intervenção realizada. Daí a importância de conhecer também os parâmetros de perfusão periférica como aspectos fundamentais na otimização hemodinâmica.
  - O objetivo da ressuscitação hemodinâmica é restabelecer a microcirculação. Por isso, pacientes que não apresentem sinais de comprometimento na perfusão periférica não necessitam de ajuste hemodinâmico, independentemente dos valores apresentados pela monitorização. Por exemplo, valores de débito cardíaco alto ou baixo podem ser igualmente adequados ou inadequados, e precisar ou não de correção, a depender do estado de perfusão tecidual do paciente.
  - Mesmo os monitores mais modernos podem apresentar mau funcionamento em algum momento, tornando inútil todo e qualquer dado apresentado. Por isso, é essencial conhecer profundamente cada dispositivo utilizado e reconhecer comportamentos ou traçados que sinalizem um funcionamento inadequado.
  - Ainda que funcionem adequadamente, todos os monitores apresentam uma taxa de falha e imprecisão, podendo, em determinados momentos, apresentar medidas que não são compatíveis com o quadro clínico do paciente em questão. É preciso ter cautela para rechecar as informações apresentadas e se certificar de que as medidas estão acuradas antes de indicar alguma intervenção.

▷ Devemos diferenciar informações úteis e importantes daquelas supérfluas e que nos distanciam do quadro clínico do paciente, gerando uma sobrecarga de informações e ruídos, podendo colocar o paciente em risco de eventos adversos.

Tabela 1 Métodos de monitorização hemodinâmicas utilizados na unidade de terapia intensiva

Não invasivos	Invasivos
▸ Exame clínico	▸ Pressão venosa central
▸ Lactato	▸ Pressão arterial invasiva
▸ Ecocardiografia	▸ Cateter de artéria pulmonar
	▸ Análise do contorno de pulso (Flotrac, EV1000, PICCO, LIDCOplus)

AVALIAÇÃO CLÍNICA DA PERFUSÃO PERIFÉRICA

- Durante o choque circulatório, o fluxo de sangue é desviado dos tecidos menos importantes para os órgãos vitais (cérebro, rins e coração) para manter a perfusão tecidual. A vasoconstrição induzida pela hiperatividade simpática compensatória se manifesta primariamente como uma redução da perfusão periférica, produzindo uma constelação de sinais facilmente identificados à beira do leito, seja de formas mais simples, como através do exame físico, ou da medição da temperatura cutânea, ou de forma mais complexa, utilizando dispositivos de monitorização ópticos. A presença dessas anormalidades, em um contexto de choque circulatório, identifica o paciente mais grave e que apresenta piores desfechos na unidade de terapia intensiva.
- A resolução precoce desses parâmetros após a fase de ressuscitação hemodinâmica identifica uma otimização hemodinâmica adequada. Dessa forma, os pacientes que persistem com sinais de anormalidade na perfusão periférica após a fase de ressuscitação apresentam 7,4 vezes mais chance de uma evolução clínica desfavorável, caracterizada pela manutenção das disfunções orgânicas, e 4,6 vezes maior probabilidade de apresentarem hiperlactatemia. Esses dados sinalizam a importância da monitorização desses sinais durante todo o processo de otimização hemodinâmica.
- É importante enfatizar que os estudos de avaliação da perfusão periférica não demonstram associação entre o uso de vasopressor e as alterações nesses parâmetros de perfusão, o que sugere que há uma segurança na avaliação desses sinais como marcadores de gravidade, mesmo nos pacientes em uso de vasoconstritores. A presença de hipotensão arterial não significa necessariamente hipoperfusão tecidual e vice-versa.

TEMPO DE ENCHIMENTO CAPILAR

- O tempo de enchimento capilar (TEC) é definido como o tempo necessário para o leito capilar distal recuperar sua cor após uma pressão ser aplicada sobre ele. A pressão aplicada deve ser suficiente para provocar o aparecimento de um fino crescente esbranquiçado em região distal do leito ungueal do examinador, e deve durar 10 segundos. Deve ser realizado primariamente na falange distal do dedo indicador. Na população de adultos saudáveis, o limite superior da normalidade para o tempo de enchimento capilar é de 3 segundos, podendo variar a depender da idade e da temperatura ambiente.

- Quando estudado na população com choque séptico, o tempo de enchimento capilar foi mais longo nos pacientes que não sobreviveram do que naqueles que sobreviveram ao quadro de choque, e quanto maior o tempo de enchimento capilar, maior a probabilidade de morte ao final de 14 dias. Além disso, o tempo de enchimento capilar apresentou relação com níveis de lactato e disfunções orgânicas. No estudo Andromeda, em pacientes com choque séptico, uma estratégia de ressuscitação guiada pelo TEC teve a mesma mortalidade que pacientes que tiveram a ressuscitação guiada pelo lactato sérico.

MOTTLING (MOSQUEAMENTO/LIVEDO RETICULAR)

- O *mottling* ou mosqueamento cutâneo é definido como uma coloração azulada que geralmente se manifesta em região de joelho ou cotovelo e tem um padrão reticulado distinto. É resultante da vasoconstrição de pequenos vasos e reflete perfusão cutânea anormal.
- Em 2001, Ait-Oufella e colaboradores desenvolveram um escore de mosqueamento (*mottling score*) de 0 a 5 baseado na extensão da área mosqueada do joelho até a periferia (0 = ausência de *mottling*; 5 = *mottling* grave que se estende além da virilha – Figura 1). Neste estudo, o escore de mosqueamento foi o preditor de mortalidade mais forte, sendo encontrada associação inclusive com sobrevida. Além disso, a melhora do mosqueamento também identificou os sobreviventes. A mortalidade em 14 dias dos pacientes com *mottling score* 4 e 5 em 6 h da admissão foi de 92%.
- Além disso, tanto a presença de ao menos um episódio de *mottling* quanto sua persistência por mais de 6 h após otimização hemodinâmica são fatores associados a maior mortalidade na UTI independentemente da gravidade da doença.

GRADIENTE DE TEMPERATURA

- O gradiente de temperatura reflete melhor as mudanças no fluxo sanguíneo cutâneo do que o valor absoluto da temperatura da pele. Os gradientes de tem-

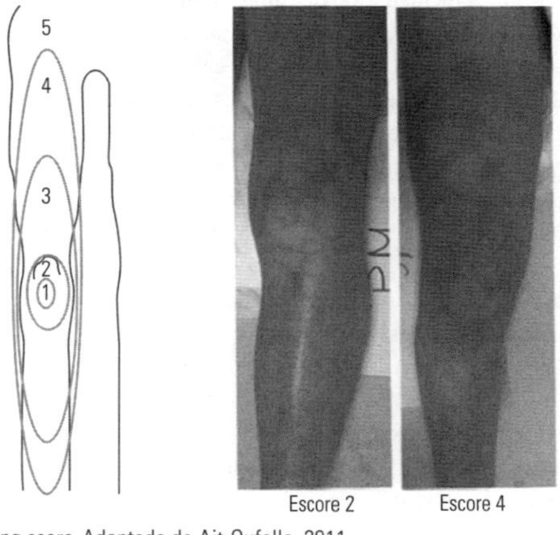

Figura 1 *Mottling score.* Adaptada de Ait-Oufella, 2011.

peratura corporal são determinados pela diferença de temperatura entre dois pontos, p. ex.: periferia-ambiente, central-hálux e antebraço-ponta do dedo. A temperatura central é mantida às custas de redução da temperatura periférica que ocorre com a vasoconstrição, o que resulta em um aumento na diferença entre a temperatura central e a periférica. O gradiente normal da temperatura central para o hálux é de 3 a 7°C. Já quando utilizamos o gradiente do antebraço à ponta do dedo, uma diferença maior que 0°C é indicador de vasoconstrição leve, enquanto maiores que 4°C indicam vasoconstrição grave.

LACTATO

- O lactato é um produto metabólico final da glicólise anaeróbica e é produzido através da redução do piruvato, que é o precursor imediato e único desta molécula. A maior parte da sua produção acontece no tecido muscular, cérebro, hemácias e medula renal. Normalmente, os níveis séricos de lactato são inferiores a 2 mmol/L, e podem ser dosados tanto no nível arterial quanto venoso (periférico ou central). Apesar de somente uma pequena fração ser excretada por via renal (no máximo 12%), o rim e o fígado são os principais órgãos que consomem lactato, mantendo uma taxa de *clearance* muito maior do que a sua produção, em condições normais. Na maior parte das acidoses láticas, contudo, o aumento da produção de lactato ocorre de forma conjunta a uma redução do seu *clearance*, principalmente pelo fígado. Em situações de hipóxia e má perfusão, o lactato não só é produzido em maior quantidade, como há evidência de redução do *clearance* realizado pelo fígado, que passa a ser um órgão produtor de lactato.
- A hiperlactatemia é um dos principais marcadores de gravidade utilizados no ambiente de terapia intensiva. Desde a década de 90, inúmeros estudos sugerem que o lactato é capaz de predizer mortalidade de forma superior a parâmetros hemodinâmicos como débito cardíaco e saturação venosa mista. Pacientes admitidos na emergência com suspeita de infecção e que apresentam lactato maior que 4 mmoL possuem 5 vezes mais chances de morrer em 28 dias. Além disso, o *clearance* de lactato maior do que 10% em 6 h identifica aqueles pacientes que apresentam melhor prognóstico, com uma mortalidade cerca de 50% menor do que aqueles que apresentam *clearance* menor no estudo de Nguyen e colaboradores. Mais do que o valor estático, a evolução dos níveis de lactato durante a otimização hemodinâmica é um importante preditor de mortalidade, seja na UTI, seja durante a internação hospitalar.
- É importante lembrar que o lactato não é produzido somente em situações de hipóxia tecidual (classificado como acidose lática do "tipo A"). Muito frequentemente, a hiperlactemia pode ser atribuída a outras causas ("tipo B"), a exemplo de outas comorbidades (neoplasias, doença hepática), disfunção mitocondrial (secundária a doenças genéticas ou drogas), erros inatos do metabolismo, deficiência vitamínica (tiamina) ou liberação catecolaminérgica prolongada ou excessiva. Assim, o comportamento do lactato ao longo do tempo, bem como sua associação com desfechos, pode ser diferente, a depender do mecanismo causal. Da mesma forma, a intervenção adequada para cada uma delas é diferente.
- Entendendo essas limitações, o lactato não deve ser utilizado isoladamente como um parâmetro de ressuscitação hemodinâmica, mas acoplado a outras ferramentas para a avaliação da perfusão tecidual e prognóstica.

ECOCARDIOGRAFIA

- A ecocardiografia é uma ferramenta fundamental para a avaliação, manejo e monitorização do paciente com instabilidade hemodinâmica. Disponível à beira do leito, não invasivo, sem radiação, o ecocardiograma possibilita uma avaliação anatômica direta do coração e de cada componente, permitindo diagnóstico etiológico do choque (p. ex.: de origem pericárdica, valvar, disfunção das câmaras direitas ou esquerdas, obstrução da via de saída de ventrículo esquerdo), guiando intervenções (p. ex.: de pericardiocentese, resposta do débito cardíaco a intervenções como expansão volêmica ou inotrópico) e permitindo reavaliações comparativas diante de qualquer piora hemodinâmica sem explicação clara (p. ex.: alteração da função ventricular, seja ela direita ou esquerda; disfunção valvular aguda; surgimento de derrame pericárdico). São inúmeros os possíveis diagnósticos e avaliações no paciente crítico (Tabela 2).
- A avaliação do débito cardíaco pela ecocardiografia é bem validada, e a forma mais acurada de obtê-lo é através do uso do doppler pulsado através da via de saída do ventrículo esquerdo (VSVE), para avaliação da integral de velocidade tempo (VTI – *velocity time integral*). A VTI é um substituto do volume sistólico cujo valor normal é superior a 20 cm. Quando associada à frequência cardíaca (FC) e ao diâmetro da VSVE, é possível calcular o débito cardíaco.
- Apesar do aprendizado para o ambiente da terapia intensiva ser menos complexo do que para o especialista em ecografia, é importante que haja um treinamento adequado para a utilização do método, sob supervisão, devido a dificuldades no manuseio do aparelho e aquisição de janelas, o que pode limitar a precisão dos dados obtidos através da avaliação ecocardiográfica. Além disso, diante de pacientes com múltiplas disfunções orgânicas e que necessitam de múltiplas intervenções e reavaliações do débito em um curto espaço de tempo, talvez métodos de monitorização contínua e menos dependentes do operador sejam mais adequados.

Tabela 2 Avaliação ecocardiográfica do paciente com instabilidade hemodinâmica

	Avaliação	Modo	Parâmetros	Hipóteses diagnósticas
Câmaras esquerdas	Débito cardíaco	Doppler pulsado	VTI > 20cm	Choque cardiogênico Choque hiperdinâmico
	Contratilidade	2D Modo M	Avaliação subjetiva Fração de ejeção e *Point Septal Separation* < 7 mm	
	Via de saída	2D Doppler contínuo	Hipertrofia Fluxo em "adaga"	Obstrução de via de saída de ventrículo esquerdo

(continua)

Tabela 2 Avaliação ecocardiográfica do paciente com instabilidade hemodinâmica *(continuação)*

	Avaliação	Modo	Parâmetros	Hipóteses diagnósticas
Câmaras direitas	Função ventricular	Modo M 2D	TAPSE > 16 mm Índice de excentricidade Ventrículo esquerdo em forma de "D"	TEP
	Função da válvula tricúspide	Doppler contínuo	Pressão sistólica da artéria pulmonar	Hipertensão pulmonar
	Veia cava inferior	Modo M 2D	Pressão de átrio direito	
Pericárdio	Volume do derrame	2D	Espessura	Pericardite/ hemopericárdio
	Comportamento do ventrículo direito na diástole	Modo M	Colabamento distólico do ventrículo direito	Tamponamento
Válvulas	Refluxo mitral e tricúspide	Doppler colorido Doppler contínuo	Refluxo Gradiente de refluxo	Insuficiência mitral e tricúspide

PRESSÃO VENOSA CENTRAL

- A medida estática da pressão venosa central (PVC) não prediz a volemia e nem a resposta à expansão volêmica no paciente crítico. Todavia, a pressão venosa central é um importante indicador da interação entre a função cardíaca e o retorno venoso. A evolução da PVC durante o manejo hemodinâmico e, mais ainda, o comportamento da curva de PVC pode sugerir dados importantes, como o comportamento do débito cardíaco, complacência ventricular direita, competência da válvula tricúspide, e ainda auxiliar no diagnóstico de arritmias e de tamponamento cardíaco.
- A PVC é determinada pela interação entre a função cardíaca – que varia em função da contratilidade, da pré-carga, da pós-carga e da frequência cardíaca – e o retorno venoso – que varia em função do volume intravascular, da complacência venosa, da resistência venosa e da pressão de átrio direito. Assim, uma PVC elevada pode ocorrer por qualquer um dos seguintes motivos: disfunção cardíaca, aumento do retorno venoso ou redução da resistência venosa sem uma compensação da função cardíaca. Da mesma forma, uma PVC baixa pode ocorrer por hipovolemia, aumento na resistência venosa ou por um coração hiperdinâmico.

- Ao medir a pressão venosa central, é preciso estar atento ao "zero" e ao nivelamento. O zero é a pressão atmosférica, e o ponto de nivelamento ideal é o meio do átrio direito, que se encontra 5 cm abaixo do angulo esternal. Todavia, a referência mais utilizada é linha médio-axilar no quarto espaço intercostal. O mais importante é fazer as mensurações sempre no mesmo nível para que possam ser comparadas ao longo do tempo. Além disso, as medidas devem ser feitas ao final da expiração (ou antes da inspiração) porque é quando a pressão pleural é mais próxima da pressão atmosférica (seja na ventilação espontânea ou mecânica). A única exceção a essa regra são os pacientes que apresentam expiração forçada, e em que a PVC eleva ao final da expiração. Nesses pacientes, a medida deve ser feita no momento em que há a menor atividade expiratória, geralmente no começo da expiração.
- Um traçado de PVC adequado tem 3 ondas pulsáteis: ondas "a", "c" e "v". A onda "a" é decorrente da contração atrial e desaparece quando a mesma não acontece (p. ex.: fibrilação atrial). Em pacientes com dissociação atrioventricular, ondas "a" amplas e transitórias podem aparecer no traçado, decorrentes da contração atrial contra uma válvula tricúspide fechada. A onda "c" é decorrente do deslocamento cranial da válvula tricúspide ao início da contração ventricular e interrupção abrupta do fluxo de sangue para o átrio direito. A onda "v" é decorrente do enchimento do átrio direito durante a sístole ventricular. Na insuficiência tricúspide, por exemplo, a onda "c" e a onda "v" podem se unir em uma única onda, com pressões, configurando a "onda v em canhão".
- Além das duas ondas, a curva de PVC apresenta dois descensos. O primeiro é o descenso "x" que representa o relaxamento atrial, e o segundo é o descenso "y", que ocorre devido ao esvaziamento atrial rápido durante a diástole ventricular. A perda dos descensos em um paciente hipotenso pode ser indicador de um possível tamponamento cardíaco. Esses são exemplos das informações clínicas que podem ser extraídas através da curva de PVC.

ANÁLISE DA ONDA ARTERIAL

- Outro sistema de monitorização bastante frequente na UTI é o cateter de pressão arterial invasiva. Assim como a PVC, a análise da curva de pressão arterial traz muito mais informações hemodinâmicas do que o valor da pressão isoladamente. Da mesma forma, é algo pouco utilizado no cuidado do paciente crítico.

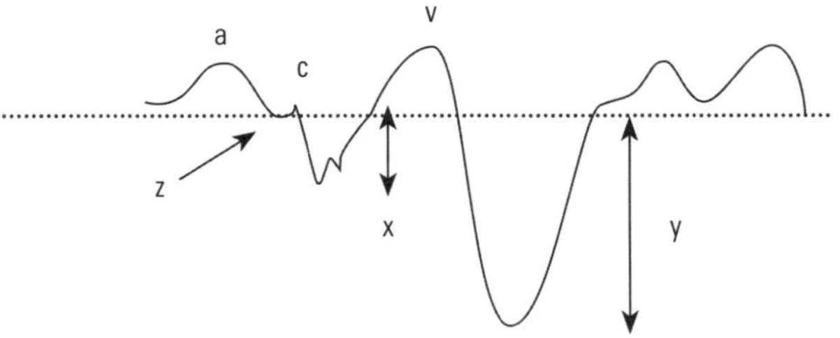

Figura 2 Curva de pressão venosa central.

- Todo o circuito para monitorização da pressão arterial é desenhado de modo a transmitir da forma mais direta possível as ondas de pressão que atingem a ponta do cateter arterial:
  - ▷ O cateter tem o tamanho e material apropriado para a captação deste sinal (o uso de outros materiais, a exemplo do gelco para a artéria radial ou uso de cateteres venosos centrais na artéria femoral, gera artefatos no contorno de onda transmitido ao monitor).
  - ▷ Esse cateter é conectado a um tubo rígido de forma a não absorver e reduzir a transmissão de onda proveniente da ponta do cateter até o transdutor de pressão.
  - ▷ A solução de preenchimento do circuito deve ser salina devido à importância da viscosidade do fluido para a transmissão.
  - ▷ Todo o sistema deve estar aberto, livre de bolhas ou trombos para que não haja redução da frequência de resposta do sistema a alterações da pressão arterial.
  - ▷ O sistema condutor é pressurizado a níveis superiores a 200 mmHg para permitir um fluxo mínimo de 2 a 4 mL/h pelo cateter.
- A qualidade da transmissão do sinal pressórico é realizada através da avaliação das curvas e número de reflexões no "teste da onda quadrada". As alterações no sinal decorrem principalmente de um amortecimento (*damping*) inadequado, seja ele maior (*over-damping*) ou menor (*under-damping*) do que o ideal (Figura 3).
- O formato de onda arterial é formado pelo componente sistólico, composto da elevação rápida da pressão arterial do nadir até o pico, incluindo também o declínio inicial; pelo nó dicrótico, ou incisura, interrompendo esse declínio, e que representa o fechamento da válvula aórtica imediatamente após o início da diástole; e pelo componente diastólico, ao final do qual a pressão arterial atinge seu nadir (Figura 4).
- As alterações do sistema cardiovascular em qualquer um dos seus níveis podem gerar alterações no formato de onda considerado normal. A avaliação cuidadosa do contorno de onda nos possibilita extrair informações sobre inúmeros aspectos deste sistema:
  - ▷ Tônus vasomotor: posicionamento do nó dicrótico, número de reflexões de onda, aspecto da curva diastólica.
  - ▷ Volume sistólico: área abaixo da curva sistólica. O volume sistólico é diretamente proporcional à área sob a curva sistólica.

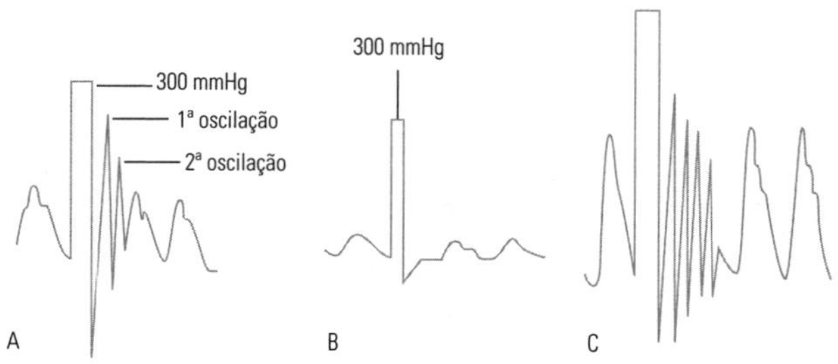

Figura 3 Teste da onda quadrada. (A) Normal; (B) com *overdamping*; (C) com *underdamping*.

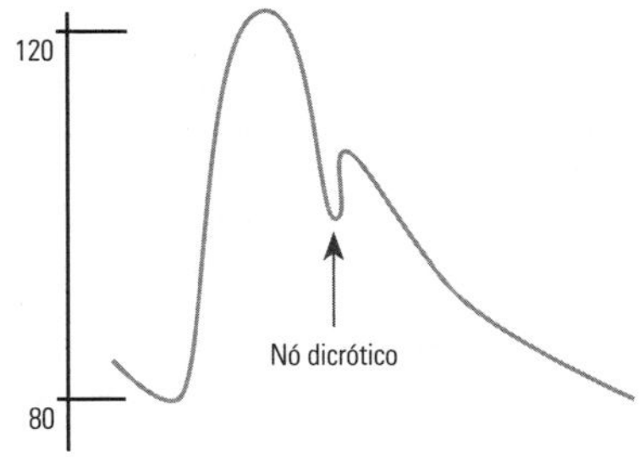

Figura 4 Contorno de onda normal. Adaptada de Nirmalan, 2014.

- ▷ Contratilidade: dP/dT (mudança de pressão sobre o tempo – inclinação da elevação da pressão sistólica). A contratilidade é diretamente proporcional à inclinação da curva.
- ▷ Eficiência cardíaca: comparação da área sistólica pela área diastólica.
- ▷ Doenças valvulares, doenças cardíacas como miocardiopatia hipertrófica ou obstrução de via de saída do ventrículo esquerdo: presença de nó anacrótico, pico sistólico bífido.
- ▷ Obstrução arterial: curva de aspecto "triangular".

CATETER DE ARTÉRIA PULMONAR

- Apesar de ter um uso cada vez mais reduzido em ambiente de terapia intensiva nos últimos anos, o cateter de artéria pulmonar ainda é uma importante ferramenta de monitorização dos pacientes críticos, seja para diagnóstico etiológico do choque circulatório (através da avaliação das pressões nos diferentes compartimentos cardíacos, associado ao débito cardíaco), seja para o manejo do paciente mal perfundido, em que uma adequação entre a oferta e o consumo de oxigênio se faz necessária. É o método padrão-ouro para medida do débito cardíaco, sendo o parâmetro de referência para avaliação da acurácia de todos os outros métodos de mensuração do débito. Além disso, o cateter de artéria pulmonar nos oferece informações contínuas sobre o débito cardíaco, principal elemento a ser adequado de forma a aumentar a oferta de oxigênio (DO_2) e a saturação venosa mista, através da qual podemos inferir o consumo de oxigênio (VO_2) e calcular a taxa de extração (EO_2).
- Existem diversos modelos de cateter de artéria pulmonar; o mais simples permite somente a monitorização, enquanto outros possuem vias para infusão de medicamento e passagem de marca-passo, dentre outros dispositivos. As marcações ocorrem a cada 10 cm com uma linha preta fina, e a cada 50 m é marcada uma linha preta grossa. O balão encontra-se na ponta do cateter, deve ser inflado com 1 a 1,5 mL de ar e tem como funções: 1) proteger o musculo cardíaco do contato com a ponta do cateter; 2) guiar o deslocamento do cateter até a artéria pulmonar; e 3) permitir o encunhamento para mensuração da pressão de artéria pulmonar ocluída (PAPO). O cateter possui um filamento de cobre de 10 cm que aquece de forma intermitente, permitindo medida do débito cardíaco através da curva de termodiluição.
- Antes da passagem do cateter, é fundamental a checagem de todo o sistema (funcionamento da espectofotometria, checar se o balão está deformado ou

com escape/furado, checar se existe uma captação da pressão pelo sistema) e, se possível, deve-se realizar a calibração *in vitro,* ou seja, antes da retirada da fibra ótica do compartimento escuro em que é armazenada. Durante a passagem do cateter, é preciso estar atento às mudanças de pressão e de curvas para localizar o cateter dentro do sistema cardiovascular, bem como identificar os possíveis erros de mensuração ou os defeitos no cateter (Figura 5). A observação das curvas durante a passagem permite também identificar se existe insuficiência tricúspide grave, visto que, na presença dessa disfunção valvular, a medida do débito cardíaco como ferramenta de monitorização não deve ser utilizada.

- O cateter deve ser inserido com o balão insuflado, e tracionado sempre com o balão desinsuflado. Após o encunhamento, deve-se certificar que a curva de pressão da artéria pulmonar reaparece imediatamente após o desinsuflar do cateter. Caso isso não ocorra, é necessário exteriorizar aos poucos o cateter para a menor posição possível onde haja a oclusão arterial. Além disso, é preciso se certificar de que o cateter se encontra na zona 3 de West (Tabela 3) para só então utilizar as medidas pressóricas. Da mesma forma que durante avaliação da PVC, é necessário lembrar que as medidas devem ser realizadas ao final da expiração – momento em que a pressão pleural é mais próxima do zero atmosférico.

Tabela 3 Medidas para identificação do posicionamento do cateter de artéria pulmonar da zona 3 de West

Medida	Zona 3
▸ Contorno da onda de pressão de artéria pulmonar ocluída	▸ Visualização das ondas "a" e "v" de forma adequada após a oclusão
▸ Teste da PEEP	▸ Variação da pressão de artéria pulmonar ocluída menor do que 50% da variação da PEEP
▸ Posicionamento do cateter de artéria pulmonar	▸ Ponta do cateter abaixo do nível do átrio direito na radiografia de tórax
▸ Comparação das pressões diastólica da artéria pulmonar e da artéria pulmonar ocluída	▸ Pressão diastólica da artéria pulmonar é maior que a pressão de artéria pulmonar ocluída

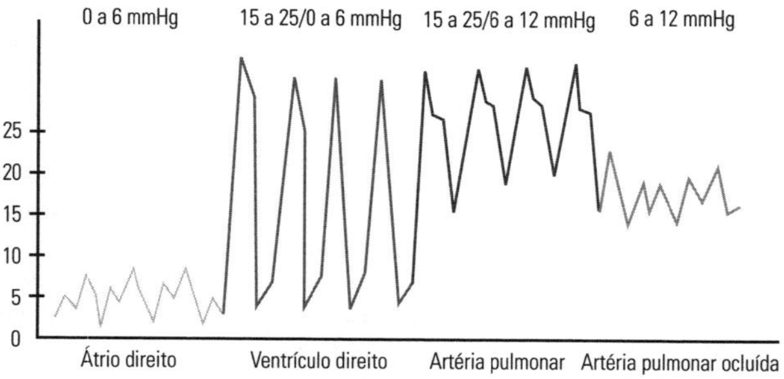

Figura 5 Curvas e pressões durante a cateterização de câmaras direitas.

- Além do diagnóstico etiológico do choque, o cateter de artéria pulmonar permite avaliação das intervenções durante a fase de otimização do choque circulatório. Através da monitorização da variação do débito cardíaco em conjunto com a variação da saturação venosa mista, é possível identificar se houve aumento de consumo com o aumento da DO_2, o que caracterizaria um paciente que se encontra abaixo do DO_2 crítico e, portanto, dependente da oferta de oxigênio. O objetivo da otimização hemodinâmica é aumentar a oferta de O_2 para retirar o paciente desta fase de dependência (ou seja, até que não haja mais incremento do consumo de oxigênio com o aumento do débito), o que significa a resolução da má perfusão sistêmica do ponto de vista hemodinâmico.
- É importante atentar que a avaliação da melhora ou piora do paciente não é realizada através dos valores isolados da monitorização, e sim pela avaliação clínica à beira do leito. Por exemplo, se um paciente não aumenta o consumo de oxigênio com o aumento da oferta, porém mantém sinais de má perfusão periférica, p. ex.: lactato em piora progressiva, e/ou mantém disfunções orgânicas, é possível que o problema esteja na incapacidade de extração pelas células devido à manutenção do *shunt* em microcirculação, morte celular e/ou disfunção mitocondrial, de modo independente da relação DO_2/VO_2, em um cenário de péssimo prognóstico e, talvez, irreversível.

MÉTODOS DE ANÁLISE DE CONTORNO DE PULSO

- Os dispositivos de análise de contorno de pulsos fazem uma estimativa do volume sistólico ou do débito cardíaco a partir da análise da onda de pressão arterial e, portanto, necessitam de um cateter arterial bem-posicionado. Os dados são fornecidos de forma contínua e em tempo real. Para traduzir o formato da pressão arterial em volume, é necessário que o dispositivo utilize dados da complacência arterial. Todavia, a complacência arterial não é constante no mesmo paciente ao longo do tempo, o que faz sua estimativa muito difícil. Dessa forma, cada dispositivo desenvolveu uma estratégia própria de recalibrar o sinal pressórico, seja com uma forma independente de medir o débito cardíaco, como o sistema LiDCOplus/PulseCO (LiDCO Ltd, Reino Unido), o sistema PiCCO (Pulsion Medical Systems, Alemanha) e o sistema VolumeView/EV1000 (Edwards Lifesciences, Estados Unidos da América); ou de estimar a complacência arterial, como o sistema Vigileo/FloTrac (Edwards Lifesciences, Estados Unidos da América), que utiliza um algoritmo que leva em conta inúmeras variáveis demográficas e fisiológicas, dispensando assim a calibração.
- O LIDCOplus requer uma calibração com a técnica de diluição do lítio para estimar a complacência arterial. Uma dose pequena, subterapêutica de cloreto de lítio é injetada pela via venosa (central ou periférica) e um eletrodo acoplado à linha arterial, sensível à presença de íons, detecta a presença do lítio. A detecção do lítio gera uma curva de concentração/tempo, cuja área é utilizada juntamente com a dose do lítio para estimativa do débito cardíaco através da equação de Stewart-Hamilton. A recalibração é necessária a cada 8 h, bem como a cada alteração significativa de complacência e impedância do sistema arterial, como, por exemplo, com mudanças hemodinâmicas importantes. Artefatos na curva arterial e formatos irregulares interferem com a acurácia das medidas. Em pacientes com doença vascular grave, doença valvular aórtica ou em uso de balão intra-aórtico a acurácia também pode ser comprometida.

- Tanto o PICCO quanto o VolumeView/EV1000 utilizam a análise da curva de pressão arterial, baseando-se no princípio de que o volume sistólico é proporcional à pressão de pulso e inversamente proporcional à complacência arterial. O PICCO é um método de analise de contorno de pulso que utiliza a termodiluição transpulmonar para estimar a complacência arterial. Um cateter arterial com um termistor na ponta é utilizado para detectar mudança na temperatura do sangue após a injeção de um volume de salina gelada por um cateter venoso central. Através da termodiluição transpulmonar é possível extrair outras variáveis como a água pulmonar extravascular pulmonar e o índice de permeabilidade vascular pulmonar. É necessária recalibração a cada 8 horas. Entretanto, alguns estudos observacionais sugerem que a recalibração seja realizada de hora em hora, principalmente no contexto de instabilidade hemodinâmica. A medida contínua do débito cardíaco é realizada através da análise do componente sistólico da curva de pressão arterial. As principais limitações do PICCO são a presença de *shunts* intracardíacos, de doença valvular aórtica e o uso do balão intra-aórtico.
- O sistema VolumeView/EV1000 também utiliza a termodiluição transpulmonar para calibrar a análise de contorno de pulso, e utiliza o mesmo algoritmo do FloTrac para estimar o débito cardíaco. Também necessita de um cateter venoso central e de um cateter arterial em veia femoral.
- O Vigileo/FloTrac utiliza um transdutor de pressão arterial que usa um algoritmo específico para estimar o volume sistólico e o débito cardíaco. Neste sistema, a resistência e a complacência arterial são estimadas através de dados morfométricos, que são automaticamente atualizados a cada 60 segundos, levando em conta propriedades geométricas da curva de pressão arterial. Os estudos de validação deste sistema apresentam resultados conflitantes. Enquanto alguns estudos de validação mostram uma boa concordância com o cateter de artéria pulmonar, outros mostram uma taxa de erro que pode atingir até 70%, além de inacurácia e imprecisão durante os períodos de instabilidade hemodinâmica. De uma forma geral, a maioria dos estudos que mostram uma confiabilidade do sistema são realizados em perioperatório, embora ainda assim com resultados conflitantes. Os piores resultados ocorreram nos pacientes criticamente enfermos, como aqueles em choque séptico ou com altas doses de vasopressores; hepatopatas ou em perioperatório de cirurgia hepática; e em cirurgia cardíaca. A capacidade de monitorização do FloTrac cai vertiginosamente quando o tônus vasomotor muda, seja por condições clínicas, seja pela administração de vasopressor. Os algoritmos já foram atualizados, estando atualmente na terceira geração, embora mantenham ainda baixa confiabilidade principalmente em situações de alteração do tônus vasomotor ou da resistência vascular.

LITERATURA RECOMENDADA

1. van Genderen ME, van Bommel J, Lima A. Monitoring peripheral perfusion in critically ill patients at the bedside. Current Opinion in Critical Care. 2012 Jun;18(3):273-9.
2. Lima A, Bakker J. Noninvasive monitoring of peripheral perfusion. Intensive Care Medicine. 2005 Oct;31(10):1316-26.
3. Ait-Oufella H, Lemoinne S, Boelle PY, Galbois A, Baudel JL, Lemant J, et al. Mottling score predicts survival in septic shock. Intensive Care Medicine. 2011 May;37(5):801-7.

4. Coudroy R, Jamet A, Frat JP, Veinstein A, Chatellier D, Goudet V, et al. Incidence and impact of skin mottling over the knee and its duration on outcome in critically ill patients. Intensive care medicine. 2015 Mar;41(3):452-9. PubMed PMID: 25516087.
5. Ait-Oufella H, Bige N, Boelle PY, Pichereau C, Alves M, Bertinchamp R, et al. Capillary refill time exploration during septic shock. Intensive Care Medicine. 2014 Jul;40(7):958-64.
6. Hernandez G, Pedreros C, Veas E, Bruhn A, Romero C, Rovegno M, et al. Evolution of peripheral vs metabolic perfusion parameters during septic shock resuscitation. A clinical-physiologic study. Journal of Critical Care. 2012 Jun;27(3):283-8.
7. Lima A, van Bommel J, Sikorska K, van Genderen M, Klijn E, Lesaffre E, et al. The relation of near-infrared spectroscopy with changes in peripheral circulation in critically ill patients. Critical Care Medicine. 2011 Jul;39(7):1649-54.
8. Fall PJ, Szerlip HM. Lactic acidosis: from sour milk to septic shock. Journal of Intensive Care Medicine. 2005 Sep-Oct;20(5):255-71.
9. Shapiro NI, Howell MD, Talmor D, Nathanson LA, Lisbon A, Wolfe RE, et al. Serum lactate as a predictor of mortality in emergency department patients with infection. Annals of Emergency Medicine. 2005 May;45(5):524-8.
10. Nguyen HB, Rivers EP, Knoblich BP, Jacobsen G, Muzzin A, Ressler JA, et al. Early lactate clearance is associated with improved outcome in severe sepsis and septic shock. Critical Care Medicine. 2004 Aug;32(8):1637-42.
11. Nichol A, Bailey M, Egi M, Pettila V, French C, Stachowski E, et al. Dynamic lactate indices as predictors of outcome in critically ill patients. Critical Care. 2011;15(5):R242.
12. McLean AS. Echocardiography in shock management. Critical Care. 2016 Aug 20;20:275.
13. Beaulieu Y. Bedside echocardiography in the assessment of the critically ill. Critical Care Medicine. 2007 May;35(5 Suppl):S235-49.
14. Chew MS. Haemodynamic monitoring using echocardiography in the critically ill: a review. Cardiology Research and Practice. 2012;2012:139537.
15. Kanji HD, McCallum J, Sirounis D, MacRedmond R, Moss R, Boyd JH. Limited echocardiography-guided therapy in subacute shock is associated with change in management and improved outcomes. Journal of Critical Care. 2014 Oct;29(5):700-5.
16. Magder S. Right atrial pressure in the critically ill: how to measure, what is the value, what are the limitations? Chest. 2017 Apr;151(4):908-16.
17. Magder S. How to use central venous pressure measurements. Current Opinion in Critical Care. 2005 Jun;11(3):264-70.
18. Berlin DA, Bakker J. Starling curves and central venous pressure. Critical Care. 2015 Feb 16;19:55.
19. Esper SA, Pinsky MR. Arterial waveform analysis. Best Practice & Research Clinical Anaesthesiology. 2014 Dec;28(4):363-80.
20. Nirmalan M, Dark PM. Broader applications of arterial pressure wave form analysis. Continuing Education in Anaesthesia Critical Care & Pain. 2014;14(6):285-90.
21. Robin E, Costecalde M, Lebuffe G, Vallet B. Clinical relevance of data from the pulmonary artery catheter. Critical Care. 2006;10 Suppl 3:S3.
22. Tuman KJ, Carroll GC, Ivankovich AD. Pitfalls in interpretation of pulmonary artery catheter data. Journal of Cardiothoracic Anesthesia. 1989 Oct;3(5):625-41.
23. Vincent JL, De Backer D. Oxygen transport-the oxygen delivery controversy. Intensive Care Medicine. 2004 Nov;30(11):1990-6.
24. Leach RM, Treacher DF. The pulmonary physician and critical care. 6. Oxygen transport: the relation between oxygen delivery and consumption. Thorax. 1992 Nov;47(11):971-8.
25. Monnet X, Teboul JL. Minimally invasive monitoring. Critical Care Clinics. 2015 Jan;31(1):25-42.

26. Morgan P, Al-Subaie N, Rhodes A. Minimally invasive cardiac output monitoring. Current Opinion in Critical Care. 2008 Jun;14(3):322-6.
27. Camporota L, Beale R. Pitfalls in haemodynamic monitoring based on the arterial pressure waveform. Critical Care. 2010;14(2):124.

CAPÍTULO 7

Manejo de fluidos no paciente crítico

Bruno Adler Maccagnan Pinheiro Besen
Marcelo Park

MENSAGENS RELEVANTES

- O manejo de fluidos é a intervenção mais frequentemente utilizada na unidade de terapia intensiva (UTI).
- A qualidade (tipo) dos fluidos pode ter impacto na evolução clínica do paciente crítico e no desenvolvimento de disfunções orgânicas.
- Com exceção do paciente neurocrítico, em que se deve dar preferência ao NaCl 0,9%, o tipo de cristaloide a ser utilizado deve ser escolhido com base no perfil hidroeletrolítico e acidobásico do paciente crítico.
- A quantidade de fluidos administrada deve ser titulada à fase da doença crítica, eventualmente se considerando a retirada ativa de fluidos nas fases de estabilização e descalonamento.
- Sempre que possível, deve-se avaliar a fluido-responsividade antes de se administrar fluidos de expansão a pacientes na fase de otimização.
- No cálculo de soro de manutenção, deve-se descontar outras fontes de fluidos (diluição de antimicrobianos e reposições eletrolíticas, transfusões etc.) para evitar a sobrecarga de fluidos e eletrólitos no paciente crítico.
- Fundamental no cálculo de soro de manutenção é a reposição de perdas hidroeletrolíticas em pacientes que apresentem perdas sensíveis consideráveis (como ileostomia, drenos, fístulas gastrointestinais, sonda nasogástrica).

INTRODUÇÃO

- Em pacientes críticos, em especial no choque circulatório, existem quatro fases no manejo hemodinâmico, que se aplicam diretamente às considerações sobre manejo de fluidos:
  - **Resgate**, em que o objetivo é atingir uma pressão arterial média (PAM) mínima compatível com a vida.
  - **Otimização**, na qual o objetivo é adequar a oferta e o consumo de oxigênio tecidual.
  - **Estabilização**, em que o objetivo é prover suporte orgânico de maneira adequada.
  - **Descalonamento**, cujo objetivo é evitar danos relacionados à terapia utilizada.
- Em pacientes cirúrgicos eletivos, por exemplo, parte-se da segunda fase por meio da otimização hemodinâmica perioperatória, porém o racional é válido para todo paciente crítico.
- Fluidos podem ser utilizados para fins de expansão volêmica ou para soluções de manutenção. Por fim, são utilizados para a diluição de medicamentos, que deve ser considerada sempre nos cálculos de fluidos de manutenção.
- Apenas 50% dos pacientes com choque na UTI são responsivos à expansão volêmica (ou seja, apresentam aumento do débito cardíaco em > 15%).

- Dos pacientes fluido-responsivos na UTI, em apenas metade das vezes o aumento no débito cardíaco e na oferta de oxigênio tecidual (DO_2) resultará em aumento do consumo de oxigênio tecidual (VO_2).
- Em última instância, a chance de se melhorar o VO_2 do paciente com expansão volêmica na UTI após a fase de resgate é próxima de 25%.
- O efeito da expansão volêmica sobre o aumento do débito cardíaco em pacientes críticos é efêmero, tendo duração aproximada de 30-60 minutos.
- Para um manejo racional de fluidos na UTI, deve-se também considerar o estado acidobásico do paciente, a presença de distúrbios hidroeletrolíticos, parâmetros de sobrecarga volêmica (balanço hídrico, balanço hídrico acumulado, peso) e disfunções orgânicas.

FLUIDOS PARA EXPANSÃO VOLÊMICA

- Fluidos para fins de expansão volêmica são classificados em cristaloides e coloides.
- Em teoria, os coloides têm maior poder osmótico e se mantêm mais tempo no intravascular. Porém, a lesão na barreira endotelial que ocorre em pacientes críticos, a qual afeta o glicocálix, acaba por permitir o extravasamento de substâncias proteicas para o interstício.
- Não há evidências de que o uso de coloides se traduza em melhores desfechos em pacientes críticos.
- Entre os cristaloides, pode-se dividir as soluções em balanceadas e não balanceadas.
- Soluções balanceadas possuem quantidades menores de cloro e bases que, em última instância, acabam sendo convertidas a bicarbonato, dessa forma trazendo menos alterações ao equilíbrio acidobásico.
- São exemplos de solução balanceada o Ringer lactato e o Plasmalyte®
- São exemplos de soluções não balanceadas o Ringer e a solução salina 0,9% (Tabela 1).

Tabela 1 Composição dos cristaloides mais comumente utilizados na prática clínica

Solução	Composição eletrolítica (mEq/L)						
	Na	Cl	K	HCO_3^-	Ca	Mg	mOsm/L
Fluido extracelular	142	103	4	27	5	3	280-310
Ringer lactato#	131	111	5	*	3	–	280
Ringer	147	156	4	–	4,5	–	310
Solução salina 0,9%	154	154	–	–	–	–	308
Plasmalyte®	140	98	5	**	–	3	294
Glicose 5%	–	–	–	–	–	–	253

* 28 mmol/L de lactato.

** 27 mmol/L de acetato e 23 mmol/L de gluconato.

O Ringer lactato pode ter composições variadas a depender do fabricante.

- Como regra geral, recomenda-se utilizar a solução para expansão volêmica de acordo com o estado acidobásico do paciente, dando-se preferência para o Ringer lactato, dado o seu menor custo, reservando o uso de soro fisiológico para pacientes com alcalose metabólica cloreto-responsiva.

- Após a realização de vários estudos clínicos (SMART, BaSICS e PLUS) comparando soluções balanceadas e não balanceadas, na média, não há diferenças em termos de desfechos clínicos robustos com uma ou outra solução, com duas exceções. Pacientes neurocríticos têm melhor desfecho com o uso de NaCl 0,9% em detrimento de soluções balanceadas. Pacientes com choque séptico possivelmente têm melhor desfecho com o uso de soluções balanceadas em detrimento de NaCl 0,9%, porém esta ainda é considerada uma questão aberta (e possivelmente que deva ser esquecida) na literatura científica.
- Soluções cristaloides hipertônicas (NaCl 3%, NaCl 7,5%) já foram testadas para uso clínico e nunca se mostraram benéficas. Dessa forma, não são indicadas para fins de expansão volêmica na prática clínica.
- Soluções de glicose (5%, 10%, 50%) não são recomendadas para expansão volêmica, devendo seu uso ser reservado para diluição de medicamentos, reposição de água livre em pacientes com trato gastrointestinal indisponível e composição de soro de manutenção ou mesmo nutrição parenteral (glicose 50%).
- Coloides podem ser classificados em hiperoncóticos ou hiponcóticos e naturais ou sintéticos/semissintéticos.
- A albumina 25% é um coloide hiperoncótico, natural, comercializado em frascos de 50 mL. O uso de albumina é recomendado nas seguintes situações:
  - ▷ Profilaxia de síndrome hepatorrenal em pacientes com peritonite bacteriana espontânea (1,5 g/kg no 1º dia e 1 g/kg no 3º dia).
  - ▷ Profilaxia de síndrome hepatorrenal em pacientes submetidos a paracenteses de grande volume (i. e., > 5 L), na dose de 6-8 g de albumina para cada litro retirado.
  - ▷ Expansão volêmica em pacientes com suspeita ou diagnóstico de síndrome hepatorrenal (1 g/kg/dia por 2 dias, seguidos por 20-40 g/dia).
- A reposição de albumina (com albumina hiperoncótica 25%) em pacientes críticos hipoalbuminêmicos está associada a menor acúmulo de fluidos, a aumento do efeito de diuréticos de alça e ao desmame de vasopressor mais rápido, à custa de maior disfunção hepática (avaliada por hiperbilirrubinemia). Contudo, não há diferenças em desfechos clínicos robustos. Portanto, o uso nessas situações não é recomendado de rotina.
- A albumina 5% é um coloide isoncótico, natural, que pode ser utilizado para fins de expansão volêmica. No Brasil, habitualmente é confeccionada através de "soro albuminado", ou seja, colocando frascos de albumina 25% em soluções cristaloides. O seu uso como expansor volêmico não mostrou diferenças com relação a soluções cristaloides e é contraindicado em pacientes com traumatismo cranioencefálico, nos quais foi associada à maior mortalidade. Tendo em vista o alto custo, o uso como expansor volêmico não é recomendado na UTI.
- Amidos (*starches*), gelatinas e dextrans são os coloides semissintéticos ainda comercializados. Por conta dos poucos estudos com gelatinas e dextrans e dos efeitos colaterais em pacientes críticos apresentados por amidos em dois grandes estudos clínicos (piores desfechos renais e coagulopatia), os coloides semissintéticos caíram em desuso na UTI e não são recomendados.

AVALIAÇÃO DE FLUIDO-RESPONSIVIDADE

- A administração de fluidos para fins hemodinâmicos pode ser realizada de algumas formas:
  - ▷ *Bolus* empíricos, recomendados em algumas situações, na fase de resgate (como trauma grave com instabilidade hemodinâmica, choque séptico, grandes queimados).
  - ▷ *Bolus* de fluido após avaliação de fluido-responsividade.
  - ▷ Desafios hídricos, guiados por parâmetros fisiológicos antes e após a infusão.
- Fluido-responsividade refere-se à resposta do volume sistólico após a infusão de uma certa alíquota de fluido, habitualmente considerada 500 mL de cristaloide em 30 minutos.
- Um paciente é dito fluido-responsivo se ele apresentar um aumento no volume sistólico de, pelo menos, 10%. Isso é baseado na relação teórica entre a pré-carga (aqui definida de maneira ampla como o volume diastólico final do ventrículo esquerdo) e o volume sistólico, representada pelas curvas de Frank-Starling (Figura 1).
- Um mesmo paciente pode se encontrar, em momentos diferentes, na parte achatada da curva, e em outros, na parte ascendente, dita pré-carga dependente. Pacientes com função ventricular diminuída tendem a ficar na parte achatada da curva (Figura 1).
- Parâmetros estáticos não são capazes de avaliar fluido-responsividade, pois é necessário entender a relação entre volumes (ou pressão) e o volume sistólico do paciente. Assim, valores de pressão venosa central, pressão de oclusão de artéria pulmonar ou de volume diastólico final de câmaras cardíacas não são capazes de predizer responsividade a fluidos.
- Para avaliar a presença de fluido-responsividade em pacientes críticos, pode-se utilizar alguns artifícios fisiológicos:
  - ▷ Interação cardiopulmonar em pacientes sob ventilação mecânica, também conhecida como hemodinâmica funcional.
  - ▷ Manobra de elevação passiva dos membros.

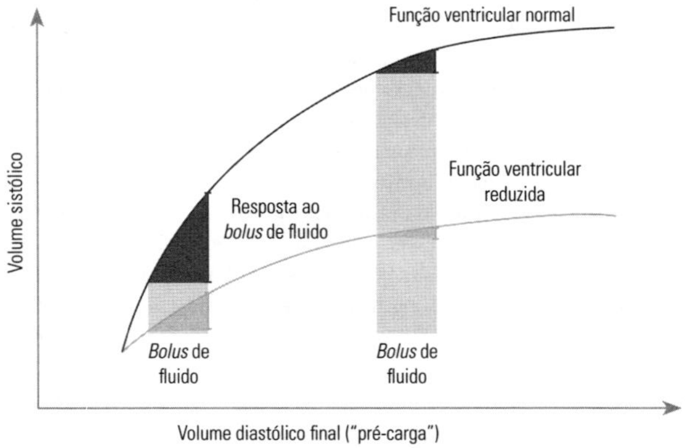

Figura 1 As curvas de Frank-Starling ilustram que o efeito que um dado aumento na pré-carga pode ter sobre o volume sistólico depende tanto da pré-carga quanto da contratilidade. Toda a teoria da fluido-responsividade gira em torno de estressar o sistema cardiovascular e entender onde o paciente está na curva (porção ascendente *vs.* achatada) e qual a curva do paciente. Adaptada de Bentzer et al., 2016.

- Pelo ponto de vista da interação cardiopulmonar, o paciente em ventilação mecânica controlada, em razão de variações regulares na pressão intratorácica, apresentará variações ao longo do tempo em seu volume sistólico, de acordo com o ciclo respiratório (Figura 2). Isso poderá ser observado por meio da variação de volume sistólico (VVS) quando na presença de um monitor de débito cardíaco ou por meio da variação da pressão de pulso (ΔPP), a qual é um marcador da variação do volume sistólico, um dos determinantes da pressão de pulso.

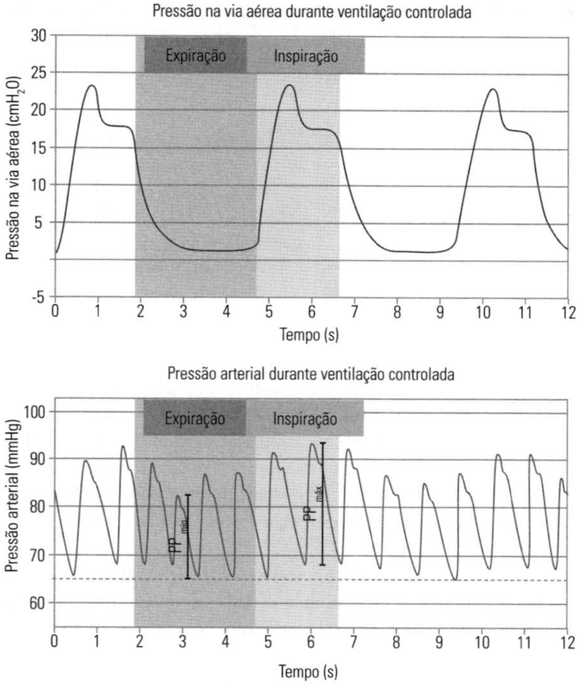

Figura 2 Variações de pressão intratorácica no ciclo ventilatório e o seu impacto na pressão de pulso. A variação da pressão de pulso (ΔPP) pode prever a responsividade a fluidos em pacientes em ventilação mecânica controlada que apresentem certos pré-requisitos. Adaptada de Bentzer et al., 2016.

- Para que essas medidas sejam válidas, o paciente não pode apresentar arritmias cardíacas, tampouco ciclos espontâneos ou assistidos, nos quais o grau de esforço é desconhecido. O volume corrente deve ser no mínimo de 7 mL/kg e o paciente não pode apresentar complacência pulmonar reduzida ou disfunção de ventrículo direito (*cor pulmonale* agudo).
- Em pacientes com arritmias cardíacas, se não houver esforço respiratório, pode-se utilizar a manobra de oclusão ao final da expiração (MOFE) para avaliar a fluido-responsividade. Faz-se uma pausa expiratória de 15 segundos e observa-se a variação que ocorre na pressão de pulso ou no volume sistólico. Se não ocorrer insuflação pulmonar por esse período, haverá um au-

mento do retorno venoso para o ventrículo esquerdo. Um aumento de 5% no volume sistólico é preditor de fluido-responsividade.

- A variação do diâmetro da veia cava inferior (ΔVCI) com o ciclo respiratório também pode ser útil para avaliação de fluido-responsividade. Embora seja descrito o seu uso em ventilação espontânea, os valores de corte são diferentes e menos acurados (Tabela 2).

Tabela 2 Parâmetros mais utilizados para avaliação de fluido-responsividade

	Valor de corte	Sensibilidade	Especificidade
ΔPP: Vt ≥ 7 mL/kg	13%	84%	84%
ΔPP: Vt < 7 mL/kg	8%	72%	91%
VVS	12%	79%	84%
MEPM – variação de débito cardíaco	10-15%	88%	92%
ΔVCI – ventilação controlada	18%	77%	85%
ΔVCI – ventilação espontânea	42%	31-70%	80-97%

ΔPP: variação da pressão de pulso; Vt: volume corrente; VVS: variação de volume sistólico; MEPM: manobra de elevação passiva dos membros inferiores; ΔVCI: variação de veia cava inferior. Valores obtidos a partir de Bentzer, 2016.

- Em pacientes extubados ou em ventilação espontânea, a VVS, a ΔPP e a MOFE não são válidas para se prever fluido-responsividade, tampouco parâmetros ultrassonográficos como o índice de distensibilidade da veia cava inferior.
- O método mais aceito e aplicável para avaliação de fluido-responsividade é a manobra de elevação passiva dos membros (MEPM). Fisiologicamente, a manobra equivale a fazer um *bolus* de 300 mL de sangue dos membros inferiores para dentro da circulação central, prevendo com boa acurácia a fluido-responsividade (Figura 3).
- A principal limitação da MEPM é a necessidade de se utilizar um parâmetro de fluxo. Pode-se utilizar o volume sistólico por dispositivos minimamente invasivos ou o VTI (*velocity time integral*) da via de saída do ventrículo esquerdo por ecocardiograma *point-of-care*.
- Variações de pressão arterial com a elevação passiva dos membros inferiores não significam que um paciente seja fluido-responsivo e não devem ser utilizadas para tal.

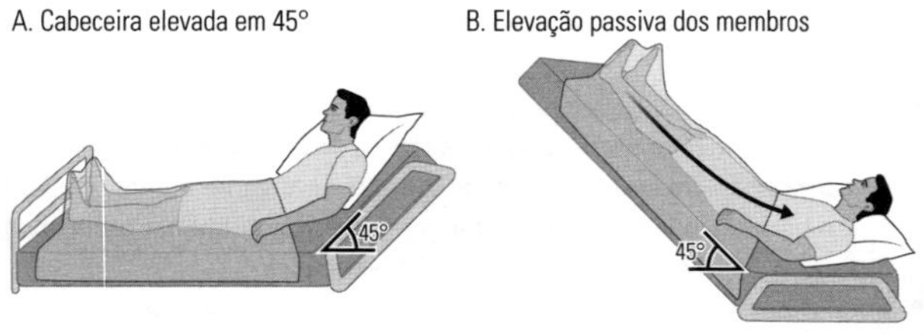

Figura 3 Manobra de elevação passiva dos membros (MEPM). Essa manobra deve ser realizada mudando-se o decúbito da cama e avaliando-se a variação no débito cardíaco (ou outro marcador do débito cardíaco) 1 minuto após a mudança. Não se deve encostar no paciente para realizar a manobra, pois pode falsear o resultado. Adaptada de Bentzer et al., 2016.

- Desafios hídricos devem ser utilizados na impossibilidade de avaliar fluido-responsividade.
- Diurese, variações de frequência cardíaca e de pressão arterial não são bons parâmetros para se avaliar a resposta a fluidos em desafios hídricos.
- Caso se opte por um desafio hídrico, o ideal é que se avalie objetivamente o débito cardíaco ou algum marcador deste (como o VTI) antes e após a infusão de fluidos.

FLUIDOS DE MANUTENÇÃO

PRINCÍPIOS BÁSICOS

- Fluidos de manutenção são utilizados com grande frequência na prática clínica e o seu uso é responsável por grande parte dos efeitos deletérios do excesso de fluidos, em especial em pacientes cirúrgicos.
- Um princípio básico para o uso de fluidos de manutenção é que, se o paciente é capaz de receber alimentação pela via oral ou via sonda nasoenteral, o uso de fluidos de manutenção nunca é recomendado, exceto se for necessário para reposição de perdas. Assim, o início precoce de nutrição pela via enteral é fundamental para um adequado manejo de fluidos.
- Em pacientes cirúrgicos de alto risco nutricional, especialmente se não houver perspectiva de recuperação do trânsito gastrointestinal, fora do contexto de disfunção de múltiplos órgãos, deve-se discutir a possibilidade de iniciar nutrição parenteral precocemente (ver capítulo específico) em vez de se manter fluidos de manutenção por tempo prolongado.
- Em pacientes cirúrgicos de baixo risco nutricional (ou em jejum por outros motivos), fora do contexto de disfunção de múltiplos órgãos, fluidos de manutenção podem evitar cetose de jejum e distúrbios hidroeletrolíticos e servir como ponte até a retomada de dieta via oral, em geral tolerando-se até 7 dias para tal.
- O uso de fluidos de manutenção é baseado em um racional de que há um equilíbrio entre ganhos e perdas de água e eletrólitos. Essas perdas podem ser sensíveis (perceptíveis) ou insensíveis, conforme demonstrado na Tabela 3.
- Embora o racional seja válido, a fisiologia do paciente crítico é bastante complexa, podendo ocorrer alterações nesses cálculos, como as seguintes:
  - ▷ Maior produção de água endógena a partir de oxidação.
  - ▷ Menores perdas insensíveis pulmonares em pacientes intubados com o filtro HME.
  - ▷ Diarreia (uma perda sensível), porém de difícil quantificação.

Tabela 3 Troca de água (em um adulto de ~ 70 kg)

	Via	Volume diário médio (mL)
Ganhos		
Sensíveis	Água via oral	800-1.500
	Alimentos sólidos	500-700
Insensíveis	Água de oxidação endógena	250

(continua)

Tabela 3 Troca de água (em um adulto de ~ 70 kg) *(continuação)*

	Via	Volume diário médio (mL)
Perdas		
Sensíveis	Urina	800-1.500
	Fezes	0-250
	Sudorese	–
	Sondas/drenos/fístulas	Variável
Insensíveis	Pulmões e pele	600

- Pelos motivos explicados, nas UTI clínicas do HC-FMUSP, não é realizado cálculo de água endógena ou de perdas insensíveis para o cálculo do balanço hídrico diário e cumulativo, pois tais inferências habitualmente são subjetivas e podem levar a cálculos incorretos.
- Perdas insensíveis devem ser levadas em consideração no manejo do paciente e na tomada de decisão quanto às metas de balanço hídrico diário. Por exemplo, um paciente com cinco evacuações diarreicas por dia não quantificadas pode ter sua meta de balanço hídrico modificada em 500-1.000 mL nas 24 horas; ou um paciente persistentemente febril e sudoreico, com hipernatremia em piora, pode necessitar de aumento da oferta de água livre para compensar essa perda não quantificada.

CÁLCULO DE FLUIDOS DE MANUTENÇÃO

- Para o cálculo de fluidos de manutenção, recomendam-se os seguintes passos:
  1. Determinar a necessidade de água livre diária: 25 mL/kg/dia (adultos saudáveis). Regra geral, deve-se evitar ultrapassar 2,5 L/dia. Em pacientes idosos, frágeis, cardiopatas, cirróticos ou com doença renal crônica, considerar até 20 mL/kg/dia.
  2. Determinar a necessidade de eletrólitos e glicose:
     a. Sódio: 1-2 mEq/kg/dia.
     b. Potássio: 1 mEq/kg/dia.
     c. Glicose: 50-100 g/dia, a fim de evitar cetose.
  3. Subtrair do cálculo os fluidos utilizados para diluição de medicamentos.
  4. Incluir reposição de perdas no total de fluidos infundidos (ver Tabela 4 para adaptar a composição do fluido de acordo com o tipo de perda).

Tabela 4 Composição hidroeletrolítica de secreções gastrointestinais

Tipo de secreção	Volume (mL/24 h)	Na^+ (mEq/L)	K^+ (mEq/L)	Cl^- (mEq/L)	HCO_3^- (mEq/L)
Estômago	1.000-2.000	60-90	10-30	100-130	0
Intestino delgado	2.000-3.000	120-140	5-10	90-120	30-40
Cólon	–	60	30	40	0
Pâncreas	600-800	135-145	5-10	70-90	95-115
Bile	300-800	135-145	5-10	90-110	30-40

- Outros eletrólitos também têm requerimento básico, mas dificilmente há depleção em pacientes com necessidade de soro de manutenção por curtos períodos (ver Capítulo específico – "Terapia nutricional parenteral"). A Tabela 5 traz a composição eletrolítica das soluções disponíveis mais utilizadas na prática clínica.
- Perdas patológicas são relativamente comuns em pacientes na UTI. Elas podem ocorrer através de fístulas (pancreática, entérica, biliar), estomas (ileostomia, em especial), débito de sonda nasogástrica ou de outros drenos, podendo ser volumosas e resultar em distúrbios hidroeletrolíticos. Perdas gástricas, por exemplo, podem levar a alcalose metabólica e hipocalemia. Fístulas pancreáticas podem levar à acidose metabólica, por outro lado. Fístulas biliares e de intestino delgado, em geral, podem levar à acidose metabólica, mas com menor risco em relação às fístulas pancreáticas.

Tabela 5 Composição eletrolítica das apresentações mais comuns de eletrólitos para uso intravenoso

Eletrólito	Composição	Apresentações comuns
NaCl 20%	3,42 mEq/mL de Na^+ e Cl^-	Ampolas de 10 e 20 mL
$NaHCO_3$ 8,4%	1 mEq/mL de Na^+ e HCO_3^-	Ampolas de 10 mL, frascos de 250 mL
KCl 19,1%	2,52 mEq/mL de K^+ e Cl^-	Ampolas de 10 mL
KH_2PO_4/K_2HPO_4*	2 mEq/mL de K^+ e 1 mmol/mL de PO_4^{3-}	Ampolas de 10 mL
Glicerofosfato de sódio	2 mEq/mL de Na^+ e 1 mmol/mL de PO_4^{3-}	Ampolas de 10 mL
Gluconato de cálcio 10%	90 mg/10 mL de cálcio elementar	Ampolas de 10 mL
$CaCl_2$ 10%	272 mg/10 mL de cálcio elementar	Ampolas de 5 e 10 mL
$MgSO_4$ 10%	8,1 mEq/10 mL de Mg^{2+}	Ampolas de 10 mL
$MgSO_4$ 50%	40,5 mEq/10 mL de Mg^{2+}	Ampolas de 4 e 10 mL

* Deve-se atentar à apresentação disponível no hospital, pois a composição de fosfato mono e bibásico de potássio pode ser diferente.

- Deve-se evitar o termo "perdas para o 3º espaço". Primeiro, por não existir do ponto de vista fisiológico: pancreatite aguda grave, grandes queimados e grandes cirurgias, entre outras condições, têm como fenômeno fisiopatológico um intenso processo inflamatório local que leva ao acúmulo de líquido intersticial (2º espaço). Um segundo motivo é que supor um volume de 3º espaço a ser reposto leva iatrogenicamente à reposição excessiva de fluidos e à sobrecarga hidroeletrolítica. Nessas situações, recomenda-se fortemente a avaliação diária do balanço hídrico do paciente, aferições de eletrólitos e de parâmetros hemodinâmicos para realização de ajustes no soro de manutenção.
- O soro de manutenção não deve ser um "carimbo" único para todo paciente. Diariamente, com base na análise de balanço hídrico, avaliação do estado acidobásico e aferição de eletrólitos (em especial sódio e potássio), de-

vem ser realizados ajustes às prescrições. A Tabela 6 exemplifica o cálculo de soro de manutenção em algumas situações teóricas.

- Em pacientes que evoluem com disfunções orgânicas, em especial insuficiência renal aguda, tanto oligúria quanto hipernatremia não devem ser interpretadas como sinal de desidratação e devem, na verdade, levar a uma adaptação do fluido prescrito, em geral suprimindo-se o conteúdo de sódio e mantendo apenas reposição de água livre.

Tabela 6 Exemplos clínicos de cálculo de fluidos de manutenção

Caso 1: Homem, 53 anos, previamente hígido, PO imediato de hemicolectomia direita, sem complicações. P = 70 kg.		
Cálculo: ~ 1,5-2 L de água (25 mL/kg), soro isotônico nas primeiras 24 horas, K 1 mEq/kg. Descontados 500 mL de diluição de antimicrobiano. Exemplo de prescrição (para as próximas 24 horas):		
SG 5%	500 mL	A cada 8 horas
NaCl 20%	20 mL	
KCl 19,1%	8 mL	
Caso 2: Paciente de 62 anos, previamente HAS, no 3º PO de enterectomia segmentar, evolui com íleo e passagem de SNG (drenagem de 1.000 mL/24 horas). Peso = 80 kg. K = 2,8 mEq/L, Na = 144 mEq/L, HCO_3^- = 32 mEq/L, Cl^- = 90 mEq/L.		
Cálculo: ~ 2 L de água (25 mL/kg) basal + 1 L de perda gástrica. Aumentar aporte de potássio (2 mEq/kg/dia) e cloro (nesse caso, na forma de KCl). Cuidar com hipernatremia (excesso de NaCl). Exemplo de prescrição (para as próximas 24 horas):		
SG 5%	1.000 mL	A cada 8 horas
NaCl 20%	10 mL	
KCl 19,1%	20 mL	
Caso 3: Paciente de 53 anos, previamente hígido, no 5º PO de pancreatectomia corpo-caudal evolui com choque séptico por infecção de sítio cirúrgico e IRA KDIGO 3 oligúrica. Recebe antimicrobianos apropriados e é submetido à drenagem percutânea, com saída de 500 mL/dia de líquido compatível com fístula pancreática. K = 4,8 mEq/L, Na = 138 mEq/L, HCO_3^- = 12 mEq/L, Cl^- = 115 mEq/L.		
Cálculo: suspender soro de manutenção. Manter ~ 500 mL de SG para aporte calórico e reposição de perdas insensíveis. Adicionar 500 mL de perdas pancreáticas no cálculo. Subtrair 500 mL de fluidos para diluição de antimicrobiano. Não adicionar K^+ ao soro. Exemplo de prescrição (para as próximas 24 horas):		
SG 10%	425 mL	Em 24 horas
$NaHCO_3$ 8,4%	75 mL	

MANEJO DE FLUIDOS NAS DIFERENTES FASES DA DOENÇA CRÍTICA

- O modelo teórico das fases de manejo do paciente crítico (Figura 4) permite adequar as estratégias de uso de fluidos a cada fase da doença crítica, conforme descrito a seguir.
- O grande racional em se usar fluidos no paciente crítico é que, uma vez administrados ao paciente, em algum momento eles deverão ser retirados dele. Assim,

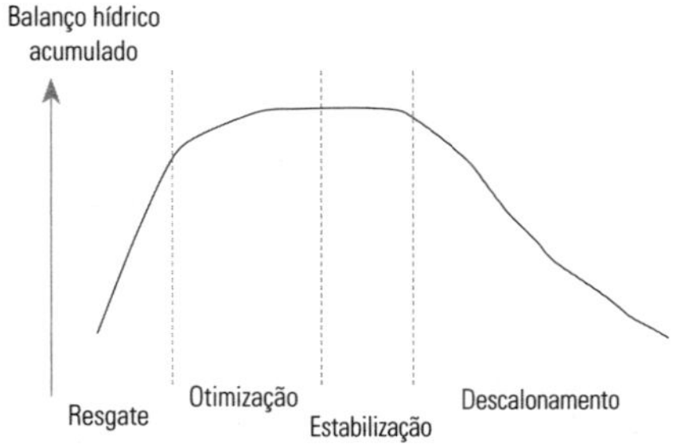

Figura 4 Modelo conceitual das fases de manejo do paciente crítico, com enfoque no manejo de fluidos e balanço hídrico. A transição de uma fase para outra pode se dar em horas ou dias, a depender da condição clínica do paciente. Contudo, qualquer expansão volêmica além de 24 horas do início da doença crítica deve ser realizada com muita cautela. Adaptada de Hoste et al., 2014.

a melhor forma de se evitar sobrecarga volêmica é não administrar fluidos a quem não precisa, conforme demonstrado em subanálise do estudo FACTT.

- Retirar fluidos, seja por meio de diuréticos ou com ultrafiltração, em geral é mais difícil e há maior imprevisibilidade de seus resultados.
- Algumas situações clínicas têm considerações específicas, que serão descritas em capítulos a parte, como pancreatite aguda grave, grandes queimados, IRA de etiologia cardiorrenal ou hepatorrenal, entre outras condições. Ainda assim, o racional apresentado a seguir é, regra geral, válido para todo paciente crítico que esteja na UTI.

FASE DE RESGATE

- Nessa fase, recomenda-se o uso de expansões volêmicas empíricas em pacientes com diagnóstico sindrômico de choque hipovolêmico e distributivo.
- Na sepse, por exemplo, recomenda-se uma expansão volêmica empírica inicial de 30 mL/kg, conforme os *guidelines* da Campanha de Sobrevivência à Sepse, embora não haja embasamento teórico para esse valor. O Instituto Latino-Americano de Sepse (ILAS) recomenda ao menos 20 mL/kg como expansão volêmica inicial para pacientes com hipotensão ou evidências de hipoperfusão induzida pela sepse.
- Em pacientes com choque cardiogênico ou obstrutivo (em especial *cor pulmonale* agudo secundário a TEP maciço ou SDRA grave), a expansão volêmica empírica pode, inclusive, levar a uma piora hemodinâmica, por causar um aumento maior do ventrículo direito, o qual, por meio da interdependência ventricular e do efeito Boerheim reverso, pode resultar em menor volume sistólico do ventrículo esquerdo.
- Na prática clínica, pacientes em maior risco de piora hemodinâmica com expansão volêmica são aqueles com turgência jugular evidente ou outros sinais clínicos de hipertensão pulmonar (B3 de VD, P2 hiperfonética), que devem alertar o médico para o uso cauteloso de expansões volêmicas empíricas.

FASE DE OTIMIZAÇÃO

- Nessa fase, recomenda-se administrar fluidos com base em parâmetros de fluido-responsividade. A indicação do uso de fluidos deve ser a evidência de sinais de má perfusão tecidual, e não isoladamente hipotensão ou necessidade de drogas vasoativas, em especial em pacientes com choque distributivo.

- Oligúria, isoladamente, não deve ser utilizada como parâmetro para indicar expansão volêmica. Oligúria deve ser, na verdade, utilizada como um parâmetro de risco para sobrecarga hidroeletrolítica e qualquer expansão volêmica em pacientes oligúricos deve ser justificada por sinais claros de hipovolemia.
- O aforismo de que pacientes já intubados toleram expansão volêmica mesmo que já apresentem evidências de congestão pulmonar deve ser abandonado da prática clínica. Tal afirmação não tem racional fisiopatológico.

FASE DE ESTABILIZAÇÃO

- Nessa fase, recomenda-se almejar um balanço hídrico zerado no paciente crítico.
- A transição da fase de otimização para estabilização, regra geral, não é maior do que 24 horas após a detecção do insulto que levou à doença crítica (seja politraumatismo, cirurgia de grande porte, sepse). Nessa fase, a minimização da entrada de fluidos deve ser realizada.
- Para realizar minimização de fluidos, recomendamos:
  - Suspender fluidos de manutenção.
  - Diluir medicamentos (antimicrobianos e outras drogas) no menor volume possível.
  - Se o paciente já estiver recebendo nutrição enteral, mesmo que em baixas doses (trófica), com boa tolerância, não é necessário nenhum outro aporte calórico.
  - Se o paciente não pode receber dieta pela via enteral ou está apresentando hipoglicemias mesmo em vigência de dieta enteral, recomendamos o uso de soluções hipertônicas de glicose (glicose 50%) para evitar entrada excessiva de fluidos.
- Se necessário e o paciente estiver hemodinamicamente estável (doses baixas de vasopressor com boa perfusão periférica e lactato clareado), pode-se utilizar doses intermitentes de diuréticos para atingir um alvo de balanço hídrico zerado para o dia.

FASE DE DESCALONAMENTO

- Nessa fase, a depender da evolução clínica do paciente, além do desmame de vasopressores e da progressão da dieta enteral até a meta estabelecida, o paciente que apresentou disfunções orgânicas transitórias pode, por si só, evoluir com BH negativo espontaneamente, o que é um sinal de bom prognóstico (Figura 5). Contudo, pacientes que evoluíram com disfunções orgânicas persistentes, em especial IRA, necessitarão de retirada ativa de fluidos com o uso de diuréticos e, caso não tenham boa resposta, eventualmente necessitarão de ultrafiltração ou terapia substitutiva renal para esse fim.

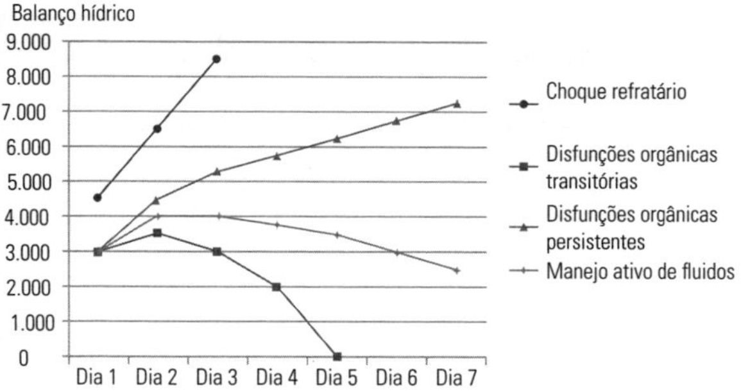

Figura 5 Modelo teórico de quatro trajetórias de balanço hídrico em pacientes críticos. Pacientes com choque refratário em geral têm acúmulo progressivo de fluidos que não pode ser corrigido. Pacientes com disfunções orgânicas transitórias, embora acumulem fluidos de início, eventualmente eliminam o excesso de fluidos recebido de modo espontâneo. Pacientes que evoluem com disfunções orgânicas persistentes são os que mais se beneficiam de um manejo ativo de fluidos.

Tabela 7 Estratégias de uso de fluidos nas diferentes fases da doença crítica

Fase	Resgate	Otimização	Estabilização	Descalonamento
Estratégia primária	*Bolus* de fluido empírico	Fluido--responsividade	Minimização de fluidos	Balanço hídrico negativo
Como realizar	▸ Na sepse: 20-30 mL/kg de cristaloide para hipotensão	▸ *Bolus* de 500 mL e reavaliar parâmetros fisiológicos, se o paciente for fluido-responsivo ▸ Uso precoce de vasopressores	▸ Reduzir fluidos de manutenção e diluições ao mínimo ▸ Diuréticos	▸ Espontaneamente ▸ Diuréticos ▸ Ultrafiltração
Volume de fluido *	+ 1,5-2,5 L (*bolus*)	+ 0,5-1,5 L (*bolus*) + 1,5-2,5 L (outras fontes)	BA de até 5 L	– 0,5-1 L/dia
Meta	PAM > 55 mmHg	Otimizar perfusão tecidual	BH zerado	BH negativo
Janela de tempo	Minutos	Horas	Dias (em geral, de 24-72 h)	Dias a semanas (em geral, > 72 h)

* O volume de fluido apresentado é o que ocorre, regra geral, mas pode ser altamente variável de paciente para paciente.

BH: balanço hídrico diário; BA: balanço hídrico acumulado; PAM: pressão arterial média.

LITERATURA RECOMENDADA

1. Bentzer P, Griesdale DE, Boyd J, MacLean K, Sirounis D, Ayas NT. Will this hemodynamically unstable patient respond to a bolus of intravenous fluids? JAMA. 2016;316(12):1298-309.
2. Besen BA, Gobatto AL, Melro LM, Maciel AT, Park M. Fluid and electrolyte overload in critically ill patients: An overview. World J Crit Care Med. 2015;4(2):116-29.
3. Besen BA, Taniguchi LU. Negative fluid balance in sepsis: when and how? Shock. 2017;47(1S Suppl 1):35-40.
4. Hoste EA, Maitland K, Brudney CS, Mehta R, Vincent JL, Yates D, et al. Four phases of intravenous fluid therapy: a conceptual model. Br J Anaesth. 2014;113(5):740-7.
5. Marik PE. Fluid responsiveness and the six guiding principles of fluid resuscitation. Crit Care Med. 2016;44(10):1920-2.
6. Marik PE. Iatrogenic salt water drowning and the hazards of a high central venous pressure. Ann Intensive Care. 2014;4:21.
7. Marik PE, Lemson J. Fluid responsiveness: an evolution of our understanding. Br J Anaesth. 2014;112(4):617-20.
8. Myburgh JA, Mythen MG. Resuscitation fluids. N Engl J Med. 2013;369(13):1243-51.
9. Padhi S, Bullock I, Li L, Stroud M, National Institute for Health and Care Excellence (NICE) Guideline Development Group. Intravenous fluid therapy for adults in hospital: summary of NICE guidance. BMJ. 2013;347:f7073.
10. Prowle JR, Kirwan CJ, Bellomo R. Fluid management for the prevention and attenuation of acute kidney injury. Nature Reviews Nephrology. 2014;10(1):37-47.
11. Semler MW, Wheeler AP, Thompson BT, Bernard GR, Wiedemann HP, Rice TW, et al. Impact of initial central venous pressure on outcomes of conservative versus liberal fluid management in acute respiratory distress syndrome. Crit Care Med. 2016;44(4):782-9.
12. Shires III GT. Fluid and electrolyte management of the surgical patient. In: Schwartz's principles of surgery. 10th ed. Philadelphia: McGraw-Hill; 2015. p. 65-83.
13. Vincent JL, De Backer D. Circulatory shock. N Engl J Med. 2013;369(18):1726-34.
14. Wiedemann HP, Wheeler AP, Bernard GR, Thompson BT, Hayden D, deBoisblanc B, et al. Comparison of two fluid-management strategies in acute lung injury. N Engl J Med. 2006;354(24):2564-75.

CAPÍTULO 8

Manejo de drogas vasoativas

Camila Merighi

Bruno Adler Maccagnan Pinheiro Besen

MENSAGENS RELEVANTES

- Drogas vasoativas inotrópicas e vasopressoras são indicadas para restabelecer a perfusão tecidual em estados de choque ou para otimização hemodinâmica em diversas condições clínicas (perioperatório, pacientes neurocríticos).
- A escolha da droga deve levar em conta o tipo de choque e o efeito hemodinâmico desejado.
- As doses devem ser tituladas e ter seus efeitos monitorados de acordo com parâmetros de perfusão, e não apenas valores isolados de pressão arterial.
- Noradrenalina é a droga vasoativa inicial de escolha no choque distributivo.
- A associação de um segundo vasopressor em pacientes com choque deve levar em consideração a necessidade de efeito inotrópico adicional ou não.
- Vasodilatadores são utilizados nas emergências hipertensivas e para tratamento de insuficiência cardíaca descompensada.
- Neste capítulo serão abordadas as principais drogas vasoativas utilizadas na prática em UTI, bem como suas indicações, mecanismos de ação e principais efeitos.

MECANISMOS DE AÇÃO

- O efeito das drogas vasoativas catecolaminérgicas se dá pela ação em receptores α1, β1, β2 e dopaminérgicos.
- A ação final depende da densidade e da modulação desses receptores em cada tecido.
- Suas ações principais são:
  - Receptores α1:
    a. Ativam fosfolipase C na musculatura lisa vascular.
    b. Efeito final: vasoconstrição.
  - Receptores β1:
    a. Atuam por meio do aumento da formação de cAMP, que aumenta as correntes de cálcio.
    b. Efeito final: aumentam a frequência e contratilidade cardíacas.
  - Receptores β2:
    a. Estimulam a adenilato ciclase.
    b. Efeito final: vasodilatação.
  - Receptores dopaminérgicos:
    a. Divididos em tipo 1 e tipo 2.
    b. O primeiro é presente nos vasos, rins e coração; o segundo, nos vasos.
    c. Efeito final: vasodilatação.
- As drogas vasoativas não catecolaminérgicas atuam por meio de outros mecanismos de ação (como vasopressina, levosimendam e milrinone) e têm como parte do seu racional poupar o uso de catecolaminas, porém estudos clínicos não mostram diferenças robustas entre o uso mais precoce dessas drogas ou não.

CLASSIFICAÇÃO

- Drogas vasoativas podem ser classificadas de acordo com sua ação principal.
- Os mecanismos de ação se sobrepõem, apesar da classificação inicial.

VASOPRESSORES/INOCONSTRITORES

- Provocam vasoconstrição periférica com ou sem inotropismo cardíaco associado.
- Em pacientes com choque distributivo, podem aumentar o retorno venoso (por venoconstrição) e otimizar o débito cardíaco, devendo ser usados em associação à expansão volêmica com esse objetivo.
- Efeito hemodinâmico como: aumento da pressão arterial e da resistência vascular periférica.
- Indicações: choques distributivos; choques de qualquer causa com maior tempo de evolução; otimização de pressão de perfusão cerebral.
- Os vasopressores mais comumente utilizados são: norepinefrina, vasopressina, adrenalina (esta com maior potência inotrópica) e dopamina.

CUIDADO!
NÃO ESQUECER!

- Em choques distributivos, os vasopressores devem ser iniciados após expansão volêmica adequada.

INODILATADORES

- Catecolaminérgicos: aumentam a contratilidade miocárdica e a frequência cardíaca – receptores β1 – e causam vasodilatação, por ação em receptores β2.
- Não catecolaminérgicos: são representados pelos inibidores de fosfodiesterase e pelos sensibilizadores ao cálcio. Também aumentam a contratilidade miocárdica e causam vasodilatação.
- Indicados principalmente no choque cardiogênico, porém podem ser úteis para otimização hemodinâmica perioperatória e em disfunção miocárdica aguda associada a quadros inflamatórios.
- Seus representantes principais são: dobutamina, levosimendam e milrinone.

VASODILATADORES

- Promovem vasodilatação pelo aumento da liberação de óxido nítrico.
- Efeito hemodinâmico: diminuição da pós-carga e/ou da pré-carga.
- Indicações principais: insuficiência cardíaca aguda; emergências hipertensivas.
- Representantes: nitroprussiato de sódio e nitroglicerina.

VASOPRESSORES

Noradrenalina

- Primeira escolha como vasopressor em estados de choque.
- Mediador endógeno do sistema nervoso simpático.
- Efeito predominante: α-adrenérgico, mas também atua em receptores β-adrenérgicos, ajudando a manter o débito cardíaco.
- Ação hemodinâmica: aumento da pressão arterial (sistólica e diastólica) por conta do aumento da resistência vascular periférica.

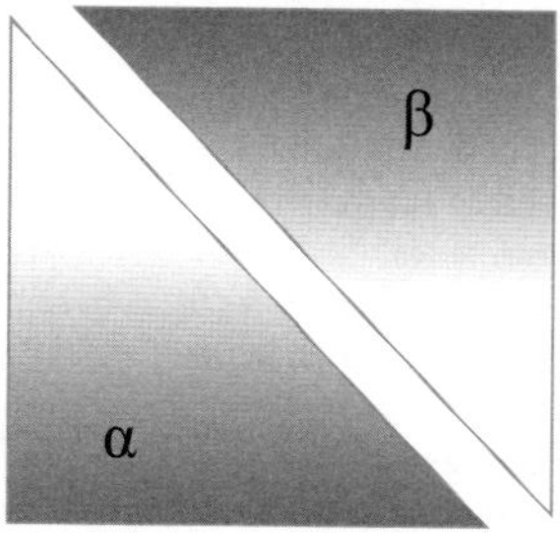

Figura 1 Potência dos efeitos α e β-adrenérgicos dos principais vasopressores.

- Indicação: hipotensão causada por diferentes tipos de choque.
- Droga de escolha no choque distributivo.
- A dose pode variar de 0,01 a 3,3 mcg/kg/min, embora poucos benefícios tenham sido encontrados em doses maiores que 2 mcg/kg/min.
- Usar preferencialmente em cateter venoso central.
- Pode ser infundida por acesso periférico, temporariamente, desde que tomados os devidos cuidados (veia calibrosa, longe de dobras, com atenção para extravasamentos), já que tal complicação está relacionada com necrose cutânea.

Vasopressina

- É um hormônio sintetizado no hipotálamo, liberado em resposta à diminuição de fluxo sanguíneo, diminuição do volume intravascular e aumento da osmolaridade plasmática.
- Atua na vasoconstrição dos músculos lisos por meio da ação em receptores V1, além de aumentar a resposta da musculatura às catecolaminas. Também pode aumentar a pressão arterial por inibir a produção de óxido nítrico.
- Apresenta-se deficiente em choques vasoplégicos ou nas formas mais avançadas dos demais tipos de choque, o que justificaria seu uso em choques mais graves.
- Provoca vasodilatação em alguns leitos orgânicos, relacionados com a distribuição dos receptores.
- Quando comparada à noradrenalina, não se observou diferença em desfechos clínicos robustos.
- Não é recomendada como agente único no tratamento do choque, porém pode ser usada, em doses baixas, como segundo vasopressor em pacientes em uso de doses moderadas de noradrenalina.
- O aumento da incidência de isquemia cardíaca em pacientes com doença arterial coronariana não foi comprovado em estudos com doses mais baixas da droga.
- Efeitos colaterais: isquemia mesentérica, diminuição do débito cardíaco, necrose de pele e isquemia digital. A vasopressina também pode causar hiponatremia.
- Infundir preferencialmente em veia central.
- Dose: 0,01 a 0,04 U/min.
- Evitar doses maiores do que 0,04 U/min, pois estão associadas a mais eventos isquêmicos.

Dopamina

- Precursor natural da noradrenalina e epinefrina.
- Possui efeitos farmacológicos dose-dependentes:
  - ▷ Menor que 5 mcg/kg/min: ação em receptores dopaminérgicos, levando a vasodilatação renal e mesentérica.
  - ▷ Entre 5 e 10 mcg/kg/min: ação em receptores β1, com consequente aumento de débito cardíaco e frequência cardíaca.
  - ▷ Doses acima de 10 mcg/kg/min: ação em α-receptores, causando vasoconstrição e aumento de pressão arterial média.
- Os efeitos se sobrepõem e são difíceis de determinar em pacientes graves e seu efeito α-adrenérgico é relativamente fraco.
- Ação em proteção de função renal (dose DOPA) em baixas doses não foi comprovada, não sendo indicada para esse fim.
- Pode ter efeitos imunomodulatórios por meio da diminuição dos níveis de prolactina.
- Comparada à noradrenalina, aumentou a incidência de taquiarritmias ou a mortalidade, em especial em pacientes com choque cardiogênico.
- Não é mais recomendada para uso em pacientes com choque.
- Atualmente, sua indicação se restringe ao tratamento emergencial de bradicardias instáveis.
- Dose: 5 a 20 mcg/kg/min.

CUIDADO! NÃO ESQUECER!

> ▸ Dopamina não deve ser utilizada para tratamento da hipotensão em pacientes com choque distributivo. Noradrenalina é a droga de escolha e pode ser utilizada por veia periférica até que se providencie um acesso venoso central.

AZUL DE METILENO

- Terapia de exceção em choques distributivos refratários aos demais tratamentos.
- Não recomendamos o seu uso rotineiramente em pacientes com choque refratário, devendo ser reservado a casos selecionados em que exista algum potencial de reversibilidade do quadro.
- Atua diminuindo a produção de óxido nítrico e resulta em aumento da resistência vascular periférica.
- Dose:
  - ▷ *Bolus*: 2 mg/kg em 10 minutos.
  - ▷ Infusão contínua de 1 a 4 mg/kg/h.

INOTRÓPICOS

Dobutamina

- Catecolamina sintética.
- Atua principalmente em receptores β1 e α1 no miocárdio, produzindo uma ação inotrópica potente. Atua também em receptores β2 dos músculos lisos, com consequente vasodilatação discreta.
- Indicação: droga de escolha no choque cardiogênico com pressão arterial adequada.

- Pode ser usada em casos selecionados de choque séptico com débito cardíaco muito reduzido (IC < 2,5 L/min/m^2). Não houve benefício quando usada para aumentar o débito cardíaco em níveis supranormais nesse tipo de choque.
- Deve ser evitada em pacientes hipotensos e é contraindicada em estenose aórtica grave, fibrilação atrial e em cardiomiopatias obstrutivas.
- A dose pode variar de 2 a 20 mcg/kg/min e, idealmente, deve ser guiada por monitorização hemodinâmica, como por exemplo, com o ecocardiograma à beira do leito.
- Efeitos colaterais: arritmias e taquicardia. Pode provocar isquemia miocárdica pelo aumento de demanda de oxigênio pelas células cardíacas.
- Dose: 2 a 20 mcg/kg/min.

CUIDADO! NÃO ESQUECER!

- Não há benefício em aumentar o débito cardíaco para níveis supranormais no choque séptico.

Adrenalina

- α e β-agonista, sintetizada, armazenada e liberada pelas células cromoafins da medula adrenal.
- Efeito hemodinâmico: aumento do índice cardíaco e da resistência vascular sistêmica (em menor grau), com aumento da pressão arterial.
- Efeitos colaterais: hiperlactatemia com acidose metabólica, além de taquiarritmias, isquemia e hipoglicemias. Além disso, há preocupação em relação à diminuição do fluxo sanguíneo regional esplâncnico.
- Em estudos em que foi comparada à noradrenalina ou com noradrenalina associada à dobutamina, não houve diferença em mortalidade.
- Pode ser útil em pacientes que permanecem hipotensos após infusão dos demais vasopressores.
- É considerada segunda escolha na terapêutica do choque hipodinâmico em casos refratários à terapêutica tradicional.
- É indicada também em anafilaxia, reações alérgicas graves e bradicardia sintomática.
- Dose: 2 a 20 mcg/min (variável na literatura).

Inibidores da fosfodiesterase III

- Aumentam a concentração de AMP cíclico intracelular, causando inotropismo sem atuar nos receptores β-adrenérgicos.
- Também atuam nas paredes de músculo liso, com consequente vasodilatação, que pode induzir hipotensão.
- Produz aumento do volume sistólico, com diminuição da resistência vascular periférica.
- Indicações:
  - Insuficiência cardíaca grave não responsiva ao tratamento com diuréticos e vasodilatadores, em pacientes em uso de betabloqueadores.
  - Opção em pacientes com disfunção aguda ou crônica de ventrículo direito associada à hipertensão pulmonar, por ter efeito de vasodilatação dos

vasos pulmonares e, portanto, diminuindo a pressão pulmonar. Neste contexto, pode ser usada em pós-operatório de cirurgia cardíaca, hipertensão pulmonar descompensada ou outras situações clínicas.

- Tem como principal representante a milrinona.
- Possuem meia-vida longa (4 a 6 horas), o que dificulta seu emprego como monoterapia em choque cardiogênico.
- O uso dessa classe de inotrópicos em outros tipos de choque é incerto, com poucas evidências na literatura. Por seu potencial de causar hipotensão, não deve ser usado em choque séptico.
- Podem induzir trombocitopenia (principalmente amrinona), que ocorre entre 2 e 3 dias após início do uso. O principal efeito colateral é a ocorrência de arritmias ventriculares.
- Contraindicação: pacientes com cardiomiopatia hipertrófica e em estenoses valvares graves. Não recomendados em infarto agudo do miocárdio.
- Dose (Milrinone):
  - ▷ Ataque: 50 mcg/kg em 10 minutos.
  - ▷ Manutenção: 0,375 a 0,750 mcg/kg/min.
- Por apresentar depuração renal deve ter a dose corrigida em pacientes com disfunção renal:
  - ▷ ClCr < 5 mL/min: 0,2 mcg/kg/min.
  - ▷ 5-30 mL/min: 0,33 mcg/kg/min.
  - ▷ 30-50 mL/min: 0,43 mcg/kg/min.

Levosimendam

- Age aumentando a responsividade do cardiomiócito ao cálcio (efeito inotrópico) e abrindo os canais de potássio ATP-dependentes (efeito vasodilatador).
- Indicação: insuficiência cardíaca após infarto agudo do miocárdio e pós-operatório de cirurgia cardíaca.
- Não altera o relaxamento cardíaco.
- Uso em choque séptico: não recomendado, já que não apresentou benefícios em estudo clínico, com alguns dados sugerindo malefício para esse fim.
- Pelo efeito vasodilatador, pode provocar hipotensão.
- Tem metabolização hepática e produz metabólitos ativos de meia-vida longa, motivo pelo qual os efeitos hemodinâmicos podem permanecer por dias após sua suspensão.
- Contraindicações: *clearance* de creatinina menor que 30 mL/min, disfunção hepática grave, hipotensão grave e histórico de *torsades de pointes*.
- Dose: ataque: 12 a 24 mcg/kg em 10 minutos; manutenção: 0,05 a 0,2 mcg/kg/min.
- As principais características das drogas vasoativas estão descritas na Tabela 1 e um resumo de seus mecanismos de ação e efeitos hemodinâmicos na Tabela 2.

Tabela 1 Principais características das drogas vasoativas

Droga	Principal característica
Noradrenalina	Primeira escolha em pacientes hipotensos com diversas formas de choque
Vasopressina	Pode ser usada como segundo vasopressor em choques vasoplégicos em pacientes em uso de noradrenalina em doses moderadas ou altas

(continua)

Tabela 1 Principais características das drogas vasoativas *(continuação)*

Droga	Principal característica
Dopamina	Não é mais recomendada no tratamento do choque. Pode ser usada no tratamento de bradicardias instáveis
Dobutamina	Primeira escolha em choque cardiogênico com pressão arterial adequada. Pode ser usada em pacientes com choque distributivo e débito cardíaco muito reduzido após normalização da pressão arterial
Adrenalina	Segunda escolha em choques refratários associados à disfunção miocárdica aguda (hipodinâmicos). Pode estar associada à hiperlactatemia
Milrinone	Indicado em insuficiência cardíaca grave que não respondeu à terapêutica inicial. Pode causar hipotensão. Útil em pacientes com hipertensão pulmonar
Levosimendam	Usado em insuficiência cardíaca após infarto agudo do miocárdio e em pós-operatório de cirurgia cardíaca

Tabela 2 Mecanismos de ação e efeitos hemodinâmicos das principais drogas vasoativas

Medicação		α1	β1	β2	Dopamina	Efeitos hemodinâmicos
Dopamina	0,5-2 mcg/kg/min	–	+	–	+++	↑DC
	5-10 mcg/kg/min	+	+++	+	++	↑↑DC, ↑RVS
	10-20 mcg/kg/min	+++	++	–	++	↑↑RVS, ↑DC
Noradrenalina		++++	++	+	–	↑↑RVS, ↑DC
Adrenalina		++++	++++	+++	–	↑↑DC, ↑↑RVS
Vasopressina		Receptores V1 na musculatura vascular				↑↑RVS, ↔RVP
Dobutamina		+	++++	++	–	↑↑DC, ↓RVS, ↓RVP
Milrinone		Inibidor PD-3				↑DC, ↓RVS, ↓RVP
Levosimendam		Receptores de cálcio, inibidor PD-3				↑DC, ↓RVS, ↓RVP

DC: débito cardíaco; PD-3: fosfodiesterase 3; RVP: resistência vascular pulmonar; RVS: resistência vascular sistêmica.

VASODILATADORES/ANTI-HIPERTENSIVOS ENDOVENOSOS

Nitroprussiato de sódio

- Provoca vasodilatação periférica por ação direta na musculatura arteriolar.
- Diminui a resistência vascular periférica.
- Sua ação se inicia de 60 a 90 segundos após o início da infusão.
- Efeito hemodinâmico: redução da pós-carga, diminuindo a pressão arterial sistêmica, pressão de átrio direito, pressão pulmonar e resistência vascular periférica e pulmonar, e aumentando o débito cardíaco em pacientes com disfunção miocárdica.
- Provoca vasodilatação coronariana e pode causar roubo coronariano ao vasodilatar as artérias não obstruídas. Por esse motivo, o uso em pacientes com isquemia aguda é desencorajado, embora isso seja baseado em estudos experimentais em cães.
- Usado nas situações de urgências hipertensivas ou em insuficiência cardíaca aguda.

- Complicação do uso: intoxicação por cianeto e tiocianato. Ocorre raramente em pacientes que fazem uso de doses altas por tempo prolongado. O acúmulo de cianeto pode levar a acidose metabólica com aumento dos níveis de lactato, convulsões e coma. Deve ser tratado com nitrato de sódio ou tiossulfato de sódio.
- O principal efeito colateral é a hipotensão. Pode causar cefaleia e taquicardia reflexa.
- É fotossensível, devendo ser infundido com equipo fotoprotegido.
- Dose: 0,3 a 10 mcg/kg/min.

Nitroglicerina

- Aumenta o óxido nítrico, que ativa o GMP cíclico e causa perda da capacidade contrátil da musculatura lisa.
- Provoca vasodilatação, principalmente venosa.
- Semelhante ao nitroprussiato, reduz a pós-carga, aumentando o débito cardíaco, porém apresenta evento venodilatador mais potente do que arterial, resultando em redução de pré-carga.
- Também promove vasodilatação coronariana, podendo ser usada em pacientes com síndrome coronariana aguda para controle de dor.
- Também indicada em insuficiência cardíaca aguda com congestão pulmonar associada.
- A dose deve ser titulada de acordo com os efeitos desejados, como melhora dos sintomas, aparecimento de efeitos colaterais, alteração na pressão arterial ou até dose máxima permitida (200 mcg/min).
- Os principais efeitos adversos são cefaleia, hipotensão e taquicardia. Raramente pode promover meta-hemoglobinemia.
- Após 24 horas de uso, frequentemente ocorre taquifilaxia com o uso de nitroglicerina, necessitando de doses crescentes para atingir o mesmo efeito desejado.
- Dose: 5 a 20 mcg/min. Podem ser usados até 200 mcg/min.

Hidralazina endovenosa

- Atua sobre as artérias e arteríolas, causando redução da pressão arterial.
- Causa taquicardia reflexa.
- Pode apresentar efeito hipotensivo retardado após o uso.
- Usada em gestantes com pré-eclâmpsia/eclâmpsia para controle da pressão arterial (objetivo: PAS entre 140 e 155 mmHg e PAD entre 90 e 105 mmHg).
- Dose: 5 mg a cada 10 minutos até dose máxima de 20 mg.

Esmolol

- Antagonista beta-adrenérgico intravenoso de curta duração.
- Cardiosseletivo.
- A ação se inicia em aproximadamente 2 minutos.
- Opção de ser utilizado em emergências hipertensivas, taquicardias supraventriculares, controle de frequência cardíaca em situações específicas como infarto agudo do miocárdio, dissecção aórtica e angina.
- Principal efeito adverso: hipotensão. Pode ser minimizado com reduções de dose ou não realização de dose de ataque.
- Vantajoso em relação a outros betabloqueadores, pois a dose é titulável e após a suspensão da infusão seus efeitos desaparecem rapidamente.

- Pode ser benéfico em grupos de pacientes selecionados com choque séptico e taquicardia importante, para otimizar o acoplamento ventrículo-arterial, porém ainda são necessários mais estudos que confirmem esses potenciais benefícios.
- Dose:
  - ▷ Ataque: 500 mcg/kg em 1 minuto.
  - ▷ Manutenção: 50 a 300 mcg/kg/min.
- As principais características das drogas anti-hipertensivas estão descritas na Tabela 3.

Tabela 3 Características dos vasodilatadores/anti-hipertensivos endovenosos disponíveis no Brasil

Droga	Principais características
Nitroprussiato de sódio	Usado nas urgências hipertensivas e insuficiência cardíaca aguda. Diminui a pós-carga
Nitroglicerina	Controle da dor em pacientes com síndrome coronariana aguda. Pode ser usada em insuficiência cardíaca aguda com congestão pulmonar associada. Diminui também a pré-carga
Hidralazina endovenosa	Indicada para controle de pressão arterial em gestantes com crise hipertensiva e pré-eclâmpsia/eclâmpsia
Esmolol	Indicado para controle de frequência cardíaca em taquicardias supraventriculares e situações específicas (infarto agudo do miocárdio, dissecção aórtica e angina)

USO PRÁTICO DE VASOPRESSORES

INDICAÇÕES DE USO DE VASOPRESSORES

- Pacientes com choque distributivo que permanecem hipotensos (pressão arterial média menor que 65 mmHg) após ressuscitação volêmica adequada.
- Associados a outros medicamentos nos demais tipos de choque para restabelecer a pressão de perfusão, como pacientes com choque cardiogênico que se encontram hipotensos.
- Atingir a pressão arterial adequada em pacientes neurológicos a fim de alcançar a pressão de perfusão cerebral desejada ou no manejo do vasoespasmo em pacientes com HSA.

DESMAME DE VASOPRESSORES

- O uso de vasopressores é uma medida de suporte para possibilitar a perfusão tecidual adequada enquanto o tratamento definitivo é instituído. Assim, seu desmame depende da melhora clínica com restabelecimento da pressão arterial (em geral, pressão arterial média [PAM] maior que 65 mmHg) e dos demais parâmetros de perfusão tecidual.
- Nos pacientes neurológicos, o desmame depende da melhora do quadro de base e os alvos dependem da patologia específica e do objetivo pelo qual o vasopressor foi introduzido.
- Em pacientes que estão usando apenas noradrenalina, deve-se fazer o desmame gradual de acordo com a pressão arterial média objetivada.

- Em pacientes em uso de outra droga associada à noradrenalina, tal como vasopressina, fazer primeiro o desmame gradual da segunda droga, visando aos mesmos alvos citados anteriormente.

CUIDADO! NÃO ESQUECER!

- Os alvos objetivados para desmame dos vasopressores não são fixos e devem ser individualizados de acordo com a condição clínica do paciente.

USO PRÁTICO DE INOTRÓPICOS

INDICAÇÕES DE INOTRÓPICOS

- Insuficiência cardíaca (IC) descompensada (perfil C).
- Hipertensão arterial pulmonar descompensada.
- Otimização hemodinâmica perioperatória em cirurgias não cardíacas.
- Suporte hemodinâmico perioperatório em cirurgia cardíaca.
- Choque cardiogênico.
- Suporte hemodinâmico em choque distributivo com disfunção miocárdica aguda associada.

DESMAME DE INOTRÓPICOS

- O desmame de inotrópicos é uma tarefa bastante difícil na prática clínica e, portanto, sistematizá-lo é importante para melhores desfechos.
- Para pacientes com choque que necessitaram de inotrópicos, recomendamos o desmame inicial de vasopressores e, somente depois, o desmame de inotrópicos.
- Para pacientes com IC sistólica descompensada que necessitaram de inotrópicos (perfil C), recomendamos o desmame de inotrópicos após os seguintes parâmetros estarem otimizados:
  1. Parâmetros de perfusão adequados: lactato, enchimento capilar, diurese.
  2. Função renal em melhora.
  3. Vasodilatadores otimizados até dose máxima tolerada.
  4. Congestão pulmonar e/ou sistêmica aliviada.
- Em alguns pacientes com IC sistólica descompensada (perfil C), pode-se fazer uma rápida transição de inotrópicos para vasodilatadores endovenosos, como o nitroprussiato de sódio. Posteriormente, pode-se realizar uma transição deste para vasodilatadores orais, conforme explicado adiante.

USO PRÁTICO DE VASODILATADORES/ANTI-HIPERTENSIVOS ENDOVENOSOS

INDICAÇÕES

- Emergências hipertensivas:
  - Acidente vascular encefálico isquêmico.
  - Hematoma intraparenquimatoso.
  - Hemorragia subaracnóidea.

- ▷ Dissecção aórtica.
- ▷ Hipertensão acelerada-maligna.
- ▷ Edema agudo dos pulmões.
- ▷ Insuficiência cardíaca descompensada.

- O uso de drogas anti-hipertensivas endovenosas/vasodilatadoras será condicionado ao efeito desejado e o grau de redução da pressão arterial dependerá do objetivo. Exemplos:
  - ▷ Na dissecção aórtica, busca-se normalizar a pressão arterial (PAS < 120 mmHg) associada a controle estrito de frequência (esmolol + nitroprussiato).
  - ▷ Em AVE isquêmico não trombolisado, toleram-se valores mais altos de pressão arterial (vide capítulo específico).
  - ▷ Em hemorragia subaracnóidea, depende da fase da doença (antes de tratar o aneurisma vs. durante crise de vasoespasmo sintomático).

DESMAME DE VASODILATADORES

- A depender da indicação do uso de vasodilatadores endovenosos, o desmame será realizado de diferentes maneiras.
- Em pacientes com insuficiência cardíaca (IC), inicia-se o desmame de vasodilatadores endovenosos conforme drogas pela via oral são iniciadas e tituladas.
- Em pacientes com IC sistólica, inibidores da enzima conversora de angiotensina (iECA), se a função renal for preservada, ou a combinação hidralazina/isossorbida, são as drogas de escolha inicialmente para desmame de vasodilatadores endovenosos.
- Em pacientes com outras emergências hipertensivas, recomendamos o uso de drogas que tenham efeito rápido e curta meia-vida para desmame do vasodilatador endovenoso, como captopril, propranolol, hidralazina ou clonidina.
- Diuréticos tiazídicos e bloqueadores de canal de cálcio (como o anlodipino), em geral, têm seu efeito anti-hipertensivo máximo após dias a semanas e, portanto, não são drogas de escolha para o desmame de nitroprussiato de sódio em emergências hipertensivas. Isso não impede o uso para reconciliação medicamentosa durante a internação hospitalar.
- Regra geral, o uso de drogas pela via oral estará recomendado após as primeiras 24 horas do evento agudo, mas pode ser iniciado mais precocemente em casos selecionados.

CUIDADO! NÃO ESQUECER!

- Escolher drogas de efeito rápido e meia-vida mais curta para desmame dos vasodilatadores.

- A Tabela 4 traz a apresentação, diluição sugerida e as doses das drogas vasoativas descritas neste capítulo.

Tabela 4 Apresentação e doses das drogas vasoativas descritas no capítulo

	Apresentação	Diluição	Concentração da solução	Dose
Noradrenalina	Ampola: 4 mL (1 mg/mL)	4 amp em 234 mL de SG 5%	64 mcg/mL	0,01 a 3,3 mcg/kg/min
Dopamina	Ampola: 10 mL (5 mg/mL)	10 amp em 150 mL de SG 5%	200 mcg/mL	5 a 20 mcg/kg/min
Adrenalina	Ampola: 1 mL (1 mg/1 mL)	6 amp em 100 mL de SG 5%	60 mcg/mL	2 a 20 mcg/min
Vasopressina	Ampola: 1 mL (20 UI/mL)	1 amp em 100 mL de SG 5%	0,02 UI/mL	0,01 a 0,04 U/min
Azul de metileno	Ampola: 5 mL (10 mg/mL)	20 amp em 100 mL de SG5%	5 mg/mL	*Bolus*: 2 mg/kg Infusão: 1 a 4 mg/kg/min
Dobutamina	Ampola: 20 mL (12,5 mg/mL)	1 amp em 230 mL de SF ou SG 5%	1 mg/mL	2 a 20 mcg/kg/min
Milrinone	Ampola: 20 mL (1 mg/mL)	1 amp em 180 mL de SG 5%	0,1 mg/mL	0,375 a 0,750 mcg/kg/min
Levosimendam	Ampola: 5 mL (2,5 mg/mL)	2 amp em 250 mL de SG 5%	100 mcg/mL	0,05 a 0,2 mcg/kg/min
Nitroprussiato de sódio	Ampola: 2 mL (25 mg/mL)	1 amp em 248 mL de SG 5%	0,2 mg/mL	0,5 a 10 mcg/kg/min
Nitroglicerina	Ampola: 10 mL (5 mg/mL)	1 amp em 240 mL de SG 5%	0,2 mg/mL	Início: 5 a 10 mcg/min
Hidralazina	Ampola: 1 mL (20 mg/mL)	1 amp em 20 mL de SF 0,9%	20 mg/mL	5 mg a cada 10 minutos (dose máxima: 20 mg)
Esmolol	Ampola: 10 mL (250 mg/mL)	1 amp em 250 mL de SF 0,9%	10 mg/mL	Ataque: 500 mcg/kg/min Manutenção: 50--300 mcg/kg/min

LITERATURA RECOMENDADA

1. Annane D, Vignon P, Renault A, Bollaert PE, Charpentier C, Martin C, et al. Norepinephrine plus dobutamine versus epinephrine alone for management of septic shock: a randomised trial. Lancet. 2007;370(9588):676-84.
2. Bangash MN, Kong ML, Pearse RM. Use of inotropes and vasopressor agents in critically ill patients. Br J Pharmacol. 2012;165(7):2015-33.
3. De Backer D, Biston P, Devriendt J, Madl C, Chochrad D, Aldecoa C, et al. Comparison of dopamine and norepinephrine in the treatment of shock. N Engl J Med. 2010;362(9):779-89.
4. Fink MP, Abraham E, Vincent J. Textbook of critical care. London: Saunders; 2005.
5. Gordon AC, Mason AJ, Thirunavukkarasu N, Perkins GD, Cecconi M, Cepkova M, et al. Effect of early vasopressin vs norepinephrine on kidney failure in pa-

tients with septic shock: The VANISH Randomized Clinical Trial. JAMA. 2016;316(5):509-18.

6. Hollenberg SM. Vasoactive drugs in circulatory shock. American Journal of Respiratory and Critical Care Medicine. 2011;183(7):847-55.
7. Holmes CL. Vasoactive drugs in the intensive care unit. Curr Opin Crit Care. 2005;11(5):413-7.
8. Marik PE, Varon J. Hypertensive crises: challenges and management. Chest. 2007;131(6):1949-62.
9. Myburgh JA, Higgins A, Jovanovska A, Lipman J, Ramakrishnan N, Santamaria J, et al. A comparison of epinephrine and norepinephrine in critically ill patients. Intensive Care Medicine. 2008;34(12):2226-34.
10. Overgaard CB, Dzavik V. Inotropes and vasopressors: review of physiology and clinical use in cardiovascular disease. Circulation. 2008;118(10):1047-56.
11. Rhoney D, Peacock WF. Intravenous therapy for hypertensive emergencies, part 1. Am J Health Syst Pharm. 2009;66(15):1343-52.
12. Rhoney D, Peacock WF. Intravenous therapy for hypertensive emergencies, part 2. Am J Health Syst Pharm. 2009;66(16):1448-57.
13. Russell JA, Walley KR, Singer J, Gordon AC, Hebert PC, Cooper DJ, et al. Vasopressin versus norepinephrine infusion in patients with septic shock. N Engl J Med. 2008;358(9):877-87.
14. Vincent JL, De Backer D. Circulatory shock. N Engl J Med. 2013;369(18):1726-34.

Seção III

Infecção na UTI

CAPÍTULO 9

Sepse e choque séptico

Luciano César Pontes de Azevedo

MENSAGENS RELEVANTES

- A sepse associa-se com 30% de prevalência e 55% de mortalidade em pacientes admitidos em UTI brasileiras.
- A nova definição de sepse inclui critérios para avaliar disfunção orgânica e gravidade dos pacientes.
- O choque séptico se define como hipotensão e hiperlactatemia persistentes a despeito de reposição volêmica adequada.
- A identificação precoce dos pacientes sépticos é fundamental para prevenção da morbidade e mortalidade elevadas.
- A terapia antimicrobiana dentro da primeira hora de reconhecimento da sepse é o aspecto mais importante do tratamento.
- Pacientes sépticos com hipotensão ou hiperlactatemia devem receber reposição volêmica com 30 mL/kg de solução cristaloide.
- A droga vasoativa de primeira escolha para tratamento da hipotensão relacionada à sepse é a noradrenalina.
- A manutenção das terapias de suporte nos pacientes sépticos é importante para avaliar a resposta do paciente ao tratamento inicial da infecção.

INTRODUÇÃO

- A sepse é uma das principais causas de morte nas UTI do mundo inteiro. Especificamente no Brasil, a mortalidade por sepse em UTI é de 55%, valor superior ao de países economicamente semelhantes, como a Índia e a Argentina. Como os sinais e sintomas são extremamente inespecíficos, recomenda-se que a suspeição diagnóstica e a abordagem terapêutica sejam realizadas o mais precocemente possível, evitando-se dessa forma o desenvolvimento de síndrome de disfunção de múltiplos órgãos. O tratamento consiste fundamentalmente de antibioticoterapia precoce e tratamento de suporte incluindo reposição volêmica, suporte ventilatório e terapia de substituição renal, quando necessário.

DEFINIÇÕES

- As definições prévias de sepse foram elaboradas em 1991 e consideravam essa condição como uma síndrome de resposta inflamatória sistêmica (SIRS) associada a um foco infeccioso, conforme mostra a Tabela 1. No que diz respeito à elevada sensibilidade e à relativa inespecificidade desses critérios, até o momento não se dispõe de marcadores clínicos ou biológicos que possam efetivamente diagnosticar sepse com acurácia adequada.
- Em 2016, essas definições foram atualizadas e sua validação foi feita com base na acurácia dos novos critérios em bases de dados de países desenvolvidos.

- A Tabela 2 mostra os novos conceitos de sepse e choque séptico e os critérios clínicos para a definição.
- O termo sepse grave foi abandonado, e sepse foi definida como infecção associada à disfunção orgânica em decorrência de uma resposta desregulada do organismo.
- Esse conceito incorpora os conhecimentos modernos da fisiopatologia, que identifica sepse como um balanço entre resposta inflamatória e resposta anti-inflamatória com imunossupressão concomitante.
- Os critérios de SIRS não são mais utilizados para definir sepse (infecção com disfunção pelos novos conceitos), contudo poderão ainda ser utilizados para identificar infecção não complicada (infecção sem disfunção).
- Para diagnosticar sepse, uma possibilidade de escore de avaliação para disfunção orgânica é o SOFA (do inglês *Sequential Organ Failure Assessment*), e um incremento do escore SOFA maior ou igual a 2 seria diagnóstico de sepse. O escore SOFA está discriminado na Tabela 3, porém sua realização demanda exames laboratoriais que podem não estar disponíveis rapidamente e nem leva em consideração o lactato como critério de disfunção.
- Uma abordagem alternativa às dificuldades trazidas pelo uso do SOFA no dia a dia seria utilizar o critério de infecção associado a uma nova disfunção orgânica (não necessariamente definida pelo SOFA) para definir sepse, incluindo-se aí a mensuração do lactato sérico.
- Como uma forma de melhorar a triagem de pacientes sépticos em locais que não dispõem de recursos para realizar exames laboratoriais rapidamente, e assim otimizar seu tratamento, sugeriu-se ainda um escore de triagem denominado quickSOFA (qSOFA), descrito na Tabela 4.
- O qSOFA é um identificador de pacientes com risco de desfechos desfavoráveis baseado apenas em dados clínicos, não sendo útil para fazer o diagnóstico de sepse. A presença de dois ou três critérios positivos (qSOFA ≥ 2) definiria o grupo de alto risco, que deverá receber monitorização estrita e eventualmente transferência para UTI. Contudo, o qSOFA precisa ter validação prospectiva e em países de recursos limitados antes de ser adotado globalmente.
- Já o choque séptico foi definido como a presença de alterações circulatórias e metabólicas/celulares capazes de elevar substancialmente a mortalidade no contexto da sepse. Agora há a necessidade de utilização do lactato para definição de caso de choque séptico, e não apenas a hipotensão arterial isolada. O subgrupo de pacientes com hiperlactatemia e hipotensão não responsiva a fluidos tinha uma mortalidade mais elevada que o subgrupo de pacientes com qualquer um dos dois isoladamente.

Tabela 1 Definições prévias (1994/2001)

Síndrome da resposta inflamatória sistêmica (SIRS): pode ser secundária a traumas, queimaduras, pancreatite, infecções. São necessários dois ou mais dos seguintes critérios para se estabelecer o diagnóstico: ▸ Leucocitose > 12.000/mm³, leucopenia < 4.000/mm³ ou > 10% de formas imaturas (bastonetes) ▸ Frequência cardíaca > 90 bpm ▸ Temperatura central > 38°C ou < 36°C ▸ Frequência respiratória > 20 incursões por minuto ou $PaCO_2$ < 32 mmHg ou, ainda, necessidade de ventilação mecânica por um processo agudo
Sepse: SIRS relacionada a infecção documentada ou presumida

(continua)

Tabela 1 Definições prévias (1994/2001) *(continuação)*

Sepse grave: sepse associada à disfunção orgânica (cardiovascular, neurológica, renal, respiratória, hepática, hematológica, metabólica), hipotensão ou hipoperfusão tecidual
Choque séptico: hipotensão ou hipoperfusão não responsiva a volume com necessidade de uso de agentes vasopressores em pacientes com quadro de sepse
Síndrome da disfunção de múltiplos órgãos (SDMO): presença de função orgânica alterada em pacientes agudamente enfermos, nos quais a homeostase não pode ser mantida sem intervenção

Tabela 2 As novas definições de sepse (Sepse 3, 2016)

Diagnóstico sindrômico	Nova definição (Sepse 3)	Critérios clínicos
Sepse	Disfunção orgânica com risco à vida por conta de uma resposta desregulada do organismo a uma infecção	Aumento do escore SOFA ≥ 2 ou surgimento de qualquer nova disfunção orgânica (incluindo hiperlactatemia)
Sepse grave	Termo abandonado	–
Choque séptico	Subgrupo de sepse com disfunção cardiovascular e celular associada com risco aumentado de óbito	▸ Uso de vasopressor para manter PAM ≥ 65 mmHg e ▸ Lactato > 18 mg/dL persistente após ressuscitação volêmica adequada

PAM: pressão arterial média; SOFA: *Sequential Organ Failure Assessment Score.*

Tabela 3 *Sequential Organ Failure Assessment Score* (SOFA)

Escore SOFA					
	0	1	2	3	4
Respiratório PaO_2/FiO_2	> 400	≤ 400	≤ 300	≤ 200 com suporte ventilatório	≤ 100 com suporte ventilatório
Coagulação Plaquetas (x $10^3/mm^3$)	> 150	≤ 150	≤ 100	≤ 50	≤ 20
Fígado Bilirrubinas (mg/dL)	< 1,2	1,2-1,9	2,0-5,9	6,0-11,9	> 12
Cardiovascular	Ausência de hipotensão	PAM < 70 mmHg	Dopamina ≤ 5 mg/kg/min ou dobutamina (qualquer dose)	Dopamina ≥ 5 mg/kg/min ou epinefrina ou noradrenalina ≤ 0,1 mg/kg/min	Dopamina > 15 mg/kg/min ou epinefrina ou noradrenalina > 0,1 mg/kg/min
Neurológico Escala de Glasgow	15	13-14	10-12	6-9	< 6
Renal Creatinina (mg/dL) ou débito urinário	< 1,2	1,2-1,9	2,0-3,4	3,5- 4,9 < 500 mL/dia	> 5,0 < 200 mL/dia

CUIDADO! NÃO ESQUECER!

- Qualquer critério de nova disfunção orgânica (incluindo lactato elevado) em pacientes com infecção grave é diagnóstico de sepse.
- O escore qSOFA não é adequado para diagnosticar sepse, apenas como triagem de pacientes com possível infecção e maior risco de desfechos desfavoráveis.

Tabela 4 Escore qSOFA (esse escore não é útil para diagnosticar sepse, apenas para identificar um grupo de pacientes com infecção e alto risco para óbito ou maior tempo de permanência na UTI)

▸ Taquipneia (frequência respiratória ≥ 22 respirações por minuto)
▸ Alteração no nível de consciência (qualquer mudança na escala de coma de Glasgow)
▸ Hipotensão sistólica (PAS ≤ 100 mmHg)

MANIFESTAÇÕES CLÍNICAS

- As manifestações clínicas da sepse decorrem do processo infeccioso primário e das disfunções orgânicas subjacentes. Os sinais e sintomas primários, em geral, provêm do órgão acometido pela infecção em seu início.
- Sinais e sintomas constitucionais associados à sepse incluem: febre, fraqueza, fadiga, astenia, náuseas, vômitos, desidratação, taquicardia, dispneia, confusão mental e sensação de morte iminente.
- Não há atualmente um teste diagnóstico que seja altamente específico para a sepse, contudo a presença dos sinais e sintomas de infecção grave (aqui incluídos os sinais de SIRS) associados a sinais de disfunção orgânica deve prontamente sugerir a possibilidade de sepse.
- A presteza no diagnóstico para instituição da terapêutica precoce pode impedir a progressão da disfunção orgânica.

DISFUNÇÃO CARDIOVASCULAR

- Inicialmente caracteriza-se por hipovolemia, secundária a redução da ingestão hídrica e aumento da permeabilidade capilar.
- Hipotensão arterial e choque podem se desenvolver na evolução, por conta da hipovolemia (perda de líquidos pela febre, sudorese e saída de líquidos para o terceiro espaço) e da vasodilatação sistêmica progressiva.
- Com reposição volêmica e tratamento inicial haverá em geral uma baixa resistência vascular sistêmica, com débito cardíaco normal ou elevado e uma alteração da extração de oxigênio pelos tecidos.
- A repercussão clínica dessas alterações inclui taquicardia, alargamento da pressão de pulso e extremidades quentes, caracterizando um estado hiperdinâmico e generalizado, o qual ocorre em mais de 90% dos pacientes.
- Alguns pacientes apresentam disfunção cardiovascular transitória, a miocardiopatia da sepse, com alargamento das câmaras cardíacas e redução da fração de ejeção; essas alterações tendem a se reverter até 2 semanas depois e seu mecanismo preciso ainda não está claro.

DISFUNÇÃO RENAL

- Dano isquêmico ao túbulo, seja por lesão direta ou por possíveis alterações funcionais renais.
- Clinicamente, é identificada por oligúria e aumento de ureia e creatinina.
- Mesmo com as modernas terapias de substituição renal, o surgimento de lesão renal aguda da sepse associa-se com elevada morbidade e mortalidade.

DISFUNÇÃO RESPIRATÓRIA

- A lesão pulmonar ocorre por lesão do endotélio vascular pulmonar, produzindo um progressivo edema intersticial, o qual acarreta um desequilíbrio entre a ventilação e a perfusão pulmonar, com hipoxemia refratária, diminuição da complacência pulmonar e necessidade de ventilação mecânica para a adequada oxigenação tecidual.
- É definida pela presença de infiltrados pulmonares difusos, redução da complacência pulmonar e relação PaO_2/FiO_2 abaixo de 300 com suporte ventilatório invasivo ou não invasivo, sem sinais de disfunção cardíaca associada.

DISFUNÇÃO NEUROLÓGICA

- Também denominada encefalopatia associada à sepse. As principais manifestações clínicas são déficit de atenção e distúrbio cognitivo, com alteração do nível de consciência e podendo evoluir até coma.
- A presença de *delirium* relaciona-se a uma pior evolução.

DISFUNÇÃO DE COAGULAÇÃO

- Estado pró-coagulante com coagulopatia de consumo ou coagulação intravascular disseminada (CIVD), bem como redução da atividade dos sistemas anticoagulantes e do sistema fibrinolítico.
- Clinicamente, ocorrem alterações que vão desde fenômenos microtrombóticos até quadros de sangramento, principalmente em locais de punção e trato gastrointestinal.

CUIDADO! NÃO ESQUECER!

- Os sinais clínicos de sepse são muito inespecíficos e podem estar presentes em diversas outras condições infecciosas ou não infecciosas. Assim, a suspeição clínica de sepse deve sempre ser elevada.

DIAGNÓSTICO DIFERENCIAL

APRESENTAÇÕES CLÍNICAS MIMETIZANDO SEPSE

- Presença de disfunção orgânica aguda ou sinais inflamatórios sistêmicos.
  - Embolia pulmonar.
  - Choque hemorrágico.
  - Infarto agudo do miocárdio.
  - Pancreatite.
  - Cetoacidose diabética com crise abdominal.
  - Vasculite sistêmica.
  - Aspiração pulmonar maciça.

PERFIL HEMODINÂMICO MIMETIZANDO CHOQUE SÉPTICO

- Condições comumente associadas com choque distributivo, porém frequentemente sem infecção associada.
  - ▷ Pancreatite aguda.
  - ▷ Choque anafilático.
  - ▷ Choque neurogênico.
  - ▷ Insuficiência adrenal.

EXAMES COMPLEMENTARES

- Os exames laboratoriais e complementares são relacionados ao processo infeccioso subjacente, assim como à presença de disfunções orgânicas associadas.
- O hemograma tem como objetivo avaliar a presença e a gravidade da infecção, assim como identificar condições concomitantes que possam necessitar de intervenção, como anemia e plaquetopenia graves.
- A dosagem de biomarcadores como proteína C-reativa e procalcitonina é útil como ferramenta adicional para aumentar a acurácia do diagnóstico de infecção quando associados com avaliação clinica de alto risco de sepse. Valores elevados desses marcadores corroboram o diagnóstico, ao passo que valores normais chamam a atenção para a possibilidade de diagnósticos diferenciais.
- A coleta de culturas de sangue e outras dirigidas ao foco infeccioso é pedra fundamental no tratamento da sepse, devendo ocorrer sempre antes do início da antibioticoterapia, desde que não atrase a administração de antimicrobianos.
- Exames de imagem como radiografias, ultrassonografias e tomografias devem ser sempre dirigidos ao possível foco infeccioso obtido por dados da anamnese e exame físico.
- Nos exames laboratoriais, observa-se comumente piora dos parâmetros perfusionais com hiperlactatemia, aumento da diferença arteriovenosa de CO_2, acidose metabólica (redução do excesso de base) e redução da saturação venosa central ou mista. Tais dados indicam necessidade de pronta intervenção, visto que são comumente associados com pior prognóstico.
- A gasometria arterial identifica a presença de disfunção respiratória e deve ser avaliada em conjunto com a fração inspirada de oxigênio do paciente. O resultado mais comum da gasometria é hipoxemia com acidose metabólica e alcalose respiratória.
- Ureia, creatinina e eletrólitos devem ser mensurados para avaliação quantitativa da disfunção renal e identificação de distúrbios com necessidade de terapia adicional, como hipercalemia grave, hipo ou hipernatremia significativas.
- A pesquisa de disfunção da coagulação é importante e frequentemente expressa por plaquetopenia, aumento do tempo de protrombina e de tromboplastina parcial ativada, redução do fibrinogênio e aumento dos produtos de degradação da fibrina.
- A disfunção hepática é frequentemente assintomática, de modo que mensurações de bilirrubinas e enzimas hepáticas devem ser realizadas a intervalos regulares nos pacientes sépticos.
- Por fim, exames para diagnóstico diferencial da sepse com outras doenças que mimetizam sepse devem ser realizados, como troponina, CKMb, ecocardiograma, amilase e lipase. Deve-se notar que a sepse *per se* pode aumentar o valor de alguns desses exames, como a troponina.

CUIDADO! NÃO ESQUECER!

- Os exames para avaliação de gravidade da infecção e disfunção orgânica devem ser coletados tão logo haja suspeição clínica de sepse.

TRATAMENTO

- O tratamento do paciente séptico deve ser iniciado logo que diagnosticado, seja no pronto-socorro, na enfermaria ou na UTI.
- As primeiras horas de atendimento são cruciais, uma vez que a demora no atendimento pode piorar as disfunções orgânicas e gera maior mortalidade. Além da monitorização, o manejo do choque séptico baseia-se na ressuscitação volêmica, no suporte hemodinâmico, tratamento/controle precoce do foco infeccioso e suporte das disfunções orgânicas.

RESSUSCITAÇÃO VOLÊMICA

- Pacientes sépticos com sinais de hipoperfusão tecidual (hipotensão ou hiperlactatemia) devem receber fluidos (preferencialmente soluções cristaloides) na dose de 30 mL/kg, além de suporte vasopressor se a hipotensão persistir por mais de 30-45 minutos a despeito de ressuscitação volêmica.
- Pacientes que persistirem com hipotensão ou hiperlactatemia a despeito do início de noradrenalina e da infusão de 30 mL/kg de fluidos devem ter parâmetros clínicos ou de hemodinâmica funcional avaliados para definir a necessidade de infusão adicional de fluidos ou a presença de disfunção cardíaca que justifique uso de inotrópicos.
- Um algoritmo para tratamento inicial dos pacientes sépticos está demonstrado na Figura 1.

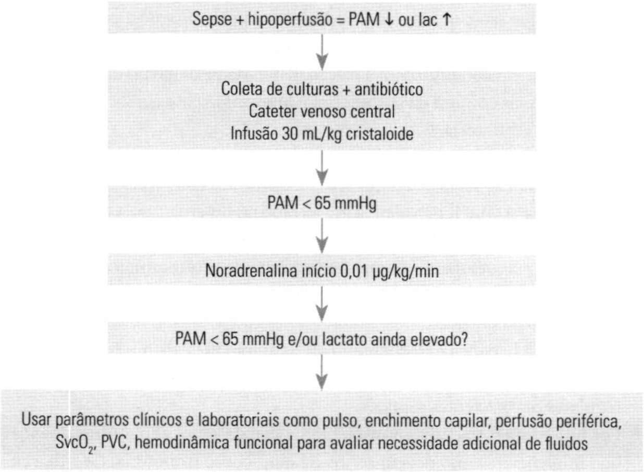

Figura 1 Algoritmo de tratamento inicial de pacientes sépticos com hipotensão ou hipoperfusão. Baseado no *guideline* da Campanha Sobrevivendo à Sepse 2021. Lac: lactato; PAM: pressão arterial média; PVC: pressão venosa central; $SvcO_2$: saturação venosa central de oxigênio.

- Até o início de 2016, a reposição volêmica inicial da sepse era baseada em parâmetros de pressão venosa central (PVC) e saturação venosa central de oxigênio ($SvcO_2$) em uma abordagem chamada terapia precoce guiada por metas. Contudo, estudos multicêntricos sugeriram que tal abordagem não era eficaz, e essas variáveis foram incorporadas aos demais métodos de avaliação hemodinâmica na sepse, sem papel de destaque.
- Como solução alternativa aos cristaloides para reposição volêmica, pode-se utilizar albumina, principalmente em pacientes que já receberam doses elevadas de cristaloides. Contudo, albumina é muito mais cara e não se associa a diferenças em desfechos.
- Coloides sintéticos não devem ser utilizados como solução de reposição volêmica na sepse.
- A droga vasopressora de primeira escolha na sepse é a noradrenalina. Pacientes em uso de doses elevadas de noradrenalina (choque refratário) podem receber como drogas adicionais vasopressina ou adrenalina.
- O alvo pressórico da ressuscitação volêmica da sepse deve ser uma PAM ≥ 65 mmHg.
- Pacientes com sinais de hipoperfusão mantidos ou presença de disfunção cardíaca (avaliada por ecocardiograma ou por sinais laboratoriais como $SvcO_2$ baixa e lactato elevado), a despeito de terem sido considerados como adequadamente ressuscitados do ponto de vista volêmico, podem receber dobutamina como agente inotrópico.
- Pacientes com choque séptico refratário em uso de doses acima de 0,25 mcg/kg/min de noradrenalina podem receber hidrocortisona (200 mg/dia por 7 dias) com o intuito de melhorar a resposta hemodinâmica aos vasopressores.
- A Tabela 5 mostra as principais drogas vasopressoras e inotrópicas usadas no paciente séptico, com sugestões de dose.

Tabela 5 Drogas vasopressoras e inotrópicas na sepse

Medicamento	Indicação e dose
Noradrenalina	Suporte vasopressor na sepse. Dose inicial: 0,01 µg/kg/min. Não existe dose máxima
Dopamina	Suporte inotrópico e vasopressor na sepse. Não deve ser usada como droga vasopressora de primeira escolha ou para melhorar função renal. Dose dopaminérgica até 2,5 µg/kg/min. Dose beta-agonista até 10 µg/kg/min e dose alfa-agonista acima de 10 µg/kg/min. Dose máxima: 20 µg/kg/min
Adrenalina	Suporte inotrópico e vasopressor na sepse. Dose inicial: 1 µg/min. Não existe dose máxima
Vasopressina	0,01-0,04 U/min (utilizada em associação à noradrenalina)
Dobutamina	Suporte inotrópico em sepse com disfunção cardíaca. Doses progressivas de 2,5 µg/kg/min com aumentos de 2,5 µg/kg/min e dose máxima de 20 µg/kg/min

TERAPIA ANTIMICROBIANA

- O antibiótico deve ser iniciado na primeira hora de diagnóstico da sepse, logo após a coleta das culturas. As culturas não devem retardar o início da terapia antimicrobiana.

- Antes da administração de antibióticos, deve-se coletar culturas de sítios relacionados ao foco infeccioso se factível, assim como pelo menos dois pares de hemoculturas (aeróbio e anaeróbio).
- A via de administração dos antimicrobianos será a endovenosa, de preferência por via exclusiva.
- Durante a escolha da antibioticoterapia deve ser levado em consideração o foco suspeito e confirmadas as comorbidades do paciente, história de uso de antibióticos e infecções recentes. Pode-se iniciar uma cobertura ampla com o intuito de descalonar em um segundo momento conforme o resultado das culturas.
- Pacientes com focos infecciosos passíveis de remoção (abscessos, lesões cutâneas etc.) devem ter avaliação cirúrgica precoce para necessidade de remoção cirúrgica com controle de foco.
- O tempo do tratamento, em média, será de 7 a 10 dias, podendo ser estendido de acordo com o foco em questão, estado imunológico e evolução clínica do paciente. A dose inicial é plena e, mais tarde, reajustada conforme a presença de disfunções renal ou hepática.
- A Tabela 6 mostra uma sugestão de terapia antimicrobiana para sepse baseada no manual de condutas do Instituto Latino-Americano de Sepse (ILAS).

Tabela 6 Terapia antimicrobiana sugerida diante dos principais possíveis focos de sepse

Foco	Infecção comunitária	Infecção nosocomial
Pulmão	Cefalosporinas de 3ª geração (ceftriaxona, cefotaxima) + claritromicina Quinolonas respiratórias (levofloxacina, moxifloxacina) Em caso de história de doença pulmonar crônica, utilizar cefalosporina de 4ª geração (cefepime) Em caso de pneumonia aspirativa, associar clindamicina. A utilização de claritromicina nesse contexto não é necessária	Piperacilina-tazobactam ou cefalosporina de 4ª geração Em caso de alta prevalência de estafilococos resistentes à oxacilina na instituição, associar glicopeptídeo (vancomicina ou teicoplanina) ou linezolida Em caso de uso prévio de cefalosporinas ou quinolonas, trocar piperacilina-tazobactam por carbapenêmicos (imipenem ou meropenem) Em caso de alta prevalência de germes multirresistentes (*Pseudomonas multi R*/ *Acinetobacter multi R* e *Klebsiella* produtora de carbapenemase), avaliar associação empírica de polimixinas (B ou E)
Infecção urinária	Quinolonas ou cefalosporina de 3ª geração	Cefalosporinas de 4ª geração ou carbapenêmicos (imipenem ou meropenem)
Infecção abdominal	Cefalosporina de 3ª geração (ceftriaxone ou ceftaxima) + metronidazol + ampicilina + aminoglicosídeo (gentamicina ou estreptomicina)	Cefalosporinas de 4ª geração ou carbapenêmicos (imipenem ou meropenem) (em caso de opção pela cefalosporina, associar metronidazol) + aminoglicosídeo (gentamicina ou estreptomicina)

Fonte: Instituto Latino-Americano de Sepse (ILAS).

**CUIDADO!
NÃO ESQUECER!**

- A reposição volêmica inicial para pacientes sépticos com hipotensão ou hipoperfusão deve ser de 30 mL/kg de solução cristaloide.
- O antibiótico deve ser administrado dentro da primeira hora de tratamento do paciente com sepse.

TERAPIA DE SUPORTE

- Todo o restante da terapia para o paciente séptico tem como objetivo dar suporte às funções orgânicas comprometidas pela doença.
- Pacientes com sepse e choque séptico devem receber transfusão de hemácias apenas se hemoglobina < 7 g/dL, na ausência de condições concomitantes como isquemia cardíaca e hemorragia.
- Não existe indicação de administração de hemoderivados para correção de distúrbios de coagulação, exceto se houver sangramento ou planejamento de procedimentos invasivos ou cirúrgicos.
- A ventilação mecânica de pacientes sépticos deve incluir um volume corrente de até 6 mL/kg de peso ideal e pressões de platô em vias aéreas abaixo de 30 cmH_2O.
- A sedação e a analgesia em pacientes sépticos devem ser mantidas no mínimo possível para propiciar conforto e adequação do paciente à ventilação mecânica.
- Pacientes sépticos com glicemia persistente acima de 180 mg/dL devem receber infusão contínua de insulina para manutenção de glicemia abaixo de 180 mg/dL, tomando-se cuidado com hipoglicemia.
- Pacientes sépticos devem receber profilaxia de eventos tromboembólicos com heparina não fracionada ou heparina de baixo peso molecular, respeitando-se as contraindicações.
- A terapia nutricional deve ser implementada o mais precocemente possível em pacientes sépticos, dando-se preferência à via enteral.
- Pacientes sépticos com elevado risco de sangramento digestivo devem receber profilaxia de úlcera de estresse.

LITERATURA RECOMENDADA

1. Ananne D, Bellisant E, Bollaert PE, et al. Corticosteroids in the treatment of severe sepsis and septic shock in adults: a systematic review. JAMA. 2009;301:2362-75.
2. Bone RC, Balk RA, Dellinger RP, Fein AM, Knaus WA, Schein RM, et al. Definitions for sepsis and organ failure and guidelines for innovative therapies in sepsis. Chest. 1992;101:1644-55.
3. De Backer D, Biston P, Devriendt J, et al. Comparison of dopamine and norepinephrine in the treatment of shock. N Engl J Med. 2010 Mar 4;362(9):779-89.
4. Evans L, Rhodes A, Alhazzani W, et al. Surviving sepsis campaign: international guidelines for management of sepsis and septic shock 2021. Intensive Care Med. 2021;47:1181-247.
5. Finfer S, Bellomo R, Boyce N, French J, Myburgh J. SAFE Study Investigators. A comparison of albumin and saline for fluid resuscitation in the intensive care unit. N Engl J Med. 2004;350:2247-56.
6. Kumar A, Roberts D, Wood KE, Light B, Parrillo JE, Sharma S, et al. Duration of hypotension prior to initiation of effective antimicrobial therapy is the critical determinant of survival in human septic shock. Crit Care Med. 2006;34:1589-96.

7. Machado FR, Assunção MS, Cavalcanti AB, et al. Getting a consensus: advantages and disadvantages of Sepsis 3 in the context of middle-income settings. Rev Bras Ter Intensiva. 2016;28(4):361-5.
8. Myburgh JA, Finfer S, Bellomo R, et al. Hydroxyethyl starch or saline for fluid resuscitation in intensive care. N Engl J Med. 2012;367(20):1901-11.
9. Perner A, Haase N, Guttormsen AB, et al. Scandinavian Critical Care Trials Group: Hydroxyethyl starch 130/0.42 versus Ringer's acetate in severe sepsis. N Engl J Med. 2012;367(2):124-34.
10. Rivers E, Nguyen B, Havstad S, et al. Early goal-directed therapy in the treatment of severe sepsis and septic shock. N Engl J Med. 2001;345:1368-77.
11. Seymour CW, Lu VX, Iwashyna TJ, Brunkhorst TM, Rea TD, et al. Assessment of clinical criteria for sepsis: For the third international consensus definitions for sepsis and septic shock (Sepsis-3). JAMA. 2016;315:762-4.
12. Shankar-Hari M, Phillips GS, Levy ML, Seymour CW, Liu VX, Deutschman CS, et al. Developing a new definition and assessing new clinical criteria for septic shock: for the third international consensus definitions for sepsis and septic shock (Sepsis-3). JAMA. 2016;315(8):775-87.
13. Silva E, Pedro M de A, Sogayar AC, et al. Brazilian sepsis epidemiological Study (BASES study). Crit Care. 2004;8:R251-60.
14. Singer M, Deutschman CS, Seymour CW, Shankar-Hari M, Annane D, et al. The third international consensus definitions for sepsis and septic shock (sepsis-3). JAMA. 2016;315:801-10.
15. The Prism Investigators. Early, goal-directed therapy for septic shock – a patient--level meta-analysis. N Engl J Med. 2017 Mar 21.

CAPÍTULO 10

Pneumonia grave adquirida na comunidade

Daniel Joelsons
Marília Bordignon Antonio

MENSAGENS RELEVANTES

- É uma doença aguda de causa infecciosa.
- O raio X continua sendo o padrão-ouro para o diagnóstico – apesar da melhor sensibilidade da tomografia (principalmente em pacientes idosos).
- Não é possível determinar o agente etiológico por meio do raio X ou pela história clínica.
- Deve-se utilizar o PSI/PORT ou o CURB 65 para decidir local de tratamento, levando em consideração as condições biopsicossociais do paciente.
- Principais agentes: *S. pneumoniae*, bacilos Gram-negativos (BGN) e *H. influenzae*. Não esquecer dos vírus!
- Caso não haja resposta clínica, avaliar a presença de agentes não típicos ou outros diagnósticos.

INTRODUÇÃO

- Definição: doença inflamatória aguda de causa infecciosa, causada por vírus, bactérias ou fungos:
  - Fora do ambiente hospitalar ou de unidades especiais de atenção à saúde ou que se manifeste até 48 h após admissão hospitalar.
- Sintomas comuns: tosse, febre, dor pleurítica, dispneia e secreção respiratória.
  - Sintomas gastrointestinais e alterações do nível de consciência também são comuns.
- No Brasil ocorreram mais de 700 mil internações por pneumonia, sendo a maior causa de internação por doença.
- É a quinta maior causa de óbito no Brasil.

DIAGNÓSTICO

- Baixa sensibilidade usando apenas critérios clínicos; ainda que associando sintomas (tosse) com sinais (febre, taquicardia e estertores), a sensibilidade é abaixo de 50%.
- Padrão-ouro: consolidação no raio X associado a substrato clínico e microbiológico.

CUIDADO! NÃO ESQUECER!

- Não é possível diferenciar pneumonias bacterianas de não bacterianas apenas pela imagem do raio X.

- O raio X pode ser inicialmente falso-negativo se o paciente se apresentar desidratado.
- No paciente idoso é comum o raio X ser inconclusivo, sendo melhor a realização de tomografia de tórax para o diagnóstico.

TOMOGRAFIA DE TÓRAX

- Tem uma maior sensibilidade que o raio X, principalmente no paciente idoso.
- Deve ser realizada na suspeita clínica forte diante de um raio X sem foco infeccioso.
- Não deve ser realizada de rotina em razão do alto custo e ausência de evidência na melhora do desfecho.

ULTRASSONOGRAFIA DE TÓRAX

- Aumento recente do seu uso para o diagnóstico de PNM.
- Usado principalmente em pacientes graves na sala de emergência/UTI, onde é difícil obter uma imagem radiológica de boa qualidade.
- Sensibilidade de 80 a 90% e especificidade de 70 a 90%.

DIAGNÓSTICO ETIOLÓGICO

- Não há dados de literatura brasileira com nossos principais agentes de pneumonia adquirida na comunidade (PAC).
- A etiologia sugerida no consenso brasileiro encontra-se na Tabela 1.
- Em 2017, foi publicado um estudo no qual foi investigado o agente etiológico em PAC em pacientes com HIV. O agente de maior prevalência foi o *Pneumocystis jirovecii*, depois *Mycobacterium tuberculosis*, seguido por *S. pneumoniae* e *Rhinovirus*. O *M. pneumoniae* e o *C. pneumoniae* tiveram prevalência de apenas 8% e 5%, respectivamente.

Tabela 1 Patógenos mais comuns em pneumonia adquirida na comunidade de acordo com as diretrizes brasileiras de PAC 2009

PAC ambulatorial	PAC internado (não UTI)	PAC internado UTI
S. pneumoniae	*S. pneumoniae*	*S. pneumoniae*
M. pneumoniae	*M. pneumoniae*	Bacilos Gram-negativos
C. pneumoniae	*C. pneumoniae*	*H. influenzae*
Vírus respiratório	Vírus respiratório	*S. aureus*
H. influenzae	*H. influenzae*	
	Legionella sp.	

PAC: pneumonia adquirida na comunidade.

- Existe consenso de que o tratamento é melhor quando dirigido a um patógeno específico. Porém, na prática, questiona-se o real benefício, já que existe dificuldade em isolar os agentes e o valor microbiológico das culturas de escarro é indefinido. O PCR-multiplex é um potencial exame a ser introduzido, já que há identificação rápida de inúmeros vírus e bactérias, mas seu custo ainda é muito elevado.
- Os principais *guidelines* e consensos mundiais (incluindo o brasileiro) descrevem como opcional a pesquisa etiológica em PAC.

- Nos pacientes que necessitam de internação hospitalar, recomenda-se colher hemocultura e cultura de escarro.
- Se o paciente necessita de internação em UTI, recomenda-se, além dos exames citados, coletar cultura de secreção traqueal quando possível, e pesquisa de antígeno urinário para *S. pneumoniae* e *Legionella*. Se disponível, coletar PCR-multiplex da via aérea.
- No consenso americano, é sugerida a coleta de *swab* para pesquisa de PCR de influenza apenas no inverno.

CUIDADO! NÃO ESQUECER!

- Lembrar sempre de perguntar sobre viagens recentes para pensar em outros agentes etiológicos, como MERS-CoV, coronavírus, MRSA e gripe aviária (H5N1, H7N9).

- Em épocas de epidemias como a de COVID-19, não podemos esquecer de fazer a pesquisa direcionada para o agente especifico.
- Escarro: uma boa amostra apresenta polimorfonucleares (> 25 células/campo) e poucas ou nenhuma célula epitelial (< 10/campo):
  - Sua coleta é controversa, visto que sua positividade pode ser causada apenas por colonização e não infecção pelo agente isolado.
  - Tem maior indicação nas pneumonias nosocomiais ou associadas a ventilação mecânica.
  - Principais indicações (são necessários coleta, transporte e laboratório adequados para uma boa análise da amostra):
    - Paciente admitido em UTI.
    - Falência de tratamento prévio em esquema domiciliar.
    - Lesões cavitadas.
    - Etilista crônico.
    - Empiema.
    - Doença pulmonar obstrutiva crônica (DPOC).
    - Derrame pleural.
    - Paciente imunocomprometido.

LOCAL DE TRATAMENTO

- Não apenas fatores clínicos devem ser considerados para decidir onde realizar o tratamento do paciente.
  - Incapacidade do paciente de tomar medicação via oral, antecedente de abuso de drogas, disfunção cognitiva ou circunstâncias sociais devem ser levados em consideração.
- Pacientes com saturação em ar ambiente menor que 90% devem ser internados.
- Paciente em choque séptico ou insuficiência respiratória deve ser tratado na UTI.
- Demais pacientes devem utilizar um escore de gravidade para tomar essa decisão; os mais utilizados são PSI/PORT e o CURB-65.
- PSI – *Pneumonia Severity Index* (Tabelas 2 e 3):

- Escore mais complexo, necessita de muitos dados e cálculos difíceis de realizar rapidamente na sala de emergência.
- PSI I e II são de tratamento domiciliar.
- PSI III pode ser de tratamento domiciliar com *home care* ou o paciente pode permanecer internado em observação por 24 a 48 h.
- Paciente PSI IV deve ser internado na enfermaria.
- Paciente PSI V deve ser internado na UTI.

Tabela 2 Pontuação dos critérios para classificação do PSI

		Pontos
Laboratorial e raio X	pH < 7,35	30
	Ureia > 30 mg/dL	30
	Na < 130 mEq/L	20
	Glicose > 250 mg/dL	10
	Ht < 30%	10
	PaO_2 < 60 mmHg	10
	$SatO_2$ < 90%	10
	Derrame pleural	10
Sexo	Homem	Idade
	Mulher	Idade –10
Demográficos	*Home care*	10
	Câncer ativo	30
	Doença hepática	20
	ICC	10
	AVC	10
	IRC	10
Exames	Alteração do nível de consciência	20
	FR > 30 rpm	20
	PA sistólica < 90 mmHg	20
	Temp. < 35 ou > 40°C	15
	FC > 125 bpm	10

Tabela 3 Classificação e mortalidade de acordo com a pontuação no PSI e sugestão de local de tratamento

Classificação	Pontos	Risco	Mortalidade	Sugestão
I	< 70 sem comorbidades	Baixo	1%	Ambulatorial
II	< 70	Baixo	1%	Ambulatorial
III	71-90	Baixo	2,80%	Internação curta
IV	91-130	Moderado	8,20%	Internar
V	> 130	Alto	29,20%	UTI

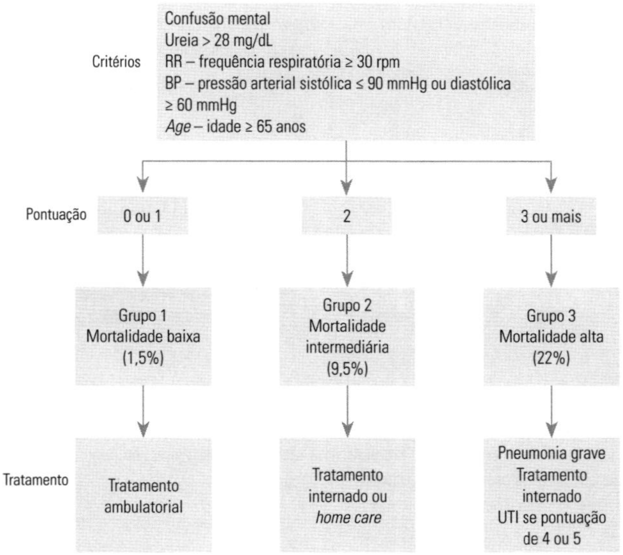

Figura 1 CURB 65.

- CURB 65 - Mais fácil e rápido de se aplicar (Figura 1).
- Internação em UTI: 3 ou mais dos critérios a seguir:
  - ▷ Alteração do nível de consciência.
  - ▷ Hipotensão responsiva a volume.
  - ▷ Temperatura < 36°C.
  - ▷ Frequência respiratória > 30 rpm.
  - ▷ Relação $PaO_2/FiO_2 < 250$.
  - ▷ Ureia > 20 mg/dL.
  - ▷ Leucócitos < 4.000 células/mm^3.
  - ▷ Plaquetas < 100.000 células/mm^3.
  - ▷ Raio X com infiltrado multilobar.

TRATAMENTO

- Até pouco tempo atrás acreditava-se que os pacientes com pneumonia associada a cuidados de saúde eram os de maior risco para infecções por bactérias multirresistentes. Foi observado que frequentar clínicas de diálise, *home care* ou hospital-dia não aumenta o risco para tais agentes, e o tratamento deve ser semelhante ao dos pacientes com PAC habitual.
- Inicialmente deve-se decidir onde e como o paciente deve ser tratado: ambulatorial, internado na enfermaria ou UTI e de acordo com o local seus principais agentes etiológicos possíveis.
- Há fator de risco para *Pseudomonas* sp. ou outro Gram-negativo?
  - ▷ Uso prévio de antibióticos.
  - ▷ Doença pulmonar (fibrose cística, bronquiectasia, DPOC com exacerbações recorrentes).

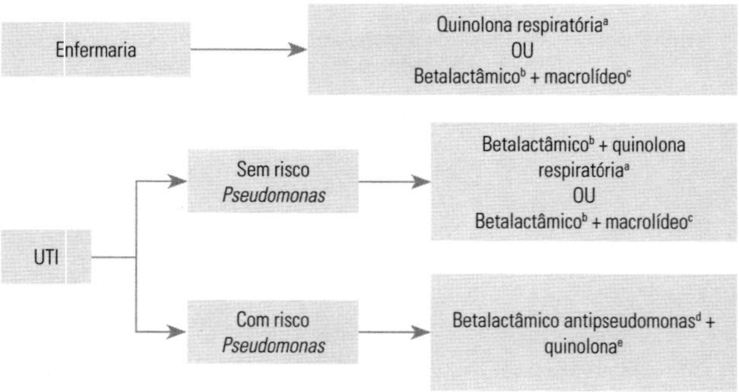

Figura 2 Tratamento empírico sugerido para PAC. [a]: Levofloxacina 500 mg/dia, moxifloxacina 400 mg/dia; [b]: ceftriaxone 2 g/d, cefotaxima, ampicilina-sulbactam; [c]: azitromicina, claritromicina ou eritromicina; [d]: piperacilina-tazobactam, cefepime, imipenem ou meropenem; [e]: ciprofloxacina ou levofloxacina 750 mg/dia.

  - ▷ Internação recente.
  - ▷ Imunossupressão.
  - ▷ Possível broncoaspiração.
  - ▷ Múltiplas comorbidades (diabetes, alcoolismo etc.).
- Há fator de risco para *S. aureus*?
  - ▷ Insuficiência renal crônica dialítica.
  - ▷ Uso de drogas injetáveis.
  - ▷ Praticante de esportes de contato.
  - ▷ Infecção recente por *Influenza*.
  - ▷ Pneumonia necrotizante, cavitações ou empiema.
- Em pacientes graves que se internam na UTI, deve-se dar preferência para o tratamento com antibioticoterapia dupla. Estudos afirmam que há uma diminuição da mortalidade com associação de macrolídeo, possivelmente pelo efeito imunomodulador desta classe.
- E corticoide? Pode ser utilizado em PAC graves na UTI para diminuir a resposta inflamatória pulmonar. Uma metanálise em 2015 concluiu que o uso de corticoide diminui em 3% a mortalidade, em 5% a necessidade de ventilação mecânica e 1 dia de internação hospitalar.
  - ▷ Metilprednisona 0,5 mg/kg IV 12/12 h ou prednisona 50 mg VO 1 x/d por 5 dias.
  - ▷ Deve-se evitar corticoide em pacientes com suspeita/confirmação de *Influenza* ou *Aspergillus*.

E A INFLUENZA?

- Na forte suspeita de quadro viral (quadro pulmonar associado a sintomas respiratórios altos como coriza, odinofagia, cefaleia e febre), deve-se manter o paciente em isolamento respiratório para gotícula e isolamento de contato.

CUIDADO! NÃO ESQUECER!

- Lembrar que existem outros tipos de *Influenza* além da H1N1, incluindo *Influenza* A não H1N1, *Influenza* B e C (as pesquisas normalmente são apenas para H1N1).

- No paciente com quadro respiratório grave e/ou imunossuprimido, iniciar o oseltamivir independentemente do tempo de sintomas (estudos que indicam iniciar apenas nos dois primeiros dias não incluíram essa população).
- Manter o oseltamivir até melhora sintomática do paciente ou até nova coleta de *swab* apresentar-se negativa. Pacientes graves ou imunossuprimidos podem manter a replicação viral por mais de 30 dias.
- Tratar também para PAC bacteriana principalmente cobrindo *S. pneumoniae* e *S. aureus*.
- Evitar utilizar glicocorticoides.
- A dose do oseltamivir deve ser de 75 mg VO 12/12 h. Naqueles com *clearance* de creatinina menor que 30 mL/min, diminuir a dose pela metade.

EVOLUÇÃO

- Normalmente o paciente apresenta melhora clínica em 48 a 72 h.
- A maioria dos pacientes apresenta-se afebril após 3 dias de antibioticoterapia, porém nas pneumonias lobares a febre pode perdurar mais tempo.
- Um estudo prospectivo e multicêntrico com 1.424 pacientes evidenciou uma média de 4 dias para estabilização clínica (FC < 100 bpm, FR < 24 rpm, PAs > 90 mmHg e Sat > 90%).
- A melhora sintomática pode demorar bem mais:
  - Tosse em média 14 dias.
  - Estertores crepitantes em média 21 dias.
  - Consolidação no raio X em média 30 dias.
- Tempo de tratamento: pneumonia com boa resposta ao tratamento inicial pode ter duração de 5 a 7 dias.

PNEUMONIA NÃO RESOLVIDA

- Uma pneumonia com melhora parcial ou evolução lenta não é incomum.
- Causas de resposta parcial:
  - Comorbidades:
    - 20 a 30% dos pacientes com comorbidades associadas não apresentam melhora radiográfica com menos de 4 semanas.
    - 70% dos pacientes acima de 50 anos não apresentam melhora radiográfica com 4 semanas.
  - Imunodeficiência adquirida/inata.
  - Alcoolismo.
  - DPOC.
  - Acometimento multilobar.
  - Etiologia da pneumonia (como *Legionella*).
  - Diagnóstico errado. Nesses casos, a infecção fúngica como *Aspergillus* é um importante diagnóstico a ser pensado (tanto a forma necrotizante crônica como a invasiva).

  - ▷ Complicações locais: empiema e abscessos pulmonares.
  - ▷ Etiologia não infecciosa: neoplasia, vasculite, BOOP, pneumonia eosinofílica, sarcoidose, doença pulmonar induzida por droga (amiodarona, metotrexate, nitrofurantoína e everolimus).
- Diante de um paciente que não está melhorando, deve-se realizar TC de tórax. Caso ela não seja elucidativa, prossegue-se a investigação com broncoscopia e/ou biópsia.
- Broncoscopia com biópsia é uma boa opção por conta do baixo risco e alto índice de elucidação diagnóstica, ainda mais quando o objetivo é descartar infecção por micobactéria ou infecção fúngica. Na população imunossuprimida, ela tem maior relevância por alterar condutas (elucidar ou descartar diagnósticos).

LITERATURA RECOMENDADA

1. Correa RA, Lundgren FL, Pereira-Silva JL, Frare e Silva RL, Cardoso AP, Lemos AC, et al. Brazilian guidelines for community-acquired pneumonia in immunocompetent adults – 2009. J Bras Pneumol. São Paulo. 2009 jun;35(6):574-601.
2. Figueiredo-Mello C, Naucler P, Negra MD, Levin AS. Ceftriaxone versus ceftriaxone plus a macrolide for community-acquired pneumonia in hospitalized patients with HIV/AIDS: a randomized controlled trial. Clin Microbiol Infect. 2017;pii:S1198-743X(17):30332-4.
3. Fine MJ, Auble T, Yealy DM, Hanusa BH, Weissfeld LA, Singer DE, et al. A prediction rule to identify low-risk patients with community-acquired pneumonia. N Engl J Med. 1997;336:243-50.
4. Lim WS, van der Eerden MM, Laing R, Boersma WG, Karalus N, Town GI, et al. Defining community acquired pneumonia severity on presentation to hospital: an international derivation and validation study. Thorax. 2003;58:377-82.
5. Menéndez R, Torres A, Rodríguez de Castro F, Zalacaín R, Aspa J, Martín Villasclaras JJ, et al. Reaching stability in community-acquired pneumonia: the effects of the severity of disease, treatment, and the characteristics of patients. Clin Infect Dis. 2004;39:1783.
6. Musher DM, Thorner AR. Community-acquired pneumonia. N Engl J Med. 2014;371.
7. Rodrigo C, Leonardi-Bee J, Nguyen-Van-Tam J, Lim WS. Corticosteroids as adjunctive therapy in the treatment of influenza. Cochrane Database Syst Rev. 2016;3:CD010406.
8. Siemieniuk RA, Meade MO, Alonso-Coello P, Briel M, Evaniew N, Prasad M, et al. Corticosteroid therapy for patients hospitalized with community-acquired pneumonia: a systematic review and meta-analysis. Ann Intern Med. 2015;163:519.

CAPÍTULO 11

Manejo da COVID-19 na Unidade de Terapia Intensiva

Bruno Adler Maccagnan Pinheiro Besen
Pedro Vitale Mendes
Antonio Paulo Nassar Junior
Marcelo Park
Leandro Utino Taniguchi

INTRODUÇÃO

- A doença causada pelo vírus SARS-CoV-2 é chamada de COVID-19. A maioria dos casos apresenta evolução clínica benigna.
- Aproximadamente 15% dos pacientes apresentavam um quadro grave com necessidade de internação hospitalar e cerca de um terço destes (5% do total) tornavam-se críticos, com necessidade de terapia intensiva.
- A causa mais comum para admissão na UTI é a insuficiência respiratória aguda hipoxêmica, embora choque e disfunção de múltiplos órgãos sejam também comuns nessa população.
- Com o advento da cobertura vacinal em larga escala, o perfil clínico-epidemiológico mudou substancialmente e, hoje, a maioria dos infectados não apresenta casos graves ou críticos.

EPIDEMIOLOGIA E FATORES DE RISCO

- Algumas características clínicas e alterações laboratoriais estão associadas com a evolução para doença grave e/ou crítica.
- Os principais fatores de risco para a pior evolução dos pacientes, segundo as grandes coortes internacionais seguidas até o momento, estão descritos nas Tabelas 1 e 2.

Tabela 1 Características clínicas e demográficas associadas à maior mortalidade em COVID-19

▸ Idade
▸ Sexo masculino
▸ Doença cardiovascular
▸ *Diabetes mellitus*
▸ Hipertensão arterial sistêmica

(continua)

Tabela 1 Características clínicas e demográficas associadas à maior mortalidade em COVID-19 (*continuação*)

▸ Doença pulmonar crônica
▸ Obesidade
▸ Tabagismo
▸ Câncer
▸ Insuficiência renal crônica

Tabela 2 Alterações laboratoriais associadas à maior mortalidade em COVID-19

▸ D-dímero > 1.000 ng/mL (normal: < 500 ng/mL)
▸ PCR > 10 mg/dL (normal: < 0,8 mg/dL)
▸ DHL > 245 U/L (normal: 110-210 U/L)
▸ Troponina > 2x o limite superior da normalidade
▸ Ferritina > 500 mcg/L (normal: 10-200 mcg/L em mulheres e 30-300 mcg/L em homens)
▸ CPK > 2x o limite superior (normal: 40-150 U/L)
▸ Linfopenia < 800/mm^3 (normal: 1.800-700/mm^3)

FISIOPATOLOGIA

- O coronavírus é um RNA vírus da família Coronaviridae.
- O novo coronavírus SARS-CoV-2 tem como alvo inicial as células epiteliais nasais, bronquiais e pneumócitos, nos quais liga-se ao receptor de enzima conversora de angiotensina 2 (ECA2) através da proteína viral de superfície S (*Spike*). Após a endocitose do vírus pela célula, tem início o processo de replicação viral e lesão celular. Com a progressão da doença, a integridade da barreira entre o epitélio e o endotélio é perdida e a infecção progride para as células endoteliais capilares, agravando o processo inflamatório.
- Semelhante a outras infecções virais, o SARS-CoV-2 promove invasão e destruição de linfócitos T e induz uma inibição da linfopoiese de modo que, como citado anteriormente, a linfopenia é um preditor de gravidade em COVID-19.
- As alterações histológicas de pacientes falecidos por COVID-19 incluem dano alveolar difuso com exsudato alveolar, membrana hialina, edema septal e infiltração linfocítica. As células epiteliais apresentam provável efeito citopático viral. Lesão endotelial com presença de microtrombos em arteríolas alveolares e megacariócitos alveolares sugerem um estado de hipercoagulabilidade que provavelmente representa um fator adicional no processo de distúrbio ventilação/perfusão e hipoxemia nesta população.
- Diversos órgãos, como fígado, rins, miocárdio, pele e tecidos linfoides apresentam lesão celular direta e microtrombos locais, evidenciando que a COVID-19 é uma doença sistêmica, de apresentação clínica variada e potencialmente muito grave.
- Novas variantes do SARS-CoV-2 têm surgido recentemente, mas isso não tem se traduzido em um novo pico de infecções graves e críticas. Esse fenômeno pode ser muito dinâmico e mudar sazonalmente, ao longo do tempo e a depender da cobertura vacinal que inclua novas variantes.

QUADRO CLÍNICO E DIAGNÓSTICO

- O quadro clínico de COVID-19 é caracterizado por uma síndrome gripal que, na maioria dos casos, evolui com resolução dos sintomas sem necessidade de cuidados de saúde.
- A Tabela 3 mostra a frequência e os principais sintomas relatados pelos pelos pacientes na primeira onda da COVID-19.

Tabela 3 Sinais e sintomas mais frequentes em pacientes com COVID-19

Sinal/sintoma	Frequência
▸ Febre	▸ 78%
▸ Fadiga	▸ 31%
▸ Mialgia	▸ 17%
▸ Calafrios	▸ 18%
▸ Tosse	▸ 58%
▸ Dispneia	▸ 23%
▸ Sibilância	▸ 17%
▸ Odinofagia	▸ 12%
▸ Tontura	▸ 11%
▸ Anosmia	▸ 25%
▸ Diarreia	▸ 10%
▸ Cefaleia	▸ 13%
▸ Confusão mental	▸ 11%

- A hipoxemia é o principal fator que demanda internação hospitalar e possível necessidade de terapia intensiva.
- A Figura 1 descreve fases e períodos da evolução do paciente com COVID-19 quando não imunizado ou com escape vacinal.
- Laboratorialmente, não existe um padrão que confirme ou afaste o diagnóstico de COVID-19 (exceto testes específicos).

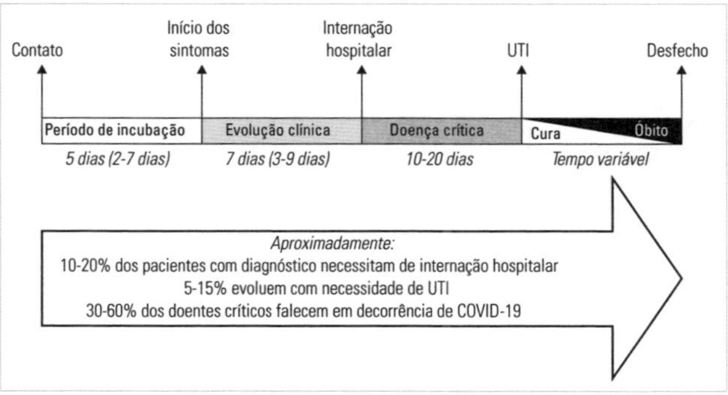

Figura 1 Fases e períodos de evolução do paciente com COVID-19.

- Elevação de D-dímero acima do limite da normalidade, elevação de DHL, queda de contagem plaquetária e, principalmente, linfopenia são sugestivas de infecção pelo SARS-CoV-2.
- Exames de imagem são de extrema importância em afastar diagnósticos diferenciais e para corroborar o diagnóstico de COVID-19. No entanto, exames de imagem devem ser solicitados apenas na presença de dispneia ou dessaturação, e não em quadros leves.
- A radiografia de tórax (RX-tórax) habitualmente apresenta opacidades intersticiais bilaterais difusas, enquanto consolidações e derrame pleural são raros. Os achados no RX-tórax podem ser frustros no início da doença (primeiros 10 dias de evolução) ou até mesmo sem quaisquer alterações em quadros leves a moderados.
- A tomografia de tórax apresenta opacidades em vidro fosco bilaterais, habitualmente periféricas e subpleurais, mas podem acometer todos os campos pulmonares. Em quadros mais graves e tardios (> 1 semana) as opacidades em vidro fosco aumentam e pode aparecer o padrão de pavimentação em mosaico (*crazy paving*), além de consolidações pulmonares. Diferentemente do RX-tórax, a tomografia frequentemente mostra algum tipo de alteração, mesmo em casos leves ou assintomáticos.
- A ultrassonografia de tórax também pode ser utilizada como ferramenta diagnóstica em COVID-19. Tipicamente apresenta múltiplas linhas B, com possível confluência em regiões pulmonares mais acometidas (padrão em cortina branca) e consolidações subpleurais. Consolidação/hepatização pulmonar e broncogramas são infrequentes, porém podem ser observados especialmente em fases mais tardias da doença.
- Enquanto a suspeição clínica do diagnóstico de COVID-19 é baseada em história epidemiológica, sintomas apresentados, evolução laboratorial e radiológica, o diagnóstico definitivo é feito por meio da detecção do RNA viral por PCR e/ou sorologia para identificação de anticorpos específicos.
- Cada um desses testes tem uma melhor precisão em determinada fase da doença, como mostrado na Figura 2.

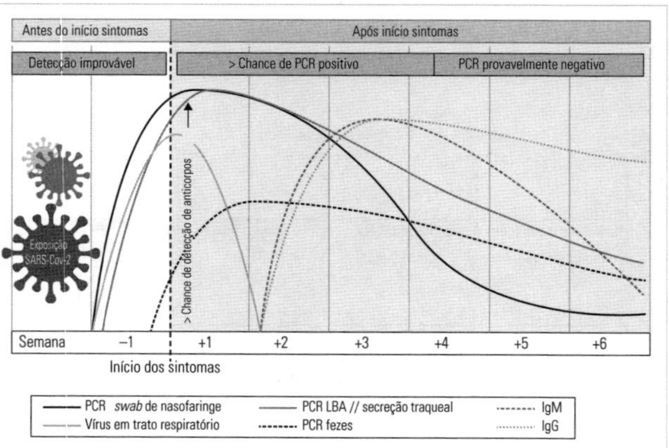

Figura 2 Positividade de testes moleculares e sorológicos de acordo com o início dos sintomas. Adaptado de JAMA. 2020;323(22):2249-2251.

- A detecção do RNA viral tem maior positividade em amostras de lavado broncoalveolar (até 93%), seguidas por secreção traqueal/escarro (72%), *swab* nasal (63%) e *swab* orofaríngeo (32%). A especificidade do teste é próxima de 100%, porém a sensibilidade é sujeita a erros pré-analíticos por erro de coleta ou atraso no encaminhamento da amostra ao laboratório, que está associado à redução na positividade do teste.
- Os testes sorológicos perderam seu papel diagnóstico após o advento da vacinação em larga escala.
- Após o advento da liberação dos testes de antígeno pela ANVISA no início de 2022, tornou-se mais frequente o diagnóstico de casos leves por esse tipo de teste, porém, dadas as suas características (não é 100% sensível nem 100% específico), é preciso levar em conta a probabilidade pré-teste antes de tomar condutas específicas relacionadas ao teste.
- Do ponto de vista prático, o exame de PCR é o primeiro exame a ser solicitado, porém há risco de falsos-negativos. Assim, repetir o exame de PCR em 48-72 horas é necessário para confirmar o diagnóstico. Se a suspeita clínica for forte, deve-se coletar sorologia em momento apropriado para confirmar o diagnóstico nos casos com PCR negativo.

CUIDADO! NÃO ESQUECER!

- Um teste de PCR para SARS-CoV-2 negativo não descarta o diagnóstico de COVID-19 em pacientes com quadros clínico e radiológico compatíveis!
- Testes sorológicos não são recomendados para diagnóstico de COVID-19 atualmente.

CARACTERÍSTICAS DA INSUFICIÊNCIA RESPIRATÓRIA AGUDA EM COVID-19

- O principal marco da insuficiência respiratória do paciente com COVID-19 é a hipoxemia, sugerindo importante distúrbio ventilação/perfusão e *shunt* pulmonar. O infiltrado difuso em associação a uma possível perda da vasoconstrição pulmonar hipóxica pode ser responsável pelas altas frações de *shunt* e consequente hipoxemia.
- Não raro, notamos pouca resposta ao progressivo aumento da fração inspirada de oxigênio e necessidade de rápida elevação da quantidade de oxigênio até valores próximos a 100% (característica típica do *shunt* pulmonar), mesmo em pacientes sem ventilação mecânica invasiva.
- O quadro clínico é compatível com a evolução da síndrome do desconforto respiratório agudo (SDRA), devido à presença de hipoxemia apesar de PEEP $\geq$ 5 cmH_2O e infiltrados bilaterais.
- Em uma fase inicial da doença, alguns pacientes apresentam complacência pulmonar próxima ao normal, apesar de hipoxemia grave. Em avaliações tomográficas dos pacientes com COVID-19, há menos colapso pulmonar das zonas dependentes (como na SDRA tradicional), o que resulta em uma maior quantidade de alvéolos ventilados e melhor complacência. Além disso, com menos zonas de colapso, há menos distensão alveolar e, como consequência, menos espaço morto.
- Essa conjunção de uma alta fração de *shunt*, complacência pulmonar próxima ao normal e baixa fração de espaço morto faz com que, na prática, en-

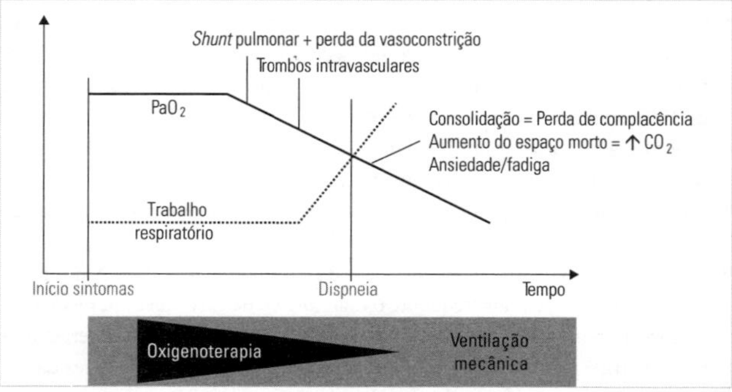

Figura 3 Evolução do quadro clínico e fatores contribuintes para os distúrbios fisiopatológicos. Adaptado de Respir Res. 2020 Jul 28;21(1):198.

contremos um paciente confortável, mas muito hipoxêmico, sendo esse quadro descrito como "hipoxemia feliz".

- Com a evolução do quadro clínico, ocorre uma mudança no padrão respiratório. A progressão da lesão pulmonar com maior dano alveolar e formação de consolidações leva à redução da complacência. O aumento do infiltrado redistribui a ventilação para zonas pulmonares preservadas, gerando distensão alveolar e espaço morto. Somado a isso, a ocorrência de microtrombos na circulação arteriolar cria regiões pulmonares ventiladas, não perfundidas, agravando ainda mais o efeito espaço morto.
- Como consequência deste novo quadro, o trabalho respiratório aumenta e a dispneia e o desconforto, antes ausentes, tornam-se um grande problema. A Figura 3 exemplifica a evolução do quadro clínico e fatores contribuintes.

TRATAMENTO DA INSUFICIÊNCIA RESPIRATÓRIA AGUDA

- O tratamento inicial da insuficiência respiratória aguda por COVID-19 é a oxigenioterapia simples. Muitos pacientes mantêm boa oxigenação apenas com cateter nasal de oxigênio ou dispositivos como máscara de Venturi.
- Em pacientes que evoluem com piora da oxigenação, com necessidade de máscara não reinalante, sugerimos o uso de dispositivos não invasivos de suporte respiratório (ventilação não invasiva [VNI] e/ou cateter nasal de alto fluxo [CNAF]).
- O uso de dispositivos não invasivos para suporte ventilatório de pacientes com insuficiência respiratória aguda sempre foi motivo de controvérsia na literatura, devido ao alto risco de falha (em torno de 50%), porém essa taxa é aceitável, desde que o paciente seja monitorizado para ser intubado no momento apropriado.
- O uso de VNI e CNAF, desde que a equipe de saúde esteja adequadamente protegida com equipamentos de proteção individual, não agrega maior risco à equipe no atendimento de pacientes com COVID-19 e não deve ser desconsiderado.

CATETER NASAL DE ALTO FLUXO (CNAF)

- O CNAF é uma terapia que pode ser utilizada e permite boa titulação da F_IO_2 ofertada ao paciente.
- Com fluxos altos (40-60 L/min), o CNAF gera uma PEEP discreta (3-5 cmH_2O), reduz a sensação de dispneia, lava o espaço morto da via aérea superior e permite ao paciente se alimentar a despeito da hipoxemia.
- O principal preditor descrito de falha do CNAF é o escore ROX (relação S_pO_2/F_IO_2 dividida pela frequência respiratória); porém, esse escore não foi extensamente validado em pacientes com COVID-19 e não deve ser utilizado isoladamente para tomada de decisão quanto à necessidade de intubação.
- Os principais pontos de atenção são usar um cateter de tamanho apropriado ao paciente e manter a umidificação do circuito sempre assegurada para o conforto do paciente.
- O CNAF é uma terapia que pode ser utilizada naqueles pacientes mais hipoxêmicos que ainda não apresentam sinais de desconforto respiratório muito importante. Alguns pacientes mantêm-se com altos valores de FIO_2(até 80-100%), confortáveis e se recuperam sem ser intubados, porém é necessária vigilância estrita do padrão respiratório.

VENTILAÇÃO NÃO INVASIVA (VNI)

- Pacientes que demonstrem aumento do trabalho respiratório são bons candidatos ao uso da VNI.
- Para que seja bem-sucedida, uma interface apropriada e ajustes iniciais realizados com cautela são fundamentais para que o paciente consiga se adaptar à máscara.
- Caso disponível, o capacete (*helmet*) parece ser a melhor interface para uso da VNI.
- Os principais fatores de risco para intubação nesse contexto são volumes correntes altos em VNI ($\geq$ 9 mL/kg) ou volumes-minutos altos (> 12 L/min), que motivam vigilância estrita e consideração para a intubação.
- Sugerimos que, ao ser iniciada, observe-se o padrão respiratório, F_IO_2 e frequência respiratória. Pacientes com boa resposta à VNI (com redução da frequência respiratória, redução da $F_IO_2 \leq 60\%$ e melhora do padrão) podem continuar com a terapia, eventualmente realizando períodos de "descanso" no CNAF enquanto realizam outras atividades, especialmente se a interface utilizada não for o capacete. Pacientes que necessitam de VNI contínua e não toleram períodos fora da mesma devem ser considerados para intubação.

**CUIDADO!
NÃO ESQUECER!**

- O uso da ventilação não invasiva e do cateter nasal de alto fluxo são estratégias associadas a menor risco de intubação, porém vigilância contínua é fundamental para não intubar o paciente tardiamente.

POSIÇÃO PRONA ACORDADO

- Há resultados conflitantes na literatura, mas o maior trabalho, com mais de 1.000 pacientes incluídos, demonstrou benefício da terapia quanto ao desfecho de evitar intubações, embora não modifique a sobrevida.

- Caso seja utilizada, é necessária vigilância estrita e uma dose adequada (no mínimo 8 horas, almejando até 12 horas, em intervalos de 4-6 horas de prona).

INTUBAÇÃO DO PACIENTE COM COVID-19

- A intubação do paciente com insuficiência respiratória secundária à doença pelo SARS-CoV-2 é geralmente de alto risco, especialmente se os pacientes vinham em uso de medidas não invasivas e passam a ter indicação de intubação orotraqueal.
- A decisão da intubação deve levar em conta um conjunto de fatores:
  - ▷ Pacientes com alteração do nível de consciência, instabilidade hemodinâmica ou com um grande número de disfunções orgânicas extrapulmonares devem ser intubados antes de apresentarem disfunção respiratória grave.
  - ▷ A maioria dos pacientes com insuficiência respiratória por COVID-19 apresentam-se com bom nível de consciência e hemodinamicamente estáveis. Assim, a decisão de intubar ou não se torna mais difícil. Nas UTIs clínicas do HCFMUSP, optamos por manejar o paciente em suporte ventilatório não invasivo enquanto ele mantém oxigenação adequada – independentemente de F_IO_2 utilizada ou frequência respiratória isoladamente –, bom nível de consciência e hemodinâmica adequada.
- Caso sinais de esforço respiratório (secundários a aumento do trabalho respiratório) apareçam, a intubação orotraqueal está habitualmente indicada.
- Valores isolados de frequência respiratória (taquipneia sem sinais evidentes de desconforto respiratório) e valores isolados de relação P_aO_2/F_IO_2 ou relação S_pO_2/F_IO_2 não são critérios absolutos para proceder à intubação, embora sejam associados a riscos progressivamente maiores de intubação e um alto grau de vigilância seja necessário.
- O subgrupo de pacientes que é intubado é de alto risco de hipoxemia grave e parada cardiorrespiratória durante a intubação. Uma série de medidas deve ser utilizada para evitar que essas complicações aconteçam:
  - ▷ A pré-oxigenação deve ser feita preferencialmente em ventilação não invasiva com pressão positiva, se necessário com a intubação em sequência lenta (usando cetamina).
  - ▷ Medidas para assegurar uma alta taxa de intubação em primeira passagem devem ser utilizadas:
    1. Intubação por profissional mais experiente sempre acompanhado de um segundo médico para auxílio no acesso à via aérea.
    2. Avaliação anatômica de via aérea difícil com uso de estratégia primária (plano A) armada sempre que necessário.
    3. Uso de bloqueador neuromuscular de rotina durante a intubação, dando preferência ao rocurônio pelo maior tempo de ação para realização de mecânica ventilatória e ajustes iniciais da ventilação.
    4. Checagem da intubação orotraqueal com capnografia de rotina.
  - ▷ Em pacientes que não foram intubados na primeira tentativa, o paciente deve ser submetido à ventilação com bolsa-valva-máscara como qualquer paciente. Caso uma segunda tentativa não seja bem-sucedida ou o selo da máscara não seja adequado, sugerimos progredir rapidamente para o uso de dispositivos supraglóticos (máscara laríngea) e chamar por ajuda.

CUIDADO! NÃO ESQUECER!

- A melhor estratégia para intubação de pacientes com COVID-19 é fazer o básico bem-feito. Assim, deve-se:
  - Utilizar bloqueador neuromuscular de rotina.
  - Checar intubação com capnografia.
  - Desenvolver plano A armado para aumentar taxa de 1ª passagem.
  - Baixo limiar para utilizar via aérea supraglótica.
- O que não deve ser feito (apenas devido ao medo/risco de contaminação):
  - Evitar o uso de dispositivo bolsa-valva-máscara.
  - Êmbolo de seringa para ocluir o tubo orotraqueal na intubação.

- Na Tabela 4, trazemos os principais pontos a serem lembrados em uma intubação segura de um paciente com COVID-19.

Tabela 4 Intubação segura em pacientes com COVID-19

Segurança da equipe
▸ Equipe mínima no leito para realizar intubação (médicos, enfermeiro e fisioterapeuta)
▸ Equipe extra paramentada fora do leito para auxiliar se necessário (*runner* – técnico de enfermagem)
▸ Equipe totalmente paramentada com máscara N95, escudo facial ou óculos, gorro, avental e luvas
Preparação
▸ Preparar dispositivo bolsa-valva-máscara com capnógrafo e filtro HME viral em série
▸ Em pacientes agitados, considerar intubação em sequência lenta com uso de cetamina
▸ Checar perviedade do acesso vascular e ter dois acessos venosos preparados
▸ Preparar sedação contínua
▸ Verbalizar planos A, B e C do acesso à via aérea a toda a equipe antes de iniciar o procedimento
Posicionamento
▸ Posicionar o paciente em *sniffing position*
Pré-oxigenação
▸ Realizar pré-oxigenação em ventilação não invasiva (VNI) sempre que possível
▸ Na indisponibilidade de VNI, pré-oxigenar com a cânula de alto fluxo ou máscara não reinalante em *flush*
Pré-medicação
▸ Considerar fentanil (1-2 mcg/kg) em pacientes previamente hipertensos
▸ Pacientes normotensos ou com instabilidade hemodinâmica: não é necessária pré-medicação de rotina
Paralisia
▸ Utilizar bloqueador neuromuscular de rotina

(continua)

Tabela 4 Intubação segura em pacientes com COVID-19 (*continuação*)

▸ Preferência pelo uso de rocurônio (1,2 mg/kg) devido ao maior tempo de ação pós-intubação
▸ Lembrar que o rocurônio deve ser feito imediatamente antes do sedativo
Escolha do sedativo
▸ Não há preferência por droga sedativa especificamente, porém é necessário usar cetamina ou midazolam (meias-vidas mais longas) logo após a intubação ou iniciar infusão contínua de sedativos com o uso do rocurônio
Checagem
▸ Realizar checagem de rotina com capnografia
Cuidados pós-intubação
▸ Ajustar ventilador mecânico de modo a evitar acidose respiratória aguda (a seguir)
▸ Solicitar radiografia de tórax
▸ Iniciar sedação profunda
▸ Considerar uso de bloqueadores neuromusculares em infusão contínua

AJUSTES VENTILATÓRIOS INICIAIS APÓS INTUBAÇÃO

- Imediatamente após a intubação, é fundamental realizar os ajustes ventilatórios levando-se em conta não apenas a oxigenação, mas considerando que há uma alta fração de espaço morto e alto risco de hipercapnia aguda e acidose respiratória.
- Com a instituição de ventilação protetora e uso de volumes correntes mais baixos, o aumento de frequência respiratória é necessário para manter um pH adequado, evitar *cor pulmonale* agudo, acidose respiratória grave e o consequente risco de parada cardiorrespiratória.
- A Tabela 5 traz uma sugestão de ajustes iniciais.

Tabela 5 Sugestão de ajustes ventilatórios iniciais

Modo ventilatório	Volume-controlado
Volume corrente inicial	6 mL/kg de peso predito
Frequência respiratória	30 ipm
Fluxo	40-60 L/min
Relação I:E	1:2 ou menor (1:1,5)
F_IO_2	Qsp $S_pO_2 \geq 90\%$ (até 95%)
PEEP	10 cmH_2O
Pressão de platô	< 28-30 cmH_2O

- Após realizados os ajustes iniciais, uma gasometria arterial deve ser coletada em torno de 30 minutos após a intubação e ajustes iniciais de F_IO_2/PEEP.
- Desde que o paciente não apresente hipoxemia refratária ($S_pO_2 < 90\%$ a despeito de $F_IO_2 > 80\%$) neste período, deve-se mantê-lo em parâmetros protetores por 4-6 horas antes de proceder a manobras adicionais.
- Nesta fase de estabilização inicial, a titulação da PEEP deve ser realizada.

CUIDADO!
NÃO ESQUECER!

- O manejo de todo paciente crítico envolve fazer o básico bem-feito!
- Ventilação protetora, titulação de PEEP sem gerar hiperdistensão e posição prona são as pedras angulares do tratamento de todo paciente com SDRA e também dos pacientes com COVID-19!

TITULAÇÃO DA PEEP E ALVOS DE OXIGENAÇÃO

- Sugerimos como meta inicial de oxigenação valores de 90 a 95% de S_pO_2.
- Em pacientes mais hipoxêmicos (F_IO_2 > 60%), sugerimos relaxar a meta de oxigenação para 85-92%.
- A titulação da PEEP pode ser realizada de diversas formas. Uma forma mais simples para iniciar é por meio de tabelas de PEEP (ver Tabela 6). Contudo, as tabelas de PEEP não levam em conta a resposta do paciente em termos de ganho de oxigenação, mecânica respiratória ou efeitos colaterais hemodinâmicos. Em pacientes com COVID-19, dado que o infiltrado pulmonar não segue o padrão habitual gravitacional dependente, uma estratégia de titulação que leve em conta a resposta do a resposta do paciente pode ser considerada. Assim, sugerimos o seguinte:
  a. Para pacientes com relação P_aO_2/F_IO_2 > 150: utilizar a tabela de PEEP baixo para titulação inicial da PEEP (Tabela 6).

Tabela 6 Tabela de PEEP baixo

FiO_2	0,3	0,4	0,4	0,5	0,5	0,6	0,7	0,7	0,7	0,8	0,9	1,0
PEEP (cmH_2O)	5	5	8	8	10	10	10	12	14	14	14-18	18-24

  b. Para pacientes com hipoxemia moderada a grave ($P_aO_2/F_IO_2 \leq 150$): titular de forma incremental (aumento de PEEP 2 em 2 cmH_2O) segundo estratégia do estudo EXPRESS, mantendo a maior PEEP que otimize a pressão de distensão e respeite a pressão de platô < 28-30 cmH_2O.
  c. Para pacientes com obesidade, sugerimos considerar PEEPs mais altas (até 16-20 cmH_2O), mesmo que resultem em pressões de distensão um pouco maiores, devido ao componente de redução da complacência pela caixa torácica.
- Em todo paciente que for submetido à titulação da PEEP com PEEPs > 10 cmH_2O, sugerimos avaliar a resposta em termos de ganho de oxigenação e sempre avaliando se há deterioração hemodinâmica.
  - Em pacientes com pulmões mais complacentes, há o risco de PEEPs altas gerarem uma redução substancial no retorno venoso e hipotensão sem ganhos em oxigenação. Nesses casos, sugerimos utilizar PEEPs mais baixas.
  - Nos pacientes com pulmões menos complacentes, os pulmões podem não ser recrutáveis e as PEEPs altas podem gerar hiperdistensão e se associar a *cor pulmonale* agudo, também gerando instabilidade hemodinâmica.

AJUSTE DO PH

- O ajuste inicial do volume-minuto deve almejar um pH na faixa da normalidade (pH > 7,3).

- Para respeitar um volume corrente dentro de faixa protetora (4-8 mL/kg) com pressão de platô < 28-30 cmH_2O, aumentos na frequência respiratória se fazem necessários. A frequência respiratória até 35 ipm habitualmente é bem tolerada sem auto-PEEP significativa.
- Frequências respiratórias maiores necessitam de tempos inspiratórios mais curtos (ou fluxos inspiratórios mais altos) e atenção ao risco de auto-PEEP.
- Pacientes que evoluem com acidose respiratória a despeito de ajustes iniciais necessitam de alguns cuidados específicos:
  - ▷ Considerar retirada do filtro HME, traqueia e capnógrafo *inline* e uso de umidificação ativa para redução do espaço morto anatômico.
  - ▷ Manejo ativo de hipertermia para redução de produção de CO_2.
- Outra estratégia a ser utilizada é tolerar a hipercapnia permissiva (P_aCO_2 até 60 mmHg e pH > 7,15-7,2). Habitualmente, essa estratégia só é possível em pacientes curarizados.
  - ▷ Observar a tolerância hemodinâmica, pois essa estratégia pode estar associada à vasodilatação sistêmica, com necessidade de vasopressores, e à vasoconstrição pulmonar com evolução a *cor pulmonale* agudo.
  - ▷ Caso a hipercapnia permissiva não seja tolerada hemodinamicamente, deve-se almejar a normalização do pH às custas da ventilação protetora.
- Por fim, uma última estratégia a ser utilizada é o uso de bicarbonato de sódio endovenoso (0,5-1 mEq/kg).
  - ▷ É recomendado em pacientes com acidose respiratória e pH < 7,15-7,2.
  - ▷ Também pode ser utilizado em pacientes que não toleraram a hipercapnia permissiva de modo a manter o pH > 7,3.
  - ▷ Não infundir bicarbonato de sódio de forma rápida devido ao risco de acidose intracelular paradoxal em pacientes já hipercápnicos.

BLOQUEIO NEUROMUSCULAR

- O uso de bloqueador neuromuscular é necessário em apenas 20% dos pacientes com SDRA, desde que sejam otimizadas PEEP e sedação de modo a manter ventilação protetora.
- O uso de bloqueador neuromuscular de rotina por 48 horas, quando comparado ao uso de demanda, não traz melhores desfechos clínicos, porém o risco de eventos adversos com o uso por esse período também não é muito alto.
- No contexto da pandemia, onde o risco de falta de suprimentos é real, sugerimos a seguinte abordagem quanto ao uso de bloqueadores neuromusculares:
  1. Utilizar bloqueadores neuromusculares de rotina na intubação, em especial o rocurônio.
  2. Reservar o uso de bloqueadores neuromusculares em infusão contínua para casos graves (relação $P_aO_2/F_IO_2 \leq 150$) nos quais parâmetros de ventilação protetora não são respeitados (pressão de platô > 30 cmH_2O, volume corrente > 8 mL/kg ou assincronias do tipo duplo disparo frequentes).
  3. Não indicar bloqueadores neuromusculares de rotina baseados apenas na troca gasosa, especialmente nos pacientes com pulmões mais complacentes e com volume minuto mais baixo.
  4. Quando indicado o uso de bloqueio neuromuscular, manter por 24 a 72 horas, a depender da evolução clínica e resposta à manobra de posição prona.
  5. O bloqueador neuromuscular de escolha deve ser o cisatracúrio, por seu melhor perfil farmacocinético em doentes críticos. Alternativas como o

rocurônio e o atracúrio também podem ser utilizadas na indisponibilidade daquele.

6. Recomendamos que a dose a ser utilizada seja a mínima necessária para que o paciente não demonstre mais esforços respiratórios espontâneos. Essa dose, para o cisatracúrio, é em torno de 0,1-0,2 mg/kg/h.

POSIÇÃO PRONA

- Todos os pacientes que mantiverem relação $P_aO_2/F_IO_2 \leq 150$ (com $F_IO_2 >$ 60%) após algumas horas de ventilação protetora padrão e titulação inicial da PEEP são candidatos à realização da manobra de posição prona, que é fortemente recomendada para o manejo de pacientes com formas moderadas a graves de SDRA.
- A manobra permite uma melhor homogeneização do infiltrado pulmonar e uma redução do *stress/strain* pulmonar sem aumentar as pressões intratorácicas substancialmente. Ao homogeneizar o infiltrado, a manobra leva a uma melhor adequação ventilação-perfusão e desfaz áreas de *shunt* pulmonar. Por fim, é habitualmente associada à melhora hemodinâmica pulmonar em pacientes com *cor pulmonale* agudo.
- Os pontos mais críticos na realização da manobra são o risco de perda de dispositivos durante a manobra e o risco de úlceras de pressão.
  - ▷ A mobilização de decúbito em prona associada ao uso de placas protetoras nos pontos de pressão é fundamental para evitar úlceras de pressão.
  - ▷ O treinamento da equipe nos passos para a realização segura da manobra também é fundamental.

MEDIDAS PARA HIPOXEMIA REFRATÁRIA

- Pacientes que mantêm hipoxemia refratária (relação $P_aO_2/F_IO_2 < 80$) a despeito das medidas anteriores podem ser candidatos a três intervenções adicionais.
- O óxido nítrico inalatório é uma terapia associada à melhora da oxigenação nos estudos em SDRA, porém não tem impacto demonstrado em mortalidade (provavelmente por não modular a intensidade de lesão pulmonar associada à ventilação mecânica). Reservamos seu uso para pacientes hipoxêmicos graves, especialmente quando não responderam à prona ou quando não toleram mais sessões de prona, bem como quando há evidências clínicas de *cor pulmonale* agudo concomitante. Na ausência de benefício observável, deve ser descontinuado imediatamente.
- As manobras de recrutamento alveolar devem ser evitadas no manejo de rotina. A manobra de recrutamento alveolar máximo, em especial, é arriscada e se mostrou associada à maior mortalidade em um grande estudo brasileiro. Se for optado por realizar manobra de recrutamento, sugerimos utilizar a manobra curta (40 de pressão de pico por 15-20 segundos), seguida por titulação de PEEP decremental a partir de 20 cmH_2O. Sugerimos reservar a manobra para situações de hipoxemia extrema em que o posicionamento em posição prona não pode ser realizado imediatamente.
- Em pacientes que não responderam à prona e a manobras de resgate, o último recurso disponível é a oxigenação por membrana extracorpórea (ECMO). Essa terapia habitualmente é indicada nas seguintes situações:
  1. $P_aO_2/F_IO_2 < 50$ por uma hora na ausência de causas tratáveis.
  2. $P_aO_2/F_IO_2 < 80$ por ao menos seis horas.

3. pH < 7,2 e P_aCO_2 > 60 mmHg a despeito de medidas otimizadas para acidose respiratória.
4. Parâmetros ventilatórios não protetores por tempos prolongados.

- Mais importante do que conhecer as indicações é entender as contraindicações, em especial em pacientes em ventilação mecânica por mais de 7 dias e/ou que estejam evoluindo com disfunção de múltiplos órgãos a despeito de todas as medidas realizadas.
- Como regra geral, bons candidatos à terapia são pacientes jovens, sem comorbidades graves, com disfunção respiratória grave, baixa carga de disfunções orgânicas extrapulmonares e com tempo de ventilação mecânica menor do que 7 dias.

DESMAME DA VENTILAÇÃO MECÂNICA

- A estratégia a ser utilizada para desmame da ventilação mecânica não deve ser diferente da prática habitual.
- O processo de desmame deve seguir habitualmente, com realização de teste de respiração espontânea (TRE) e extubação nos pacientes que foram bem-sucedidos no teste.
- Para fins de segurança da equipe, sugerimos sempre realizar o TRE em pressão de suporte (PEEP = 5 cmH_2O/PS = 5-8 cmH_2O) para não abrir o circuito desnecessariamente.
- Como regra geral, deve-se considerar todos os pacientes com COVID-19 como de alto risco para falha de extubação.
- Assim, todos os pacientes devem ser extubados para a VNI ou CNAF a depender da condição clínica.

VENTILAÇÃO ESPONTÂNEA E *DRIVE* RESPIRATÓRIO

- Uma proporção dos pacientes com formas mais graves, mesmo após as medidas iniciais de sedação profunda, bloqueio neuromuscular e duas a três sessões de prona, continua piorando a troca gasosa, a mecânica respiratória e o infiltrado pulmonar a despeito de tratamento otimizado.
- Esse subgrupo de pacientes envolve uma tomada de decisão controversa na literatura.
- Alguns autores acreditam que o ideal seria manter os pacientes em sedação profunda e até mesmo utilizando bloqueio neuromuscular prolongado por vários dias para que se mantenha a ventilação protetora mesmo em fases mais tardias.
- Por outro lado, essa estratégia está associada ao risco de diversas complicações, como polineuropatia do doente crítico, maior risco de úlceras de pressão e pneumonia associada à ventilação mecânica, dentre outras complicações. Assim, o melhor caminho se torna duvidoso.
- Nas UTIs da Disciplina de Emergências Clínicas, habitualmente optamos por liberar o volume corrente após 48-96 horas e transicionar o paciente para modos espontâneos de ventilação mecânica.
- Nesse contexto, medidas para auxiliar no controle do *drive* respiratório são sugeridas:
  1. Escolha do propofol como sedativo com alvo de sedação leve a moderada, pelo seu potencial em reduzir o volume corrente por meio de atuação no centro respiratório.

2. Uso de doses baixas de fentanil (10-20 mg/h), associado à redução da frequência respiratória. Deve-se ter cuidado com doses altas de fentanil, pois são associadas à intensificação do esforço expiratório e podem levar à hiperpneia.
3. Controle ativo de temperatura para reduzir produção de CO_2 e estimulação do *drive* respiratório.
4. Manutenção de PEEPs mais altas (se bem toleradas), pois são associadas a manter os pulmões mais protegidos em ventilação espontânea, além de potencialmente desencadearem o reflexo de Hering-Breuer, inibitório para o centro respiratório.
5. Manejo agressivo da acidose metabólica de modo a normalizar o pH sérico (> 7,3).

- Nesse subgrupo de pacientes, em que uma proporção considerável evolui com doença crítica crônica, sugerimos modificar o foco de tratamento de ventilação protetora a todo custo para um foco de evitar outros danos, como *delirium* associado ao uso excessivo de sedativos, imobilização no leito, otimizar terapia nutricional e focar em evitar infecções associadas a cuidados de saúde e úlceras de pressão.

MONITORIZAÇÃO INFECCIOSA E USO DE ANTIMICROBIANOS

- A coinfecção bacteriana e/ou fúngica na admissão à UTI em pacientes com COVID-19 é pouco frequente, com relatos entre 3 e 8% na literatura.
- Em pacientes com doença confirmada por PCR ou com alta probabilidade clínica de ser COVID-19, não recomendamos o uso de antimicrobianos empíricos de rotina. Casa haja dúvida diagnóstica, a cobertura empírica para micro-organismos de pneumonia comunitária deve ser realizada, em especial para estafilococos e pneumococo.
- Durante a internação na UTI, os casos graves de COVID-19 frequentemente evoluem com febre, marcadores inflamatórios aumentados e piora respiratória relacionada à evolução clínica da doença. Assim, diferenciar o surgimento de infecção respiratória secundária (pneumonia associada à ventilação) de progressão da doença viral é muito difícil na prática.
- Sugerimos o uso cauteloso de antimicrobianos, sempre guiado por culturas coletadas antes da administração de antimicrobianos e baseados no perfil microbiológico local da unidade.
- Se disponível, a procalcitonina pode auxiliar na tomada de decisão, especialmente para suspensão de antimicrobianos. Contudo, é importante ressaltar que mais de 25% dos pacientes com formas graves de COVID-19 apresentam-se com valores de procalcitonina sérica maiores do que 0,5 ng/mL, o valor de corte habitual, e que o uso de valores isolados para iniciar terapia pode ser enganoso na prática.

**CUIDADO!
NÃO ESQUECER!**

- A incidência de coinfecção bacteriana na admissão é baixa nos pacientes com COVID-19!

TROMBOEMBOLISMO VENOSO E OUTRAS CONSIDERAÇÕES HEMATOLÓGICAS

- Uma coorte de Nova Iorque reportou 29,4% de eventos trombóticos em pacientes críticos, com uma proporção de 13,6% de TEV e 18,6% de eventos arteriais.
- O *guideline* do *American College of Chest Physician* (ACCP) se posicionou orientando manter profilaxia de TEV padrão e que estudos adicionais seriam necessários. Três estudos demonstraram que, em pacientes críticos (com necessidade de suporte respiratório), a anticoagulação plena não foi benéfica e levou a maior incidência de sangramentos. Por outro lado, pacientes não críticos tiveram um aparente benefício da estratégia de anticoagulação plena com menor probabilidade de escalonar suporte e necessidade de UTI.
- Devido à incidência alta de TEV, sugerimos um limiar baixo para investigar TVP com ultrassonografia compressiva beira-leito realizada pelo intensivista.
- Em pacientes com suspeita de TEP, com instabilidade clínica e ausência de TVP ao exame, sugerimos iniciar anticoagulação plena e realizar um exame confirmatório que necessite de transporte quando o paciente apresentar estabilidade para ser transportado.
- Sugerimos cautela na realização de trombólise baseada apenas na presença de achados compatíveis com *cor pulmonale* agudo, pois é um achado comum em pacientes com SDRA grave. Sempre que possível, deve-se confirmar o diagnóstico com angio-TC antes de proceder à trombólise.

TERAPIAS ESPECÍFICAS PARA COVID-19

- A cloroquina, a hidroxicloroquina (associadas ou não à azitromicina), o antirretroviral lopinavir-ritonavir, a ivermectina e a nitazoxanida são drogas que não têm estudos demonstrando eficácia clínica ou ainda não foram estudadas em ensaios clínicos. Portanto, o uso não é recomendado.
- Os medicamentos atualmente recomendados para o tratamento da COVID-19 grave ou crítico estão detalhados na Tabela 7.

Tabela 7 Medicamentos para o tratamento específico da COVID-19 comercializados no Brasil

1. Corticosteroides ▸ Recomendados para todos os pacientes com necessidade de O_2 suplementar ou suporte ventilatório ▸ Dose: 6 mg/dia por 10 dias ▸ Dose mais alta (12 mg/dia ou 10 mg 12/12 h por 5 dias seguidos de 10 mg/dia por 5 dias) pode ser considerada em casos críticos em que terapia imunomoduladora adicional não seja disponível
2. Anticorpos monoclonais anti-interleucina-6 ▸ Recomendados para casos graves em deterioração ou críticos em fase inicial ▸ Dose (tocilizumabe): 8 mg/kg (IV) em dose única
3. Inibidores de JAK-2 ▸ Recomendados para casos hospitalizados, desde estágios iniciais ▸ Dose (baracitinib): 4 mg/dia (VO ou SNE) por 10 dias
4. Antivirais ▸ Recomendados para casos graves em fase inicial ▸ Dose (remdesivir): 200 mg 1ª dose, seguida de 100 mg/dia por 10 dias (pode ser feito por apenas 5 dias em casos de boa evolução)

- O antiviral remdesivir demonstrou uma redução pequena no tempo até melhora de sintomas, porém sem evidência de redução de mortalidade e no tempo de internação hospitalar. Embora a droga tenha sido aprovada recentemente pela ANVISA, ela não é recomendada para o tratamento da COVID-19 pelo *guideline* da Organização Mundial da Saúde. Ela é recomendada apenas para casos graves (críticos ou não), na dose inicial de 200 mg, seguida por 100 mg ao dia (intravenosa) (intravenosa) por até 10 dias.
- O plasma convalescente não é eficaz em pacientes críticos e não deve ser utilizado.
- O tocilizumabe é um anticorpo monoclonal que atua bloqueando a atividade da interleucina-6, uma das citocinas primordiais no desencadeamento da cascata inflamatória sistêmica. Uma metanálise de 27 estudos, feita pela OMS, sugeriu uma redução de 17% nas chances de morte com essa classe de medicamentos. O benefício parece ser maior em pacientes já em uso de corticoides (redução de 23% nas chances de morte). Não há aumento no risco de infecções secundárias quando este medicamento é utilizado. Quando utilizado, a dose recomendada do tocilizumabe é de 8 mg/kg por via intravenosa.
- Após a publicação do estudo RECOVERY e de uma meta-análise incluindo todos os estudos com corticosteroides em COVID-19 grave ou crítica, a dexametasona se tornou droga base no tratamento desta condição, em pacientes que se apresentem hipoxêmicos ou em franca insuficiência respiratória. A dose recomendada inicialmente é de 6 mg de dexametasona (ou equivalente) ao dia por 10 dias. A dose do estudo Dexa-ARDS (20 mg por dia por 5 dias, seguidos por 10 mg por dia por mais 5 dias) pode ser considerada em centros que não disponham de uma segunda droga imunomoduladora.
- Na indisponibilidade de um segundo imunomodulador, pode-se considerar o uso de doses mais altas de corticosteroides, como descrito, porém sempre se atentando ao maior risco de efeitos colaterais (em especial hiperglicemia).
- Dois inibidores das proteínas JAK também demonstraram algum benefício no tratamento da COVID-19. O baricitinib mostrou redução de mortalidade em 28 e 60 dias em ensaio clínico multicêntrico, embora estes fossem desfechos secundários no estudo. O uso combinado com remdesivir também mostrou menor tempo até a recuperação clínica, como comentado anteriormente. A dose recomendada é de 4 mg, por via oral ou sonda nasoenteral, por 10 dias. Em um ensaio clínico multicêntrico brasileiro, o tofacitinib mostrou uma redução de 37% no risco de morte ou insuficiência respiratória em pacientes hospitalizados. Os inibidores de JAK não devem ser usados concomitantemente aos antagonistas da interleucina-6, mas devem ser usados com corticosteroides nas doses mais baixas.

LITERATURA RECOMENDADA

1. Alhazzani W, Evans L, Alshamsi F, Moller MH, Ostermann M, Prescott HC, et al. Surviving Sepsis Campaign Guidelines on the Management of Adults With Coronavirus Disease 2019 (COVID-19) in the ICU: First Update. Crit Care Med. 2021;49(3):e219-e34.
2. Bain W, Yang H, Shah FA, Suber T, Drohan C, Al-Yousif N, et al. COVID-19 versus Non-COVID ARDS: Comparison of Demographics, Physiologic Parameters, Inflammatory Biomarkers and Clinical Outcomes. Ann Am Thorac Soc. 2021.
3. Dhont S, Derom E, Van Braeckel E, Depuydt P, Lambrecht BN. Conceptions of the pathophysiology of happy hypoxemia in COVID-19. Respir Res. 2021;22(1):12.

4. Fan E, Beitler JR, Brochard L, Calfee CS, Ferguson ND, Slutsky AS, et al. COVID-19-associated acute respiratory distress syndrome: is a different approach to management warranted? Lancet Respir Med. 2020;8(8):816-21.
5. Ferioli M, Cisternino C, Leo V, Pisani L, Palange P, Nava S. Protecting healthcare workers from SARS-CoV-2 infection: practical indications. Eur Respir Rev. 2020;29(155).
6. Ferreyro BL, Angriman F, Munshi L, Del Sorbo L, Ferguson ND, Rochwerg B, et al. Association of Noninvasive Oxygenation Strategies With All-Cause Mortality in Adults With Acute Hypoxemic Respiratory Failure: A Systematic Review and Meta-analysis. JAMA. 2020;324(1):57-67.
7. Gordon AC, Mouncey PR, Al-Beidh F, Rowan KM, Nichol AD, Arabi YM, et al. Interleukin-6 Receptor Antagonists in Critically Ill Patients with Covid-19 – Preliminary report. medRxiv. 2021:2021.01.07.21249390.
8. Grant MC, Geoghegan L, Arbyn M, Mohammed Z, McGuinness L, Clarke EL, et al. The prevalence of symptoms in 24,410 adults infected by the novel coronavirus (SARS-CoV-2; COVID-19): A systematic review and meta-analysis of 148 studies from 9 countries. PloS one. 2020;15(6):e0234765.
9. Group WHO REACT-TW, Sterne JAC, Murthy S, Diaz JV, Slutsky AS, Villar J, et al. Association Between Administration of Systemic Corticosteroids and Mortality Among Critically Ill Patients With COVID-19: A Meta-analysis. JAMA. 2020;324(13):1330-41.
10. Kalil AC, Patterson TF, Mehta AK, Tomashek KM, Wolfe CR, Ghazaryan V, et al.; ACTT-2 Study Group Members. Baricitinib plus remdesivir for hospitalized adults with Covid-19. N Engl J Med. 2021 Mar 4;384(9):795-807.
11. Marconi VC, Ramanan AV, de Bono S, Kartman CE, Krishnan V, Liao R, et al.; COV-BARRIER Study Group. Efficacy and safety of baricitinib for the treatment of hospitalised adults with COVID-19 (COV-BARRIER): a randomised, double-blind, parallel-group, placebo-controlled phase 3 trial. Lancet Respir Med. 2021 Dec;9(12):1407-18.
12. Perkins GD, Ji C, Connolly BA, Couper K, Lall R, Baillie JK, et al.; RECOVERY-RS Collaborators. Effect of noninvasive respiratory strategies on intubation or mortality among patients with acute hypoxemic respiratory failure and COVID-19: The RECOVERY-RS Randomized Clinical Trial. JAMA. 2022 Feb 8;327(6):546-58.
13. Ramanathan K, Antognini D, Combes A, Paden M, Zakhary B, Ogino M, et al. Planning and provision of ECMO services for severe ARDS during the COVID-19 pandemic and other outbreaks of emerging infectious diseases. Lancet Respir Med. 2020;8(5):518-26.
14. Ranzani OT, Bastos LSL, Gelli JGM, Marchesi JF, Baiao F, Hamacher S, et al. Characterisation of the first 250 000 hospital admissions for COVID-19 in Brazil: a retrospective analysis of nationwide data. Lancet Respir Med. 2021;S2213-2600(20)30560-9.
15. RECOVERY Collaborative Group, Horby P, Lim WS, Emberson JR, Mafham M, Bell JL, et al. Dexamethasone in hospitalized patients with Covid-19. N Engl J Med. 2021 Feb 25;384(8):693-704.
16. RECOVERY Collaborative Group. Tocilizumab in patients admitted to hospital with COVID-19 (RECOVERY): a randomised, controlled, open-label, platform trial. Lancet. 2021 May 1;397(10285):1637-45.
17. REMAP-CAP Investigators, Gordon AC, Mouncey PR, Al-Beidh F, Rowan KM, Nichol AD, Arabi YM, et al. Interleukin-6 receptor antagonists in critically ill patients with Covid-19. N Engl J Med. 2021 Apr 22;384(16):1491-502.
18. REMAP-CAP Investigators; ACTIV-4a Investigators; ATTACC Investigators, Goligher EC, Bradbury CA, McVerry BJ, Lawler PR, Berger JS, Gong MN, et al. Therapeutic anticoagulation with heparin in critically ill patients with Covid-19. N Engl J Med. 2021 Aug 26;385(9):777-89.

19. Rentsch CT, Beckman JA, Tomlinson L, Gellad WF, Alcorn C, Kidwai-Khan F, et al. Early initiation of prophylactic anticoagulation for prevention of coronavirus disease 2019 mortality in patients admitted to hospital in the United States: cohort study. BMJ. 2021;372:n311.
20. Sethuraman N, Jeremiah SS, Ryo A. Interpreting Diagnostic Tests for SARS--CoV-2. JAMA. 2020;323(22):2249-51.
21. Siemieniuk RA, Bartoszko JJ, Ge L, Zeraatkar D, Izcovich A, Kum E, et al. Drug treatments for covid-19: living systematic review and network meta-analysis. BMJ. 2020;370:m2980.
22. Tomazini BM, Maia IS, Cavalcanti AB, Berwanger O, Rosa RG, Veiga VC, et al. Effect of Dexamethasone on Days Alive and Ventilator-Free in Patients With Moderate or Severe Acute Respiratory Distress Syndrome and COVID-19: The CoDEX Randomized Clinical Trial. JAMA. 2020;324(13):1307-16.
23. Veiga VC, Prats J, Farias DLC, Rosa RG, Dourado LK, Zampieri FG, et al. Effect of tocilizumab on clinical outcomes at 15 days in patients with severe or critical coronavirus disease 2019: randomised controlled trial. BMJ. 2021;372:n84.
24. Villar J, Ferrando C, Martinez D, Ambros A, Munoz T, Soler JA, et al. Dexamethasone treatment for the acute respiratory distress syndrome: a multicentre, randomised controlled trial. Lancet Respir Med. 2020;8(3):267-76.
25. WHO Solidarity Trial Consortium; Pan H, Peto R, Henao-Restrepo AM, Preziosi MP, Sathiyamoorthy V, et al. Repurposed Antiviral Drugs for Covid-19 – Interim WHO Solidarity Trial Results. N Engl J Med. 2021 Feb 11;384(6):497-511.
26. Wiersinga WJ, Rhodes A, Cheng AC, Peacock SJ, Prescott HC. Pathophysiology, Transmission, Diagnosis, and Treatment of Coronavirus Disease 2019 (COVID-19): A Review. JAMA. 2020;324(8):782-93.

CAPÍTULO 12

Meningoencefalites

Pedro Garcia Checoli

Luciano César Pontes de Azevedo

MENSAGENS RELEVANTES

- As infecções do sistema nervoso central (SNC) podem manifestar-se clinicamente de diversas formas. O prognóstico desses pacientes, no entanto, depende de tratamento precoce, fazendo com que o rápido reconhecimento e manejo dessas infecções seja fundamental.
- O quadro clínico da meningite bacteriana pode ser bastante variado, mas na maioria dos pacientes, quaisquer dois entre cefaleia, febre, rigidez de nuca e alteração do nível de consciência estão presentes.
- A menos que haja contraindicação, a coleta de líquido cefalorraquidiano (LCR) deve ser feita o quanto antes, além da coleta de hemoculturas. Os achados do LCR são de grande valia no diagnóstico de meningite bacteriana e no diferencial com outras etiologias (ver Tabela 1).
- Logo após a coleta de LCR – ou antes da realização da tomografia, se indicada – deve-se iniciar o tratamento com antibiótico de forma empírica, guiado por faixa etária e pela presença ou não de imunossupressão (ver Tabela 2).
- O uso de corticoide é controverso, mas pode ser dado para todo caso confirmado ou possível de meningite por pneumococo.
- Pacientes sem boa resposta clínica 48 a 72 horas após o início do tratamento devem ser submetidos a nova punção liquórica e realizar um exame de imagem, preferencialmente uma ressonância nuclear magnética (RM) de crânio com e sem contraste.
- A meningite por *Mycobacterium tuberculosis* geralmente tem evolução subaguda ou crônica. Achados característicos são o acometimento de pares cranianos e glicorraquia baixa. Na maioria dos casos, outra forma de acometimento pela micobactéria é identificada.
- A avaliação do paciente com suspeita de encefalite deve conter, além da coleta de LCR, a realização de exames de imagem (tomografia computadorizada [TC] ou ressonância magnética [RM] de crânio) e eletroencefalograma (EEG).
- Todo paciente com suspeita de encefalite deve receber tratamento empírico com aciclovir, já que o HSV-1 é o principal causador e o prognóstico depende de tratamento precoce.
- Além das doenças que acometem pacientes imunocompetentes, pacientes com AIDS estão sujeitos a infecções oportunistas, neoplasias relacionadas ao HIV e acometimento neurológico pelo próprio retrovírus. Sua avaliação requer a realização de exame de imagem antes da punção liquórica.
- A neurotoxoplasmose manifesta-se tipicamente como uma encefalite subaguda. A RM de crânio mostra lesões nodulares com realce anelar, sendo o principal diagnóstico diferencial o linfoma primário de SNC. Deve-se considerar biópsia em casos com evolução clínica ruim.
- A neurocriptococose costuma apresentar-se como uma meningite de evolução subaguda. O diagnóstico pode ser feito pela pesquisa do antígeno no LCR ou no sangue. Muitos pacientes evoluem com hipertensão intracraniana, necessitando de punções liquóricas seriadas.

INTRODUÇÃO

- Infecções do sistema nervoso central (SNC) são a principal causa das meningites e encefalites e, ainda hoje, são responsáveis por alta taxa de mortalidade nos pacientes acometidos. Um bom desfecho clínico depende da intervenção terapêutica precoce, fazendo com que o rápido reconhecimento e manejo dessas infecções seja fundamental. Além das causas infecciosas, as meningites e encefalites também podem ser causadas por neoplasias, drogas, doenças inflamatórias ou autoimunes, mas esses temas não serão abordados neste capítulo.

- Por definição, meningites são decorrentes da inflamação das meninges, envolvendo o espaço subaracnóideo e os ventrículos, e são identificadas pelo aumento do número de leucócitos no líquido cefalorraquidiano (LCR).
- Encefalites são decorrentes de inflamação do parênquima cerebral com disfunção neurológica associada, sendo esta última a característica principal que diferencia as duas síndromes.
- Pacientes com meningite podem apresentar letargia ou desconforto associados à cefaleia, além de convulsões e estado pós-ictal. Já alterações do nível de consciência, déficits motores ou sensitivos e alterações de comportamento e personalidade são característicos de encefalites.
- Apesar dessa distinção, na prática clínica é comum haver uma sobreposição das duas síndromes, com manifestações clínicas de ambas, podendo ser usado o termo "meningoencefalite".

MENINGITES BACTERIANAS

EPIDEMIOLOGIA

- As principais bactérias causadoras de meningite no Brasil em adultos são *Neisseria meningitidis*, *Streptococcus pneumoniae* e *Haemophilus influenzae*. Segundo dados do Ministério da Saúde, em 2016, para todas as faixas etárias, aproximadamente 25% dos casos novos de meningite foram causados por meningococo e pouco menos de 20% por pneumococo. Casos confirmados de meningite por *Haemophilus influenzae* representaram apenas 2% do total.
- A letalidade variou de acordo com o agente identificado, sendo de 21,9% para doença meningocócica e quase 30% para meningite causada pelo *S. pneumoniae*.
- As vacinas conjugadas têm papel importante em termos de saúde pública no controle das meningites bacterianas. Além da drástica redução no número de casos de meningite por *H. influenzae*, nas últimas décadas, a incidência de quadros causados por *S. pneumoniae* e *N. meningitidis* também diminuiu com a introdução dessas vacinas, sobretudo em crianças menores de 1 ano.

FISIOPATOLOGIA

- Como dito anteriormente, meningites infecciosas ocorrem quando há acometimento do LCR no espaço subaracnóideo e nos ventrículos cerebrais. A chegada de agentes infecciosos a esses espaços se dá sobretudo por três vias:
  - Hematogênica: atravessando a barreira hematoencefálica das estruturas vasculares do plexo coroide e da pia, ou ainda por meio de vasos que penetram o espaço subaracnóideo.
  - Penetração direta das meninges: por trauma ou por um procedimento cirúrgico.
  - Contaminação a partir de um foco infeccioso dentro do próprio SNC: é a mais rara, e ocorre, por exemplo, com a rotura de um abscesso cerebral para os ventrículos.
- Uma vez no LCR, esses agentes levarão a uma resposta inflamatória, resultante da liberação de citocinas, da migração de leucócitos e da própria lise

bacteriana. Pode ocorrer oclusão de vasos cerebrais, lesão de nervos que atravessam o espaço subaracnóideo e comprometimento do fluxo liquórico, além de edema e herniação cerebral.

MANIFESTAÇÕES CLÍNICAS

- O quadro clínico inicial da meningite bacteriana pode ser sutil, com aparecimento gradual de cefaleia, febre e náuseas. No entanto, com o aparecimento dos sinais de irritação meníngea, como vômitos, cefaleia mais intensa e rigidez nucal, pode haver rápida deterioração clínica do paciente.
- A tríade clássica, composta por febre, rigidez de nuca e alteração do nível de consciência, aparece em apenas 44% dos pacientes. Entretanto, quaisquer dois entre cefaleia, febre, rigidez de nuca e alteração do nível de consciência estão presentes em até 95% dos pacientes.
- Sinais de irritação meníngea ao exame físico (como rigidez de nuca, sinal de Kernig e sinal de Brudzinski) não são sensíveis nem específicos de meningite bacteriana.
- Outro achado são lesões purpúricas, que sugerem a etiologia meningocócica, mas podem estar ausentes. Idosos e pacientes imunocomprometidos podem ter um quadro clínico menos exuberante.
- Diante da baixa acurácia do exame físico e da anamnese, o diagnóstico de meningite bacteriana depende da análise do LCR. Os achados sugestivos são: celularidade aumentada com predomínio de neutrófilos, glicorraquia baixa e proteinorraquia alta (Tabela 1).

CUIDADO!
NÃO ESQUECER!

- Pacientes já em uso de antibiótico podem apresentar um aumento mais discreto da celularidade e predomínio celular linfocitário.

Tabela 1 Achados típicos no líquido cefalorraquidiano de pacientes com meningite por agente

Agente	Pressão de abertura	Celularidade (células/mm^3)	Predomínio celular	Proteína (mg/dL)	Glicose	Outros
Viral	Normal ou pouco aumentada	50 a 1.000	Mononuclear	< 200	Normal ou pouco diminuída	Lactato normal
Bacteriana	Aumentada	1.000 a 5.000	Neutrofílico	100-500	Diminuída	Lactato elevado
Tuberculose	Aumentada	50 a 300	Mononuclear	50-300	Diminuída	ADA aumentada
Criptococose	Aumentada	20 a 500	Mononuclear	> 45	Diminuída	

ADA: adenosina deaminase.

- A dosagem do lactato no LCR tem boa sensibilidade e especificidade no diferencial com meningites virais, além da vantagem de não sofrer alteração pelo nível sérico, diferentemente da glicose.

- A pressão de abertura também deve ser avaliada, e costuma estar aumentada acima de 20 mmHg.
- O exame bacterioscópico positivo é diagnóstico de meningite, com especificidade de 99%. Já a sensibilidade varia de 60 a 90%, depende da carga infecciosa e do patógeno, e pode ser prejudicada pelo uso prévio de antibióticos.
- Técnicas de aglutinação em látex permitem a detecção de antígenos bacterianos, mas estudos mostram que esses testes parecem não mudar a decisão terapêutica, além de haver resultados falsos-positivos.
- Outra opção para o diagnóstico etiológico são as técnicas moleculares, como a *polymerase chain reaction* (PCR), que permitem identificar o agente no sangue ou no liquor mesmo dias após o início do uso de antibióticos.

MANEJO

- O manejo ideal de pacientes com meningite bacteriana envolve a administração precoce de antibióticos. Sabe-se que o atraso para início do tratamento, principalmente quando o paciente apresenta declínio neurológico progressivo, piora o desfecho, com aumento da mortalidade e maior chance de sequelas.
- Sendo assim, a partir do reconhecimento de um paciente com quadro clínico sugestivo, deve-se o quanto antes realizar avaliação diagnóstica com punção liquórica e coleta de hemoculturas, seguida da administração empírica de antibiótico.
- A punção liquórica nem sempre pode ser realizada de forma imediata. Nesses casos, o início do tratamento antibiótico não pode ser atrasado, devendo ser instituído antes mesmo da coleta de liquor (mas após coleta de hemoculturas, sempre que possível).
- A sensibilidade do exame bacterioscópico e da cultura do LCR coletado após o início do tratamento é menor, diminuindo a chance de se identificar o agente etiológico da meningite em até 44%.
- O benefício do tratamento precoce, no entanto, supera o malefício de não fazer o diagnóstico microbiológico, já que na maioria das vezes o tratamento empírico será efetivo.
- Vale ressaltar que as alterações de celularidade do LCR continuarão presentes, o que permite estabelecer o diagnóstico de meningite mesmo sem isolar o agente.
- Em alguns casos, há indicação da realização de exame de neuroimagem antes da punção lombar para descartar a presença de lesões cerebrais ou qualquer outro fator que possa levar a aumento de pressão intracraniana e consequente herniação cerebral precipitada pela coleta de LCR.

CUIDADO! NÃO ESQUECER!

- Quando solicitar tomografia computadorizada (TC) de crânio antes da punção liquórica:
  - Sinais neurológicos focais.
  - Papiledema.
  - Convulsões frequentes ou de difícil controle.
  - Pacientes imunocomprometidos (com HIV, em terapia imunossupressora ou transplantados).
  - Redução do nível de consciência (sobretudo se escala de coma de Glasgow ≤ 12).

ANTIBIOTICOTERAPIA

- A urgência no início do tratamento das meningites bacterianas faz com que, na maioria das vezes, o antibiótico seja escolhido de forma empírica.
- O tratamento empírico visa cobrir os principais agentes causadores de meningite bacteriana e é guiado sobretudo por faixa etária e presença ou não de imunossupressão. No Brasil, como dito anteriormente, para adultos imunocompetentes, os principais agentes são *N. meningitidis* e *S. pneumoniae*. Para cobertura desses dois agentes, o antibiótico preconizado é ceftriaxone.
- Em muitos países, como nos Estados Unidos, existe uma grande proporção de pneumococos resistentes a cefalosporinas de terceira geração, o que justifica o uso empírico associado de vancomicina. Estudos brasileiros, no entanto, revelam que, por ora, a prevalência de *S. pneumoniae*, mesmo em meningites, resistente a cefalosporinas de terceira geração, é inferior a 5%.
- Em pacientes idosos ou com alguma condição imunossupressora, existe risco aumentado de infecção por *Listeria monocytogenes*. Assim, ampicilina deve ser associada ao tratamento empírico desses pacientes. Em casos confirmados de meningite por *Listeria*, pode ser feito tratamento com ampicilina associada a gentamicina, mas não existem estudos controlados que demonstrem superioridade dessa terapêutica combinada quando comparada à monoterapia com ampicilina.
- Além de idade e estado imunológico, outros dados podem auxiliar na escolha do tratamento empírico. O aparecimento de lesões purpúricas sugere o diagnóstico de meningococcemia, e nesses casos o tratamento pode ser feito com penicilina cristalina. Outros fatores de risco e os principais agentes em cada situação são descritos na Tabela 2.

Tabela 2 Escolha do tratamento empírico da meningite bacteriana

Fator de risco	Principais agentes	Antibiótico de escolha
Adulto imunocompetente	*N. meningitidis* e *S. pneumoniae*	Ceftriaxone
Adulto > 50 anos ou imunocomprometidos	*N. meningitidis, S. pneumoniae, Listeria monocytogenes* e BGN	Ceftriaxone + ampicilina
TCE, neurocirurgia ou uso de dispositivos intracranianos	*S. aureus*, outros estafilococos e BGN (incluindo *P. aeruginosa*)	Vancomicina + ceftazidime, cefepime ou meropenem
Fratura de base de crânio	*S. pneumoniae; H. influenzae;* estreptococos β-hemolíticos grupo A	Vancomicina + ceftriaxone

BGN: bacilos Gram-negativos; TCE: trauma cranioencefálico.

- No caso de meningite nosocomial, deve ser adicionada cobertura para *S. aureus* e outros estafilococos resistentes a oxacilina, além de bacilos Gram-negativos (BGN) multirresistentes. O perfil de resistência desses agentes varia de uma instituição para outra, mas de modo geral é recomendado o tratamento empírico com vancomicina e cobertura para BGN com ceftazidima, cefepime ou meropenem. As doses utilizadas desses e outros antibióticos estão na Tabela 3.
- O esquema antimicrobiano empírico pode ser ajustado a partir do isolamento de agentes nas culturas. A duração do tratamento varia de acordo com o agente isolado e a condição clínica do paciente. Em caso de pacientes com boa evolução clínica, o tempo de tratamento pode ser conforme listado na Tabela 4.

Tabela 3 Doses dos principais antibióticos utilizados

Antibiótico	Dose total diária	Intervalo
Ceftriaxone	4 g	12/12 ou 24/24 horas
Penicilina	24.000.000 U	4/4 horas
Ampicilina	12 g	4/4 horas
Vancomicina*	30-60 mg/kg	12/12 ou 8/8 horas
Ceftazidime	6 g	8/8 horas
Cefepime	6 g	8/8 horas
Meropenem	6 g	8/8 horas

* Manter nível sérico entre 15 e 20 µg/mL.

Tabela 4 Tempo de tratamento conforme agente

Agente isolado	Duração do tratamento
N. meningitidis	5-7 dias
S. pneumoniae	10-14 dias
H. influenzae	7-10 dias
L. monocytogenes	Pelo menos 21 dias

CORTICOIDES

- O uso de corticoides não é recomendado para todo caso de meningite bacteriana. No entanto, alguns estudos apontaram a favor de um melhor desfecho com seu uso para pacientes com meningite por pneumococo. Em uma revisão sistemática de 2013, com mais de 4.000 pacientes de 25 estudos, conclui-se que houve redução da mortalidade com o uso nos casos de meningite por *S. pneumoniae*, e redução de sequelas neurológicas e perda de audição por qualquer agente.
- Recomenda-se o uso de dexametasona, na dose de 0,15 mg/kg por via endovenosa a cada 6 horas por 4 dias, a ser dada concomitantemente com a primeira dose de antibiótico, para todo caso confirmado ou suspeito de meningite por pneumococo.
- Seu uso não deve ser iniciado em pacientes que já recebem antibioticoterapia, e deve ser descontinuado caso seja identificado um agente que não *S. pneumoniae*.

SEGUIMENTO

- No caso de não haver boa resposta clínica 48 a 72 horas após o início do tratamento, deve-se suspeitar de resistência bacteriana, infecção por outros agentes (ver a seguir), ou de alguma complicação. Portanto, nesses casos, é indicado repetir a punção liquórica e realizar um exame de imagem, preferencialmente uma ressonância nuclear magnética (RM) de crânio com e sem contraste.
- Exames de imagem também são indicados em casos com febre persistente, sinais de hipertensão intracraniana, déficits neurológicos ou convulsões, alteração persistente em parâmetros do LCR ou não negativação de culturas.

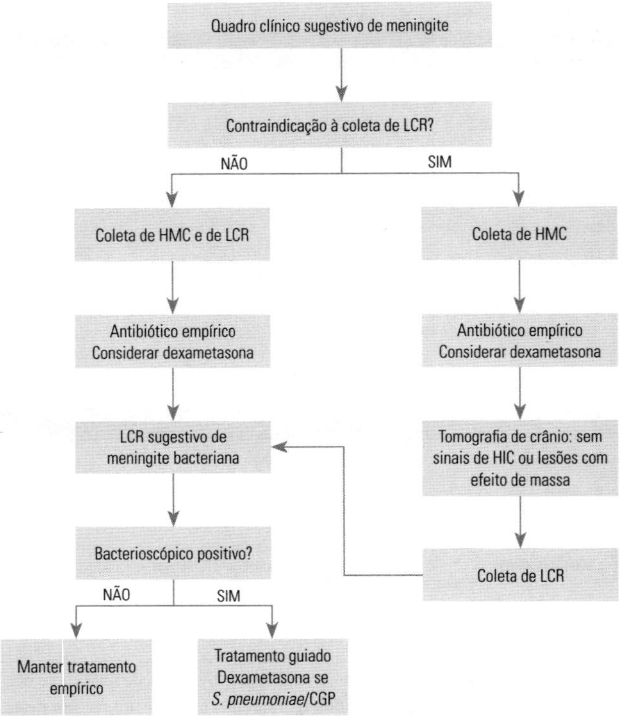

Figura 1 Manejo da meningite bacteriana. CGP: cocos Gram-positivos; HIC: hipertensão intracraniana; HMC: hemoculturas; LCR: líquido cefalorraquidiano.

OUTRAS MENINGITES

- Quando uma causa para a meningite não é evidente à avaliação inicial e o exame bacterioscópico e as culturas são negativos, estamos diante de um quadro de meningite asséptica.
- Entre as possíveis causas, os vírus são a mais comum. Cursam em geral com doença de evolução subaguda e menos dramática que a meningite bacteriana clássica. O quadro clínico costuma ser autolimitado e de bom prognóstico. Por esse motivo, a identificação do agente etiológico não é feita na maioria dos casos.
- Os principais agentes são do grupo dos enterovírus, entre eles os echovírus, os poliovírus e os coxsackievírus. Outros grupos menos frequentes são os arbovírus, o herpes simplex vírus (HSV) e os vírus da varicela, da caxumba e do sarampo.
- O quadro clínico inicial pode ser confundido com o de meningite bacteriana, tornando necessária a diferenciação por exames laboratoriais.
- O LCR costuma ter celularidade pouco aumentada, com predomínio de linfócitos, proteinorraquia normal ou discretamente aumentada e glicorraquia

normal ou discretamente diminuída. O lactato no LCR também tem boa sensibilidade para diferenciar quadros virais de bacterianos, mas a acurácia do teste piora se houver uso prévio de antibióticos.

- O tratamento das meningites virais é basicamente de suporte, não sendo indicado nenhum tratamento antiviral específico, mesmo em casos de meningite por herpes.
- Há ainda outros agentes que podem causar meningite e devem ser suspeitados sobretudo diante de quadros mais arrastados (evolução de dias a semana), em pacientes com alguma condição imunossupressora (como SIDA) ou ainda nos casos suspeitos de meningite bacteriana, mas com cultura negativa e evolução clínica ruim a despeito de tratamento adequado. São eles: micobactérias (principalmente *Mycobacterium tuberculosis*), fungos (como *Cryptococcus neoformans*), protozoários (como *Toxoplasma gondii* e *Trypanossoma cruzi*) e infecções transmitidas por carrapatos (como *Borrelia, Ehrlichia* e *Rickettsia*).

NEUROTUBERCULOSE

- A tuberculose do sistema nervoso central é a forma mais grave da micobacteriose, com alta morbidade e mortalidade. Além de meningite, pode haver acometimento do parênquima cerebral ou da medula espinal.
- A meningite por *Mycobacterium tuberculosis* em geral tem evolução subaguda ou crônica. O quadro clínico típico se inicia com pródromo de mal-estar, febre baixa e cefaleia intermitente, e pode durar de 2 a 3 semanas. Em seguida, é observada piora da cefaleia, vômitos, confusão, sintomas de irritação meníngea e sinais focais, muitas vezes com paresia de pares cranianos. Em fases avançadas, pode haver estupor, coma, convulsões e agravamento dos déficits neurológicos.
- Existem também casos de evolução atípica, indo desde um quadro arrastado de cefaleia ou alterações neurológicas sutis que duram meses, até quadros de rápida deterioração *neurológica* que se assemelham à meningite bacteriana. Febre pode estar ausente, e em casos mais arrastados, as alterações laboratoriais iniciais podem ser mínimas.
- Em até três quartos dos pacientes, outras formas de tuberculose estão presentes, sendo a mais comum o acometimento pulmonar com padrão miliar.
- O diagnóstico se baseia sobretudo nas alterações do LCR. A celularidade em geral é aumentada, na faixa de 50 a 300 células/mm^3 e com predomínio linfocítico. No início da doença a celularidade pode ser baixa e pode haver predomínio de polimorfonucleares. A proteinorraquia é aumentada e a glicorraquia é caracteristicamente baixa.
- A análise da adenosina deaminase (ADA) no liquor pode auxiliar no diagnóstico, mas meningites bacterianas também podem elevá-la e não existe um limite definido que auxilie a diferenciar as duas etiologias.
- A identificação do agente no LCR nem sempre é possível. A pesquisa direta e a cultura no LCR têm baixa sensibilidade, no entanto, esta pode ser aumentada com a coleta de *múltiplas amostras* (3 a 4 amostras em dias consecutivos) e também aumentando o volume da coleta (10 a 15 mL). O agente pode ainda ser identificado por técnica de PCR no LCR, com baixa sensibilidade, mas alta especificidade.
- Exames de neuroimagem são *úteis* na avaliação desses pacientes, tanto para auxiliar no diagnóstico como para investigar complicações. A tomografia

e a ressonância de crânio podem revelar alterações sugestivas como aracnoidite basilar, tuberculomas ou ainda áreas de infarto em território de artéria cerebral média. A hidrocefalia é complicação frequente, e também reforça o diagnóstico de meningite tuberculosa em pacientes com quadro clínico sugestivo.

- O prognóstico da meningite tuberculosa depende principalmente da fase de evolução da doença em que o tratamento é iniciado, o que justifica começar o tratamento antes mesmo da confirmação microbiológica.
- O esquema de tratamento preconizado pelo Ministério da Saúde é descrito na Tabela 5. Etambutol tem baixa penetração no LCR, e por esse motivo, existem esquemas em que a droga é substituída por uma fluorquinolona (como levofloxacino) ou um aminoglicosídeo.

Tabela 5 Esquema de tratamento da tuberculose meningoencefálica

Regime	Fármacos	Faixa de peso	Dose diária
Fase intensiva (2 meses) "2 RHZE"	Comprimido (dose fixa) Rifampicina 150 mg + isoniazida 75 mg + pirazinamida 400 mg + etambutol 275 mg	20 a 35 kg	2 comprimidos
		36 a 50 kg	3 comprimidos
		> 50 kg	4 comprimidos
Fase de manutenção (7 meses) "7 RH"	Cápsula (dose fixa) Rifampicina 300 mg + isoniazida 200 mg ou rifampicina 150 mg + isoniazida 100 mg	20 a 35 kg	1 cápsula 300/200 mg
		36 a 50 kg	1 cápsula 300/200 mg + 1 cápsula 150/100 mg
		> 50 kg	2 cápsulas 300/200 mg

- É recomendado o uso associado de prednisona por via oral na dose de 1 a 2 mg/kg/dia por 4 semanas. Em casos graves, pode ser dada dexametasona por via endovenosa na dose de 0,3 a 0,4 mg/kg/dia, por 4 a 8 semanas, com redução gradual da dose nas 4 semanas subsequentes.

ENCEFALITES

- A principal causa de encefalites é infecciosa, e entre elas as encefalites virais são as mais prevalentes. As outras causas são autoimunes, e incluem: encefalites pós-infecciosas (como a encefalomielite disseminada aguda – "ADEM"), e outras imunomediadas, como a por anticorpos antirreceptor NMDA.
- O quadro clínico é composto por alterações sustentadas do *status* mental, definido como rebaixamento ou alteração do nível de consciência, letargia ou alteração de personalidade, por pelo menos 24 horas.
- Para diferenciar as encefalites de outras condições que levem a encefalopatia, algumas alterações-chave são a presença de: convulsões, febre, *déficits* neurológicos focais, pleocitose liquórica ou alterações compatíveis em exames de neuroimagem ou eletroencefalograma (EEG).
- Dados importantes da anamnese são infecções recentes, contato com pessoas doentes, exposições atípicas (ocupacionais, animais), viagens e ingestas alimentares.
- A avaliação diagnóstica deve contemplar, além das investigações rotineiras, hemoculturas, sorologia para HIV, teste treponêmico e punção lombar (a menos que contraindicada).

- No LCR, deve ser avaliada a pressão de abertura, o PCR para vírus herpes (HSV-1 e 2, vírus varicela-zóster), PCR para enterovírus, VDRL, tinta da China e pesquisa de bandas oligoclonais e índice de IgG.
- Exames de neuroimagem são importantes, dando-se preferência para RM de crânio com contraste quando disponível e sem contraindicações.
- EEG é indicado para todo paciente com encefalite para descartar a possibilidade de estado de mal não convulsivo, que pode ser tanto um diagnóstico diferencial como uma complicação.

CUIDADO! NÃO ESQUECER!

- Todo paciente com quadro de encefalite viral deve receber tratamento empírico com aciclovir.
- O tratamento antibiótico também deve ser considerado se quadro clínico ou análise liquórica sugestivos de meningite bacteriana.

ENCEFALITE HERPÉTICA

- O vírus herpes simplex tipo 1 (HSV-1) é o principal causador das encefalites virais, e cursa com uma doença de alta mortalidade e quase 100% de sequelas em pacientes não tratados. O prognóstico depende intimamente da fase de evolução da doença em que o tratamento é iniciado, devendo ser instituído o quanto antes em casos suspeitos.
- Geralmente há um pródromo de mal-estar, febre, cefaleia, náuseas e vômitos, com duração de alguns dias. Em seguida, além das manifestações comuns às encefalites, sinais e sintomas mais típicos da encefalite herpética são decorrentes do envolvimento dos lobos temporais e frontais (os mais acometidos pelo vírus) e incluem: alterações de personalidade, afasia e convulsões.
- O quadro clínico pode ser bastante variado, o que faz com que esse diagnóstico seja facilmente confundido com outras doenças, como AVC, epilepsia, *delirium* ou doença psiquiátrica primária, devendo-se manter alta suspeição da doença sobretudo para pacientes imunossuprimidos.
- Exames de neuroimagem também mostram alterações em lobos temporais e frontais, sendo a RM mais sensível que a TC para lesões nas fases iniciais da doença. EEG pode mostrar descargas periódicas, principalmente em derivações frontotemporais. Esses achados, no entanto, não são específicos.
- A análise do LCR revela celularidade aumentada (em geral inferior a 250 céls./mm^3) com predomínio de linfócitos e monócitos, aumento no número de eritrócitos. Proteínas estão normais ou pouco aumentadas, e a glicose, normal.
- A confirmação diagnóstica é feita por meio da coleta de PCR para HSV no LCR, exame que tem sensibilidade de 96-98% e especificidade de 95-99%.
- O tratamento é feito com aciclovir endovenoso, na dose de 10 mg/kg a cada 8 horas por 14 a 21 dias. Como dito anteriormente, deve ser iniciado antes mesmo da confirmação diagnóstica.
- O tratamento pode ser suspenso se o PCR for negativo para herpes, a menos que a suspeita clínica pré-teste seja alta. Nesses casos, deve-se manter o tratamento e repetir a pesquisa de PCR para herpes no LCR em 72 horas.
- O uso de corticoides é controverso, e é reservado para os casos com importante edema cerebral ou efeito de massa.

INFECÇÕES DO SISTEMA NERVOSO CENTRAL E SIDA

- Pacientes com síndrome da imunodeficiência adquirida (SIDA) que se apresentam com alterações cognitivas podem sofrer de um amplo leque de afecções. Além das doenças que acometem pacientes imunocompetentes, eles estão sujeitos a infecções oportunistas, neoplasias relacionadas ao HIV e acometimento neurológico pelo próprio retrovírus. Entre as infecções oportunistas do SNC, as mais frequentes são: toxoplasmose, criptococose e tuberculose.
- A abordagem diagnóstica desses pacientes se inicia com a realização de exame de imagem, idealmente RM de crânio contrastada, seguida de punção lombar para análise do LCR.
- Além dos exames padronizados, deve ser feita análise citológica, tinta da China, cultura de fungos, ADA, PCR para *Toxoplasma gondii*, *Mycobacterium tuberculosis*, EBV, CMV e vírus JC.
- Discutiremos a seguir os aspectos mais importantes do manejo da neurotoxoplasmose e da neurocriptococose. A abordagem da neurotuberculose no paciente com AIDS se assemelha àquela do paciente imunocompetente, discutida anteriormente.

NEUROTOXOPLASMOSE

- É a infecção oportunista mais comum do SNC de pacientes com HIV, e acontece principalmente por reativação de infecção crônica pelo toxoplasma quando a contagem de células CD4 é inferior a 100/μL.
- Manifesta-se tipicamente como uma encefalite subaguda com evolução de algumas semanas, mas pode ocorrer um estado confusional agudo com evolução em poucos dias. Manifestações clínicas incluem alteração do nível de consciência, convulsões, déficits motores, paresia de pares cranianos, alterações sensitivas, cerebelares, distúrbios de movimento e alterações comportamentais. Hemiparesia e alterações de fala são achados mais típicos.
- Achados típicos na RM de crânio são lesões nodulares, com realce anelar após administração de contraste, com edema perilesional e efeito de massa, acometendo preferencialmente núcleos da base e junção corticomedular.
- O quadro clínico e radiológico da toxoplasmose muitas vezes é indistinguível do acometimento cerebral da doença de Chagas ou do linfoma primário de SNC.
- A abordagem diagnóstica se inicia com a sorologia para toxoplasma, havendo baixa probabilidade se IgG negativa. Em seguida, devem ser avaliadas as alterações de imagem. A presença de múltiplas lesões na TC ou RM sugere o diagnóstico e indica tratamento empírico para toxoplasmose. Se lesão única na TC, realizar RM, e se mesmo assim a lesão for única, prosseguir a investigação. Caso não haja lesões na RM, o diagnóstico é pouco provável.
- O diagnóstico definitivo é feito por PCR para toxoplasma no sangue ou no LCR, mas pode haver resultado falso-negativo.
- Quando a punção liquórica for contraindicada ou em casos com evolução clínica ruim, sem resposta ao tratamento empírico, deve-se considerar a realização de biópsia cerebral para confirmar o diagnóstico e afastar outra etiologia infecciosa ou linfoma primário de SNC.

- O tratamento é composto por sulfadiazina e pirimetamina, e deve ser mantido por 4 a 6 semanas após resolução dos sintomas. Ácido folínico deve ser dado concomitantemente para prevenção de toxicidade hematológica induzida pela pirimetamina. Após esse período, há indicação de manter uma profilaxia secundária com as mesmas drogas, na metade da dose, até que o paciente tenha CD4 acima de 200 células/μL e carga viral bem controlada por pelo menos 6 meses.
- O uso de dexametasona é indicado para pacientes com lesões com efeito de massa importante, e pode ser feito na dose de 4 mg por via endovenosa a cada 6 horas.

Tabela 6 Tratamento da neurotoxoplasmose (fase de indução)

Fármaco	Dose	Duração
Pirimetamina	200 mg via oral no primeiro dia Após: 50-75 mg via oral uma vez ao dia	Até 4 a 6 semanas após resolução dos sintomas
Sulfadiazina	1-1,5 g via oral a cada 6 horas	
Ácido folínico	10-20 mg/dia via oral, endovenosa ou intramuscular	

NEUROCRIPTOCOCOSE

- É a segunda infecção mais comum do SNC em pacientes com HIV. Também deve ser suspeitada em pacientes com contagem de células CD4 inferior a 100/μL.
- O quadro clínico típico é de uma meningite com evolução subaguda, em 1 ou 2 semanas, com cefaleia e febre. Pode haver acometimento de pares cranianos, letargia e perda de memória.
- Os pacientes podem se apresentar com sinais de HIC, caracterizado por rebaixamento do nível de consciência, papiledema e paresia de sexto par craniano.
- Exames de imagem podem ser normais em até 50% dos pacientes. Alguns achados que sugerem o diagnóstico são: hidrocefalia, realce dos giros e nódulos (*únicos ou múltiplos*) que podem ou não realçar com contraste.
- A análise do LCR revela celularidade pouco alterada, em geral inferior a 50 células, com predomínio mononuclear, aumento de proteínas e glicose baixa. Pode ser normal em até 3-5% dos casos. A pesquisa do antígeno de criptococo no LCR e no sangue auxilia no diagnóstico, com boa sensibilidade e especificidade. Deve ser feita também a cultura de fungos e tinta da China no LCR.
- A pressão de abertura deve ser avaliada e constantemente está elevada. Quando isso ocorre, a punção lombar tem por objetivo reduzir a pressão para abaixo de 20 cmH_2O, ou em até 50% da pressão de abertura inicial nos casos em que está muito elevada. A punção deve ser repetida diariamente se a pressão de abertura continuar alta, e pode haver indicação de derivação lombar em casos que mantêm hipertensão intracraniana sintomática após múltiplas punções.
- O tratamento antifúngico é feito com a combinação de anfotericina B e flucitosina. Caso a flucitosina esteja indisponível, pode-se associar fluconazol. Os esquemas de indução, consolidação e manutenção são descritos na Tabela 7.

Tabela 7 Tratamento da neurocriptococose

Fase de indução			
Fármacos	**Dose total diária**	**Via e intervalo**	**Duração**
Anfotericina B (uma das formulações)			
▸ Deoxicolato	0,7-1,0 mg/kg	EV uma vez ao dia	2 semanas
▸ Complexo lipídico*	5 mg/kg	EV uma vez ao dia	
▸ Lipossomal*	3-4 mg/kg	EV uma vez ao dia	
+ Flucitosina	100 mg/kg	VO a cada 6 horas	2 semanas
Fase de indução (outras opções)			
Anfotericina B (monoterapia)	Dose igual à descrita acima		4 a 6 semanas
Anfotericina B + Fluconazol**	Dose igual à descrita acima 800 mg/dia via oral uma vez ao dia		2 semanas
Fase de consolidação			
Fluconazol	400 mg/dia	VO uma vez ao dia	8 semanas
Fase de manutenção			
Fluconazol	200 mg/dia	VO uma vez ao dia	≥ 1 ano

* Formulações utilizadas em pacientes com ou em risco de disfunção renal.
** Nesse caso, a fase de consolidação deve ser feita com fluconazol 800 mg/dia por 8 semanas.
EV: via endovenosa; VO: via oral.

LITERATURA RECOMENDADA

1. Ministério da Saúde. Meningites. Situação epidemiológica/dados. Disponível em: http://portalsaude.saude.gov.br/index.php/o-ministerio/principal/secretarias/svs/meningites.
2. Tunkel AR, van de Beek D, Scheld M. Acute meningitis. In: Bennet JE, Dolin R, Blaser MJ (eds.). Mandell, Douglas, and Bennett's principles and practice of infectious diseases. 8. ed. Philadelphia: Elsevier; 2015. p. 1097-137.
3. McGill F, Heyderman RS, Panagiotou S, Tunkel AR, Solomon T. Acute bacterial meningitis in adults. Lancet. 2016;388:3036-47.
4. de Gans J, van de Beek D. Dexamethasone in adults with bacterial meningitis. N Engl J Med. 2002;347:1549-56.
5. Brouwer MC, McIntyre P, Prasad K, van de Beek D. Corticosteroids for acute bacterial meningitis. Cochrane Database Syst Rev. 2015;(9):CD004405.
6. Capone D, Mogami R, Lopes AJ, Tessarollo B, Cunha DL, Capone RB, et al. Tuberculose extrapulmonar. Revista Hospital Universitário Pedro Ernesto. 2006;5(2):54-67.
7. Ministério da Saúde, Secretaria de Vigilância em Saúde, Departamento de Vigilância Epidemiológica. Manual de recomendações para o controle da tuberculose no Brasil. Brasília: Ministério da Saúde; 2011. 284 p. il. (Série A. Normas e Manuais Técnicos).
8. Venkatesan A, Geocadin RG. Diagnosis and management of acute encephalitis: a practical approach. Neurol Clin Pract. 2014;4:206-15.
9. Sabah M, Mulcahy J, Zeman A. Herpes simplex encephalitis. BMJ. 2012;344:e3166.
10. Montoya JG, Liesenfeld O. Toxoplasmosis. Lancet. 2004;363:1965-76.
11. Perfect JR, Dismukes WE, Dromer F, Goldman DL, Graybill JR, Hamill RJ, et al. Clinical practice guidelines for the management of cryptococcal disease: 2010 update by the Infectious Diseases Society of America. Clin Infect Dis. 2010;50:291-322.

12. Park N, Nigo M, Hasbun R. Comparison of four international guidelines on the utility of cranial imaging before lumbar puncture in adults with bacterial meningitis. Clin Neuroradiol. 2022 Sep;32(3):857-62.

CAPÍTULO 13

Aids na UTI

Ho Yeh Li

MENSAGENS RELEVANTES

- Apesar da disponibilidade gratuita da terapia antirretroviral altamente potente no nosso meio, as doenças oportunistas ainda são as principais causas de internação na UTI no nosso país.
- De modo geral, a letalidade na UTI dos pacientes infectados por HIV se assemelha à da população geral.
- Os principais escores de gravidade aplicados para a população geral na UTI podem ser utilizados também nessa população. Não há evidências suficientes de que valores de CD4 e da carga viral de HIV sejam marcadores prognósticos nessa população.
- Os estudos não observaram aumento do risco de aquisição de bactérias multirresistentes nas infecções relacionadas à assistência à saúde nessa população.
- Investigações etiológicas agressivas são necessárias especialmente nas afecções pulmonares, pois a concomitância de vários agentes oportunistas pode ocorrer em até 23% dos casos e o tratamento empírico possui risco de óbito maior do que o tratamento direcionado.
- A introdução da terapia antirretroviral deve ser avaliada caso a caso. Riscos de interação medicamentosa, efeito colateral e síndrome inflamatória de reconstituição imune (SIRI) devem ser levados em consideração.

INTRODUÇÃO

- A introdução da terapia antirretroviral altamente potente (HAART) a partir de 1996 alterou significativamente a mortalidade dos pacientes infectados pelo HIV.
- Apesar da redução das taxas de hospitalização dos pacientes HIV-positivos, as taxas de admissão em unidade de terapia intensiva (UTI) continuam estáveis mesmo em países com ampla oferta de HAART. Esse panorama deve-se principalmente à alta frequência de admissão em UTI de indivíduos que desconheciam seu estado de infecção pelo HIV, o que impossibilitou a introdução precoce da HAART e das medidas de profilaxia contra as doenças oportunistas, assim como aqueles que falharam aos esquemas de HAART.
- Simultaneamente, em diversos países, observou-se a redução progressiva da internação por doenças oportunistas, com aumento gradual de internação por doenças degenerativas, neoplásicas e sepse.
- Houve uma melhora significativa em relação ao prognóstico de internação em UTI e taxas de alta hospitalar. Se as taxas de letalidade em UTI e hospitalar giravam em torno de 70% no início da pandemia, atualmente essas taxas variam de 9 a 40% em diferentes regiões do mundo.

- Quando as causas de internação não estão diretamente relacionadas à infecção pelo HIV, a letalidade em UTI e hospitalar se assemelha à da população não infectada pelo HIV.
- Em relação aos fatores prognósticos, a maioria dos estudos observou que esses pacientes possuem fatores prognósticos similares aos de pacientes HIV-negativos, como escore de APACHE II ou SAPS 3 elevados.

SEPSE

- Assim como em pacientes HIV-negativos, a internação por sepse também aumentou progressivamente ao longo desses mais de 30 anos de pandemia.
- Estudos mostram que a infecção pelo HIV promove um estado inflamatório crônico, com alteração qualitativa e quantitativa dos anticorpos, produção inadequada de citocinas inflamatórias e anti-inflamatórias e expressão aumentada, porém inadequada, de *toll-like receptors*.
- O impacto dessas alterações imunológicas diante de sepse ainda é questionado, porém a maioria dos estudos evidencia que pacientes com infecção pelo HIV admitidos por sepse possuem pior desfecho hospitalar quando comparados aos pacientes imunocompetentes.
- Há também a preocupação do maior risco de infecção relacionada à assistência à saúde com maior risco de aquisição de bactérias multirresistentes. Entretanto, estudo de Cobos-Trigueros et al. observou que eles apresentam risco de aquisição de agente multirresistente similar ao de pacientes HIV-negativos.

AFECÇÕES RESPIRATÓRIAS

- A insuficiência respiratória continua sendo a principal causa de internação de pacientes infectados pelo HIV em UTI.
- Embora a incidência da pneumocistose (PCP) tenha se reduzido gradualmente, ela continua sendo uma das primeiras causas de insuficiência respiratória em indivíduos com contagem de células T-CD4 abaixo de 200 cél/mm^3.
- Na Tabela 1 estão listadas as principais etiologias das afecções pulmonares nos pacientes HIV-positivos, com suas principais manifestações clínicas e principais achados laboratoriais.
- A criptococose pulmonar costuma ocorrer simultaneamente com acometimento do sistema nervoso central (SNC), cutâneo ou do sistema reticuloendotelial.
- Outras infecções fúngicas, como aspergilose, coccidioidomicose e blastomicose, são menos comuns, mas devem ser lembradas na presença de outros fatores de risco ou epidemiologia.
- Infecções pulmonares virais em indivíduos infectados pelo HIV são semelhantes às da população geral, à exceção da citomegalovirose.
- O acometimento pulmonar por citomegalovírus (CMV) geralmente ocorre nos indivíduos com CD4 < 100 cél/mm^3 e o quadro apresenta-se de forma insidiosa. Acometimento de outros órgãos como retina, trato gastrointestinal (TGI) alto ou baixo, pâncreas, medula óssea e SNC geralmente está presente.
- Em relação à Covid-19, os estudos mostram que os pacientes HIV não apresentam maior risco de infecção por SARS-CoV-2, entretanto, quando aco-

metidos, possuem maior risco de agravamento, o que torna estratégias de prevenção como a vacinação cruciais para este grupo, assim como necessidade de monitoramento próximo e assistência adequada quando adquirirem a doença.

DIAGNÓSTICO

- Os principais achados laboratoriais inespecíficos que auxiliam na avaliação do grau de comprometimento pulmonar, assim como da gravidade do quadro, estão listados na Tabela 1.
- O hemograma sempre deve ser solicitado. Na presença de leucocitose, a etiologia bacteriana torna-se mais importante. O achado de pancitopenia reforça a suspeita de etiologias com comprometimento da medula óssea e do sistema reticuloendotelial, como tuberculose, histoplasmose, criptococose, citomegalovirose e linfoma.

Tabela 1 Principais sinais e sintomas das afecções respiratórias de acordo com os principais agentes etiológicos

Agente	Quadro clínico	Achados laboratoriais inespecíficos
Bactérias ▸ *S. pneumoniae* ▸ *H. influenza* ▸ *S. aureus* ▸ *P. aeruginosa* ▸ Outro BGN	▸ Quadro agudo (< 7 dias) ▸ Presença de febre acima de 38°C ▸ Escarro purulento ▸ *S. aureus*: uso de drogas endovenosas ▸ *P. aeruginosa*: uso de drogas inalatórias e antecedente de PCP ▸ Outros BGN: alcoolismo e mal estado dentário	▸ Leucocitose ▸ RX de tórax: consolidação focal ou infiltrado alveolar focal, com ou sem derrame pleural ▸ Qualquer nível de CD4
P. jirovecii	▸ Quadro subagudo (> 7 dias) ▸ Tosse inicialmente seca evoluindo para pouco produtiva ▸ Dispneia progressiva ▸ A febre pode estar ausente ▸ Pouca alteração na ausculta pulmonar	▸ Pouca alteração no leucograma ▸ Elevação de DHL ▸ RX de tórax de qualquer padrão. Tipicamente infiltrado intersticial difuso, bilateral ▸ TC de tórax: infiltrado em vidro fosco. Outras alterações podem estar presentes ▸ Geralmente CD4 < 200 cél/mm^3
Tuberculose pulmonar	▸ Quadro insidioso (> 14 dias) ▸ Tosse inicialmente seca evoluindo para produtiva ▸ Dispneia progressiva ▸ Febre vespertina ▸ Perda ponderal ▸ Hemoptise em casos graves	▸ CD4 > 200 cél/mm^3 – RX de tórax: similar ao de indivíduos não infectados pelo HIV ▸ CD4 < 200 cél/mm^3 – RX de tórax: infiltrado miliar, micronodular, bilateral, com áreas de cavitação, com ou sem derrame pleural, e pode ter adenomegalia hilar

(continua)

Tabela 1 Principais sinais e sintomas das afecções respiratórias de acordo com os principais agentes etiológicos (*continuação*)

Agente	Quadro clínico	Achados laboratoriais inespecíficos
Histoplasmose pulmonar	▸ Quadro insidioso (> 21 dias) ▸ Tosse inicialmente seca evoluindo para produtiva ▸ Dispneia ▸ Febre vespertina ▸ Perda ponderal ▸ Presença de sinais e sintomas extrapulmonares, como lesões cutâneas, anemia, adenomegalia, hepatoesplenomegalia	▸ Na presença de sinais e sintomas extrapulmonares, pode haver pancitopenia ▸ Elevação importante de DHL ▸ RX de tórax: infiltrado miliar, micronodular ▸ CD4 < 100 cél/mm³
Sarcoma de Kaposi	▸ Quadro crônico (> 1 mês) ▸ Tosse seca, evoluindo para hemoptise ▸ Dispneia ▸ Perda ponderal ▸ Pode ter lesões cutâneas ou no TGI associadas	▸ RX de tórax: lesões nodulares peribrônquicas difusas. Pode ter acometimento de gânglios mediastinais e hilares ▸ CD4 < 100 cél/mm³

BGN: bacilo Gram-negativo; DHL: desidrogenase lática; PCP: pneumocistose; RX: raio X; TC: tomografia computadorizada; TGI: trato gastrointestinal.

CUIDADO! NÃO ESQUECER!

- Em 10% dos casos, a PCP pode ocorrer em pacientes com CD4 > 200 cél/mm³, portanto, quando há quadros clínico e radiológico sugestivos, a PCP não deve ser descartada sem uma investigação adequada.
- Em relação à tuberculose, até 14% dos indivíduos com contagem de CD4 < 200 cél/mm³ podem ter RX de tórax normal; portanto, nesses casos é recomendada realização de TC de tórax ou coleta de escarro para afastar o diagnóstico, especialmente se apresentarem quadro clínico sugestivo.
- É importante ressaltar que o comprometimento pulmonar por múltiplas etiologias pode ocorrer em até 23% dos casos em indivíduos infectados pelo HIV, e a ausência da confirmação diagnóstica representa um aumento do risco de óbito de até 2,8 vezes.

- A gasometria arterial é de importância fundamental na avaliação de quadros pulmonares. O achado de hipoxemia ou aumento da gradiente alvéolo-arterial (G_{Aa}), na presença de RX de tórax com infiltrado intersticial, acentua a possibilidade de PCP.
- A desidrogenase lática (DHL) sempre deve ser solicitada em pacientes HIV com comprometimento pulmonar. O achado de aumento importante de DHL sugere condições em que há uma destruição importante de pneumócitos, como PCP, ou aquela em que há comprometimento de outras células do sistema reticuloendotelial, como histoplasmose ou linfoma.
- Padrões de alterações radiológicas podem auxiliar na definição etiológica e na avaliação da extensão do comprometimento pulmonar. Presença de consolidação focal geralmente indica pneumonia bacteriana, enquanto a pre-

sença de infiltrado intersticial difuso bilateral pode sugerir PCP, padrão miliar ou micronodular sugere tuberculose ou histoplamose e o achado de lesões nodulares geralmente sugere neoplasias.

CUIDADO!
NÃO ESQUECER!

- Nos indivíduos com imunodeficiência avançada, as apresentações radiológicas podem ser inespecíficas.
- TC de tórax possui maior acurácia diagnóstica, principalmente para PCP e tuberculose miliar.
- O achado de infiltrado em vidro fosco possui uma sensibilidade de 100% e especificidade de 89% para PCP, enquanto a ausência desse padrão representa um valor preditivo negativo de 99%.

INVESTIGAÇÃO ETIOLÓGICA

- A definição etiológica de lesão pulmonar em pacientes infectados pelo HIV está associada à melhor sobrevida, portanto todas as ferramentas disponíveis devem ser utilizadas na investigação etiológica. Assim, muitas vezes, os procedimentos invasivos são necessários.
- Diante da possibilidade de infecção concomitante por mais de um agente etiológico, todos os espécimes que auxiliam no diagnóstico específico devem ser obtidos. Na Tabela 2 estão listados os principais exames recomendados para as etiologias mais frequentes.
- Na suspeita de PCP, antes de iniciar o tratamento específico, o escarro deve ser obtido para pesquisa direta do agente. Na ausência de secreção pulmonar, o escarro deve ser induzido com solução salina a 3 a 5% para obtenção do material.
- Quando disponível, PCR para *P. jirovecii* pode ser solicitado tanto no escarro quanto no lavado broncoalveolar, técnica que possui sensibilidade de 85 a 94% e especificidade de 99%.
- Na impossibilidade de obtenção de escarro, broncoscopia com lavado broncoalveolar (LBA) e biópsia devem ser realizadas quando as condições do paciente permitirem.
- Em relação à tuberculose, deve-se ressaltar que, em indivíduos com imunodepressão grave, 17% dos casos de tuberculose pulmonar ativa apresentam baciloscopia direta negativa. Nesses casos, as técnicas de biologia molecular devem ser utilizadas no auxílio diagnóstico. Além disso, na presença de suspeita de envolvimento extrapulmonar, a hemocultura em meios específicos (Bactec MycoF®) pode auxiliar no diagnóstico.
- A determinação das infecções fúngicas pode ser realizada por meio de micológico direto e cultura de fungos no escarro ou LBA. Entretanto, essa suspeita deve ser comunicada ao laboratório de microbiologia, pois, de acordo com o agente suspeito, colorações específicas devem ser utilizadas para aumentar a sensibilidade do exame.
- O diagnóstico de citomegalovirose pulmonar é difícil de ser realizado. A biópsia pulmonar com achado de células gigantes com inclusão viral e imuno-histoquímica positiva para CMV é padrão-ouro para confirmação diagnóstica. Entretanto, frequentemente o paciente apresenta condição respiratória que inviabiliza realização de biópsia pulmonar transbrônquica. Nesses

casos, a busca por outro sítio de infecção, como retina e esôfago por meio do exame de fundo de olho e endoscopia digestiva alta, respectivamente, deve ser realizada. Exames como pesquisa de antígeno e PCR em pacientes infectados pelo HIV têm baixa sensibilidade e especificidade, além de baixos valores preditivos positivos e negativos.

Tabela 2 Principais exames laboratoriais auxiliares no diagnóstico das pneumopatias em indivíduos associados à infecção pelo HIV

Espécime	Microrganismo suspeito	Exame que deve ser solicitado
Sangue	Bactérias	Hemocultura aeróbia e anaeróbia Pesquisa de antígeno de pneumococo
	Bactérias "atípicas"	Sorologias para *Legionella* sp., *Chlamydia* sp., *Mycoplasma* sp.
	Micobactérias	Hemocultura em meios específicos para micobactérias (Bactec MycoF®)
	Fungos	Hemoculturas em meios específicos para fungos Pesquisa de antígeno para *Cryptococcus* sp. Pesquisa de antígeno para *Histoplasma capsulatum*
Secreções respiratórias (escarro, lavado broncoalveolar)	Bactérias	Gram, cultura aeróbia
	Bactérias "atípicas"	PCR: *Legionella* sp., *Chlamydia* sp., *Mycoplasma* sp.
	Micobactérias	Pesquisa direta e cultura de bacilo ácido-álcool resistentes (com realização de GeneXpert com testagem de resistência contra rifampicina) PCR de *M. tuberculosis*
	Fungos	Micológico direto e cultura de fungos
	Pneumocistose	Pesquisa direta e PCR de *P. jirovecii*
	Vírus	PCR de vírus influenza e adenovírus (*swab* de nasofaringe) PCR de CMV
Biópsia pulmonar	Todos os agentes	Coloração com hematoxilina-eosina Coloração específica para bactérias (BB) Coloração específica para micobactérias Coloração específica para fungos Pesquisa de inclusão viral Imuno-histoquímica para agentes específicos (BCG, CMV, HSV) Pesquisa de células atípicas (neoplasias)
	Bactérias	Pesquisa de antígeno de pneumococo
	Bactérias "atípicas"	Pesquisa de antígeno de *Legionella* sp., *Chlamydia* sp., *Mycoplasma* sp.
Urina	Fungos	Pesquisa de antígeno para *Histoplasma capsulatum* e *Cryptococcus* sp.

CUIDADO!
NÃO ESQUECER!

- Sempre que possível, a investigação etiológica deve se iniciar antes da introdução de terapia específica.

TRATAMENTO

- A mortalidade das afecções respiratórias em pacientes infectados pelo HIV vem apresentando uma redução gradual e progressiva na UTI. Essa queda deve-se à introdução da HAART, da profilaxia contra pneumocistose e dos avanços tecnológicos de suporte ventilatório.
- As principais opções terapêuticas das doenças oportunistas respiratórias associadas à infecção pelo HIV estão descritas na Tabela 3.

Tabela 3 Principais opções terapêuticas de afecções associadas à infecção pelo HIV/aids em UTI

Doença	1ª opção terapêutica	Terapêutica alternativa
Citomegalovirose	▸ Ganciclovir 5 mg/kg IV 12/12 h, por 14 a 21 dias	▸ Foscarnet 90 mg/kg IV 12/12 h, por 14 a 21 dias
Criptococose	▸ Anfotericina B 0,7 mg/kg/d ou anfotericina B lipossomal 4 mg/kg/d associada a fluconazol 400 mg/d	▸ Fluconazol 400 a 800 mg/d associado a fluorocitosina 25 mg/kg/d fracionada 6/6 h
Histoplasmose	▸ Anfotericina B 0,7 mg/kg/d ou anfotericina B lipossomal 4 mg/kg/d	▸ Itraconazol 400 mg/d IV
Micobactérias não tuberculosas	▸ Claritromicina 500 mg 12/12 h associada a etambutol 15 a 25 mg/kg/d por pelo menos 12 meses	▸ Azitromicina 500 mg 1 x/d associada a etambutol 15 a 25 mg/kg/d por pelo menos 12 meses
Pneumocistose	▸ Sulfametoxazol-trimetoprim (75-100 mg/kg/d, fracionada em 3 ou 4 doses) IV por 21 dias ▸ Se $PaO_2 < 70$ mmHg na gasometria inicial (em ar ambiente) ou gradiente a-A > 35, prednisona 40 mg 2 x/d por 5 dias seguida de 40 mg 1 x/d por 5 dias e 20 mg/d até final do tratamento	▸ Pentamidina 4 mg/kg/d IV 1 x/d por 21 dias ▸ Clindamicina 600 a 900 mg IV 6/6 h associada a primaquina 15 a 30 mg/d VO
Pneumonia bacteriana	▸ Cefalosporina de 3ª geração por 10 a 14 dias, associada ou não a macrolídeos	▸ Fluoroquinolonas com espectro para pneumococo*
Toxoplasmose	▸ Sulfadiazina 100 mg/kg/d fracionada em 3 ou 4 doses, pirimetamina 50 a 75 mg/d, ácido folínico 15 mg/d ▸ Dexametasona 16 mg/d na presença de edema perilesional importante ou desvio de linha média	▸ Clindamicina 600 mg IV 6/6 h associada a pirimetamina 50 a 75 mg/d# ▸ Sulfametoxazol-trimetoprim (25 mg/kg/d de SMX, fracionada em 3 ou 4 doses) IV#

(continua)

Tabela 3 Principais opções terapêuticas de afecções associadas à infecção pelo HIV/aids em UTI (*continuação*)

Doença	1ª opção terapêutica	Terapêutica alternativa
Tuberculose	▸ Rifampicina 10 mg/kg/d (máximo 600 mg/d) por 6 meses, isoniazida 5 a 10 mg/kg/d (máximo 400 mg/d) por 6 meses, pirazinamida 25 a 35 mg/kg/d (máximo 2.000 mg/d) nos primeiros 2 meses e etambutol 20 mg/kg/d (máxima 1.200 mg/d) nos primeiros 2 meses[$]	

*Na presença de suspeita de tuberculose, evita-se o uso até confirmação ou descarte do diagnóstico.

Em pacientes em que há dúvida sobre funcionamento do trânsito gastrointestinal, esquemas endovenosos são preferenciais.

$ Sempre que possível, especialmente nos casos de retratamento, realizar GeneXpert com testagem de resisência contra rifampicina e, quando cultura positiva, enviar material para testagem de resistência uma vez que pacientes HIV possuem maior incidência de tuberculose resistente, e até mesmo, multirresistente.

CUIDADO! NÃO ESQUECER!

- Na PCP, na presença de pressão parcial de oxigênio arterial menor que 70 mmHg em ar ambiente ou gradiente alvéolo-arterial de oxigênio acima de 35, prednisona na dose de 40 mg 2 x/d é recomendada.
- Diante da evolução desfavorável no tratamento de PCP, deve-se pensar na possibilidade de coinfecções ou resistência a SMX/TMP.

- Na PCP, frequentemente a piora clínica pode ocorrer entre o 3º e o 5º dia após o início do tratamento, apesar do uso de corticosteroide; portanto, observação clínica na UTI é recomendada até pelo menos o 5º dia, sobretudo nos casos em que houve comprometimento clínico e radiológico importante.
- O uso de ventilação mecânica não invasiva (VMNI) em pneumocistose está relacionado ao melhor desfecho clínico. VMNI reduz a necessidade de intubação orotraqueal, a incidência de pneumotórax, o tempo de internação em UTI, e melhora a sobrevida do paciente.
- A histoplasmose disseminada é uma doença de alta letalidade em pacientes infectados pelo HIV. Os principais fatores relacionados ao óbito são: presença de sinais e sintomas de insuficiência respiratória, hemoglobina < 8,0 g/dL no momento da admissão, creatinina > 1,5 mg/dL, TGO 2,5 vezes acima do valor de normalidade, e DHL duas vezes acima do valor de normalidade. Além disso, presença de hemofagocitose é outro determinante de mau prognóstico. Assim, quando há suspeita de histoplasmose disseminada, todos os espécimes (sangue, escarro, medula óssea e pele, caso haja lesão cutânea) devem ser obtidos para diagnóstico e o tratamento deve ser iniciado antes mesmo da confirmação etiológica.

AFECÇÕES NEUROLÓGICAS

- As afecções neurológicas são a segunda causa de internação em UTI dos pacientes infectados pelo HIV.

- Aproximadamente 80% deles necessitam de suporte de ventilação mecânica invasiva, com mortalidade na UTI de aproximadamente 34% e mortalidade em 6 meses de 68%.
- No Brasil, as principais etiologias dessas manifestações que levam à internação na UTI são: toxoplasmose (42~76%), criptococose (13~31%) e tuberculose (10~15%).
- As manifestações neurológicas em pacientes infectados pelo HIV podem ser de evolução aguda, subaguda ou crônica, ter predomínio de quadro meníngeo ou encefálico, com ou sem déficits focais (Figura 1 e Tabela 4).
- Na Tabela 4, estão apresentadas as manifestações clínicas, radiológicas e laboratoriais das etiologias mais importantes de acometimento do SNC nessa população.

CUIDADO! NÃO ESQUECER!

- Nos indivíduos que tiveram epidemiologia positiva para doença de Chagas em alguma fase da sua vida, a reativação de *T. cruzi* no SNC deve ser cogitada na presença de lesão focal com leve edema perilesional.

DIAGNÓSTICO

- A confirmação etiológica das afecções de SNC requer obtenção de liquor (LCR) ou biópsia de encéfalo, o que nem sempre é possível, levando à indicação de tratamento empírico. Entretanto, o tempo dispensado aguardando a resposta terapêutica de um tratamento empírico pode ser determinante para a evolução do paciente, especialmente quando se trata de linfoma primário do SNC (LPSNC) ou meningoencefalite chagásica. Portanto, todas as estratégias possíveis para confirmação diagnóstica devem ser aplicadas.

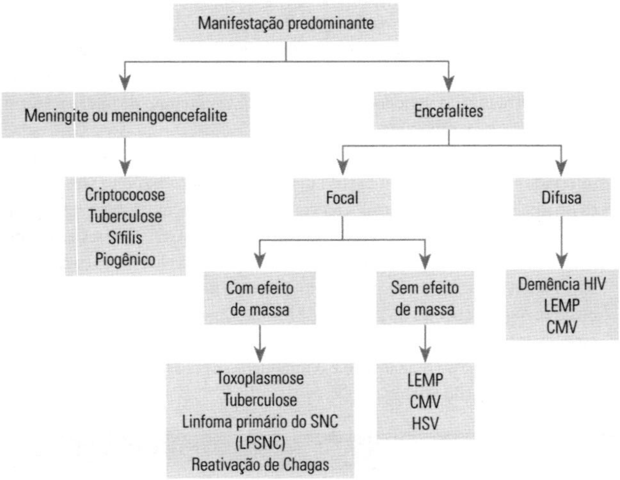

Figura 1 Principais diagnósticos etiológicos de acordo com manifestação clínica neurológica. CMV: citomegalovírus; HSV: vírus herpes simples; LEMP: leucoencefalopatia multifocal progressiva; SNC: sistema nervoso central.

Tabela 4 Principais características clínicas e exames complementares das principais etiologias das doenças do sistema nervoso central em pacientes infectados pelo HIV em UTI

Doença	Quadro clínico	Exames complementares inespecíficos
Meningites e meningoencefalites		
Neurocriptococose	▸ Evolução subaguda ▸ Presença de sintomas sistêmicos (febre, perda ponderal) ▸ Cefaleia de início insidioso, com piora gradual e progressiva ▸ Pode ter poucos sintomas meníngeos ▸ Rebaixamento do nível de consciência secundário à HIC	▸ TC de crânio: sinais de hipertensão intracraniana (apagamento de sulcos e ventrículos reduzidos) ▸ LCR: celularidade pouco elevada, hiperproteinorraquia, glicorraquia normal ou pouco diminuída e pressão de abertura aumentada
Neurotuberculose	▸ Evolução subaguda a crônica ▸ Presença de sintomas sistêmicos (febre, perda ponderal, sudorese noturna) ▸ Cefaleia de início insidioso, com piora gradual e progressiva ▸ Sinais e sintomas de irritação meníngea mais exuberante ▸ Rebaixamento do nível de consciência secundário à HIC	▸ TC de crânio: sinais de hipertensão intracraniana (apagamento de sulcos e ventrículos reduzidos), realce das meninges na base do crânio ou periventricular. Eventualmente, sinais de hidrocefalia e lesões localizadas (tuberculomas) ▸ LCR: celularidade elevada (> 100 cél/mm³, linfomonocitária), hiperproteinorraquia, glicorraquia normal ou pouco diminuída e pressão de abertura aumentada
Piogênico	▸ Evolução aguda ▸ Presença de sinais de irritação meníngea exuberante ▸ Rebaixamento do nível de consciência secundário à HIC	▸ TC de crânio: sinais de hipertensão intracraniana (apagamento de sulcos e ventrículos reduzidos), realce das meninges na base de crânio ou periventricular. Eventualmente, sinais de hidrocefalia. ▸ LCR: celularidade bastante elevada (> 500 cél/mm³, polimorfonuclear), hiperproteinorraquia, glicorraquia bastante diminuída e pressão de abertura aumentada

(continua)

Tabela 4 Principais características clínicas e exames complementares das principais etiologias das doenças do sistema nervoso central em pacientes infectados pelo HIV em UTI (*continuação*)

Doença	Quadro clínico	Exames complementares inespecíficos
Encefalites com lesão focal com efeito de massa		
Toxoplasmose	▸ Evolução insidiosa ▸ Cefaleia intermitente ▸ Déficits focais ou crises convulsivas ▸ Rebaixamento do nível de consciência secundário à HIC	▸ TC de crânio: lesão focal, única ou múltiplas, com edema perilesional e realce anelar após administração de contraste. Eventualmente com desvio de linha média ou compressão de ventrículo ▸ LCR (quando a coleta é possível): celularidade pouco elevada (linfomonocitário), hiperproteinorraquia, glicorraquia normal ou pouco diminuída e pressão de abertura aumentada
Linfoma primário de SNC	▸ Evolução insidiosa ▸ Cefaleia intermitente ▸ Déficits focais ou crises convulsivas ▸ Rebaixamento do nível de consciência secundário à HIC	▸ TC de crânio: lesão focal geralmente única, pode ter edema perilesional. Eventualmente com desvio de linha média ou compressão de ventrículo ▸ LCR (quando a coleta é possível): celularidade pouco elevada (linfomonocitário), hiperproteinorraquia, glicorraquia normal e pressão de abertura aumentada
Encefalites com lesão focal sem efeito de massa		
Leucoencefalopatia multifocal progressiva (LEMP)	▸ Evolução crônica ▸ Alteração cognitiva ou motora (dependendo da área acometida) ▸ Rebaixamento do nível de consciência por lesão desmielinizante	▸ TC de crânio: hipoatenuação de substância branca ou normal ▸ RM de crânio: lesão com hipersinal em T2 acometendo substância branca ▸ LCR: hipercelularidade leve a moderada (linfomonocitária), hiperproteinorraquia, glicorraquia normal

(continua)

Tabela 4 Principais características clínicas e exames complementares das principais etiologias das doenças do sistema nervoso central em pacientes infectados pelo HIV em UTI (*continuação*)

Doença	Quadro clínico	Exames complementares inespecíficos
Citomegalovirose	▸ Evolução crônica ▸ Alteração cognitiva ou motora, eventualmente crises convulsivas ▸ Rebaixamento do nível de consciência	▸ TC de crânio: lesão hipoatenuante, sem captação de contraste, sem edema perilesional ▸ RM de crânio: lesão com hipossinal em T1 e hipersinal em T2 acometendo tanto substância branca quanto substância cinzenta ▸ LCR: hipercelularidade moderada (linfomonocitária ou polimorfonuclear), hiperproteinorraquia, glicorraquia normal ou pouco diminuída
Demência pelo HIV	▸ Evolução crônica ▸ Alteração comportamental, cognitiva e motora, de evolução progressiva ▸ Rebaixamento do nível de consciência	▸ TC de crânio: atrofia de encéfalo, difusa, com alargamento dos ventrículos ▸ LCR: normal ou aumento discreto de células linfomonocitárias

HIC: hipertensão intracraniana; LCR: liquor; RM: ressonância magnética; TC: tomografia computadorizada.

CUIDADO! NÃO ESQUECER!

- Na suspeita de neurotoxoplasmose e se há possibilidade da coleta liquórica, esta deve ser enviada para PCR de *T. gondii*, alcançando uma sensibilidade de 83 a 99% e especificidade de 95 a 97%.
- Na presença de contraindicação à coleta de LCR, deve-se realizar PCR para *T. gondii* no sangue.
- Esses espécimes devem ser obtidos antes do início de tratamento, pois após a instituição de terapêutica específica reduz a sensibilidade do exame.
- A positividade de PCR-EBV (vírus Epstein-Barr) no LCR não é suficiente para confirmação diagnóstica de LPSNC.

- Exames radiológicos funcionais, como ressonância magnética funcional, podem auxiliar na diferenciação entre uma lesão inflamatória e uma lesão neoplásica, o que auxilia no diferencial entre neurotoxoplasmose e LPSNC.
- A imagem radiológica de reativação de Chagas no SNC é similar à da neurotoxoplasmose e do LPSNC.
- O diagnóstico de neurochagas é realizado por meio do achado de formas de *T. cruzi* no LCR.
- Na presença de forte suspeita com sorologia positiva para doença de Chagas e contraindicação para coleta de LCR, a biópsia da lesão deve ser realizada.
- A confirmação diagnóstica de LPSNC se faz por meio da biópsia da lesão. O uso de PCR-EBV (vírus Epstein-Barr) no LCR apresenta alta sensibilidade e especificidade quando há lesão sugestiva na imagem. Entretanto, a sua detecção na ausência de imagem sugestiva apresenta uma especificidade de 79% e valor preditivo de apenas 29%. Portanto, esse exame só deve ser solicitado quando há lesão sugestiva na TC de crânio.
- Na Tabela 5 estão listados os principais exames específicos que devem ser solicitados para as principais etiologias de afecções do SNC em paciente HIV.

Tabela 5 Principais exames etiológicos para confirmação diagnóstica das afecções do SNC em paciente infectados pelo HIV

Doença	Espécime	Exames específicos a serem solicitados
Criptococose	Liquor	Tinta da China Cultura de fungos Quantificação de antígeno de criptococo (látex-criptococo) Índice de germulação e contagem das formas fúngicas
	Sangue	Quantificação de antígeno de criptococo (látex-criptococo)
Tuberculose e outras micobactérias	Liquor	Adenosina deaminase (ADA): especificidade maior nos títulos acima de 10 Pesquisa direta e cultura de micobactérias PCR-*M. tuberculosis*
Meningite bacteriana	Liquor	Gram e cultura de bactérias Pesquisa de antígeno de *S. pneumoniae, H. influenza* e *N. meningitidis*

(continua)

Tabela 5 Principais exames etiológicos para confirmação diagnóstica das afecções do SNC em paciente infectados pelo HIV (*continuação*)

Doença	Espécime	Exames específicos a serem solicitados
Histoplasmose	Liquor	Pesquisa direta e cultura de fungos Reações imunológicas para *H. capsulatum**
Toxoplasmose	Liquor Sangue	PCR-*T. gondii* PCR-*T. gondii*
Linfoma primário – SNC	Liquor Biópsia SNC	PCR-EBV Anatomopatológico
LEMP	Liquor Biópsia SNC	PCR-vírus JC Anatomopatológico
CMV	Liquor Biópsia SNC	PCR-CMV Anatomopatológico

* As reações sorológicas e imunológicas podem ter menor sensibilidade em pacientes infectados pelo HIV com imunodepressão avançada. Além disso, as reações para diagnóstico de fungos podem ter reação cruzada com outros fungos.
CMV: citomegalovírus; EBV: vírus Epstein-Barr; LEMP: leucoencefalopatia multifocal progressiva; SNC: sistema nervoso central.

TRATAMENTO

- Em razão da alta soroprevalência da toxoplasmose no nosso meio, na presença de lesões focais com efeito de massa, o tratamento empírico é recomendado mesmo antes da disponibilidade dos resultados de exames laboratoriais confirmatórios.
- Na neurocriptococose, a principal complicação que leva ao desfecho desfavorável é a hipertensão intracraniana (HIC). Ela pode ocorrer por conta da gravidade da infecção ou secundária à piora da resposta inflamatória após início do tratamento. O manejo de HIC na neurocriptococose está esquematizado na Figura 2.

CUIDADO! NÃO ESQUECER!

- O uso de corticosteroides não é recomendado para controle de HIC na neurocriptococose, pois estudos mostram que essa associação pode piorar a resposta ao tratamento antifúngico.

- As principais opções de tratamento estão listadas na Tabela 3.

Terapia antirretroviral na UTI

- Não há ainda consenso em relação ao impacto da introdução precoce de HAART na UTI.
- Algumas questões fundamentais devem ser levadas em consideração na avaliação do risco e benefício da introdução de HAART na UTI:
  - Efeitos colaterais das medicações antirretrovirais (ARV).
  - Interação medicamentosa.

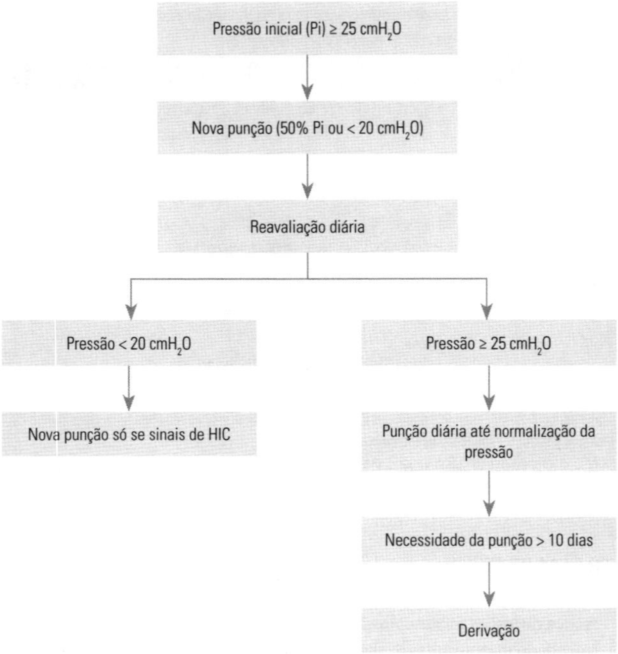

Figura 2 Fluxograma de manejo de hipertensão intracraniana (HIC) na neurocriptococose.

- ▷ A introdução tardia do ARV pode favorecer o aparecimento de outras doenças oportunistas.
- ▷ Risco de síndrome inflamatória de reconstituição imune (SIRI) levando a piora clínica do órgão acometido pela doença oportunista.

- Assim, todos os aspectos de risco e benefício precisam ser analisados na decisão da introdução ou não da HAART em UTI. Quando necessário, um especialista deve ser consultado para auxiliar nessa discussão, assim como na escolha da droga ideal.

CUIDADO!
NÃO ESQUECER!

- Nos casos de insuficiência respiratória causada por pneumocistose, recomenda-se introduzir ARV apenas quando o paciente apresentou melhora dos parâmetros ventilatórios, idealmente apenas após extubação.
- Nos casos de neurocriptococose, recomenda-se introduzir ARV apenas quando há controle microbiológico, ou seja, quando possuir pelo menos duas culturas de controle negativas.
- Nos casos de neurotuberculose, recomenda-se introduzir ARV apenas quando o risco de HIC for afastado ou esteja contornado.

LITERATURA RECOMENDADA

1. Akgün KM, Pisani M, Crothers K. The changing epidemiology of HIV-infected patients in the intensive care unit. J Intensive Care Med. 2011;26:151-64.
2. Alfonso Y, Fraga J, Fonseca C, Jiménez N, Pinillos T, Dorta-Contreras AJ, et al. Molecular diagnosis of Toxoplasma gondii infection in cerebrospinal fluid from AIDS patients. Cerebrospinal Fluid Research. 2009;6:1-6.
3. Almeida SM, Ribeiro CE, Pessa LC, Moreira SD, Vidal LR, Nogueira MB, et al. Incidence of neurological manifestations as AIDS defining clinical conditions in Brazil. BMC Proc. 2008;2(Suppl I):45.
4. Barbier F, Coquet I, Legriel S, Pavie J, Darmon M, Mayaux J, et al. Etiologies and outcome of acute respiratory failure in HIV-infected patients. Intensive Care Med. 2009;35:1678-86.
5. CDC. Guidelines for prevention and treatment of opportunistic infections in HI-V-infected adults and adolescents. MMWR. 2009;58(RR-4).
6. Cobos-Trigueros N, Rinaudo M, Solé M, Castro P, Pumarol J, Hernández C, et al. Acquisition of resistant microorganisms and infections in HIV-infected patients admitted to the ICU. Eur J Clin Microbiol Infect Dis. 2014;33(4):611-20.
7. Coquet I, Pavie J, Palmer P, Barbier F, Legriel S, Mayaux J, et al. Survival trend in critically ill HIV-infected patients in the highly active antiretroviral therapy era. Critical Care. 2010;14:R107.
8. Corona A, Raimondi F. Critical care of HIV-infected patients: still a dilemma for Italian intensivists-results of a multicentre survey. Eur J Anaesthesiol. 2010;27:377-82.
9. Cribbs SK, Tse C, Andrews J, Shenvi N, Martin GS. Characteristics and outcomes of HIV-infected patients with severe sepsis: continued risk in the post-highly active antiretroviral therapy era. Crit Care Med. 2015;43(8):1638-45.
10. Domingues CSB. Causas de óbito entre pessoas com aids no município de São Paulo. 1991-2006. Dissertação de mestrado. São Paulo: Universidade de São Paulo; 2011.
11. Harris JR, Marston BJ, Sangrujee N, DuPlessis D, Park B. Cost-effectiveness analysis of diagnostic options for Pneumocystis pneumonia (PCP). PloS One. 2011;6:e23158.
12. Huson MA, Grobusch MP, van der Poll T. The effect of HIV infection on the host response to bacterial sepsis. Lancet Infect Dis. 2015;15:95-108.
13. Mesquita RT, Vidal JE, Pereira-Chioccola VL. Molecular diagnosis of cerebral toxoplasmosis: comparing markers that determine Toxoplasma gondii by PCR in peripheral blood from HIV-infected patients. Braz J Infect Dis. 2010;14:346-50.
14. Ministério da Saúde. Manual de recomendações para o controle da tuberculose no Brasil/Ministério da Saúde, Secretaria de Vigilância em Saúde, Departamento de Vigilância Epidemiológica. Brasília: Ministério da Saúde; 2011.
15. Morrison CA, Wyatt MM, Carrick MM. Effects of human immunodeficiency virus status on trauma outcomes: a review of the national trauma database. Surg Infect (Larchmt). 2010;11:41-7.
16. Mrus JM, Braun L, Yi MS, Linde-Zwirble WT, Johnston JA. Impact of HIV/AIDS on care and outcomes of severe sepsis. Crit Care. 2005;9:R623-30.
17. Perfect JR, Dismukes WE, Dromer F, Goldman DL, Graybill JR, Hamill RJ, et al. Clinical practice guidelines for the management of cryptococcal disease: 2010 update by the infectious diseases Society of America. Clin Infect Dis. 2010;50:291-322.
18. Silva DR, Menegotto DM, Schulz LF, Gazzana MB, Dalcin PTR. Mortality among patients with tuberculosis requiring intensive care: a retrospective cohort study. BMC Infect Dis. 2010;10:54.

19. Silva JM Jr, dos Santos SS. Sepsis in AIDS patients: clinical, etiological and inflammatory characteristics. J Int AIDS Soc. 2013;30(16):17344-51.
20. Sonneville R, Ferrand H, Tubach F, Roy C, Bouadma L, Klein IF, et al. Neurological complications of HIV infection in critically ill patients: clinical features and outcomes. J Infect. 2011;62:301-8.

CAPÍTULO 14

Pneumonia associada à ventilação mecânica

Patrícia Junqueira Freitas Holdack

MENSAGENS RELEVANTES

- A definição de pneumonia associada à ventilação mecânica (PAV) é dada quando a doença é diagnosticada em pacientes após mais de 48 horas de ventilação mecânica (VM).
- O diagnóstico é feito na presença de infiltrado pulmonar novo ou progressivo ao raio X de tórax em pacientes em ventilação mecânica por 48 horas ou mais, associada à presença de febre (> 38°C) e/ou leucocitose (> 11.000/mm^3) ou leucopenia (< 4.000/mm^3) e/ou secreção traqueal purulenta.
- O risco de PAV aumenta progressivamente com o tempo de VM.
- Os principais fatores de risco para PAV são uso prévio de antibióticos, administração de antiácidos, necessidade de reintubação, posição supina, uso de cânula nasogástrica, presença de traqueostomia e transporte dentro do hospital.
- O diagnóstico etiológico de PAV consiste na obtenção de culturas quantitativas de secreções respiratórias, obtidas via lavado broncoalveolar ou secreção traqueal.
- A antibioticoterapia deve seguir a flora local. De forma geral, deve-se cobrir *Staphylococcus aureus*, *Pseudomonas* e outros bacilos Gram-negativos.
- Para pacientes com fatores de risco para microrganismos multirresistentes, a terapia multidrogas empírica de amplo espectro é recomendada.
- A duração do tratamento não deve exceder 7 dias na maioria dos casos..

INTRODUÇÃO

- A ventilação mecânica (VM) é um fator fortemente associado ao desenvolvimento da pneumonia nosocomial.
- A definição de pneumonia associada à ventilação mecânica (PAV) é dada quando a doença é diagnosticada em pacientes após mais de 48 horas de ventilação mecânica.
- Dados publicados de uma amostra nacional selecionada aleatoriamente demonstraram que cerca de 10% dos pacientes que necessitaram de ventilação mecânica foram diagnosticados com PAV.
- Uma metanálise recente derivada de estudos randomizados de prevenção de PAV estimou a mortalidade atribuível em 13%.
- A PAV prolonga o tempo de ventilação mecânica em 7,6 a 11,5 dias e prolonga a hospitalização em 11,5 a 13,1 dias em comparação com pacientes semelhantes sem PAV.
- Aproximadamente 15% dos pacientes com PAV são bacterêmicos e nesses pacientes a identificação definitiva de um patógeno, muitas vezes com perfil de multirresistência, pode alterar o manejo. Alguns estudos relataram que os pacientes com PAV bacterêmicos estão em maior risco de morbidade e

mortalidade. Deve-se reconhecer que pelo menos 25% das hemoculturas positivas em pacientes suspeitos de PAV são de origem não pulmonar.

FISIOPATOGENIA

- A PAV ocorre por aspiração de material contaminado, sendo, portanto, uma pneumonia aspirativa. Como os pacientes em VM estão deitados, o material aspirado impactará preferencialmente os segmentos posteriores dos lobos inferiores, mesmo com a cabeceira elevada.
- Essa aspiração leva à impactação do material contaminado em bronquíolos de pequeno calibre e, a partir desse ponto, a colônia de microrganismos cresce radialmente, invadindo o espaço alveolar adjacente. A tradução histopatológica dessa aspiração é de uma broncopneumonia.
- A contaminação também pode se originar da secreção que se acumula do balonete do tubo. A presença de um biofilme, com contaminação por bactérias dentro do tubo traqueal, também tem sido implicada como uma fonte para inoculação de microrganismos nos pulmões.
- Em raros casos, a PAV decorre da inalação de aerossóis contaminados, da disseminação hematogênica a partir de cateteres ou por translocação bacteriana a partir do trato gastrointestinal.

FATORES DE RISCO

- Os fatores de risco para PAV podem ser divididos em modificáveis e não modificáveis:
  - Os fatores de risco modificáveis são aqueles relacionados ao manejo do paciente, como: dieta, procedimentos, ventilação mecânica invasiva, administração de antiácidos, necessidade de reintubação e presença de traqueostomia.
  - Os fatores de risco não modificáveis são aqueles relacionados ao próprio paciente, como idade, comorbidades e doença pulmonar crônica.

DIAGNÓSTICO (FIGURA 1)

- A suspeita clínica de PAV baseia-se no aparecimento de infiltrado pulmonar novo ou progressivo à radiografia de tórax em pacientes sob ventilação mecânica há mais de 48 horas, associado à presença de sinais e alterações laboratoriais, como: febre (> 38°C), leucocitose (> 11.000/mm^3) ou leucopenia (< 4.000/mm^3) e secreção traqueal purulenta.
- O passo fundamental no diagnóstico de PAV é a coleta de culturas. As principais opções para o diagnóstico etiológico de PAV com culturas quantitativas de secreções respiratórias e seus respectivos pontos de corte são:
  - Lavado broncoalveolar (LBA): 10^4 unidades formadoras de colônia (UFC)/mL.
  - Aspirado traqueal: 10^6 UFC/mL.
- Como métodos de imagem complementares, temos tomografia computadorizada (TC) e ultrassonografia pulmonar (US pulmonar).
- A TC, apesar de inespecífica, pode detectar infiltrados ocultos em pacientes com suspeita de PAV que apresentam radiografia de tórax sem alterações.

- A US pulmonar à beira do leito é uma ferramenta útil para discriminar as diferentes causas de infiltrados alveolares detectados em radiografia. É um método bastante preciso na detecção de derrames pleurais e de visualizações de broncogramas aéreos ocultos.

BIOMARCADORES

- O diagnóstico de PAV é clínico, mas os biomarcadores são ferramentas que auxiliam na prática e na tomada de decisões diárias. Os biomarcadores mais utilizados na PAV são a proteína C-reativa (PCR) e a procalcitonina (PCT).
- A queda da procalcitonina tem um papel no acompanhamento da evolução do tratamento e no término de antibiótico.

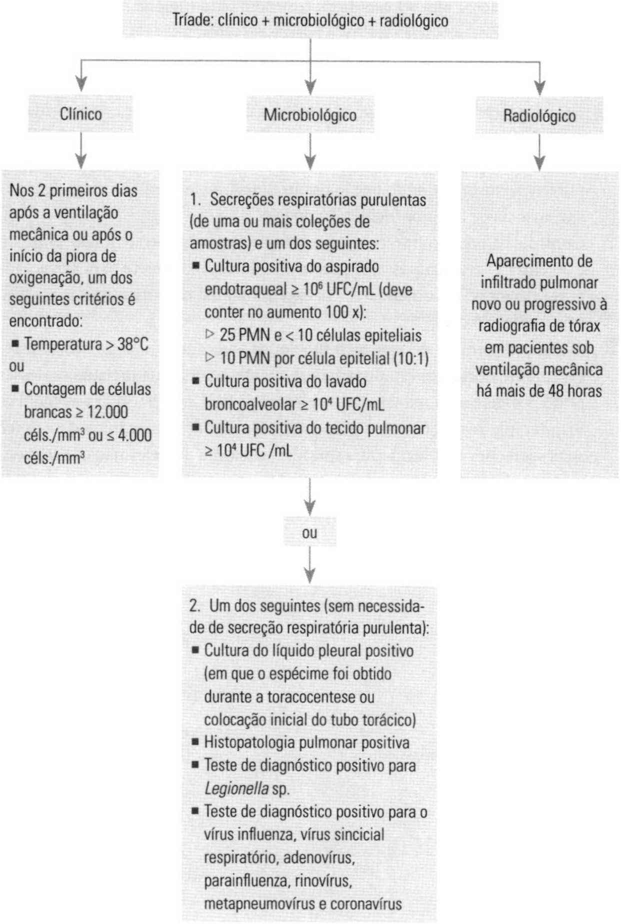

Figura 1 Fluxograma para diagnóstico de pneumonia associada à ventilação mecânica.

PREVENÇÃO

1. Higienização das mãos: diminui a chance de transmissão cruzada de patógenos e/ou a instalação deles em sítios estéreis. É uma das medidas mais custo-efetivas e de fácil execução. A higienização pode ser tanto com lavagem das mãos como com desinfecção com álcool gel.
2. Protetores gástricos: a recomendação atual é de somente utilizá-los em pacientes com alto risco de sangramento gastrointestinal, ou seja, com coagulopatia ou ventilação mecânica.
3. Posicionamento do paciente: a posição de semirrecumbência (30-45°) reduz a chance de microaspiração de conteúdo gástrico e é recomendada como medida de prevenção de PAV.
4. Descontaminação da cavidade oral: tem o intuito de diminuir a colonização da via aérea alta. O uso de clorexedina para higiene oral associa-se a uma menor ocorrência de PAV e parece ser eficaz.
5. Ventilação mecânica invasiva: limitar o uso de ventilação mecânica invasiva, dando preferência à ventilação não invasiva sempre que possível. Em pacientes que necessitam de ventilação mecânica invasiva, deve-se evitar a sedação excessiva e realizar o desmame precoce para que se limite o tempo de VM.
6. Sítio da via aérea definitiva: a traqueostomia não é uma medida eficaz para prevenção de PAV e a intubação nasotraqueal, ao aumentar o risco de sinusite, associa-se à maior incidência de PAV.
7. Controle da pressão intrabalonete: manter a pressão intrabalonete entre 20 e 30 cmH_2O reduz a passagem de conteúdo suprabalonete para as vias aéreas inferiores. Recomenda-se checagem manual com manômetro ao menos 3 vezes ao dia.
8. Cânulas: as cânulas de aspiração subglótica parecem reduzir o risco de aspiração. A maioria dos estudos e, consequentemente, uma metanálise desses estudos sugere uma redução na incidência de PAV com o uso dessas cânulas.
9. Fisioterapia respiratória: os pacientes em ventilação mecânica devem ter suas secreções regularmente aspiradas, uma vez que eles não conseguem clarear sua secreção.
10. Troca de circuitos e umidificação: devem ser trocados apenas quando se visualizar sujeira ou dano.

TRATAMENTO

- O principal fator a ser levado em conta na escolha da antibioticoterapia para PAV é o risco de microrganismos multirresistentes.
- Os fatores de risco que estão associados a multirresistência são:
  - Uso prévio de antibiótico nos últimos 90 dias.
  - Choque séptico no momento do diagnóstico de PAV.
  - SDRA precedendo o episódio de PAV.
  - Internação maior ou igual a 5 dias antes da ocorrência de PAV.
  - Terapia de substituição renal para insuficiência renal aguda antes da ocorrência de PAV.
- A seleção de um regime antibiótico empírico para PAV deve ser guiada por dados locais de resistência a antibióticos, de modo que cada instituição deve ter seu próprio protocolo de tratamento.
- De forma geral, em pacientes com suspeita de PAV, recomenda-se incluir cobertura para *Staphylococcus aureus, Pseudomonas aeruginosa* e outros bacilos Gram-negativos em todos os regimes empíricos.
- Desde a publicação das diretrizes IDSA/ATS, novos antimicrobianos contra patógenos multirresistentes foram aprovados pelo FDA dos EUA, incluindo ceftazidima-avibactam, ceftolozane-tazobactam e imipenem/cilastatina-relebactam. Esses agentes podem fornecer opções alternativas de monoterapia para cobrir bactérias Gram-negativas MDR em pacientes para os quais seria indicada terapia combinada.
- É de fundamental importância que as culturas sejam acompanhadas e, assim que os primeiros resultados estiverem disponíveis, seja realizado o descalonamento da antibioticoterapia para a cobertura apenas do agente identificado.
- O tempo mínimo para reavaliação quanto à adequação da antibioticoterapia e a consideração da necessidade do seu escalonamento é de 48 horas.
- As diretrizes atuais recomendam que o tempo de tratamento de PAV seja de 7 dias.

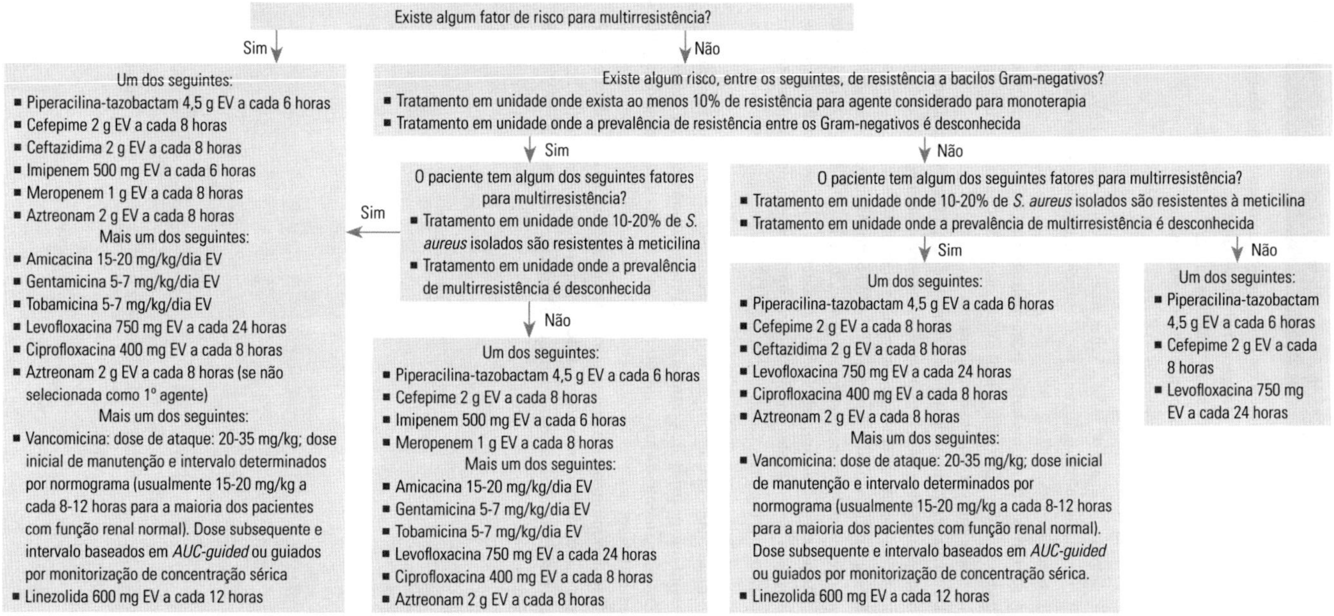

Figura 2 Antibioticoterapia empírica para pneumonia associada à ventilação mecânica (PAV).

LITERATURA RECOMENDADA

1. Bekaert M, Timsit JF, Vansteelandt S, Depuydt P, Vésin A, et al. Attributable mortality of ventilator-associated pneumonia: a reappraisal using causal analysis. Am J Respir Crit Care Med. 2011;15;184(10):1133-9.
2. Bouadma L, Wolff M, Lucet JC. Ventilator-associated pneumonia and its prevention. Curr Opin Infect Dis. 2012;25(4):395-404.
3. Centers for Disease Control and Prevention. Ventilator-associated pneumonia. Disponível em: http://www.cdc.gov/HAI/vap/vap.html.
4. Dezfulian C, Shojania K, Collard HR, Kim HM, Matthay MA, Saint S. Subglottic secretion drainage for preventing ventilator-associated pneumonia: a meta-analysis. Am J Med. 2005;118:1118.
5. File TM. Risk factors and prevention of hospital-acquired and ventilator-associated pneumonia in adults. UpToDate (www.uptodate.com). Acesso em: 19/09/2017.
6. File TM. Treatment of hospital-acquired and ventilator-associated pneumonia in adults. UpToDate (www.uptodate.com). Acesso em: 19/09/2017.
7. Infectious Diseases Society of America (IDSA)/American Toracic Society (ATS). Supplemental material for the management of adults with hospital-acquired and ventilator-associated pneumonia: 2016 clinical practice guidelines by the Infectious Diseases Society of America and the American Thoracic Society. Disponível em: http://www.idsociety.org/Guidelines/Patient_Care/IDSA_Practice_Guidelines/Infections_by_Organ_System/Lower/Upper_Respiratory/Hospital-Acquired___Ventilator__Associated_Pneumonia_(HAP/VAP)/.
8. Kollef MH, Hamilton CW, Ernst FR. Economic impact of ventilator-associated pneumonia in a large matched cohort. Infect Control Hosp Epidemiol. 2012;33:250-6.
9. Kollef MH, Parsons PE, Bartlett PG, Finlay G. Clinical presentation and diagnosis of ventilator-associated pneumonia. UpToDate (www.uptodate.com). Acesso em: 19/09/2017.
10. Li Bassi G, Ferrer M, Ranzani OT, Marti JD, Berra L, Fernandez L, et al. Prevention of VAP: role of the artificial airway, body position and setting the ventilator. European Respiratory Monograph: New Developments in Mechanical Ventilation. 2012;52:153-68.
11. Lorente L, Blot S, Rello J. Evidence on measures for the prevention of ventilator--associated pneumonia. European Respiratory Journal. 2007;30:1193-207.
12. Muscedere JG, Day A, Heyland DK. Mortality, attributable mortality, and clinical events as end points for clinical trials of ventilator-associated pneumonia and hospital-acquired pneumonia. Clin Infect Dis. 2010;51(suppl 1):S120-5.
13. Sociedade Brasileira de Pneumologia e Tisiologia. Diretrizes brasileiras para o tratamento das pneumonias adquiridas no hospital e das pneumonias associadas a ventilação mecânica. J Bras Pneumol. 2007;33(suppl 1):s1-s30.
14. Vincent JL, Rello J, Marshall J, Silva E, Anzueto A, Martin CD, et al.; EPIC II Group of Investigators. International study of the prevalence and outcomes of infection in intensive care units. JAMA. 2009;302:2323-9.
15. Wunderink RG. Surrogate markers and microbiologic end points. Clin Infect Dis. 2010;51(Suppl 1):S126-S130.
16. Mongodi S, Via G, Girard M, et al. Lung ultrasound for early diagnosis of ventilator-associated pneumonia. Chest. 2016;149:969-80.

CAPÍTULO 15

Outras infecções nosocomiais

Vivian Vieira Tenório Sales
Anna Claudia Turdo

MENSAGENS RELEVANTES

- O uso racional e criterioso de cateteres é um dos aspectos preventivos mais importantes de infecções relacionadas aos cuidados de saúde.
- Culturas sempre devem ser colhidas antes do início do tratamento antimicrobiano empírico.
- Todo paciente portador de cateter venoso central (CVC) e com febre em uma unidade de tratamento intensivo (UTI) deve ser avaliado quanto à presença de sinais flogísticos e/ou pus ao redor da inserção do cateter.

INTRODUÇÃO

- A ocorrência de infecção hospitalar está associada a elevados índices de morbidade, mortalidade e custos, e a maioria das infecções hospitalares é adquirida dentro da UTI.
- Vários fatores contribuem para a elevada taxa de infecção hospitalar em pacientes críticos:
  - Alta prevalência de comorbidades.
  - Instabilidades orgânicas.
  - Alta prevalência de pacientes com algum grau de imunossupressão.
  - Alta taxa de uso de dispositivos invasivos.
  - Alta prevalência de microrganismos multirresistentes em UTI.
  - Elevada pressão de colonização em pacientes críticos.
- As infecções mais comuns e relevantes no ambiente de terapia intensiva são as associadas a dispositivos invasivos, que incluem: infecções de corrente sanguínea relacionadas a cateteres, infecção do trato urinário associadas a cateteres e a pneumonia associada a ventilação mecânica. Neste capítulo, serão discutidas as infecções de corrente sanguínea e as do trato urinário.

INFECÇÃO DO TRATO URINÁRIO RELACIONADA A CATETER VESICAL

- A bacteriúria associada a cateter é a infecção associada a cuidados de saúde mais comum no mundo e é resultado do uso disseminado e indiscriminado da cateterização urinária.
- Nos Estados Unidos, a bacteriúria associada a cateter representa até 40% das infecções adquiridas no ambiente hospitalar.
- A utilização do termo bacteriúria justifica-se pelo fato de a literatura não diferenciar adequadamente a bacteriúria assintomática da infecção do trato urinário (ITU).

- Dados do Instituto Central do Hospital das Clínicas da Faculdade de Medicina da Universidade de São Paulo (ICHC-FMUSP) de 2021 mostram que, em média, 62,17% dos pacientes-dia das UTI do Instituto utilizam sonda vesical de demora (SVD).

DIAGNÓSTICO

- Serão apresentados na Tabela 1 os critérios propostos pelo Centro de Controle de Doenças dos Estados Unidos (CDC-EUA).

Tabela 1 Critérios para o diagnóstico de infecção do trato urinário sintomática

▸ Paciente apresenta pelo menos 1 dos seguintes sinais e sintomas sem nenhuma outra causa reconhecida:
➢ Febre (> 38°C), dor suprapúbica, dor lombar, urgência, aumento da frequência urinária, disúria; e
➢ ≥ 10^5 unidades formadoras de colônia (UFC)/mL de urina de ≥ 1 microrganismo (máx. 2 espécies)

- A ITU está relacionada a cateter quando o paciente está em uso de SVD há pelo menos 2 dias ou teve o cateter removido até 1 dia antes do evento.
- No paciente portador de SVD, as queixas de disúria, aumento da frequência e urgência urinária são inespecíficos, pois podem ser justificados apenas pela presença do cateter na via urinária.
- A bacteriúria assintomática é definida como a presença de ≥ 10^5 UFC/mL de ≥ 1 espécie bacteriana em uma amostra isolada de urina de pacientes com ou sem sonda e que não possuem sintomas compatíveis com ITU.
- No paciente com SVD, a piúria não é diagnóstica de infecção. Contudo, a ausência de piúria sugere um foco alternativo de infecção. A piúria geralmente acompanha a presença de bacteriúria independentemente da presença de sintomas.
- A presença de odor forte ou urina turva não deve ser utilizada como dado isolado para início de tratamento antimicrobiano em pacientes cateterizados.
- Por recomendação da Infectious Diseases Society of America (IDSA), culturas de urina devem ser enviadas somente se o paciente tiver sinais ou sintomas compatíveis com infecção do trato urinário, como febre ou calafrios de início recente, alteração do estado mental ou mal estar sem outra causa identificada, dor lombar, hematúria aguda, ou desconforto pélvico.
- Até 20% dos pacientes cateterizados terão o sistema de drenagem vesical colonizado e apresentarão bacteriúria sem necessariamente ter infecção.

PREVENÇÃO

- O uso racional e criterioso dos cateteres vesicais de demora é um dos aspectos preventivos de ITU mais importantes.
- Após 1 mês de uso de SVD, quase todos os pacientes passarão a apresentar bacteriúria. Apesar da bacteriúria assintomática evoluir em uma minoria dos casos para infecção urinária, ela tem importância e precisa ser prevenida, pois além do risco de evolução para ITU, ela torna-se um reservatório para microrganismos multirresistentes e acaba predispondo ao uso inapropriado de antimicrobianos.
- Medidas básicas de prevenção (Tabelas 2, 3 e 4):
  - ▷ Assegurar o uso apropriado dos cateteres.
  - ▷ Revisão diária da necessidade de continuidade do uso.
  - ▷ Adesão às medidas de higiene das mãos.

▷ Inserção do cateter com utilização de técnica asséptica e materiais estéreis.
▷ Manutenção apropriada dos cateteres.

Tabela 2 Indicações de uso da sonda vesical de demora

▸ Paciente com retenção urinária aguda ou obstrução uretral
▸ Necessidade de acurada medida do débito urinário em pacientes críticos
▸ Uso perioperatório em procedimentos cirúrgicos selecionados: ➢ Procedimentos urológicos ou outras cirurgias que abordem estruturas contíguas ao trato geniturinário ➢ Previsão de procedimento de longa duração ➢ Previsão de uso de grandes quantidades de fluidos ou diuréticos durante a cirurgia ➢ Necessidade de quantificação do débito urinário durante o procedimento cirúrgico
▸ Pacientes que requerem prolongada imobilização (fraturas instáveis de coluna e tórax, trauma complexo de pelve)

Tabela 3 Exemplos de uso inapropriado da sonda vesical de demora

▸ Uso em paciente incontinente apenas para facilitar o cuidado
▸ Quando o paciente pode coletar urina de forma voluntária
▸ Uso prolongado no período pós-operatório sem indicação precisa

Tabela 4 Medidas para a manutenção apropriada da sonda vesical de demora (SVD)

▸ Preservação do sistema fechado: se houver desconexão ou vazamento do sistema, é necessária a troca do cateter e do sistema coletor com técnica asséptica
▸ Manter a bolsa coletora sempre abaixo do nível da bexiga urinária e nunca no chão
▸ Esvaziar a bolsa coletora utilizando um recipiente limpo para cada paciente, evitando o contato do frasco não estéril com o sistema coletor
▸ Não é recomendada a troca rotineira de sondas ou do sistema coletor
▸ Utilizar técnica asséptica em qualquer manipulação do cateter urinário ou sistema coletor
▸ Não limpar a região periuretral com soluções antissépticas após a colocação da SVD para prevenir infecções. É apropriada apenas a higiene de rotina

- Em pacientes cirúrgicos, as sondas vesicais de demora devem ser removidas o mais precocemente possível, preferencialmente nas primeiras 24 horas do procedimento, a não ser que exista uma indicação apropriada para continuidade do uso.
- A cateterização vesical intermitente é preferível em pacientes com trauma medular.
- Para prevenção, é importante que as instituições desenvolvam uma lista com as indicações apropriadas de SVD, além de promover treinamentos a respeito das indicações de uso. É recomendável que pelo menos 90% dos cateteres vesicais instalados tenham indicações apropriadas.

ETIOLOGIA

- Entre as ITU associadas a cateter vesical em pacientes de terapia intensiva, as enterobactérias ainda são os agentes mais prevalentes. No entanto, na

UTI, *Klebsiella pneumoniae* é mais frequente que a *Escherichia coli*. Dados do ICHC-FMUSP de 2021 também demonstraram maior prevalência da *Klebsiella pneumoniae* entre os agentes de infecção urinária (Tabela 5).

Tabela 5 Etiologias mais frequentes de infecção do trato urinário

▸ Enterobactérias: *Klebsiella pneumoniae, Escherichia coli*, grupo CESP (*Citrobacter* sp., *Enterobacter* sp., *Serratia* sp., *Proteus* sp., *Morganella morganii*)
▸ Bacilos Gram-negativos (BGN) não fermentadores: *Pseudomonas aeruginosa, Acinetobacter* sp.
▸ *Staphylococcus* sp., especialmente as espécies coagulase-negativas
▸ *Enterococcus* sp.
▸ *Candida* sp.

CONDUTA NA BACTERIÚRIA ASSINTOMÁTICA

- A presença de bacteriúria não deve ser pesquisada e tratada de forma rotineira em pacientes assintomáticos e em uso de SVD como medida preventiva de infecção. Exceções: gravidez e pacientes que serão submetidos a procedimentos urológicos com risco de sangramento da mucosa.
- Em mulheres que persistem com bacteriúria assintomática após 48 h da retirada da SVD, o tratamento antimicrobiano pode ser indicado como medida preventiva de infecção. Contudo, não há dados suficientes sobre a pesquisa rotineira de bacteriúria em mulheres no momento da retirada da SVD. Não há dados suficientes para recomendação em homens.

CONDUTA NA INFECÇÃO URINÁRIA ASSOCIADA A CATETER

- É importante enfatizar que as ITU são responsáveis pela minoria dos casos da bacteremia no ambiente de UTI.
- Sempre colher amostra de urina para urina I e urocultura antes do início de terapia antimicrobiana.
- Se o paciente está em uso de SVD por tempo ≤ 14 dias, uma amostra de urina deverá ser colhida após antissepsia da área destinada à coleta da sonda em uso.
- Se o paciente com diagnóstico de ITU está em uso de SVD por mais de 2 semanas, a SVD deverá ser trocada para facilitar a resolução dos sintomas e reduzir o risco de subsequente bacteriúria e infecção. A cultura deverá ser colhida após a troca ou a retirada da SVD.
- Nunca deverão ser colhidas culturas da bolsa coletora.
- O isolamento de *Staphylococcus aureus* em urina de pacientes sintomáticos deve alertar o médico para a possibilidade de infecção do trato urinário alto.
- *Enterococcus* sp. em urina representa colonização na maioria das situações.
- O tratamento das infecções urinárias baixas não bacteriêmicas pode ser feito seguramente com o uso de aminoglicosídeos e quinolonas quando há sensibilidade preservada em razão da alta concentração dessas drogas na urina.
- Tempo de tratamento:
  - ▷ 7 dias para pacientes que apresentam rápida resolução dos sintomas.
  - ▷ 10 a 14 dias para pacientes com lenta resolução de sintomas.
  - ▷ Um esquema antibiótico com duração de 3 dias pode ser considerado em mulheres com idade ≤ 65 anos que desenvolvem ITU relacionada a cate-

ter sem sinais de comprometimento do trato urinário alto e após a retirada da SVD.

CONDUTA NA CANDIDÚRIA

- Testes diagnósticos não são úteis na diferenciação entre infecção e colonização por *Candida*.
- Pacientes de maior risco para candidúria: idosos, mulheres, diabéticos, uso de SVD, uso de antimicrobianos, pacientes cirúrgicos.
- A candidúria não leva a candidemia comumente. Contudo, a candidúria é um marcador de gravidade, mas seu tratamento não está relacionado a melhores desfechos de redução de mortalidade.
- O tratamento com antifúngicos não é recomendado em pacientes que não apresentam alto risco para disseminação.
- Fatores de alto risco:
  - Pacientes neutropênicos.
  - Pacientes que serão submetidos a procedimentos urológicos.
- Pacientes neutropênicos devem ser tratados seguindo as recomendações do tratamento da candidemia. Contudo, há evidência recente com dados que mostram que a evolução da candidúria para candidemia em pacientes neutropênicos não é comum.
- Em pacientes com candidúria que apresentam sintomas compatíveis com cistite, pielonefrite ou candidíase invasiva, antifúngicos devem ser iniciados.
- A droga de escolha para o tratamento da infecção urinária causada por *Candida* sp. é o fluconazol, por apresentar boa concentração urinária.
- As espécies resistentes, particularmente *C. glabrata* e *C. krusei*, devem ser tratadas com anfotericina B desoxicolato. As formulações lipídicas da anfotericina e as equinocandinas não atingem boa concentração urinária.

**CUIDADO!
NÃO ESQUECER!**

- Em pacientes assintomáticos, a candidúria quase sempre representa colonização, e a eliminação de fatores de risco, como a SVD, é frequentemente suficiente para erradicar a candidúria.

INFECÇÕES DE CORRENTE SANGUÍNEA RELACIONADAS A CATETER

- As infecções relacionadas a acesso vascular estão entre as complicações associadas à assistência à saúde mais comuns, tendo implicações no aumento da mortalidade, do tempo de hospitalização e custo da internação.
- Embora tenha ocorrido uma diminuição de 46% nos casos de infecção de corrente sanguínea relacionada a cateter central em hospitais nos EUA de 2008 a 2013, estima-se que 30.100 infecções ainda ocorram em unidades de terapia intensiva e enfermarias nos EUA a cada ano.
- Dados do Centro de Vigilância Epidemiológica do Estado de São Paulo de 2004-2020 evidenciam aumento de 29% nas infecções primárias de corrente sanguínea associadas a cateter nas UTI do estado.
- As taxas de mortalidade atribuída às IPCS são variáveis nos estudos existentes em decorrência das diferentes definições para inclusão de casos, varian-

do de 12 a 80%. O estudo Brazilian SCOPE (*Surveillance and Control of Pathogens of Epidemiological Importance*) encontrou 40% de taxa de mortalidade entre pacientes com IPCS em hospitais brasileiros.

- Apesar do grande impacto das IPCS, esta é a infecção associada a cuidados em saúde de maior potencial preventivo que existe. De 65 a 70% dos casos poderiam ser prevenidos com adoção de medidas adequadas, como adesão aos *bundles* de boas práticas de inserção propostas pelo Institute of Healthcare Improvement (IHI) e otimização da manutenção dos dispositivos.

DIAGNÓSTICO

- Chamamos de infecção primária de corrente sanguínea (IPCS) as infecções sem foco identificado. As IPCS associadas a cateter central se encaixam nessa classificação. A IPCS secundária ocorre quando o microrganismo isolado é oriundo de um sítio distinto, como complicações de pneumonias e infecção de sítio cirúrgico, entre outros.
- A IPCS laboratorialmente confirmada é um diagnóstico de vigilância, que deve preencher um dos critérios apresentados na Tabela 6, e pode ser feito sem a necessidade de remoção do dispositivo e de técnicas mais sofisticadas de hemoculturas.

Tabela 6 Infecção primária de corrente sanguínea associada a cateter central laboratorialmente confirmada (IPCSL)

Critério 1 – IPCSL causada por agente patogênico
Paciente > 28 dias em uso de cateter central por um período maior que dois dias de calendário (sendo o D1 o dia de instalação do dispositivo) e que na data da infecção estava em uso do dispositivo ou este foi removido no dia anterior **E** Com agente patogênico identificado em uma ou mais hemoculturas **E** O microrganismo identificado não está relacionado a outro foco infeccioso
Critério 2 – IPCSL causada por agente contaminante de pele em paciente > 1 ano
Paciente > 1 ano em uso de cateter central por um período maior que dois dias de calendário (sendo o D1 o dia de instalação do dispositivo) e que na data da infecção estava em uso do dispositivo ou este foi removido no dia anterior **E** Apresenta pelo menos um dos seguintes sinais ou sintomas: ▸ Febre (>38°C) ▸ Calafrios ▸ Hipotensão (pressão sistólica ≤ 90 mmHg) **E** Duas ou mais hemoculturas, coletadas em momentos distintos no mesmo dia ou no máximo no dia seguinte, positivas para agentes contaminantes de pele: *Corynebacterium* spp. (exclui *C. diphtheriae*), *Bacillus* spp. (exclui *B. anthracis*), *Propionibacterium* spp., *Staphylococcus* coagulase negativa, *Streptococcus* do grupo viridans, *Aerococcus* spp. e *Micrococcus* spp. **E** O microrganismo identificado não está relacionado a outro foco infeccioso **E** Os sinais/sintomas e as hemoculturas positivas ocorreram no período de janela de infecção (período de 7 dias durante os quais são identificados todos os elementos necessários para a definição da infecção)

Fonte: adaptada da Nota Técnica da ANVISA 2021.

- Do ponto de vista clínico, para se ter maior grau de certeza de que a causa da IPCS seja verdadeiramente o dispositivo intravascular, guiando a conduta terapêutica (escolha de antibioticoterapia, decisão sobre remoção do cateter, realização de testes diagnósticos adicionais, entre outras), testes microbiológicos especializados deverão ser conduzidos e um dos critérios contidos na Tabela 7 deverá ser preenchido para o diagnóstico de infecção de corrente sanguínea relacionada a cateter (ICSRC).

Tabela 7 Critérios clínicos para o diagnóstico de infecção de corrente sanguínea relacionada a cateter (ICSRC)

Critério 1	Crescimento em ponta de cateter (5 cm) > 15 unidades formadoras de colônia (UFC) **E** Crescimento de patógeno verdadeiro em uma ou mais hemoculturas coletadas por venopunção periférica ou crescimento de comensal de pele em duas ou mais hemoculturas coletadas por venopunções periféricas distintas de mesma espécie e perfil de antibiograma (variando no máximo na suscetibilidade a um agente antimicrobiano) do isolado em ponta de cateter
Critério 2	Crescimento de microrganismo em pelo menos uma hemocultura coletada por venopunção periférica **E** Crescimento do mesmo microrganismo (mesma espécie e perfil no antibiograma com, no máximo, discrepância na suscetibilidade a um antimicrobiano) em sangue coletado através de lúmen de acesso venoso central com crescimento ocorrendo no mínimo 120 minutos mais rápido na amostra central do que na periférica
Critério 3	Crescimento de microrganismo em pelo menos uma hemocultura coletada por venopunção periférica **E** Crescimento do mesmo microrganismo (mesma espécie e perfil no antibiograma com, no máximo, discrepância na suscetibilidade a um antimicrobiano) em sangue coletado através de lúmen de acesso venoso central com crescimento no mínimo três vezes maior na amostra central do que na periférica

Fonte: adaptada da Nota Técnica da ANVISA 2021.

- Na suspeita de infecção relacionada ao cateter de artéria pulmonar, deve-se mandar para cultura a ponta do introdutor.
- Se um portocath é retirado por suspeita de infecção, deve-se mandar para análise microbiológica o reservatório do cateter (cultura qualitativa), além da ponta do cateter.
- Hemoculturas positivas para *S. aureus*, estafilococos coagulase-negativos ou *Candida* sp., na ausência de outros focos de infecção, devem aumentar a suspeita de infecção de corrente sanguínea relacionada a cateter.
- A melhora de sintomas relacionados com presença de infecção em 24 h após a remoção do cateter sugere, mas não comprova, que o cateter é a fonte de infecção.

INFECÇÃO DE CORRENTE SANGUÍNEA RELACIONADA A INJÚRIA MUCOSA

- Definição criada a partir de 2013 com critérios específicos para diagnóstico de IPCS em pacientes oncológicos com risco de translocação de microrganismos intestinais (Tabela 8).

- Antes da criação dessas definições, muitas dessas infecções eram atribuídas ao uso de CVC.

Tabela 8 Injúria mucosa em adultos

1. Paciente de qualquer idade com pelo menos uma hemocultura positiva com isolamento de patógeno intestinal*, sem outros microrganismos isolados, e: I. Receptor de transplante halogênico de células-tronco hematopoiéticas no último ano, com pelo menos uma das seguintes condições: a. Doença do enxerto *versus* hospedeiro (GVHD) gastrointestinal graus III ou IV b. Diarreia ≥ 1 L em 24 h (ou ≥ 20 mL/kg em menores de 18 anos) nos últimos 7 dias II. Neutropênico (2 dias de contagem de neutrófilos ou leucócitos totais < 500 céls./mm³) no dia da coleta ou até 3 dias que a antecedem
2. Paciente com pelo menos duas hemoculturas positivas com crescimento de *Streptococcus viridans* e/ou *Rothia* spp. associadas a um dos seguintes sinais ou sintomas: febre (> 38°C), calafrios ou hipotensão e: I. Receptor de transplante halogênico de células-tronco hematopoiéticas no último ano, com pelo menos uma das seguintes condições: a. Na mesma internação da hemocultura positiva, tenha GVHD graus III ou IV b. Diarreia ≥ 1 L em 24 h (ou ≥ 20 mL/kg em menores de 18 anos) nos últimos 7 dias II. Neutropênico (2 dias de contagem de neutrófilos ou leucócitos totais < 500 céls./mm³) no dia da coleta ou até 3 dias antes ou depois

* Patógeno intestinal: *Bacterioides* sp., *Candida* sp., *Clostridium* sp., *Enterococcus* sp., *Enterobacteriaceae* sp., enterobactérias (*Citrobacter, Enterobacter, Escherichia, Klebsiella, Proteus, Providencia, Salmonella, Serratia, Shigella, Yersinia*), *Fusobacterium* sp., *Peptostreptococcus* sp., *Veillonell* sp.

ETIOPATOGENIA

- Nas duas primeiras semanas da instalação do cateter, com o crescimento bacteriano por contiguidade, há a formação de biofilmes na superfície extraluminal do cateter. Essa forma de contaminação é a mais comum nas IPCS associadas a cateter central, representando cerca de 65% das infecções.
- Aproximadamente 30% das IPCS associadas a cateter são por contaminação intraluminal, que começa a ser mais prevalente após o período inicial (≥ 14 dias) e nos cateteres de longa permanência e são principalmente causadas por germes Gram-negativos. Inicia-se por meio da contaminação do *hub* do cateter (dispositivo de abertura) com fonte exógena ou endógena, atingindo também o lúmen do cateter.
- Outra forma mais rara de contaminação é a infusão direta de fluidos contaminados. Ainda há disseminação hematogênica de foco infeccioso a distância. Essas formas representam aproximadamente 5% das formas de contaminação.
- A formação de biofilme ocorre facilmente pela presença de proteínas plasmáticas do paciente que facilitam a aderência de bactérias. Por sua vez, o biofilme formado é um local protegido para as bactérias, não permitindo a penetração de antimicrobianos e perpetuando a infecção. Por isso, na maioria das vezes, a infecção somente é tratada com a retirada do dispositivo. Um fator de risco de formação de biofilme é o tempo de cateterização, ou seja, quanto maior a quantidade de dias de uso do cateter, maior a chance de ser fonte de IPCS.

PREVENÇÃO

- As IPCS relacionadas a acessos intravasculares apresentam diferentes fatores que influenciam no seu risco, desde a técnica e experiência do responsável pelo procedimento, até detalhes do material e dispositivo utilizado, além dos cuidados com a manutenção do cateter (Tabela 9).
- Os fatores de risco para a IPCS associada a CVC incluem: extremos de idade (< 1 ano ou > 60 anos), pacientes imunossuprimidos, perda da integridade da pele, foco infeccioso a distância, comorbidades, uso prolongado de antimicrobianos, tempo elevado de hospitalização.
- A maioria das IPCS relacionadas ao CVC são preveníveis com educação continuada e treinamento dos profissionais de saúde envolvidos na manutenção (Tabela 10) e inserção do CVC.
- Se possível, deve-se dar preferência ao acesso venoso periférico.

Tabela 9 Fatores relacionados com a inserção do cateter venoso central (CVC)

▸ Escolha dos sítios de inserção quanto ao risco de infecção: preferência pela veia subclávia, seguida da jugular e, por último, femoral
▸ Evitar proximidade de ferimentos; se traqueostomia presente, evitar sítio jugular
▸ A passagem de CVC guiado por ultrassom diminui o risco de complicações, mas deve-se proteger o aparelho com capa estéril e utilizar gel estéril durante a passagem
▸ Utilização de *checklists* de passagem
▸ Utilização de kits de materiais para facilitar a passagem
▸ Utilização de paramentação completa (máscara, gorro, avental de manga longa e luvas estéreis) e campos estéreis ampliados cobrindo todo o paciente
▸ Degermação da pele do paciente seguida da aplicação de solução alcoólica
▸ Uso de curativo oclusivo, gaze seca estéril com micropore (troca a cada 24 h) ou filme transparente estéril (troca a cada 7 dias)

Tabela 10 Fatores relacionados com a manutenção do cateter venoso central (CVC)

▸ Não reintroduzir parte do cateter que saiu do sítio de inserção
▸ Para infusão ou coleta de fluidos, realizar a desinfecção do *hub* com clorexidina alcoólica a 0,5% ou álcool a 70% antes da manipulação
▸ Após cada infusão de medicação ou coleta de sangue, realizar *flush* de soro fisiológico 0,9%
▸ Troca de polifix, conectores e equipos de infusão contínua a cada 96 horas; para infusão de sangue e hemoderivados, trocar os equipos a cada bolsa infundida
▸ Não molhar o sítio do CVC, proteger durante o banho do paciente e sempre trocar curativo se estiver úmido
▸ Pode-se utilizar curativo impregnado com clorexidina, assim como antissépticos em conectores
▸ Não é indicada a troca de rotina do cateter. Porém, não se recomenda a utilização de cateteres de curta permanência por tempo superior a 30 dias
▸ Trocar CVC de sítio se presença de secreção purulenta no óstio de inserção

ETIOLOGIA

- O uso de antibióticos de espectro ampliado, além do maior uso de dispositivos invasivos, sobretudo cateteres intravasculares, levou a mudança da flora responsável pelas IPCS.
- Inicialmente, a maioria dos responsáveis pelas infecções eram enterobactérias, aos poucos foram substituídos por Gram-positivos e enterococos e agora há grande prevalência de infecções por Gram-negativos e *Candida* sp.
- Nos Estados Unidos, há uma maior prevalência de infecção por Gram-positivo: estafilococos coagulase-negativos (20%), *S. aureus* (12%), enterococos (8%).
- No Brasil, vemos maior prevalência de Gram-negativos em mais de 50% dos casos, demonstrada por estudo epidemiológico multicêntrico (Brazilian SCOPE, 2007 a 2010). Estes são seguidos pelo *S. aureus* em 15% dos casos e pelos Gram-positivos contaminantes de pele como estafilococos coagulase-negativos em 13,8%.
- A *Klebsiella* sp. e as enterobactérias não fermentadoras, como *Acinetobacter* e *Pseudomonas*, representam cerca de 33% das infecções e estão relacionadas a elevadas taxas de resistência bacteriana a vários dos antibióticos disponíveis.
- A infecção por *Candida* sp. aparece com 15% de prevalência nos Estados Unidos e em 7º lugar no Brasil, sendo aproximadamente 70% das espécies não *albicans*, porém individualmente a *C. albicans* é a mais frequente: *C. albicans* (34,3%), *C. parapsilosis* (24,1%), *C. tropicalis* (15,3%) e *C. glabrata* (10,2%).
- Dados do ICHC-FMUSP de 2021 sobre os agentes de infecção de corrente sanguínea associada a CVC demonstraram a maior prevalência dos seguintes patógenos: *Acinetobacter baumannii* (40,7%), *Klebsiella pneumoniae* (18,5%), *Pseudomonas aeruginosa* (7,4%), *Staphylococcus aureus* (3,7%), *Enterococcus faecalis* (3,7%).

CONDUTA NA INFECÇÃO DE CORRENTE SANGUÍNEA ASSOCIADA A CATETER

- O manejo da infecção relacionada a cateteres de longa permanência depende do agente etiológico isolado e da presença de complicações (Tabela 11).
- Cateteres de longa permanência devem ser removidos em pacientes com o diagnóstico de infecção de corrente sanguínea associada a cateter com pelo menos uma das seguintes condições: sepse; tromboflebite supurativa; endocardite; osteomielite; evidência de foco metastático de infecção; persistência da bacteremia > 72 h após início da terapia antimicrobiana guiada por culturas; infecções por *S. aureus*, *P. aeruginosa*, fungos ou micobactérias.
- O cateter de longa permanência também deve ser removido quando a infecção for ocasionada por microrganismos menos virulentos, mas mais difíceis de erradicar, como: *Bacillus* sp., *Micrococcus* sp. ou *Propionibacteria*.
- Para pacientes com infecção de corrente sanguínea não complicada envolvendo patógenos não listados acima e nos quais é importante a preservação do cateter (cateteres de diálise, falência de acesso, alto risco de complicações para nova inserção), o tratamento deve ser tentado sem a remoção do cateter por meio da utilização de antibióticos sistêmicos e *lock*-terapia.
- Em pacientes com indicação de preservação do cateter e nos quais a *lock*-terapia não pode ser realizada, deve-se administrar antibióticos sistêmicos pela via contaminada.
- O início de antibióticos de forma empírica antes da confirmação da infecção depende das condições clínicas do paciente e da avaliação quanto à presença de infecções orgânicas associadas.

- Quatro a 6 semanas de antibióticos devem ser administradas em pacientes com bacteremia ou fungemia persistente após a remoção do cateter (> 72 h), e em pacientes em que foram identificadas endocardite ou tromboflebite supurativa.
- A escolha inicial do antimicrobiano deve levar em conta a epidemiologia local da UTI.

Tabela 11 Recomendações de tempo de tratamento de acordo com o patógeno identificado

▸ Estafilococos coagulase-negativos ➢ Infecções não complicadas + remoção do cateter: 5-7 dias ➢ Manutenção do cateter: 10-14 dias ➢ Pacientes com infecções não complicadas e sem próteses ortopédicas ou vasculares: possibilidade de retirar o cateter e manter sem antibiótico a não ser que haja persistência da bacteremia ➢ Tratar infecções por *S. lugdunensis* de modo semelhante a infecções por *S. aureus*
▸ *S. aureus* ➢ Mínimo de 14 dias de terapia após excluir endocardite ➢ Realizar ecocardiograma transesofágico (ECO TE) após 5-7 dias do início da terapia ➢ Sempre retirar o cateter; em casos excepcionais de manutenção do cateter: mínimo de 4 semanas de terapia + *lock* de cateter
▸ *Enterococcus* sp. ➢ Ampicilina é a droga de escolha quando há sensibilidade ➢ Tempo de tratamento: 7-14 dias; se manutenção do cateter: adicionar *lock*-terapia ➢ Realizar ECO TE na suspeita de complicações
▸ BGN ➢ Tempo de tratamento: 7-14 dias após remoção do cateter
▸ *Candida* sp. ➢ Remover CVC e manter antifúngicos por 14 dias após a primeira hemocultura negativa

CONSIDERAÇÕES SOBRE O TRATAMENTO DA CANDIDÍASE INVASIVA

- Há pelo menos 15 espécies distintas de *Candida* que causam doença em humanos, mas > 90% das doenças invasivas são causadas pelos 5 patógenos mais frequentes: *C. albicans*, *C. glabrata*, *C. tropicalis*, *C. parapsilosis* e *C. krusei*.
- Fatores de risco para o desenvolvimento de candidíase invasiva: colonização por *Candida*, gravidade, exposição prévia a antibióticos de amplo espectro, cirurgia de grande porte recente (especialmente cirurgias abdominais), pancreatite necrotizante, diálise, nutrição parenteral, uso de corticosteroides e uso de CVC.
- O tratamento empírico com antifúngicos deve ser considerado em pacientes críticos com fatores de risco para candidíase invasiva e nenhuma outra causa óbvia para a febre.
- Contudo, não foi observada redução de mortalidade em estudo recente randomizado que comparou micafungina com placebo como tratamento empírico em pacientes com fatores de risco para candidemia que desenvolveram sepse adquirida na UTI.
- As equinocandinas são as drogas de escolhas: caspofungina (dose de ataque; 70 mg, manutenção 50 mg), micafungina (dose diária de 100 mg), anidulafungina (dose de ataque: 200 mg, manutenção: 100 mg).

- O fluconazol pode ser considerado tratamento de 1ª linha em pacientes hemodinamicamente estáveis, sem exposição prévia a azoles, e naqueles que não são considerados de alto risco para infecção por *C. glabrata* (idosos, portadores de algum câncer, diabéticos).
- Aproximadamente 70% dos pacientes não neutropênicos apresentam um CVC no momento do diagnóstico da candidemia. Apesar de o trato gastrointestinal ser uma possível fonte de candidemia, a maioria dos estudos evidenciam melhores resultados com a retirada precoce do cateter em pacientes não neutropênicos. Em pacientes neutropênicos, fontes de candidíase outras que um CVC predominam. Assim, a indicação de retirada do cateter deve ser individualizada.

CUIDADO! NÃO ESQUECER!

- Ao retirar um CVC, deve-se solicitar a cultura de sua ponta apenas na suspeita de infecção.

LITERATURA RECOMENDADA

1. Agência Nacional de Vigilância Sanitária. Boletim de Segurança do Paciente e Qualidade em Serviços de Saúde n. 14: Avaliação dos indicadores nacionais das infecções relacionadas à assistência à saúde (IRAS) e resistência microbiana do ano de 2015. Brasília: Agência Nacional de Vigilância Sanitária; 2016.
2. Agência Nacional de Vigilância Sanitária. Corrente sanguínea. Critérios nacionais de infecções relacionadas à assistência à saúde. Brasília: Agência Nacional de Vigilância Sanitária; 2009. Disponível em: http://www.anvisa.gov.br/servicosaude/manuais/correntesanguinea.pdf.
3. Agência Nacional de Vigilância Sanitária. Medidas de prevenção de infecção relacionada à assistência à saúde. Série Segurança do Paciente e Qualidade em Serviços de Saúde. Brasília: Agência Nacional de Vigilância Sanitária; 2017.
4. Agência Nacional de Vigilância Sanitária. Programa Nacional de Prevenção e Controle de Infecções Relacionadas à Assistência à Saúde (PNPCIRAS) para o período 2016-2020. Brasília: Agência Nacional de Vigilância Sanitária; 2016.
5. Boszczowski I. Infecções do trato urinário comunitárias e nosocomiais. In: Azevedo LCP, Taniguchi LU, Ladeira JP. Medicina intensiva: Abordagem prática. 2. ed. Barueri: Manole; 2015. p. 266-78.
6. Canadian Task Force on Preventive Health Care. Grades of Recommendation, Assessment, Development, and Evaluation (GRADE). Disponível em: http://canadiantaskforce.ca/methods/grade/.
7. Centers for Disease Control and Prevention. National Healthcare Safety Network (NHSN) patient safety component manual. 2022. Disponível em: https://www.cdc.gov/nhsn/pdfs/pscmanual/pcsmanual_current.pdf.
8. Curtis LT. Prevention of hospital-acquired infections: review of non-pharmacological interventions. J Hosp Infect. 2008;69(3):204-19.
9. Georgiadou SP, Tarrand J, Sipsas NV, Kontoyiannis DP. Candiduria in haematologic malignancy patients without a urinary catheter: nothing more than a frailty marker? Mycoses. 2013;56:311-4.
10. Golob JF Jr., Claridge JA, Sando MJ, Phipps WR, Yowler CJ, Fadlalla AM, et al. Fever and leukocytosis in critically ill trauma patients: it's not the urine. Surg Infect (Larchmt). 2008;9:49-56.
11. Graham AS, Ozment C, Tegtmeyer K, Lai S, Braner DAV. Central venous catheterization. N Engl J Med. 2007;356:e21.

12. Guyatt GH, Oxman AD, Vist GE, Kunz R, Falck-Ytter Y, Alonso-Coello P, et al. GRADE: an emerging consensus on rating quality of evidence and strength of recommendations. BMJ. 2008;336:924-6.
13. Hooton TM, Bradley SF, Cardenas DD, Colgan R, Geerlings SE, Rice JC, et al. Diagnosis, prevention, and treatment of catheter-associated urinary tract infection in adults: 2009 International Clinical Practice Guidelines from the Infectious Diseases Society of America. Clin Infect Dis. 2010;50:625-63.
14. Mendes ET, Girão ES, Oliveira MS, Lobo RD. Bacteremias e infecções de cateter venoso central. In: Azevedo LCP, Taniguchi LU, Ladeira JP. Medicina intensiva: Abordagem orática. 2. ed. Barueri: Manole; 2015. p. 279-93.
15. Mermel LA, Allon M, Bouza E, Craven DE, Flynn P, O'Grady NP, et al. Clinical practice guidelines for the diagnosis and management of intravascular catheter-related infection: 2009 update by the Infectious Diseases Society of America. Clin Infect Dis. 2009;49:1-45.
16. Nicolle LE. Catheter associated urinary tract infections. Antimicrobial Resistance and Infection Control. 214;3:23.
17. O'Grady NP, Alexander M, Burns LA, Dellinger EP, Garland J, Heard SO, et al. Guidelines for the prevention of intravascular catheter-related infections. Clin Infect Dis. 2011;52(9):e162-e193.
18. Pappas PG, Kauffman CA, Andes DR, Clancy CJ, Marr KA, Ostrosky-Zeichner L, et al. Clinical practice guideline for the management of candidiasis: 2016 update by the Infectious Diseases Society of America. Clin Infect Dis. 2016;62(4):e1-50.
19. Rupp ME, Majorant D. Prevention of vascular catheter-related bloodstream infections. Infect Dis Clin North Am. 2016;30(4):853-68.
20. Sobel JD, Kaye D. Urinary tract infections. ln: Mandell GL, Bennett JE, Dolin R. Mandell, Douglas and Bennett's: Principles and Practice of Infectious Diseases. 8. ed. Philadelphia: Saunders Elsevier; 2014. p. 886-913.
21. Timsit JF, Azoulay E, Schwebel C, et al. Empirical micafungin treatment and survival without invasive fungal infection in adults with ICU-acquired sepsis, candida colonization, and multiple organ failure The EMPIRICUS Randomized Clinical Trial. JAMA. 2016;316:1555-64.
22. Yokue DS, Anderson DJ, Berenholz SM, Calfee DP, Dubberke ER, Ellingson KD, et al. A compendium of strategies to prevent healthcare-associated infections in acute care hospitals: 2014 updates. Infect Control Hosp Epidemiol. 2014;35(2):S21-31.
23. Meddings J, Manojlovich M, Fowler KE, et al. A tiered approach for preventing catheter-associated urinary tract infection. Ann Intern Med. 2019;171(7_Suppl):S-30-S37.
24. Brasil. Agência Nacional de Vigilância Sanitária. Critérios diagnósticos de infecções relacionadas à assistência à saúde/Agência Nacional de Vigilância Sanitária. Brasília: Anvisa; 2017.
25. Brasil. Agência Nacional de Vigilância Sanitária. Nota técnica GVIMS/GGTES/ANVISA n. 02/2021 - Critérios diagnósticos das infecções relacionadas à assistência à saúde – 2021. Brasília: Anvisa; 2021.

CAPÍTULO 16

Uso racional de antimicrobianos na terapia intensiva

Pedro Henrique Della Libera
André Carramenha de Góes Hirano
Bruno Adler Maccagnan Pinheiro Besen

MENSAGENS RELEVANTES

- Antimicrobianos são uma das poucas terapêuticas, em terapia intensiva, que têm impacto não apenas individual, mas coletivo, pela repercussão do seu uso indiscriminado no perfil de resistência das bactérias das infecções mais comuns na UTI e no hospital.
- Ser rigoroso na adjudicação do diagnóstico de infecção é fundamental para se realizar uma estratégia de uso racional de antimicrobianos.
- O uso racional de antimicrobianos envolve três aspectos principais: quando, qual e como.
- Quando usar é um dos principais aspectos e deve ser baseado na probabilidade da infecção (baixa, moderada ou alta) e no risco da infecção (choque, sepse ou ausência de disfunção).
- Qual antimicrobiano utilizar depende do perfil microbiológico de cada UTI e da presença de fatores de risco para infecções multirresistentes, que guiarão a melhor terapêutica inicial.
- Como utilizar envolve a otimização de farmacocinética e farmacodinâmica para que, uma vez iniciado um antimicrobiano, seu efeito seja otimizado de modo a acelerar a recuperação e reduzir o tempo de tratamento sempre que possível.

INTRODUÇÃO

- Sepse e choque séptico estão entre os principais motivos de internação em UTI.
- Aproximadamente 70% dos pacientes na terapia intensiva recebem algum tipo de antimicrobiano (ATB) em determinado momento da internação.
- Alguns autores sugerem que até 60% das indicações estão inadequadas.
- O tempo para início e a indicação corretos são determinantes no sucesso do tratamento, assim como as estratégias para otimizar a administração, seguindo conceitos de farmacocinética e farmacodinâmica.
- O uso indiscriminado de antimicrobianos é o principal fator associado à emergência de microrganismos multirresistentes (MDRs), que representam um dos principais desafios à medicina no século XXI.

- O uso racional de antimicrobianos é pedra fundamental no tratamento de parcela significativa dos pacientes críticos e compreende: escolha da droga e do espectro de ação; momento de início e término; descalonamento; mudança de via endovenosa para enteral, quando possível; uso racional de provas inflamatórias; interpretação adequada de exames microbiológicos; e conhecimento dos princípios de farmacocinética e farmacodinâmica (PK/PD) dos antimicrobianos em uso.

QUANDO COMEÇAR: AVALIAÇÃO DE RISCOS E PROBABILIDADE

- Se o uso de antimicrobianos não apresentasse um impacto ecológico na microbiota da UTI, sempre que houvesse suspeita de infecção, o antimicrobiano poderia ser iniciado, sem outras consequências exceto por eventos adversos relacionados a cada tipo de droga.
- Contudo, antimicrobianos desnecessários são associados a vários eventos adversos, incluindo a seleção de bactérias multirresistentes em pacientes individuais, modulação da microbiota da UTI e aumento do risco de infecção secundária por *Clostridium difficile*, por exemplo.
- Assim, deve-se ponderar dois aspectos quando da suspeita de infecção:
  - Probabilidade de infecção: a depender da presença ou não de foco infeccioso claro, culturas de sítios estéreis positivas ou não.
  - Risco da infecção: choque é o alto risco, pacientes com disfunção orgânica sem choque seriam o risco intermediário e, sem disfunção, baixo risco.
- Em pacientes com infecção confirmada ou sepse com foco infeccioso claro, a antibioticoterapia deve ser instituída imediatamente.
- Pacientes com choque séptico (sepse e presença de hipotensão) constituem emergência e devem receber ATB empírico imediatamente, idealmente em até 1 h do reconhecimento.
- Na suspeita de sepse e sem infecção documentada, pode ser benéfica a investigação agressiva e curta antes do início de ATB empírica. Devem ser pesquisadas ativamente causas inflamatórias não infecciosas (ex.: broncoaspiração, SIRS, TEP, resposta ao trauma ou cirurgia, doenças oncológicas, alterações no POCUS...) e coletadas culturas dos focos prováveis.
- Em situações em que há suspeita de infecção ainda não confirmada (probabilidade baixa ou apenas possível), mas sem presença de choque séptico ou disfunções orgânicas em piora, a prática de coletar culturas e tentar direcionar o tratamento, antes do início de ATB empírico, parece estar associado a maiores taxas de sucesso na escolha do antimicrobiano, sem comprometer a segurança dos pacientes. A Surviving Sepsis Campaign (SSC) 2021 recomenda que essa avaliação de diagnósticos diferenciais seja feita idealmente em até 3 horas se houver risco de infecção persistente. Os principais diagnósticos diferenciais de insultos infecciosos estão descritos na Tabela 1.
- A Surviving Sepsis Campaign (SSC) 2021 não recomenda a dosagem de procalcitonina ou PCR para definir início de ATB para sepse.

Tabela 1 Diagnósticos diferenciais de insultos infecciosos e estratégias para investigação

Condições inflamatórias que podem mimetizar infecção	Estratégia para excluir na investigação
Edema agudo de pulmão, choque cardiogênico, atelectasia pulmonar, TEP com repercussões hemodinâmicas	Ultrassonografia *point-of-care* (POCUS)
Pneumonite aspirativa	História clínica, imagem pulmonar
Pancreatite aguda	Exames laboratoriais, história clínica, TC de abdome
Doença oncológica ativa	História clínica e investigação direcionada
Hiperativação simpática	Neurotrauma, doenças disautonômicas, síndrome de abstinência
Síndrome de resposta inflamatória (SIRS) sem infecção	História condizente com insulto cirúrgico ou inflamatório recente (queimadura, cirurgia de grande porte, trauma etc...)
Doenças virais com baixa taxa de coinfecção bacteriana (p.ex.: COVID-19)	Coleta de hemoculturas e secreção traqueal. Considerar SIRS decorrente da atividade viral. Suspender ATB se culturas negativas

ATB: antibioticoterapia; TC: tomografia computadorizada; TEP: tromboembolismo pulmonar.

CUIDADO!
NÃO ESQUECER!

- Provas inflamatórias como PCR e procalcitonina nunca foram validadas ou se demonstraram úteis para iniciar antimicrobianos na UTI. O PCR é um biomarcador inespecífico de infecção e não deve ser utilizado para auxiliar em diagnóstico. A procalcitonina, embora mais específica, não é capaz de descartar infecção e pode também estar alterada em estados inflamatórios não infecciosos!

COMO ESCOLHER

- Estudos sugerem que medo e outros fatores psicológicos estão associados à escolha de início e espectro antimicrobiano, mesmo na ausência de fatores objetivos ou recomendações do Serviço de Controle de Infecção Hospitalar (SCIH) local.
- A SSC 21 recomenda contra o uso de ATB de amplo espectro para Gram-negativos com base apenas em gravidade ou hospitalizações recentes. Devem ser avaliados fatores de risco para presença de MDR e características da microbiota local.
- Terapia antifúngica empírica: não deve ser feita de forma rotineira. SSC sugere considerar em pacientes com alto risco de infecção fúngica (Tabela 2). Vale ressaltar que a presença isolada de fatores de risco não deve determinar

o início de antifúngicos, por conta da baixa prevalência desses agentes e altos riscos de toxicidade. Sugerimos individualizar cada decisão.

- Escolha de cobertura empírica para MDR: tema controverso na literatura, mas com evidência razoável para não ser feita de rotina. Considerar na presença de fatores de risco. A presença de internação hospitalar, sem demais fatores de risco (uso de ATB, microbiota da unidade conhecida ou recomendado pela SCIH local) não deve determinar cobertura obrigatória para MDR.
- Cobertura dupla (sinergismo) para Gram-negativo conhecido por exame microbiológico: tema polêmico, com diversas divergências na literatura. Não é recomendada de rotina pela SSC 21.
- Conhecer as recomendações locais de cada SCIH para cobertura empírica de MDR, de acordo com perfil de pacientes e flora de cada unidade. A Tabela 3 apresenta algumas sugestões de fatores de risco para infecção por MDR e situações em que sua cobertura empírica pode ser considerada.

Tabela 2 Exemplos de fatores de risco para infecção fúngica

Fatores de risco para sepse por *Candida*
▸ Colonização de *Candida* em vários locais
▸ Marcadores substitutos, como o ensaio de beta-D-glucano sérico
▸ Neutropenia
▸ Imunossupressão
▸ Gravidade da doença (pontuação APACHE alta)
▸ Tempo de permanência na UTI
▸ Cateteres venosos centrais e outros dispositivos intravasculares
▸ Uso de drogas ilícitas endovenoso
▸ Nutrição parenteral
▸ Antibioticoterapia de amplo espectro
▸ Perfurações do trato gastrointestinal e deiscências de anastomose
▸ Cirurgia gastrointestinal ou hepatobiliar de emergência
▸ Lesão renal aguda e hemodiálise
▸ Grandes queimados

Tabela 3 Fatores de risco para infecção por microrganismos multirresistentes (MDR)

▸ Histórico de transplante de medula óssea ou imunossupressão grave
▸ Neutropenia febril
▸ Colonização por MDR conhecida
▸ Internação prolongada em unidade com presença conhecida de MDR
▸ Exposição prévia a ATB em pacientes hospitalizados

Adaptada de Timsit et al. Intensive Care Med. 2019. ATB: antibioticoterapia.

COMO OTIMIZAR

- Para aumentar as chances de sucesso e diminuir efeitos colaterais, é fundamental conhecer conceitos básicos de farmacocinética e farmacodinâmica (PK/PD).
- Antimicrobianos podem ser divididos didaticamente em tempo-dependentes e concentração-dependentes.
  - ▷ Tempo-dependentes: atividade depende do tempo das concentrações plasmáticas mantidas acima da concentração inibitória mínima (MIC) da bactéria tratada (T > MIC).
  - ▷ Concentração-dependente: atividade se correlaciona com pico de concentração obtido. Medido pela C_{max}/MIC.
  - ▷ Comportamento misto: concentração e tempo determinam a atividade da droga. Atividade medida pela área sob a curva em 24 h dividida pela concentração inibitória mínima (AUC_{0-24}/MIC).
  - ▷ O mecanismo de PK/PD, assim como as características de volume de distribuição, é importante para determinar as estratégias para otimizar a administração dos antimicrobianos
  - ▷ Algumas classes de ATB devem ter sua primeira dose (de ataque) aumentada (betalactâmicos, aminoglicosídeos e glicopeptídeos).
  - ▷ É importante corrigir dose de ATB para função renal, tanto em pacientes com função renal reduzida quanto naqueles com função renal aumentada, situação comum na UTI e muitas vezes negligenciada. A Tabela 4 resume as principais sugestões de ajuste de dose de ATB, assim como os mecanismos de farmacodinâmica.
  - ▷ No Brasil, a monitorização terapêutica por nível sérico é feita basicamente para vancomicina e amicacina.
  - ▷ Os aminoglicosídeos têm seu efeito dependente da concentração máxima (pico) e toxicidade dependente da concentração mínima (vale). Dessa forma, a administração deve ser com dose única diária e sua dosagem (amicacina) deve ser feita no pico (1 a 2 horas após a infusão) com alvo terapêutico de 8-10 vezes o valor do MIC da bactéria isolada, em caso de infecções graves. Para monitorar possíveis efeitos tóxicos, deve ser dosada no vale (imediatamente antes da próxima dose). Dentre os glicopeptídeos, a vancomicina é a droga mais disponível no Brasil para administração e dosagem sérica. Sua ação é dependente da área sob a curva, acima do MIC. Dessa forma, sua dosagem deve ser feita no vale, após o período de 4 meias-vidas da dose inicial. Uma vez que cada meia-vida é de 6 horas em indivíduos com função renal preservada, a dosagem deve ser feita em torno de 24 horas da primeira administração ou em 1 hora antes da próxima dose. Deve-se sempre dosar antes da próxima dose e nunca imediatamente após. Sua correção pode ser feita de acordo com a Tabela 4 ou com auxílio de calculadoras (ex.: vancopk.com).

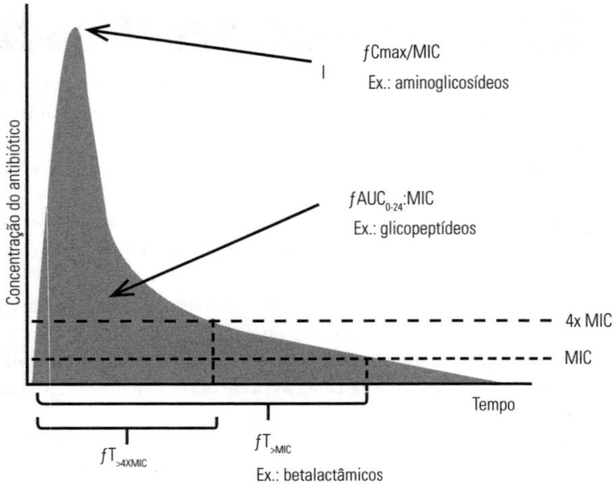

Figura 1 Farmacocinética e farmacodinâmica de antimicrobianos. Adaptada de Tsai et al. Curr Opin Crit Care. 2015.

Tabela 4 Ajustes de dose de vancomicina de acordo com dosagem sérica

Níveis de vancocinemia	Sugestão
> 30 mg/dL	Reduzir dose total diária em 50% Considerar deixar vancocinemia "a critério médico" e dosar novamente no próximo dia
20-30 mg/dL	Reduzir dose total diária em 25%
10-15 mg/dL	Manter dose total diária Dosar novamente apenas se mudança de função renal
Na presença de hemodiálise intermitente e sem possibilidade de dosagem	Administrar 1 g após sessão

Tabela 5 Ajuste de doses de antimicrobianos – mecanismos de farmacodinâmica

	Índice farmacodinâmico de escolha	Primeira dose	Dose diária (função renal aumentada)	Dose diária (disfunção renal sem TSR)	Dose diária (em TSR)
Betalactâmicos	T > MIC	Aumentada (até o dobro)	Infusão contínua	Reduzir dose (exceto nas primeiras 24 h)	Inalterada
Aminoglicosídeos	C_{max}/MIC	Dobrada	Dose única diária, guiada por dosagem sérica	Guiada por dosagem sérica	Guiada por dosagem sérica
Glicopeptídeos	AUC/MIC	Com base no peso (até o dobro)	Guiada por dosagem sérica	Guiada por dosagem sérica	Guiada por dosagem sérica
Fluoroquinolonas	AUC/MIC	Inalterada	8/8 horas	Calculada pelo *clearance* de creatinina	Calculada pelo *clearance* de creatinina
Linezolida	AUC/MIC	Inalterada	Inalterada	Inalterada	Inalterada
Colistina	AUC/MIC	Aumentada	Inalterada	Calculada pelo *clearance* de creatinina	Considerar dose aumentada

Adaptada de Timsit et al. Intensive Care Med. 2019. TSR: terapia de substituição renal.

RECOMENDAÇÕES PRÁTICAS À BEIRA DO LEITO PARA MINIMIZAR A EXPOSIÇÃO DESNECESSÁRIA A ANTIBIÓTICOS NO PACIENTE CRÍTICO

Tabela 6

Pré-requisitos
▸ Precauções-padrão do paciente pelo programa de controle de infecção
▸ Higiene das mãos adequada por toda a equipe
▸ Controle da transmissão de bactérias multirresistentes
Práticas
1. Colete amostras microbiológicas antes de iniciar a terapia antimicrobiana, de acordo com a apresentação clínica de cada paciente
2. Use regimes de antibióticos de curta duração comprovadamente eficazes: a. Pneumonia adquirida no hospital e associada à ventilação mecânica: 7 dias b. Pneumonia adquirida na comunidade: 5 dias c. Exacerbação aguda de bronquite crônica: 3 dias d. Infecções intra-abdominais complicadas (após controle de foco): 4 dias e. Infecção complicada do trato urinário: 5 dias
3. Não inicie antibióticos de amplo espectro para toda infecção em paciente hospitalizado recentemente. Em vez disso, avalie fatores de risco para MDR
4. Não administrar antibióticos para traqueobronquites ou culturas de secreção traqueal positiva, mas sem indicação de pneumonia
5. Não use terapia antibiótica combinada para infecções bacterianas suscetíveis conhecidas
6. Aborde o controle do foco o mais rápido possível (por exemplo, remoção de cateter, drenagem de abscesso)
7. Otimizar os parâmetros de farmacocinética e farmacodinâmica de antibióticos (PK/PD)
8. Considerar descalonamento antimicroniano quando o paciente estiver apresentando melhora clínica e/ou as culturas forem negativas

Adaptada de Kalil et al. Intensive Care Medicine. 2020.

SUSPENSÃO E DESCALONAMENTO

- A suspensão e o descalonamento são etapas fundamentais no uso racional de antimicrobianos, de modo a reduzir a exposição desnecessária a eles e contribuir com menor desenvolvimento de resistência antimicrobiana na unidade.
- Há alguns cenários possíveis para essa tomada de decisão:
  1. Infecção provável ou definitiva, com confirmação microbiológica.
  2. Infecção provável, sem confirmação microbiológica.
  3. Infecção possível, sem confirmação microbiológica.
  4. Infecção descartada, com outro diagnóstico alternativo confirmado.
- Quando a infecção é confirmada (provável ou definitiva), com confirmação microbiológica:
  1. Uma vez que o resultado da cultura tenha retornado, o antimicrobiano é descalonado (ou ajustado) conforme o resultado, ou a cobertura adicional para BGN, CGP ou *Candida* é suspensa.

2. Ainda assim, exceto por culturas de sítios estéreis (ex.: hemocultura sem contaminantes, liquor, líquido pleural), que podem levar ao diagnóstico definitivo de uma infecção, o diagnóstico se mantém apenas como provável e deve-se ter cautela na interpretação do resultado das culturas (vide *Diagnostic stewardship* a seguir).

- Quando a infecção é provável, porém sem confirmação microbiológica:
  1. Como regra geral, deve-se manter a antibioticoterapia por um ciclo curto de terapia (5-7 dias).
  2. Como regra geral, NÃO SE DEVE realizar escalonamento de antimicrobianos intempestivos apenas por piora clínica. O antimicrobiano escolhido sempre deve ser baseado em fatores de risco e no perfil microbiológico local. Em vez disso, deve-se buscar ativamente causas infecciosas e não infecciosas de deterioração clínica ou complicações clínicas que demandem controle de foco.
- Quando a suspeita inicial de infecção é baixa (possível), o paciente não progride com disfunções orgânicas, a microbiologia é negativa e um diagnóstico alternativo não é fechado, sugere-se concluir um ciclo curto de antibioticoterapia (3-5 dias).
- Quando a suspeita inicial de infecção é baixa (possível), porém optou-se por iniciar tratamento antimicrobiano devido a choque ou disfunção orgânica nova ainda não explicada por outra causa, e um diagnóstico alternativo é fechado (ex.: choque hemorrágico ou condições inflamatórias não infecciosas), deve-se suspender imediatamente os antimicrobianos.
- A duração do tratamento antimicrobiano depende do patógeno identificado, do controle do foco, do tecido acometido e do quadro clínico do paciente.
- Como regra geral, o tratamento antimicrobiano não deve ser estendido além de 7 dias, exceto em algumas situações específicas, que demandam maior duração de terapia:
  1. Endocardite infecciosa.
  2. Bacteremia por *S. aureus*.
  3. Abscesso pulmonar/empiema pleural.
  4. Outras condições em que o controle do foco infeccioso não está assegurado.
  5. Infecção fúngica.
- Em pacientes com pneumonia associada à ventilação mecânica (PAV), pneumonia comunitária, infecção intra-abdominal de foco controlado e até bacteremia, um tratamento antimicrobiano mais curto (até 7 dias) parece ser seguro.
- Em pacientes com foco infeccioso controlado e boa evolução clínica, uma menor duração de tratamento (até 7 dias) deve ser considerada.
- A procalcitonina pode auxiliar na decisão de suspensão mais precoce de antimicrobianos quando o quadro clínico, microbiologia e evolução clínica não forem suficientes para essa decisão.

CUIDADO!
NÃO ESQUECER!

- A duração do antimicrobiano não deve seguir calendários lunares (7 – 14 – 21 – 28 dias)! Como regra geral, ciclos curtos de antibioticoterapia são adequados para a maioria das situações e deve-se procurar ativamente motivos para estender a terapia além de 7 dias quando houver dúvidas a respeito do tratamento.

INTERPRETAÇÃO RACIONAL DE EXAMES (*DIAGNOSTIC STEWARDSHIP*)

- A avaliação inicial de um paciente com suspeita de piora infecciosa na UTI deve sempre partir do exame físico do paciente e de todos os dispositivos invasivos associados a este.
- A solicitação de culturas de múltiplos sítios como "*screening* infeccioso" sem suspeita clínica de foco infeccioso não é uma investigação inicial adequada, pois pode levar à interpretação de colonização como infecção.
- A presença de microrganismos em sítios estéreis deve ser considerada como infecção, porém a presença deles em sítios não estéreis pode ser considerada apenas como colonização, a depender do quadro clínico do paciente.
  - São considerados sítios estéreis: hemocultura coletada por punção estéril, liquor coletado por punção estéril, líquido pleural, líquido peritoneal.
  - Não são considerados sítios estéreis: vias aéreas superiores em paciente sob ventilação mecânica, trato urinário em paciente sondado, hemocultura ou líquidos cavitários coletados através de dispositivos de curta/longa permanência em contato com meio externo, *swab* de feridas.
- Coloração da urina, odor fétido ou piúria não são indicações de coleta de urina tipo 1 ou urocultura quando não associados a quadro clínico suspeito para infecção de trato urinário.
- A coleta de urina tipo I e urocultura para investigação de ITU associada à cateterização vesical deve ser realizada apenas após exclusão de outros possíveis focos infecciosos devido à baixa chance de repercussão sistêmica da ITU e à alta chance de colonização do trato urinário.
- A diferenciação entre bacteriúria assintomática e sepse de foco urinário é um desafio na UTI e deve levar em conta o quadro clínico do doente e a exclusão de outros possíveis focos infecciosos para indicação de cobertura antimicrobiana.
- A diferenciação entre traqueobronquite e sepse de foco pulmonar depende, entre outros critérios, do acometimento de vias aéreas baixas que deve ser evidenciado em exame de imagem para indicação de tratamento antimicrobiano.
- O exame de LCR para investigação de infecção de SNC deve ser interpretado com cautela nos pacientes com presença de derivação ventricular.
  - Pacientes com hidrocefalia não comunicante e outras patologias que afetam o fluxo do líquido cefalorraquidiano podem ter alterações regionais de liquor, presentes apenas em punção lombar ou aspiração de LCR ventricular.
- Não há dados de estudos clínicos de intervenção que demonstrem a utilidade clínica e acurácia da proteína C-reativa para diferenciação entre sepse e outros quadros que cursam com inflamação sistêmica na UTI. Portanto, não deve ser usada para diagnóstico de sepse ou indicação de antibioticoterapia.

LITERATURA RECOMENDADA

1. Alam N, Oskam E, Stassen PM, Exter PV, van de Ven PM, Haak HR, et al.; PHANTASi Trial Investigators and the ORCA (Onderzoeks Consortium Acute Geneeskunde) Research Consortium the Netherlands. Prehospital antibiotics in the ambulance for sepsis: a multicentre, open label, randomised trial. Lancet Respir Med. 2018 Jan;6(1):40-50.

2. Broom J, Broom A. Guideline relevance, diagnostic uncertainty, fear and hierarchy: intersecting barriers to antibiotic optimization in respiratory infections. Respirology. 2018;23:733-4.
3. Chatterjee A, Modarai M, Naylor NR, Boyd SE, Atun R, Barlow J, et al. Quantifying drivers of antibiotic resistance in humans: a systematic review. Lancet Infect Dis. 2018;18:e368-e378.
4. da Fonseca Pestana Ribeiro, JM, Park M. Less empiric broad-spectrum antibiotics is more in the ICU. Intensive Care Med. 2020;46:783-6.
5. Evans L, Rhodes A, Alhazzani W, et al. Surviving sepsis campaign: international guidelines for management of sepsis and septic shock 2021. Intensive Care Med. 2021;47:1181-247.
6. Hooton TM, Bradley SF, Cardenas DD, Colgan R, Geerlings SE, Rice JC, et al. Diagnosis, prevention, and treatment of catheter-associated urinary tract infection in adults: 2009 International Clinical Practice Guidelines from the Infectious Diseases Society of America. Clinical Infectious Diseases. 2010;50(5):625-63.
7. Hranjec T, Rosenberger LH, Swenson B, Metzger R, Flohr TR, Politano AD, et al. Aggressive versus conservative initiation of antimicrobial treatment in critically ill surgical patients with suspected intensive-care-unit-acquired infection: a quasi-experimental, before and after observational cohort study. Lancet Infect Dis. 2012 Oct;12(10):774-80.
8. Kalil AC, Timsit JF. Less is more: critically ill status is not a carte blanche for unlimited antibiotic use. Intensive Care Med. 2020;46:2075-8.
9. Khan SF, Macauley T, Tong SYC, et al. When ventricular cerebrospinal fluid assessment misleads: basal meningitis and the importance of lumbar puncture sampling. Open Forum Infect Dis. 2019;6(7):ofz324.
10. Klein Klouwenberg PM, Cremer OL, van Vught LA, et al. Likelihood of infection in patients with presumed sepsis at the time of intensive care unit admission: a cohort study. Crit Care. 2015;19(1):319.
11. Moniz P, Coelho L, Póvoa P. Antimicrobial stewardship in the intensive care unit: the role of biomarkers, pharmacokinetics, and pharmacodynamics. Adv Ther. 2021;38:164-79.
12. Spellberg B, Bartlett JG, Gilbert DN. The future of antibiotics and resistence. N Engl J Med. 2013;368:299-302.
13. Timsit JF, Azoulay E, Schwebel C, et al. Empirical micafungin treatment and survival without invasive fungal infection in adults with ICU-acquired sepsis, candida colonization, and multiple organ failure: the EMPIRICUS Randomized Clinical Trial. JAMA. 2016;316(15):1555-64.
14. Timsit JF, Bassetti M, Cremer O, et al. Rationalizing antimicrobial therapy in the ICU: a narrative review. Intensive Care Med. 2019;45:172–89.
15. Tsai D, Lipman J, Roberts JA. Pharmacokinetic/pharmacodynamic considerations for the optimization of antimicrobial delivery in the critically ill. Curr Opin Crit Care. 2015;21(5):412-20.
16. Vincent JL, Rello J, Marshall J, et al. International study of the prevalence and outcomes of infection in intensive care units. JAMA. 2009;302(21):2323.

Seção IV

Neurointensivismo

CAPÍTULO 17

Manejo da hipertensão intracraniana

Amanda Pinto Botêga

Estevão Bassi

Roberta Muriel Longo Roepke

MENSAGENS RELEVANTES

- Hipertensão intracraniana (HIC) é definida como um aumento sustentado (> 5-10 min) da pressão intracraniana (PIC) ≥ 22 mmHg.
- Aumentos transitórios da PIC (< 5-10 min) são muito comuns em pacientes neurocríticos (assim como em indivíduos saudáveis) e não devem levar a escalonamento de terapia.
- A maioria dos pacientes com HIC responderá bem a medidas de primeira linha no manejo da HIC.
- Pacientes com HIC devem idealmente ser monitorizados minimamente com cateter venoso central, pressão arterial invasiva, oximetria de pulso e capnografia, além do monitor de PIC.
- Medidas de primeira linha incluem sedação profunda, controle direcionado de temperatura para normotermia, normocapnia e manutenção de pressão arterial média (PAM) com alvo de pressão de perfusão cerebral (PPC) de 60-70 mmHg.
- Drenagem de liquor e terapia hiperosmolar podem ser utilizadas antes de chegar a medidas de segunda linha.
- Evitar disglicemias, hipoxemia e hiperoxemia também é fundamental no manejo do paciente com HIC.
- Na indisponibilidade de cateter de PIC, é possível manejar o paciente com suspeita de HIC com tomografias seriadas e exame neurológico frequente.
- Medidas de segunda linha incluem hipocapnia controlada e manipulação da autorregulação cerebral através de aumentos da PAM.
- O manejo da PAM guiado por doppler transcraniano ainda carece de evidência experimental (ensaios clínicos), mas pode ser utilizado na segunda linha de tratamento por intensivistas e neurossonologistas experientes.
- Medidas para HIC refratária incluem craniectomia descompressiva, coma barbitúrico e hipotermia terapêutica, porém essas medidas podem ser mais deletérias do que a própria HIC ou resultar em desfechos equivalentes à morte (estado vegetativo) e, portanto, devem ser utilizadas por intensivistas experientes em discussão com equipe neurocirúrgica.

DEFINIÇÃO DE HIPERTENSÃO INTRACRANIANA (HIC)

- Valores normais de pressão intracraniana (PIC) 7~15 mmHg.
- HIC é definida como PIC > 22 mmHg sustentada por tempo ≥ 5-10 minutos.
- Aumentos transitórios secundários à tosse ou aspiração de vias aéreas ou flutuações fisiológicas não devem ser tratados sob risco de *overtreatment*.
- Valores absolutos da PIC, formato da onda, pressão de perfusão cerebral (PPC) e demais dados clínicos e de outras monitorizações devem ser avaliados em conjunto na tomada de decisão sobre tratamento de HIC.

INDICAÇÃO DA MONITORIZAÇÃO DE PIC

- Indicada nos pacientes considerados salváveis e candidatos a tratamento (p.ex., não indicada em pacientes sem reflexos de tronco encefálico).

Tabela 1 Indicação de monitorização de pressão intracraniana (PIC)

Escala de Coma de Glasgow (ECG) 3 a 8 após ressuscitação inicial + **Tomografia computadorizada (TC) de crânio alterada:** hematomas intra e extra-axiais, edema difuso, herniação, compressão de cisternas basais
Escala de Coma de Glasgow (ECG) 3 a 8 após ressuscitação inicial + TC de crânio normal + 2 ou mais de: ▸ Idade > 40 anos; ▸ Pressão arterial sistólica < 90 mmHg; ▸ Postura motora anormal uni ou bilateral.

- Conforme *guideline* do *Brain Trauma Foundation* 2016, a indicação da monitorização invasiva da PIC é recomendação nível IIB para redução de mortalidade hospitalar e precoce em até 2 semanas. Estudos observacionais mostram associação com menor mortalidade, mas o único estudo randomizado não mostrou diferença de mortalidade e desfecho funcional.

MANEJO DA HIPERTENSÃO INTRACRANIANA

- As recomendações para o manejo de HIC baseiam-se na sua maioria nos pacientes com HIC em contexto de traumatismo cranioencefálico (TCE), sendo extrapoladas para outras etiologias. O Consenso de Seattle (SIBICC) e o *guideline* do *Brain Trauma Foundation* são as principais recomendações sobre o assunto.

MEDIDAS BÁSICAS OU DE LINHA ZERO

- As medidas básicas têm objetivo de evitar fatores de lesão neurológica secundária e são recomendadas de forma geral para todos os doentes neurocríticos, independentemente da presença ou não de HIC.

Tabela 2 Medidas básicas ou de linha zero

Internação em UTI	Pacientes requerem suporte orgânico invasivo e monitorização contínua
Sedoanalgesia	Analgesia Evitar agitação, titular sedação objetivando RASS 0 a –2
Exame neurológico seriado	Simetria e reatividade pupilar; resposta motora; reflexos de tronco encefálico
Otimizar drenagem venosa cerebral	Manter cabeceira elevada de 30 a 45° e centralizada; atentar ao ajuste do colar cervical e fixação de tubo orotraqueal

(continua)

Tabela 2 Medidas básicas ou de linha zero (*continuação*)

Manejo hemodinâmico	Evitar hipotensão: PAM > 65 mmHg, PAS > 100 mmHg Objetivo de manter PPC ≥ 60 mmHg → quando uso de PIC
Ventilação e oxigenação	Intubação endotraqueal. Objetivo de normocapnia ($PaCO_2$ 35-45 mmHg) Monitorização de capnografia contínua ($EtCO_2$) é ideal Manter $SpO_2 \geq 94\%$
Monitorização invasiva	Cateter venoso central: alternativa inicial pode ser a veia femoral, evitando-se cabeceira 0 grau ou Trendelemburg Cateter de pressão arterial invasiva Cateter de PIC
Outros	Evitar hiponatremia: Na 135-145mEq/L Manter Hb > 7 g/dL Evitar hipertermia: temperatura central < 38°C

- Após medidas básicas, nos pacientes com HIC recomenda-se o escalonamento de medidas terapêuticas em modelo de linhas ou degraus de tratamento. As linhas de tratamento são baseadas em eficácia clínica e perfil de efeitos colaterais. Não existe preferência de medidas dentro de cada pacote ou linha de tratamento. Sob julgamento clínico individualizado, é possível fazer uso de medidas mais avançadas, embora deva ser evitado de rotina considerando os efeitos colaterais da agressividade do tratamento.
- Considere repetição de exame de imagem (TC de crânio) e avaliação de conduta neurocirúrgica se evolução desfavorável não condizente com o último exame de imagem.
- A seguir citamos as linhas de tratamento, focadas nos pacientes com monitorização invasiva de PIC.

MEDIDAS DE PRIMEIRA LINHA

Tabela 3 Medidas de primeira linha

Sedoanalgesia	Titular sedação objetivando RASS –4 a –5 com controle de PIC ▸ 1ª opção: propofol ➢ Meia-vida curta e fácil titulação, permitindo avaliação neurológica seriada ➢ Dose máxima recomendada de 5 mg/kg/h: atenção para risco de síndrome de infusão de propofol (PRIS) ▸ 2ª opção: midazolam ➢ Pacientes com risco de síndrome de infusão de propofol ➢ Pacientes com grave instabilidade hemodinâmica ➢ Dose recomendada: ataque de 0,02 a 0,08 mg/kg; manutenção em infusão contínua de 0,3 a 4,8 mg/kg/h Obs.: estudos observacionais não mostram diferença de desfechos entre pacientes que usaram propofol e midazolam.
Drenagem de líquido cefalorraquidiano	Drenar líquido cefalorraquidiano (LCR) caso derivação ventricular externa (DVE) presente

(continua)

Tabela 3 Medidas de primeira linha (*continuação*)

Manejo hemodinâmico	Manter PPC entre 60-70 mmHg ▸ Expansão volêmica, vasopressores e/ou inotrópicos de acordo com julgamento clínico
Ventilação	Manter normocapnia visando limite inferior ($PaCO_2$ 35-38 mmHg)
Terapia hiperosmolar	▸ Solução salina hipertônica: 0,5-0,7 mL/kg NaCl 20% em 10 minutos ➢ Limite de administração: sódio < 155 mEq/L ➢ Deve ser feito em CVC ▸ Manitol: 0,25 g/kg a 1 g/kg em *bolus* ➢ Limite de administração: osmolaridade < 320 mEq/L ➢ Evitar se instabilidade hemodinâmica devido a diurese osmótica e risco de hipovolemia ➢ Pode ser feito em AVP Obs.: estudos observacionais mais recentes sugerem que a solução salina hipertônica é a opção preferencial devido ao perfil de eficácia e efeitos colaterais.

MEDIDAS DE SEGUNDA LINHA

Tabela 4 Medidas de segunda linha

Ventilação	Hipocapnia leve: alvo mais baixo de $PaCO_2$ 32-35 mmHg Obs.: evitar hipocapnia prolongada na ausência de monitor de oxigenação cerebral ($PbtO_2$) por risco de hipóxia cerebral.
Bloqueio neuromuscular	Considerar uso de bloqueador neuromuscular em pacientes que apresentem assincronia de ventilação mecânica ou tremores (*shivering*) de difícil manejo ▸ Opção: cisatracúrio ➢ Dose recomendada: ataque de 0,15 a 0,2 mcg/kg; manutenção em infusão contínua de 0,5 a 10 mcg/kg/h Obs.: outras opções para tremores (*shivering*) incluem aquecimento de extremidades, opioides e sulfato de magnésio. Dose inicial de bloqueador neuromuscular para pacientes adequadamente sedados deve ser descontinuada se ausência de efeito sobre a PIC.
Manejo hemodinâmico (mecanismo de autorregulação)	Avaliar meta individualizada de PAM e PPC através de desafio hemodinâmico para avaliar mecanismo de autorregulação cerebral Para evitar fatores de confusão, não realizar simultaneamente outras intervenções que modifiquem a PIC/PPC 1. Monitorizar de modo contínuo (antes, durante e após): PAM, PPC, PIC 2. Titular vasopressor e/ou inotrópico para elevação de 10 mmHg de PAM por 10-20 minutos 3. Observar os efeitos de novos alvos de PAM em PIC e PPC: se efeito positivo, o mecanismo de autorregulação está preservado e determina-se novo alvo de tratamento; se negativo, o mecanismo de autorregulação está ausente e retorna-se aos níveis de PAM prévios com objetivo de PPC 60-70 mmHg

MEDIDAS DE TERCEIRA LINHA

- São medidas de baixa evidência clínica e com efeitos colaterais importantes, que devem ser individualizadas nos casos refratários.

Tabela 5 Medidas de terceira linha

Hipotermia leve	Hipotermia leve: controle estrito de temperatura central com meta de 35-36°C preferencialmente através de métodos ativos de resfriamento, para evitar variações frequentes de temperatura Obs.: hipotermia terapêutica (alvo de 32-35°C) é associada a graves complicações sistêmicas (arritmias, infecções, coagulopatia, distúrbios hidroeletrolíticos) e sem efeito ou piora de desfechos neurológicos tardios quando aplicada de rotina.
Coma barbitúrico	▸ Tiopental ou pentobarbital: ➢ Dose recomendada: 5-10 mg/kg em *bolus* em 15-30 min, seguida de manutenção de 1-3 mg/kg/h Obs. 1: desligar outros sedativos em uso e idealmente monitorizar paciente através de EEG contínuo. Padrão surto-supressão representa efeito teto da droga. Obs. 2: efeitos adversos graves são comuns: instabilidade hemodinâmica; aumento do risco de infecção; distúrbios do potássio; íleo paralítico. Obs. 3: por se tratar de uma droga de meia-vida prolongada, compromete o exame neurológico seriado e pode retardar o diagnóstico de morte encefálica.
Craniectomia descompressiva secundária	Craniectomia descompressiva unilateral ampla, preferencialmente com abordagem da dura-máter Obs.: evidência de redução da mortalidade precoce por HIC, sem evidência de melhor desfecho funcional dentre os sobreviventes em 6 meses.

MEDIDAS NÃO RECOMENDADAS NA HIC

- As medidas a seguir não são recomendadas de rotina com objetivo de controle de HIC.

Tabela 6 Medidas não recomendadas na HIC

Sedoanalgesia	Não utilizar dose elevada de propofol ou midazolam de rotina com objetivo de atingir surto-supressão no EEG
Drenagem lombar de LCR	Não realizar drenagem de LCR através de derivação lombar externa (DLE)
Manejo hemodinâmico	Não manter PPC > 90 mmHg de modo habitual, por risco de efeitos colaterais pulmonares e/ou hemodinâmicos e hiperemia cerebral
Ventilação	Não hiperventilar de rotina: $PaCO_2$ < 30 mmHg, por risco de vasoconstrição cerebral e consequente isquemia
Terapia hiperosomolar/ furosemida	Não infundir manitol ou salina hipertônica de maneira contínua ou infusão de horário (p.ex.: a cada 4-6 h) O uso de diurético não está relacionado à redução de edema cerebral

(continua)

Tabela 6 Medidas não recomendadas na HIC (*continuação*)

Hipotermia terapêutica	Não reduzir usualmente a temperatura central para valores < 35°C por risco de complicações sistêmicas e ausência de benefício clínico em desfechos de longo prazo
Corticosteroide	Uso de corticosteroide é deletério e associado a aumento de mortalidade em pacientes com TCE, sendo portanto contraindicado (nível I evidência). Uso de corticoide em doses baixas/moderadas por outras indicações clínicas é feito de maneira habitual, de acordo com julgamento clínico

MANEJO SEM MONITORIZAÇÃO INVASIVA DE PIC

- É frequente o manejo de pacientes com HIC suspeita ou confirmada sem monitorização invasiva de PIC, especialmente por contexto de indisponibilidade da monitorização.
- Nessa abordagem, sugere-se exame neurológico (embora pouco sensível e específico em contexto de HIC) e TC de crânio seriada: na admissão, em 6 h (com objetivo de avaliar expansão de hematomas ou lesões não diagnosticadas previamente), em 24 h se presença se hematoma intra ou extra-axial potencialmente expansível, em 48 h (útil para seguimento de hematomas ou edema difuso e avaliar profilaxia química de TEV) e outro exame em 5-7 dias (para avaliar suspensão de medidas guiadas para HIC).
- Na ausência de monitorização invasiva de PIC e com HIC suspeita/provável, alvos mais altos de PAM 80-90 mmHg são recomendados, por necessidade de manutenção de PPC adequada.

MÉTODOS NÃO INVASIVOS PARA DIAGNÓSTICO DE HIC

- A seguir citamos os principais métodos de diagnóstico não invasivo de PIC, de acordo com resultado de metanálise recente.

Tabela 7 Métodos não invasivos para diagnóstico de HIC

Exame neurológico	**Pouco sensível e específico para diagnóstico de HIC**. Ausência de sinais como dilatação pupilar, postura motora anormal e rebaixamento (ECG ≤ 8) não descartam HIC
TC de crânio	**Desvio de linha média > 5 mm e principalmente > 10 mm tem alta especificidade para HIC, mas baixa sensibilidade**. Ausência de desvio de linha média não descarta HIC **Cisternas da base ausentes ou comprimidas têm alta sensibilidade e regular especificidade para HIC**
Ultrassom de bainha de nervo óptico	Apresenta boa acurácia em contexto de *screening*, com valores < 5 mm provavelmente normais e > 6 mm provavelmente alterados. **Valores > 5,6 a 5,8 mm sugerem PIC > 20 mmHg**. Baixa evidência da dinâmica desses valores após intervenções terapêuticas para HIC, o que prejudica seu uso seriado em pacientes com HIC prévia suspeita/confirmada
Doppler transcraniano	Índices derivados de Doppler transcraniano não apresentam boa acurácia para diagnóstico de HIC

LITERATURA RECOMENDADA

1. Hawryluk GWJ, Aguilera S, Buki A, et al. A management algorithm for patients with intracranial pressure monitoring: the Seattle International Severe Traumatic Brain Injury Consensus Conference (SIBICC). Intensive Care Med. 2019;45(12):1783-94.
2. Carney N, Totten AM, O'Reilly C, et al. Guidelines for the management of severe traumatic brain injury, Fourth Edition. Neurosurgery. 2017;80(1):6-15.
3. Fernando SM, Tran A, Cheng W, et al. Diagnosis of elevated intracranial pressure in critically ill adults: systematic review and meta-analysis. BMJ. 2019;366:l4225.
4. Chesnut RM, Temkin N, Carney N, et al. A trial of intracranial-pressure monitoring in traumatic brain injury [published correction appears in N Engl J Med. 2013 Dec 19;369(25):2465]. N Engl J Med. 2012;367(26):2471-81.
5. Hutchinson PJ, Kolias AG, Timofeev IS, et al. Trial of decompressive craniectomy for traumatic intracranial hypertension. N Engl J Med. 2016;375(12):1119-30.
6. Hawryluk GWJ, Citerio G, Hutchinson P, et al. Intracranial pressure: current perspectives on physiology and monitoring [published online ahead of print, 2022 Jul 11]. Intensive Care Med. 2022;10.1007/s00134-022-06786-y.

CAPÍTULO 18

Acidente vascular cerebral isquêmico

Rogério Zigaib
Fábio Holanda Lacerda

MENSAGENS RELEVANTES

- O acidente vascular cerebral isquêmico (AVCi) é uma das patologias com maior morbidade e mortalidade mundial, em que o tempo é um dos principais determinantes do desfecho.
- As principais causas de AVCi são aterosclerose e êmbolos provenientes do coração.
- Na suspeita de AVCi são necessárias a estabilização rápida do paciente e a obtenção de um exame de neuroimagem.
- A terapia de reperfusão é o objetivo do tratamento e deve ser realizada em até 4,5 horas do início dos sintomas.
- A terapia de reperfusão endovascular é segura e eficaz em reduzir mortalidade e sequelas e deve ser usada em centros que disponham desse recurso.

INTRODUÇÃO

- O acidente vascular cerebral (AVC) é uma das principais causas de incapacidade e morte no mundo. Em todo o mundo, 15 milhões de pessoas sofrem um AVC todos os anos; cinco milhões e meio de pessoas morrem e outros cinco milhões ficam permanentemente incapacitados, representando importante impacto à saúde pública e à família dos pacientes. O AVC ocorre predominantemente em adultos de meia-idade e idosos. No Brasil, um estudo prospectivo indicou incidência anual de 108 casos por 100 mil habitantes.
- Apesar do avanço ocorrido nos últimos anos no tratamento do AVCi, ainda há uma grande barreira para melhorar o prognóstico. O tempo é o principal empecilho no tratamento da maioria dos pacientes que se apresentam ao hospital com algum déficit neurológico agudo. "Tempo é cérebro", ou seja, quanto maior o tempo para intervenções efetivas, pior é o prognóstico.
- Reconhecer e tratar rapidamente os pacientes com AVCi deve ser uma das principais habilidades para as equipes que atuam em setores de emergência e unidades de terapia intensiva (UTI).

DEFINIÇÕES

- AVCi é definido como uma área de lesão cerebral causada pela interrupção do fluxo sanguíneo. Essa interrupção pode acontecer de duas formas, por trombose local ou por embolia (Figura 1).
- A maior parte dos eventos isquêmicos ocorre por trombose decorrente de aterosclerose. A aterosclerose pode levar a obstrução de grandes artérias ou ser fonte de êmbolos, causando assim a oclusão de vasos distais à lesão, de menor calibre (Figura 2).

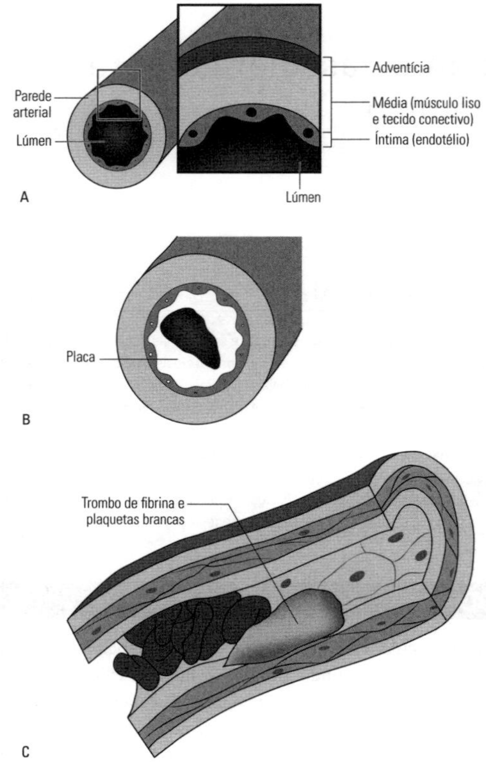

Figura 1 (A) Artéria cerebral normal, com as camadas anatômicas. (B) Placa aterosclerótica. (C) Trombo branco e trombo vermelho ocluindo a luz do vaso. Adaptada de: Caplan LR. Caplan's stroke: A clinical approach. 4. ed. Philadelphia: Elsevier; 2009.

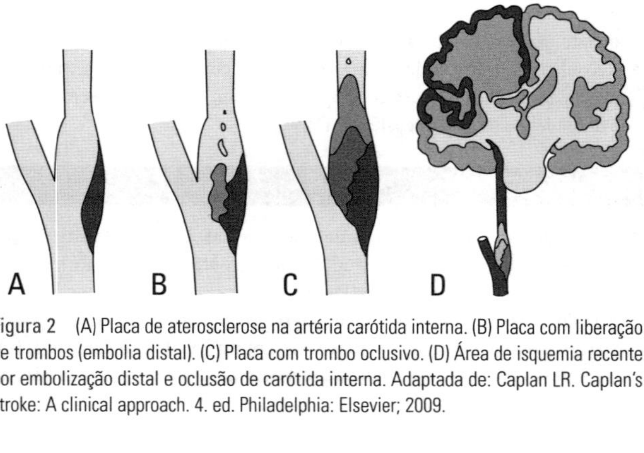

Figura 2 (A) Placa de aterosclerose na artéria carótida interna. (B) Placa com liberação de trombos (embolia distal). (C) Placa com trombo oclusivo. (D) Área de isquemia recente por embolização distal e oclusão de carótida interna. Adaptada de: Caplan LR. Caplan's stroke: A clinical approach. 4. ed. Philadelphia: Elsevier; 2009.

- Entre as patologias de trombose de grandes artérias, as mais comuns são a aterosclerose, dissecção, displasia fibromuscular e síndrome de vasoconstrição.
- A origem de êmbolos pode ser de qualquer parte do corpo, sendo mais comuns os êmbolos de origem cardíaca (Figura 3).
- A Tabela 1 traz os principais fatores de risco para AVCi de etiologia cardioembólica.

Tabela 1 Fatores de risco para embolização – origem cardíaca

▸ Fibrilação/*flutter* atrial
▸ Trombo intracavitário (atrial ou ventricular)
▸ Patologias valvares
▸ Cardiomiopatia dilatada
▸ Insuficiência cardíaca com fração de ejeção (FE) < 30%

- Existe a rara possibilidade de êmbolo de origem venosa. Para que isso ocorra é necessária a presença de "*shunt*" cardíaco direita-esquerda, como um forame oval patente.
- A Tabela 2 traz algumas causas mais raras de AVCi que devem ser colocadas no diagnóstico diferencial.

Tabela 2 Causas raras de acidente vascular cerebral isquêmico (AVCi)

▸ Anemia falciforme
▸ Policitemia vera
▸ Deficiência enzimática (proteína C/S, antitrombina III)
▸ Hiper-homocisteinemia
▸ Trombocitose essencial
▸ Mutação do gene da protrombina
▸ Mutação no fator V de Leiden
▸ Síndrome do anticorpo antifosfolipídeo

- Independentemente da causa da oclusão arterial, o déficit de oxigênio e nutrientes ocasiona disfunção metabólica e posteriormente morte celular na área irrigada por aquele vaso. A progressão da disfunção se dá das áreas mais centrais para as áreas mais periféricas a partir do vaso. Essas áreas com disfunções metabólicas, mas que ainda não sofreram lesão estrutural, são chamadas de zona de penumbra e são o principal alvo de tratamento do AVCi.

CUIDADO! NÃO ESQUECER!

- ▸ O tratamento na fase aguda depende de um diagnóstico rápido e precoce.
- ▸ O atraso no início do tratamento pode determinar uma piora no prognóstico.
- ▸ Na suspeita de AVCi é necessária a estabilização rápida do paciente e a obtenção de um exame de neuroimagem.

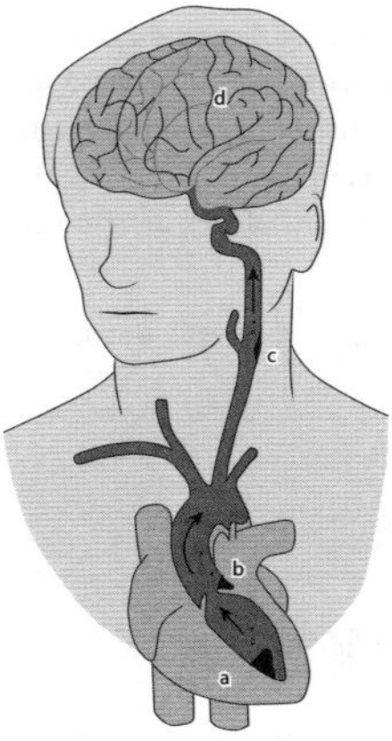

Figura 3 (a) Trombo cardíaco mural. (b) Vegetação em valva cardíaca (trombótica/infecciosa). (c) Placa em artéria carótida interna. (d) Área de isquemia em região distal de artéria cerebral média em razão da embolia.

MANIFESTAÇÕES CLÍNICAS

- O surgimento de déficit focal súbito (dificuldade de fala, de marcha, hemiparesia, hemiparestesia, amaurose, sonolência e coma, entre outros) pode significar um AVCi e deve ser interpretado como uma emergência médica que requer medidas imediatas.
- Assim como na maioria das patologias neurológicas, as manifestações clínicas do AVCi dependem da região acometida e do tamanho da lesão, além da ocorrência de possíveis complicações.
- Didaticamente separamos as manifestações clínicas de acordo com a artéria acometida (Figura 4). Dessa forma, de acordo com o quadro clínico, podemos estabelecer o diagnóstico topográfico da lesão cerebral.

ARTÉRIA CARÓTIDA INTERNA

- A oclusão da carótida interna é decorrente, principalmente, de aterosclerose na bifurcação da carótida comum. Pode levar a isquemia hemisférica com infarto dos territórios da cerebral média e anterior, causando déficits contralaterais à lesão cerebral.
- Por conta da irrigação do polígono de Willis, o quadro clínico pode ter poucos sintomas ou ter progressão lenta.
- Embolização proveniente da placa de ateroma pode levar a obstruções mais distais, causando déficits discretos ou ataques isquêmicos transitórios (AIT) que serão discutidos posteriormente.
- A amaurose fugaz pode representar uma manifestação clínica desse território, pois a artéria oftálmica se origina da artéria carótida interna.

ARTÉRIA CEREBRAL MÉDIA

- Os déficits apresentados pela oclusão dessa artéria dependerão da altura de oclusão e da lateralidade, se no hemisfério dominante ou não (hemisfério

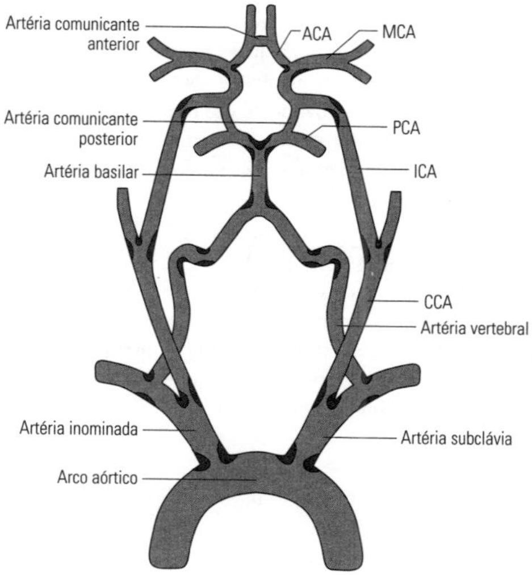

Figura 4 Artérias da circulação cerebral. Em preto estão marcadas as principais áreas de formação de placas ateroscleróticas. ACA: artéria cerebral anterior; CCA: artéria carótida comum; ICA: artéria carótida interna; MCA: artéria cerebral média; PCA: artéria cerebral posterior.

dominante é aquele que controla as áreas da fala, na maior parte da população o hemisfério cerebral esquerdo).

- Obstrução no tronco da cerebral média, também chamado de segmento M1, pode causar afasia, heminegligência, desvio do olhar, hemiparesia contralateral à lesão de predomínio braquiofacial e vários graus de hemiparestesia contralateral.
- Oclusão em hemisfério dominante cursa com afasia, desvio do olhar ipsilateral e hemiparesia com predomínio braquiofacial contralateral. Muitas vezes a afasia pode ser difícil de distinguir de um quadro de encefalopatia ou *delirium*.
- Oclusão em hemisfério não dominante cursa com heminegligência contralateral, desvio do olhar ipsilateral, hemiparesia com predomínio braquiofacial contralateral, estereognosia, agrafaestesia e anosognosia. Esta última pode atrasar a busca por cuidado médico pela incapacidade da pessoa em reconhecer a própria doença.

ARTÉRIA CEREBRAL ANTERIOR

- A oclusão dessa artéria é rara, e quando acontece tem quadro clínico discreto, geralmente caracterizado por paresia ou parestesia contralateral à lesão predominante em membro inferior.
- Isquemia no giro do cíngulo ou núcleo caudado pode ocasionar apatia ou abulia.
- Mais raramente podemos encontrar hemianopsia, quando há isquemia do trato óptico.

ARTÉRIAS VERTEBRAIS E BASILAR

- A oclusão da artéria basilar pode causar isquemia mesencefálica e talâmica, causando lesão no sistema reticular ativador ascendente, ocasionando coma e até mesmo morte. Outro quadro igualmente dramático é a síndrome do cativeiro ("*locked in syndrome*"), na qual a lesão está em núcleos do tronco encefálico, e embora o paciente mantenha consciência, pode comunicar-se somente com piscadas ou o movimento dos olhos.

- Lesões isquêmicas em tronco cerebral podem levar a síndromes cruzadas, caracterizadas por comprometimento de nervo craniano ipsilateral e hemiparesia contralateral à lesão.

ARTÉRIA CEREBRAL POSTERIOR

- O principal déficit de oclusões em artéria cerebral posterior é a hemianopsia contralateral, sem hemiparesia. No hemisfério dominante pode levar a dificuldade para leitura e para cálculos com manutenção da capacidade de escrita. São AVCis menos comuns, e casos raros cursam com dor de difícil controle por acometimento talâmico.

ARTÉRIAS CEREBELARES

- Lesões hemisféricas causam perda da noção de distância no movimento (dismetria), incoordenação (dissinergia) e dificuldade de alternância em movimentos rápidos (disdiadococinesia).
- Obstrução da ceberelar posteroinferior pode levar a síndrome de Wallenberg, caracterizada por vertigem, náusea, nistagmo, fraqueza em palato, desvio *skew*, ataxia ipsilateral e síndrome de Horner ipsilateral.

DIAGNÓSTICO DIFERENCIAL

- Outros diagnósticos diferenciais estão descritos na Tabela 3.

Tabela 3

Diagnóstico diferencial	Características
Convulsões – pós-ictal (paralisia de Todd)	Paciente com crise convulsiva presenciada, história prévia de crises convulsivas, sinais de crise convulsiva (mordedura da língua, liberação esfincteriana etc.)
Encefalopatia metabólica	Hipoglicemia, distúrbios eletrolíticos, insuficiência renal ou hepática, sepse, infecções graves, infecções em idosos
Infecção de SNC	Encefalites infecciosas, meningites, infecções oportunistas em SNC
Neoplasias de SNC	Estabelecimento de déficits insidiosos, presença de crise convulsiva
Doenças neuromusculares	Estabelecimento de lesões que não guardam correlação com áreas centrais

SNC: sistema nervoso central.

ATAQUE ISQUÊMICO TRANSITÓRIO (AIT)

- O AIT é caracterizado pelo surgimento súbito de um déficit focal, porém esse déficit regride totalmente em até 24 horas. Na maior parte dos eventos, o déficit regride em minutos, não passando da primeira hora.

- O AIT é um marcador de doença aterosclerótica grave, e sua ocorrência é um sinalizador de que o paciente tem risco aumentado de sofrer um AVCi nos próximos dias.
- Exames de imagem mais refinados mostram que muitos AIT causaram áreas de isquemia, porém de pouca ou nenhuma repercussão clínica, ou seja, um AIT na verdade pode ser um pequeno AVC, devendo ser tratado como tal.

EXAMES COMPLEMENTARES

- A suspeição do diagnóstico de qualquer acidente vascular cerebral implica a realização no menor tempo possível (idealmente, em até 15 minutos) de um exame de neuroimagem, tomografia computadorizada (TC) ou ressonância magnética (RM).
- A TC de crânio sem contraste e a RM de encéfalo podem ser utilizadas como primeira opção, porém o menor tempo necessário para realização da TC determina o exame como o mais factível na urgência.
- A TC de crânio possibilita de forma rápida a diferenciação entre a etiologia isquêmica (imagem em geral normal ou hipodensa) e a hemorrágica (lesão aguda hiperdensa). TC de crânio normal é esperada.

TOMOGRAFIA DE CRÂNIO

- Habitualmente a TC de crânio sem contraste é normal. Em geral, alterações isquêmicas só são perceptíveis após 24 horas de evolução do quadro, porém existem alguns sinais que acontecem precocemente e podem auxiliar no diagnóstico:
  - ▷ Contraste espontâneo de vaso: "artéria cerebral média hiperdensa" (Figura 5).
  - ▷ Apagamento de sulcos (Figura 6).
  - ▷ Hipoatenuação de parênquima (Figura 7).

RESSONÂNCIA MAGNÉTICA DE ENCÉFALO

- É mais sensível que a TC de crânio para identificar isquemia, porém tem maior custo, menor disponibilidade e maior tempo de execução do exame.

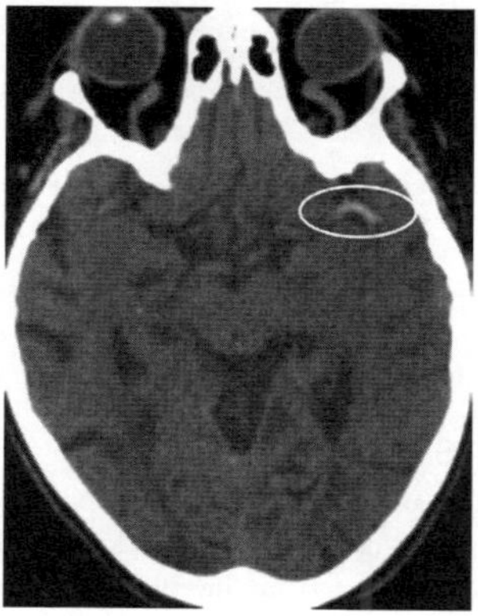

Figura 5 Artéria cerebral média com contraste espontâneo – artéria cerebral média hiperdensa.

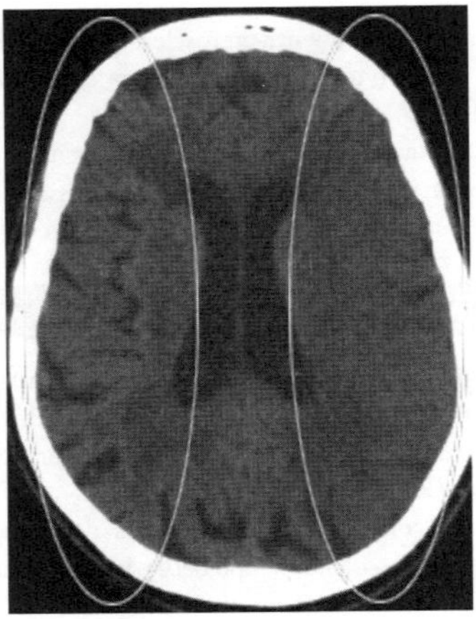

Figura 6 Apagamento de sulcos. Repare na linha à direita que os sulcos são menos evidentes do que na linha à esquerda.

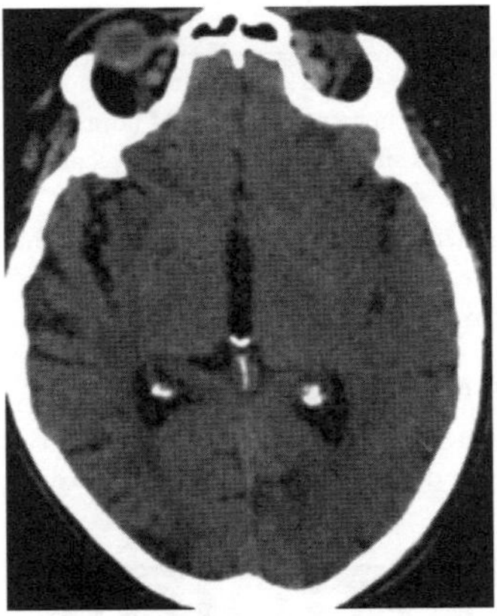

Figura 7 Hipodensidade – repare que a área à direita é discretamente mais escura (hipodensa) que o resto do parênquima encefálico. Há também apagamento de sulcos na região.

- Detecta isquemia precocemente, entre 3 e 30 minutos do início do evento isquêmico já é possível perceber alterações na RM na sequência de difusão (Figura 8).
- Diferencia isquemia antiga de isquemia recente (Figura 9).

OUTROS EXAMES

- Glicemia capilar (sempre pedir para pacientes com suspeita de AVC).
- Hemograma, eletrólitos, coagulograma, função renal, função hepática.
- Passada a fase aguda é necessária uma investigação de causas do AVCi. Ecocardiograma, Doppler de carótidas e vertebrais e angiorressonância são exames que podem elucidar a causa do AVCi e direcionar o tratamento definitivo.

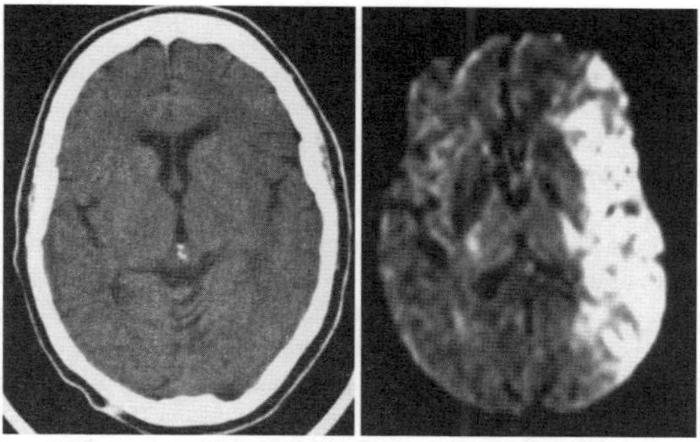

Figura 8 Comparação de tomografia computadorizada – alterações discretas e ressonância magnética na fase de difusão de um paciente com afasia e hemiparesia direita de início há 2 horas – a área com hipersinal (branca brilhante) representa restrição à difusão das moléculas de água, indicando isquemia extensa em região de artéria cerebral média esquerda.

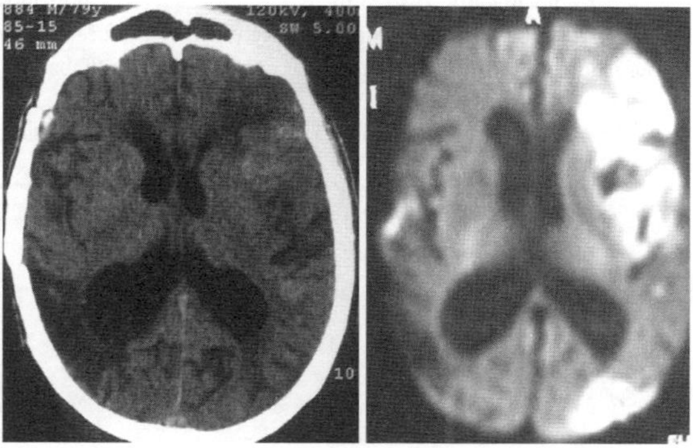

Figura 9 Diferenciação entre lesão isquêmica antiga e lesão isquêmica recente. Repare que existe restrição à difusão de moléculas de água somente no hemisfério esquerdo do paciente.

TRATAMENTO

- O tratamento inicial de todo paciente com suspeita de um evento cerebrovascular agudo requer monitorização de sinais vitais, exame seriado neurológico e obtenção de acesso venoso confiável.
- Na suspeita de AVC, um exame de imagem deve ser obtido o mais rapidamente possível. Ele visa descartar sangramentos em SNC.
- O tratamento visa à reperfusão de vasos ocluídos, de maneira a corrigir a disfunção metabólica de áreas em sofrimento, antes que ocorra lesão estrutural irreversível.
- O exame neurológico para pacientes com AVCi deve ser orientado pela escala de avaliação de AVC do National Institutes of Health (NIHSS) (http://www.nihstrokescale.org/Portuguese/2_NIHSS-portugu%C3%AAs-site.pdf).

TERAPIA DE REPERFUSÃO SISTÊMICA

- Visa à reperfusão de vasos ocluídos, a trombólise por meio do uso de agentes trombolíticos, o principal agente é a alteplase (rt-PA), que é administrada de maneira sistêmica por via intravenosa. Entretanto, algumas limitações impedem o uso do rt-PA em muitos casos.
  - Tempo: o tempo ideal para a trombólise sistêmica é de até 4,5 horas do início do sintomas até o início da infusão do medicamento trombolítico. Vale ressaltar que quanto menor o tempo decorrido, melhores as chances de sucesso do tratamento. Após 4,5 horas do início dos sintomas o benefício é duvidoso e a chance de sangramento aumenta consideravelmente.
  - A dose de rt-PA recomendada é de 0,9 mg/kg, respeitando a dose máxima de 90 mg. Deve ser administrado um *bolus* com 10% da dose, seguido de indução do restante em 1 hora. É aconselhável que durante a infusão o paciente permaneça monitorizado e, em caso de piora neurológica ou clínica, que a infusão seja suspensa, o paciente estabilizado e seja realizado um novo exame de imagem.
  - As complicações hemorrágicas acontecem frequentemente e o benefício da trombólise sistêmica tem sido contestado em trabalhos recentes. No entanto, recomendamos o uso rotineiro da terapia, inclusive podemos utilizar a terapia combinada de trombólise seguida de reperfusão mecânica, observando os cuidados necessários e as contraindicações (Tabelas 4 e 5).

Tabela 4 Contraindicações absolutas à trombólise no acidente vascular cerebral isquêmico (AVCi)

▸ Traumatismo craniano grave nos últimos 3 meses
▸ Hemorragia intracraniana prévia (em qualquer tempo)
▸ Diagnóstico ou suspeita de neoplasia intracraniana ou malformação arteriovenosa
▸ Cirurgia intracraniana ou medular nos últimos 3 meses
▸ Sangramento ativo de qualquer sítio
▸ Pressão arterial sistólica > 185 mmHg ou diastólica > 110 mmHg*
▸ Coagulopatia e uso de anticoagulantes
▸ Plaquetopenia < 100.000
▸ TC evidenciando hipodensidade maior que um terço do hemisfério

* O controle pressórico compatível com medicações intravenosas permite a realização da trombólise sistêmica.
TC: tomografia computadorizada.

Tabela 5 Contraindicações relativas à trombólise no acidente vascular cerebral isquêmico (AVCi)

▸ Escala de NIHSS menor que 5 (considerar a terapia se houver afasia)
▸ Rápida melhora dos sintomas
▸ Gravidez
▸ Infarto agudo do miocárdio nos últimos 3 meses
▸ Trauma ou cirurgia de grande porte nos últimos 14 dias
▸ Cirurgia abdominal ou genitourinária nos últimos 21 dias

NIHSS: National Institutes of Health.

TERAPIA DE REPERFUSÃO ENDOVASCULAR

- Para realização de trombectomia mecânica em indivíduos cujo início dos sintomas tenha ocorrido em até 8 horas ou que tenham sido vistos bem (sem déficit neurológico) pela última vez em até 8 horas, os pacientes deverão apresentar todos os critérios a seguir:
  - Oclusão envolvendo a artéria carótida interna intracraniana até o primeiro segmento da artéria cerebral média (M1) ou ambos que puderem ser tratados dentro de 8 horas após o início dos sintomas (definido como o momento em que o paciente foi visto pela última vez em um estado normal de saúde).
  - Paciente funcionalmente independente, ou seja, sem déficits prévios limitantes para atividades básicas de vida.
  - Pontuação de 6 ou mais no National Institutes of Health Stroke Scale (NIHSS; intervalo de 0 a 42, com valores mais altos indicando déficit mais grave) no início do quadro.
- Para realização de trombectomia mecânica em indivíduos cujo início dos sintomas tenha ocorrido entre 8 e 24 horas ou que tenham sido vistos bem (sem déficit neurológico) pela última vez entre 8 e 24 horas, os pacientes deverão apresentar todos os critérios a seguir:
  - Sinais e sintomas consistentes com o diagnóstico de um AVCi de circulação anterior agudo.
  - Pontuação de 6 ou mais no NIHSS.
  - Paciente funcionalmente independente, ou seja, sem déficits prévios limitantes para atividades básicas de vida.
  - Volume do infarto (avaliado por perfusão ou difusão), considerando os seguintes pontos de corte:
    - Menor que 21 cm^3, em pacientes com idade maior ou igual a 80 anos e com NIHSS acima de 10.
    - Menor que 31 cm^3, em pacientes com idade menor que 80 anos e com NIHSS entre 10 e 19.
    - Menor que 51 cm^3, em pacientes com idade menor que 80 anos e com NIHSS acima de 20.
    - Menor que 70 cm^3, em pacientes com *mismatch* maior que 1,8, penumbra maior que 15 mL e que apresentem janela de sintomas entre 8 e 16 horas.
- Vale ressaltar que a trombectomia mecânica deve ser feita em centros especializados e necessita de exame de imagem quando for realizada após 8 horas do início dos sintomas.
- É possível a realização de trombectomia mecânica após trombólise sistêmica, nesses casos, assim como nos casos de trombectomia após 8 horas do início dos sintomas, é necessária a realização de exames de imagem e discussão com as equipes de neurologia e de radiologia intervencionista.
- As contraindicações para a realização do procedimento são as mesmas da trombólise medicamentosa.

ANTIAGREGAÇÃO PLAQUETÁRIA

- A droga mais estudada no tratamento de AVCi é o ácido acetilsalicílico (AAS). Estudos da década de 1990 mostraram o benefício do uso da medicação.
- O efeito maior do AAS é na prevenção de novos eventos isquêmicos.
- Deve-se iniciar em dose de ataque de 100-300 mg em até 48 h, com dose diária de 100 mg.
- Outros antiagregantes não se mostraram superiores ao AAS.

CUIDADOS GERAIS

- Todo paciente com suspeita de AVC deve ter uma glicemia capilar aferida de imediato. Hipoglicemia deve ser prontamente corrigida. O controle glicêmico está indicado e a faixa-alvo é de 110 a 180 mg/dL. O controle estrito (80 a 110 mg/dL) não mostrou benefícios e esteve associado a maior ocorrência de hipoglicemias.
- O controle pressórico está indicado com drogas intravenosas, rapidamente tituláveis. Hipertensão deve ser corrigida com medicação de maneira a manter a PAS < 185 mmHg e a PAD < 110 mmHg. Grandes quedas de pressão são desencorajadas. Em geral, é recomendada uma queda entre 10 e 20% da pressão média, respeitando os valores citados anteriormente. Hipotensão está associada a piores desfechos e deve ser corrigida com vasopressores caso seja necessário. O objetivo nesses casos é a normotensão, não se deve induzir hipertensão.
- Febre (temperatura axilar maior que 37,8°C) deve ser evitada, dentro do possível. Antitérmicos não foram efetivos em controlar a ocorrência de febre (que pode acontecer até pelo próprio evento isquêmico) e medidas físicas não produziram melhores desfechos (em mortalidade e recuperação neurológica).
- O controle eletrolítico está indicado. Evite usar soluções hipotônicas; a hiponatremia está associada a piores desfechos neurológicos.
- Profilaxia com medicamentos para trombose venosa está indicada e deve ser realizada em todos os pacientes que não tenham contraindicação.
- Anticoagulação de rotina é muito controversa e não está indicada; em alguns casos, a terapia pode ser considerada.

CRANIECTOMIA DESCOMPRESSIVA

- Pacientes com infartos cerebrais extensos são candidatos a terapia de descompressão precoce e craniectomia descompressiva. No entanto, os trabalhos incluíam pacientes com déficits neurológicos moderados a graves como desfecho favorável, o que cria certa dúvida sobre a real eficácia da terapia.

LITERATURA RECOMENDADA

1. Bertog SC, Grunwald IQ, Kühn AL, Franke J, Hofmann I, Sievert H. Acute stroke intervention. Urgent Interv Ther. 2014;313(14):286-301.
2. Caplan LR. Etiology, classification, and epidemiology of stroke – UpToDate [Internet]. [cited 2017 Jul 11]. Disponível em: https://www.uptodate.com/contents/etiology-classification-and-epidemiology-of-stroke?source=search_result&search=stroke&selectedTitle=5~150.
3. Donaldson L, Fitzgerald E, Flower O, Delaney A. Why is there still a debate regarding the safety and efficacy of intravenous thrombolysis in the management of presumed acute ischaemic stroke? A systematic review and meta-analysis. Emerg Med Australas. 2016;28(June):496-510.
4. Jauch EC, Saver JL, Adams HP, Bruno A, Connors JJB, Demaerschalk BM, et al. Guidelines for the early management of patients with acute ischemic stroke: A guideline for healthcare professionals from the American Heart Association/American Stroke Association. Stroke. 2013;44(3):870-947.
5. Jüttler E, Unterberg A, Woitzik J, Bösel J, Amiri H, Sakowitz OW, et al. Hemicraniectomy in older patients with extensive middle-cerebral-artery stroke. N Engl J Med [Internet]. 2014;370(12):1091-100.

6. Kolias AG, Kirkpatrick PJ, Hutchinson PJ. Decompressive craniectomy: past, present and future. Nat Rev Neurol [Internet]. 2013;9(7):405-15.
7. Nakagawa K, Bianchi MT, Nakagawa SS, Sorond FA. Aggressive care after a massive stroke in young patients: Is that what they want? Neurocrit Care. 2010;13(1):118-22.
8. Powers WJ, Derdeyn CP, Biller J, Coffey CS, Hoh BL, Jauch EC, et al. 2015 American Heart Association/American Stroke Association focused update of the 2013 guidelines for the early management of patients with acute ischemic stroke regarding endovascular treatment: A guideline for healthcare professionals from the American Heart Association/American Stroke Association. Stroke. 2015;46:3020-35.
9. Powers WJ, Rabinstein AA, Ackerson T, Adeoye OM, Bambakidis NC, Becker K, et al. Guidelines for the Early Management of Patients With Acute Ischemic Stroke: 2019 Update to the 2018 Guidelines for the early management of patients with acute ischemic stroke: A guideline for healthcare professionals From the American Heart Association/American Stroke Association. Stroke. 2019 Dec;50(12):e-344-e418. Erratum in: Stroke. 2019 Dec;50(12):e440-e441.
10. Prabhakaran S, Silver AJ, Warrior L, McClenathan B, Lee VH. Misdiagnosis of transient ischemic attacks in the emergency room. Cerebrovasc Dis. 2008;26(6):630-5.
11. Rabinstein AA. Treatment of acute ischemic stroke. Continuum (NY). 2017;(February):62-81.
12. Saver JL. Time is brain – Quantified. Stroke. 2006;37(1):263-6.
13. Schramm P, Schellinger PD, Fiebach JB, Heiland S, Jansen O, Knauth M, et al. Comparison of CT and CT angiography source images with diffusion-weighted imaging in patients with acute stroke within 6 hours after onset. Stroke. 2002;33(10):2426-32.
14. Southerland AM. Clinical evaluation of the patient with acute stroke. Continuum (NY). 2017;23(1):40-61.
15. Tsivgoulis G, Zand R, Katsanos AH Goyal N, Uchino K, Chang J, et al. Safety of intravenous thrombolysis in stroke mimics. Stroke. 2015;46(5):1281-7.
16. Turc G, Tsivgoulis G, Audebert HJ, Boogaarts H, Bhogal P, De Marchis GM, et al. European Stroke Organization – European Society for Minimally Invasive Neurological Therapy expedited recommendation on indication for intravenous thrombolysis before mechanical thrombectomy in patients with acute ischaemic stroke and anterior circulation large vessel occlusion. Eur Stroke J. 2022 Mar;7(1):I-XXVI.
17. Wardlaw JM, Mielke O. Early signs of brain infarction at CT: observer reliability and outcome after thrombolytic treatment – systematic review. Radiology. 2005;235(2):444-53.

CAPÍTULO 19

Acidente vascular cerebral hemorrágico

Rodolpho Pedro
Rogério Zigaib

MENSAGENS RELEVANTES

- O acidente vascular cerebral hemorrágico (AVCh) é uma doença de alta morbidade e mortalidade e bastante comum na prática médica.
- AVCh é definido como sangramento intracraniano de origem não traumática.
- Na suspeita de AVC o paciente deve ser estabilizado, monitorizado e um exame de neuroimagem deve ser feito o mais rápido possível.
- O exame de neuroimagem pode ser tomografia computadorizada (TC) ou ressonância magnética (RM), porém o exame de TC é mais rápido e de maior disponibilidade.
- A monitorização clínica e o exame neurológico seriado permitem reconhecer e tratar complicações precocemente.
- O controle da pressão arterial é recomendado na fase aguda e a pressão arterial sistólica (PAS) deve ser mantida abaixo de 180 mmHg.
- Devem ser evitadas as disglicemias (hipo ou hiper) e hiponatremias; o controle de temperatura, embora sugerido, falhou em demonstrar benefício, assim como o uso de anticonvulsivantes profiláticos de rotina.
- Deve-se suspender o uso de anticoagulantes terapêuticos; a profilaxia mecânica de trombose com compressão intermitente está indicada e o uso de profilaxia medicamentosa deve ser considerado.
- No caso de piora neurológica, um novo exame de imagem deve ser realizado.

INTRODUÇÃO

- O acidente vascular cerebral hemorrágico (AVCh) é uma doença de alta morbidade e mortalidade, resultando em custos consideráveis à sociedade e impondo sequelas limitantes a grande parte dos acometidos. O AVCh representa 8-24% de todos os acidentes vasculares cerebrais.
- Estima-se uma incidência próxima a 5 milhões de casos de AVCh em 2010 ao redor do mundo, um aumento de 47% dos casos entre 1990-2010, apesar de queda de 19% em países de alta renda.
- O aumento do número de casos ocorreu principalmente na população com idade menor que 75 anos, sendo a idade média dos acometidos 3 a 5 vezes menor em países de baixa e média renda.
- Entre 12 e 39% dos acometidos atingem independência funcional em longo prazo e a letalidade é de aproximadamente 40% em um mês e 54% em um ano. No Brasil foram computadas 100 mil mortes relacionadas a doenças cerebrovasculares em 2013.

DEFINIÇÕES

- O termo AVCh é utilizado para descrever o sangramento intracraniano não traumático relacionado à ruptura de vasos intracranianos, habitualmente visualizado em exames de imagem.
- Embora a hemorragia subaracnóidea (HSA) possa ser considerada um subtipo de AVCh, este tópico será tratado em um capítulo à parte.
- A principal etiologia do AVCh é a hipertensão arterial, que promove ruptura de artérias penetrantes por meio de degeneração vascular e formação de microaneurismas. Esses sangramentos costumam ocorrer em indivíduos com idade menor que 75 anos e em localização cerebral profunda, longe do córtex, habitualmente em putâmen, tálamo, ponte e cerebelo (Figuras 1 e 2).
- A angiopatia amiloide é a etiologia mais frequente em indivíduos com idade maior que 75 anos. Está relacionada à deposição de proteína β-amiloide

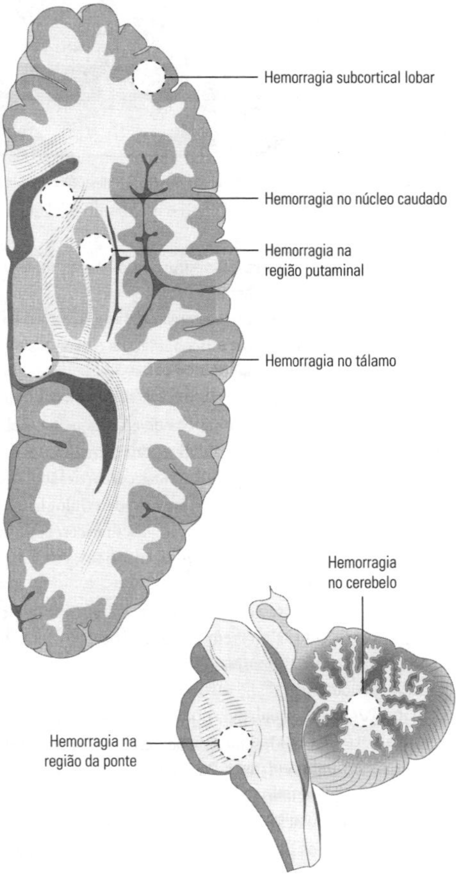

Figura 1 Principais pontos de hemorragia intracraniana.

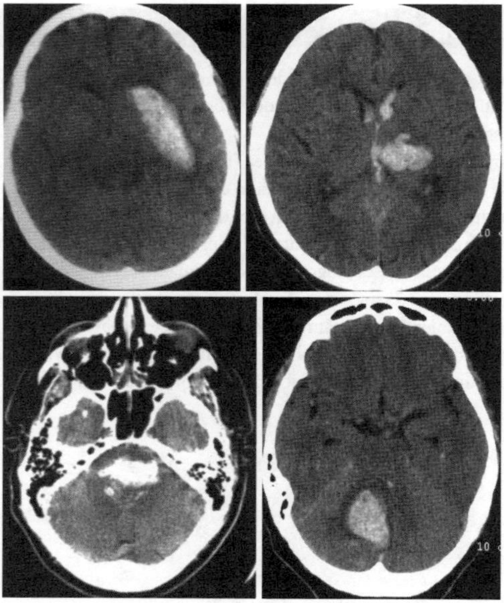

Figura 2 Na sequência: hematoma em região putaminal, hematoma talâmico com inundação ventricular, hematoma na região da ponte e hematoma em cerebelo.

junto à parede de pequenos vasos. O sangramento ocorre mais comumente próximo ao córtex cerebral (hemorragia lobar).

- Os principais fatores de risco são: hipertensão, idade, sexo maculino, tabagismo, uso abusivo de álcool, uso de anticoagulantes e drogas simpatomiméticas (cocaína, heroína, anfetaminas e outras).
- O sangramento subclínico de pequena monta ("*microbleed*") é diagnosticado frequentemente em exames radiológicos de emergência ou eletivos. Sua presença tem sido relacionada a microangiopatias semelhantes às encontradas no AVCh e indica maior risco para doenças cerebrovasculares.
- O sangramento intracraniano pode ser resultado de etiologias secundárias, como trombose venosa central, malformação vascular cerebral, meningites, vasculites, Moya-Moya, tumores, aneurismas micóticos, coagulopatias e hiperfluxo (p. ex., após endarterectomia).
- Deve-se atentar para maior risco de AVCh por etiologia secundária quando algum dos seguintes achados estiverem presentes: pacientes jovens, sexo feminino, não tabagistas, sem histórias de hipertensão e na presença de sangramento intraventricular.
- A localização do AVCh é variável, mas pode ser descrita como predominante em gânglios basais (75-80%), seguidos de hemorragias lobares (20-25%) e de tronco cerebral/cerebelo (1-5%). Putâmen e tálamo são frequentemente apontados como os principais locais de acometimento.
- O envelhecimento da população e um melhor controle de comorbidades têm levado à redução dos casos de hemorragia profunda relacionados à hipertensão e aumento dos casos lobares relacionados à angiopatia amiloide em países desenvolvidos.

- A lesão do tecido nervoso ocorre por ação mecânica do hematoma associado ao edema citotóxico e ao aumento da pressão intracraniana com consequente queda da perfusão cerebral e isquemia.
- A quebra da barreira hematoencefálica é fator crucial no aumento do edema e do sangramento.
- A expansão do hematoma é maior nas primeiras 48 horas. Um dos preditores de aumento do volume do hematoma é a presença de extravasamento de contraste no interior do hematoma visto à tomografia (*spot sign*). Além de maior incidência de expansão do hematoma, este achado está relacionado a um pior desfecho neurológico e maior mortalidade.
- O extravasamento para o espaço intraventricular (hemoventrículo) é comum (40-60%). Sua presença indica pior prognóstico e a obstrução da drenagem liquórica por coágulos é causa comum de hidrocefalia.

MANIFESTAÇÕES CLÍNICAS

- Como na maioria das patologias neurológicas, as manifestações clínicas do AVCh dependem da região acometida e do tamanho da lesão, além da ocorrência de possíveis complicações.
- O quadro é frequentemente dominado pela presença de rebaixamento do nível de consciência, cefaleia, vômitos e sinais localizatórios que, diferentemente do AVCi e da HSA, podem progredir de intensidade nas primeiras horas.
- A presença de hemoventrículo pode induzir rigidez nucal semelhante à HSA.
- O coma e a presença de convulsão podem indicar pior prognóstico.
- Não há nenhuma manifestação clínica capaz de diferenciar seguramente o AVCh dos demais tipos de acidente vascular encefálico.

REBAIXAMENTO DO NÍVEL DE CONSCIÊNCIA

- O rebaixamento do nível de consciência pode ser causado por dano cerebral difuso ou pelo desvio de linha média e consequente lesão do sistema reticular ativador ascendente (SRAA).
- O SRAA é o sistema responsável pela manutenção do nível de consciência. Sua estimulação produz vigília, e sua lesão/supressão, o coma.
- Hemorragias talâmicas e de tronco são frequentemente acompanhadas de depressão da consciência, enquanto lesões corticais geralmente não levam ao rebaixamento do sensório, exceto quando bilaterais ou extensas.
- As lesões de fossa posterior podem levar ao rebaixamento do nível de consciência (RNC) por compressão do tronco cerebral.
- A hidrocefalia e o edema podem levar ao rebaixamento do nível de consciência por aumento da pressão intracraniana e lesão cerebral difusa, mesmo sem desvio de linha média.

DÉFICIT MOTOR E SENSITIVO PERIFÉRICO

- O déficit motor no AVCh guarda íntima relação com a região acometida. As lesões acontecem habitualmente acima do bulbo (decussação das pirâmides) e, portanto, geram déficit motor contralateral ao sangramento.
- Nas hemorragias próximas ao córtex, o déficit dependerá da representação cortical acometida (p. ex., hemorragias occipitais podem causar hemianopsia).

- As fibras motoras corticais são "drenadas" por um canal comum (cápsula interna) para posteriormente formarem o trato corticoespinal. Hemorragias mais profundas (núcleos da base e tronco) podem comprimir essas localidades, resultando em hemiparesia/plegia.
- O déficit sensitivo dos membros também é contralateral em razão do cruzamento medular das fibras responsáveis.
- Gânglios da base: déficit motor e sensitivo contralateral e rebaixamento do nível de consciência.
- Cerebelo: sintomas vertiginosos, náuseas, vômitos e ataxia.
- Lobar: convulsão, hemianopsia homônima contralateral (lesões occipitais), paresia/plegia do membro inferior contralateral (lesão frontal).
- Ponte: coma, hemiplegia contralateral, pupilas puntiformes, *bobbing* ocular, paralisia facial, disartria.

ACHADOS LOCALIZATÓRIOS

- Afasia pode estar presente em lesões do hemisfério dominante, enquanto a heminegligência surge em lesões do hemisfério não dominante.
- Sangramentos profundos podem acometer pares cranianos, resultando em alterações pupilares, de movimentação ocular, sensibilidade e motricidade facial.
- A paralisia facial assume padrão central e contralateral às lesões acima do núcleo do VII par craniano (ponte).
- Lesões frontais (campo ocular frontal) desviam o olhar para o lado da lesão, enquanto lesões pontinas (formação reticular paramediana da ponte) desviam o olhar para o lado do déficit (contralateral à lesão).
- Lesões de tronco possuem especial potencial de gravidade, podendo evoluir com perda do controle respiratório por acometimento bulbar.

DIAGNÓSTICO DIFERENCIAL

- A apresentação de transtorno neurológico súbito é típica de eventos cerebrovasculares, sendo importante o diferencial com AVC isquêmico, HSA, vasculites imunes ou relacionadas a meningites, embolias infecciosas e trombose venosa central.
- Os quadros de rebaixamento do nível de consciência associados a déficit focal fazem ainda diagnóstico diferencial com entidades causadoras de efeito de massa, como tumores de sistema nervoso central (SNC) e infecções do SNC (toxoplasmose, tuberculose, neurocriptococose).
- Embora o estado pós-ictal possa se apresentar com déficit focal (paralisia de Todd) e RNC, estes usualmente são autolimitados.

EXAMES COMPLEMENTARES

- A suspeição do diagnóstico de qualquer acidente vascular cerebral implica a realização no menor tempo possível (idealmente, em até 15 minutos) de um exame de neuroimagem, TC ou RM.
- A TC de crânio sem contraste e a RM de encéfalo podem ser utilizadas como primeira opção, porém o menor tempo necessário para realização da TC determina o exame como o mais factível na urgência.

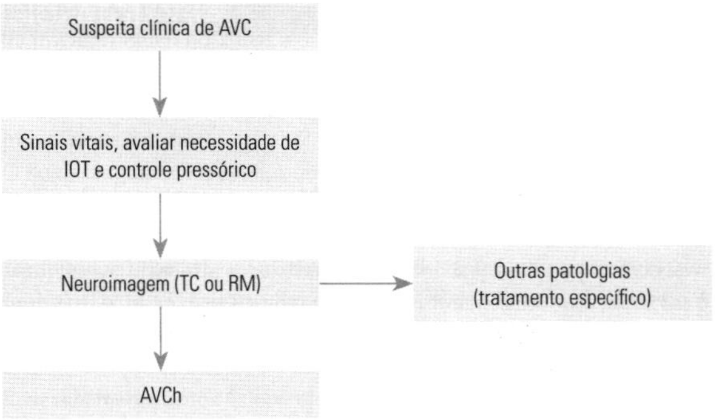

Figura 3 Abordagem diagnóstica. AVC: acidente vascular cerebral; AVCh: acidente vascular cerebral hemorrágico; IOT: intubação orotraqueal; RM: ressonância magnética; TC: tomografia computadorizada.

- A TC de crânio possibilita de forma rápida a diferenciação entre a etiologia isquêmica (imagem usualmente normal ou hipodensa) e a hemorrágica (lesão aguda hiperdensa), o volume do sangramento e a presença de hemoventrículo.
- A ângio-TC de crânio pode revelar a presença do *spot sign* e auxiliar no diagnóstico diferencial, mas sua real necessidade deve ser individualizada.
- A RM pode ser especialmente útil em casos duvidosos, no diagnóstico diferencial e nos sangramentos crônicos.
- Hemoglobina, coagulograma, plaquetas, sódio, cálcio e glicemia são exames importantes na avaliação e no tratamento inicial.
- A Figura 3 traz o algoritmo diagnóstico no AVC hemorrágico.

TRATAMENTO

- O tratamento inicial de todo paciente com suspeita de um evento cerebrovascular agudo requer monitorização de sinais vitais, exame seriado neurológico e obtenção de acesso venoso confiável. O reconhecimento e o tratamento de complicações precocemente podem estar associados com melhores desfechos.
- Pacientes com rebaixamento do nível de consciência devem ser avaliados quanto à capacidade de proteção de via aérea e à necessidade de intubação orotraqueal e ventilação mecânica, usualmente indicada em pacientes com escore menor ou igual a 8 na escala de coma de Glasgow.

CONTROLE DE GLICEMIA E TEMPERATURA

- A hipoglicemia deve ser corrigida e um teto de glicemia de 180 mg/dL é sugerido. O controle estrito (glicemias entre 80 e 110 mg/dL) e agressivo pode ser deletério.
- Pacientes que evoluem com hipertermia apresentam pior prognóstico.
- O papel do controle de temperatura no AVCh ainda é controverso. Estudos prospectivos demonstram que o uso de antitérmicos é muitas vezes incapaz de reduzir a temperatura de forma significativa.

- O controle térmico com medidas de resfriamento externo e até com dispositivos intravasculares se mostrou eficaz em reduzir a temperatura, mas tal redução não se traduziu em benefício neurológico.
- A hipotermia, terapêutica ou profilática, não proporcionou melhor desfecho neurológico consistente.

CONTROLE DE PRESSÃO ARTERIAL

- O controle pressórico é um dos temas mais estudados em AVCh. Ainda assim, existem controvérsias sobre sua influência no desfecho neurológico.
- A presença de altos níveis de pressão arterial sistólica (PAS) foi relacionada a aumento da área de sangramento e pior desfecho, mas seu controle não demonstrou benefício consistente.
- O controle rápido (em até uma hora) da pressão arterial para níveis de PAS menores que 150 mmHg não reduz o fluxo cerebral e se mostrou seguro no estudo ADAPT e no estudo INTERACT II (alvo de PAS menor que 140 mmHg).
- O estudo INTERACT II randomizou quase 3 mil pacientes com AVCh para controle pressórico em até uma hora com alvo de PAS de 140 ou 180 mmHg. Não houve diferença entre os grupos em mortalidade ou recuperação neurológica. Em uma análise secundária, os pacientes do grupo de controle mais intenso apresentaram melhores pontuações em questionários de qualidade de vida mental e física.
- Um estudo subsequente (ATACH-II) randomizou cerca de 1.000 pacientes com AVCh para um alvo de PAS 110-139 mmHg ou entre 140-179 mmHg. Não houve diferença de mortalidade, disfunção neurológica ou qualidade de vida.
- O controle pressórico nas primeiras horas do AVCh é seguro, mas o controle estrito (PAS < 140 mmHg) não demonstrou benefício consistente diante do controle usual (PAS < 180 mmHg).
- Com base na evidência atual sugerimos o controle de PAS com alvo < 180 mmHg, e a preferência é por drogas endovenosas tituláveis como o nitruprussiato de sódio ou nitroglicerina.

CONTROLE DE SÓDIO

- O uso de soluções hipotônicas (p. ex., soro glicosado, NaCl 0,45%) deve ser evitado pelo potencial de induzir edema cerebral e aumento da pressão intracraniana (PIC).
- O uso de soluções hipertônicas para tratamento de hipertensão intracraniana é uma medida útil, com resposta rápida, porém variável e de duração limitada; neste tempo, a causa deve ser corrigida.
- Diante de sinais de HIC, o NaCl 20% pode ser usado em uma dose de 0,5 mL/kg para infusão em 30-40 minutos.
- O uso de solução hipertônica de manutenção com o objetivo de induzir hipernatremia controlada (145-155 mEq/L) em pacientes com AVCh é controverso; não recomendamos o uso de rotina.
- Embora a hiponatremia esteja relacionada com pior evolução no AVCh, não existem evidências de que sua correção ou a indução de hipernatremia profilaticamente seja benéfica nesse contexto; a variação aguda e acentuada da natremia deve ser evitada.

USO DE HEMOSTÁTICOS

- O uso de fator VII ativado com objetivo de menor hematoma e melhor desfecho não se mostrou eficaz em estudo conduzido por Meyer et al. Este estudo mostrou ainda maior risco de eventos trombóticos arteriais com a medicação.
- Em pacientes que fazem uso de antiagregantes ou anticoagulantes, deve-se suspender prontamente a medicação e corrigir o distúrbio de coagulação.
- A transfusão de plaquetas com objetivo de corrigir possível deficiência em pacientes que fazem uso de antiplaquetários mostrou piorar o desfecho neurológico e não deve ser realizada.
- O uso de plasma fresco congelado (PFC), complexo protrombínico ou fator VII ativado reduz o tempo necessário para correção do INR em pacientes que fazem uso de cumarínicos (p. ex., warfarina) quando comparados ao uso de vitamina K.
- A correção mais agressiva e rápida do INR nesses pacientes não demonstrou melhorar o desfecho neurológico.

ANTICONVULSIVANTES

- A convulsão é mais comum em pacientes idosos com AVCh lobar ou com desvio de linha média à tomografia. Pacientes com rebaixamento do nível de consciência desproporcional à lesão devem ser avaliados quanto à possibilidade de estado de mal não convulsivo. Nesses casos um eletroencefalograma deve ser solicitado.
- O tratamento das crises convulsivas segue a mesma estratégia utilizada em outros cenários. A fenitoína na dose de ataque de 15-20 mg/kg diluída em soro fisiológico com velocidade máxima de 50 mg/min e posterior manutenção com 100 mg 8/8h é uma opção, ajustando a dose conforme o nível sérico sempre que possível.
- O uso profilático de anticonvulsivantes não demonstrou melhorar o desfecho neurológico no AVCh e deve ser evitado.
- O uso de anticonvulsivantes está relacionado a pior desfecho neurológico em pacientes com AVCh e outras patologias neurológicas.

PROFILAXIA DE TROMBOEMBOLISMO VENOSO E RETORNO DE ANTICOAGULANTES

- O uso de profilaxia mecânica com compressor pneumático intermitente é uma das poucas medidas que comprovadamente reduz a mortalidade no AVCh. Meias de compressão não são eficazes neste cenário.
- O melhor momento para introdução de profilaxia química com heparina ainda é controverso.
- Em análise de três estudos que iniciaram heparina com 24, 48 e 96 horas o risco de sangramento aumentou quanto mais precoce, e o risco de trombose quanto mais tardia a introdução. Recentemente, em um pequeno RCT, Qian et al. não identificaram maior risco de ressangramento ou trombose quando compararam o início precoce (24 h) com o início tardio (72 h). O início de profilaxia química parece seguro após 24-48 h, período em que a expansão do hematoma passa a ser infrequente, mas sugerimos que esta decisão seja individualizada.

- Em pacientes com patologias que requerem anticoagulação plena, o retorno da anticoagulação mostrou redução de eventos trombóticos, sendo usualmente realizado entre 10 e 39 dias. Uma recomendação é o retorno após 3 a 4 semanas do AVCh, considerando sempre o risco-benefício.

TRATAMENTO NEUROCIRÚRGICO

- Maior PIC e menor pressão de perfusão cerebral (PPC) estão associados com pior prognóstico. Existe dúvida sobre se a redução desses valores é suficiente para melhorar o prognóstico ou se o pior prognóstico se deve ao fato de que pacientes com piores lesões têm piores valores de PIC e PPC.
- Não existem grandes estudos sobre a necessidade de monitorização invasiva no AVCh. Em estudos com pacientes de TCE, a monitorização invasiva não foi superior à monitorização clínica associada à tomografia.
- O estudo STICH I comparou abordagem neurocirúrgica precoce para evacuação do hematoma com a abordagem cirúrgica apenas em casos de evolução desfavorável. Não houve diferença em mortalidade ou prognóstico neurológico. Este achado foi confirmado em um segundo estudo (STICH II) que avaliou a intervenção cirúrgica em pacientes com sangramentos mais superficiais.
- Em hematomas de fossa posterior, a evolução com piora neurológica, compressão do tronco cerebral e/ou hidrocefalia é indicativa de abordagem. O tamanho do hematoma isoladamente não deve definir a conduta.
- Pacientes com hemorragia intraventricular possuem maior risco de evoluir com hidrocefalia e rebaixamento do nível de consciência. Esses pacientes devem ser reavaliados frequentemente quanto à evolução neurológica e à necessidade de derivação ventricular externa (DVE).
- Durante a evolução, nova piora neurológica deve ser conduzida com pronta estabilização clínica seguida pela realização de novo exame de imagem para o diagnóstico etiológico. Causas importantes de piora neurológica são o aumento da área do hematoma, piora do edema e hidrocefalia.

OUTRAS TERAPIAS

- O uso de estatinas não faz parte do manejo do AVCh, sendo seu uso crônico inclusive apontado como possível fator de risco nesta patologia.
- O uso de corticoide não tem benefício no AVCh e pode induzir complicações, como dificuldades no controle glicêmico e maior risco para infecções, entre outras complicações.
- A ventriculoscopia com drenagem cirúrgica de coágulos ou infusão de trombolíticos intraventriculares possuem resultados ainda incertos.
- A Figura 4 resume os principais aspectos terapêuticos no manejo do AVC hemorrágico.

PROGNÓSTICO

- Fatores como idade, escala de coma de Glasgow, volume de sangramento intraparenquimatoso, presença de sangramento intraventricular ou infratentorial são prognósticos e compõem o *ICH score* (*Intracerebral Hemorrhage Score*) (Tabelas 1 e 2).
- O resultado do *ICH score* deve servir como um parâmetro e não tem validade individual.

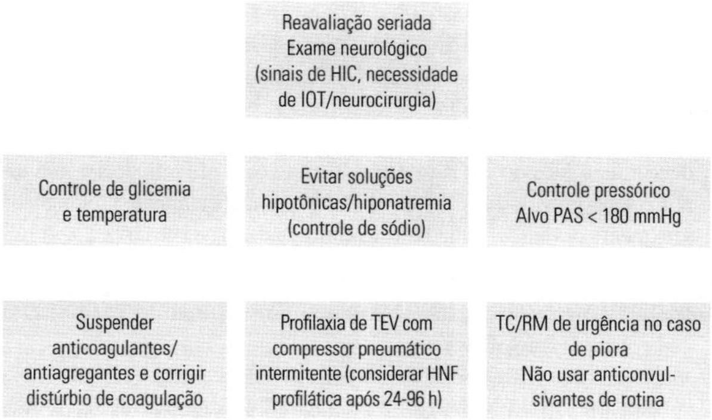

Figura 4 Tratamento preconizado. HIC: hipertensão intracraniana; HNF: heparina não fracionada; IOT: intubação orotraqueal; PAS: pressão arterial sistólica; RM: ressonância magnética; TC: tomografia computadorizada.

- O ICH tem boa correlação com desfecho funcional. Pacientes com escore superior a 3 têm grande chance de estado mínimo de consciência e dependência total para atividades básicas de vida em um ano.

Tabela 1 *ICH score*

Glasgow	3-4 5-12 13-15	2 1 0
Idade > 80 anos		1
Volume do hematoma* > 30 mL		1
Hemorragia intraventricular		1
Origem infratentorial		1

* O volume do hematoma pode ser calculado com a fórmula (largura × comprimento × altura/2). A altura pode ser calculada com o número de cortes na tomografia multiplicada pela espessura de cada corte.

ICH score: Intracerebral Hemorrhage Score.

Tabela 2 Mortalidade prevista de acordo com o *ICH score*

ICH score	Mortalidade prevista
0	0%
1	13%
2	26%
3	72%
4	97%
5-6	100%

ICH score: Intracerebral Hemorrhage Score.

- Esses dados devem ser analisados em conjunto com a evolução do paciente para determinar o prognóstico; o paciente, quando possível, e a família devem ser sempre incluídos no processo e ter ciência da possibilidade de evolução com sequela ou óbito.
- Pacientes com possibilidade de prognóstico ruim e evolução desfavorável devem ter o foco do cuidado definido junto com os familiares e com base nos valores prévios do paciente. Medidas que artificialmente prolonguem o sofrimento devem ser evitadas e descontinuadas nesse cenário.

LITERATURA RECOMENDADA

1. An SJ, Kim TJ, Yoon B-W. Epidemiology, risk factors, and clinical features of intracerebral hemorrhage: an update. Journal of Stroke. 2017;19(1):3-10.
2. Anderson CS, Heeley E, Huang Y, Wang J, Stapf C, Delcourt C, et al.; INTERACT2 Investigators. Rapid blood-pressure lowering in patients with acute intracerebral hemorrhage. N Engl J Med. 2013;368:2355-65.
3. Battey TWK, Falcone GJ, Ayres AM, Schwab K, Viswanathan A, McNamara KA, et al. Confounding by indication in retrospective studies of intracerebral hemorrhage: antiepileptic treatment and mortality. Neurocritical Care. 2012;17(3):361-6.
4. Butcher KS, Jeerakathil T, Hill M, Demchuk AM, Dowlatshahi D, Coutts SB, et al., ICH ADAPT Investigators. The intracerebral hemorrhage acutely decreasing arterial pressure trial. Stroke. 2013 Mar;44(3):620-6. Epub 2013 Feb 7.
5. Carcel C, Sato S, Zheng D, Heeley E, Arima H, Yang J, et al. Prognostic significance of hyponatremia in acute intracerebral hemorrhage. Crit Care Med. 2016;44(7):1388-94.
6. CLOTS (Clots in Legs Or sTockings after Stroke) Trials Collaboration. Effectiveness of intermittent pneumatic compression in reduction of risk of deep vein thrombosis in patients who have had a stroke (CLOTS 3): a multicentre randomised controlled trial Lancet. 2013;382(9891):516-24.
7. Cordonnier C, Salman RAS, Gans K, Koopman MM, Brand A, Majoie CB, et al. Platelet transfusion versus standard care after acute stroke due to spontaneous cerebral haemorrhage associated with antiplatelet therapy (PATCH): a randomised, open-label, phase 3 trial. Lancet. 2016;387(10038):2605-13.
8. García Bermejo P, Arribas García J, Pérez-Fernández S, et al. Spot sign and live-imaged dramatic intracerebral hematoma expansion. Neurology. 2010; 75;834.
9. Goldstein JN, Thomas SH, Frontiero V, Joseph A, Engel C, Snider R, et al. Timing of fresh frozen plasma administration and rapid correction of coagulopathy in warfarin-related intracerebral hemorrhage. Stroke. 2005;37(1):151-5.
10. Hauer E, Stark D, Staykov D, Steigleder T, Schwab S, Bardutzky J. Early continuous hypertonic saline infusion in patients with severe cerebrovascular disease. Crit Care Med. 2011;39(7):1766-72.
11. Hemphill JC, Bonovich DC, Besmertis L, Manley GT, Johnston SC, Tuhrim S. The ICH Score: A simple, reliable grading scale for intracerebral hemorrhage editorial comment: a simple, reliable grading scale for intracerebral hemorrhage. Stroke. 2001;32(4):891-7.
12. Hemphill JC, Greenberg SM, Anderson CS, Becker K, Bendok BR, Cushman M, et al. Guidelines for the management of spontaneous intracerebral hemorrhage. Stroke. 2015;46(7):2032.
13. Kleinig TJ. Associations and implications of cerebral microbleeds. Journal of Clinical Neuroscience. 2013;20(7):919-27.
14. Krishnamurthi RV, Feigin VL, Forouzanfar MH, Mensah GA, Connor M, Bennett DA, et al. Global and regional burden of first-ever ischaemic and haemor-

rhagic stroke during 1990-2010: findings from the Global Burden of Disease Study 2010. Lancet Glob Health. 2013;1(5):e259-e281.

15. Mayer SA, Brun NC, Begtrup K, Broderick J, Davis S, Diringer MN, et al.; FAST Trial Investigators. Efficacy and safety of recombinant activated factor VII for acute intracerebral hemorrhage. N Engl J Med. 2008;358:2127-37.
16. Mendelow AD, Gregson BA, Fernandes HM, Murray GD, Teasdale GM, Hope DT, et al.; STICH Investigators. Early surgery versus initial conservative treatment in patients with spontaneous supratentorial intracerebral haematomas in the International Surgical Trial in Intracerebral Haemorrhage (STICH): a randomised trial. Lancet. 2005;365:387-97.
17. Mendelow AD, Gregson BA, Rowan EN, Murray G, et al., for the STITCH II Investigators. Early surgery versus initial conservative treatment in patients with spontaneous supratentorial lobar intracerebral haematomas (STICH II): a randomised trial. Lancet. 2013;382(9890):397-408.
18. Messé SR, Sansing LH, Cucchiara BL, Herman ST, Lyden PD, Kasner SE. Prophylactic antiepileptic drug use is associated with poor outcome following ICH. Neurocritical Care. 2009;11(1):38-44.
19. Morotti A, Brouwers HB, Romero JM, Jessel MJ, Vashkevich A, Schwab K, et al., for the Antihypertensive Treatment of Acute Cerebral Hemorrhage II and Neurological Emergencies Treatment Trials Investigators. Intensive blood pressure reduction and spot sign in intracerebral hemorrhage: a secondary analysis of a randomized clinical trial. JAMA Neurol. 2017;74(8):950-60.
20. Murthy SB, Gupta A, Merkler AE, Navi BB, Mandava P, Iadecola C, et al. Restarting anticoagulant therapy after intracranial hemorrhage. Stroke. 2017;48(6):1594.
21. Paciaroni M, Agnelli G, Venti M, Alberti A, Acciarresi M, Caso V. Efficacy and safety of anticoagulants in the prevention of venous thromboembolism in patients with acute cerebral hemorrhage: a meta-analysis of controlled studies. Journal of Thrombosis and Haemostasis. 2011;9(5):893-8.
22. Qureshi AI, Palesch YY, Barsan WG, Hanley DF, Hsu CY, Martin RL, et al. Intensive blood-pressure lowering in patients with acute cerebral hemorrhage. N Engl J Med. 2017;375(11):1033-43.
23. Venkatasubramanian C, Mlynash M, Finley-Caulfield A, Eyngorn I, Kalimuthu R, Snider RW. Natural history of perihematomal edema after intracerebral hemorrhage measured by serial magnetic resonance imaging. Stroke. 2011;42(1):73.
24. Wells DL, Swanson JM, Wood GC, Magnotti LJ, Boucher BA, Croce MA, et al. The relationship between serum sodium and intracranial pressure when using hypertonic saline to target mild hypernatremia in patients with head trauma. Crit Care. 2012;16(5):R193.

CAPÍTULO 20

Hemorragia subaracnóidea aneurismática (HSA)

Rogério Zigaib

MENSAGENS RELEVANTES

- A hemorragia subaracnóidea aneurismática (HSA) é a forma mais rara de acidente vascular cerebral (AVC), e também é a mais devastadora, com alta mortalidade e morbidade.
- A suspeita de HSA é feita pela história clínica e a confirmação diagnóstica é feita por exame de imagem, habitualmente a tomografia computadorizada (TC) de crânio. A arteriografia é um exame que deve ser realizado quando disponível.
- A principal meta de tratamento é evitar o ressangramento. Em doença aneurismática vale a seguinte expressão: "aneurisma diagnosticado é aneurisma tratado".
- Não existe superioridade de tratamento para aneurisma cerebral: clipagem e embolização são igualmente eficazes.
- Isquemia cerebral após HSA é a principal causa de complicações e morte após o tratamento da doença aneurismática. O pronto reconhecimento da complicação e medidas adequadas promovem melhores desfechos.
- Centros com maior experiência e maior volume de tratamento de HSA têm melhores resultados.

INTRODUÇÃO

- A hemorragia subaracnóidea (HSA) é a forma mais rara de acidente vascular cerebral (AVC) e também a mais devastadora. Dados norte-americanos dão conta de que 5 a 10% dos AVC são dessa etiologia. Os pacientes com HSA tendem a ser mais jovens do que aqueles que sofrem outro tipo de AVC.
- É uma doença de alta mortalidade e morbidade. Estudos apontam que cerca de 20% dos pacientes que apresentam o rompimento de um aneurisma têm morte súbita. Apesar da melhoria do tratamento nos últimos anos, a morbidade e a mortalidade permanecem altas. Mais de 50% dos pacientes que recebem tratamento no hospital ou morrem ou apresentam sequelas importantes no momento de alta hospitalar.
- Até 2% da população apresentam doença aneurismática cerebral. Na maior parte das vezes a doença é assintomática. O *screening* de aneurismas assintomáticos não está indicado.
- A identificação precoce do sangramento e o tratamento adequado são fundamentais para reduzir a mortalidade e morbidade. Frequentemente essa condição clínica não é diagnosticada.

DEFINIÇÕES

- O termo HSA é utilizado para descrever o sangramento no espaço subaracnóideo de origem espontânea. A causa mais comum de sangramento no espaço subaracnóideo é o trauma, porém tem fisiopatologia e tratamento diferentes do que o sangramento espontâneo; portanto, a HSA traumática não será abordada neste capítulo.

- Cerca de 80% dos casos de HSA acontecem por doença aneurismática. As outras causas são malformação arteriovenosa, vasculites, meningites e tumores.
- A doença acontece na mesma proporção em homens e mulheres. Hábitos como tabagismo estão associados com a ruptura do aneurisma.
- A maior incidência de HSA é ao redor dos 50 anos, porém pode acontecer em qualquer idade. É uma doença que afeta, predominantemente, a população jovem e ativa e de caráter fortemente incapacitante, o que a torna uma doença de grande impacto social.

MANIFESTAÇÕES CLÍNICAS

- A característica mais marcante da HSA é a cefaleia comumente descrita como a "pior dor de cabeça da minha vida", de início súbito e que atinge a maior intensidade em segundos (cefaleia *thunderclap*).
- É comum a ocorrência de cefaleia sentinela precedendo a HSA. Essa cefaleia é de menor intensidade e ocorre habitualmente entre 2 e 8 semanas antes do *ictus* (cefaleia súbita e de forte intensidade) e pode corresponder à expansão do aneurisma.
- Sinais e sintomas associados:
  - Náuseas e/ou vômitos.
  - Rigidez de nuca.
  - Fotofobia.
  - Rebaixamento do nível de consciência.
  - Sinais neurológicos focais.
- O nível de consciência na apresentação do quadro é extremamente variável e um dos indicativos de prognóstico. O quadro pode variar da normalidade a coma arresponsivo.
- A presença de déficits focais como paralisias, parestesias ou afasias também é indicativa de pior prognóstico.
- Crises convulsivas são incomuns, acontecem em menos de 5% dos casos e não têm relação com o prognóstico. Acredita-se que as crises convulsivas estão associadas com o momento de sangramento ou ressangramento.

DIAGNÓSTICO

- O quadro clínico de cefaleia súbita de forte intensidade e início súbito é altamente sugestivo de HSA, e o momento de maior intensidade da dor é considerado o momento da ruptura do aneurisma. Para o diagnóstico é necessário um alto grau de suspeição clínica. Outros comemorativos acompanhando o quadro, como rebaixamento de nível de consciência ou sinais neurológicos focais, não são necessários para suspeita de HSA.
- Em casos de suspeição de HSA, uma TC de crânio sem contraste deve ser realizada o mais rapidamente possível.
- Quando a TC de crânio não é conclusiva, mas existe grande suspeita clínica, está indicado o exame do líquido cefalorraquidiano (liquor), que pode ser diagnóstico.

- O diagnóstico é feito pelo quadro clínico e pela presença de sangue no espaço subaracnóideo, quer seja em exame de imagem, quer seja na análise do liquor.

EXAMES COMPLEMENTARES

Tabela 1 Exames complementares

TC de crânio	A TC de crânio é fundamental no diagnóstico da HSA e deve ser feita em qualquer paciente com suspeita clínica. A TC de crânio tem sensibilidade de 100% nos três primeiros dias, e a sensibilidade para a detecção de sangramentos no espaço subaracnóideo vai caindo com o passar do tempo, no sétimo dia está ao redor de 50%. A TC de crânio é fundamental para o diagnóstico de complicações associadas ao quadro de HSA, como hematomas, hidrocefalia e áreas isquêmicas associadas a HSA, entre outras (Figura 1)
Ângio-TC	A angiotomografia na fase aguda ajuda na identificação do aneurisma e no planejamento terapêutico
RM de encéfalo	Deve ser considerada nos casos de TC de crânio inconclusiva. Algumas sequências de aquisição de imagens têm melhor sensibilidade para detecção de sangramento
Liquor	A punção do líquido cefalorraquidiano na região lombar é considerada o melhor exame para diagnóstico de HSA em pacientes com alta suspeita clínica e TC de crânio inconclusiva. No entanto, sempre existe a dúvida entre um liquor diagnóstico de HSA e um liquor de acidente de punção. Recomenda-se a coleta de quatro tubos sucessivos; a presença de hemácias em número semelhante em todos os tubos é altamente sugestiva de HSA; o decaimento do número de hemácias é sugestivo de acidente de punção
Arteriografia	A arteriografia digital é o exame de escolha para identificação de aneurismas cerebrais; é o exame de maior sensibilidade e especificidade para detecção de aneurismas. A reconstrução em três dimensões ajuda no planejamento terapêutico. O tratamento endovascular é possível durante o exame

HSA: hemorragia subaracnóidea; RM: ressonância magnética; TC: tomografia computadorizada.

ESTRATIFICAÇÃO E PROGNÓSTICO

- Uma vez realizado o diagnóstico de HSA, é possível fazer prognóstico de acordo com o quadro clínico da apresentação. Existem duas escalas que são mais usadas: a escala de Hunt-Hess (Tabela 2) e a escala da World Federation Neurological Surgeons (WFNS) (Tabela 3).
- São considerados desfechos favoráveis aqueles em que o paciente consegue manter a independência para atividades básicas diárias, como tomar banho, comer e fazer pequenas tarefas e todas as atividades mais complexas que essas.
- São considerados desfechos desfavoráveis aqueles em que o paciente é dependente para atividades básicas como comer ou tomar banho, quando o paciente fica restrito ao leito e mesmo quando ele vem a falecer da doença ou de suas complicações.

Tabela 2 Escala de Hunt-Hess

Classificação	Manifestação clínica
1	Assintomático, cefaleia, rigidez de nuca leve
2	Cefaleia intensa, rigidez de nuca intensa, NÃO apresenta déficits motores (exceto paralisia de nervos cranianos)
3	Confusão mental, déficit neurológico focal leve
4	Estupor, hemiparesia moderada ou grave
5	Coma, posturas patológicas (decorticação ou descerebração)

Tabela 3 Escala da World Federation Neurological Surgeons (WFNS)

Classificação	GCS*	Manifestação clínica	Desfecho desfavorável (%)
1	15	Sem déficit motor	15%
2	13-14	Sem déficit motor	30%
3	13-14	Com déficit motor	53%
4	7-12	Com ou sem déficit motor	59%
5	3-6	Com ou sem déficit motor	93%

GCS: *Glasgow Coma Score* (escala de coma de Glasgow).

- Feito o diagnóstico, é possível ter uma ideia da evolução dos pacientes. Existe uma possibilidade grande de complicações durante a evolução do quadro: neurológicas e/ou clínicas.
- Complicações neurológicas:
  - Ressangramento.
  - Isquemia cerebral tardia (ICT).
  - Vasoespasmo.
  - Hidrocefalia.
- Complicações clínicas:
  - Edema agudo de pulmão.
  - Disfunção miocárdica pós-HSA (miocárdio atordoado).
  - Arritmias.
  - Hiponatremia.
- A complicação mais temida é a isquemia cerebral tardia relacionada com a HSA. O principal fator de risco para a ocorrência da isquemia tardia é a quantidade de sangue no espaço subaracnóideo, que pode ser medida pela TC de crânio. A ocorrência de complicações pode ser estimada de acordo com classificação da escala de Fisher (Tabela 4).

Tabela 4

Classificação	Descrição	% de ICT*
Grau I	Ausência de sangramento (A)	21%
Grau II	Lâmina fina de sangramento: < 1 mm (B)	25%
Grau III	Lâmina espessa de sangramento: > 1 mm (C)	31%
Grau IV	Hematoma intraparenquimatoso, hemorragia intraventricular, com ou sem sangramento difuso (D)	37%

ICT: isquemia cerebral tardia.

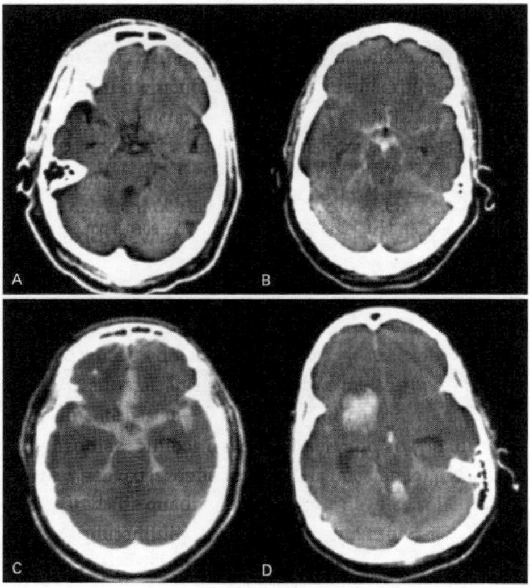

Figura 1

TRATAMENTO

- O tratamento inicial de todo paciente com suspeita de um evento cerebrovascular agudo requer monitorização de sinais vitais, exame neurológico seriado e obtenção de acesso venoso confiável. O reconhecimento e tratamento de complicações precocemente está associado com melhores desfechos.
- A principal meta do tratamento na fase aguda é evitar o ressangramento.

TRATAMENTO DO ANEURISMA

- A principal medida para evitar ressangramento é o tratamento do aneurisma. Idealmente o aneurisma deve ser tratado em até 72 horas após o rompimento. Muitas vezes o diagnóstico acontece após esse período; nesses casos, a recomendação é realizar o tratamento o mais precocemente possível, independentemente do tempo decorrido do sangramento. Como regra geral, vale a expressão: "aneurisma diagnosticado é aneurisma tratado".
- O risco de ressangramento no primeiro dia varia entre 1 e 14% e permanece alto durante os 30 primeiros dias após o sangramento, no caso de o aneurisma não ser tratado.
- Não existe superioridade de modo de tratamento, embolização (A) ou clipagem (B) (Figura 2) têm resultados semelhantes. O estudo ISAT, com acompanhamento de mais de 2.000 pacientes em mais 15 anos de seguimento, mostra que quanto maior o número de pacientes tratados em cada serviço, melhores são os resultados. Ou seja, o melhor tratamento é aquele disponível e com o qual a equipe assistente está mais habituada, que pode ser realizado o mais rapidamente possível.
- Após o tratamento do aneurisma, a chance de novos sangramentos é igual à de pacientes sem doença aneurismática.

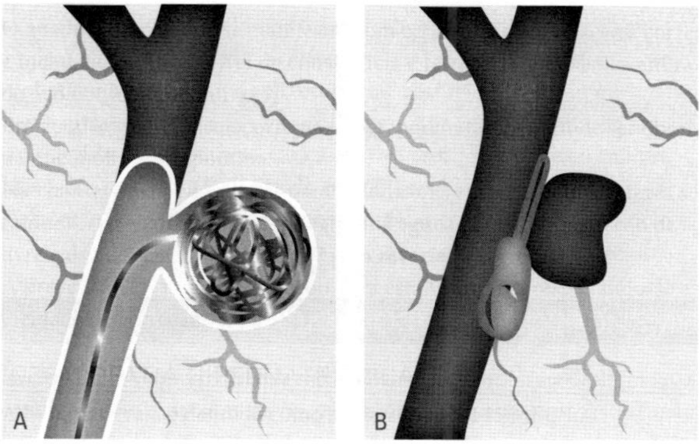

Figura 2

- Em aneurismas não tratados deve-se evitar picos hipertensivos, manter os pacientes em ambiente calmo e monitorado e tratar o aneurisma da maneira mais breve possível.
- Não é recomendado fazer uso de anticonvulsivantes profiláticos, porém crises convulsivas devem ser tratadas agressivamente. Recomendamos o tratamento com anticonvulsivantes pelo menor tempo possível.
- A ocorrência de complicações clínicas e neurológicas é extremamente comum e deve ser considerada e tratada preemptivamente.

COMPLICAÇÕES CLÍNICAS

- Em geral são complicações cardiovasculares, estão associadas a descarga adrenérgica provocada pela ruptura do aneurisma e acontecem precocemente, muitas vezes antes do tratamento definitivo do aneurisma. São a maior causa de mortalidade na fase aguda do tratamento.
  - Disfunção miocárdica após HSA: está associada ao sangramento e sua fisiopatologia parece estar associada à descarga adrenérgica que ocorre em razão do sangramento no espaço subaracnóideo. O tratamento é o suporte cardiovascular em terapia intensiva, de acordo com o quadro clínico.
  - Edema agudo de pulmão: pode estar associado com a disfunção cardíaca decorrente da HSA. Um fator que pode contribuir são expansões volêmicas mais agressivas. A recomendação é fazer expansão volêmica somente de acordo com o quadro clínico, hipervolemia não é recomendada em nenhuma fase do tratamento da HSA.
  - Hipertensão arterial: deve ser controlada antes do tratamento do aneurisma. A recomendação que adotamos é pressão sistólica de até 160 mmHg. O tratamento deve ser feito com drogas tituláveis, preferencialmente intravenosas. Não existe consenso sobre qual pressão deve ser adotada nessa fase, mas consideramos que pressões mais elevadas podem estar associadas a maior chance de sangramento. Após o tratamento do aneurisma, pressões mais elevadas são toleradas e algumas vezes benéficas.
  - Hiponatremia: valores baixos de sódio estão associados com pior prognóstico; em caso de hiponatremia, ela deve ser corrigida. Sugerimos manter a natremia no limite superior da normalidade.

- Hipoglicemia: deve ser evitada. Mesmo episódios únicos durante a evolução estão associados com pior prognóstico. A ocorrência de hiperglicemia também não é recomendada. Sugerimos que o paciente seja mantido com uma glicemia entre 80 e 180 mg/dL, mesmo que seja necessário o uso de insulina ou soluções glicosadas (nesse caso, atenção com o sódio).
- Anemia: a presença de hemoglobina abaixo de 9 g/dL esteve associada a piores desfechos; recomendamos acompanhar os níveis de hemoglobina e discutir transfusão caso a caso.

COMPLICAÇÕES NEUROLÓGICAS

- As complicações neurológicas acontecem desde o momento da ruptura do aneurisma, com sangramento no espaço subaracnóideo, e podem acontecer até 8 semanas após o *ictus*. As principais complicações neurológicas estão descritas na Figura 3.
- Ressangramento: existe possibilidade de novos sangramentos até o tratamento definitivo do aneurisma. O tratamento deve ser feito o mais rápido possível.
- Vasoespasmo: é o estreitamento dos vasos; acontece uma diminuição do calibre das artérias da circulação cerebral. Acontece em 70% dos casos, no entanto na maior parte das vezes é assintomática, detectada em exames como Doppler transcraniano ou ângio-TC e arteriografia (Figura 4). Apenas 30% dos pacientes vão apresentar quadro clínico compatível com déficit perfusional. Diz-se que esses pacientes apresentam isquemia tardia relacionada com HSA.
- A ocorrência de um déficit neurológico deve ser interpretada como uma emergência médica. Na maior parte dos casos esse déficit está relacionado com isquemia cortical tardia, mas uma pequena parte pode ser por conta da hidrocefalia. Nesses casos, a recomendação é a obtenção de um exame de imagem o mais precocemente possível e o tratamento para isquemia tardia concomitantemente.
- Isquemia tardia: é a ocorrência de um déficit neurológico, em geral focal, após a ocorrência de HSA. O pico de ocorrência acontece entre o 4º e o 14º

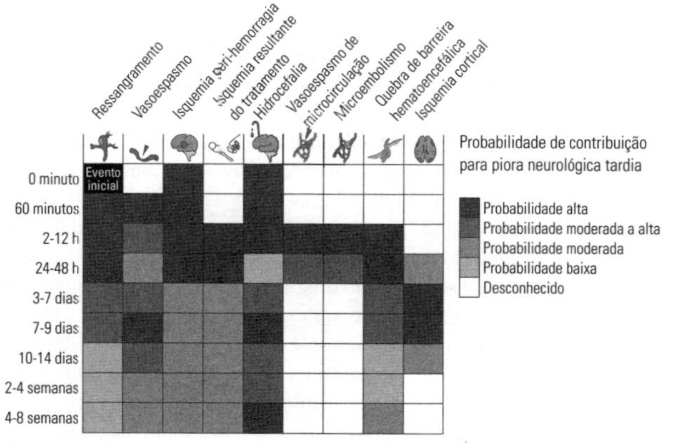

Figura 3 Adaptada de: Maccdonald RL, Pluta RM, Zhang JH. Cerebral vasoespasm after subarachnoid hemorrhage: the emerging revolutios. Nature Clinical Pratice. 2007;3(5):256-63.

dias. Contudo, existem relatos de casos precoces com menos de 48 horas e casos tardios com mais de 40 dias, porém são raros. O quadro clínico é o aparecimento de sinais focais (paresias, parestesias, afasias, distúrbios de pares cranianos). O tratamento proposto é o de tentar melhorar a perfusão cerebral. O aumento da pressão arterial ainda é a principal recomendação (apesar de ser alvo de constantes questionamentos pela ausência de evidências com trabalhos randomizados); o uso de cristaloides, e principalmente vasopressores, em especial a noradrenalina, é recomendado até pressão arterial (PA) sistólica de 200 mmHg ou PA média de 110 mmHg, em até 60 minutos do surgimento do déficit. Caso haja a reversão do déficit com o aumento da PA, é recomendado manter a PA no nível de reversão por pelo menos 24 horas antes de tentar desmame de vasopressor. Nesses casos, recomenda-se acompanhamento de imagem, Doppler ou ângio-TC para verificar melhora do vasoespasmo quando este está presente. Caso não haja melhora, recomendamos arteriografia com intervenção quando disponível, com angioplastia e/ou vasodilatadores locais e sistêmicos (Figura 5). Caso a interven-

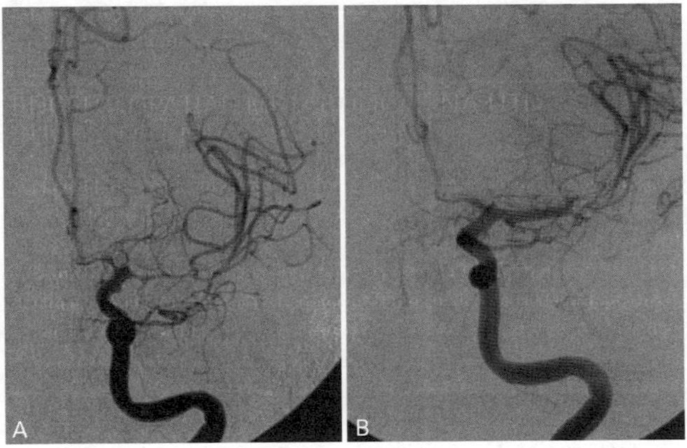

Figura 4 Caso de uma paciente de 37 anos, que no 7º dia após hemorragia subaracnóidea (HSA) e no 5º dia após o tratamento desenvolveu um quadro de hemiparesia direita e afasia – mesmo com aumento da pressão com noradrenalina, a pressão arterial média foi elevada de 80 para 115 mmHg. Não houve melhora do quadro. A paciente foi encaminhada para a hemodinâmica e foi verificado vasoespasmo grave em artéria cerebral média e cerebral anterior (A). Após tratamento com angioplastia em artéria cerebral média e injeção local de milrinone com manutenção de medicação sistêmica por mais 24 horas houve reversão do déficit. Em B é possível ver o resultado final da intervenção.

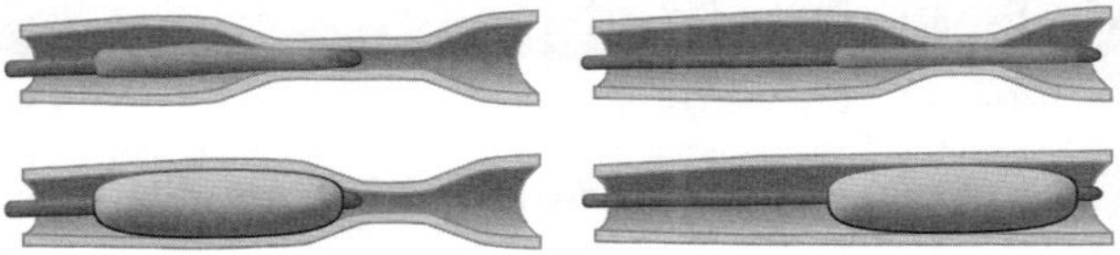

Figura 5 Angioplastia com balão.

ção não esteja disponível, uma recomendação é usar inotrópicos como milrinone ou dobutamina, pelo efeito inotrópico e vasodilatador.

- Hidrocefalia: é uma complicação comum (até 90% dos pacientes), pode acontecer em qualquer fase da evolução, em geral ocorre por conta do acúmulo de sangue no espaço subaracnóideo e consequente resposta inflamatória que pode levar a redução de drenagem liquórica e hidrocefalia. Algumas vezes é necessária a drenagem neurocirúrgica, com derivação externa. A evolução para drenagem definitiva é rara (hidrocefalia *shunt*-dependente), acontece em cerca de 5% dos pacientes.
- Convulsão: complicação rara, em geral acontece em menos de 10% dos casos e parece estar associada com o momento do sangramento ou do ressangramento. A recomendação é tratamento de acordo com o quadro clínico.
- Hipertensão intracraniana: a principal causa é hidrocefalia, mas pode acontecer por hematomas volumosos ou grandes áreas isquêmicas. Nesses raros casos é necessário o acompanhamento neurocirúrgico e uma discussão sobre prognóstico individualizada.

PROFILAXIAS

- Vasoespasmo: nimodipina parece ser a única medicação eficaz em reduzir sequelas neurológicas decorrentes de isquemia tardia. Não reduz, no entanto, vasoespasmo nos exames de imagem. Deve ser administrada do *ictus* até o 21º dia na dose de 60 mg de 4/4 horas. No caso de déficit neurológico com necessidade de vasopressor, recomendamos a suspensão da medicação.
  - Sulfato de magnésio: não se mostrou eficaz em reduzir déficits neurológicos em grandes estudos.
  - Estatina: não foi eficaz em reduzir déficits neurológicos e por ser usada em altas doses esteve relacionada a efeitos colaterais importantes. O uso deve ser desencorajado.
  - Hipervolemia: não foi eficaz em reduzir vasoespasmo e déficits neurológicos. Esteve associada a eventos cardiovasculares importantes, não deve ser utilizada.
  - Hipertensão: papel importante no tratamento de déficits neurológicos em razão de HSA. O uso profilático não é recomendado e está associado a complicações cardiovasculares.
  - Hemodiluição: não é eficaz em reduzir déficits neurológicos e a ocorrência de anemia está associada a piores desfechos.
- Convulsão: ocorrência rara. O uso profilático de anticonvulsivantes esteve associado a piores desfechos cognitivos em longo prazo. No caso de tratamento recomendamos o uso pelo menor tempo possível.
- Tromboembolismo: após o tratamento do aneurisma, o uso de profilaxia medicamentosa é recomendado.

LITERATURA RECOMENDADA

1. Al-Tamimi YZ, Orsi NM, Quinn AC, Homer-Vanniasinkam S, Ross SA. A review of delayed ischemic neurologic deficit following aneurysmal subarachnoid hemorrhage: historical overview, current treatment, and pathophysiology. WNEU. 2010;73(6):654-67.

2. Connolly ES Jr, Rabinstein AA, Carhuapoma JR, Derdeyn CP, Dion J, et al. Guidelines for the management of aneurysmal subarachnoid hemorrhage: a guideline for healthcare professionals from American Heart Association/American Stroke Association. Stroke. 2012;43:1711-37.
3. Diringer MN, Bleck TP, Claude Hemphill J, Menon D, Shutter L, Vespa P, et al. Critical care management of patients following aneurysmal subarachnoid hemorrhage: recommendations from the Neurocritical Care Society's Multidisciplinary Consensus Conference. Neurocrit Care. 2011 Sep;15(2):211-40.
4. Kimball MM, Velat GJ, Hoh BL. Participants in the International Multi-disciplinary Consensus Conference on the Critical Care Management of Subarachnoid Hemorrhage. Critical care guidelines on the endovascular management of cerebral vasospasm. Neurocrit Care. 2011;15:336-341.
5. Lawton MT, Vates GE. Subarachnoid hemorrhage. N Engl J Med. 2017 Jul 20;377(3):257-66.
6. Milinis K, Thapar A, ONeill K, Davies AH. History of aneurysmal spontaneous subarachnoid hemorrhage. Stroke. 2017 Oct;48(10):e280-e283.
7. Molyneux AJ, Birks J, Clarke A, Sneade M, Kerr RS. The durability of endovascular coiling versus neurosurgical clipping of ruptured cerebral aneurysms: 18 year follow-up of the UK cohort of the International Subarachnoid Aneurysm Trial (ISAT). Lancet. 2015 Feb 21;385(9969):691-7.
8. Oudshoorn SC, Rinkel GJ, Molyneux AJ, Kerr RS, Dorhout Mees SM, Backes D, et al. Aneurysm treatment < 24 versus 24-72 h after subarachnoid hemorrhage. Neurocrit Care. 2014 Aug;21(1):4-13.
9. Suarez JI. Diagnosis and management of subarachnoid hemorrhage. Continuum (Minneap Minn). 2015 Oct; 21(5 Neurocritical Care):1263-87.
10. Washington CW, Zipfel GJ, Participants in the International Multi-disciplinary Consensus Conference on the Critical Care Management of Subarachnoid Hemorrhage. Detection and monitoring of vasospasm and delayed cerebral ischemia: a review and assessment of the literature. Neurocrit Care. 2011;15(2):312-7.

CAPÍTULO 21

Estado de mal epiléptico

Bruno Martins Tomazini
Bruno Adler Maccagnan Pinheiro Besen
Douglas Toledo Camilo

MENSAGENS RELEVANTES

- O estado de mal epiléptico (EME) é uma entidade prevalente entre pacientes críticos.
- Deve-se estar atento para a subdivisão entre EME convulsivo e EME não convulsivo.
- O eletroencefalograma é ferramenta importante no diagnóstico, principalmente do EME não convulsivo.
- Dada a sua gravidade, a suspeita diagnóstica exige intervenções terapêuticas rápidas.
- A escolha do tratamento inicial deve se basear na disponibilidade de drogas de cada serviço.
- Em caso de falha no tratamento de primeira linha, drogas de segunda linha devem ser iniciadas (pode-se usar mais que uma droga, se necessário).
- Sempre é recomendado acompanhamento em conjunto pela equipe de neurologia.

INTRODUÇÃO

- Estado de mal epiléptico (EME) é uma condição que resulta de uma falha nos mecanismos responsáveis pela supressão das convulsões ou do surgimento de um novo mecanismo que leva a crises prolongadas.
- É uma das emergências neurológicas mais comuns, com incidência variando entre 9,9 e 41 casos em 100.000 pessoas/ano nos Estados Unidos, enquanto no Brasil estima-se uma incidência de 90.000 casos/ano.
- O EME apresenta uma distribuição bimodal, com picos em crianças com menos de 1 ano e adultos com mais de 60 anos, com taxas de mortalidade atingindo 35% em curto prazo a até 82% no longo prazo.
- Dada a potencial gravidade e tendo em vista sua elevada incidência, o diagnóstico e o tratamento precoces, tanto no departamento de emergência quanto na unidade de terapia intensiva (UTI), são a chave para o sucesso no manejo do EME.

CLASSIFICAÇÃO E DEFINIÇÃO

- Existem diferentes classificações eletroencefalográficas e etiológicas de EME; entretanto, definições operacionais são mais práticas e direcionadas ao cuidado do paciente.
- O EME é dividido em dois grandes subtipos clínicos: estado de mal epiléptico não convulsivo (EME-NC), no qual há ausência de convulsões motoras, e estado de mal epiléptico convulsivo (EME-C), no qual há presença de convulsões motoras. Essa divisão é importante no fluxo diagnóstico, mais simples no EME-C, e muitas vezes desafiadora no EME-NC.
- Danos neuronais irreversíveis ocorrem a partir de 30 minutos de atividade epiléptica ininterrupta. Entretanto, dada a urgência de reconhecimento e tratamento, esse limite de tempo torna-se pouco prático e centrado no paciente

para ser utilizado como critério diagnóstico. Assim, as definições mais aceitas atualmente, seja de EME-NC ou de EME-C, encontram-se na Tabela 1.

Tabela 1 Definições de estado de mal epiléptico

Estado de mal epiléptico não convulsivo (EME-NC)
▸ Atividade epiléptica vista no eletroencefalograma (EEG), com duração > 10 minutos E ausência de convulsões motoras
Estado de mal epiléptico convulsivo (EME-C)
▸ Atividade epiléptica clínica (convulsão motora) contínua com duração > 5 minutos OU ▸ Duas ou mais convulsões motoras em sequência sem recuperação completa da consciência entre crises com duração > 5 minutos

- Independentemente do subtipo de EME, o tempo é fator primordial para o diagnóstico.
- O corte de 5 minutos é justificado, pois a maioria das crises epilépticas cessa em menos tempo. Crises que ultrapassam esse limite em geral não cessam espontaneamente.

ETIOPATOGENIA

- A maioria dos casos de EME está relacionada a alterações estruturais do sistema nervoso central (SNC) ou distúrbios metabólicos agudos.
- O diagnóstico da provável etiologia do EME é chave para o tratamento. Divide-se de maneira didática as etiologias em processos agudos, que são os mais comuns em UTI, e processos crônicos. As etiologias mais comuns estão na Tabela 2.
- Na fase inicial, o EME gera um aumento do fluxo sanguíneo cerebral, assim como aumento de sua taxa metabólica.

Tabela 2 Etiologias mais comuns de EME

Agudas
▸ Distúrbios metabólicos: hidroeletrolíticos, hipoglicemia, insuficiência renal e encefalopatia hepática
▸ Não adesão ao tratamento de pacientes sabidamente epilépticos
▸ Drogas: abstinência (álcool, opioides, benzodiazepínicos, barbitúricos), drogas que diminuem o limiar convulsivo (antibióticos, flumazenil, lítio, clozapina, lidocaína), toxicidade por drogas (cefepime, quinolonas, quimioterápicos)
▸ Vascular: acidente vascular cerebral isquêmico ou hemorrágico, hemorragia subaracnóidea e trombose venosa central
▸ Trauma: hematoma subdural ou epidural, contusão cerebral e lesão axonal difusa
▸ Sepse
▸ Infecção do SNC: meningite, encefalite e abscesso
▸ Hipóxia
▸ Encefalites autoimunes: anti-NMDA e paraneoplásica

(continua)

Tabela 2 Etiologias mais comuns de EME *(continuação)*

Crônicas
▸ Epilepsia prévia: escape de crises, descontinuação medicamentosa
▸ Tumores de SNC
▸ Dano estrutural prévio: trauma, abscesso, acidente vascular cerebral, pós-encefalite/meningite

EME: estado de mal epiléptico; SNC: sistema nervoso central.

- Após cerca de 30 minutos de atividade epiléptica ininterrupta, ocorre perda da autorregulação cerebral, levando a diminuição do fluxo sanguíneo cerebral e aumento da pressão intracraniana, o que tem implicações nas manifestações clínicas do EME.

MANIFESTAÇÕES CLÍNICAS

- As manifestações clínicas do EME são a base para a sua classificação. Os dois aspectos mais importantes da clínica são: a característica dos sintomas motores e o grau de alteração do nível de consciência.
- Para EME-C, existe uma subdivisão com quatro categorias que é baseada nas características motoras da crise. Essa classificação é semelhante à utilizada ambulatorialmente para crises não estado de mal.

EME-C GENERALIZADO

- É o protótipo e a forma mais dramática de EME-C. Conhecido também como tônico-clônico generalizado.
- Sempre há alteração do nível de consciência e manifestação motora bilateral.
- Fase tônica: apresenta flexão do tronco com abdução e extensão de membros no início, depois há extensão do dorso e pescoço e pode estar acompanhada de sinais autonômicos como aumento da frequência cardíaca, pressão arterial, sudorese e hipersecretividade brônquica.
- Fase clônica: movimentos de espasmos nos músculos flexores acontecem repetidamente e são em geral simétricos.
- Conforme a duração da crise aumenta, os sintomas motores podem se tornar mais sutis, a despeito da continuidade da atividade elétrica convulsiva.

EME-C PARCIAL

- As manifestações clínicas variam de acordo com o foco epileptogênico e, na maioria das vezes, estão relacionadas a lesões focais.
- A atividade motora convulsiva é limitada a um membro, hemicorpo, região da face ou movimentos oculares. Alterações neurológicas, como diminuição do nível de consciência, confusão, alterações de campo visual e negligência podem estar presentes.
- As manifestações motoras podem ser sutis, o que faz seu diagnóstico muitas vezes ser tardio.

EME-C MIOCLÔNICO

- Caracterizado por movimentos mioclônicos (contrações musculares bruscas, involuntárias e rápidas) repetidos, na maioria das vezes generalizados e com variados graus de alteração do nível de consciência.

- Pode estar relacionado a síndromes epilépticas, mas na maioria dos casos sua gênese é secundária, sendo a encefalopatia anóxica uma das principais causas. Distúrbios metabólicos como sepse e uremia podem estar relacionados.

EME-C TÔNICO

- A manutenção da posição tônica axial (extensão do dorso, pescoço e membros) é o marco. Trata-se de uma forma rara em adultos e pode ser precipitada pela administração de benzodiazepínicos.

EME-NC

- Existe uma subdivisão para EME-NC, mas muitas de suas formas são raras, sendo somente dois subtipos importantes para discussão.
- Não há nenhuma manifestação clínica específica para o diagnóstico de EME-NC.

EME-NC sem coma

- Essa subdivisão pode apresentar manifestações clínicas diversas, apresentando uma série de diagnósticos diferenciais, podendo mimetizar quadros de acidente vascular encefálico, *delirium*, doenças psiquiátricas ou outras encefalopatias.
- Subdivide-se em EME-NC típico ausência, EME-NC atípico ausência, EME-NC de ausência mioclônica, EME-NC focal, EME-NC autonômico. A discussão específica sobre essas formas foge do escopo deste capítulo.
- Classicamente, há duas categorias de sintomas descritos:
  - Sintomas positivos: agitação, automatismos, nistagmos, ecolalia, *delirium*, choro e espasmos faciais, entre outros.
  - Sintomas negativos: afasia, amnésia, catatonia, letargia e confusão. Entre todos os sintomas, a presença de alteração da movimentação ocular é o achado mais específico.

EME-NC com coma

- Cerca de 10 a 20% dos pacientes comatosos na UTI apresentam crises não convulsivas ou EME-NC ao EEG. A maior parte dos casos não apresenta outras manifestações além do coma, embora alguns pacientes possam apresentar mioclonias, nistagmo ou desvio do olhar.
- Alguns pacientes com EME-C generalizado persistem comatosos com atividade ictal contínua ao EEG mesmo após cessarem as convulsões motoras.

CUIDADO! NÃO ESQUECER!

- Conhecer os subtipos de EME tem importância diagnóstica, mas não interfere no tratamento inicial.
- Não é incomum um paciente evoluir para EME-NC após um EME-C!

DIAGNÓSTICO

- O diagnóstico de EME-C é direto e baseado no quadro clínico. A presença de convulsões motoras com duração maior que 5 minutos ou duas ou mais convulsões motoras em sequência sem recuperação completa da consciência entre crises com duração maior que 5 minutos é diagnóstico de EME-C.

- Outros sinais clínicos, como sudorese, sialorreia, liberação esfincteriana, hipertensão e hiperglicemia podem estar presentes.
- Após cerca de 30 minutos, a lesão neuronal e a perda da autorregulação cerebral podem levar ao aumento da pressão intracraniana e pode ocorrer uma dissociação eletromecânica, em que, a despeito da atividade elétrica cerebral contínua, as manifestações clínicas podem ser sutis.
- Como o diagnóstico de EME-NC é baseado nos achados do EEG, a suspeição clínica é essencial para o diagnóstico. O diagnóstico é dado caso haja 10 minutos de atividade ictal eletrográfica contínua ou pelo menos 12 minutos de atividade ictal eletrográfica em um intervalo de 1 hora.
- Deve-se suspeitar de EME-NC em todos os pacientes com alterações neurológicas agudas, desde alterações comportamentais até o coma, não justificadas por outro processos. Esse ponto específico faz o diagnóstico ser desafiador no ambiente de UTI, dada a miríade de processos concomitantes que justificam alterações neurológicas agudas (veja mais no item "Diagnóstico diferencial").
- A presença de fatores de risco mais anormalidades da movimentação ocular mostrou-se útil para aumento da suspeita diagnóstica de EME-NC. A Tabela 3 resume as principais indicações para realização de EEG em pacientes críticos, visando confirmar ou excluir EME-NC.

Tabela 3 Recomendações para realização de EEG em pacientes críticos para o diagnóstico de EME-NC

▸ Pacientes com alterações agudas do nível de consciência ou que não retornaram ao estado basal após EME-C
▸ Pacientes com lesões agudas do SNC e alteração do nível de consciência não compatíveis com a localização da lesão
▸ Alteração ou flutuação do nível de consciência persistente não justificadas por outra patologia
▸ Sempre que houver suspeita clínica de EME

EEG: eletroencefalograma; EME: estado de mal epiléptico; EME-C: EME convulsivo; SNC: sistema nervoso central.

DIAGNÓSTICO DIFERENCIAL

- Uma série de condições clínicas e psiquiátricas pode ser confundida com EME.
- Desordens do movimento podem mimetizar o EME-C, enquanto condições que levam a rebaixamento do nível de consciência podem mimetizar EME-NC.
- A Tabela 4 contém os principais diagnósticos diferenciais.
- Crises psicogênicas não epilépticas são um importante diferencial e podem mimetizar o EME.
- Sua prevalência pode chegar a 40% dos pacientes encaminhados para centros de referência em epilepsia.
- Sinais que ajudam a diferenciar EME de crises psicogênicas são: choro durante o *ictus*, memória preservada após a crise, olhos fechados, duração prolongada, curso flutuante, movimentos assíncronos, movimentos de lateralização da cabeça e corpo, levantamento da pelve durante a crise e ausência de liberação esfincteriana. O diagnóstico final se dá pelo EEG.

Tabela 4 Diagnóstico diferencial

Apresentações que mimetizam EME-C
▸ Tremor
▸ Distonias
▸ Tétano
▸ Espasmos musculares
▸ *Mioclonus*
Apresentações que mimetizam EME-NC
▸ Encefalopatias de qualquer causa
▸ *Delirium*
▸ Desordens psiquiátricas
▸ Mutismo acinético
▸ Catatonia
▸ Demência

EME-C: estado de mal epiléptico convulsivo; EME-NC: EME não convulsivo.

EXAMES COMPLEMENTARES

- Os exames complementares para o diagnóstico de EME devem ser realizados concomitantemente com o tratamento e exames adicionais podem ser solicitados com base no quadro clínico do paciente. A Tabela 5 contém um resumo dos exames a serem solicitados. O papel do EEG será discutido no próximo tópico.

Tabela 5 Exames complementares sugeridos

Para todos os pacientes
▸ Medida da glicemia capilar
▸ Tomografia computadorizada de crânio sem contraste
▸ Laboratório: hemograma, função renal, sódio, potássio, cálcio, magnésio, função hepática e glicose sanguínea
▸ Nível sérico de drogas anticonvulsivantes (se paciente faz uso prévio)
Considerar a depender da apresentação clínica
▸ Ressonância magnética de sistema nervoso central
▸ Punção lombar
▸ Painel toxicológico incluindo drogas que podem desencadear crises (isoniazida, álcool, tricíclicos, cocaína etc.)
▸ Outros testes laboratoriais, caso julgue necessário

- O conjunto história clínica, exame físico e complementar visa orientar para um diagnóstico etiológico específico e direcionar para o tratamento da causa de base.

ELETROENCEFALOGRAMA

- O EEG é ferramenta essencial para o manejo e diagnóstico do EME. O uso do EEG contínuo, quando disponível, é recomendado para pacientes com suspeita ou diagnóstico de EME.
- Para o EME-C que tem diagnóstico clínico, o EEG durante a crise pode apresentar artefatos de movimento, dificultando a interpretação. Seu uso durante a crise motora é discutível.
- Na suspeita de EME-NC, o EEG define o diagnóstico. Discussões sobre as características eletroencefalográficas e sua interpretação fogem do escopo deste capítulo.
- O uso do EEG contínuo, além de importância diagnóstica, é útil para confirmar a supressão da crise com o tratamento.
- Documentada a supressão da crise, recomenda-se que a monitorização com EEG contínuo seja mantida por 24 h em pacientes não comatosos, pois esse é o período de maior risco para recorrência de crises.
- Em pacientes comatosos ou sedados, a recomendação é de monitorização por 48 h ou mais caso seja necessário.
- Para serviços que não dispõem de EEG contínuo, a recomendação é solicitar EEG intermitente assim que a crise motora cessar (no caso de EME-C) com o objetivo de excluir EME-NC. Para pacientes com EME-NC diagnosticado ou suspeito, recomenda-se solicitar EEG intermitente sempre após realizar qualquer ajuste terapêutico. Considerações para serviços que não dispõem de EEG intermitente serão realizadas no final do capítulo.
- Dos pacientes com crises eletrográficas, somente cerca de 50% das crises são detectadas na primeira hora e cerca de 90% em 48 horas. Dessa forma, o EEG intermitente não é capaz de descartar completamente a possibilidade de EME-NC.

CUIDADO! NÃO ESQUECER!

- A monitorização com EEG deve ser iniciada o mais rápido possível em pacientes com suspeita de EME.

TRATAMENTO

- O objetivo principal do tratamento do EME é interromper o mais rápido possível tanto a crise clínica quanto a eletroencefalográfica.
- O tratamento se divide em duas frentes: suporte intensivo e controle farmacológico da crise. É importante salientar que se deve atuar simultaneamente em ambas as frentes, com o foco na rápida administração de drogas anticonvulsivantes.
- O seguimento em conjunto com o neurologista é fundamental, principalmente para o manejo farmacológico pós-crise.

SUPORTE INTENSIVO

- Uma abordagem sistemática e organizada é essencial para o sucesso, seguindo o conhecido "ABC".
- Na UTI o paciente encontra-se monitorizado (FC, PA, $SatO_2$) e com acesso venoso disponível para uso. Caso não esteja, deve ser obtido.

- Deve-se realizar glicemia capilar de imediato e hipoglicemias devem ser tratadas. Recomenda-se administração de tiamina antes da glicose para pacientes em risco de deficiência de tiamina.
- Deve-se realizar avaliação da patência das vias aéreas e oferta de oxigênio suplementar quando necessário. Posicionar o paciente com elevação da cabeceira ou lateralização do decúbito.
- A necessidade de intubação orotraqueal deve ser avaliada caso a caso. Deve ser imediata em casos de: suspeita de aumento da pressão intracraniana, alterações da troca gasosa que não melhoraram com O_2 suplementar, ou não proteção das vias aéreas.
- Sonolência pós-ictal é comum e não indica intubação orotraqueal, exceto se outros fatores estiverem presentes.
- Ressuscitação volêmica e vasopressores devem ser usados a depender do perfil hemodinâmico do paciente, conforme discutido em outros capítulos.

CUIDADO! NÃO ESQUECER!

- Avaliação sistemática (A: via aérea, B: respiração, C: circulação) deve ser realizada em simultâneo com o controle farmacológico do EME.
- A obtenção de acesso venoso não deve retardar o início do tratamento farmacológico. Outras vias de administração podem ser utilizadas (retal, bucal, nasal, intramuscular).
- O uso de bloqueadores neuromusculares deve ser judicioso! Embora facilitem a IOT, eles cessam as manifestações motoras do EME-C, fazendo com que algumas pessoas interpretem isso como o final da crise.

TRATAMENTO FARMACOLÓGICO

- A maior parte das crises convulsivas cessa com menos de 5 minutos e não são necessárias medicações abortivas. O tratamento farmacológico deve ser realizado somente nos casos de EME.
- Nesse estágio, deve-se estabelecer uma via aérea definitiva, caso não tenha sido obtida previamente.
- Benzodiazepínicos são o tratamento de primeira linha para EME, independentemente de seu subtipo.
- As drogas mais estudadas são: lorazepam, diazepam e midazolam. De maneira geral, há uma predileção da literatura pelo uso do lorazepam, porém, no Brasil, diazepam é a droga mais utilizada.
- O uso do midazolam é preferível na ausência de acesso venoso, pois pode ser administrado via intramuscular, intranasal ou bucal, enquanto o diazepam pode ser administrado via retal. A Tabela 6 contém um resumo das doses a serem utilizadas.
- No paciente que respondeu ao tratamento abortivo com benzodiazepínicos, deve ser iniciada uma droga visando à não recorrência da crise. Entretanto, é possível que o paciente ainda continue em EME mesmo com o uso de agentes de primeira linha.
- Na persistência do EME, as drogas de segunda linha são: fenitoína, ácido valproico, fenobarbital e levetiracetam.
- Não há consenso sobre qual deve ser a droga de segunda linha de escolha. Assim, a escolha deve se basear em outros aspectos, como disponibilidade,

custo e perfil de efeitos adversos. Uma metanálise recente sugere que entre essas drogas a fenitoína é a menos eficaz; entretanto, ela é a mais disponível em nosso meio. A Tabela 7 contém um resumo sobre essas drogas.

- A experiência com outras drogas nesse contexto é limitada, seja por falta de evidências (lacosamida) ou por não haver formulação parenteral disponível (topiramato).

Tabela 6 Benzodiazepínicos de primeira linha para o tratamento de EME

Droga	Dose	Particularidade
Diazepam	0,15 mg/kg IV (máx. 10 mg/dose) Pode repetir após 5 minutos	Muito lipossolúvel: efeito inicial rápido (10-20 s), mas de curta duração (< 20 min)
Midazolam	10 mg IM 0,2 mg/kg intranasal 0,5 mg/kg bucal	Droga de escolha na ausência de acesso venoso
Lorazepam	0,1 mg/kg IV (máx. 4 mg) Pode repetir após 5-10 min	Das drogas discutidas, é a que tem maior duração de efeito

Tabela 7 Drogas de segunda linha para o tratamento de EME

Droga	Dose	Particularidade
Fenitoína	20 mg/kg IV (infusão máx. de 50 mg/min)	Pode causar hipotensão e arritmias. Paciente deve estar monitorizado durante a infusão
Fenobarbital	10-20 mg/kg IV Dose adicional de 5-10 mg/kg	Causa hipotensão. Infusões lentas (< 30 mg/min) são mais bem toleradas
Levetiracetam	60 mg/kg IV (máximo de 4.500 mg. Infundir em 15 minutos)	Pouca interação medicamentosa
Ácido valproico	40 mg/kg IV (infusão máx. de 5 mg/kg/min) Dose adicional de 20 mg/kg	Mais tolerado que fenitoína. Risco de hiperamonemia
Lacosamida	200-400 mg IV (infusão em 15 minutos, mas idealmente 30-60 minutos)	Pode causar arritmias. Paciente deve estar monitorizado durante a infusão, como a fenitoína

- Os pacientes podem seguir dois caminhos: responder às terapias de primeira linha ou associação com droga de segunda linha, abortando assim o EME, ou evoluir para EME refratário, que será discutido no próximo tópico.
- EME abortado: a maioria dos pacientes irá recobrar a consciência após cerca de 20 minutos, entretanto uma parte dos pacientes apresentará um pós-ictal prolongado, seja em decorrência das medicações utilizadas para o tratamento ou por uma continuação das crises como EME-NC.
- O EEG se faz essencial nesse ponto, pois cerca de 14% dos pacientes apresentam EME-NC após o aparente controle de um EME-C.
- As recomendações terapêuticas discutidas servem tanto para pacientes com EME-C quanto EME-NC. O algoritmo para o tratamento do EME está no final do capítulo.

ESTADO DE MAL EPILÉPTICO REFRATÁRIO (EME-R)

- Estado de mal epiléptico refratário é definido como persistência do EME mesmo após administração de benzodiazepínicos e ao menos uma droga de segunda linha.
- Sua prevalência gira em torno de 20-40% dos pacientes com EME e está associada a piores desfechos e aumento de custos.
- As principais drogas para o tratamento do EME-R são: midazolam, propofol e tiopental em bomba de infusão contínua (BIC). A Tabela 8 contém um resumo sobre essas drogas.

Tabela 8 Drogas para o tratamento inicial do EME-R

Droga	Dose	Particularidade
Midazolam	*Bolus* 0,2 mg/kg IV BIC 0,05-2 mg/kg/h	Titular a dose com base no EEG
Propofol	*Bolus* 1-2 mg/kg IV BIC 30-200 mcg/kg/min	Cuidado com altas doses por longo período (síndrome de infusão do propofol)
Tiopental	*Bolus* 2-7 mg/kg IV BIC 0,5-5 mg/kg/h	Gera instabilidade hemodinâmica

BIC: bomba de infusão contínua; EEG: eletroencefalograma; EME-R: estado de mal epiléptico refratário.

- Mesmo com terapia apropriada, alguns pacientes mantêm o quadro de EME-R, o que alguns autores chamam de *EME super-refratário* (manutenção do EME mesmo com uso de drogas em infusão contínua por mais de 24 h).
- Não há dados para nos orientar na escolha de drogas para o tratamento dos pacientes em EME super-refratário. A Tabela 9 contém drogas passíveis de uso para o tratamento do EME super-refratário. As doses sugeridas foram baseadas na literatura disponível sobre o tema.

Tabela 9 Drogas para o tratamento do EME super-refratário

Droga	Dose	Particularidade
Magnésio	2-6 g/h	Visa nível sérico de 7 mEq/L
Isoflurano	Titular baseado no EEG	Anestésico inalatório, necessita de estrutura específica para uso
Ketamina	*Bolus* 2 mg/kg BIC 1,5-5 mg/kg/h	Age na via glutamatérgica e não GABAérgica

BIC: bomba de infusão contínua; EEG: eletroencefalograma.

- Existem sérios casos com uso de hipotermia (32 e 35°C) por 24-48 h, corticosteroides em altas doses (metilprednisolona 1 g/d por 3 dias) e imunoglobulina.
- Terapias não farmacológicas como dieta cetogênica, eletroconvulsoterapia e tratamento cirúrgico estão documentadas em relatos esparsos.
- Na resolução do EME, a transição do tratamento com infusão contínua para terapia de manutenção deve ser realizada com cautela e se possível com mo-

nitorização dos níveis séricos das drogas anticonvulsivantes e sempre que possível em conjunto com a equipe de neurologia, idealmente especializada em epilepsia, tendo em vista a complexa farmacologia dos anticonvulsivantes e a interpretação dos resultados de eletroencefalograma.

- Recomenda-se uma retirada lenta das drogas sedativas, após atingida uma dose eficaz e estável de antiepilépticos enterais, a cada 12-24 h, idealmente guiada pelo eletroencefalograma contínuo.
- A Tabela 10 apresenta as principais drogas utilizadas na transição para via oral.
- A Figura 1 traz o algoritmo de tratamento sugerido para o estado de mal epiléptico.

Tabela 10 Drogas de manutenção e transição para via oral

Droga	Dose	Particularidade/efeito colateral
Carbamazepina	▸ Iniciar com 400 mg/d VO. Se cápsula de liberação lenta, fazer de 12/12 h, caso contrário, 8/8 h ou 6/6 h ▸ Dose máxima: 1.600 mg/d	▸ Manter nível sérico entre 4-12 mcg/mL ▸ Pode causar anemia e agranulocitose
Clobazam	▸ Iniciar com 5-15 mg 1 x/d VO. Se dose única maior que 30 mg, dividir em 2 x ▸ Dose máxima: 80 mg/d	▸ Grande potencial para dependência. Hipersalivação e sonolência são comuns. Evitar uso concomitante com opioides
Fenitoína	▸ Dose de ataque: 20 mg/kg VO ou IV (velocidade máxima de infusão IV de 50 mg/min).	▸ Manter nível sérico entre 10-20 mcg/mL
Fenitoína	▸ Após, 100 mg VO ou IV 8/8 h ▸ Dose máxima: 600 mg/d	▸ Sempre corrigir nível sérico para albumina {NScor = NS/[(0,2 × Alb) + 0,1]}
Fenobarbital	▸ Dose 1-5 mg/kg 1 x/d VO ou IV	▸ Manter nível sérico entre 10-40 mcg/mL ▸ Causa hipotensão se IV (infundir em velocidade < 30 mg/min)
Lacosamida	▸ Iniciar com 100 mg 12/12 h VO ou IV ▸ Dose máxima 600 mg/d	▸ Pode aumentar o intervalo PR e causar bloqueio atrioventricular
Lamotrigina	▸ Iniciar com 25 mg/d 1 x/d. Com aumento da dose, dividir em 2 x/d. ▸ Dose máxima 700 mg/d	▸ Evitar nível sérico > 20 mcg/mL. ▸ Se uso de carbamazepina, fenitoína ou valproato, aumentar a dose inicial para 50 mg/d
Levetiracetam	▸ Dose de ataque: 1.500-2.000 mg VO ou IV (velocidade máxima de infusão IV de 50 mg/min) ▸ Após, 500 mg VO ou IV 12/12 h ▸ Aumentar gradualmente até dose máxima: 4.000 mg/d	▸ Agitação e agressividade são descritas com o uso

(continua)

Tabela 10 Drogas de manutenção e transição para via oral *(continuação)*

Droga	Dose	Particularidade/efeito colateral
Oxcarbazepina	▸ Dose de ataque de 30 mg/kg VO ▸ Após, 300 mg VO 12/12 h ▸ Dose máxima: 3.000 mg/d	▸ Hiponatremia é comum (síndrome da secreção inapropriada de hormônio antidiurético). Monitorizar sódio sérico
Topiramato	▸ Iniciar com 50 mg 1 x/d ▸ Dose máxima 400 mg/d	▸ Acidose metabólica pode ocorrer por inibição da anidrase carbônica
Valproato	▸ Iniciar com 15 mg/kg/d de 8/8 h VO ou IV (velocidade máxima de infusão IV de 20 mg/min) ▸ Dose máxima 60 mg/kg/d	▸ Manter nível sérico entre 50-125 mcg/mL ▸ Hiperamonemia e disfunção hepática podem ocorrer
Vigabatrina	▸ Iniciar com 500 mg 12/12 h ▸ Dose máxima 3.000 mg/d	▸ Pode causar perda visual permanente

SITUAÇÕES EM LOCAIS COM RECURSOS LIMITADOS

- Há grande heterogeneidade na distribuição de recursos entre regiões do Brasil, disparidade que aumenta se compararmos os serviços público e privado.
- Muitos hospitais não dispõem de recursos diagnósticos como EEG, TC ou coleta de LCR. O diagnóstico de EME nesses casos será baseado na suspeita clínica.
- Lembrando que o EME-C apresenta características clínicas chamativas, como já descrito neste capítulo, e na presença delas o tratamento deve ser iniciado prontamente. Já o diagnóstico de EME-NC exige a perspicácia da equipe médica.
- A abordagem de diagnóstico somente clínico é efetiva no controle ambulatorial de epilepsia em países em desenvolvimento.
- Na suspeita clínica, o tratamento conforme descrito neste capítulo deve ser iniciado. Cerca de 14% dos pacientes podem apresentar EME-NC após o tratamento inicial do EME-C, sendo esse o grupo mais desafiador.
- Caso exista suspeita de EME-NC e o paciente não apresente resposta ao tratamento inicial (Tabela 6) e a drogas de segunda linha (Tabela 7), uma estratégia é o uso empírico por 24 h de medicações em BIC (Tabela 8) (período de maior probabilidade de crises) após a crise inicial, com reavaliação depois.
- Como regra geral, pode-se reduzir a dose das drogas sedativas em 50% a cada 12-24 h e observar o paciente clinicamente, mas essa estratégia pode ser sujeita a erros em pacientes com EME-NC na ausência do EEG.
- No caso de EME-R, cabe ao médico avaliar o melhor momento para desmame das drogas IV e início da transição para VO. O uso de drogas com meia-vida mais curta, como o propofol, é recomendado nesses casos.
- Sempre que possível, deve-se ter acompanhamento em conjunto com a equipe de neurologia e tentar a transferência do paciente para um centro com os recursos necessários.

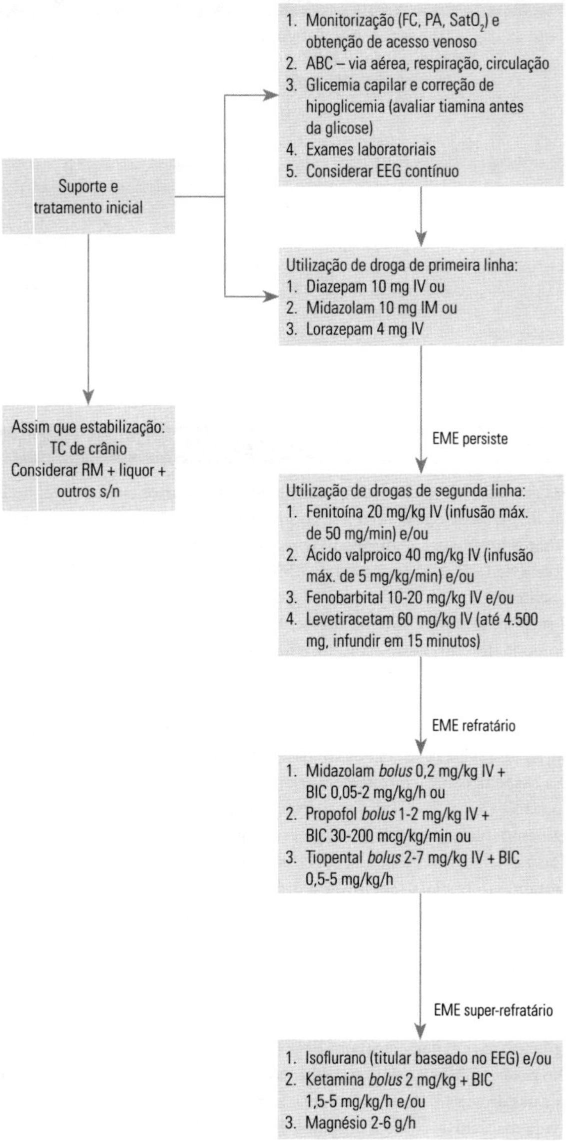

Figura 1 Algoritmo para o tratamento do EME. BIC: bomba de infusão contínua; EEG: eletroencefalograma; FC: frequência cardíaca; PA: pressão arterial; RM: ressonância magnética; $SatO_2$: saturação de oxigênio; TC: tomografia computadorizada.

LITERATURA RECOMENDADA

1. Brophy GM, Bell R, Claassen J, Alldredge B, Bleck TP, Glauser T, et al. Guidelines for the evaluation and management of status epilepticus. Neurocrit Care. 2012;17(1):3-23.
2. Claassen J, Hirsch LJ, Emerson RG, Mayer SA. Treatment of refractory status epilepticus with pentobarbital, propofol, or midazolam: a systematic review. Epilepsia. 2002;43(2):146-53.
3. Claassen J, Taccone FS, Horn P, Holtkamp M, Stocchetti N, Oddo M. Recommendations on the use of EEG monitoring in critically ill patients: consensus statement from the neurointensive care section of the ESICM. Intensive Care Med. 2013;39(8):1337-51.
4. Glauser T, Shinnar S, Gloss D, Alldredge B, Arya A, Bainbridge J, et al. Evidence-based guideline: treatment of convulsive status epilepticus in children and adults: report of the Guideline Committee of the American Epilepsy Society. Epilepsy Currents. 2016;16(1):48-61.
5. Herman ST, Abend NS, Bleck TP, Chapman KE, Drislane FW, Emerson RG, et al. Consensus statement on continuous EEG in critically ill adults and children, Part I. Journal of Clinical Neurophysiology. 2015;32(2):87-95.
6. Holtkamp M, Meierkord H. Nonconvulsive status epilepticus: a diagnostic and therapeutic challenge in the intensive care setting. Therapeutic Advances in Neurological Disorders. 2011;4(3):169-81.
7. Marik PE, Varon J. The management of status epilepticus. Chest. 2004;126(2):582-91.
8. Prasad M, Krishnan PR, Sequeira R, Al-Roomi K. Anticonvulsant therapy for status epilepticus. In: Cochrane Database of Systematic Reviews. Chichester, UK: John Wiley & Sons, Ltd; 1996.
9. Shorvon S. Status epilepticus: its clinical features and treatment in children and adults. Cambridge, UK: Cambridge University Press; 1994.
10. Trinka E, Cock H, Hesdorffer D, Rossetti AO, Scheffer IE, Shinnar S, et al. A definition and classification of status epilepticus – Report of the ILAE Task Force on Classification of Status Epilepticus. Epilepsia. 2015;56(10):1515-23.

CAPÍTULO 22

Encefalopatias metabólicas

Bruno Tomazelli

Bruno Adler Maccagnan Pinheiro Besen

MENSAGENS RELEVANTES

- Encefalopatia metabólica é um termo amplo utilizado para definir a presença de disfunção neurológica aguda na ausência de doença estrutural primária do sistema nervoso central.
- A suspeita de encefalopatia metabólica geralmente ocorre em pacientes com alteração aguda da consciência, manifestada por *delirium* ou coma, na ausência de sinais focais.
- Algumas formas de encefalopatia metabólica podem apresentar sinais focais, como a hipoglicemia.
- Os termos "estado confusional agudo", "disfunção cerebral aguda", "insuficiência cerebral aguda" e "alteração do estado mental" não devem ser utilizados para caracterizar encefalopatias agudas ou sua apresentação clínica (do *delirium* subsindrômico ao coma).
- A investigação das encefalopatias metabólicas necessita de história clínica, exame físico e neurológico acurados e da realização de exames complementares para determinar a causa da encefalopatia e a terapêutica a ser instituída.
- O tratamento de suporte é fundamental em pacientes com encefalopatias metabólicas para evitar dano neuronal secundário.
- O tratamento específico depende da causa de base e pode envolver suspensão do fator desencadeante e/ou a correção do distúrbio metabólico subjacente.

INTRODUÇÃO

- Encefalopatia (metabólica) aguda é caracterizada por um processo fisiopatológico encefálico de instalação aguda (em menos de 4 semanas) caracterizado por uma apresentação clínica que varia do *delirium* subsindrômico a estado de coma e que pode ou não vir acompanhado de outras características clínicas, como sintomas extrapiramidais e/ou crises epilépticas.
- Pacientes com encefalopatias metabólicas como a hipoglicemia ou a síndrome de Wernicke podem evoluir com sequelas neurológicas características, porém todo quadro de encefalopatia na UTI pode estar associado a sequelas, em especial o declínio cognitivo no longo prazo.
- A suspeita de encefalopatias metabólicas se faz em pacientes com alteração aguda da consciência sem sinais focais aparentes ou com sinais focais, porém sem lesão estrutural evidente.
- Havendo essa suspeita, um *screening* metabólico e infeccioso pode se justificar, caso não seja clara a causa da disfunção neurológica.
- Frequentemente, a alteração da consciência é multifatorial e múltiplas intervenções serão necessárias para obter a melhor resposta clínica possível.

FISIOPATOLOGIA

- A atividade neuronal normal requer um ambiente equilibrado em termos de eletrólitos, água intersticial, aminoácidos, neurotransmissores excitatórios e inibitórios e substratos metabólicos (glicose, oxigênio).
- O fluxo sanguíneo cerebral, a temperatura, a osmolalidade e um pH fisiológico também são fundamentais para o funcionamento adequado do sistema nervoso central.
- As diversas formas de encefalopatias metabólicas acabam por interferir na função da substância ativadora reticular ascendente e/ou suas projeções para o córtex cerebral, podendo comprometer o despertar, a percepção do ambiente e funções corticais superiores.
- Diversos mecanismos fisiopatológicos podem contribuir para as alterações clínicas:
  - Edema cerebral (p. ex., encefalopatia hepática na hepatite fulminante).
  - Alteração na integração normal de neurotransmissores (uso de drogas).
  - Alteração na excitabilidade de membrana (distúrbios hidroeletrolíticos).
  - Alteração do metabolismo energético celular (encefalopatia de Wernicke).
  - Outros: oferta de oxigênio inadequada (intoxicação por monóxido de carbono); disfunção mitocondrial (intoxicação por cianeto); acidose intracelular (hipercapnia súbita).
- Vale ressaltar que, em diversas condições clínicas, como na encefalopatia séptica, não só mais de um mecanismo está presente, como os mecanismos são pouco compreendidos.

MANIFESTAÇÕES CLÍNICAS

- A maior parte das manifestações clínicas das encefalopatias tóxico-metabólicas é inespecífica e incapaz de identificar confiavelmente diferentes etiologias.

AVALIAÇÃO DO ESTADO MENTAL

- Alteração do estado mental pode variar de alterações subclínicas sutis até franco *delirium* ou coma.
- A atenção geralmente está prejudicada e é cardinal para o diagnóstico de *delirium*.
- Outras alterações incluem alteração do ciclo sono-vigília, hipervigilância, alucinações, delírios, desorientação temporoespacial e memória prejudicada, entre outros.
- É bastante característica a flutuação das alterações do estado mental ao longo do dia.

CRISES EPILÉPTICAS

- Podem se apresentar na forma de convulsões, mais frequentemente tônico-clônicas generalizadas, mas podem ser focais ou parciais complexas.
- Pode haver crises epilépticas não convulsivas e o paciente pode evoluir para estado de mal não convulsivo (ver Capítulo "Estado de mal epiléptico").

EXAME DE PARES CRANIANOS

- Classicamente, não há alterações maiores dos pares cranianos.

- Em geral, as pupilas são fotorreagentes, mesmo que ocasionalmente puntiformes, exceto em certas intoxicações exógenas (p. ex., drogas anticolinérgicas, drogas adrenérgicas).
- A motilidade ocular extrínseca é preservada. Frequentemente, observa-se olhar em varredura, eventualmente com estrabismo divergente, que não tem valor localizatório (fenômeno de Bell).
- Outros reflexos de tronco não são afetados. Raramente, intoxicação grave por barbitúricos ou a encefalopatia de Wernicke podem se apresentar com perda dos reflexos de tronco e mimetizar morte encefálica.

EXAME MOTOR

- Uma grande variedade de anormalidades motoras pode ser encontrada, porém classicamente não há sinais focais localizatórios, com exceção da encefalopatia hipoglicêmica.
- Tremores são um achado frequente. São geralmente grosseiros e irregulares.
- *Asterixis* é um achado classicamente descrito na encefalopatia hepática, mas pode ocorrer em outras formas de encefalopatia metabólica e, portanto, não é patognomônico para quadros hepáticos.
- Mioclonias são um achado classicamente descrito na encefalopatia urêmica, mas também podem ocorrer em outras formas de encefalopatia. Caracteristicamente envolvem a musculatura proximal e da face.
- Outras anormalidades incluem paratonia, liberação de reflexos primitivos, reflexos osteotendíneos vivos e até mesmo sinal de Babinski positivo.
- Em casos graves, pode ser observada postura em decorticação ou descerebração.

OUTRAS ALTERAÇÕES

- Alterações cardiovasculares autonômicas podem ocorrer nas diversas formas de encefalopatia.
- Anormalidades respiratórias, em especial respiração de Cheyne-Stokes, também podem ocorrer.
- O exame clínico do paciente pode revelar achados sugestivos de causas específicas para a encefalopatia, como eritema palmar, ascite, ginecomastia e telangiectasias aracneiformes em pacientes com cirrose; bradicardia, bradipneia, hipotermia em paciente com coma mixedematoso; entre outras alterações que podem sugerir alguma causa metabólica específica.

CUIDADO! NÃO ESQUECER!

- As alterações clínicas nas encefalopatias metabólicas são todas inespecíficas, inclusive *asterixis* ou mioclonias difusas. O exame clínico deve alertar para a possibilidade de encefalopatia metabólica, mas geralmente não possibilita um diagnóstico etiológico, que deve ser extraído da história clínica e confirmado com exames laboratoriais.

ABORDAGEM INICIAL

- A abordagem inicial envolve a avaliação do paciente em coma, que consiste em adotar medidas de suporte junto a medidas para diagnóstico e conduta específica.

- As medidas de suporte envolvem os ABCs:
  - ▷ A: manter via aérea pérvia com manobras específicas e realizar intubação orotraqueal em caso de perda de proteção das vias aéreas.
  - ▷ B: manter ventilação adequada com saturação adequada ($SpO_2 > 92\%$), se necessário sob ventilação mecânica.
  - ▷ C: manter pressão arterial adequada, evitando hipotensão.
- A realização de glicemia capilar é fundamental e deve ser feita prontamente. A correção da glicemia com glicose 50% (25-50 g) deve ser realizada na presença de hipoglicemia.
- Tiamina (100 mg) deve ser administrada prontamente se houver qualquer suspeita de encefalopatia de Wernicke ou em pacientes com risco de desenvolver a síndrome (ver a seguir).
- Uma vez garantidos os ABC e descartada a hipoglicemia como causa, deve-se proceder ao exame clínico dirigido e à coleta de exames laboratoriais básicos que visem a descartar causas específicas.
- Na suspeita de causas estruturais, a realização de tomografia de crânio é preponderante na investigação e medidas devem ser tomadas para o manejo do paciente neurocrítico e tratamento da hipertensão intracraniana, quando houver (ver capítulos específicos).
- Quando houver suspeita de meningoencefalites e/ou estado de mal epiléptico, deve-se seguir o diagnóstico (punção lombar, eletroencefalograma) e tratamento específico dessas condições (ver capítulos específicos).
- Uma vez descartadas essas causas estruturais, deve-se ampliar o diagnóstico diferencial para a causa da encefalopatia.
- O rastreio infeccioso deve ser realizado com cautela na ausência de sinais clínicos evidentes de infecção. É muito frequente em idosos a presença de bacteriúria assintomática ou alterações radiográficas crônicas inespecíficas que podem levar a um fechamento prematuro da causa da encefalopatia e a erros diagnósticos.
- Após essa avaliação inicial, deve-se incluir o paciente em um de três grupos principais:
  1. Com sinais neurológicos focais evidentes: sugestivo de causas estruturais – realizar investigação e tratamento específico.
  2. Com doença clínica evidente: sugestivo de encefalopatias metabólicas específicas – realizar investigação dirigida e tratamento de acordo com a hipótese diagnóstica.
  3. Casos duvidosos: necessitam de investigação adicional, cabendo uma investigação mais ampla com rastreio infeccioso e painel metabólico do paciente.
- A Figura 1 traz um resumo da abordagem diagnóstica inicial em pacientes com quadro de alteração do nível de consciência manifestado por *delirium* ou coma.

PAPEL DO RASTREIO INFECCIOSO E METABÓLICO

- A realização de exames laboratoriais deve, regra geral, ser sempre dirigida por hipóteses diagnósticas.
- Em pacientes sem uma causa evidente, os exames iniciais a serem solicitados são os seguintes: hemograma, função renal, eletrólitos, marcadores de lesão (transaminases) e função hepática (bilirrubinas, tempo de protrombina), gasometria arterial e exame toxicológico (se possível, sérico e urinário).

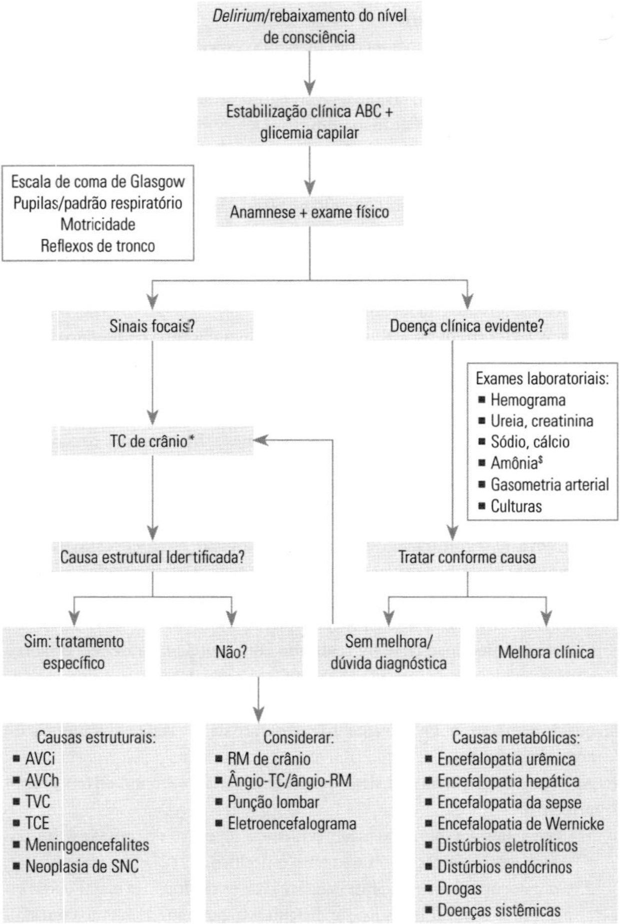

Figura 1 Abordagem diagnóstica inicial em pacientes com alteração aguda da consciência. *O uso de contraste deve ser realizado de acordo com a hipótese diagnóstica (p. ex., trombose venosa cerebral). $Amônia deve ser solicitada na suspeita de encefalopatia hiperamonêmica não hepática ou na hepatite fulminante. AVCi: acidente vascular cerebral isquêmico; AVCh: acidente vascular cerebral hemorrágico; RM: ressonância magnética; SNC: sistema nervoso central; TC: tomografia computadorizada; TCE: traumatismo cranioencefálico; TVC: trombose venosa cerebral.

- Em casos selecionados ou quando a causa da alteração da consciência ainda permanece pouco clara, exames adicionais a serem solicitados incluem: hormônios tireoidianos, cortisol sérico, hemoculturas, esfregaço de sangue periférico (pesquisa de esquizócitos – microangiopatias trombóticas), dosagem de carboxi-hemoglobina (na suspeita de intoxicação por monóxido de carbono), dosagem de amônia plasmática e de drogas específicas.
- A Tabela 1 traz alguns exames que podem ser solicitados e os valores anormais dos exames que podem justificar a alteração do estado mental.

Tabela 1 Exames laboratoriais para diagnóstico de encefalopatias metabólicas

Exame laboratorial	Condições clínicas identificadas	Valor anormal que justifique alteração da consciência
Gasometria arterial	Hipoxemia, hipercapnia	PaO_2 < 50 mmHg; pCO_2 > 50 mmHg + pH < 7,2
Ureia, creatinina	Encefalopatia urêmica	Valores isolados não se correlacionam com encefalopatia
Amônia	Encefalopatia hepática Encefalopatia hiperamonêmica	Nível sérico não se correlaciona com alteração da consciência em cirróticos Nível sérico > 150-200 µg/dL associado a edema cerebral em hepatite fulminante
Sódio sérico	Encefalopatia hipernatrêmica Encefalopatia hiponatrêmica	Na > 155 mEq/L; Na < 120 mEq/L Alterações agudas são mais importantes do que o nível sérico em si
Cálcio	Hipercalcemia	Cálcio total > 14 mg/dL
Glicemia	Encefalopatia hipoglicêmica Hiperglicemia não cetótica	Glicemia < 40 mg/dL; glicemia > 600-900 mg/dL
Triagem toxicológica	Suspeita de intoxicação exógena	Avaliação qualitativa, não confirma a dose utilizada
Nível sérico de drogas	Útil na suspeita de intoxicação por anticonvulsivantes	A depender da droga
TSH/T4 livre	Coma mixedematoso; crise tireotóxica	TSH suprimido ou indetectável. T4 livre elevado ou indetectável/muito reduzido
Cortisol sérico	Insuficiência adrenal	Cortisol sérico reduzido
Hemograma	Púrpura trombocitopênica trombótica; sepse	Plaquetopenia, anemia hemolítica, esquizócitos no esfregaço de sangue periférico Leucocitose, leucopenia

CUIDADO! NÃO ESQUECER!

- Na solicitação de exames laboratoriais, deve-se procurar realizar hipóteses diagnósticas e solicitar exames dirigidos quando possível, de modo a evitar diagnósticos prematuros e otimizar o uso de recursos.

PAPEL DA TOMOGRAFIA DE CRÂNIO E DA RESSONÂNCIA NUCLEAR MAGNÉTICA

- A tomografia de crânio é útil para descartar causas estruturais para a alteração da consciência, principalmente em casos duvidosos ainda sem diagnóstico definitivo.
- Não é necessário realizar a tomografia de crânio de rotina quando já se identificou uma causa de base para a encefalopatia.
- Nem todo paciente com causa estrutural para o coma terá a tomografia de crânio inicial alterada (p. ex., trombose de artéria basilar). Assim, o exame neurológico ainda tem papel preponderante para orientar a investigação e o diagnóstico subsequente.

- A ressonância nuclear magnética (RNM) de crânio pode ter achados mais específicos das diversas causas de encefalopatia metabólica (Tabela 2) e é o exame de escolha para pesquisar causas estruturais na fossa posterior.

Tabela 2 Achados de imagem característicos das encefalopatias metabólicas

Encefalopatia	Local acometido	Achados de imagem
Encefalopatia hipóxico-isquêmica	Típico: núcleos da base, tálamo, córtex Variável: substância branca (casos menos graves)	RM: restrição a difusão Espectroscopia: pico de lactato
Encefalopatia hipoglicêmica	Típico: núcleos da base, córtex Variável: substância branca e esplênio do corpo caloso	RM: restrição à difusão; acometimento de núcleos da base = mau prognóstico; poupa tálamos
Hiperglicemia não cetótica	Núcleos da base	TC: hiperdensidade RM: hiperintenso em T1
Encefalopatia hepática	Típico: núcleos da base Variável: substância negra, núcleo subtalâmico, substância branca	RM: hiperintensidade em T1 Espectroscopia: aumento de glutamina e glutamato; redução de mioinositol e colina
Hiperamonemia	Típico: córtex insular, giro do cíngulo Variável: pode afetar outras regiões	RM: restrição à difusão Espectroscopia: similar à EH
Encefalopatia urêmica	Núcleos da base, cápsula interna e externa	RM: restrição variável à difusão
Encefalopatia de Wernicke	Tálamo medial, corpos mamilares, região periaquedutal	RM: raramente restrição à difusão; padrão de imagem diferente em etilistas ou não
Desmielinização osmótica	Típico: ponte Variável: núcleos da base, tálamo, substância branca	RM: restrição à difusão variável; aparência em "tridente" na ponte
Síndrome da encefalopatia posterior reversível (PRES)	Típico: substância branca subcortical e córtex, principalmente parieto-occipital Variável: núcleos da base, tálamo, tronco encefálico	TC: hipodensidade RM: restrição à difusão variável

EH: encefalopatia hepática; RM: ressonância nuclear magnética; TC: tomografia computadorizada.

PAPEL DO ELETROENCEFALOGRAMA

- Pacientes com alteração do estado mental sem uma causa identificada após exame neurológico, avaliação clínico-laboratorial e tomográfica podem estar em estado de mal epiléptico não convulsivo e o eletroencefalograma é necessário.
- Em pacientes com causa de base identificada, deve-se lembrar que crises epilépticas não convulsivas e mesmo o estado de mal não convulsivo podem apenas expressar uma manifestação de profundo sofrimento encefálico, nem sempre necessitando de tratamento específico, pois o uso de sedativos por si

só é deletério para pacientes com encefalopatias metabólicas. Por esse motivo, o tratamento dessa condição é motivo de controvérsia.

- Os achados eletroencefalográficos clássicos das encefalopatias metabólicas são os seguintes:
  - Desorganização difusa da atividade elétrica encefálica, com alentecimento dos ritmos de base (aumento de ritmos theta e delta).
  - Presença de ondas trifásicas, achado clássico da encefalopatia hepática ou de toxicidade por betalactâmicos, mas que pode ocorrer também em outras encefalopatias metabólicas.
- Descargas epilépticas periódicas lateralizadas (*PLEDS*) são classicamente descritas na encefalopatia herpética (localização temporal) e em outras lesões estruturais, mas podem ocorrer raramente no contexto de encefalopatias metabólicas.

ENCEFALOPATIAS METABÓLICAS ESPECÍFICAS

ENCEFALOPATIA URÊMICA

- Ocorre em quadros avançados de insuficiência renal, aguda ou crônica.
- O mecanismo é multifatorial e não há correlação clínica com os valores séricos dosados de ureia.
- Manifestações clínicas variam desde quadros de letargia/desorientação, com ou sem *asterixis*, até quadros de crises convulsivas focais ou generalizadas.
- A evolução para coma é mais comum em quadros agudos da encefalopatia urêmica.
- É frequente a presença de mioclonias multifocais na encefalopatia urêmica.
- O diagnóstico se dá pelos achados clínicos associados ao aumento de escórias nitrogenadas.
- O tratamento da encefalopatia urêmica se dá única e exclusivamente por meio de diálise e a melhora clínica pode ser lenta, também sem relação direta com os níveis séricos de ureia.
- Casos sem melhora após 1-2 dias de terapia dialítica devem alertar para diagnósticos diferenciais ou complicações (desequilíbrio osmótico, edema cerebral, hemorragia intracraniana).

SÍNDROME DO DESEQUILÍBRIO OSMÓTICO

- Pacientes com insuficiência renal aguda ou crônica, quando realizam uma primeira sessão de diálise, podem apresentar quadro de encefalopatia aguda por conta das variações rápidas de osmolaridade sérica.
- Postula-se que o desequilíbrio osmótico pelos *shifts* de ureia entre intra e extracelular e entre interstício e intravascular seja responsável por esta síndrome.
- O quadro clínico é de cefaleia, náuseas, vômitos, até crises convulsivas e alteração da consciência/coma em casos mais graves.
- A síndrome é mais comum em pacientes com doença renal crônica que realizam a primeira diálise e menos comum em casos de injúria renal aguda.
- Em pacientes com lesões estruturais agudas, pode haver piora do edema cerebral perilesional.
- A prevenção é feita realizando diálises menos eficientes inicialmente, associadas ou não a manitol endovenoso.
- O tratamento necessita da interrupção da terapia dialítica, analgésicos, antieméticos e manitol.

ENCEFALOPATIA HEPÁTICA

- Decorre de quadros de insuficiência hepática aguda ou hepatopatia crônica descompensada.
- A fisiopatologia é multifatorial e envolve: hiperamonemia, falsos neurotransmissores, produção endógena de benzodiazepinas-*like* e liberação de radicais livres.
- O edema cerebral está presente em 80% dos casos de insuficiência hepática aguda, caracterizando uma evolução mais exuberante da encefalopatia.
- Os principais fatores precipitantes são: (1) dieta hiperproteica; (2) hemorragia digestiva alta; (3) uso de drogas (diurético, benzodiazepínicos e opioides); (4) infecções; (5) hipovolemia.
- Em alguns pacientes, a evolução com encefalopatia hepática na ausência de precipitantes é um marcador de evolução da doença.
- O diagnóstico é clínico, sendo muitas das vezes acompanhado de testes anormais de função hepática e de achados clínicos característicos de hepatopatias crônicas.
- Os níveis séricos de amônia podem ser normais e, mesmo se alterados, não têm relação com a gravidade da encefalopatia em pacientes com hepatopatia crônica. Portanto, não devem ser solicitados nessa situação.
- Em pacientes com insuficiência hepática aguda, o nível sérico de amônia (> 150-200 µg/dL) está associado a maior risco de edema cerebral e hipertensão intracraniana.
- O tratamento está descrito em capítulo específico.

ENCEFALOPATIA SÉPTICA

- É a causa mais comum entre as causas tóxico-metabólicas.
- A sua presença e severidade está diretamente associada com a gravidade e o prognóstico do paciente com sepse a curto e longo prazo, com risco de declínio cognitivo no longo prazo.
- A sua fisiopatologia é multifatorial: (1) trombose da microcirculação; (2) liberação de citocinas inflamatórias; (3) alteração de permeabilidade da barreira hematoencefálica; (4) desbalanço de neurotransmissores; (5) apoptose.
- O diagnóstico é realizado dentro do contexto apropriado, em paciente com sepse ou choque séptico.
- Não há tratamento específico para a encefalopatia séptica, a não ser o tratamento da doença de base.

CUIDADO!
NÃO ESQUECER!

- A alteração da consciência pode apresentar-se antes que outras disfunções orgânicas estejam evidentes em pacientes com infecção e deve ser interpretada como uma disfunção orgânica!

ENCEFALOPATIA HIPÓXICO-ISQUÊMICA

- Desenvolve-se em consequência de baixo fluxo sanguíneo cerebral por parada cardiorrespiratória ou por períodos prolongados de hipotensão ou hipoxemia.
- A fisiopatologia é baseada na lesão por hipóxia e isquemia – reperfusão com edema cerebral secundário.

- O quadro clínico é bastante variável, desde disfunção cognitiva leve até quadro de coma que pode evoluir com edema cerebral importante e morte encefálica.
- Pacientes sobreviventes podem evoluir, com certa frequência, para estado vegetativo persistente ou estado de mínima consciência.
- A presença de *status* mioclônico pós-PCR é um dos achados característicos dessa condição e está associada a prognóstico sombrio.
- O diagnóstico é feito dentro do contexto clínico apropriado (pós-PCR ou hipotensão/hipoxemia prolongada associados a rebaixamento do nível de consciência).
- A realização de exames de imagem não deve ser feita de rotina, tampouco precocemente, pois a evolução com edema cerebral difuso pode ocorrer após as primeiras 24 horas.
- O tratamento envolve o controle direcionado de temperatura (32-36°C) pós-PCR e medidas gerais para o paciente neurocrítico de modo a otimizar o desfecho neurológico.
- O prognóstico deve ser avaliado em 48-72 h após o evento inicial e deve ser considerada a retirada de suportes artificiais de vida em pacientes com prognóstico ruim.

CARBONARCOSE

- É uma potencial causa de rebaixamento do nível de consciência em pacientes com insuficiência respiratória crônica, como doença pulmonar obstrutiva crônica (DPOC), síndrome da hipoventilação da obesidade e outras doenças pulmonares e neuromusculares crônicas.
- A carbonarcose pode ocorrer no contexto da exacerbação da doença de base ou em razão do aumento na produção tecidual de CO_2 por outros motivos (p. ex., sepse, perioperatório) em paciente sem reserva para lidar com tal estresse metabólico.
- A carbonarcose também pode ocorrer em pacientes com insuficiência respiratória aguda tipo II (hipercápnica), como na crise asmática grave.
- A carbonarcose pode ser induzida por tratamento inadequado de pacientes com insuficiência respiratória crônica. Ao dar aportes de oxigênio excessivos, subitamente corrige-se a vasoconstrição hipóxica pulmonar e isso resulta em importante distúrbio ventilação-perfusão, com aumento súbito do espaço morto fisiológico que resulta em hipercapnia marcante.
- O tratamento da carbonarcose envolve os seguintes aspectos:
  - Redução do trabalho da musculatura respiratória e aumento do volume-minuto do paciente, seja com ventilação não invasiva, seja com ventilação invasiva.
  - Quando indicado, realizar medidas para controlar produção de CO_2 (como o controle de temperatura e evitar a hiperalimentação).
  - Manter SpO_2 = 88-92%, de modo a evitar oferta excessiva de oxigênio.

ENCEFALOPATIA DE WERNICKE

- Manifesta-se por disfunção diencefálica e mesencefálica de estruturas cinzentas centrais em torno do terceiro e quarto ventrículos, secundária à deficiência de tiamina.
- Os fatores de risco incluem: (1) uso de álcool; (2) jejum prolongado; (3) nutrição parenteral; (4) doença renal crônica dialítica; (5) pós-operató-

rio tardio de cirurgia bariátrica; (6) neoplasias avançadas; (7) hiperêmese gravídica.

- O quadro clínico é classicamente descrito por uma tríade de confusão, ataxia e oftalmoplegia.
  - ▷ Sinais oculares são a marca registrada da doença, incluindo: nistagmo horizontal, paralisia abducente bilateral, oftalmoplegia completa e anormalidades pupilares.
  - ▷ O quadro confusional varia desde apatia e desorientação até o coma.
  - ▷ Pode haver disautonomia por conta da lesão hipotalâmica.
- O diagnóstico baseia-se na história clínica, sendo as alterações oculares de fundamental importância para a suspeita diagnóstica.
- A ressonância magnética de crânio pode ter achados característicos (ver Tabela 2).
- O tratamento rápido com tiamina intravenosa pode reverter a encefalopatia de Wernicke. As doses recomendadas (variáveis na literatura) são as seguintes:
  - ▷ Ataque: tiamina 500 mg IV.
  - ▷ Manutenção: tiamina 500 mg IV 8/8 h por dois dias, seguida por 250 mg IV, 1 x/dia por mais 5 dias.
- As anormalidades oculares são a primeira manifestação a responder à terapia, embora lesões residuais possam existir. A ataxia e a encefalopatia podem levar dias a semanas para ser resolvidas, podendo haver comprometimento cognitivo permanente, denominado síndrome de Korsakoff.
- Em pacientes de risco, recomenda-se a administração profilática de tiamina, na seguinte dose: tiamina 100-250 mg 1 x/dia, por 7 dias.

CUIDADO! NÃO ESQUECER!

> ▸ Todos os pacientes em risco de encefalopatia de Wernicke devem receber suplementação profilática de tiamina, devendo-se ter o cuidado de não administrar glicose em pacientes de risco com hipoglicemia antes da administração de tiamina.

ENCEFALOPATIA HIPOGLICÊMICA

- Fisiopatologia:
  - ▷ O funcionamento cerebral requer quase que exclusivamente glicose como combustível.
  - ▷ A glicose não é sintetizada nem armazenada pelo encéfalo.
- A falta de energia provocada pela neuroglicopenia resulta em lesão neuronal (necrose laminar) que ocorre de forma seletiva no córtex cerebral, gânglios da base e hipocampo.
- A causa mais comum de hipoglicemia é o uso exógeno de insulina, porém hipoglicemia é uma característica da doença crítica e, nesse contexto, está associada a pior prognóstico.
- Os sintomas autonômicos incluem: tremor, ansiedade, palpitações, hipertensão e sudorese.
- Os sintomas relacionados à neuroglicopenia são mais tardios, caracterizando-se por desorientação, lentificação psicomotora, hiperatividade, fala arrastada, alterações visuais (visão turva e diplopia) ou mesmo sinais focais, como hemiparesia e ataxia. Crises convulsivas podem ocorrer, assim como o paciente pode evoluir para coma.

- Pacientes com hipoglicemias graves (< 40 mg/dL) e prolongadas podem evoluir com dano neuronal irreversível e quadro clínico muito semelhante ao da encefalopatia hipóxico-isquêmica, com risco de evolução para estado vegetativo e estado de mínima consciência.
- O diagnóstico consiste nos achados de história clínica e na dosagem da glicemia sérica.
- O tratamento baseia-se na suplementação de glicose endovenosa nos casos graves (com encefalopatia):
  - ▷ Ataque: glicose 50% 30-40 mL (15-20 g) IV; repetir até glicemia capilar > 70 mg/dL.
  - ▷ Manutenção: depende da presença ou não de acesso venoso central.
    - Glicose 50% em bomba de infusão em acesso venoso central (250-500 mL em 24 h).
    - Glicose 10% em bomba de infusão em acesso periférico (1.000 mL em 24 h).
  - ▷ Meta de tratamento: almejar manter glicemia > 100 mg/dL de forma sustentada, sem induzir hiperglicemia (> 180 mg/dL).

CUIDADO!
NÃO ESQUECER!

- ▸ A hipoglicemia é a única causa de encefalopatia prontamente tratável e reversível. Assim, deve-se realizar glicemia capilar e/ou dosagem de glicemia em todo paciente com alteração da consciência para descartar essa possibilidade.

ENCEFALOPATIA HIPERGLICÊMICA

- Geralmente manifesta-se em pacientes diabéticos com quadro de hiperglicemia não cetótica (estado hiperglicêmico hiperosmolar).
- A fisiopatologia das alterações neurológicas se deve à hiperosmolaridade plasmática, e há correlação com o grau desta (geralmente > 320 a 330 mosmol/kg).
- Sintomas clássicos de hiperglicemia geralmente estão presentes: poliúria, polidipsia e perda de peso.
- Os sintomas neurológicos podem surgir com aumentos importantes de hiperglicemia, manifestando-se de duas formas:
  - ▷ Síndrome de hemicoreia-hemibalismo: pode ocorrer mesmo sem preencher critérios para o estado hiperglicêmico hiperosmolar.
  - ▷ Alteração progressiva da consciência: letargia, sinais focais, obnubilação, crises convulsivas e coma. Geralmente ocorre no estado hiperglicêmico hiperosmolar.
- O diagnóstico baseia-se na história clínica, dosagem sérica da glicose (> 600 mg/dL) e documentação de hiperosmolaridade (> 320 mOsm/L).
- O tratamento consiste na correção da hiperglicemia com o uso de insulina em bomba de infusão e correção dos distúrbios hidroeletrolíticos associados.

CUIDADO!
NÃO ESQUECER!

- ▸ A encefalopatia ocorre mais frequentemente em pacientes com estado hiperglicêmico hiperosmolar. Em pacientes com cetoacidose diabética e alteração da consciência, deve-se pensar em outros diagnósticos diferenciais.

ENCEFALOPATIA E OUTRAS DOENÇAS ENDÓCRINAS

- Hipotireoidismo, hipertireoidismo e insuficiência adrenal podem se apresentar na forma de emergências e todos esses quadros podem levar a alterações agudas da consciência.
- No coma mixedematoso, diversas características cardinais do hipotireoidismo estarão presentes, mas chamam atenção no exame clínico bradicardia, bradipneia e hipotermia, além dos achados cutâneos característicos (mixedema).
- Na crise tireotóxica, as características cardinais incluem tremores finos, taquicardia sinusal (com ou sem taquiarritmias como a fibrilação atrial), hipertermia e hiperexcitabilidade do sistema nervoso central, além de outras características. O bócio é quase que invariavelmente presente ao exame clínico e a causa mais frequente é a doença de Graves, com sua exoftalmia característica.
- Na insuficiência adrenal, apenas em quadros muito graves, nos quais o diagnóstico é geralmente bastante claro, o paciente cursará com alteração da consciência.
- Em todas essas situações, os achados do exame clínico guiarão o raciocínio diagnóstico para cada quadro sindrômico e deve-se solicitar exames complementares apropriados e iniciar o tratamento específico antes mesmo dos resultados das dosagens hormonais.
- Em pacientes sem achados característicos dessas condições, a dosagem hormonal tem alta chance de ser fútil na investigação.

ENCEFALOPATIA HIPONATRÊMICA

- A hiponatremia (Na < 135 mEq/L) pode levar a alterações neurológicas, desde quadros sutis até quadro de coma e crises convulsivas.
- Os sintomas neurológicos estão relacionados ao grau e à velocidade de instalação do distúrbio (principalmente inferior a 120 mEq/L e menor que 12 a 24 horas, respectivamente).
- A fisiopatologia envolve o desenvolvimento de edema cerebral, principalmente nos casos agudos.
- Em casos de hiponatremia crônica, a formação de osmóis idiogênicos cerebrais evita o desenvolvimento de edema cerebral grave, porém coloca o paciente em maior risco de síndrome de desmielinização osmótica.
- Confusão, desorientação, agitação, delírio, letargia, cãibras musculares e fraqueza generalizada são manifestações clínicas comuns.
- O diagnóstico é realizado com base na história clínica, exame físico e achado laboratorial de hiponatremia.
- O tratamento depende da velocidade de instalação e da presença ou não de manifestações graves (crises convulsivas e/ou coma).
- Na presença de manifestações graves, recomenda-se administrar alíquotas de NaCl 3% de 100-150 mL, até 3 vezes.
- Na ausência de manifestações graves, deve-se almejar uma correção lenta e gradual do sódio sérico (regra geral, < 6-8 mEq/dia), que será discutida em capítulo específico.
- É mandatória a identificação e correção da causa de base da hiponatremia.

SÍNDROME DE DESMIELINIZAÇÃO OSMÓTICA

- A síndrome de desmielinização osmótica ocorre em pacientes com hiponatremia (em geral, crônica) nos quais é feita correção muito rápida do sódio sérico (> 8-12 mEq/dia).

- O quadro clínico pode se manifestar com certo atraso em relação à correção e inclui alteração do nível de consciência e tetraparesia espástica em razão do acometimento pontino.
- Em geral, a mielinólise ocorre na ponte, porém também pode ser observada mielinólise extrapontina.
- Não há tratamento específico para a síndrome, embora alguns autores sugiram reverter a correção da hiponatremia aguda com administração de água livre e uso do "clamp" de DDAVP para reverter a correção.
- A prevenção é a principal solução para esta síndrome, respeitando-se a velocidade de correção.

ENCEFALOPATIA HIPERNATRÊMICA

- A hipernatremia é definida como sódio sérico > 145 mEq/L.
- A hipernatremia aguda (menos de 24 horas de evolução) é responsável por maior sintomatologia, em especial com nível sérico acima de 155 mEq/L.
- Nos quadros agudos há rápida migração de água do meio intracelular para o interstício, ao passo que cronicamente o meio intracelular tenta contrabalancear com a produção de osmólitos.
- As manifestações clínicas da hipernatremia aguda começam com letargia, fraqueza e irritabilidade, podendo progredir para espasmos, convulsões e coma.
- O diagnóstico consiste na história clínica e dosagem sérica do sódio.
- O tratamento consiste na reposição de solução hipotônica ou água livre, devendo ser realizado de forma lenta para evitar o risco de edema cerebral, especialmente nas formas crônicas.
- É mandatória a identificação e correção da causa de base (ver capítulo específico).

ENCEFALOPATIA E OUTROS DISTÚRBIOS ELETROLÍTICOS

- Distúrbios do cálcio, do magnésio e do fósforo também podem cursar com encefalopatia.
- A hipercalcemia é uma causa relativamente frequente de encefalopatia devida a distúrbios hidroeletrolíticos. As formas mais graves são associadas à hipercalcemia da malignidade e deve ser realizado o tratamento específico o mais precocemente possível, pois é potencialmente reversível.
- A associação de hipocalcemia com hipomagnesemia é relativamente comum e se apresenta com irritabilidade neuromuscular e fraqueza muscular, mas pode apresentar alterações do comportamento, convulsões e até mesmo evoluir para coma. O tratamento é feito com a reposição dos eletrólitos.
- A hipofosfatemia grave pode levar à alteração do estado mental em casos extremos, podendo ocorrer nistagmo e paralisia do VI par. Ela é mais comum em pacientes em risco da síndrome de realimentação.

ENCEFALOPATIA POR HIPERAMONEMIA NÃO HEPÁTICA

- Diversas drogas podem cursar com hiperamonemia não hepática, porém o ácido valproico é a droga mais caracteristicamente associada a essa condição.
- Muitos pacientes em uso de ácido valproico têm hiperamonemia, porém nem sempre esta alteração laboratorial é sintomática.
- A fisiopatologia envolve um metabólito do ácido valproico, que inibe a enzima mitocondrial carbamoil-fosfato-sintetase, envolvida na eliminação da amônia no ciclo da ureia.

- O quadro clínico da encefalopatia hiperamonêmica inclui: confusão, letargia, náuseas e vômitos, aumento da frequência de crises (em pacientes epilépticos em uso de ácido valproico) e pode chegar ao rebaixamento do nível de consciência e coma.
- O início pode ocorrer após dose de ataque do ácido valproico, mas também pode ocorrer em pacientes que fazem uso crônico da droga sem complicações prévias.
- Geralmente, não há alterações das enzimas hepáticas (hepatotoxicidade) associadas.
- O grau de encefalopatia, regra geral, não tem relação com os níveis séricos da droga.
- O diagnóstico é de exclusão e se dá pela dosagem da amônia plasmática > 80 µg/dL.
- O tratamento envolve as seguintes medidas:
  - ▷ Suspensão da droga.
  - ▷ Lactulose, em doses semelhantes às usadas para encefalopatia hepática.
  - ▷ L-carnitina, quando disponível, na dose de ataque de 100 mg/kg (máximo 6 g), seguida de doses de 15 mg/kg a cada 4 horas até melhora clínica.
  - ▷ Em casos de hiperamonemia severa, pode-se considerar a realização de hemodiálise contínua para baixar os níveis plasmáticos de amônia.

SÍNDROME DA LEUCOENCEFALOPATIA POSTERIOR REVERSÍVEL (PRES)

- É uma síndrome clínico-radiológica de diferentes etiologias que são agrupadas por conta de um conjunto similar de achados clínicos e radiográficos.
- É importante ressaltar que o quadro nem sempre é reversível e nem sempre acomete apenas regiões posteriores (região parieto-occipital).
- A fisiopatologia da síndrome envolve dois principais mecanismos: autorregulação cerebral desregulada e disfunção endotelial.
- Isquemia cerebral é incomum, mas pode ocorrer nos casos mais graves.
- As principais etiologias dessa síndrome incluem:
  - ▷ Encefalopatia hipertensiva e eclâmpsia.
  - ▷ Uso de drogas imunossupressoras/citotóxicas: a ciclosporina é a droga mais comumente implicada nessa síndrome, porém tacrolimus, sirolimus, cisplatina, terapia com interferon e drogas antiangiogênicas (p. ex., bevacizumab, sorafenib) também podem causar o quadro.
- O quadro clínico envolve: cefaleia, alteração do nível de consciência, distúrbios visuais e crises epilépticas.
  - ▷ A cefaleia geralmente é constante e mal localizada, pouco responsiva à analgesia.
  - ▷ Alterações visuais são muito comuns e incluem: hemianopsia, negligência visual, auras, alucinações visuais, cegueira cortical (acompanhada ou não da síndrome de Anton).
  - ▷ O fundo de olho nem sempre estará alterado (papiledema é evidente nos quadros hipertensivos).
- O diagnóstico é feito com base no quadro clínico associado a alterações nos exames de imagem compatíveis.
- O achado radiológico mais frequente é a presença de edema da substância branca encefálica simétrico localizado em regiões posteriores dos hemisfé-

rios cerebrais, porém múltiplas variações podem ocorrer. As alterações não seguem um território vascular.

- O tratamento envolve manter um controle pressórico adequado, a suspensão ou redução da dose da droga ofensora (quando for o caso) e o tratamento das crises convulsivas.

ENCEFALOPATIA CAUSADA POR DROGAS

- Algumas drogas podem causar o quadro clínico de encefalopatia metabólica e devem ser incluídas no diagnóstico diferencial.
- A apresentação clínica geralmente inclui alteração do estado mental, porém é comum a presença de movimentos anormais (mioclonias), especialmente nos quadros associados a antimicrobianos.
- Antimicrobianos, como ceftazidima, cefepime, imipinem, quinolonas e metronidazol, todos podem cursar com quadro de encefalopatia e/ou crises epilépticas.
- Os principais fatores de risco da encefalopatia associada a antimicrobianos são receber doses supraterapêuticas ou não corrigidas no contexto de pacientes de menor peso, idosos e com insuficiência renal (aguda ou crônica).
- O tratamento consiste na suspensão da droga de base e medidas de suporte, a depender da síndrome clínica.

ENCEFALOPATIAS METABÓLICAS NA UTI – SUGESTÕES PRÁTICAS

- Na UTI, diversos fatores podem contribuir para um paciente evoluir com encefalopatia, desde o uso de drogas, sepse, disglicemias até distúrbios eletrolíticos (como disnatremias) e disfunções orgânicas (insuficiência renal, insuficiência hepática e insuficiência respiratória).
- Uma abordagem conjunta para pacientes internados na UTI com quadro de encefalopatia inclui:
  - ▷ Medidas gerais não farmacológicas para *delirium*.
  - ▷ Evitar uso de drogas depressoras do sistema nervoso central, inclusive sedativos.
  - ▷ Cuidado com o tratamento agressivo com sedativos de crises não convulsivas em pacientes com múltiplas alterações endócrino-metabólicas.
  - ▷ Suspender, trocar ou ajustar a dose de drogas que possam estar contribuindo para o quadro.
  - ▷ Corrigir distúrbios metabólicos (em especial, hiperglicemia e disnatremias) lenta e progressivamente, evitando grandes desbalanços osmóticos que podem ser mais prejudiciais do que a própria condição de base. Se possível, evitar a ocorrência dos distúrbios.
  - ▷ Evitar hipoxemia e hipotensão no contexto das encefalopatias metabólicas.
  - ▷ Procurar ativamente causas prontamente reversíveis de encefalopatia (em especial, hipoglicemia e encefalopatia de Wernicke).

LITERATURA RECOMENDADA

1. Achinger SG, Ayus JC. Treatment of hyponatremic encephalopathy in the critically ill. Crit Care Med. 2017;45(10):1762-71.

2. Bathla G, Hegde AN. MRI and CT appearances in metabolic encephalopathies due to systemic diseases in adults. Clin Radiol. 2013;68(6):545-54.
3. Brouns R, De Deyn PP. Neurological complications in renal failure: a review. Clin Neurol Neurosurg. 2004;107(1):1-16.
4. Frontera JA. Metabolic encephalopathies in the critical care unit. Continuum (Minneap Minn). 2012;18(3):611-39.
5. Fugate JE, Rabinstein AA. Posterior reversible encephalopathy syndrome: clinical and radiological manifestations, pathophysiology, and outstanding questions. Lancet Neurol. 2015;14(9):914-25.
6. Grill MF, Maganti RK. Neurotoxic effects associated with antibiotic use: management considerations. Br J Clin Pharmacol. 2011;72(3):381-93.
7. Heming N, Mazeraud A, Verdonk F, Bozza FA, Chretien F, Sharshar T. Neuroanatomy of sepsis-associated encephalopathy. Crit Care. 2017;21(1):65.
8. Lewis C, Deshpande A, Tesar GE, Dale R. Valproate-induced hyperammonemic encephalopathy: a brief review. Curr Med Res Opin. 2012;28(6):1039-42.
9. Moore SA, Wijdicks EF. The acutely comatose patient: clinical approach and diagnosis. Semin Neurol. 2013;33(2):110-20.
10. Sechi G, Serra A. Wernicke's encephalopathy: new clinical settings and recent advances in diagnosis and management. Lancet Neurol. 2007;6(5):442-55.
11. Sharma P, Eesa M, Scott JN. Toxic and acquired metabolic encephalopathies: MRI appearance. AJR Am J Roentgenol. 2009;193(3):879-86.
12. Slooter AJC, Otte WM, Devlin JW, Arora RC, Bleck TP, Claassen J, et al. Updated nomenclature of delirium and acute encephalopathy: statement of ten Societies. Intensive care medicine. 2020;46(5):1020-2.
13. Stevens RD, Pronovost PJ. The spectrum of encephalopathy in critical illness. Semin Neurol. 2006;26(4):440-51.
14. Wijdicks EF. Hepatic encephalopathy. N Engl J Med. 2016;375(17):1660-70.

CAPÍTULO 23

Morte encefálica e manejo do potencial doador

Ben-Hur Lincoln Machado Nunes
Bruno Adler Maccagnan Pinheiro Besen

MENSAGENS RELEVANTES

- A morte encefálica é o resultado final de eventos neurológicos agudos graves que acarretam a perda de todas as funções cerebrais, de modo que o paciente é considerado legalmente morto.
- O conceito da morte encefálica está intimamente relacionado ao processo de doação de órgãos, motivo pelo qual é importante o seu reconhecimento e o adequado manejo de pacientes nessa condição.
- O diagnóstico de morte encefálica no Brasil necessita de: (1) causa conhecida do coma; (2) exclusão de fatores confundidores; (3) dois exames neurológicos demonstrando coma aperceptivo e ausência de reflexos de tronco; (4) uma prova de apneia documentada; e (5) um exame complementar.
- Todo paciente com suspeita de morte encefálica deve ser manejado como qualquer outro paciente da UTI, além de necessitar de cuidados específicos ao potencial doador.
- A comunicação adequada com familiares é fundamental no processo de determinação de morte encefálica e no manejo do potencial doador.

INTRODUÇÃO

- Morte encefálica é o termo utilizado quando um paciente é considerado legalmente morto por critérios neurológicos.
- As causas de morte encefálica envolvem múltiplas catástrofes neurológicas que resultam em um processo fisiopatológico que ocasiona disfunção de múltiplos órgãos e parada cardíaca, na ausência de suporte orgânico.
- Além de o diagnóstico de morte encefálica ser um dever legal do ponto de vista do cuidado do paciente, é um dever para a sociedade o manejo adequado de pacientes potenciais doadores de órgãos, pois é a forma pela qual a maior parte do processo de doação de órgãos é viabilizada na sociedade brasileira.
- As principais causas de morte encefálica descritas no Brasil (dados de janeiro a setembro de 2017) são:
  1. Acidente vascular encefálico (52%).
  2. Traumatismo cranioencefálico (33%).
  3. Outras causas: encefalopatia hipóxico-isquêmica, tumores cerebrais, infecções de sistema nervoso central etc.
- Outro aspecto fundamental sobre o manejo do potencial doador são os motivos que levam à não concretização da doação de órgãos, a saber (dados de janeiro a setembro de 2017):
  1. Parada circulatória (12%).
  2. Recusa familiar (42%).

- São cinco os principais tópicos necessários para adequado entendimento da morte encefálica e do manejo do potencial doador de órgãos, os quais serão abordados neste capítulo:
  - ▷ Fisiopatologia da morte encefálica.
  - ▷ Diagnóstico da morte encefálica.
  - ▷ Manejo do potencial doador de órgãos.
  - ▷ Aspectos éticos/legais.
  - ▷ Comunicação e suporte familiar.

FISIOPATOLOGIA

- A morte encefálica ocorre depois da destruição de células neuronais encefálicas em que há tanto lesão irreversível da consciência (coma) como ausência de reflexos de tronco encefálico, incluindo inabilidade ventilatória sem um suporte externo de pressão positiva (apneia).
- Apesar das várias causas, a fisiopatologia em geral é semelhante, uma vez que a isquemia cerebral prolongada leva a uma cascata progressiva de edema, aumentando a pressão intracraniana. Essa hipertensão intracraniana reduz ainda mais a perfusão cerebral, levando a uma eventual herniação ou cessação completa de fluxo sanguíneo e, logo, necrose asséptica cerebral. Ainda assim, podemos classificar os processos relacionados com três principais mecanismos:
  1. Relacionados à doença de base.
  2. Disfunção autonômica.
  3. Disfunção neuro-hormonal.
- A doença de base tem impacto direto no potencial doador, pois a maioria das catástrofes neurológicas será acompanhada de síndrome da resposta inflamatória sistêmica e potenciais disfunções orgânicas relacionadas ao quadro inflamatório, além do alto risco de infecções respiratórias precoces em pacientes neurológicos agudos.
- Conforme ocorre a evolução do quadro de hipertensão intracraniana refratária ou herniação central, habitualmente é observada uma progressão rostrocaudal com disfunção autonômica progressiva de acordo com o nível isquêmico:
  - ▷ Ponte: tríade de Cushing, caracterizada por bradicardia, hipertensão e respiração irregular (misto de atividade vagal e simpática).
  - ▷ Bulbo: tempestade adrenérgica, manifestada por taquicardia e hipertensão arterial sistêmica, podendo resultar inclusive em arritmias ventriculares malignas, atordoamento miocárdico com disfunção e edema agudo pulmonar neurogênico.
  - ▷ Medula espinal: hipotensão, frequência cardíaca monótona (por perda da integração central do sistema nervoso autônomo) e pressão arterial frequentemente muito lábil.
- Com a progressão do dano neurológico (como descrito), a condição de vasodilatação sistêmica subsequente à tempestade simpática pode levar à lesão por isquemia-reperfusão, superajuntando outro fator contribuinte para disfunções orgânicas.
- Outra disfunção autonômica que surge é a labilidade da temperatura corporal, resultando em um paciente poiquilotérmico, que necessita de controle direcionado da temperatura.

- Além da disfunção autonômica, a isquemia hipotalâmica resulta na perda parcial ou total de todo o eixo hipotálamo-hipofisário, com disfunção tanto da neuro-hipófise quanto da adeno-hipófise:
  - ▷ Hormônio antidiurético (ADH): sua ausência resulta em poliúria maciça e hipernatremia (diabetes insipidus) no período próximo à morte encefálica.
  - ▷ Eixo hipotálamo-hipófise-adrenal: insuficiência adrenal aguda de causa central pela redução dos níveis de hormônio liberador de corticotropina (CRH) e de ACTH.
  - ▷ Eixo hipotálamo-hipófise-tireoide: há uma redução dos níveis séricos de TRH e TSH, podendo resultar em redução dos níveis séricos de T4 livre e de T3.
  - ▷ Hiperglicemia: o processo inflamatório sistêmico e a própria doença neurocrítica podem resultar em disglicemia, mais comumente hiperglicemia.
- A redução dos níveis séricos de hormônios tireoidianos e corticosteroides contribui para a instabilidade hemodinâmica observada em pacientes com morte encefálica.
- O desenvolvimento de diabetes *insipidus* e a própria hiperglicemia que ocorre levam à poliúria e podem se associar a vários distúrbios hidroeletrolíticos, que necessitam de tratamento rápido e agressivo.
- O sistema respiratório também é afetado, tanto por alterações próprias da doença neurocrítica como porque o paciente passa a não apresentar mais reflexo de tosse e higiene brônquica, resultando em uma propensão a acúmulo de secreção e formação de atelectasias.
- Outras disfunções orgânicas, além da cardiovascular e respiratória, incluem disfunção renal (com os múltiplos mecanismos contribuintes descritos) e coagulopatia que pode evoluir para coagulação intravascular disseminada (CIVD) pela liberação de fator tecidual pelo tecido encefálico necrótico.
- Em resumo, a condição de morte encefálica não é estática, com vários mecanismos fisiopatológicos concomitantes (Tabela 1) que podem resultar em mais disfunção orgânica e, em última instância, aumentar a incidência de disfunção do enxerto no receptor.

Tabela 1 Fisiopatologia das principais disfunções orgânicas na morte encefálica

Disfunção orgânica	Mecanismos envolvidos
Hemodinâmica	▸ Vasoplegia: perda do tônus simpático, SIRS e hipocortisolismo ▸ Disfunção miocárdica aguda: tempestade adrenérgica (atordoamento miocárdico), SIRS e redução sérica dos hormônios tireoidianos ▸ Hipovolemia: pode contribuir em pacientes sem manejo adequado de *diabetes insipidus*/hiperglicemia
Respiratória	▸ Atelectasia: perda da atividade diafragmática e do reflexo de tosse
Renal	▸ Insuficiência renal aguda: instabilidade hemodinâmica, SIRS, desidratação associada à poliúria (*diabetes insipidus* e hiperglicemia)
Endócrina	▸ *Diabetes insipidus*: ausência de ADH (neuro-hipófise) ▸ Hiperglicemia: SIRS, instabilidade hemodinâmica, infecção ▸ Insuficiência adrenal ▸ Alterações tireoidianas
Coagulação	▸ Coagulação intravascular disseminada: liberação de fator tecidual pelo tecido encefálico morto

ADH: hormônio antidiurético; SIRS: síndrome da resposta inflamatória sistêmica.

DIAGNÓSTICO

- O diagnóstico de morte encefálica necessita da definição de cinco itens:
  1. Causa do coma conhecida.
  2. Exclusão de confundidores (em especial, hipotermia e uso de sedativos).
  3. Exame neurológico compatível (ou seja, ausência de reflexos de tronco encefálico).
  4. Prova de apneia positiva.
  5. Exame complementar (necessário, no Brasil, para confirmação em todos os casos).

DETERMINAÇÃO DA CAUSA DO COMA

- A causa do coma pode ser determinada com base nos dados de história clínica, exame clínico e exames complementares (em especial, tomografia de crânio).
- Não é necessário especificar a etiopatogenia da causa do coma. Por exemplo, um paciente com hemorragia subaracnóidea (HSA) que levou à morte encefálica não necessita do diagnóstico etiológico da HSA (se aneurismática ou não), ou uma paciente com acidente vascular encefálico isquêmico (AVEi) não necessita do diagnóstico da etiologia do AVE (se embólico ou aterotrombótico).
- Na determinação da causa do coma, deve-se descartar a possibilidade de alguns dos "mimetizadores" de morte encefálica, com base em dados de história e exame clínico (Tabela 2).

Tabela 2 Mimetizadores de morte encefálica

▸ Intoxicações exógenas/uso de drogas sedativas
▸ Hipotermia
▸ Síndrome do encarceramento ("*locked-in*")
▸ Síndrome de Guillain-Barré
▸ Paralisia neuromuscular

CUIDADO! NÃO ESQUECER!

▸ De acordo com o primeiro artigo da resolução mais recente do CFM (n. 2.173/17), devem ser considerados suspeitos de morte encefálica todos os pacientes com coma aperceptivo, ausência de reatividade supraespinhal e apneia persistente.

EXCLUSÃO DE CONFUNDIDORES

- Os principais confundidores são a hipotermia e o uso de drogas depressoras do sistema nervoso central (DDSNC).
- A hipotermia deve ser corrigida antes da realização da prova de morte encefálica para temperaturas maiores do que 35°C, idealmente 36-37°C. Distúrbios metabólicos graves também devem ser descartados. Contudo, deve-se avaliar o nexo causal e a temporalidade em relação ao processo fisiopatológico. Como exemplo, não é necessário esperar a normalização de sódio sérico em pacientes com *diabetes insipidus* central após um quadro compatível para a realização do protocolo de determinação da morte encefálica.

- Nesta etapa, deve-se também excluir a presença de efeitos de DDSNC.
- Em pacientes que fizeram uso recente de DDSNC, deve-se considerar a droga eliminada após passadas 5 meias-vidas (considerando função renal e hepática normais).
- A Tabela 3 traz sugestões para o tempo a ser esperado após uso das principais drogas utilizadas em nosso meio, seja em *bolus*, seja em infusão contínua.

Tabela 3 Drogas depressoras do sistema nervoso central/bloqueadores neuromusculares mais utilizados, meia-vida e intervalo de tempo da suspensão até o início da primeira prova clínica para morte encefálica

Medicamento	Meia-vida	Intervalo (dose única/intermitente)	Intervalo (infusão contínua)
Midazolam	2 horas	6 horas	10 horas
Fentanil	2 horas	6 horas	10 horas
Tiopental	12 horas	36 horas	60 horas
Halotano	15 minutos	45 minutos	1 hora e 15 minutos
Isoflurano	10 minutos	30 minutos	50 minutos
Sevoflurano	12 minutos	36 minutos	1 hora
Succinilcolina	10 minutos	30 minutos	50 minutos
Pancurônio	2 horas	6 horas	10 horas
Atracúrio	20 minutos	1 hora	1 hora e 40 minutos
Cisatracúrio	22 minutos	1 hora e 6 minutos	1 hora e 50 minutos
Vecurônio	1 hora e 5 minutos	3 horas e 15 minutos	5 horas e 25 minutos
Rocurônio	1 hora	3 horas	5 horas
Etomidato	3 horas	9 horas	15 horas
Cetamina	2 horas e 30 minutos	7 horas e 30 minutos	12 horas e 30 minutos
Propofol	2 horas	6 horas	10 horas

Em pacientes com disfunção renal ou hepática, individualizam-se os tempos conforme necessário. Adaptada de Diretrizes para Avaliação e Validação do Potencial Doador de Órgãos em Morte Encefálica.

EXAME NEUROLÓGICO

- O exame neurológico deve ser realizado sistematicamente e da mesma forma em todas as situações de morte encefálica.
- As etapas do exame são as seguintes:
  1. Coma aperceptivo: deve ser documentado por meio de estímulo doloroso em ambos os dimídios e na região cefálica, em especial com o estímulo supraorbitário bilateral e ungueal nos quatro membros. O estímulo doloroso na articulação temporomandibular pode ser utilizado, enquanto o estímulo doloroso esternal deve ser evitado.
  2. Ausência de reflexo fotomotor: deve ser avaliado com a sala escurecida. As pupilas podem estar médias ou midriáticas, sem fotorreação, em geral dentro de 4 a 6 mm de diâmetro.

3. Ausência de reflexo corneopalpebral: é avaliado com toque suave com cotonete estéril no limbo corneoescleral, resultando no reflexo de piscar, que deve estar ausente.
4. Ausência de reflexo oculocefálico ("olhos de boneca"): o reflexo é avaliado por meio da movimentação brusca da cabeça lateralmente para a direita e para a esquerda.
   - ▷ Deve-se certificar de que não há instabilidade da coluna cervical ao se realizar o teste.
   - ▷ Na ausência do reflexo, os olhos irão acompanhar o movimento da cabeça, mantendo-se na mesma posição, sem motricidade ocular extrínseca.
   - ▷ Na presença do reflexo, ocorrerá um movimento ocular reflexo que tenderá a manter o olhar conjugado com a mira no mesmo local prévio à movimentação brusca.
5. Ausência de reflexo vestíbulo-coclear (prova calórica): a prova consiste na instilação de 50 mL de salina gelada (a 4°C) no conduto auditivo externo. A queda de temperatura gera uma sedimentação da endolinfa e estimulação das células no aparato vestibular. O resultado normal seria o desvio do olhar para o lado do estímulo.
   - ▷ Deve-se realizar otoscopia bilateral antes da prova calórica de modo a descartar lesão da membrana timpânica ou a presença de rolhas de cerume.
   - ▷ Em caso de morte encefálica, os olhos permanecem fixos após o estímulo.
6. Ausência de reflexo de tosse: realiza-se o estímulo de tosse por meio do toque da faringe e da traqueia com um cateter de aspiração. Em caso de morte encefálica, não haverá reflexo de tosse ou engasgo.

CUIDADO!
NÃO ESQUECER!

- Existem movimentos reflexos espinais que podem ocorrer após morte encefálica, como movimentos de pronação e extensão dos membros superiores, contrações repetitivas em dedos e membros inferiores, além do sinal de Lázaro (reflexo medular complexo, com movimentação dos braços e até flexão do tronco).

PROVA DE APNEIA

- A prova da apneia é o último teste a ser realizado e é a parte do exame neurológico mais fundamental para o diagnóstico da morte encefálica. A prova é realizada uma única vez.
- Para a realização da prova de apneia, o paciente deve estar adequadamente estabilizado, em especial os seguintes parâmetros:
   - ▷ Hemodinâmica estável, com doses estáveis de vasopressores.
   - ▷ Temperatura adequada (ao menos > 35°C), conforme explicitado anteriormente.
   - ▷ Ventilação mecânica pré-teste ajustada para manter o paciente eucápnico (pCO_2 arterial = 40 mmHg) sempre que possível.
   - ▷ Realização de pré-oxigenação com oxigênio a 100% por 10 minutos, com $SatO_2$ > 94%.
- O teste é classicamente realizado desconectando-se o paciente do ventilador e realizando a oxigenação apneica, com a colocação de cateter intratraqueal com a oferta de O_2 a 100% a 6 L/min.

- Pode-se realizar o teste com pressão positiva (CPAP) com oxigênio a 100%, porém não pode ser utilizado o ventilador mecânico para isso em razão da possibilidade de autodisparo durante o teste por conta do estado hiperdinâmico que ocorre com a hipercapnia aguda.
- A aplicação de CPAP é mais recomendada nos casos em que a incapacidade de oxigenação impeça a desconexão do ventilador mecânico. Nesse caso, utiliza-se uma pressão de CPAP em 10 cmH_2O e fluxo de oxigênio a 12 L/min.
- É comum e esperado que ocorra um aumento pequeno a moderado na necessidade de vasopressores durante o teste, em razão do efeito vasodilatador sistêmico da hipercapnia aguda.
- Nesse período, deve-se observar atentamente o tórax do paciente por 10 minutos à procura de movimentos respiratórios (seja abdominal, torácico ou um suspiro qualquer).
- Caso haja movimento respiratório, hipoxemia ou instabilidade hemodinâmica não controlável dentro dos 10 minutos, a prova deve ser abortada de imediato.
- Ao final da prova (com 8-10 minutos ou quando abortada mais precocemente), deve-se coletar gasometria arterial para documentar a elevação de CO_2 sistêmica.
- Considera-se a prova como positiva quando não se observa nenhum movimento respiratório dentro dos minutos de observação e há um aumento de pCO_2 arterial para mais de 55 mmHg.
- A prova é inconclusiva (e deve ser realizada novamente após otimização do paciente) quando foi interrompida precocemente e a pCO_2 foi menor do que 56 mmHg.

CUIDADO! NÃO ESQUECER!

- Pacientes em morte encefálica frequentemente estão hiperdinâmicos e os movimentos cardíacos podem levar a autodisparo da ventilação mecânica. Assim, não é recomendado realizar a prova de apneia no modo CPAP do ventilador, mas com válvulas de CPAP de parede (os chamados "geradores de fluxo").

EXAMES COMPLEMENTARES

- Para a determinação de morte encefálica no Brasil, é necessário um exame complementar confirmatório.
- Os exames complementares para diagnóstico de morte encefálica podem ser divididos em:
  1. Avaliação de fluxo sanguíneo cerebral: Doppler transcraniano ou arteriografia cerebral podem ser utilizados para demonstrar ausência de fluxo sanguíneo cerebral.
  2. Avaliação de atividade elétrica encefálica: o eletroencefalograma pode ser utilizado para demonstrar ausência de atividade elétrica.
  3. Avaliação de metabolismo cerebral: a cintilografia-SPECT pode ser utilizada para demonstrar a ausência de metabolismo cerebral.
- Cada exame tem suas vantagens e desvantagens, porém, em certas ocasiões, um ou outro exame deve ser evitado:
  - Em pacientes sob uso de drogas depressoras do sistema nervoso central nos quais há dúvida sobre a eliminação completa das drogas, deve-se pre-

ferir exames que avaliem fluxo sanguíneo cerebral, pois o eletroencefalograma pode ser falso-positivo para morte encefálica.
  - ▷ Em lactentes com fontanela aberta e adultos craniectomizados, exames que avaliam fluxo sanguíneo cerebral podem ter resultado falso-negativo para morte encefálica.
- A Tabela 4 traz os exames complementares recomendados pela última resolução do Conselho Federal de Medicina (CFM) e suas principais vantagens e desvantagens. Obviamente, o uso de cada um é dependente da disponibilidade nos serviços de procura de órgãos e tecidos e nos hospitais.

Tabela 4 Exames complementares recomendados para diagnóstico de morte encefálica

Exame	Vantagens	Desvantagens
Doppler transcraniano	▸ À beira do leito ▸ Não invasivo	▸ Operador-dependente ▸ Ausência de janela acústica pode impossibilitar o exame
Arteriografia cerebral	▸ Padrão-ouro para determinação de fluxo	▸ Invasivo ▸ Necessidade de transporte ▸ Necessidade de contraste iodado
Eletroencefalograma	▸ À beira do leito ▸ Não invasivo	▸ Falso-positivo para morte encefálica em certas situações (p. ex., coma barbitúrico)
Cintilografia cerebral	▸ Útil na ausência de outros métodos	▸ Necessidade de transporte ▸ Pouco disponível

MANEJO DO POTENCIAL DOADOR

- Define-se um paciente como potencial doador a partir do momento em que se inicia a prova de morte encefálica.
- O manejo do potencial doador demanda a mesma intensidade de cuidados de pacientes vivos, porém o alvo da terapia torna-se a preservação da viabilidade dos enxertos até que o processo diagnóstico se conclua e se tome a decisão pela doação ou não.
- O princípio básico de manejo do potencial doador é que ele deve ser cuidado como qualquer outro paciente da UTI, com suporte hemodinâmico e às disfunções orgânicas conforme necessário.
- Existem algumas particularidades decorrentes da fisiopatologia da morte encefálica no manejo do potencial doador, descritas a seguir.

CONTROLE DIRECIONADO DE TEMPERATURA

- O paciente em morte encefálica geralmente perde a capacidade de autorregulação da temperatura corporal, conforme explicado anteriormente.
- A temperatura deve ser manejada com métodos ativos e/ou passivos externos de controle de temperatura (temperatura ambiente, mantas, mantas térmicas ativas, colchões térmicos, soro aquecido), conforme necessário.
- O alvo de temperatura é controverso:
  - ▷ O consenso brasileiro de manejo do potencial doador recomenda manter a temperatura corporal entre 36 e 37,5°C.
  - ▷ Um ensaio clínico testou a hipotermia leve (35°C) e demonstrou melhores desfechos em transplantes renais (redução da frequência de re-

jeição tardia do enxerto), principalmente no subgrupo de critérios expandidos de doação.

SUPORTE HEMODINÂMICO

- É comum o paciente em morte encefálica apresentar a pressão arterial lábil em razão da perda da autorregulação, porém múltiplos mecanismos fisiopatológicos podem estar envolvidos.
- Na fase de tempestade simpática, pode ser necessário o uso de betabloqueadores tituláveis de curta ação (esmolol) para evitar efeitos deletérios sobre o coração decorrentes de taquicardia e hipertensão excessivas.
- Se o paciente, em algum momento, apresentar parada cardíaca em fibrilação ventricular ou taquicardia ventricular, deve-se proceder às manobras de ressuscitação cardiopulmonar como habitual.
- Após a fase de tempestade simpática, em caso de instabilidade hemodinâmica, recomenda-se:
  - ▷ Avaliar fluido-responsividade (ΔPP, VVS etc.) e realizar expansão volêmica com cristaloide balanceado com cautela para evitar sobrecarga volêmica, pois esta pode ter impacto no desfecho do enxerto.
  - ▷ Preferir a vasopressina como vasopressor, por conta de seu efeito vasopressor (receptores V1) e também no auxílio ao manejo do *diabetes insipidus* (receptores V2).
  - ▷ **Sempre** avaliar a função ventricular com ecocardiograma à beira do leito, pois mesmo pacientes jovens podem apresentar disfunção ventricular aguda e necessitar de suporte inotrópico, sendo a dobutamina a droga de escolha inicial.

SUPORTE RESPIRATÓRIO

- O suporte respiratório ao potencial doador envolve os seguintes aspectos:
  - ▷ Realizar a prova de morte encefálica em CPAP.
  - ▷ Higiene brônquica vigorosa com fisioterapia respiratória de modo a evitar o acúmulo de secreções, preferencialmente com circuito de aspiração fechado.
  - ▷ A realização de broncoscopia diária é recomendada pelo consenso brasileiro, porém é pouco disponível na prática clínica e deve ser individualizada.
  - ▷ Manter o potencial doador em ventilação mecânica protetora, com os seguintes parâmetros:
    - PEEP = 8-10 cmH_2O.
    - Volume corrente = 6-8 mL/kg de peso ideal.
    - Frequência respiratória: ajustar para manter pCO_2 ~ 40 mmHg e pH em faixa de normalidade.
- O maior ensaio clínico que avaliou o efeito da ventilação protetora em potenciais doadores utilizou as estratégias citadas e resultou no dobro de pulmões viáveis para transplante do que o grupo que não realizou tais medidas.

SUPORTE ENDÓCRINO

- O suporte endócrino tem por objetivo realizar reposição hormonal em pacientes em morte encefálica em razão da perda da homeostasia hormonal.
- Alguns autores recomendam a realização de ressuscitação hormonal com um objetivo mais amplo de controlar a resposta inflamatória e melhorar a disfunção miocárdica. Para tanto, recomendam o seguinte regime:

- ▷ Dose elevada de hidrocortisona com ataque de 300 mg, seguida de manutenção com 100 mg 3xd.
- ▷ Infusão contínua de vasopressina para reverter a vasodilatação e tratar o *diabetes insipidus*.
- ▷ Infusão contínua de insulina, glicose e T3 endovenoso, principalmente em pacientes que desenvolvem disfunção miocárdica, pelo potencial inotrópico dessa combinação.

- No Brasil, não temos disponível o T3 ou T4 endovenoso na maioria dos serviços. Assim, a ressuscitação endócrina envolve os seguintes aspectos:
  - ▷ Levotiroxina enteral, 1-2 μg/kg.
  - ▷ Vasopressina: *bolus* de 1 U EV, seguido de infusão contínua de 0,01-0,04 U/min.
  - ▷ Hidrocortisona 300 mg/dia EV.
  - ▷ Insulina em BIC, em caso de hiperglicemia.
- Deve-se reiterar que o papel dos hormônios tireoideanos na morte encefálica ainda é incerto, sendo que a maioria dos consensos e diretrizes internacionais é contra a reposição rotineira de T4 ou T3, limitando a indicação quando há instabilidade hemodinamica e/ou disfunção miocárdica com fração de ejeção menor que 45%.

CUIDADO! NÃO ESQUECER!

- Atualmente recomenda-se a não realização de pulsoterapia com metilprednisolona.

SUPORTE RENAL/METABÓLICO

- O suporte renal é fundamental para o manejo do potencial doador, pois podem ocorrer múltiplos distúrbios hidroeletrolíticos e acidobásicos decorrentes da diurese osmótica associada ao *diabetes insipidus* e mesmo à hiperglicemia da doença crítica.
- É recomendado dosar eletrólitos a cada 6-8 horas e realizar reposição endovenosa de potássio, cálcio e magnésio, conforme necessário.
- Pacientes que desenvolvem *diabetes insipidus* devem ter as seguintes metas de tratamento:
  - ▷ Manter sódio sérico entre 130 e 150 mEq/L.
  - ▷ Manter diurese entre 0,5 e 4 mL/kg/h.
- Para o manejo do *diabetes insipidus*, sugerimos o seguinte (Figura 1):
  - ▷ Descartar causas secundárias (uso de manitol, hiperglicemia) e fazer tratamento específico, se necessário (p. ex., insulina).
  - ▷ Em pacientes com instabilidade hemodinâmica e fluido-responsivos, considerar reposição de perdas com ringer lactato (evitar soro fisiológico).
  - ▷ Repor perdas urinárias com o mesmo volume perdido na diurese com soro glicosado 5% (água livre de eletrólitos), tomando-se o cuidado de não incorrer em hiperglicemia nesses casos, evitando infusão em *bolus* e atentando-se ao controle glicêmico.
  - ▷ Utilizar DDAVP na dose de 1-2 μg a cada 8-12 horas ou conforme necessário para controlar a poliúria.

SUPORTE NUTRICIONAL

- Recomenda-se manter dieta enteral em pacientes em morte encefálica, desde que não haja outras contraindicações (como instabilidade hemodinâmica).

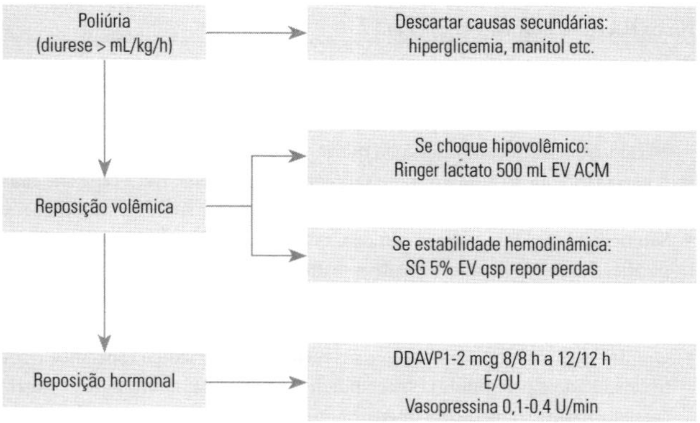

Figura 1 Esquema sugerido para manejo da poliúria e do *diabetes insipidus* em potenciais doadores. ACM: a critério médico; qsp: quantidade suficiente para; EV: endovenoso; SG 5%: soro glicosado a 5%.

- Não é necessário atingir a meta calórica do paciente.

OUTROS ASPECTOS

- As recomendações de transfusão são as mesmas de pacientes críticos em geral.
- Não há necessidade de antibioticoterapia profilática em potenciais doadores, mas deve-se manter a monitorização infecciosa, e infecções eventualmente identificadas devem ser tratadas normalmente com coleta apropriada de culturas.

ASPECTOS ÉTICOS E LEGAIS

- No Brasil, houve mudanças recentes na legislação de morte encefálica, tanto por meio de Decreto Presidencial quanto na Resolução do CFM. As principais leis, resoluções e decretos que embasam as afirmações deste capítulo são descritas a seguir.

LEI N. 9.434/97

- Dispõe sobre a remoção de órgãos, tecidos e partes do corpo humano para fins de transplante e tratamento e dá outras providências.

RESOLUÇÃO CFM N. 1.826/07

- Trata da legalidade da suspensão do suporte artificial de órgãos em pacientes com morte encefálica cuja família não autoriza a doação de órgãos.
- Art. 1º "É legal e ética a suspensão dos procedimentos de suportes terapêuticos quando determinada a morte encefálica em não doador de órgãos, tecidos e partes do corpo humano para fins de transplante [...]."
- Parágrafo 1º "O cumprimento da decisão mencionada no caput deve ser precedido de comunicação e esclarecimento sobre a morte encefálica aos familiares do paciente ou seu representante legal, fundamentada e registrada no prontuário."

RESOLUÇÃO CFM N. 2.173/17

- É necessário um período de observação intra-hospitalar de ao menos 6 horas antes de se iniciar o processo de determinação da morte encefálica. Esse tempo deve ser estendido para 24 horas em pacientes com encefalopatia hipóxico-isquêmica como causa da morte.
- É necessário que a causa do coma seja conhecida, irreversível e capaz de causar a morte encefálica, além de ser necessário descartar fatores confundidores.
- São necessários dois exames clínicos, realizados por médicos diferentes especificamente capacitados, que demonstrem coma aperceptivo e ausência de reflexos supraespinais, com intervalo mínimo (para adultos) de uma hora entre os exames.
- Um dos dois exames clínicos deve ser realizado por médico especificamente capacitado das seguintes especialidades: neurologia, neurologia pediátrica, neurocirurgia, medicina intensiva, medicina intensiva pediátrica ou medicina de emergência.
- É necessária a realização de apenas uma prova de apneia, com documentação gasométrica conforme explicado anteriormente neste capítulo.
- É necessário um exame complementar, entre as possibilidades descritas neste capítulo, para determinação da morte encefálica.

DECRETO N. 9.175/17

- Regulamenta a Lei n. 9.434/97.
- Os principais aspectos práticos deste decreto envolvem os seguintes artigos:
  - Art 17. Parágrafo 4º "Os familiares que estiverem em companhia do paciente ou que tenham oferecido meios de contato serão obrigatoriamente informados do início do procedimento para diagnóstico de ME."
  - Art 17. Parágrafo 5º "Caso a família do paciente solicite, será admitida a presença de médico de sua confiança no ato de diagnóstico da ME."
  - Art. 18. "Os hospitais deverão notificar a morte encefálica diagnosticada em suas dependências à CET da unidade federativa a que estiver vinculada, em caráter urgente e obrigatório."
  - Art. 19. "Após a declaração de ME, a família do falecido deverá ser consultada sobre a possibilidade de doação de órgãos [...] para transplante [...]."
  - Parágrafo único. "Nos casos em que a doação não for viável, por quaisquer motivos, o suporte terapêutico artificial ao funcionamento dos órgãos será descontinuado, hipótese em que o corpo será entregue aos familiares ou à instituição responsável pela necropsia [...]."

COMUNICAÇÃO COM FAMILIARES

- A comunicação com familiares no processo diagnóstico da morte encefálica é fundamental por alguns motivos/necessidades:
  1. Estabelecimento de relação de confiança com a família na idoneidade do processo de determinação da morte encefálica.
  2. Facilitação do entendimento do conceito de morte encefálica por parte de leigos.
  3. Suporte aos familiares de pacientes com catástrofes neurológicas súbitas.
- Em conjunto, esse suporte não só resulta em maior efetivação de doações por menor recusa familiar, como também em menor risco de luto patológico dos familiares.

- Para uma adequada comunicação, os conceitos de comunicação empática e de comunicação de más notícias devem ser utilizados, com base nas técnicas descritas na literatura (SPIKES, VALUE).
- Há três principais momentos fundamentais para a realização de conferências familiares:
  1. Antes da evolução para morte encefálica: em todo paciente com catástrofes neurológicas, a família deve ser informada sobre a possibilidade de evolução para morte encefálica.
  2. Suspeita de morte encefálica: nesse momento, deve-se explicar sobre a suspeita e os procedimentos necessários para confirmação (exames clínicos e exame complementar).
  3. Após confirmado o diagnóstico: deve-se informar à família sobre o horário da morte e a confirmação do diagnóstico. Neste momento, deve-se explicar sobre as duas possibilidades existentes: retirada de suporte ou manutenção do potencial doador para doação de órgãos.
- Ao longo do processo de comunicação com familiares, é comum surgirem dúvidas, que devem ser dirimidas, além da expressão de emoções diversas, que devem ser validadas de forma adequada.
- Deve-se evitar falar sobre doação de órgãos **antes** da confirmação do diagnóstico. Em caso de dúvida explícita por parte da família, deve-se esclarecer que o cuidado ao paciente pela equipe da UTI não tem nenhuma relação com a doação de órgãos, deixando claro que o objetivo é cuidar primariamente do paciente. Neste caso, pode-se falar sobre a possibilidade da doação, mas que esse processo será realizado em momento oportuno por outra equipe não relacionada ao cuidado do paciente.

CUIDADO! NÃO ESQUECER!

- Comunicação adequada com familiares e suporte à família são fundamentais no contexto da morte encefálica e permeiam o manejo do potencial doador!
- O principal motivo da não efetivação de doação é a recusa familiar, que está intimamente relacionada a falhas de comunicação com a família e no processo de cuidado do paciente.

LITERATURA RECOMENDADA

1. D'Aragon F, Belley-Cote E, Agarwal A, Frenette AJ, Lamontagne F, Guyatt G, et al. Effect of corticosteroid administration on neurologically deceased organ donors and transplant recipients: a systematic review and meta-analysis. BMJ Open. 2017;7(6):e014436.
2. Jain S, DeGeorgia M. Brain death-associated reflexes and automatisms. Neurocrit Care. 2005;3(2):122-6.
3. Korte C, Garber JL, Descourouez JL, Richards KR, Hardinger K. Pharmacists' guide to the management of organ donors after brain death. Am J Health Syst Pharm. 2016;73(22):1829-39.
4. Mascia L, Pasero D, Slutsky AS, Arguis MJ, Berardino M, Grasso S, et al. Effect of a lung protective strategy for organ donors on eligibility and availability of lungs for transplantation: a randomized controlled trial. JAMA. 2010;304(23):2620-7.
5. McKeown DW, Bonser RS, Kellum JA. Management of the heartbeating brain-dead organ donor. British Journal of Anaesthesia. 2012;108(Suppl 1):i96-107.

6. Niemann CU, Feiner J, Swain S, Bunting S, Friedman M, Crutchfield M, et al. Therapeutic hypothermia in deceased organ donors and kidney-graft function. N Engl J Med. 2015;373(5):405-14.
7. Novitzky D, Cooper DK, Rosendale JD, Kauffman HM. Hormonal therapy of the brain-dead organ donor: experimental and clinical studies. Transplantation. 2006;82(11):1396-401.
8. Smith M. Physiologic changes during brain stem death – lessons for management of the organ donor. J Heart Lung Transplant. 2004;23(9 Suppl):S217-22.
9. Westphal GA, Caldeira Filho M, Vieira KD, Zaclikevis VR, Bartz MC, Wanzuita R, et al. Guidelines for potential multiple organ donors (adult). Part III: organ-specific recommendations. Rev Bras Ter Intensiva. 2011;23(4):410-25.
10. Westphal GA, Caldeira Filho M, Vieira KD, Zaclikevis VR, Bartz MC, Wanzuita R, et al. Guidelines for potential multiple organ donors (adult): part I. Overview and hemodynamic support. Rev Bras Ter Intensiva. 2011;23(3):255-68.
11. Westphal GA, Caldeira Filho M, Vieira KD, Zaclikevis VR, Bartz MC, Wanzuita R, et al. Guidelines for potential multiple organ donors (adult): part II. Mechanical ventilation, endocrine metabolic management, hematological and infectious aspects. Rev Bras Ter Intensiva. 2011;23(3):269-82.
12. Westphal GA, Garcia VD, Souza RL, Franke CA, Vieira KD, Birckholz VR, et al. Guidelines for the assessment and acceptance of potential brain-dead organ donors. Rev Bras Ter Intensiva. 2016;28(3):220-55.
13. Wood KE, Becker BN, McCartney JG, D'Alessandro AM, Coursin DB. Care of the potential organ donor. N Engl J Med. 2004;351(26):2730-9.
14. Starr, et al, Brain death. StatPearls. 2021.
15. Westphal GA. Determinação de morte encefálica no Brasil. Rev Bras Ter Intensiva. 2019.
16. Kotloff RM, et al. Management of the potential organ donor in the ICU: Society of Critical Care Medicine/American College of Chest Physicians/Association of Organ Procurement Organizations Consensus Statement, Critical Care Med. 2015.
17. Dhar R, et al. Comparison of high- and low-dose corticosteroid regimens for organ donor management. J Crit Care. 2013.

CAPÍTULO 24

Analgesia, sedação e bloqueio neuromuscular

Antonio Paulo Nassar Junior

MENSAGENS RELEVANTES

- Dor é um sintoma comum e estressante.
- Deve-se questionar a dor do paciente ou avaliá-la por meio de escalas comportamentais, que levem em conta expressão facial, contração muscular e sincronia com o ventilador ou expressões vocais, caso o paciente não consiga se comunicar adequadamente.
- Os opioides são os analgésicos de escolha na unidade de terapia intensiva (UTI) em pacientes com dores intensas, mas suas doses devem ser ajustadas com o objetivo de controle da dor.
- A morfina deve ser evitada em pacientes com disfunções orgânicas. O fentanil é o opioide mais usado em situações em que se necessite de analgesia contínua.
- A maior parte dos pacientes em ventilação mecânica beneficia-se de níveis superficiais de sedação.
- As exceções a essa regra são pacientes com insuficiência respiratória hipoxêmica grave, distúrbios ventilatórios obstrutivos e hipertensão intracraniana.
- Sedação profunda associa-se a uma série de desfechos negativos, como maior tempo de ventilação mecânica, maior ocorrência de *delirium*, dissincronia paciente-ventilador e maior mortalidade.
- As melhores escalas para avaliar-se sedação e agitação são o *Richmond Agitation-Sedation Scale* (RASS) e o *Sedation-Agitation Scale* (SAS).
- Os pacientes devem ter sua sedação ajustada para que permaneçam calmos e alertas ou despertem facilmente ao ter seu nome chamado (RASS –2 a 0; SAS 3 ou 4).
- De forma geral, deve-se evitar benzodiazepínicos como sedativos em infusão contínua (isto é, midazolam) e preferir o uso de propofol, que se associa a menores durações de ventilação mecânica e de internação na UTI e hospitalar.
- Protocolos de sedação e a interrupção diária da sedação são estratégias equivalentes para se atingir níveis mais superficiais de sedação.
- O uso de bloqueadores neuromusculares é excepcional em UTI.
- Em pacientes com síndrome do desconforto respiratório agudo grave, a infusão de cisatracúrio em pacientes bem sedados deve ser considerada em pacientes cujo volume corrente não consiga ser mantido abaixo de 6 mL/kg e a pressão de platô ser mantida abaixo de 30 cmH_2O apenas com o uso de sedativos.

INTRODUÇÃO

- Dor e ansiedade estão entre os sintomas mais relatados como estressantes pelos pacientes que necessitam de cuidados intensivos.
- Garantir analgesia e conforto para o paciente é parte fundamental do tratamento intensivo.
- No entanto, esses agentes não estão isentos de efeitos colaterais e, assim, uma adequada avaliação da indicação e da manutenção dessas drogas faz-se ne-

cessária, com o objetivo de garantir o melhor benefício com o menor risco possível aos pacientes que precisem dessas medicações.

- O uso de bloqueadores neuromusculares, por outro lado, tem se mostrado bastante restrito com a melhora das estratégias de ventilação mecânica e a comprovação dos efeitos colaterais dessas drogas.

ANALGESIA

- Dor é um sintoma frequente em pacientes críticos e é referida como o principal fator estressante da internação. Cerca de 50% dos pacientes internados em UTI relatam ter sentido dor em algum momento da sua internação.
- Retirada de drenos, inserção de cateteres e aspiração traqueal são os procedimentos que mais causam dor, segundo relatos dos pacientes.
- A dor deve ser avaliada de forma rotineira, prevenida e prontamente tratada quando ocorrer.
- Em pacientes despertos, a dor deve ser realizada com instrumentos que possam quantificá-la, como a escala numérica de dor. Essa escala consiste na atribuição de valores numéricos para a avaliação da dor, sendo zero a ausência de dor e dez a pior dor possível.
- Em pacientes que se encontram profundamente sedados ou em *delirium*, a quantificação da dor pelo próprio paciente não é possível. Assim, deve-se usar uma escala comportamental de dor, como a *Behavorial Pain Scale* (BPS), que consiste na avaliação de três domínios (expressão facial, movimentação de membros superiores e sincronia com o ventilador), que são pontuados de 1 a 4 (Tabela 1). Uma soma de pontos maior que 5 é considerada inaceitável e a dor deve ser tratada.

Tabela 1 *Behavioral Pain Scale* (BPS)

▸ Expressão facial
➢ Relaxada: 1
➢ Parcialmente contraída (p. ex., levantamento de sobrancelhas): 2
➢ Totalmente contraída (p. ex., fechamento de olhos): 3
➢ Com caretas: 4
▸ Membros superiores
➢ Sem movimento: 1
➢ Parcialmente fletidos: 2
➢ Totalmente fletidos com flexão dos dedos: 3
➢ Permanentemente retraídos: 4
▸ Sincronia com ventilador
➢ Tolerância com movimento: 1
➢ Tosse, mas com tolerância na maior parte do tempo: 2
➢ "Briga" com o ventilador: 3
➢ Incapacidade de controlar a ventilação: 4

- Medidas não farmacológicas devem sempre ser realizadas com o objetivo de prevenir ou tratar a dor. Posicionamento adequado, cuidado com dobras de lençóis, com o impedimento de tração de sonda vesical e tubo orotraqueal, e a retirada de estímulos físicos são importantes para o conforto do paciente.
- O simples fato de explicar ao paciente sobre um procedimento potencialmente doloroso que será realizado é capaz de reduzir em um ponto a intensidade da dor pela escala numérica.
- Sempre que se utilizar a terapia farmacológica para tratamento da dor em pacientes críticos, deve-se preferir a via endovenosa e a medicação deve ser administrada com horários programados e não apenas "se necessário".
- O tratamento farmacológico da dor envolve analgésicos "comuns" e opioides (Tabela 2).

Tabela 2 Doses dos principais analgésicos, sedativos e bloqueadores neuromusculares usados em terapia intensiva

Droga	Dose em *bolus*	Manutenção
Morfina	2-5 mg	2-4 mg a cada 4 h ou 1-25 mg/h
Fentanil	25-100 µg	0,5-2 µg/kg/h
Dipirona	2 g	1-2 g, até 4/4 h
Midazolam	2-5 mg	0,02-0,5 mg/kg/h
Propofol	0,5-3 mg/kg	0,5-5 mg/kg/h
Dexmedetomidina	–	0,2-1,5 µg/kg/h
Cetamina	0,2-0,5 mg/kg	1-20 mcg/kg/min
Succinilcolina	1-2 mg/kg	–
Atracúrio	0,3-0,5 mg/kg	2-15 µg/kg/min
Cisatracúrio	0,1-0,2 mg/kg	1-3 µg/kg/min
Rocurônio	0,45-0,6 mg/kg	10-12 µg/kg/min

- Os analgésicos comuns mais utilizados em UTI são o paracetamol e a dipirona. Eles servem para o controle de dores mais leves.
- Os opioides são fármacos que promovem uma analgesia efetiva em dores intensas.
- Os efeitos mais comuns dos opioides são depressão respiratória, redução da motilidade gastrointestinal, prurido e retenção urinária. Em pacientes hipovolêmicos, a perda do tônus simpático que se segue à infusão de opioides pode levar à hipotensão.
- A morfina tem um início de ação rápido (cerca de 1-2 minutos), com pico de ação em 15 a 20 minutos e duração de 2 a 4 horas. Apresenta metabolização hepática e excreção renal. Seu metabólito é ativo e, assim, seu efeito prolonga-se em pacientes com insuficiência renal.
- Infusões de morfina em *bolus* causam vasodilatação e liberação de histamina, podendo levar à instabilidade hemodinâmica. A morfina pode ser administrada na forma contínua ou intermitente.

- O fentanil é um opioide mais potente do que a morfina. Também tem início de ação rápido (cerca de 5 minutos), mas sua duração é curta (cerca de 30 a 60 minutos), sendo útil para a administração em procedimentos ou em episódios agudos de dor, mas quando indicado para analgesia em situações em que o estímulo é permanente, como em pós-operatórios, deve ser administrado de forma contínua. Em relação à morfina, apresenta a vantagem de não ter um metabólito ativo que se acumule em situações de disfunção renal. O fentanil parece associar-se a um aumento do tempo de livre de ventilação mecânica, quando comparado à morfina.

SEDAÇÃO

- Diversos estudos, nos últimos anos, têm demonstrado que minimizar o uso de sedativos é benéfico e estratégias de sedação que permitem que o paciente fique desperto são factíveis e benéficas. Além disso, a sedação profunda associa-se a maior tempo de ventilação mecânica e de internação, dissincronia paciente-ventilador, maior incidência de *delirium* e maior mortalidade. É interessante notar que esses malefícios já aparecem mesmo quando a sedação profunda ocorre nas primeiras 48 horas de ventilação mecânica.
- A maior parte dos pacientes em ventilação mecânica beneficia-se de níveis mais superficiais de sedação, ou seja, um paciente desperto, calmo e colaborativo ou que desperta facilmente ao ter seu nome chamado.
- As exceções a essa regra são pacientes com síndrome do desconforto respiratório agudo grave, em que o volume corrente e a pressão de platô devem ser controlados rigorosamente, ventilação em pacientes com exacerbações graves de asma e controle da pressão intracraniana em pacientes com hipertensão intracraniana.
- A sedação deve visar ao conforto do paciente e à prevenção de complicações relacionadas a uma sedação prolongada. Deve-se realizar uma avaliação rotineira e objetiva com o uso de escalas validadas para esse fim.
- As escalas SAS (*sedation-agitation scale*) e RASS (*Richmond agitation-sedation scale*) são as que passaram por um processo melhor de validação, apresentam uma maior concordância interobservador quando usadas por diversos profissionais de terapia intensiva e, portanto, são as mais recomendadas para o uso na prática clínica (Tabelas 3 e 4).
- Estratégias que minimizem o uso de sedativos são eficazes na redução do tempo de ventilação mecânica, de internação em UTI e hospitalar. Para esse fim, podem-se utilizar protocolos de sedação ou a interrupção diária da sedação.
- Os protocolos de sedação são algoritmos desenhados para o ajuste de sedativos pela equipe de enfermagem, com um alvo específico, normalmente para deixar o paciente desperto ou com um nível superficial de sedação (isto é, SAS 3 ou 4, RASS – 2 a 0). Diversos estudos têm mostrado a sua utilidade na redução do tempo de ventilação mecânica.
- A interrupção diária da sedação é uma intervenção em que os pacientes têm a infusão de sedativos suspensa até acordarem e serem capazes de obedecer a ordens simples ou até ficarem agitados e desconfortáveis, quando a sedação então é religada em metade da dose anterior e titulada para atingir o conforto do paciente. Seu uso tem sido associado à redução da ventilação mecânica e dos tempos de internação na UTI e no hospital.

Tabela 3 *Sedation-agitation scale* (SAS)

7	Perigosamente agitado: tentativa de retirar o tubo orotraqueal ou cateter ou de sair da cama, de agredir a equipe, movimento de um a outro lado da cama
6	Muito agitado: morde o tubo, necessidade de restrições, não se acalma com orientação verbal com estabelecimento de limites
5	Agitado: ansioso ou levemente agitado, tentando levantar, acalma-se após orientação verbal
4	Calmo e cooperativo: calmo, acorda fácil, obedece a comandos
3	Sedado: difícil de acordar, acorda com estímulo verbal ou gentil chacoalhar, mas volta a dormir. Obedece a comandos simples
2	Muito sedado: acorda com estímulo físico, mas não responde a ordens. Move-se espontaneamente
1	Não despertável: responde minimamente ou não responde a estímulos ou ordens. Não se comunica

Tabela 4 *Richmond agitation-sedation scale* (RASS)

Pontos	Termo	Descrição
+4	Combativo	Claramente combativo, violento, representando risco para a equipe
+3	Muito agitado	Puxa ou remove tubos ou cateteres, agressivo verbalmente
+2	Agitado	Movimentos despropositados frequentes, briga com o ventilador
+1	Inquieto	Apresenta movimentos, mas que não são agressivos ou vigorosos
0	Alerta e calmo	
–1	Sonolento	Adormecido, mas acorda ao ser chamado (estímulo verbal) e mantém os olhos abertos por mais de 10 s
–2	Sedação leve	Desperta precocemente ao estímulo verbal, mantém contato visual por menos de 10 s
–3	Sedação moderada	Há movimentação ou abertura ocular ao estímulo verbal (mas sem contato visual)
–4	Sedação intensa	Não responde ao ser chamado pelo nome, mas apresenta movimentação ou abertura ocular ao toque (estímulo físico)
–5	Não desperta	Não responde ao estímulo verbal ou físico

- Quando comparada a uma estratégia de sedação superficial, o uso da "não sedação" não se associa a menor mortalidade ou redução do tempo de ventilação mecânica.
- Os fármacos mais comumente usados como sedativos são midazolam, propofol e dexmedetomidina (Tabela 2).
- O midazolam é um benzodiazepínico e age ao ligar-se a receptores do ácido gama-aminobutírico (GABA) no sistema nervoso central, o que leva à inibição dos impulsos neuronais. Tem atividade sedativa, ansiolítica, anticon-

vulsivante e de relaxamento muscular. Os benzodiazepínicos impedem a aquisição de novas informações (amnésia anterógrada). Podem ocasionar reações paradoxais, com agitação e agressividade, especialmente em idosos, doença neurológica prévia, abuso e doenças psiquiátricas.

- O uso prolongado do midazolam, por mais de 48 horas, leva a um acúmulo da droga em tecidos periféricos, gerando um despertar imprevisível quando a infusão contínua é desligada. Tal fato é mais importante em pacientes com insuficiência renal crônica, obesos e hipoalbuminêmicos. Assim, recomenda-se seu uso apenas para sedação de curta duração.
- O propofol é um fármaco cujo mecanismo de ação também parece envolver a recepção de receptores GABA no sistema nervoso central. Apresenta propriedades ansiolíticas, sedativas, hipnóticas e anticonvulsivantes. Não apresenta efeito amnésico como os benzodiazepínicos. Por ser lipossolúvel, apresenta início rápido e efeito de curta duração, sendo recomendado para situações que exijam despertar rápido como avaliação neurológica rotineira.
- O propofol é inotrópico negativo e reduz a resistência vascular periférica, causando vasodilatação e, consequentemente, hipotensão. Tem um papel importante em neurointensivismo, pois reduz o metabolismo cerebral e a pressão intracraniana.
- Quando usado em altas doses (maiores que 5 mg/kg/h) e em infusões prolongadas (superiores a 72 horas), o propofol pode ocasionar um quadro conhecido como "síndrome da infusão do propofol", que se manifesta por acidose metabólica, hiperlipidemia, arritmias e parada cardiorrespiratória. É um quadro grave, irreversível e sem tratamento disponível.
- O propofol vem diluído em uma emulsão lipídica. Assim, deve-se atentar para o risco de hipertrigliceridemia e infecções. Quanto à primeira, deve-se limitar ao mínimo a dose necessária para a sedação do paciente e monitorar os níveis de triglicérides. O uso de frascos fechados e cuidados na manipulação de cateteres reduzem em muito o risco de infecção.
- A dexmedetomidina é um agonista α2 central. Apresenta potencial sedativo e analgésico, com a vantagem de não causar depressão respiratória e permitir um despertar rápido do paciente para avaliação neurológica. A dexmedetomidina apresenta distribuição rápida e uma meia-vida de 2 horas, o que permite rápida titulação para que se alcancem os objetivos de sedação. Por inibir a atividade simpática, a droga associa-se a hipotensão e bradicardia.
- A dexmedetomidina relaciona-se a um menor tempo até a extubação quando comparada com o midazolam. Porém, está ligada a uma maior ocorrência de bradicardia. Em comparação com o propofol, a dexmedetomidina não se associou à redução do tempo de ventilação mecânica, mas apresentou maior incidência de bradicardia.
- A dexmedetomidina não mostrou diferença de mortalidade em 90 dias em comparação com outras estratégias de sedação, especialmente com o uso de propofol, mas parece associar-se a maior mortalidade em pacientes com menos de 65 anos. Assim, não se recomenda seu uso como sedativo inicial em pacientes mais jovens.
- A análise de estudos que comparam sedativos benzodiazepínicos *versus* não benzodiazepínicos (propofol e dexmedetomidina) em pacientes de UTI mostra claramente o benefício destes últimos quanto à redução do tempo de ventilação mecânica e de internação na UTI.

- A cetamina é um sedativo mais antigo, mas cujo interesse no seu uso tem crescido nos últimos anos devido à sua ação em diversos receptores: opioides (efeito analgésico), anticolinérgico (efeito sedativo), GABA (efeito sedativo), NMDA (efeito antinociceptivo) e liberação de nroadrenalina, dopamina e serotonina (efeito adrenérgico).
- O uso da cetamina está associado a menor ocorrência de hipotensão e redução do consumo de outros sedativos e opioides e, possivelmente, menor ocorrência de *delirium*.

BLOQUEIO NEUROMUSCULAR

- Os bloqueadores neuromusculares (BNM) comumente são usados em sequências rápidas de intubação orotraqueal, mas seu uso é excepcional na UTI atualmente.
- As únicas indicações atuais de bloqueio neuromuscular são facilitação da ventilação em situações dramáticas (como ventilação em doenças obstrutivas graves ou necessidade de manobras de recrutamento alveolar) e controle de hipertensão intracraniana refratária. Sempre que se optar pelo uso de um BNM, o paciente deve estar profundamente sedado e analgesiado.
- Os BNM impedem a ação da acetilcolina no receptor pós-sináptico na junção neuromuscular, ocasionando a paralisação dos músculos esqueléticos. Eles podem ser de dois tipos: despolarizantes (succinilcolina) e não despolarizantes (atracúrio, cisatracúrio, pancurônio, rocurônio).
- Quando necessários por curto período de tempo, como durante a entubação orotraqueal ou as manobras de recrutamento, devem ser usados agentes de curta duração, como a succinilcolina ou o rocurônio. A succinilcolina é contraindicada em situações que predisponham a hipercalemia, como insuficiência renal, e pode predispor a arritmias.
- O principal efeito colateral do uso de BNM é a fraqueza muscular secundária a miopatia. Diversas condições presentes no paciente crítico, como hiperglicemia, uso de corticoides e imobilização prolongada podem potencializar a fraqueza muscular. Por isso, o uso de BNM deve ser sempre a exceção. Outra complicação descrita é a síndrome miopática quadriplégica, miopatia que persiste após a suspensão dos BNM.
- Em razão dos riscos associados, o uso de BNM por infusão contínua deve ser restrito ao menor tempo possível, todo paciente em uso de BNM deve realizar profilaxia para TVP, receber lubrificantes oculares para impedir o ressecamento, garantir que seus olhos permaneçam fechados, realizar sessões de fisioterapia para reduzir a perda de mobilidade e ter sua glicemia controlada, sendo sugerido um alvo menor que 180 mg/dL.
- A infusão de cisatracúrio em pacientes bem sedados deve ser considerada em pacientes com SARA grave (relação $PaO_2/FiO_2 < 120$), cujo volume corrente não consiga ser mantido abaixo de 6 mL/kg e a pressão de platô não consiga ser mantida abaixo de 30 cmH_2O apenas com o uso de sedativos.

LITERATURA RECOMENDADA

1. Casamento AJ, Serpa Neto A, Young M, Lawrence M, Taplin C, Eastwood GM, et al. A phase II cluster-crossover randomized trial of fentanyl versus morphine for

analgosedation in mechanically ventilated patients. Am J Respir Crit Care Med. 2021 Dec 1;204(11):1286-94.

2. Chanques G, Constantin JM, Devlin JW, Ely EW, Fraser GL, Gélinas C, et al. Analgesia and sedation in patients with ARDS. Intensive Care Med. 2020 Dec;46(12):2342-56.
3. Devlin JW, Skrobik Y, Gélinas C, Needham DM, Slooter AJC, Pandharipande PP, et al. Clinical practice guidelines for the prevention and management of pain, agitation/sedation, delirium, immobility, and sleep disruption in adult patients in the ICU. Crit Care Med. 2018 Sep;46(9):e825-e873.
4. Garcia R, Salluh JIF, Andrade TR, Farah D, da Silva PSL, Bastos DF, et al. A systematic review and meta-analysis of propofol versus midazolam sedation in adult intensive care (ICU) patients. J Crit Care. 2021 Aug;64:91-9.
5. Hughes CG, Mailloux PT, Devlin JW, Swan JT, Sanders RD, Anzueto A, et al.; MENDS2 Study Investigators. Dexmedetomidine or propofol for sedation in mechanically ventilated adults with sepsis. N Engl J Med. 2021 Apr 15;384(15):1424-36.
6. Hurth KP, Jaworski A, Thomas KB, Kirsch WB, Rudoni MA, Wohlfarth KM. The reemergence of ketamine for treatment in critically ill adults. Crit Care Med. 2020 Jun;48(6):899-911.
7. Kalfon P, Boucekine M, Estagnasie P, Geantot MA, Berric A, Simon G, et al.; IPREA Study Group. Risk factors and events in the adult intensive care unit associated with pain as self-reported at the end of the intensive care unit stay. Crit Care. 2020 Dec 7;24(1):685.
8. National Heart, Lung, and Blood Institute PETAL Clinical Trials Network, Moss M, Huang DT, Brower RG, Ferguson ND, Ginde AA, Gong MN, et al. Early neuromuscular blockade in the acute respiratory distress syndrome. N Engl J Med. 2019 May 23;380(21):1997-2008.
9. Olsen HT, Nedergaard HK, Strøm T, Oxlund J, Wian KA, Ytrebø LM, et al. Nonsedation or light sedation in critically ill, mechanically ventilated patients. N Engl J Med. 2020 Mar 19;382(12):1103-11.
10. Shehabi Y, Howe BD, Bellomo R, Arabi YM, Bailey M, Bass FE, et al.; ANZICS Clinical Trials Group and the SPICE III Investigators. Early sedation with dexmedetomidine in critically ill patients. N Engl J Med. 2019 Jun 27;380(26):2506-17.
11. Shehabi Y, Serpa Neto A, Howe BD, Bellomo R, Arabi YM, Bailey M, et al.; SPICE III Study Investigators. Early sedation with dexmedetomidine in ventilated critically ill patients and heterogeneity of treatment effect in the SPICE III randomised controlled trial. Intensive Care Med. 2021 Apr;47(4):455-46.Schweickert WD, Pohlman MC, Pohlman AS, Nigos C, Pawlik AJ, Esbrook CL, et al. Early physical and occupational therapy in mechanically ventilated, critically ill patients: a randomised controlled trial. Lancet. 2009;373(9678):1874-82.
12. Shehabi Y, Bellomo R, Reade MC, Bailey M, Bass F, Howe B, et al. Early intensive care sedation predicts long-term mortality in ventilated critically ill patients. Am J Respir Crit Care Med. 2012;186(8):724-31.
13. Shehabi Y, Chan L, Kadiman S, Alias A, Ismail WN, Tan MA, et al. Sedation depth and long-term mortality in mechanically ventilated critically ill adults: a prospective longitudinal multicentre cohort study. Intensive Care Med. 2013;39(5):910-8.

CAPÍTULO 25

Delirium

Antonio Paulo Nassar Junior

MENSAGENS RELEVANTES

- *Delirium* é um sinal de disfunção cerebral.
- Fatores de risco inerentes ao paciente (por exemplo, idade), à gravidade e iatrogênicos (níveis profundos de sedação) associam-se à ocorrência de *delirium*.
- O *delirium* pode ser hipoativo (letargia, desatenção e redução da mobilidade e pensamento desorganizado), hiperativo (agitação, desatenção e combatividade) ou misto.
- O diagnóstico de *delirium* deve ser feito idealmente com ferramentas específicas, como o CAM-ICU.
- Algumas medidas, como tratamento da dor, medidas para melhorar a orientação do paciente, níveis mais superficiais de sedação, mobilização precoce e participação dos familiares associam-se à redução de *delirium*.
- O tratamento farmacológico com antipsicóticos não parece reduzir a duração do *delirium*.

INTRODUÇÃO

- *Delirium* é uma síndrome clínica caracterizada por distúrbio de consciência e da cognição, caracterizado por desatenção e pensamento desorganizado. O *delirium* é uma alteração aguda, que se desenvolve em horas ou dias, e de caráter flutuante ao longo do dia.
- O *delirium* representa uma disfunção cerebral. É um evento comum em pacientes idosos e hospitalizados, principalmente naqueles internados em unidade de terapia intensiva (UTI) e associa-se a um prognóstico ruim em curto e em longo prazo.

EPIDEMIOLOGIA

- A prevalência de *delirium* em pacientes internados varia de 20 a 50%, dependendo do perfil de paciente. Na UTI, a incidência de delirium é ainda maior, podendo chegar a 80%.
- Os fatores de rico para *delirium* podem ser classificados como inerentes ao paciente, associados à doença ou iatrogênicos. Os fatores de risco com mais forte associação à ocorrência de *delirium* estão na Tabela 1.

FISIOPATOLOGIA

- A fisiopatologia do *delirium* não é bem conhecida, mas parece ser multifatorial. Basicamente, quatro fatores parecem estar associados:

Tabela 1 Fatores de risco para *delirium*

Inerentes ao paciente	Relacionados à gravidade	Iatrogênicos
Idade	Coma	Níveis de sedação profundos
Demência	Gravidade	
Hipertensão arterial	Cirurgia de emergência	
	Ventilação mecânica	
	Politrauma	
	Acidose metabólica	
	Disfunções orgânicas	

- ▷ *Alterações de neurotransmissores.* Há um aumento da função dopaminérgica e uma deficiência colinérgica. A dopamina é um neurotransmissor responsável por uma maior excitabilidade neuronal. A acetilcolina, por sua vez, causa uma menor excitabilidade neuronal. A deficiência de acetilcolina é encontrada também na doença de Alzheimer.
- ▷ *Inflamação.* Muitas citocinas, como o TNF-α, atravessam a barreira hematoencefálica e associam-se a alterações eletroencefalográficas encontradas no *delirium*. Além disso, podem provocar redução do fluxo cerebral pela geração de microtrombos e pela vasoconstrição que podem causar. As citocinas também interferem na neurotransmissão.
- ▷ *Resposta aguda ao estresse.* A ativação do sistema hipotálamo-hipófise-adrenal, com a liberação de cortisol, é uma resposta comum do organismo diante de situações de estresse, como sepse, trauma ou cirurgias. A associação de cortisol com comprometimento cognitivo também já é bastante conhecida.
- ▷ *Lesão neuronal.* Pode ocorrer por insultos metabólicos, como hipoglicemia e hipoxemia, e por insultos isquêmicos decorrentes das alterações de perfusão.

QUADRO CLÍNICO

- Clinicamente, o *delirium* pode ser dividido em hipoativo e hiperativo:
  - ▷ O *delirium* hipoativo é mais comum e apresenta-se com letargia, desatenção e redução da mobilidade e pensamento desorganizado. A forma hipoativa é comumente despercebida e não valorizada, porém associa-se a piores prognósticos.
  - ▷ O *delirium* hiperativo manifesta-se com agitação, desatenção e combatividade.

DIAGNÓSTICO

- O diagnóstico de *delirium* é clínico. No entanto, a simples observação clínica parece subdiagnosticar a real dimensão do problema. A pesquisa do *delirium* baseia-se, então, em ferramentas especialmente desenvolvidas para esse fim.
- O *Confusion Assessment Method for the Intensive Care Unit* (CAM-ICU) é a ferramenta mais usada para identificação de *delirium* (Tabela 2).

Tabela 2 CAM-ICU (*Confusion Assessment Method for the Intensive Care Unit*)

I. Início agudo ou curso flutuante ▸ Há uma mudança aguda no *status* mental de base? ▸ O *status* mental do paciente "flutuou" nas últimas 24 h, conforme evidenciado por uma "flutuação" em uma escala de sedação? ▸ A característica é presente se a resposta é "sim" para qualquer uma dessas duas questões.
II. Desatenção ▸ O paciente faz 8 ou menos pontos no exame de rastreamento de atenção? Observação: pode ser realizado tanto o teste auditivo quanto o visual. O *teste auditivo* consiste em solicitar ao paciente que aperte a mão do examinador cada vez que ouvir a letra "A". Então, são soletradas pausadamente as seguintes letras: SAVEAHAART. Considera-se um acerto quando o paciente aperta a mão corretamente na letra "A" e não aperta nas demais. O *teste visual* consiste em mostrar 5 figuras para o paciente e solicitar que ele as memorize. Em seguida, mostram-se 10 figuras, incluindo as 5 iniciais, e solicita-se a ele que diga quais foram as 5 figuras mostradas inicialmente.
III. Pensamento desorganizado ▸ O paciente acerta 3 ou menos respostas das 4 perguntas formuladas e é incapaz de seguir os comandos? Questões: ▸ Deve-se escolher uma questão de cada um dos 4 pares e perguntá-la ao paciente: 1. As pedras flutuam na água? As folhas flutuam na água? 2. Existem peixes no mar? Existem elefantes no mar? 3. Um quilograma pesa mais que dois quilogramas? Dois quilogramas pesam mais que um quilograma? 4. Pode-se utilizar um martelo para bater um prego? Pode-se utilizar um martelo para cortar madeira? Comandos: ▸ O examinador mostra dois dedos de uma mão ao paciente e pede que faça o mesmo. Em seguida, sem deixar de mostrar os dedos, solicita ao paciente que faça o mesmo com a outra mão. O paciente é considerado incapaz de seguir o comando se errar em qualquer uma das duas solicitações
IV.Nível de consciência alterado ▸ O paciente encontra-se letárgico e/ou agitado (RASS ≠ 0 ou SAS ≠ 4)
Observações: 1. Antes de iniciar a avaliação, deve-se proceder à avaliação do nível de consciência. Pacientes em coma (RASS < -4 ou SAS < 2) não podem ser avaliados (para escalas de sedação, vide o capítulo específico). Considera-se um teste positivo quando o paciente tem presente as características I (início agudo ou curso flutuante) e II (desatenção), associadas às características III (pensamento desorganizado) e/ou IV (nível de consciência alterado); 2. Embora, tradicionalmente, recomende-se que o paciente apresente um RASS > -3 para proceder-se à avaliação do *delirium*, pacientes com RASS de -2 ou -3 podem estar sob efeito de sedação residual e apresentar CAM-ICU falsamente positivo.

- Exames laboratoriais devem ser pedidos de acordo com a suspeita da causa ou dos fatores relacionados com *delirium*. A exclusão de infecção deve ser sempre o primeiro passo. Assim, a coleta de culturas, urinálise, raio X de tórax e liquor devem ser realizadas de acordo com a suspeita clínica. A avaliação metabólica, com glicemia capilar, eletrólitos, função renal e hepática também deve ser feita de acordo com a suspeita clínica.
- Exames de neuroimagem só devem ser pedidos para descartar diagnósticos diferenciais ou avaliar a presença de complicações. São obrigatórios em casos de alterações agudas de consciência e sinais focais.

- O eletroencefalograma mostra um alentecimento difuso de ondas, comum em encefalopatias metabólicas, mas não deve ser solicitado de forma rotineira, apenas na suspeita de crises epilépticas não convulsivas.

COMPLICAÇÕES

- A agitação psicomotora do *delirium* hiperativo pode causar dissincronia com o ventilador, aumento do consumo de oxigênio e o risco de extubação acidental e remoção de cateteres.
- O *delirium* também se associa a maior incidência de falha de extubação, maior tempo de ventilação mecânica e de internação.
- O *delirium* persistente é um fator independentemente associado a uma maior mortalidade hospitalar, em 6 meses e em 1 ano. A mortalidade em 1 ano dos sobreviventes à internação hospitalar pode chegar a 40%.
- Muitos pacientes com *delirium* que sobrevivem à internação cursam com declínio funcional e cognitivo. O declínio funcional é mais acentuado do que o de outros pacientes de UTI e esses pacientes têm uma chance maior de necessitarem de hospitais de retaguarda ou *home care* após a reversão da doença aguda que os levou à UTI. A duração do *delirium* associa-se com declínio cognitivo até um ano após a alta hospitalar. A incidência de demência também é maior nos pacientes que tiveram *delirium*, corroborando a tese de que o *delirium* é um "acelerador" do processo de demência.

PREVENÇÃO

- Algumas intervenções não farmacológicas associam-se à redução de *delirium* em ambiente hospitalar:
  - ▷ *Orientação:* crachá com o nome dos membros da equipe multidisciplinar de saúde e seu horário na escala – manhã, tarde ou noite –, comunicação para reorientar sobre o ambiente e atividades dirigidas para estimular a cognição (discussão de eventos recentes, jogos de palavras).
  - ▷ *Redução da privação do sono:* bebida quente (leite ou chá) à noite, antes do horário de dormir, música e massagem para relaxar, redução do barulho e ajuste do horário das medicações para evitar despertares.
  - ▷ *Mobilização precoce.* deambulação ou exercícios ativos três vezes ao dia, redução do uso de dispositivos que limitam a mobilidade, como restrições e sondas vesicais.
  - ▷ *Redução do comprometimento visual:* uso de óculos ou lentes de aumento e equipamento adaptado (teclados do telefone maiores e iluminados, livros com letras maiores, fita fluorescente na campainha).
  - ▷ *Redução do comprometimento auditivo:* aparelhos auditivos, retirada de cerume e técnicas de comunicação especiais.
  - ▷ *Reconhecimento precoce e tratamento da desidratação.*
- Outros protocolos, focando em outros fatores associados ao *delirium*, como tratamento da dor, oxigenação adequada, correção de distúrbios eletrolíticos e evitar retenção urinária e constipação também conseguiram resultados positivos.
- Especialmente para pacientes internados na UTI, a mobilização precoce e evitar o uso de benzodiazepínicos são estratégias que se associam com menor incidência de *delirium*.

- A adesão ao *bundle* ABCDEF (Tabela 3) associa-se à redução de *delirium*.

Tabela 3 ABCDEF

A	*Assess, prevent and manage pain* ("Avaliar, prevenir e tratar a dor")
B	*Both spontaneous awakening and breathing trials* ("Despertar da sedação e teste de respiração espontânea")
C	*Choice of analgesia and sedation* ("Escolha de sedativos e analgésicos")
D	*Delirium assessment, prevention and management* ("Avaliação, prevenção e tratamento do delirium")
E	*Early mobility and exercise* ("Mobilização precoce")
F	*Family engagement and empowerment* ("Engajamento e empoderamento dos familiares")

TRATAMENTO

- É fundamental que se mantenha o paciente bem hidratado, sem dor, com oxigenação adequada e com os distúrbios eletrolíticos corrigidos.
- Causas infecciosas devem ser sempre as primeiras a serem lembradas e sua exclusão ou tratamento é fundamental.
- Deve-se sempre tentar manter o ambiente calmo e confortável, com fatores de orientação, como a presença de familiares, relógio e calendário, evitar mudanças desnecessárias de leito e da equipe assistente, coordenar os horários das medicações e intervenções para tentar manter um período ininterrupto de sono noturno e manter estímulos durante o dia, como a mobilização física e atividades intelectuais.
- O tratamento farmacológico com antipsicóticos não parece reduzir a duração do *delirium*.
- O uso de medicamentos só é indicado em casos de *delirium* hiperativo, para que se controle a agitação e reduza-se o risco de o paciente remover dispositivos ou se machucar.
- Os antipsicóticos são os medicamentos de escolha. Pode-se optar pelo haloperidol ou pelos antipsicóticos atípicos (quetiapina, olanzapina, ziprasidona, risperidona) (Tabela 4). Porém, essa recomendação baseia-se em estudos pequenos e metodologicamente fracos e na experiência clínica.
- Os antipsicóticos atípicos atuam bloqueando os receptores dopaminérgicos (como o haloperidol) e também os receptores de serotonina, histamina e α-adrenérgicos. A grande desvantagem dos antipsicóticos atípicos é a sua via de administração, por via oral ou enteral. Apenas a ziprasidona apresenta uma formulação intramuscular, que também não é adequada à maioria dos pacientes em UTI.
- Todos os antipsicóticos apresentam risco de reações extrapiramidais, síndrome neuroléptica maligna, prolongamento do intervalo QT e, consequentemente, *torsades des pointes*. Assim, a monitoração do quadro neurológico, eletrocardiográfica e do nível sérico de eletrólitos, em especial o magnésio, deve ser rotina em pacientes recebendo antipsicóticos.
- O haloperidol pode ser administrado por via endovenosa em ambiente monitorado, em *bolus* de 2,5-5 mg a cada 15 minutos até o controle da agitação. Um grande problema é que o tempo de ação do haloperidol pode não ser su-

ficientemente rápido em pacientes com agitação grave. Nesses casos, para controle agudo da agitação, pode-se usar benzodiazepínicos, como o midazolam (3-10 mg) ou o propofol (5-10 mg) e, depois, iniciar um antipsicótico.

Tabela 4 Sugestão de doses dos principais antipsicóticos por via oral ou enteral

Droga	Posologia
Haloperidol	0,5-1 mg a cada 12 h (doses adicionais a cada 4 h se necessário)
Risperidona	0,5-1 mg a cada 12 h
Quetiapina	12,5-50 mg a cada 12 h
Olanzapina	2,5-5 mg por dia

- O uso de benzodiazepínicos deve ser reservado aos quadros de abstinência a álcool e a benzodiazepínicos, pois seu uso está intimamente relacionado à piora do *delirium*.
- O uso da dexmedetomidina para o controle de agitação associou-se a um aumento do tempo livre de ventilação mecânica.

LITERATURA RECOMENDADA

1. Nikooie R, Neufeld KJ, Oh ES, Wilson LM, Zhang A, Robinson KA, et al. Antipsychotics for treating delirium in hospitalized adults: a systematic review. Ann Intern Med. 2019 Oct 1;171(7):485-95.
2. Goldberg TE, Chen C, Wang Y, Jung E, Swanson A, Ing C, et al. Association of delirium with long-term cognitive decline: a meta-analysis. JAMA Neurol. 2020 Nov 1;77(11):1373-81. Erratum in: JAMA Neurol. 2020 Nov 1;77(11):1452.
3. Wilson JE, Mart MF, Cunningham C, Shehabi Y, Girard TD, MacLullich AMJ, et al. Delirium. Nat Rev Dis Primers. 2020 Nov 12;6(1):90. Erratum in: Nat Rev Dis Primers. 2020 Dec 1;6(1):94.
4. Stollings JL, Kotfis K, Chanques G, Pun BT, Pandharipande PP, Ely EW. Delirium in critical illness: clinical manifestations, outcomes, and management. Intensive Care Med. 2021 Oct;47(10):1089-103.
5. Hughes CG, Mailloux PT, Devlin JW, Swan JT, Sanders RD, Anzueto A, et al.; MENDS2 Study Investigators. Dexmedetomidine or propofol for sedation in mechanically ventilated adults with sepsis. N Engl J Med. 2021 Apr 15;384(15):1424-36.
6. Fiest KM, Soo A, Hee Lee C, Niven DJ, Ely EW, Doig CJ, et al. Long-term outcomes in ICU patients with delirium: a population-based cohort study. Am J Respir Crit Care Med. 2021 Aug 15;204(4):412-20.
7. Pun BT, Balas MC, Barnes-Daly MA, Thompson JL, Aldrich JM, Barr J, et al. Caring for critically ill patients with the ABCDEF bundle: results of the ICU liberation collaborative in over 15,000 adults. Crit Care Med. 2019 Jan;47(1):3-14.
8. Burry LD, Cheng W, Williamson DR, Adhikari NK, Egerod I, Kanji S, et al. Pharmacological and non-pharmacological interventions to prevent delirium in critically ill patients: a systematic review and network meta-analysis. Intensive Care Med. 2021 Sep;47(9):943-60.
9. Pun BT, Badenes R, Heras La Calle G, Orun OM, Chen W, Raman R, et al.; COVID-19 Intensive Care International Study Group. Prevalence and risk factors

for delirium in critically ill patients with COVID-19 (COVID-D): a multicentre cohort study. Lancet Respir Med. 2021 Mar;9(3):239-50. Erratum in: Lancet Respir Med. 2021 Jan 27.

10. Krewulak KD, Stelfox HT, Ely EW, Fiest KM. Risk factors and outcomes among delirium subtypes in adult ICUs: A systematic review. J Crit Care. 2020 Apr;56:257-64.

CAPÍTULO 26

Doenças neuromusculares

Roberta Muriel Longo Roepke
Pedro Vitale Mendes

MENSAGENS RELEVANTES

- Fraqueza neuromuscular é causa frequente de admissão na UTI e complicação da doença crítica.
- Avaliação objetiva da força muscular dos membros e da musculatura respiratória é útil no diagnóstico e seguimento desses pacientes.
- O diagnóstico etiológico é principalmente clínico, sendo os exames complementares úteis para excluir outras causas e corroborar a hipótese.
- A insuficiência respiratória é a principal indicação de admissão em UTI nas doenças neuromusculares.
- A necessidade de ventilação mecânica invasiva é comum e a estratégia não invasiva não deve ser usada de rotina em paciente com doença neuromuscular.
- Independentemente do diagnóstico etiológico, esses pacientes comumente têm internação prolongada em UTI, muitos com dependência de ventilação mecânica e sujeitos a diversas complicações da doença crítica.

AVALIAÇÃO INICIAL DO PACIENTE COM FRAQUEZA NEUROMUSCULAR

- Fraqueza neuromuscular é causa frequente de admissão na UTI, além de uma complicação de doença crítica prolongada.
- Anamnese e exame clínico detalhado são fundamentais para o diagnóstico e a avaliação da gravidade do quadro, mas a propedêutica pode incluir também eletroneuromiografia, biópsias, pesquisa de autoimunidade e dosagem de enzimas musculares.
- As características do quadro clínico guiam o amplo diagnóstico diferencial (Tabela 1).

Tabela 1 Características dos principais grupos diagnósticos na apresentação inicial

	SGB	*Miastenia gravis*	Miopatias
Simetria	Bilateral e simétrica	Bilateral e simétrica	Bilateral e simétrica
Topografia	Variável, mais comumente ascendente	Variável, caracteristicamente proximal	Variável, caracteristicamente proximal
Tônus	Flácido	Flácido	Flácido
Reflexos tendíneos	Diminuídos ou ausentes	Preservados	Preservados
Atrofia	Ausente	Ausente	Variável

(continua)

Tabela 1 Características dos principais grupos diagnósticos na apresentação inicial *(continuação)*

	SGB	*Miastenia gravis*	Miopatias
Sensibilidade	Pode ter alteração de sensibilidade	Sem alteração de sensibilidade (exceto Lamber-Eaton)	Sem alteração de sensibilidade
Outros sinais	Padrão ascendente é característico Disautonomia	Fatigabilidade Flutuação ao longo do dia Acometimento de face	Mialgia

Os grupos são heterogêneos e são representadas aqui as características mais comuns.
SGB: síndrome de Guillain-Barré.

- É necessária uma avaliação objetiva e seriada da força muscular na UTI, por meio de escalas padronizadas.
- A escala Medical Research Council (MRC) é a mais utilizada, e avalia a força muscular dos membros (Tabela 2).

Tabela 2 Escala Medical Research Council (MRC)

0 – Não há contração muscular visível	**Funções avaliadas:** Flexão do punho, flexão de antebraço, abdução do ombro, dorsiflexão do pé, extensão do joelho, flexão do quadril
1 – Contração visível, mas sem movimentar	
2 – Movimenta, mas não vence gravidade	
3 – Movimenta contra a gravidade	
4 – Movimenta contra a gravidade e alguma resistência	**Mínimo 0 ponto** (tetraplegia)
5 – Movimenta contra grande resistência	**Máximo 60 pontos** (normal)

- A insuficiência respiratória é a principal indicação de admissão em unidade de terapia intensiva (UTI) nas doenças neuromusculares.
- A fraqueza muscular pode levar à insuficiência respiratória por três principais acometimentos:
  - Musculatura inspiratória (basicamente o diafragma).
  - Musculatura expiratória (músculos intercostais, reto abdominal, transverso do abdome, oblíquos interno e externo, que auxiliam principalmente a tosse).
  - Musculatura bulbar (causando inabilidade de proteção de vias aéreas por aspiração de secreções).
- A avaliação objetiva da musculatura respiratória pode ser realizada à beira do leito, por meio de manobra voluntária, em pacientes intubados ou não, com uso de um manômetro acoplado a um bocal. As medidas mais realizadas são:
  - Esforço inspiratório máximo ($PI_{máx}$).
  - Esforço expiratório máximo ($PE_{máx}$).
  - Capacidade vital (CV).
- Valores dentro da normalidade excluem fraqueza significativa, mas valores alterados nem sempre são confiáveis, podendo ser influenciados por falta de cooperação do paciente e técnica incorreta, sendo recomendadas medidas seriadas.
- Os limiares da Tabela 3 são derivados de estudos observacionais com síndrome de Guillain-Barré (SGB) e foram associados a aumento do risco de insuficiência respiratória, *clearance* diminuído de secreções e tosse ineficaz.
- Outras ferramentas, como ultrassonografia do diafragma e medição da pressão transdiafragmática através de cateteres esofágicos e gástricos, podem ser usadas em casos selecionados, como no desmame difícil.

Tabela 3 Avaliação da musculatura respiratória

Parâmetro	Normal (adultos 18 a 65 anos)	Fraqueza muscular
CV	50 a 70 mL/kg	< 20 a 30 mL/kg
$PI_{máx}$	–70 a –90 cmH_2O	> –30 cmH_2O
$PE_{máx}$	100 a 140 cmH_2O	< 40 cmH_2O

CV: capacidade vital; $PE_{máx}$: esforço expiratório máximo; $PI_{máx}$: esforço inspiratório máximo.

MANEJO DA INSUFICIÊNCIA RESPIRATÓRIA EM RAZÃO DA FRAQUEZA

- A necessidade de assistência ventilatória é comum em pacientes com doença neuromuscular.
- São indicações de intubação orotraqueal e ventilação mecânica invasiva (VMI): fraqueza orofaríngea, incapacidade de manejar secreções com tosse ineficaz, hipercapnia, acidose respiratória, alteração do nível de consciência e instabilidade hemodinâmica.
- Ventilação não invasiva (VNI) não deve ser utilizada de rotina de modo a não atrasar a intubação.
- A presença de hipercapnia ($PaCO_2$ > 45 mmHg) é um sinal tardio de insuficiência respiratória de causa neuromuscular.
- Analgésicos e sedativos devem ser usados com cautela em pacientes extubados por conta do risco de depressão respiratória.
- Bloqueadores neuromusculares também devem ser evitados, estando contraindicados os despolarizantes (succinilcolina) pelo risco de hipercalemia.
- O desmame da ventilação mecânica (VM) é realizado com evidência de melhora mantida da fraqueza orofaríngea e força muscular, além das medidas objetivas da força da musculatura respiratória (CV > 20 mL/kg, $PI_{máx}$ < –30 cmH_2O e $PE_{máx}$ > 40 cmH_2O).
- A indicação de traqueostomia deve ser individualizada e considerada quando a previsão de VM é maior do que duas semanas, porém pode ser considerada mais precocemente em pacientes com fatores de mau prognóstico.

OUTROS SUPORTES

- Independentemente do diagnóstico etiológico, esses pacientes comumente têm internação prolongada em UTI, muitos com dependência de VM e sujeitos a outras complicações da doença crítica.
- Profilaxia de tromboembolismo venoso, profilaxia de lesão por pressão, suporte nutricional adequado, reabilitação com fonoterapia e fisioterapia, analgesia adequada e acompanhamento psicológico fazem parte do suporte ao paciente com doença neuromuscular.

POLIRRADICULONEUROPATIAS (SÍNDROME DE GUILLAIN-BARRÉ)

QUADRO CLÍNICO E DIAGNÓSTICO

- É uma polineuropatia aguda desmielinizante, com progressão caracteristicamente ascendente e instalação em dias a poucas semanas.

- Alterações de sensibilidade podem ocorrer, com parestesias e dor lombar como primeiros sintomas.
- Reflexos osteotendíneos estão ausentes ou diminuídos na grande maioria dos casos.
- A disautonomia é frequente causa de morbidade, com sudorese, íleo, retenção urinária, hipo/hipertensão, bradi/taquicardia.
- O quadro pode ser deflagrado por infecção gastrointestinal ou respiratória nas 4 semanas anteriores (principalmente *Campylobacter jejuni* e citomegalovírus – CMV), mas também por outras infecções, vacinação, drogas, neoplasias.
- A SGB representa na verdade um espectro de polirradiculoneuropatias agudas, sendo as mais comuns:
  - ▷ AIDP (*acute inflammatory demyelinating polyneuropathy*).
  - ▷ AMAN (*acute motor axonal neuropathy*).
  - ▷ AMSAN (*acute motor-sensory axonal neuropathy*).
  - ▷ Síndrome de Miller-Fisher (tríade clássica de ataxia, arreflexia e oftalmoparesia).
- O diagnóstico é basicamente clínico e exames complementares são indicados para excluir outros diferenciais e corroborar a hipótese.
- A dissociação proteinocitológica no liquor (proteína elevada e celularidade < 10 células) é típica, mas níveis normais de proteína, especialmente na primeira semana da doença, não excluem o diagnóstico.
- A eletroneuromiografia pode distinguir entre os padrões desmielizante e axonal e, quando realizada, deve ser preferencialmente feita após 2 semanas do quadro, quando as alterações na condução nervosa são mais acentuadas. Um exame normal não descarta o diagnóstico de SGB.
- A presença de anticorpos antigangliosídeos é específica das formas axonais, embora frequentemente não sejam dosados na prática clínica.

SUPORTE E TRATAMENTO ESPECÍFICO

- Algumas características do quadro clínico podem indicar a admissão em UTI.
- O *Erasmus GBS Respiratory Insufficiency Score* (EGRIS) (Tabela 4) é um escore que ajuda a avaliar o risco de evolução para VM na primeira semana de internação, que inclui:
  - ▷ Velocidade de progressão da doença (número de dias entre início da fraqueza e admissão hospitalar).
  - ▷ Presença de fraqueza facial ou bulbar.
  - ▷ Gravidade da fraqueza pela escala MRC.
- Esse escore varia de 0 a 7 pontos, com chance correspondente de 1 a 91% de progressão para insuficiência respiratória.

Tabela 4 EGRIS (*Erasmus GBS Respiratory Insufficiency Score*)

Dias entre início da fraqueza e admissão hospitalar	> 7 dias	0
	4-7 dias	1
	≤ 3 dias	2
Fraqueza bulbar e/ou facial na admissão	Ausente	0
	Presente	1

(continua)

Tabela 4 EGRIS (*Erasmus GBS Respiratory Insufficiency Score*) (*continuação*)

Escala MRC na admissão hospitalar	51-60	0
	41-50	1
	31-40	2
	21-30	3
	≤ 20	4
Total		**0-7**

MRC: Medical Research Council.

- Outros sinais associados à necessidade de VMI são arreflexia, disautonomia, fraqueza descendente, padrão desmielinizante, incapacidade de tossir, incapacidade de ficar em pé, incapacidade de elevar os cotovelos acima dos ombros e incapacidade de levantar a cabeça da cama.
- O tratamento específico está indicado quando o paciente não consegue andar sem ajuda (*GBS Disability Score* > 2) (Tabela 5), preferencialmente em até 2 semanas do início do quadro, antes do dano neuronal irreversível.

Tabela 5 *GBS Disability Score*

0	Saudável
1	Sintomas leves e capaz de correr
2	Capaz de andar > 10 m sem ajuda, mas incapaz de correr
3	Capaz de andar 10 m com ajuda
4	Restrito ao leito ou cadeira
5	Necessidade de VM em pelo menos parte do dia
6	Morte

GBS: síndrome de Guillain-Barré; VM: ventilação mecânica.

- Imunoglobulina intravenosa (IVIG) ou plasmaférese são igualmente efetivas no tratamento.
- IVIG é mais amplamente disponível, de fácil administração e com poucos efeitos colaterais, mas mais cara do que a plasmaférese.
- A dose de IVIG é de 2 g/kg de peso corporal, divididos em 2 ou 5 dias.
- A plasmaférese pode necessitar de cateter específico (semelhante ao de diálise) e habitualmente são realizadas 4 a 6 sessões em dias alternados, ao longo de 2 semanas.
- Para os pacientes com quadros de longa duração, com pouca recuperação, não há benefício comprovado da combinação desses dois tratamentos.
- Não há benefício de um segundo curso de IVIG nos pacientes de pior prognóstico. Esta estratégia não só não é eficaz, como resulta em mais eventos adversos (especialmente trombose) às custas de grande encarecimento no tratamento (Walgaard, 2021).
- A dor também é frequente, de forte intensidade e pode persistir por meses. Embora alguns estudos pequenos tenham mostrado diminuição de intensidade com uso de gabapentina e carbamazepina comparado com placebo, não há evidência forte sobre intervenção farmacológica específica no manejo da dor nesses pacientes.

- Outros aspectos que merecem atenção envolvem a disfunção autonômica (hemodinâmica, vesical e intestinal), profilaxia de tromboembolismo venoso, prevenção de úlceras de pressão e fisioterapia para reabilitação.

PROGNÓSTICO

- Fatores de pior prognóstico em longo prazo, traduzidos na incapacidade de andar sem auxílio após 6 meses, incluem:
  - ▷ Idade.
  - ▷ Quadro precedido por diarreia (frequentemente causada pela infecção por *C. jejuni* e associada a uma variante axonal, severa e motora pura da doença).
  - ▷ *GBS Disability Score* em 2 semanas da admissão.
- O *Erasmus GBS Outcome Score* (EGOS) (Tabela 6) varia de 0 a 7 pontos, com chance correspondente de 1 a 83% de incapacidade de andar sem auxílio aos 6 meses (Figura 1).

Tabela 6 EGOS *(Erasmus GBS Outcome Score)*

Idade (anos)	> 60	1
	41-60	0,5
	≤ 40	0
Diarreia (nas 4 semanas antecedentes)	Ausente	0
	Presente	1
GBS disability score (em 2 semanas da admissão)	0-1	1
	2	2
	3	3
	4	4
	5	5
Total		1-7

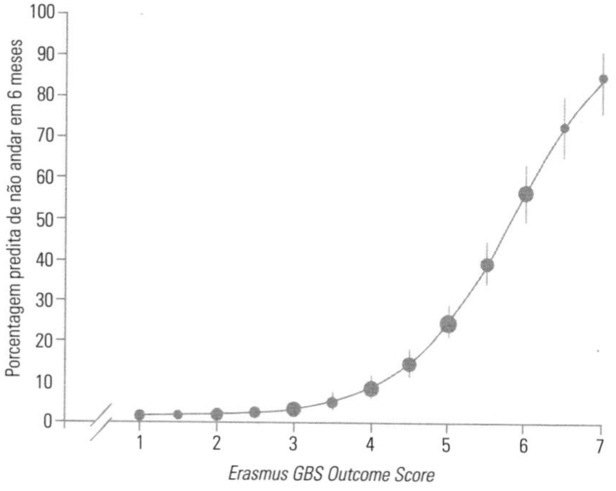

Figura 1 Pacientes incapazes de andar sem auxílio aos 6 meses, com base no *Erasmus GBS Outcome Score*. Adaptada de Van Koningsveld et al., 2007.

- Apesar do tratamento, a mortalidade varia entre 3 e 7% nos melhores centros.
- A recuperação é lenta e a maior parte ocorre no primeiro ano, mas sintomas como dor e fraqueza residual são comuns e afetam a qualidade de vida e as atividades diárias.
- Até 20% dos pacientes não andam sem ajuda 6 meses após o início do quadro.

MIASTENIA GRAVIS

QUADRO CLÍNICO E DIAGNÓSTICO

- É uma doença autoimune que acomete a transmissão nervosa na junção neuromuscular, caracterizada por fraqueza muscular com fatigabilidade (fraqueza muscular progressiva com esforço repetitivo, pior no fim do dia) e melhora da força após repouso.
- Tem início agudo ou subagudo, curso clínico flutuante, com períodos de exacerbação.
- Frequentemente causa ptose (que pode ser unilateral) e oftalmoparesia, além de fraqueza de musculatura bulbar (disartria, dificuldade de mastigar e deglutir) e facial (fáscies miastênica).
- A fraqueza da musculatura dos membros é simétrica e de predomínio proximal.
- O diagnóstico é clínico, associado à pesquisa de anticorpos e eletroneuromiografia com resposta decremental após estímulos repetitivos.
- Apresenta subgrupos de implicância terapêutica e prognóstica: anti-AChR de início precoce e de início tardio, associada a timoma, associada a MUSK, associada a LPR4, anticorpo negativo e ocular.

SUPORTE E TRATAMENTO ESPECÍFICO

- O tratamento envolve manejo sintomático e imunossupressão.
- Os inibidores de acetilcolinesterase, sendo a piridostigmina a mais utilizada, aumentam a quantidade de acetilcolina na placa motora e melhoram os sintomas de fraqueza muscular.
- A dose ideal é um equilíbrio entre a melhora da fraqueza e a emergência de efeitos colaterais colinérgicos, que podem ser manejados com uso de antimuscarínicos.
- Essa melhora é tão específica que pode ser usada como ferramenta diagnóstica nos casos com anticorpo negativo.
- A imunossupressão está indicada nos pacientes sem melhora expressiva com tratamento sintomático, geralmente por meio da combinação de drogas. Prednisona (0,75-1 mg/kg/dia) e azatioprina (2-3 mg/kg/dia) são a terapia inicial, e o corticoide é responsável pela resposta mais rápida (início entre 2-6 semanas), devendo ser desmamado até a menor dose eficaz, e a azatioprina tem efeito mais tardio (entre 6 meses e 2 anos).
- Como terapias de segunda linha, podem ser usados micofenolato mofetil, rituximabe, metotrexato, ciclosporina e tacrolimus.
- A timectomia está indicada em alguns subgrupos específicos, como nos quadros de início precoce, associados a timoma e com anticorpo anti-AChR, com a remissão do quadro acontecendo ao longo de 2 anos.

PROGNÓSTICO

- A maioria dos pacientes obtém bom controle ou remissão completa dos sintomas. No entanto, 10-15% dos pacientes apresentam evolução remitente, com exacerbações frequentes de fraqueza muscular.

TRATAMENTO DA CRISE MIASTÊNICA

- Crise miastênica é uma exacerbação da fraqueza muscular que causa insuficiência respiratória com necessidade de intubação e ventilação mecânica.
- O tratamento consiste em suspender anticolinesterásicos (visando ao "repouso" da placa neuromuscular), início de terapia imunossupressora (corticoides), além de IVIG (2 mg/kg em 5 dias) ou plasmaférese.
- Embora estudos randomizados considerem as terapias equivalentes, a plasmaférese tem a vantagem teórica de rápido início de ação, podendo ser realizada diariamente ou em dias alternados por 5-10 dias.

CUIDADO! NÃO ESQUECER!

- Atenção: não confundir crise miastênica com a crise colinérgica, possível complicação decorrente do tratamento! Esta última é caracterizada por sialorreia, broncorreia, dispneia, dor abdominal, diarreia e sintomas neurológicos, tais como agitação, inquietude e confusão mental.

DROGAS QUE PODEM EXACERBAR A FRAQUEZA NA MIASTENIA

- Algumas drogas sabidamente afetam a transmissão neuromuscular nos pacientes com *miastenia gravis* (Tabela 7).
- Agentes depressores do sistema nervoso central (como benzodiazepínicos e sedativos) também devem ser usados com cautela.
- É necessária vigilância quando introduzido algum medicamento novo em pacientes miastênicos.

Tabela 7 Drogas que devem ser evitadas na *miastenia gravis*

Bloqueadores neuromusculares
Antibióticos (aminoglicosídeos, macrolídeos, quinolonas)
Cloroquina/hidroxicloroquina
Anticonvulsivantes (carbamazepina, fenobarbital, fenitoína, gabapentina)
Bloqueadores de canal de cálcio
Betabloqueadores
Magnésio

MIOPATIAS

- São doenças que afetam primariamente os músculos, entre as quais destacam-se as miopatias inflamatórias (dermatopolimiosite – DM – e polimiosite – PM).

- A evolução é geralmente subaguda, progressiva, simétrica, proximal e associada à mialgia.
- O diagnóstico, além do quadro clínico, inclui elevação de enzimas musculares, positividade de anticorpos, padrão da eletroneuromiografia e achados específicos na biópsia muscular.
- As principais causas de admissão em UTI incluem:
  - ▷ Complicações cardiovasculares (arritmias e insuficiência cardíaca).
  - ▷ Complicações respiratórias (fraqueza de musculatura respiratória, quadros intersticiais pulmonares e aspiração de secreções por acometimento da musculatura faríngea).
- A terapia inicial para DM/PM é a corticoterapia na dose de 0,5-1,5 mg/kg de prednisona. Outros imunossupressores são indicados em caso de resposta ruim ou fatores de mau prognóstico.

FRAQUEZA DO PACIENTE CRÍTICO (POLINEUROMIOPATIA DO PACIENTE CRÍTICO)

- Durante a doença crítica, até metade dos pacientes desenvolve um quadro de fraqueza difusa e simétrica de todos os membros até o diafragma.
- O grau de fraqueza varia de algum grau de paresia até plegia, às vezes associada a insuficiência respiratória e dificuldade de desmame de VM. Pares cranianos e mímica facial são tipicamente poupados.
- Os fatores de risco mais importantes incluem:
  - ▷ Sepse.
  - ▷ Disfunção de múltiplos órgãos.
  - ▷ Ventilação mecânica, terapia substitutiva renal e gravidade da doença crítica.
  - ▷ Hiperglicemia, uso de corticoides e bloqueadores neuromusculares.
  - ▷ Sexo feminino, idade avançada.
- O diagnóstico é de exclusão, quando nenhuma outra causa plausível e específica para a fraqueza é identificada além da doença crítica.
- História e exame físico detalhado geralmente são suficientes para o diagnóstico.
- Exames complementares, como a eletroneuromiografia ou a biópsia de nervo, podem excluir outros diagnósticos e caracterizar um subtipo específico de fraqueza do paciente crítico, embora o valor prognóstico desses testes seja controverso.
- O quadro clínico é heterogêneo, sendo proposta uma subclassificação em diferentes fenótipos:
  - ▷ Polineuropatia: caracterizada por evidência eletrofisiológica de polineuropatia sensitivo-motora axonal distal, cursando com fraqueza de predomínio distal, reflexos tendíneos profundos diminuídos ou ausentes e perda de sensibilidade, poupando os nervos cranianos.
  - ▷ Miopatia: caracterizada por evidência eletrofisiológica de miopatia, com fraqueza de predomínio proximal, podendo afetar inclusive a mímica facial. Elevação de creatinofosfoquinase (CPK) pode estar presente em metade dos casos.
  - ▷ Polineuromiopatia: é o quadro clínico mais frequente, com uma combinação de acometimento de nervos e músculos.
  - ▷ Bloqueio neuromuscular prolongado: quadro raro de fraqueza associado ao uso prolongado de bloqueadores neuromusculares não despolarizan-

tes, mesmo após cessar seu uso, por acúmulo e dificuldade de *clearance* da droga. Com bom prognóstico (recuperação em poucos dias), caracteriza-se por quadriplegia flácida arreflexa, com acometimento de nervos cranianos.

- Não há tratamento específico para a fraqueza do paciente crítico.
- Boas práticas em terapia intensiva podem ajudar a prevenir essa complicação, em especial:
  - ▷ Minimização do uso de sedativos e bloqueadores neuromusculares.
  - ▷ Controle glicêmico adequado.
  - ▷ Mobilização ativa precoce.

LITERATURA RECOMENDADA

1. Bird SJ. Treatment of myasthenia gravis. UpToDate. Acessado em 10/07/2017.
2. Chevrolet JC, Deléamont P. Repeated vital capacity measurements as predictive parameters for mechanical ventilation need and weaning success in the Guillain-Barré syndrome. Am Rev Respir Dis. 1991 Oct;144(4):814-8.
3. Doorduin J, Van Hees HWH, Vander Hoven JG, Heunks LM. Monitoring of the respiratory muscles in the critically ill. Am J Respir Crit Care Med. 2013 Jan 1;187(1):20-7.
4. Gilhus NE, Verschuuren JJ. Myasthenia gravis: subgroup classification and therapeutic strategies. Lancet Neurol. 2015 Oct;14(10):1023-36.
5. Hall JB, Schmidt GA, Kress JP. Principles of critical care. 4. ed. New York: McGraw-Hill Education; 2015.
6. Kress JP, Hall JB. ICU-acquired weakness and recovery from critical illness. N Engl J Med. 2014;370:1626-35.
7. Liu J, Wang LN, McNicol ED. Pharmacological treatment for pain in Guillain-Barré syndrome. Cochrane Database Syst Rev. 2013 Oct 20;(10):CD009950.
8. Van Koningsveld R, Steyerberg EW, Hughes RA, Swan AV, van Doorn PA, Jacobs BC. A clinical prognostic scoring system for Guillain-Barré syndrome. Lancet Neurol. 2007 Jul;6(7):589-94.
9. Vincent A, Palace J, Hilton-Jones D. Myasthenia gravis. Lancet. 2001 Jun 30;357(9274):2122-8.
10. Walgaard C, Lingsma HF, Ruts L, Drenthen J, van Koningsveld R, Garssen MJP, et al. Prediction of respiratory insufficiency in Guillain-Barré syndrome. Ann Neurol. 2010 Jun;67(6):781-7.
11. Walgaard C, Lingsma HF, Ruts L, van Doorn PA, Steyerberg EW, Jacobs BC. Early recognition of poor prognosis in Guillain-Barré syndrome. Neurology. 2011;76(11):968-75.
12. Webb A, Angus D, Finfer S, Gattinoni L, Singer M. Oxford textbook of critical care. 2. ed. Oxford: Oxford University Press; 2016.
13. Willison HJ, Jacobs BC, van Doorn PA. Guillain-Barré syndrome. Lancet. 2016 Aug;388(10045):717-27.
14. Walgaard C, Jacobs BC, Lingsma HF, Steyerberg EW, van den Berg B, Doets AY, et al. Second intravenous immunoglobulin dose in patients with Guillain-Barré syndrome with poor prognosis (SID-GBS): a double-blind, randomised, placebo-controlled trial. Lancet Neurol. 2021;20(4):275-83.

Seção V

Nutrição e metabolismo

CAPÍTULO 27

Distúrbios endocrinológicos na UTI

Andréa Remigio de Oliveira

MENSAGENS RELEVANTES

- No tratamento da cetoacidose diabética e do estado hiperosmolar hiperglicêmico a hidratação deve ser vigorosa para corrigir hipovolemia e hiperosmolaridade. Deve-se iniciar reposição de cloreto de potássio EV se < 5,5 mg/dL e só iniciar insulina EV com K > 3,3 mg/dL.
- A hiperglicemia, em especial > 180 mg/dL, é deletéria para os pacientes críticos.
- Em geral, quanto mais grave ou maior a permanência na UTI, maior o impacto positivo do controle glicêmico.
- Deve-se continuar o controle glicêmico com o objetivo de manter a glicemia entre 140-180 mg/dL em vez do controle restrito (80-110 mg/dL) ou liberal (> 180 mg/dL).
- Independentemente do nível médio da glicemia, a mortalidade é maior no grupo com maior variabilidade (5 x). Até o momento, o desvio-padrão é a melhor forma de medir.
- Pacientes cronicamente hiperglicêmicos apresentam resposta fisiológica à hipoglicemia com níveis glicêmicos normais. Estudos recentes sugerem benefício de adotar níveis glicêmicos liberais em diabete melito (180-252 mg/dL).
- Corticoides em baixas doses (hidrocortisona 200-300 mg/dia) diminuem o tempo de choque e a necessidade de vasopressor. A melhor resposta ocorre em paciente mais graves (risco de óbito > 44%) e em uso de altas doses de vasopressor. O início deve ser precoce (primeiras 24 h de choque) e deve ser evitado se a reposição volêmica for suficiente para restabelecer a hemodinâmica. Não devem ser usados com o objetivo de prevenir o choque. Efeitos adversos devem ser monitorados, principalmente hiperglicemia e hipernatremia.
- Disfunção do eixo hipotálamo-hipófise-tireoide na sepse e na doença grave pode levar a um hipotireoidismo central transitório adquirido. Entretanto, até o presente momento não existe evidência de benefício da terapia empírica com T4.

INSUFICIÊNCIA ADRENAL NA UTI

- O córtex adrenal produz três classes de hormônios esteroides: hormônios sexuais, glicocorticoides (cortisol) e mineralocorticoides (aldosterona). O cortisol apresenta ação reguladora no metabolismo de carboidratos, gorduras e proteínas, bem como efeitos renais, imunomoduladores, no sistema nervoso central e na capacidade de resposta vascular.

FISIOPATOLOGIA

- Em situações de estresse, ocorre uma estimulação do eixo hipotálamo-hipófise-adrenal e, por conseguinte, um aumento na secreção de cortisol e perda no ritmo circadiano.
- Na insuficiência adrenal relativa a resposta adrenal é inadequada para a situação de estresse. Não há concordância sobre qual seria o nível de cortisol desejável para o paciente grave.

- O quadro clínico da insuficiência adrenal é inespecífico e passível de confusão com inúmeras condições comuns aos pacientes críticos (Tabela 1).

Tabela 1 Sintomas e sinais sugestivos de insuficiência adrenal

▸ Cansaço, fraqueza, depressão
▸ Anorexia e perda de peso
▸ Tontura e hipotensão postural
▸ Náusea, vômito e diarreia
▸ Hiponatremia, hipoglicemia, anemia normocítica, linfocitose e eosinofilia
▸ Hipotensão
▸ Hipotermia

- A insuficiência adrenal no paciente crítico pode ser:
  - ▷ Primária, decorrente da destruição da glândula adrenal: por ação direta ou indireta de agentes infecciosos, por causa de hemorragia – distúrbio de coagulação (p. ex., síndrome Waterhouse-Friderichsen) – ou induzida por drogas, como etomidato e cetoconazol.
  - ▷ Secundária (desordem em nível hipotálamo-hipófise), resultante da diminuição da liberação de corticotrofina (CRF), inibida pelas citocinas e outros mediadores da resposta inflamatória durante a sepse ou pelo uso crônico de glicocorticoides.

CORTICOTERAPIA NA SEPSE

- Não há evidência de benefício do uso de altas doses de corticosteroides na evolução da sepse.
- A insuficiência adrenal pode levar a insensibilidade a catecolaminas. Demonstrou-se que a resposta vasopressora da noradrenalina pode estar bloqueada em pacientes sépticos com insuficiência adrenal e pode se elevar com uso de hidrocortisona.
- Pacientes graves (risco de morte > 44%) e em uso de altas doses de vasopressores (> 0,5 μg/kg/min de noradrenalina) apresentam melhor resposta com uso precoce (primeiras 24 horas do choque séptico) de corticoides em baixas doses. A posologia sugerida é de 50 mg de hidrocortisona EV de 6/6 h.
- Não deve ser utilizada em pacientes que apresentaram estabilização hemodinâmica a reposição volêmica.

CORTICOSTEROIDES PARA TRATAMENTO DA SÍNDROME DO DESCONFORTO RESPIRATÓRIO AGUDO (SDRA)

- As diretrizes atuais sugerem a possibilidade do tratamento com corticosteroides na SDRA em razão de poder reduzir o tempo de ventilação mecânica, tempo de internação em unidade de terapia intensiva (UTI) e mortalidade. Com a pandemia de COVID-19, diversos estudos mostraram o benefício de dexametasona e metilprednisolona para SDRA por COVID. Uma sugestão de doses de metilprednisolona está na Tabela 2.

Tabela 2 Metilprednisolona no tratamento na SDRA precoce e na SDRA sem resolução

Tempo	Forma de administração	Dose
SDRA grave precoce (PAO_2/FiO_2 < 200 com PEEP 10 cmH_2O)		
Início	*Bolus* em 30 min	1 mg/kg
Dias 1-14	Infusão a 10 mL/h	1 mg/kg
Dias 15-21	Infusão a 10 mL/h	0,5 mg/kg
Dias 22-25	Infusão a 10 mL/h	0,25 mg/kg
Dias 26-28	Infusão a 10 mL/h	0,125 mg/kg
SDRA sem resolução		
Início	*Bolus* em 30 min	2 mg/kg
Dias 1-14	Infusão a 10 mL/h	2 mg/kg
Dias 15-21	Infusão a 10 mL/h	1 mg/kg
Dias 22-25	Infusão a 10 mL/h	0,5 mg/kg
Dias 26-28	Infusão a 10 mL/h	0,25 mg/kg
Dias 29-30	*Bolus* em 30 min	0,125 mg/kg

A dose deve ser ajustada para o peso ideal. A infusão é obtida por intermédio da diluição da dose diária em 240 mL de solução salina. FiO_2: fração inspirada de oxigênio; PEEP: pressão positiva expiratória final; SDRA: síndrome do desconforto respiratório agudo.

CRISE TIREOTÓXICA

- A crise tireotóxica (CT) (ou tempestade tireotóxica) é a complicação mais grave do hipertireoidismo (tireotoxicose), caracterizada pela hipersecreção aguda e inapropriada de hormônios tireoidianos.
- Estima-se que apenas 1% dos casos de tireotoxicose evoluem para CT. Acomete principalmente indivíduos do sexo feminino, com idade entre 30 e 60 anos e que apresentam doença de Graves.

FISIOPATOLOGIA

- Algumas das hipóteses fisiopatológicas para CT são:
  - ▷ Aumento súbito na concentração de hormônios tireoidianos na corrente sanguínea. Entretanto, há descrição de vários casos de CT com níveis plasmáticos de hormônios tireoidianos semelhantes aos de pacientes com hipertireoidismo.
  - ▷ Aumento da atividade adrenérgica.
  - ▷ Hiperatividade adrenérgica por aumento na quantidade de receptores adrenérgicos nas células-alvo e/ou por aumento das atividades pós-receptoras, causadas por excesso de hormônios tireoidianos.

FATORES DESENCADEANTES

- A condição desencadeante mais frequente é a infecção e a segunda, a cirurgia, mesmo quando não tireoidiana.
- Outros fatores são: traumas, extrações dentárias, hipoglicemia, cetoacidose diabética, suspensão da medicação antitireoidiana, tratamento com iodo ra-

dioativo, parto, palpação vigorosa da tireoide, acidente vascular cerebral, tromboembolismo pulmonar e insuficiência cardíaca congestiva (ICC).

QUADRO CLÍNICO

- As manifestações clínicas mais comuns incluem febre alta (> 39°C), tremores, ansiedade, confusão, delírios, sudorese profusa, hiperventilação, perda de peso, náuseas, vômitos, diarreia, desidratação e até coma.
- Sintomas cardiovasculares também estão presentes e incluem taquicardia sinusal, que pode ser desproporcional a febre, taquiarritmia (principalmente fibrilação atrial) e, em alguns casos, ICC.
- O paciente pode apresentar lesão hepática causada por ação dos hormônios tireoidianos ou por congestão. Icterícia é sinal de mau prognóstico.
- Apesar de pouco frequente, a tempestade tireotóxica pode cursar com hipertireoidismo apático, que se caracteriza por astenia, apatia, confusão, fraqueza da musculatura proximal, perda de peso, pele seca, áspera, enrugada e pigmentada. Esse quadro é mais comum em mulheres idosas com bócio multinodular. Sua causa é desconhecida e está associada a alto índice de mortalidade.
- Outros sinais e sintomas sistêmicos incluem dor torácica, abdome agudo, acidente vascular cerebral, insuficiência renal aguda, rabdomiólise e *status epilepticus*.
- O quadro clínico do hipertireoidismo e da CT se assemelham, sendo, muitas vezes, difícil reconhecer o limite entre eles (Tabela 3). Pacientes com CT apresentam exacerbação dos sintomas habituais. Agitação, *delirium*, psicose, estupor e coma são comuns e considerados por muitos essenciais para diagnóstico.

Tabela 3 Manifestações clínicas da tireotoxicose

▸ Nervosismo, irritabilidade, ansiedade e labilidade emocional
▸ Palpitação, taquicardia e arritmias
▸ Intolerância ao calor, sudorese e febre alta (> 39°C)
▸ Tremor
▸ Perda ou ganho de peso
▸ Alterações do apetite
▸ Diarreia, náuseas e vômitos
▸ Paralisia súbita
▸ Intolerância ao exercício
▸ Distúrbios menstruais
▸ Distúrbios do sono, incluindo insônia
▸ Infertilidade, ginecomastia, impotência
▸ Distúrbios mentais
▸ Alteração na visão, fotofobia, irritação ocular, diplopia ou exoftalmo
▸ Fadiga e fraqueza muscular
▸ Aumento do volume da tireoide (dependendo da causa)
▸ Mixedema pré-tibial (doença de Graves)

(continua)

Tabela 3 Manifestações clínicas da tireotoxicose *(continuação)*

▸ Insuficiência cardíaca ou hepática
▸ Icterícia
▸ Alteração do nível de consciência (da agitação ao coma)
▸ Crises convulsivas

DIAGNÓSTICO

- O diagnóstico é fundamentalmente clínico e pode ser auxiliado pelo uso dos critérios de Burch e Wartofsky (Tabela 4), nos quais estão relacionados os principais dados clínicos que podem ocorrer na crise e sua importância relativa. Esses aspectos recebem valores cuja soma pode facilitar o diagnóstico de CT. Pacientes com critérios sugestivos ou indicativos de crise devem receber tratamento imediato.

Tabela 4 Critérios diagnósticos para crise tireotóxica

Disfunção termorreguladora	Pontos	Disfunção cardiovascular
Temperatura (°C)		Taquicardia (bpm)
37,2-37,7	5	99-109
37,8-38,2	10	110-119
38,3-38,8	15	120-129
38,9-39,4	20	130-139
39,5-39,9	25	≥ 140
≥ 40	30	
Efeito no sistema nervoso central		Insuficiência cardíaca congestiva
Ausente	0	Ausente
Leve (agitação)	10	Leve
Moderada (delírio, psicose, letargia externa)	20	Moderada
Grave (convulsões, coma)	30	Grave (edema pulmonar)
Disfunção gastrointestinal e hepática		Fibrilação atrial
Ausente	0	História precipitante
Moderada (diarreia, náusea/vômito, dor abdominal)	10	Negativa
Grave (icterícia não explicada)	20	Positiva

Escore ≥ 45: é diagnóstico de crise tireotóxica.
Escore 25 a 44: é compatível com o diagnóstico de crise tireotóxica iminente.
Escore < 25: diagnóstico de crise tireotóxica pouco provável.
Fonte: Adaptada de Burch HB, Wartofsky L, 1993.

AVALIAÇÃO LABORATORIAL

Hormônio tireoestimulante (TSH)

- A secreção hipofisária de hormônio tireoestimulante (TSH) regula a secreção de T4 (tiroxina) e T3 (tri-iodotironina), que, por sua vez, exercem *feedback* negativo na produção hipofisária de TSH. Pequenas alterações nas concentrações dos hormônios tireoidianos livres resultam em grandes alterações nas concentrações séricas de TSH, tornando este último hormônio o melhor indicador de alterações discretas da produção tireoidiana e o teste mais útil na avaliação da função tireoidiana.

- O estresse e o uso de diversas drogas podem suprimir o TSH.

Iodotironinas (T3 e T4)

- A tiroxina (T4) é o principal hormônio secretado pela glândula tireoide. Os hormônios tireoidianos circulam na corrente sanguínea quase totalmente ligados às proteínas plasmáticas, apenas 0,02% do T4 e 0,2% do T3 circulam na forma livre. As concentrações de T4 e T3 livres são mais relevantes do que as do hormônio total, uma vez que o hormônio livre é o biologicamente ativo e alterações nas proteínas transportadoras (adquiridas ou herdadas) modificam as concentrações séricas do T4 e do T3 totais, independentemente do *status* tireoidiano.
- O TSH e o T4 livre são utilizados de maneira rotineira na avaliação da função tireoidiana e no seguimento do tratamento do hiper e do hipotireoidismo.
- A desnutrição e o jejum causam diminuição do T3 livre e total. Por outro lado, a superalimentação causa aumento deles.
- O estresse, seja físico ou emocional, causa aumento da atividade adrenocortical e diminui os níveis séricos de T3 livre e total.
- A má adesão ao tratamento deve ser considerada nos casos de aumento inapropriado de T4 e TSH, que ocorre quando o paciente hipotireóideo usa a medicação apenas nos dias que antecedem o exame.

Anticorpos antitireoidianos

- Os três principais antígenos tireoidianos envolvidos na patogênese das doenças autoimunes da tireoide (DAT) foram identificados: tireoglobulina (Tg), tireoperoxidase (TPO) e receptor de TSH (TSH-R).
- Altos níveis de anticorpos antitireoidianos estão geralmente presentes no soro de pacientes com DAT. Entretanto, em uma proporção significativa de indivíduos saudáveis, níveis de anticorpo antitireoglobulina (TgAb) e de antitireoperoxidase (TPOAb) podem ser detectados, variando de 9 a 25%.
- A Tabela 5 mostra uma lista dos exames complementares que podem ser solicitados na suspeita clínica de CT.

Tabela 5 Avaliação laboratorial de pacientes com crise tireotóxica

Exames	
TSH	Baixo (TSH será normal ou elevado, se a etiologia for excesso de secreção de TSH por tumor hipofisário)
T3 e T4 (total ou livre)	Elevados
Eletrólitos	Normais. Cálcio elevado por hemoconcentração ou pelos efeitos dos hormônios tireoidianos sobre osso
Leucócitos	Leucocitose com desvio à esquerda, mesmo na ausência de infecção
Glicemia	Hiperglicemia leve a moderada, mesmo na ausência de diabete melito, provavelmente pelo aumento da glicogenólise e da liberação de insulina mediada por catecolaminas

(continua)

Tabela 5 Avaliação laboratorial de pacientes com crise tireotóxica *(continuação)*

Exames	
Desidrogenase láctica, TGO, bilirrubinas	Elevadas em decorrência de disfunção hepática
Cortisol sérico	Elevado na crise tireotóxica como em qualquer outra situação estressante, porém, se o resultado for normal, deverá ser interpretado como inapropriadamente baixo, compatível com insuficiência adrenal ou por incapacidade da glândula adrenal em atender à demanda decorrente do acelerador *turnover* dos glicocorticoides
Eletrocardiograma	Taquicardia, fibrilação atrial
Raio X de tórax	Poderá evidenciar aumento da área cardíaca e congestão pulmonar decorrente de ICC ou velamentos associados à infecção pulmonar
Tomografia computadorizada de crânio	Deverá ser realizada para excluir outras condições neurológicas, se o diagnóstico for incerto e nos pacientes com alterações neurológicas, após a estabilização inicial do paciente

ICC: insuficiência cardíaca congestiva; T3: tri-iodotironina; T4: tiroxina; TGO: transaminase glutâmico-oxalacética; TSH: hormônio tireoestimulante.

TRATAMENTO

- As opções terapêuticas são as mesmas para o hipertireoidismo, exceto pela elevação das doses utilizadas. Os pacientes necessitam de cuidados em UTI por conta da elevada mortalidade.
- O tratamento deve ser individualizado, já que muitos pacientes necessitam de grandes quantidades de volume, enquanto outros podem precisar de diuréticos e suporte inotrópico em decorrência de ICC. Infecções devem ser identificadas e tratadas precocemente.
- A hipertermia deve ser combatida agressivamente e ácido acetilsalicílico (AAS) deve ser evitado, uma vez que aumenta a concentração do T4L e do T3 por interferir na ligação proteica. A Tabela 6 discute as principais terapias medicamentosas para CT.

Tabela 6 Terapia medicamentosa

▸ Betabloqueadores para controlar os sintomas induzidos pelo aumento do tônus adrenérgico
▸ Tionamidas, como o metimazol, para bloquear a síntese hormonal
▸ Radiocontraste iodado para inibir a conversão periférica de T4 em T3
▸ Solução iodada para bloquear a liberação do hormônio tireoidiano
▸ Glicocorticoides para reduzir a conversão T4 em T3 e tratar o componente autoimune da doença de Graves

T3: tri-iodotironina; T4: tiroxina.

Betabloqueadores

- São importantes para a maioria dos pacientes com hipertireoidismo grave, mas devem ser usados com cuidado em pacientes com ICC ou outra contraindicação para betabloqueadores. O controle da taquicardia pode melhorar a função cardíaca.

- O propranolol é frequentemente escolhido como droga inicial por poder ser administrado por via endovenosa. A dose inicial é de 1 mg/min endovenoso (EV) até o betabloqueio ser alcançado. Posteriormente, o propranolol é administrado por via oral ou por via nasogástrica na dose de 60 a 80 mg a cada 4 horas, atenolol 50 a 100 mg de 12 em 12 horas ou metoprolol 50 a 100 mg de 12 em 12 horas.
- Uma alternativa é utilizar um betabloqueador de ação curta como o esmolol na dose de ataque de 250 a 500 μg/kg seguida pela infusão de 50 a 100 μg/kg por minuto. Esse regime permite a titulação rápida da droga para alcançar adequado betabloqueio, minimizando, dessa maneira, efeitos adversos.

Tionamidas

- Bloqueiam a síntese de novos hormônios tireoidianos após 1 ou 2 horas de administração. Entretanto, não têm efeito nos hormônios já formados na tireoide.
- Alguns clínicos consideram o propiltiouracil (PTU) a tionamida de escolha na CT, visto que ele bloqueia a conversão de T4 em T3 na periferia. Outros preferem o metimazol com o ácido iopanoico para bloqueio da conversão T4-T3. O metimazol tem uma duração de ação mais longa do que o PTU e é mais efetivo, exceto quando o PTU é administrado em doses frequentes e regulares.
- A dose administrada na CT é maior do que o necessário para bloquear a síntese hormonal. A mortalidade associada à CT e a possibilidade de baixa absorção em razão da disfunção gastrointestinal têm justificado o uso de doses maiores.
- Doses: metimazol 30 mg a cada 6 horas ou PTU 200 mg a cada 4 horas por via oral ou nasogástrica. Ambas as drogas podem ser preparadas para administração retal (Tabela 7). O PTU pode apresentar dose de ataque EV de 576 mg/dia ou VO 600 a 1.000 mg. Doses menores são usadas em pacientes com hipertireoidismo grave e que não completam critérios para CT.

Tabela 7 Via de administração alternativa para tionamidas

Propiltiouracil	
Enema	8-12 cápsulas de 50 mg dissolvidas em 90 mL de água esterilizada
Supositório	200 mL dissolvidos em base de polietileno glicol Dissolver comprimidos em salina isotônica com pH alcalino (utilizando hidróxido de sódio)
Metimazol	
Supositório	1.200 mg dissolvidos em 12 mL de água com duas gotas de polissorbato 80, misturados com 52 mL de manteiga de cacau
Endovenoso	Dissolver comprimidos em salina isotônica e filtrar com filtro de 0,22 μm

Contraste iodado

- Esses agentes geralmente não estão disponíveis.
- O ácido iopanoico e outros radiocontrastes iodados são utilizados para tratar o hipertireoidismo, mas existe apenas um pequeno número de publicações sobre sua eficácia na CT.

- É um potente inibidor da conversão T4-T3 e é extremamente útil no tratamento do hipertireoidismo grave ou na preparação para cirurgia de urgência.
- Dose: 0,5 a 1 g, VO, uma vez ao dia. Deve ser administrado pelo menos uma hora após a tionamida para prevenir que o iodo seja utilizado na síntese de hormônios tireoidianos.

Iodo

- Soluções que contêm iodo são tradicionalmente utilizadas no tratamento da CT, uma vez que o iodo bloqueia a liberação de T3 e T4 da glândula.
- As doses administradas são consideravelmente maiores do que as necessárias para bloqueio da liberação hormonal. Por exemplo, lugol, 10 gotas, 3 vezes ao dia. O iodo EV não é facilmente disponível e tem sido utilizado na dose de 0,5 a 1 g a cada 12 horas. Essa solução também pode ser administrada via retal.

Glicocorticoides e outras terapias

- Os glicocorticoides também reduzem a conversão periférica de T4 em T3 e podem ter um efeito direto em processo autoimune de base. Seu uso para tratamento da CT aparentemente melhorou a evolução de uma série de pacientes. É razoável administrar hidrocortisona 100 mg, EV, a cada 8 horas em pacientes com CT. Em contraponto, não é recomendado seu uso em pacientes com hipertireoidismo grave.
- Lítio também pode ser administrado para bloquear a síntese hormonal; entretanto, sua toxicidade renal e neurológica limita sua utilização.
- Plasmaférese foi tentada como terapia sem evidência de benefício.
- Cirurgia, tratamento invasivo, caro, que induz hipotireoidismo permanente, sujeito a várias complicações (lesão do nervo laríngeo recorrente, hipoparatireoidismo), está reservado para grandes bócios, reações adversas às tionamidas e severa oftalmopatia.

COMA MIXEDEMATOSO

- O coma mixedematoso é a forma mais grave de hipotireoidismo. Caso não seja diagnosticado e tratado precoce e adequadamente, sua mortalidade pode atingir os 50%. Acomete com maior frequência mulheres idosas que apresentam alterações do nível de consciência, principalmente nos meses de inverno.
- Esse estado é uma emergência médica que ocorre como evento culminante do hipotireoidismo crônico grave ou pode ser precipitado por um evento agudo como infecção, infarto agudo do miocárdio, exposição ao frio ou administração de drogas sedativas, especialmente opioides. Os principais fatores precipitantes encontram-se na Tabela 8.
- O diagnóstico precoce é essencial e o tratamento deve ser iniciado na suspeita clínica, sem aguardar resultados laboratoriais.

Tabela 8 Fatores precipitantes do coma mixedematoso

Fatores precipitantes
▸ Insuficiência cardíaca
▸ Uso de fármacos: ansiolíticos, opiáceos, diuréticos, antidepressivos
▸ Exposição ao frio
▸ Infarto agudo do miocárdio (IAM)

(continua)

Tabela 8 Fatores precipitantes do coma mixedematoso *(continuação)*

▸ Acidente vascular cerebral (AVC)
▸ Infecção (pneumonia etc.)
▸ Hemorragia gastrointestinal
▸ Suspensão de terapêutica de substituição com hormônio tireoidiano

APRESENTAÇÃO CLÍNICA

- A tríade de diagnóstico inclui alteração do estado de consciência, alteração da termorregulação e a presença de um fator precipitante.
- Virtualmente, a função de cada órgão ou sistema e todas as vias metabólicas estão lentificadas no hipotireoidismo severo. Os principais achados são rebaixamento do nível de consciência e hipotermia, mas hipotensão, bradicardia, hiponatremia, hipoglicemia e hipoventilação também podem estar presentes. A possibilidade de existir um fator precipitante deve sempre ser considerada e é importante lembrar que o paciente pode não apresentar uma resposta febril à infecção.

Manifestações neurológicas

- Contrariamente ao que o nome sugere, a maioria dos pacientes não se apresenta em coma, variando desde o estado de prostração, letargia ou confusão até ao coma. Como alternativa, o paciente pode apresentar surto psicótico, também chamado de loucura mixedematosa.
- Convulsões focais ou generalizadas ocorrem em 20 a 25% dos casos e estão relacionadas com hiponatremia, hipoglicemia ou hipóxia. Quando é feita uma coleta de liquor, elevação discreta dos níveis de proteínas pode ser encontrada, geralmente sendo possível descartar infecção.

Manifestações digestivas

- A sintomatologia gastrointestinal inclui a atonia gástrica, que contribui para a má absorção da medicação por via oral.

Hipotermia

- Está presente em muitos pacientes por conta da diminuição na termogênese que acompanha a redução do metabolismo.
- Se baixas temperaturas são encontradas, o termômetro deve ser checado a fim de evitar medidas erradas. A gravidade da hipotermia está relacionada com mortalidade no hipotireoidismo severo; quanto mais baixa, maior o risco de óbito.

Hiponatremia

- Está presente em aproximadamente metade dos pacientes. Pode ser grave e contribuir para alteração do nível de consciência.
- Muitos pacientes apresentam reabsorção de água livre por causa do excesso de vasopressina ou comprometimento da função renal.

Hipoventilação

- Hipoventilação com acidose respiratória resulta primariamente da depressão central do *drive* respiratório, com diminuição da responsividade a hipóxia e hipercapnia. Dentre outros fatores que contribuem para isso estão: fraqueza da musculatura respiratória, obesidade, obstrução mecânica pela língua e apneia do sono.

- A depressão respiratória leva posteriormente a retenção de CO_2 e progressão para o coma. Embora o coma seja multifatorial, o principal responsável parece ser a depressão do centro respiratório com insuficiente resposta ao dióxido de carbono.

Hipoglicemia

- Pode ser causada de forma isolada pelo hipotireoidismo ou, mais frequentemente, pela insuficiência adrenal concomitante ou doença hipotalâmica-hipofisária. O mecanismo responsável é a diminuição da gliconeogênese, mas inapetência e infecção podem contribuir.

Anormalidades cardiovasculares

- O hipotireoidismo crônico pode levar à hipertensão diastólica secundária, ao aumento da resistência vascular sistêmica e à redução do volume de sangue. Entretanto, o coma mixedematoso é associado à bradicardia, diminuição da contratilidade miocárdica, ao baixo débito cardíaco e, às vezes, à hipotensão.
- Insuficiência cardíaca congestiva é rara na ausência de doença cardiovascular preexistente, provavelmente por conta da baixa demanda de oxigênio e débito cardíaco nos tecidos.
- Derrame pericárdico pode estar presente. Sua manifestação clínica inclui o abafamento de bulhas, um eletrocardiograma com baixa voltagem e aumento da área cardíaca na radiografia de tórax, mas a função ventricular raramente apresenta-se comprometida.
- Todas as manifestações cardíacas são reversíveis com tratamento.

DIAGNÓSTICO

- O diagnóstico inicialmente se baseia na história e no exame físico, além da exclusão de outras causas de coma (Tabela 9).
- O tratamento deve ser instituído sem aguardar a confirmação laboratorial. Antes de o hormônio ser administrado, entretanto, devem ser coletadas amostras para dosagem de TSH, T4 livre e cortisol em razão da possibilidade de associação com insuficiência adrenal e hipopituitarismo.
- Deve ser sempre considerada a presença de infecção, que pode passar despercebida porque os sinais clássicos como febre, taquicardia e leucocitose estão geralmente ausentes.
- A maioria dos pacientes com coma mixedematoso apresenta hipotireoidismo primário, com valores marcadamente elevados de TSH e valores baixos de T4 livre. Por outro lado, cerca de 5% dos pacientes com coma mixedematoso apresentam causa central, estando o TSH normal ou baixo. Em qualquer situação, todos os pacientes com coma mixedematoso apresentam T4 e T3 livres baixos.
- Deve-se suspeitar de insuficiência adrenal associada se houver hipotensão, hipoglicemia, hiponatremia e hipercalemia, e, para descartar esse comprometimento, deve ser feito o teste da cortrosina antes da coleta do cortisol.

Tabela 9 Sintomas e sinais sugestivos de hipotireoidismo

▸ Pele e cabelos secos
▸ Intolerância ao frio com pele fria
▸ Rouquidão
▸ Ganho de peso
▸ Obstipação intestinal
▸ Sudorese reduzida
▸ Parestesias
▸ Audição diminuída
▸ Fraqueza e fadiga
▸ Movimentos lentos
▸ Edema periorbitário
▸ Bradicardia
▸ Ataxia cerebelar
▸ Hipercolesterolemia
▸ Efusões: pleural, pericárdica ou ascítica
▸ Coma

TRATAMENTO

- O coma mixedematoso é uma emergência endocrinológica e deve ser tratado agressivamente.
- O tratamento consiste na reposição do hormônio tireoidiano, medidas de suporte e manuseio apropriado dos problemas coexistentes.
- Até que a insuficiência adrenal tenha sido descartada, o paciente deve receber hidrocortisona 100 mg a cada 8 horas.
- A melhor forma de administração do hormônio tireoidiano é controversa, pois é tão rara que não existem ensaios clínicos comparando a eficácia dos diferentes regimes de tratamento. Enquanto a elevação rápida dos níveis séricos dos hormônios tireoidianos pode precipitar o infarto agudo do miocárdio e arritmias, esse risco pode ser aceitável em razão da elevada mortalidade do coma mixedematoso não tratado.

Opções de tratamento

- Administração de T3, por possuir maior parte biologicamente ativa e ação mais rápida do que a do T4. Outra vantagem é que a conversão periférica de T4 em T3 pode estar bloqueada pelo hipotireoidismo. Dose de 10 μg de 4 em 4 horas por 24 horas, em seguida, 10 mg de 6 em 6 horas ou 8 em 8 horas. Elevados níveis séricos de T3 durante o tratamento se correlacionaram com maior mortalidade.
- Administração de T4 EV, já que a absorção gastrointestinal pode estar comprometida. A primeira dose deve ser elevada, de 200 a 400 μg, com ajuste dependendo da idade, do peso do paciente e da presença de comorbidades como cardiopatias e arritmias. Uma dose diária de 50 a 100 μg deve ser administrada posteriormente, primeiro EV, depois VO.

- Administração conjunta: T4 na dose de 200 a 300 μg, seguido por 50 mg/dia, T3 simultaneamente na dose de 5 a 20 μg, seguido por 2,5 a 10 μg a cada 8 horas, dependendo da idade e da coexistência de fatores de risco cardíacos. T3 deve ser continuado até melhora clínica e que o paciente esteja estável.

Medidas de suporte

- Aquecimento corporal passivo: o aquecimento ativo (cobertor elétrico etc.) pode causar vasodilatação e colapso vascular.
- Ventilação mecânica, se necessário.
- Hidrocortisona 50 a 100 mg, EV, a cada 6 a 8 horas até ser descartada associação com insuficiência adrenal.
- Tratar doenças concomitantes/fatores precipitantes.
- Antibioticoterapia: a administração empírica de antibióticos deve ser considerada até o resultado negativo de culturas.
- Tratamento da hipotensão: administrar volume com cautela, em geral melhora após reposição hormonal e raramente são necessários vasopressores.

Síndrome do eutireóideo doente

- O eixo hipotálamo-hipófise-tireoide também pode ser afetado na sepse e na doença grave e pode levar a um hipotireoidismo central transitório adquirido. Estudos têm demonstrado repetidamente que hipotiroxinemia é um poderoso preditor de mortalidade nos pacientes críticos. Foi demonstrado que os níveis de T4 livre possuem alta correlação com mortalidade. Os mecanismos pelos quais isso ocorre permanecem desconhecidos, mas algumas teorias foram propostas, como a diminuição da conversão periférica de T4 em T3 ou anormalidades nas proteínas ligadoras da tireoide.
- Muita discussão foi centrada em o quanto essas alterações são deletérias ou benéficas. Alguns investigadores propuseram que, como a hiperglicemia, essa hipotiroxinemia é uma resposta adaptativa benéfica para doença grave. Entretanto, outros questionam se os níveis reduzidos de hormônios podem ser responsáveis por desfechos desfavoráveis. Um estudo randomizado duplo-cego que avaliou o efeito da tri-iodotironina em pacientes submetidos à cirurgia coronariana encontrou melhora na hemodinâmica cardíaca e diminuição da isquemia pós-operatória. Esse resultado não foi reproduzido por outros grupos, os quais argumentam que o uso de T4 na UTI poderia inibir a secreção do TSH e, assim, suprimir um importante mecanismo para normalização da função tireoidiana durante a recuperação.
- Até o presente momento não existe evidência substancial do benefício da terapia empírica com T4.

CETOACIDOSE DIABÉTICA E ESTADO HIPERGLICÊMICO HIPEROSMOLAR

- Cetoacidose diabética (CAD) e estado hiperglicêmico hiperosmolar (EHH) são as duas complicações de caráter agudo mais severas do diabete melito (DM) (Tabela 10). Podem ocorrer em quaisquer das formas usuais (DM 1 e DM 2), embora seja clássico encontrar CAD quando se trata de DM tipo 1 e EHH quando DM 2. A taxa de mortalidade nos pacientes com CAD é menor que 5% em bons centros, ao passo que pode chegar a 15% nos pacientes com EHH.

Tabela 10 Critérios diagnósticos

CAD: pH < 7,3, HCO_3^- < 15, glicemia > 250, cetonemia e cetonúria
EHH: pH > 7,3, HCO_3^- > 15, glicemia > 600, osmolaridade > 320, cetonemia e cetonúria leve

CAD: cetoacidose diabética; EHH: estado hiperglicêmico hiperosmolar.

APRESENTAÇÃO CLÍNICA, ETIOLOGIA E FISIOPATOLOGIA

- O mecanismo básico das duas desordens é uma redução no papel efetivo da insulina circulante, junto com uma elevação concomitante de hormônios contrarregulatórios. Essas alterações levam a um aumento na produção de glicose hepática e renal, e diminuição da sua utilização periférica, o que resulta em hiperglicemia e mudanças na osmolaridade do espaço extracelular. O déficit insulínico leva à liberação de ácidos graxos livres (por meio de lipólise). Sua oxidação resulta em cetonemia e acidose metabólica.
- O EHH decorre da concentração inadequada de insulina para promover a plena utilização da glicose pelos tecidos periféricos, mas adequada para inibir a lipólise.

Tabela 11 Etiologia dos fatores desencadeantes

Má administração da insulina ou dos hipoglicemiantes orais
Infecções, notadamente pneumonias, infecções de trato urinário e gastroenterites
Cirurgias
Uso de drogas ilícitas
Acidentes vasculares cerebrais
Infarto agudo do miocárdio
Estados inflamatórios sistêmicos diversos

- A evolução do EHH geralmente se arrasta por dias a semanas, enquanto na CAD a evolução sintomática é mais aguda. Nas duas situações clínicas é clássica a presença de poliúria, polidipsia, polifagia, perda de peso, vômito, desidratação, astenia, depressão de sensório e até mesmo coma. Outros achados são turgor cutâneo reduzido, taquicardia, hipotensão, choque e dor abdominal (exclusivo na CAD). O estado mental pode variar de ampla normalidade a coma profundo.

Tabela 12 Exames complementares

Avaliação laboratorial: glicemia, eletrólitos, creatinina, ureia, enzimas cardíacas, cetonemia e cetonúria, urina I e gasometria
Hemograma: a maioria dos pacientes apresenta leucocitose proporcional à cetonemia
O sódio sérico é geralmente baixo, decorrente do *shift* de H_2O do espaço intra para o extracelular e de pseudorredução por meio de hipertrigliceridemia
O potássio sérico pode estar elevado em decorrência do *shift* causado por acidemia, deficiência de insulina e hipertonicidade

(continua)

Tabela 12 Exames complementares *(continuação)*

Eletrocardiograma: deve ser feito de rotina e avalia sinais de hipercalemia
Radiografia de tórax em casos específicos (suspeita de pneumonia)
Culturas devem ser solicitadas se houver suspeita de infecções
Dosagem de HbA1c é útil nos casos em que houver dúvida a respeito da qualidade do controle glicêmico nas últimas semanas
Na fase mais crítica, é prudente que se obtenha glicemia, eletrólitos e gasometria a cada 2 horas

DIAGNÓSTICOS DIFERENCIAIS

- Nem todos os pacientes com cetoacidose têm CAD. Cetose de jejum prolongado e cetoacidose alcoólica (CAA) são diferenciadas pela história, glicemia tendendo a fracamente elevada ou mesmo hipoglicemia, bem como níveis de HCO_3^- geralmente maiores que 18 na CAA. Outras causas de acidose metabólica de *anion gap* aumentado, como insuficiência renal aguda, acidose lática e drogas, devem ser lembradas.
- A resolução da cetoacidose é marcada por glicemia < 200 mg/dL, bicarbonato > 18, pH > 7,3 e *anion gap* < 12; a partir de então deve-se reiniciar alimentação adequada e a insulinoterapia SC. A insulina EV deve ser mantida por 2 horas para evitar hiperglicemia e possível retorno da cetoacidose (Figura 1).

Tabela 13 Tratamento

Cuidados com as vias aéreas superiores e, em casos de vômitos, indicação de sonda nasogástrica
Correção da desidratação – na ausência de comprometimento das funções cardíaca e renal deve ser indicada solução salina isotônica (NaCl a 0,9%), em média 15 a 20 mL/kg/hora, buscando-se rapidamente expansões intra e extracelular. A escolha subsequente de fluidos depende dos eletrólitos séricos e da diurese. Quando o sódio está normal ou elevado (> 150 mEq/L), deve-se indicar solução salina hipotônica (NaCl 0,45% em média 4 a 14 mL/kg/hora). Com a função renal normal deve-se iniciar infusão de 10 a 15 mEq de KCl/hora com o objetivo de manter o potássio sérico entre 4 e 5 mEq/L
Correção dos distúrbios eletrolíticos e acidobásicos
Redução da hiperglicemia e da osmolalidade – inicia-se a reposição insulínica. Atualmente o uso de baixas doses é consenso em todos os casos de CAD e EHH, e a via de escolha é a infusão intravenosa contínua de insulina regular ou análogos ultrarrápidos com dose média de 0,1 U/kg/hora (5 a 7 U/hora), embora vários estudos desde a década de 1970 demonstrem a mesma eficácia e segurança pelas vias SC ou IM/hora.
Identificação e tratamento do fator precipitante.

CAD: cetoacidose diabética; EHH: estado hiperglicêmico hiperosmolar; IM: intramuscular; SC: subcutâneo.

- Pacientes sabidamente diabéticos podem retornar à dose de insulina usual. Os demais devem receber insulina 0,5 a 0,8 U/kg por dia, suplementando com insulina regular até o adequado controle.

COMPLICAÇÕES

Tabela 14 Complicações mais comuns são relativas ao próprio tratamento

▸ Hipoglicemia secundária a um esquema severamente intenso
▸ Hipocalemia decorrente da administração de insulina e tratamento da acidose com bicarbonato
▸ Hiperglicemia secundária à interrupção da insulina endovenosa
▸ Hipercloremia subsequente à infusão de soluções hiperclorêmicas
▸ Edema cerebral de etiologia indeterminada
▸ Hipoxemia
▸ Edema pulmonar não cardiogênico

Tabela 15 Cetoacidose *versus* estado hiperglicêmico hiperosmolar

Valor	Cetoacidose leve	Cetoacidose moderada	Cetoacidose severa	Estado hiperglicêmico hiperosmolar
Glicemia sérica (mg/dL)	> 250	> 250	> 250	> 600
pH arterial	7,25 a 7,30	7,00 a < 7,24	< 7,00	> 7,3
Bicarbonato sérico (mmol/L)	15-18	10 a < 15	< 10	18
Cetonúria	Positiva	Positiva	Positiva	Negativa
Osmolaridade sérica efetiva	Variável	Variável	Variável	> 320
Anion gap	> 10	> 12	> 12	Variável
Alteração do nível de consciência	Alerta	Alerta/ lentificada	Torpor/coma	Torpor/coma

Adaptada de Kitabchi, 2009.
Anion gap = Na – (Cl + HCO_3 mmol/L).

CONTROLE GLICÊMICO INTENSIVO

- Na última década, cresceu o interesse sobre o controle glicêmico, particularmente na UTI.
- A terapia com insulina deve ser iniciada prontamente para tratamento de hiperglicemia persistente, sobretudo quando os valores forem superiores a 180 mg/dL. A hiperglicemia, em especial maior do que 180 mg/dL, é deletéria para os pacientes críticos.
- Uma vez que a insulinoterapia seja iniciada, um controle glicêmico entre 140 e 180 mg/dL é recomendado para a maioria dos pacientes críticos.
- Deve-se evitar o controle restrito (80-110 mg/dL) ou liberal (> 180 mg/dL).
- Em geral, quanto mais grave ou maior a permanência na UTI, maior o impacto positivo do controle glicêmico.

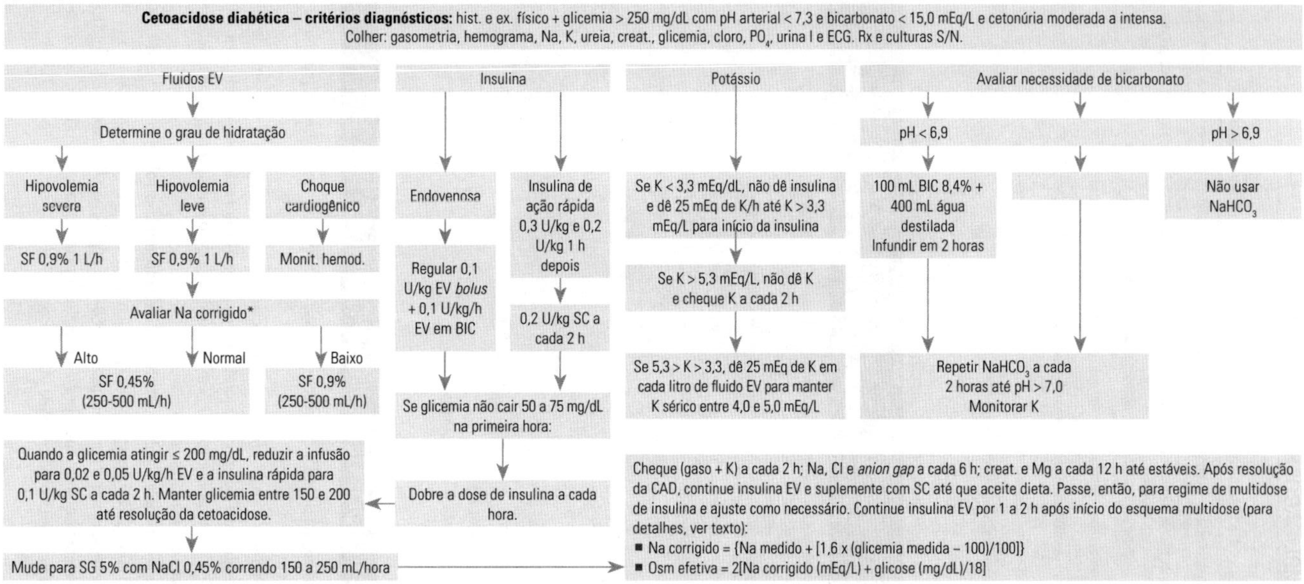

Figura 1 Algoritmo de tratamento.

- A infusão intravenosa de insulina é o método recomendado para obtenção e manutenção do controle glicêmico em pacientes críticos.
- Com utilização de terapia intravenosa, a monitoração frequente da glicemia é essencial para minimizar a ocorrência de hipoglicemia e obtenção de controle glicêmico adequado.
- Pacientes submetidos ao controle glicêmico intensivo (81 a 108 mg/dL) em comparação com tratamento convencional (144 a 180 mg/dL) não apresentam menor mortalidade, contudo a incidência de hipoglicemia nesse subgrupo é significativa.
- Entre as possíveis causas do aumento de mortalidade associado ao controle intensivo, destacam-se: o efeito deletério direto da insulina (ativação simpática, retenção de sódio e ativação mitocondrial) e a hipoglicemia e neuroglicopenia resultante, que é difícil de diagnosticar em pacientes intubados e sedados.
- Paralelamente, surgiu mais uma variante nessa complexa questão do controle glicêmico em UTI. Estudo recente e retrospectivo sugere que a variabilidade dos níveis glicêmicos é um preditor mais forte de mortalidade do que o nível de glicemia em si. O quanto este dado é relevante para a prática atual ainda precisa ser elucidado.

LITERATURA RECOMENDADA

1. Annane D. Corticosteroids for severe sepsis: an evidence-based guide for physicians. Ann Intensive Care. 2011;13(1):7.
2. Burch HB, Wartofsky L. Life-threatening thyrotoxicosis. Thyroid storm. Endocrinol Metab Clin North Am. 1993;22(2):263-77.
3. Cooper DS. Antithyroid drugs. N Eng J Med. 2005;352(9):905-17.
4. Dupuis S, Amiel J, Desgroseilliers M, Williamson DR, Thiboutot Z, Serri K, et al. Corticosteroids in the management of brain-dead potential organ donors: a systematic review. Br J Anaesth. 2014;113(3):346-59.
5. Finney SJ, Zekveld C, Elia A, Evans TW. Glucose control and mortality in critically ill patients. JAMA. 2003;290:2041-7.
6. Gabbanelli V, Pantanetti S, Donati A, Principi T, Pelaia P. Correlation between hyperglycemia and mortality in a medical and surgical intensive care unit. Minerva Anestesiol. 2005;71:717-25.
7. Griesdale DEG, Souza RJ, van Dam RM, Heyland DK, Cook DJ, Malhotra A, et al. Intensive insulin therapy and mortality among critically ill patients: a meta--analysis including NICE-SUGAR study data. CMAJ. 2009;180:821-7.
8. Inzucchi SE, Siegel MD. Glucose control in the ICU – how tight is too tight? N Engl J Med. 2009;360:1346-8.
9. Keh D, Trips E, Marx G, Wirtz SP, Abduljawwad E, Bercker S, et al.; SepNet – Critical Care Trials Group. Effect of hydrocortisone on development of shock among patients with severe sepsis: The HYPRESS Randomized Clinical Trial. JAMA. 2016; 316:1775-85.
10. Kitabchi AE, Umpierrez GE, Miles JM, Fisher JN. Hyperglycemic crises in adult patients with diabetes. Diabetes Care. 2009;32.1335-43.
11. Laine C, Turner BJ, Williams S. Diabetic ketoacidosis. American College of Physicians. Clinic Annals of Internal Medicine. 2010:1-5.
12. Lipiner-Friedman D, Sprung CL, Laterre PF, Weiss Y, Goodman SV, et al. Adrenal function in sepsis: the retrospective Corticus cohort study. Crit Care Med. 2007 Apr;35(4):1012-8.

13. Maia AL, Scheffel RS, Meyer ELS, Mazeto GMFS, Carvalho GA, Graf H, et al. Consenso brasileiro para o diagnóstico e tratamento do hipertireoidismo: recomendações do Departamento de Tireoide da Sociedade Brasileira de Endocrinologia e Metabologia. Arq Bras Endocrinol Metab. 2013;57(3):205-32.
14. Marik PE, Pastores SM, Annane D, Meduri GU, Sprung CL, Arit W, et al. Recommendations for the diagnosis and management of corticosteroid insufficiency in critically ill adult patients: consensus statements from an international task force by the American College of Critical Care Medicine. Crit Care Med. 2008 Jun;36(6):1937-49.
15. Marik PE, Meduri GU, Rocco PR, Annane D. Glucocorticoid treatment in acute lung injury and acute respiratory distress syndrome. Crit Care Clin. 2011 Jul;27(3):589-607.
16. Meduri GU, Bridges L, Shih M, Marik PE. Siemieniuk RAC. Prolonged glucocorticoid treatment is associated with improved ARDS outcomes: analysis of individual patients' data from four randomized trials and trial-level meta-analysis of the updated literature. Intensive Care Med. 2016;42:829-40.
17. Meduri GU, Golden EA, Freire ET, Taylor E, Zaman M, Carson SJ, et al. Methylprednisolone infusion in early severe ARDS: results of a randomized controlled trial. Chest. 2007;131:954-63.
18. Minneci PC, Deans KJ, Banks SM, Eichacker PQ, Natanson C. Meta-analysis: the effect of steroids on survival and shock during sepsis depends on the dose. Ann Intern Med. 2004 Jul 6;141(1):47-5.
19. Nayak B, Burman K. Thyrotoxicosis and thyroid storm. Endocrinol Metab Clin N Am. 2006;35:663-86.
20. Oksanen T, Skrifvars M, Varpula T, Kuitunen A, Pettila V, Nurmi J, et al. Strict versus moderate glucose control after resuscitation from ventricular fibrillation. Intensive Care Med. 2007;33:2093-100.
21. Oliveira AI, Vinha E, Carvalho-Braga D, Medina JL. Diagnóstico e tratamento do coma mixedematoso. Revista Portuguesa de Endocrinologia, Diabetes e Metabolismo. 2008;93-7.
22. Pittas AG, Siegel RD, Lau J. Insulin therapy for critically ill hospitalized patients: a meta-analysis of randomized controlled trials. Arch Intern Med. 2004;164:2005--11.
23. Sprung CL, Annane D, Keh D, Moreno R, Singer M, Freivogel K, et al. Hydrocortisone therapy for patients with septic shock. N Engl J Med. 2008;358:111-24.
24. The National Heart, Lung and Blood Institute Acute Respiratory Distress Syndrome (ARDS) Clinical Trials Network. Efficacy and safety of corticosteroids for persistent acute respiratory distress syndrome. N Engl J Med. 2006;354:1671-84.
25. The NICE-SUGAR Study Investigators. Intensive versus conventional glucose control in critically ill patients. N Engl J Med. 2009;360:1283-97.
26. Van den Berghe G, Wilmer A, Hermans G, Meersseman W, Wouters PJ, Milants I, et al. Intensive insulin therapy in the medical ICU. N Engl J Med. 2006;354:449-61.
27. Van den Berghe G, Wouters P, Weekers P, Verwaest C, Bruyninckx F, Schetz M, et al. Intensive insulin therapy in critically ill patients. N Engl J Med. 2001;345:1359--67.
28. Wall CR. Myxedema coma: diagnosis and treatment. Am Fam Physician. 2000;62:2485-90.
29. Wiener RS, Wiener DC, Larson RJ. Benefits and risks of tight glucose control in critically ill adults: a meta-analysis. JAMA. 2008;300:933-44.
30. Wilson JF. Ketoacidosis. Clinic Annals of Internal Medicine. American College of Physicians. 2010.

CAPÍTULO 28

Terapia nutricional enteral

Bianca Ramos Ferronatto
Liane Brescovici Nunes de Matos

MENSAGENS RELEVANTES

- Avaliar risco nutricional do paciente na admissão na unidade de terapia intensiva (UTI).
- Calcular meta calórica (25-30 kcal/kg/dia) e proteica (1,2-2 g/kg/dia) dos pacientes.
- O tempo para início da nutrição enteral quando indicada é de 24 a 48 horas.
- Progredir a dieta e atingir a meta calórica em 48 a 72 horas conforme tolerância do paciente.
- Evitar a suspensão inadequada da dieta enteral e minimizar o tempo de jejum para procedimentos e cirurgias.
- Garantir a segurança do paciente na administração da dieta.
- Reabilitação oral sempre que possível.

INTRODUÇÃO

- O paciente crítico está frequentemente desnutrido dentro das unidades de terapia intensiva (UTI), como consequência da gravidade da doença, intolerância gastrointestinal e desbalanço entre oferta e consumo energético. Além disso, algumas vezes o suporte nutricional é negligenciado pela equipe multiprofissional.
- A desnutrição é muito comum no ambiente hospitalar, sobretudo no Brasil, e está relacionada a maior tempo de internação, morbidade, mortalidade e custos. Nos pacientes críticos, a presença ou o desenvolvimento de desnutrição podem agravar ainda mais o quadro, estando associados a maior risco de infecções, sarcopenia e imobilismo.

CUIDADO! NÃO ESQUECER!

- Saber identificar os pacientes de alto risco nutricional é muito importante dentro da UTI.

- Todo paciente grave já é considerado com risco nutricional, principalmente pela demanda e pelo estresse metabólico que a doença proporciona, além da dificuldade de nutrição adequada. Por isso, identificar pacientes com maior risco no momento da admissão na UTI, seja pelo estado nutricional prévio ou pela gravidade da doença, é de grande importância. A terapia nutricional é considerada um tratamento adjunto no suporte ao paciente grave e consegue amenizar o catabolismo, preservar e recuperar a massa muscular e, com isso, auxiliar o paciente a melhorar a resposta metabólica ao estresse, diminuindo o tempo de internação e melhorando o desfecho clínico.

- Existem diversas maneiras de calcular o risco nutricional dos pacientes. Os escores mais utilizados são o NRS 2002 (*Nutricional Risk Screening*) e o NUTRIC Score, os quais levam em consideração principalmente as comorbidades e a gravidade da doença atual. Pacientes de alto risco são aqueles com NRS 2002 ≥ 3 ou NUTRIC Score ≥ 5. O uso de marcadores bioquímicos como albumina, pré-albumina, transferrina e proteína C-reativa não é recomendado como forma de avaliar o estado nutricional no paciente crítico, uma vez que nessa população estão alterados e não são confiáveis no contexto de um insulto agudo.
- Um serviço de qualidade deve sempre conseguir triar os pacientes, identificar os mais graves e agir precocemente como forma de evitar a piora clínica relacionada à disfunção nutricional.
- A Figura 1 sugere um fluxo de avaliação nutricional para os pacientes no ambiente de terapia intensiva.
- A via de escolha inicial para nutrição dos pacientes é preferencialmente a oral, porém ela nem sempre está disponível e às vezes é preciso buscar uma via alternativa. A nutrição enteral é preferível com relação à parenteral, uma vez que mantém o uso do trato gastrointestinal e a integridade da mucosa, estimula o fluxo sanguíneo e a liberação de substâncias endógenas, sendo mais fisiológica e com menor risco de complicações.
- A nutrição enteral é recomendada em situações comuns na prática clínica, como: acidente vascular cerebral, doenças neurológicas graves, disfagia, neo-

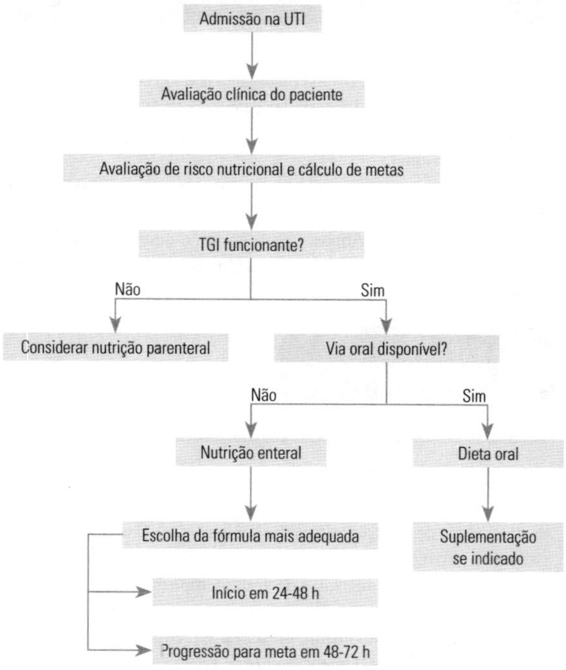

Figura 1 Algoritmo para nutrição do paciente crítico. TGI: trato gastrointestinal.

plasias, ventilação mecânica, traumas, baixa aceitação por via oral, desnutrição e fístulas digestivas, entre outras.

ADMINISTRAÇÃO

- Todo o processo envolvendo a administração da nutrição enteral deve ser realizado de forma organizada pela equipe multidisciplinar, com o objetivo principal de garantir a segurança do paciente e minimizar complicações. São diversos passos que incluem: avaliação do paciente, escolha da fórmula, escolha do dispositivo, prescrição, preparação, dispensação e, por fim, a administração.
- A escolha da via de administração da nutrição enteral vai depender do quadro clínico do paciente. A nutrição via sonda nasoenteral (SNE) é a mais utilizada.
- Outra forma de administração da dieta enteral é por meio das enterostomias, principalmente quando a expectativa de uso da nutrição enteral é maior que 4 a 6 semanas. Hoje em dia, a gastrostomia endoscópica percutânea é a mais utilizada, uma vez que tem menor chance de complicações e menor tempo de hospitalização, além de menor custo. Outras formas de enterostomias são: jejunostomia endoscópica percutânea, gastrostomia cirúrgica e jejunostomia cirúrgica.
- Estudos indicam que não há benefício em mortalidade ou tempo de internação quando se compara o posicionamento da SNE em posição pós-pilórica com a posição gástrica. O posicionamento gástrico é mais fácil e reduz o tempo entre a passagem da sonda e o início da dieta. Para posicionamento pós-pilórico, muitas vezes é necessário auxílio da equipe de endoscopia ou aguardar a migração espontânea da SNE, o que acaba atrasando a oferta nutricional. Um estudo publicado em 2012 com 1.081 pacientes em ventilação mecânica comparou a oferta de dieta enteral por meio de sonda locada no jejuno ou em posição gástrica. Não houve diferença entre os grupos em incidência de pneumonia, tempo de internação, mortalidade e oferta de nutrientes.
- Em casos de paciente com alto risco de broncoaspiração ou com intolerância à oferta da dieta enteral em posição gástrica, pode-se optar pela dieta em posição pós-pilórica.
- A administração de dieta enteral em forma contínua, com bomba de infusão, favorece a oferta calórica. Sempre que o paciente estiver recebendo a dieta enteral, é obrigatório manter o decúbito elevado, a pelo menos 30°.

TIPOS DE DIETA E ESCOLHA DA FÓRMULA

- Existem inúmeras formulações de dieta enteral disponíveis no mercado e, por isso, é importante conhecer aquelas disponíveis em seu ambiente de trabalho e saber individualizar para cada paciente. Antes da escolha da melhor dieta, deve-se considerar alguns aspectos importantes, como: necessidades calóricas e proteicas, capacidade de absorção intestinal, comorbidades, distúrbios metabólicos e quadro clínico atual.
- As formulações se dividem quanto à complexidade dos macronutrientes (em especial as proteínas) em poliméricas, oligoméricas e elementares:
  - Poliméricas: proteínas na forma intacta.
  - Oligoméricas: proteínas parcialmente hidrolisadas.
  - Elementares: proteínas totalmente hidrolisadas (aminoácidos livres).

- A ASPEN (American Society for Parenteral and Enteral Nutrition) recomenda como escolha inicial para a maioria dos pacientes críticos uma fórmula padrão polimérica.
- Outras formas de classificar as dietas enterais são em relação à osmolalidade (Tabela 1) e à densidade calórica (Tabela 2).

Tabela 1 Classificação das fórmulas de acordo com a osmolalidade

Hipotônica	280-300 mOsm/kg
Isotônica	300-350 mOsm/kg
Levemente hipertônica	350-550 mOsm/kg
Hipertônica	550-750 mOsm/kg
Acentuadamente hipertônica	> 750 mOsm/kg

Fonte: Waitzber DL.

Tabela 2 Classificação das fórmulas de acordo com a densidade calórica

Acentuadamente hipocalórica	< 0,6 kcal/mL
Hipocalórica	0,6-0,8 kcal/mL
Normocalórica	0,9-1,2 kcal/mL
Hipercalórica	1,3-1,5 kcal/mL
Acentuadamente hipercalórica	> 1,5 kcal/mL

Fonte: adaptada de Lochs et al.

- Não é recomendado o uso de rotina de fórmulas imunomoduladoras, mas pode-se considerar em pacientes específicos, como nos cirúrgicos e vítimas de grandes traumas. As fórmulas imunomoduladoras são suplementadas com arginina, glutamina, ácido eicosapentaenoico, ácido docosahexaenoico e ácido nucleico. Também não há evidência clara na literatura para recomendar uso de dietas anti-inflamatórias (ômega-3, óleo de borragem, antioxidantes) em alguns subgrupos. Apesar de estudos controversos na literatura, o uso de dietas contendo arginina não é indicado em pacientes sépticos e instáveis. A arginina é um precursor na síntese do óxido nítrico, potente vasodilatador endógeno, e sua suplementação pode estar associada a piora da instabilidade e disfunção orgânica.
- Para pacientes com instabilidade hemodinâmica, não é recomendado o uso de dietas enterais com fibras, pelo risco aumentado de isquemia intestinal não oclusiva. O uso de fibras solúveis é indicado mais para o tratamento de distúrbios da motilidade intestinal, como diarreia e constipação, do que para uso rotineiro em todos os pacientes críticos.
- É importante lembrar de adequar a oferta de líquidos nos pacientes recebendo nutrição enteral, pois às vezes a quantidade de dieta prescrita não atinge as necessidades hídricas do paciente. Deve-se sempre levar em consideração os demais fluidos recebidos pelo paciente e o balanço entre perdas e ganhos.

INÍCIO DA NUTRIÇÃO ENTERAL

CUIDADO! NÃO ESQUECER!

- O início precoce da nutrição enteral está associado a menor incidência de complicações, menor tempo de internação na UTI e melhor desfecho.

- A nutrição enteral deve ser iniciada o mais precocemente possível, dentro de 24 a 48 horas, respeitando sempre a tolerância e a estabilidade hemodinâmica e metabólica do paciente. O atraso no início da terapia nutricional pode gerar complicações e agravar o quadro clínico. Deve-se sempre atentar para o estado nutricional prévio do paciente antes do início da alimentação, uma vez que pacientes muito desnutridos ou com baixo peso estão com risco aumentado de desenvolver síndrome de realimentação, a qual pode ser potencialmente fatal. Algumas contraindicações relativas para início da nutrição enteral são: intolerância gastrointestinal, isquemia intestinal, oclusão intestinal, síndrome compartimental abdominal e instabilidade hemodinâmica grave. Especialistas não recomendam o início da nutrição enteral em paciente com fístulas digestivas de alto débito sem possibilidade de alimentação distal. Em caso de sangramento digestivo alto, recomenda-se o retorno ou início da dieta em 24-48 h após o controle do sangramento.
- O jejum prolongado aumenta o risco de translocação bacteriana, infecções sistêmicas e, consequentemente, tempo de internação e mortalidade hospitalar. Segundo o consenso da ASPEN e metanálise realizada, a oferta de nutrição enteral precoce esteve associada a redução de complicações infecciosas e mortalidade.
- Sempre que for possível, recomenda-se o início da nutrição, mesmo que abaixo da meta calórica e proteica, uma vez que a manutenção do trato gastrointestinal funcionante traz inúmeros benefícios ao paciente. Dois estudos analisaram os efeitos de nutrição enteral trófica (10-20 mL/h) comparada com nutrição plena durante os primeiros 6 dias em pacientes com insuficiência respiratória aguda e lesão pulmonar aguda. Não houve diferença com relação a dias livres de ventilação mecânica, mortalidade e incidência de infecções. Os grupos que receberam apenas nutrição trófica apresentaram menos episódios de intolerância gastrointestinal. É importante ressaltar que pacientes desnutridos e com baixo peso foram excluídos dos estudos e, portanto, não se deve extrapolar os resultados, principalmente para esta população. Além disso, sabe-se que a oferta calórico-proteica inadequada favorece a desnutrição e a sarcopenia, piorando o desfecho clínico e a qualidade de vida no pós-alta hospitalar.
- Em paciente de alto risco nutricional, deve-se procurar atingir a meta calórica e proteica o quanto antes, de preferência em 24-48 horas, monitorando indicativos de síndrome de realimentação. Recomenda-se, para os demais pacientes, a progressão da dieta em 48 a 72 horas, observando-se sempre a tolerância à dieta enteral.
- É importante ressaltar que, para o início da dieta enteral, não é necessária obrigatoriamente a presença de ruídos hidroaéreos e a eliminação prévia de flatos ou fezes. Os pacientes críticos frequentemente apresentam disfunção

gastrointestinal com diminuição da motilidade intestinal e, portanto, o atraso da oferta nutricional justificado apenas pela ausência de ruídos não deve ocorrer. Ao iniciar dieta nesses pacientes, deve-se estar atento a sinais de intolerância, como distensão abdominal, dor e vômitos.

- Pacientes com instabilidade hemodinâmica grave têm risco aumentado de desenvolver isquemia intestinal por aumento da demanda de oxigênio e, portanto, não é recomendado o início da nutrição enteral nesse subgrupo. Estudo publicado em 2010 com 1.174 pacientes em ventilação mecânica e uso de vasopressor comparou o início da dieta enteral em 48 horas (precoce) com o início tardio. Os resultados mostraram redução do tempo de internação e mortalidade com o início precoce, inclusive no subgrupo de pacientes em uso de múltiplos vasopressores. Não há evidência na literatura de dose segura de vasopressores que permitiriam o início da terapia nutricional, porém pode-se considerar começar naqueles pacientes em desmame de vasopressor ou com doses baixas, com perfusão sistêmica adequada e vigiando sinais de piora clínica.

META CALÓRICA

- Existem diversas fórmulas preditivas disponíveis para cálculo de meta calórica (*Harris Benedict*, *Penn State*, *Ireton Jones*, *Swinamer*). No entanto, o uso da "fórmula de bolso" com base no peso do paciente (25-30 kcal/kg/dia) é mais prático, simples e não inferior aos demais métodos. O padrão-ouro para cálculo das necessidades nutricionais é a calorimetria indireta, porém ainda é pouco disponível nas unidades. Sendo assim, a fórmula de bolso acaba sendo a mais utilizada na prática. O *guideline* da ASPEN 2022 recomenda uma progressão mais lenta de calorias na fase aguda, sugerindo 12 a 25 kcal/kg nos primeiros 7 a 10 dias de UTI.
- É importante estar atento para algumas populações específicas, que necessitam de ajuste adicional no cálculo das necessidades calóricas (Tabela 3). Não é recomendado o ajuste de meta calórica para paciente com disfunção renal. Deve-se lembrar também de considerar como parte do aporte calórico a infusão de soroterapia com glicose e medicações à base de lipídios, como o propofol (0,1 g de lipídio por mL).

Tabela 3 Necessidade calóricas

Eutróficos	Fase aguda UTI 1º-4º dias 15 a 20 kcal/kg; após 4º dia 25 a 30 kcal/kg/peso atual. 50 a 70% do gasto energético aferido por calorimetria indireta na fase aguda
Obesos com IMC 30-50	11-14 kcal/kg/dia de peso atual
Obesos com IMC > 50	22-25 kcal/kg/dia de peso ideal
Desnutrição grave	Progressão lenta do aporte calórico Iniciar com < 20 kcal/kg ou 80% da meta calórica Atentar para síndrome de realimentação
Queimados	Usar calorimetria indireta Iniciar em 4-6 horas se possível Fórmulas específicas se CI indisponível (Curreri, Toronto e Harris-Benedict)

(continua)

Tabela 3 Necessidade calóricas *(continuação)*

Hepatopatas	Usar peso seco ou peso usual
Anasarca	Usar peso seco ou peso usual

Fonte: adaptada de McClave et al. e Castro et al.

META PROTEICA

- A proteína parece ser o macronutriente mais importante para os pacientes críticos. A recomendação atual é a oferta de 1,2-2 g/kg/dia de proteínas para esses pacientes, sempre respeitando a tolerância. Atingir a necessidade proteica é de extrema importância nessa população e suplementações com módulos proteicos podem ser ofertadas, uma vez que as fórmulas enterais muitas vezes não suprem todas as necessidades. O cálculo do balanço nitrogenado é uma forma de acessar a relação entre oferta e consumo proteico, mas sem evidência clara na literatura para seu uso nos pacientes críticos. Também é fundamental o ajuste da meta proteica para alguns subgrupos (Tabela 4). Não é recomendado o ajuste da meta proteica em pacientes com disfunção renal, exceto naqueles em hemodiálise frequente. Também não está indicada a restrição proteica nos hepatopatas, uma vez que não reduz risco de encefalopatia.

Tabela 4 Necessidades proteicas

Eutróficos	1,2 a 2 g/kg/dia de peso atual
Obesos com IMC 30-40	2 g/kg/dia de peso ideal
Obesos com IMC ≥ 40	2,5 g/kg/dia de peso ideal
Queimados	1,5-2 g/kg/dia
Pacientes em hemodiálise	Até 2,5 g/kg/dia

Fonte: adaptada de McClave et al.

MONITORAMENTO

- Todo paciente que esteja recebendo nutrição enteral deve ser monitorado diariamente, com relação a tolerância, volume de dieta infundido e prescrito, aporte total recebido, peso e ocorrência de complicações relacionadas a dieta.
- É comum a pausa inadvertida da dieta dentro da UTI, como para realização de exames, procedimentos, presença de vômitos ou diarreia. Em consequência, o paciente acaba recebendo em geral apenas 50% de sua meta diariamente. A avaliação clínica para determinar real intolerância à dieta é imprescindível antes de optar por sua suspensão. A implementação de protocolos para oferta e progressão da nutrição enteral e também de minimização de tempo de jejum dentro das unidades críticas é essencial e melhora o desfecho do paciente.
- Hoje em dia, não se recomenda mais o uso do volume residual gástrico como forma de monitorar tolerância. Acreditava-se que essa prática seria uma forma de prevenir regurgitação, aspiração e, consequentemente, pneumonia.

Porém, por outro lado, aumenta o risco de obstrução de sonda, demanda tempo excessivo da equipe de enfermagem, além de reduzir muitas vezes o volume infundido de dieta. Um estudo publicado em 2012 comparou a mensuração ou não do volume residual gástrico em paciente em ventilação mecânica e nutrição enteral precoce. Os resultados mostraram que a prática de não verificar o volume residual não esteve mais relacionada com a incidência de pneumonia associada a ventilação mecânica.

- Os pacientes que estão recebendo nutrição enteral devem ser monitorados com relação a distúrbios eletrolíticos, balanço hídrico e níveis glicêmicos, para ajuste da formulação utilizada.
- O controle glicêmico nos pacientes em uso de nutrição enteral não difere dos demais pacientes críticos. Atualmente, preconiza-se manter a glicemia entre 140 e 180 mg/dL. Existem fórmulas enterais específicas para pacientes hiperglicêmicos, principalmente para os diabéticos, que podem auxiliar no melhor controle glicêmico e redução da necessidade de insulina.

COMPLICAÇÕES

- O uso de vias alternativas para nutrição dos pacientes não é isento de riscos. Diversas complicações relacionadas às sondas e à dieta utilizada podem ocorrer. Suspeita-se de intolerância gastrointestinal na presença de sintomas como vômitos, distensão, dor abdominal e diarreia. Algumas complicações frequentes estão descritas a seguir.

POSICIONAMENTO DA SNE

- Confirmar o correto posicionamento da SNE é imprescindível na prática clínica. Recomenda-se a confirmação radiológica após a passagem da sonda enteral, mesmo que esta seja alocada por endoscopia digestiva, uma vez que a infusão de dieta em sondas mal colocadas pode ter consequências graves ao paciente.

CUIDADO! NÃO ESQUECER!

- A dieta enteral não é relacionada à diarreia do paciente na grande maioria das vezes.

DIARREIA

- A ocorrência de diarreia no paciente crítico é muito comum e tem inúmeras causas possíveis. Define-se como diarreia a presença de três evacuações líquidas por dia. Observa-se na prática clínica a suspensão ou redução indevida da nutrição enteral após o início de um quadro diarreico, antes mesmo da exclusão de outras causas. O uso de diversos medicamentos, como procinéticos, xaropes, laxativos e antibióticos, é frequentemente associado a diarreia e deve-se sempre estar atento à prescrição do paciente antes de considerar a dieta enteral como causa.
- O uso indiscriminado de antibióticos também favorece o desenvolvimento de colite pseudomembranosa, outra causa comum de diarreia nos pacientes críticos.
- Após a exclusão dessas causas, é possível fazer ajuste na formulação da dieta enteral caso ela seja o principal fator desencadeante. Alguns motivos re-

lacionados à dieta são: osmolaridade, quantidade e tipo de fibras, modo de administração, além de contaminação. A opção por formulações com baixa osmolaridade, sem lactose e com fibras solúveis prebióticas, é uma forma de auxiliar na melhora da diarreia. A dose recomendada de fibras solúveis para controle de diarreia é de 10-20 g em 24 horas. Outro ajuste que pode ser feito é a administração contínua da dieta enteral, em vez da oferta em *bolus*.

VÔMITOS

- Os vômitos no paciente crítico estão relacionados principalmente à gastroparesia, e esta tem diversas causas, como: uso de medicamentos, distúrbios metabólicos, infecções, íleo paralítico e doenças que afetam a motilidade gastrointestinal. A etiologia dos vômitos deve ser investigada e tratada quando possível. Como medida inicial, deve-se pausar a dieta por um breve período e administrar medicações antieméticas. É importante lembrar do mecanismo de ação de cada antiemético e adequar o melhor ao paciente.
- Mudanças na dieta enteral também podem beneficiar o paciente. Fórmulas isotônicas, com menos gordura e sem fibras ajudam na redução dos vômitos. Progressão lenta e infusão contínua parecem ser mais bem toleradas pelos pacientes e, em alguns casos, a tentativa de posicionamento da sonda pós-pilórica também pode ser benéfica.

CONSTIPAÇÃO

- Outra complicação frequente nos pacientes críticos é a constipação. Inicialmente deve-se descartar causas mecânicas como presença de fecaloma ou obstrução intestinal. Caso não seja indicado o jejum, ajustes na formulação da dieta enteral podem auxiliar no tratamento. O aumento da oferta hídrica quando possível e o uso de fibras na dieta enteral trazem benefício, pois auxiliam na regularização do trânsito intestinal. Ajustes na prescrição com o uso de laxativos e procinéticos, além de redução de medicações constipantes (principalmente opioides e anticolinérgicos), também são importantes para a melhora clínica.

CONSIDERAÇÕES FINAIS

- A nutrição enteral auxilia na alimentação de grande parte dos pacientes internados em UTI, porém o desmame de dieta enteral é tão importante quanto seu início e progressão. Com a melhora clínica, os pacientes devem rotineiramente ser avaliados quanto à possibilidade de ingesta oral. A equipe multidisciplinar, sobretudo com o auxílio da fonoaudiologia, é fundamental nesse processo, avaliando riscos de broncoaspiração e adequando a consistência da dieta para cada paciente.
- A introdução de alimentos por via oral deve ser gradativa e segura, respeitando a tolerância do paciente. De acordo com a literatura, quando o paciente atingir 60% das necessidades nutricionais com a alimentação oral, pode-se iniciar o desmame da enteral. E quando o paciente atingir 75% das necessidades, é indicada a suspensão da dieta enteral. O acompanhamento da equipe e a avaliação nutricional diária devem sempre continuar, uma vez que o paciente ainda pode precisar de suplementação oral para atingir suas necessidades.

LITERATURA RECOMENDADA

1. Boullata JI, Carrera AL, Harvey L, Escuro AA, Hudson L, Mays A, et al. ASPEN safe practices for enteral nutrition therapy. JPEN J Parenter Enteral Nutr. 2017;41(1):15-103.
2. Casaer MP, Van den Berghe G. Nutrition in the acute phase of critical illness. N Engl J Med. 2014 Mar 27;370(13):1227-36.
3. Castro MG, Ribeiro PC, Souza IAO, Cunha HFR, Silva MHN, Rocha EEM, et al. Guideline brasileiro de nutrição em UTI. BRASPEN J. 2018;33(Supl 1):2-36.
4. Davies AR, Morrison SS, Bailey MJ, Bellomo R, Cooper DJ, Doig GS, et al. A multicenter, randomized controlled trial comparing early nasojejunal with nasogastric nutrition in critical illness. Crit Care Med. 2012;40(8):2342-8.
5. Diament D, Moraes JR, Santos KFF, Silva Junior M. Manejo da diarreia. In: Piovacari SMF, Toledo DO, Figueiredo EJA. Equipe multiprofissional de terapia nutricional – EMTN em prática. São Paulo: Atheneu; 2017.
6. Horie LM, Gonçalves RCC. Escolha da fórmula enteral. In: Toledo DO, Castro M. Terapia nutricional em UTI. Rio de Janeiro: Rubio; 2015.
7. Khalid I, Doshi P, DiGiovine B. Early enteral nutrition and outcomes of critically ill patients treated with vasopressors and mechanical ventilation. Am J Crit Care. 2010;19(3):261-8.
8. Kreymann KG, Berger MM, Deutz NE, Hiesmayr M, Jolliet P, Kazandjiev G, et al. ESPEN guidelines on enteral nutrition: intensive care. Clin Nutr. 2006;25:210-23.
9. Lochs H, Allison SP, Meier R, Pirlich M, Kondrup J, Schneider ST, et al. Introductory to the ESPEN guidelines on enteral nutrition: terminology, definitions and general topics. Clin Nutr. 2006;25(2):180-6.
10. McClave AS, Taylor BE, Martindale RG, Warren MM, Johnson DR, Braunschweig C, et al. Guidelines for the provision and assessment of nutrition support therapy in the adult critically ill patient; Society of Critical Care Medicine (SCCM) and American Society for Parenteral and Enteral Nutrition (ASPEN). JPEN. 2016 Feb;40(2):159-211.
11. National Heart, Lung, and Blood Institute Acute Respiratory Distress Syndrome (ARDS) Clinical Trials Network, Rice TW, Wheeler AP, Thompson BT, Steingrub J, Hite RD, et al. Initial trophic vs full enteral feeding in patients with acute lung injury: the EDEN randomized trial. JAMA. 2012;307:795.
12. Reignier J, Mercier E, Le Gouge A, Boulain T, Desachy A, Bellec F, et al. Effect of not monitoring residual gastric volume on risk of ventilator-associated pneumonia in adults receiving mechanical ventilation and early enteral feeding: a randomized controlled trial. JAMA. 2013;309(3):249-56.
13. Reintam Blaser A, Starkopf J, Alhazzani W, Berger MM, Casaer MP, Deane AM, et al. Early enteral nutrition in critically ill patients: ESICM clinical practice guidelines. Intensive Care Med. 2017;43:380.
14. Rice TW, Mogan S, Hays MA, Bernard GR, Jensen GL, Wheeler AP. Randomized trial of initial trophic versus full-energy enteral nutrition in mechanically ventilated patients with acute respiratory failure. Crit Care Med. 2011;39(5):967-74.
15. Rice TW, Wheeler AP, Thompson BT, deBoisblanc BP, Steingrub J, Rock P, et al. Enteral omega-3 fatty acid, gamma-linolenic acid, and antioxidant supplementation in acute lung injury. JAMA. 2011;306:1574.
16. van Zanten ARH, Sztark F, Kaisers UX, Zielmann S, Felbinger TW, Sablotzki AR, et al. High-protein enteral nutrition enriched with immune-modulating nutrients vs. standard high-protein enteral nutrition and nosocomial infections in the ICU: a randomized clinical trial. JAMA. 2014;312:514-24.
17. Visser M, Vermeulen MA, Richir MC, Teerlink T, Houdjik AP, Wisselink W, et al. Imbalance of arginine and asymmetric dimethylarginine is associated with

markers of circulatory failure, organ failure and mortality in shock patients. Br J Nutr. 2012;107(10):1458-65.

18. Waitzber DL. Nutrição oral, enteral e parenteral na prática clínica. 4. ed. Rio de Janeiro: Atheneu; 2009.
19. Wells DL. Provision of enteral nutrition during vasopressor therapy for hemodynamic instability: an evidence-based review. Nutr Clin Pract. 2012;27(4):521-6.
20. White JV, Guenter P, Jensen G, Malone A, Schofield M; Academy Malnutrition Work Group, et al. Consensus statement: Academy of Nutrition and Dietetics and American Society for Parenteral and Enteral Nutrition: characteristics recommended for the identification and documentation of adult malnutrition (undernutrition). JPEN J Parenter Enteral Nutr. 2012;36:275-83.

CAPÍTULO 29

Terapia nutricional parenteral

Bianca Ramos Ferronatto
Liane Brescovici Nunes de Matos

MENSAGENS RELEVANTES

- Realizar triagem nutricional na admissão do paciente.
- O início precoce da nutrição parenteral é recomendado nos pacientes desnutridos ou de alto risco nutricional que não podem receber alimentação por via oral ou enteral.
- É essencial garantir a segurança do paciente na administração da nutrição parenteral.
- O acompanhamento por equipe multidisciplinar composta por médicos, enfermeiros, nutricionistas e farmacêuticos minimiza os riscos e as complicações da nutrição parenteral.
- A nutrição parenteral suplementar precoce ainda é um tema controverso na literatura.
- É fundamental identificar pacientes de maior risco para síndrome de realimentação e adequar a nutrição parenteral nesses casos.
- Avaliar o paciente diariamente quanto à possibilidade de uso do trato digestivo e desmame da nutrição parenteral.

INTRODUÇÃO

- A desnutrição é muito comum nos pacientes admitidos nas unidades de terapia intensiva (UTI) e tende a se agravar com o tempo de internação, causando piores desfechos. O insulto agudo e a grande demanda metabólica associada à baixa oferta alimentar gera um desbalanço nutricional nos pacientes críticos, resultando em perda de massa e força muscular, maior tempo de internação e maior mortalidade.
- A terapia nutricional parenteral é a forma alternativa de fornecer nutrientes aos pacientes com incapacidade de uso do trato digestivo. A melhor forma de alimentação dos pacientes críticos e a mais fisiológica é usando o trato gastrointestinal, geralmente pela via enteral quando a via oral não está disponível. No entanto, muitos pacientes possuem contraindicações ao uso da via digestiva e devem ser alimentados pela via endovenosa.
- A administração da nutrição parenteral é muito mais sujeita a riscos ao paciente e, portanto, garantir a segurança de quem recebe é imprescindível. Dessa forma, deve ser prescrita por profissionais capacitados e todo o processo deve ser acompanhado por equipe multidisciplinar para monitorar complicações, melhorar a qualidade e minimizar erros. Erros de prescrição, formulação ou administração podem ter graves consequências ao paciente
- Antigamente, os estudos relatavam muito mais eventos adversos associados com a nutrição parenteral, como hiperalimentação, distúrbios glicêmicos e metabólicos graves e maior incidência de infecções. Com o avanço nas técnicas de preparo das formulações e atenção maior aos cuidados, as compli-

cações tornaram-se menos frequentes. Um exemplo é o estudo multicêntrico CALORIES, publicado em 2014, que comparou a terapia nutricional enteral com a parental em 2.400 pacientes. Os pacientes recebiam nutrição enteral ou parenteral de forma exclusiva, precoce (até 36 h) e por 5 dias. Os resultados não mostraram diferença com relação a incidência de infecção, tempo de internação e mortalidade.

VIAS DE ADMINISTRAÇÃO

- O acesso para administração da nutrição parenteral deve ser exclusivo, evitando, dessa forma, a manipulação excessiva do cateter e a incompatibilidade com outros medicamentos.
- A forma mais comum de administração da nutrição parenteral é através de um cateter venoso central, que pode ser de curta ou de longa permanência. Os mais utilizados no ambiente de terapia intensiva são o cateter central convencional de curta permanência ou o PICC (*peripherally inserted central catheter*). A escolha entre eles depende da experiência de cada serviço e da clínica do paciente. Cateteres de longa permanência são preferíveis em pacientes que têm perspectiva de uso da parenteral por muito tempo, por conta das menores taxas de infecção.
- A nutrição parenteral também pode ser infundida em veia periférica, porém tem um limitante importante que é a osmolaridade. O máximo tolerado em veias periféricas é 900 mOsm/L. Assim, é possível que o paciente crítico necessite de muito volume para atingir suas necessidades caso se opte pela infusão periférica, o que pode ser prejudicial.

INDICAÇÕES

- A nutrição parenteral pode ser usada como via exclusiva de alimentação, em pacientes que possuem impossibilidade de uso do trato gastrointestinal, ou como terapia suplementar, naqueles que não conseguem atingir 60% de suas metas calóricas e proteicas com a dieta enteral ou oral.
- Algumas indicações da nutrição parenteral são: síndrome do intestino curto, fístulas digestivas de alto débito, doenças inflamatórias intestinais, obstrução intestinal, íleo paralítico prolongado, intolerância gastrointestinal de difícil controle, síndrome compartimental abdominal, ingesta nutricional insuficiente e desnutrição grave no pré-operatório.

TEMPO DE INÍCIO

- O grande debate nos últimos anos vem sendo o momento ideal para início da nutrição parenteral quando esta for indicada. Já se sabe que o início da nutrição enteral precoce é mais benéfico ao paciente, porém ainda permanece controverso o tempo com relação ao início da parenteral. Inicialmente, para tomar essa decisão deve-se analisar e calcular o risco nutricional do paciente, por exemplo por meio dos escores de risco (NRS 2002 e NUTRIC Score). Além disso, é essencial levar em consideração a estabilidade hemodinâmica do paciente.

CUIDADO!
NÃO ESQUECER!

- A instabilidade hemodinâmica grave e sinais de hipoperfusão tecidual são contraindicações ao início da terapia nutricional parenteral.

- Há divergências entre os *guidelines* mais atuais quanto às recomendações para início da nutrição parenteral e os resultados dos estudos também são inconclusivos.
- O estudo multicêntrico EPANIC, publicado em 2011, comparou o início da nutrição parenteral suplementar precoce (em 48 h) com o início tardio (após 8 dias), em pacientes nos quais a nutrição enteral era insuficiente. Foram excluídos do estudo os pacientes desnutridos. Os resultados não mostraram benefício do início precoce da nutrição parenteral.
- Em 2013, Doig et al. publicaram um estudo com 1.372 pacientes no *JAMA* que mostrou alguns benefícios com o início precoce da nutrição parenteral (em 24 h), como menor tempo de ventilação mecânica e menor perda de força muscular e gordura. No entanto, não houve diferença em tempo de permanência na UTI, infecções ou mortalidade.
- O estudo SPN, publicado na *Lancet* em 2013, mostrou que fornecer nutrição parenteral suplementar entre 4 e 8 dias de internação nos pacientes críticos foi capaz de reduzir a incidência de infecção nosocomial. Uma análise posterior deste estudo, publicada em 2017, mostrou que essa estratégia de otimizar a oferta calórica e proteica por meio do uso da nutrição parenteral suplementar foi custo-efetiva.
- Os estudos publicados diferem bastante com relação aos tempos de início, inclusão ou não de pacientes desnutridos e uso da parenteral suplementar ou exclusiva, o que dificulta a generalização dos resultados.
- O que parece ser consenso é o início precoce da nutrição parenteral naqueles pacientes de alto risco ou desnutridos graves que não têm possibilidade de uso da via digestiva. O consenso da ASPEN recomenda iniciar a nutrição parenteral o quanto antes nesse subgrupo.
- Um estudo piloto publicado recentemente por Wischmeyer et al. comparou o uso de nutrição enteral exclusiva com nutrição enteral e parenteral suplementar por 7 dias em 125 pacientes com IMC < 25 ou ≥ 35. Os resultados mostraram uma tendência, apesar de não estatisticamente significativa, de redução de mortalidade hospitalar, melhor desfecho funcional e qualidade de vida no grupo que recebeu parenteral suplementar.
- A Tabela 1 resume as indicações dos principais consensos e *guidelines* atuais quanto ao início da nutrição parenteral.

Tabela 1 Recomendações para início da terapia nutricional parenteral

ASPEN 2016	NP exclusiva	Eutróficos e baixo risco: após 7 dias
		Alto risco ou desnutridos: precoce ("o quanto antes")
	NP suplementar	Alto ou baixo risco: após 7-10 dias

(continua)

Tabela 1 Recomendações para início da terapia nutricional parenteral *(continuação)*

BRASPEN 2018	NP exclusiva: desnutridos ou alto risco nutricional: início precoce NP suplementar: não atingir 60% da meta calórica, iniciar após 5 a 7 dias
ESPEN 2018	NP exclusiva: início precoce nos pacientes desnutridos ou em risco nutricional. Eutróficos em 3 a 7 dias de internação. NP suplementar: após 3 a 7 dias da internação

ASPEN: American Society for Parenteral and Enteral Nutrition; BRASPEN: Sociedade Brasileira de Nutrição Parenteral e Enteral; ESPEN: European Society for Clinical Nutrition and Metabolism.

COMPOSIÇÃO DAS BOLSAS

- A nutrição parenteral deve conter os macronutrientes essenciais ao organismo, além de vitaminas, eletrólitos e oligoelementos.
- Atualmente, os hospitais têm disponível bolsas tri ou bicompartimentadas prontas para uso. A desvantagem das soluções prontas é que não é possível individualizar a composição para cada paciente, pois já contêm quantidades fixas de cada macronutriente. No entanto, uma vantagem é o menor risco de possíveis erros na formulação e na manipulação.
- A outra maneira é por meio da prescrição individualizada, na qual os cálculos de composição da bolsa são feitos para cada paciente, com base em seu peso, nos exames laboratoriais e em suas necessidades conforme a condição clínica. O benefício é justamente poder individualizar e adequar a nutrição às necessidades e restrições de cada paciente. Porém, como são preparadas manualmente, há maior probabilidade de erros e também maior manipulação, o que pode aumentar a chance de contaminação e infecção. Não há evidência clara na literatura de superioridade de alguma das duas formas.
- A seguir estão detalhados os principais componentes incluídos nas bolsas de nutrição parenteral.

PROTEÍNAS

- A proteína é ofertada na forma de solução de aminoácidos essenciais e não essenciais. Existem soluções de 3 a 20%, e a solução mais utilizada é de aminoácidos a 10%. Cada grama de proteína fornece 4 kcal. O cálculo das necessidades proteicas é igual ao realizado para nutrição enteral, sendo atualmente recomendados pela ASPEN 1,2-2,0 g/kg/dia, individualizando conforme as necessidades de cada paciente. Queimados e pacientes em terapia substitutiva renal frequente geralmente têm uma meta calórica maior, próxima de 2 g/kg/dia. Existem algumas soluções de proteínas com uma quantidade maior de aminoácidos de cadeia ramificada ou histidina, podendo ser usadas em casos selecionados, em pacientes com hepatopatia e insuficiência renal.

LIPÍDIOS

- Os lipídios atuam como fonte de ácidos graxos essenciais e substrato energético, contribuindo com 30-40% das calorias não proteicas em média. A inserção dos lipídios na nutrição parenteral contribui para reduzir a osmolaridade da solução e também o volume, uma vez que sua densidade calórica é maior.
- A concentração da solução lipídica varia de 10 a 20%. Cada grama de lipídio fornece 9 kcal. As emulsões a 10% e 20% fornecem, respectivamente, 1,1

e 2,0 kcal/mL, uma vez que é necessário levar em consideração também a contribuição calórica dos agentes emulsificantes usados na solução.

- O cálculo utilizado no paciente crítico é geralmente de 1 g/kg/dia de lipídio, podendo variar de 0,8 a 1,5 g/kg/dia. É importante monitorar os níveis de triglicerídeos nos pacientes recebendo solução de lipídios, e os valores devem ficar abaixo de 400 mg/dL.
- Muitos estudos nos últimos anos vêm analisando diferentes composições de lipídios e seus respectivos benefícios. Tradicionalmente, as emulsões eram baseadas em óleos vegetais, como o óleo de soja, e consequentemente ricas em ácidos graxos poli-insaturados ômega-6. Sabe-se que doses altas de ômega-6 são mais pró-inflamatórias e possivelmente indutoras de imunossupressão. Atualmente, as emulsões mais comumente usadas são uma mistura de triglicerídeos de cadeia média e longa, o que reduz a proporção de ômega-6. Mais recentemente, vêm sendo utilizadas emulsões contendo óleo de peixe, que são fonte de ácidos graxos ômega-3, os quais parecem ter mais propriedades anti-inflamatórias, antioxidantes e imunológicas.
- Uma metanálise publicada em 2012 comparou o uso de emulsões lipídicas enriquecidas com ômega-3 com o uso das fórmulas-padrão. Foram incluídos 23 estudos com 1.502 pacientes de UTI ou pacientes submetidos a cirurgias abdominais eletivas. Os resultados mostraram que a inclusão de emulsões ricas em ômega-3 foi efetiva em reduzir complicações infecciosas e tempo de internação, assim como esteve associada a uma tendência na redução de marcadores inflamatórios.
- Outra metanálise publicada em 2014 por Manzanares et al. avaliou o uso de emulsões lipídicas contendo óleo de peixe tanto na nutrição parenteral quanto na enteral, apenas em pacientes críticos. Os resultados mostraram uma tendência de redução de mortalidade e dias de ventilação mecânica no grupo que recebeu emulsões lipídicas contendo óleo de peixe, porém sem diferença estatística. Os estudos incluídos eram pequenos e, portanto, não é possível recomendar o uso rotineiro dessas formulações.
- As soluções de lipídios balanceadas, com mistura de óleo de soja, triglicerídeos de cadeia média, óleo de oliva e óleo de peixe podem ser benéficas nos pacientes com disfunção hepática associada a nutrição parenteral.
- O consenso da ESPEN de 2009 sugere que as emulsões lipídicas enriquecidas com óleo de peixe podem reduzir o tempo de internação nos pacientes críticos. No entanto, mais ensaios clínicos randomizados são necessários para esclarecer a real eficácia dessas formulações. O consenso da ASPEN de 2016 não faz recomendações para uso de alguma emulsão lipídica específica.

CARBOIDRATOS

- Os carboidratos são a principal fonte energética nos pacientes críticos, em geral contribuindo com 60-70% das calorias não proteicas. Atualmente, recomenda-se um cálculo de meta calórica de 25-30 kcal/kg/peso para esses pacientes. As soluções de glicose variam de 2,5 a 70%. É importante saber qual o tipo de glicose usado na preparação das bolsas na sua unidade, uma vez que a glicose anidra fornece 3,85 kcal/mL e a glicose mono-hidratada fornece 3,4 kcal/mL. Deve-se observar também a velocidade de infusão da glicose, que não deve ultrapassar 5 mg/kg/min.

ELETRÓLITOS

- Os eletrólitos fornecidos na nutrição parenteral são individualizados para cada paciente com base nas dosagens prévias, comorbidades e necessidades diárias.
- A Tabela 2 mostra as necessidades básicas de cada eletrólito. É preciso sempre considerar as outras fontes de eletrólitos que o paciente vem recebendo e também suas perdas.

Tabela 2 Necessidade diária de eletrólitos

Sódio	60-100 mEq/dia
Potássio	60-100 mEq/dia
Magnésio	10-15 mEq/dia
Cálcio	10-15 mEq/dia
Fósforo	20-30 mmol/dia

Fonte: Ribeiro, 2015.

VITAMINAS

- As vitaminas geralmente são suplementadas por meio de formulações prontas de polivitamínicos. É importante conhecer a formulação utilizada no hospital para prescrever a quantidade adequada ao paciente. Em pacientes específicos é preciso fazer a reposição de algumas vitaminas em doses terapêuticas.

OLIGOELEMENTOS

- A suplementação de oligoelementos também é feita em soluções prontas que são adicionadas à bolsa, as quais contêm geralmente iodo, ferro, zinco, cobre, manganês, cromo, selênio, molibdênio e cobalto. Os pacientes vítimas de queimaduras têm necessidades mais altas e se beneficiam de reposição em doses maiores de cobre, zinco e selênio.

GLUTAMINA

- Os consensos da ASPEN e BRASPEN não recomendam a suplementação parenteral de glutamina de rotina nos pacientes críticos. Em especial, o estudo REDOX com 1.233 pacientes críticos mostrou que a suplementação de glutamina naqueles com disfunção orgânica ou instáveis hemodinamicamente esteve associada a aumento de mortalidade.
- A glutamina pode ser suplementada em pacientes cirúrgicos, sem disfunção orgânica, a ser considerada caso a caso, com base em estudo prévios com essa população. Deve-se avaliar caso a caso.

NECESSIDADES CALÓRICAS E PROTEICAS

- O método padrão-ouro para estimar as necessidades calóricas do paciente é a calorimetria indireta, porém é pouco disponível nas unidades de terapia intensiva. Dessa forma, costuma-se usar equações preditivas ou fórmula com base no peso. Assim como para o cálculo da nutrição enteral, usa-se como meta calórica fórmula de bolso, em cerca de 25-30 kcal/kg/dia e meta proteica 1,2-2,0 g/kg/dia. Deve-se considerar ajustes nos cálculos conforme o estado nutricional e a condição clínica do paciente crítico.

- A progressão da nutrição parenteral até atingir a meta calórica é feita geralmente nos quatro primeiros dias. Sugere-se progressão em "rampa" da meta calórica e proteica, para um alcance de 100% das metas em 4 dias, caso o paciente não apresente sinais de complicação, sobretudo relacionados à síndrome de realimentação.

MONITORAMENTO

- Os pacientes críticos em uso de terapia nutricional parenteral devem ser monitorados diariamente, como forma de garantir a eficácia da terapia e reduzir a incidência de complicações. Protocolos assistenciais e equipes multiprofissionais compostas de médicos, enfermeiros, nutricionistas e farmacêuticos são essenciais nesse processo.
- Recomenda-se o controle diário de eletrólitos, glicemia e função renal. Semanalmente, é indicado também o controle de exames hepáticos e triglicerídeos, além de outros exames conforme a clínica do paciente.
- É essencial observar aspecto e tempo de permanência do cateter utilizado para infusão da nutrição parenteral. Cuidados locais com limpeza, curativo e lavagem das mãos para manipulação do cateter são imprescindíveis para evitar riscos de infecção de corrente sanguínea.

CUIDADO! NÃO ESQUECER!

- Tanto a desnutrição como a hiperalimentação são prejudiciais ao paciente crítico.

- O uso da nutrição parenteral também pode favorecer a hiperalimentação, o que não é benéfico aos pacientes críticos. Uma vez que esses pacientes apresentam menos intolerância gastrointestinal e também há menos interrupções da infusão, eles costumam receber uma oferta maior de macronutrientes do que aqueles em terapia enteral. Reavaliação diária das necessidades e adequação da prescrição são uma forma de evitar a hiperalimentação.

COMPLICAÇÕES

- O sucesso da terapia nutricional parenteral requer atenção de toda a equipe para minimizar riscos e complicações. A seguir estão descritas algumas das principais complicações nos pacientes críticos em uso de nutrição parenteral.

VIA DE ACESSO

- As complicações relacionadas à punção são inerentes a qualquer punção de acesso central. São elas principalmente: hemotórax, pneumotórax, embolia gasosa e trombose venosa.
- É comum a incidência de flebite quando utilizada a via periférica. Para prevenir, deve ser respeitada a osmolaridade máxima tolerada (900 mOs/L). O uso do acesso periférico não deve ultrapassar 7 a 10 dias e deve ser trocado com frequência.

INFECÇÃO

- Uma das maiores preocupações com a nutrição parenteral é o risco de infecção de corrente sanguínea. Estudos mostram que o risco desse tipo de infecção é maior nos pacientes que têm cateter central e que estão em uso de nutrição parenteral, comparando com pacientes em uso de cateter, mas sem nutrição endovenosa. São vários fatores que contribuem para o risco aumentado de infecção. A contaminação do local pode ocorrer na passagem do cateter, na manipulação diária do dispositivo, na preparação das bolsas e na administração da solução. Portanto, a orientação e a educação da equipe envolvida são muito importantes nesse processo. A prevenção é feita com cuidados que vão desde a preparação das bolsas até a sua administração. Realização de curativo estéril, lavagem obrigatória das mãos e menor manipulação possível são algumas medidas simples que evitam uma complicação grave.
- O uso de cateteres de longa permanência tunelizados ou totalmente implantáveis é preferível para paciente com perspectiva de uso de nutrição parenteral por longos períodos e reduz o risco de infecção.

ALTERAÇÕES GLICÊMICAS

- Pacientes em uso de nutrição parenteral comumente apresentam hiperglicemia. O controle glicêmico nos pacientes que estão recebendo nutrição parenteral deve ser eficiente e não difere dos demais pacientes críticos. Atualmente, é indicado manter a glicemia entre 140 e 180 mg/dL. O controle glicêmico deve ser feito com o uso de insulina e com a adequação da composição da parenteral, reduzindo a oferta de carboidratos quando necessário.
- Em caso de suspensão abrupta da nutrição parenteral por algum motivo, deve-se atentar para a ocorrência de hipoglicemia, uma vez que os níveis circulantes de insulina são maiores nos pacientes em uso da nutrição endovenosa. É recomendado nesses casos manter o paciente com infusão de soro glicosado por um período para minimizar esse risco.

HIPERTRIGLICERIDEMIA

- A infusão de emulsões lipídicas na nutrição parenteral favorece a ocorrência de hipertrigliceridemia. É recomendado manter os níveis de triglicerídeos abaixo de 400 mg/dL, para reduzir riscos de pancreatite e esteatose hepática. A dosagem sérica dos triglicerídeos deve ser feita ao menos uma vez por semana nos pacientes que estão recebendo formulações que contenham lipídios. A oferta desse macronutriente deve ser reduzida quando o paciente apresentar níveis séricos elevados e até suspensa em caso de valores acima de 1.000 mg/dL. Pacientes em uso de nutrição parenteral exclusiva sem lipídios devem receber alguma emulsão lipídica em menor quantidade, contendo ácidos graxos essenciais para prevenir a sua deficiência, pelo menos duas vezes por semana.

SÍNDROME DE REALIMENTAÇÃO

- A síndrome de realimentação é uma desordem metabólica que costuma ocorrer na fase de realimentação de pacientes previamente desnutridos ou em jejum prolongado. Os pacientes com risco aumentado para síndrome de realimentação devem ter acompanhamento mais rigoroso.

CUIDADO! NÃO ESQUECER!

- Saber reconhecer pacientes de risco para síndrome de realimentação e prevenir sua ocorrência é essencial para evitar complicações mais graves.

- De acordo com *guideline* publicado pelo NICE (National Institute of Health and Care Excellence) em 2006, os pacientes de maior risco são aqueles com:
  - IMC < 16 kg/m^2.
  - Perda de peso não intencional de > 15% nos últimos 3-6 meses.
  - Pouca ingesta nutricional ou jejum por mais de 10 dias.
  - Baixos níveis de potássio, magnésio e fósforo antes do início da nutrição.
- A síndrome de realimentação se caracteriza principalmente por alterações metabólicas. As mais comuns são: hipocalemia, hipofosfatemia, hipomagnesemia, deficiência vitamínica (sobretudo tiamina) e retenção hídrica. O quadro clínico é variável e depende da gravidade dos distúrbios metabólicos. Quando não suspeitada e não tratada, pode ser potencialmente fatal ao paciente.
- É essencial a dosagem e reposição frequente dos eletrólitos quando for iniciada a realimentação. Alguns ajustes no início e na progressão da nutrição parenteral também são necessários. O aporte energético recomendado no início deve ser menor ou igual a 20 kcal/kg/dia e 1,2 g/kg/proteína/dia, aumentando-se progressivamente conforme tolerância do paciente, até atingir a meta em 4 a 10 dias. A suplementação de tiamina deve ser realizada desde o início da realimentação.

ALTERAÇÕES HEPÁTICAS

- A disfunção hepática associada à nutrição parenteral é caracterizada pelo desenvolvimento de colestase, esteatose e inflamação hepática, sendo mais comum nos pacientes dependentes da parenteral por longos períodos. É recomendada a dosagem sérica semanal de transaminases, bilirrubinas, fosfatase alcalina e gama-glutamil transferase. A exclusão de outros fatores associados à disfunção hepática também é importante nos pacientes críticos.
- A esteatose hepática geralmente está relacionada com excesso de carboidratos ou velocidade aumentada de infusão de lipídios. A oferta excessiva de lipídios e carboidratos também favorece o aparecimento de colestase. A realização de ultrassonografia de abdome nesses pacientes contribui para a exclusão de fatores mecânicos e complicações. Reduzir a infusão de carboidratos e lipídios, assim como aumentar a proporção de ácidos graxos ômega-3 em relação ao ômega-6, são alterações que podem colaborar para a melhora dos sintomas.

CONSIDERAÇÕES FINAIS

- A nutrição parenteral pode trazer inúmeros benefícios ao paciente quando bem indicada, quando prescrita de forma correta e quando introduzida e retirada nos momentos adequados. Historicamente, a nutrição parenteral foi vista como prejudicial aos pacientes críticos, porém, com a evolução do conhecimento e o aprimoramento das formulações nas últimas décadas, hoje é uma forma segura de fornecer terapia nutricional a esses pacientes. Monitorar os pacientes para evitar complicações e hiperalimentação é essencial para o sucesso da prática.

- O desmame da nutrição parenteral deve ser um objetivo constante da equipe no ambiente de terapia intensiva quando as condições clínicas do paciente permitirem. Portanto, o paciente deve ser sempre avaliado quanto à possibilidade de uso do trato digestivo, assim como de progressão da terapia nutricional oral ou enteral, para então conseguir a suspensão da nutrição parenteral.

LITERATURA RECOMENDADA

1. Ayers P, Adams S, Boullata J, Gervasio J, Holcombe B, Kraft MD, et al. A.S.P.E.N. parenteral nutrition safety consensus recommendations. JPEN J Parenter Enteral Nutr. 2014;38(3):296-333.
2. Berger MM, Pichard C. Development and current use of parenteral nutrition in critical care – an opinion paper. Crit Care. 2014;18:478.
3. Casaer MP, Mesotten D, Hermans G, Wouters PJ, Schetz M, Meyfroidt G, et al. Early versus late parenteral nutrition in critically ill adults. N Engl J Med. 2011;365(6):506-17.
4. Casaer MP, Van den Berghe G. Nutrition in the acute phase of critical illness. N Engl J Med. 2014 Mar 27;370(13):1227-36.
5. Castro MG, Figueiredo EJA, Matos LBN. Complicações. In: Piovacari SMF, Toledo DO, Figueiredo EJA. Equipe multiprofissional de terapia nutricional – EMTN em prática. São Paulo: Atheneu; 2017.
6. Castro MG, Ribeiro PC, Souza IAO, Cunha HFR, Silva MHN, Rocha EEM et al. Guideline brasileiro de nutrição em UTI. BRASPEN J. 2018;33(Supl 1):2-36.
7. Doig GS, Simpson F, Sweetman EA, Finfer SR, Cooper DJ, Heighes PT, et al. Early parenteral nutrition in critically ill patients with short-term relative contraindications to early enteral nutrition: a randomized controlled trial. JAMA. 2013;309:2130-8.
8. Harvey SE, Parrott F, Harrison DA, Bear DE, Segaran E, Beale R, et al. Trial of the route of early nutritional support in critically ill adults. N Engl J Med. 2014;371:1673-84.
9. Heidegger CP, Berger MM, Graf S, Zingg W, Darmon P, Costanza MC, et al. Optimisation of energy provision with supplemental parenteral nutrition in critically ill patients: a randomised controlled clinical trial. Lancet. 2013;381:385-93.
10. Heyland D, Muscedere J, Wischmeyer PE, Cook D, Jones G, Albert M, et al. A randomized trial of glutamine and antioxidants in critically ill patients. N Engl J Med. 2013;368(16):1489-97.
11. Kfouri Filho M, Akamine D. Principais insumos da terapia nutricional parenteral. In: Toledo DO, Castro M. Terapia nutricional em UTI. Rio de Janeiro: Rubio; 2015.
12. Manzanares W, Dhaliwal R, Jurewitsch B, Stapleton RD, Jeejeebhoy KN, Heyland DK. Parenteral fish oil lipid emulsions in the critically ill: a systematic review and meta-analysis. JPEN J Parenter Enteral Nutr. 2014 January;38(1):20-8.
13. McClave AS, Taylor BE, Martindale RG, Warren MM, Johnson DR, et al. Guidelines for the provision and assessment of nutrition support therapy in the adult critically ill patient; Society of Critical Care Medicine (SCCM) and American Society for Parenteral and Enteral Nutrition (ASPEN). JPEN. 2016 Feb;40(2):159-211.
14. National Institute for Health and Clinical Excellence. Nutrition support in adults. Clinical guideline CG32. London: National Collaborating Centre for Acute Care (UK); 2006.

15. Nunes ALB, Katerba E, Alves VGF, Abrahão V, Correia MITD. Terapia nutricional no paciente grave. In: DITEN – Projeto Diretrizes. Brasília: Conselho Federal de Medicina; 2011.
16. Oshima T, Pichard C. Parenteral nutrition: never say never. Crit Care. 2015;19:S5.
17. Pontes-Arruda A, Dos Santos MC, Martins LF, González ER, Kliger RG, Maia M, et al. Influence of parenteral nutrition delivery system on the development of bloodstream infections in critically ill patients: an international, multicenter, prospective, open-label, controlled study – EPICOS study. JPEN J Parenter Enteral Nutr. 2012;36(5):574-86.
18. Pradelli L, Mayer K, Muscaritoli M, Heller AR. n-3 fatty acid-enriched parenteral nutrition regimens in elective surgical and ICU patients: a meta-analysis. Crit Care. 2012;16:R184.
19. Ribeiro PC, Souza IAO. Nutrição parenteral. In: Azevedo LCP, Taniguchi LU, Ladeira JP. Medicina intensiva – abordagem prática. Barueri: Manole; 2015. p. 539-48.
20. Singer P, Berger MM, Van den Berghe G, Biolo G, Calder P, Forbes A, et al. ESPEN guidelines on parenteral nutrition: intensive care. Clin Nutr. 2009;28:387-400.
21. Singer P, Blaser AR, Berger MM, Alhazzani W, Calder PC, Casaer MP, et al. ESPEN guideline on clinical nutrition in the intensive care unit. Clin Nutr. 2019 Feb;38(1):48-79.
22. Waitzberg DL. Evolution of parenteral lipid emulsions. Clinical Nutrition Supplements. 2005;1:5-7.
23. Wischmeyer P, Hasselmann M, Kummerlen C, Kozar R, Kutsogiannis DJ, Karvellas CJ, et al. A randomized trial of supplemental parenteral nutrition in underweight and overweight critically ill patients: the TOP-UP pilot trial. Crit Care. 2017;21:142.

Seção VI

Nefrointensivismo

CAPÍTULO 30

Distúrbios acidobásicos na UTI

Bruno Adler Maccagnan Pinheiro Besen

Marcelo Park

MENSAGENS RELEVANTES

- Para uma rápida interpretação dos distúrbios acidobásicos na UTI, é necessário avaliar o pH, a PCO_2, o *Standard Base Excess* (SBE), o ânion-gap corrigido para a albumina e o valor do lactato.
- Uma avaliação alternativa dos distúrbios acidobásicos pode ser feita pela abordagem quantitativa (Stewart), que necessita de calculadoras específicas.
- As principais causas de acidose hiperclorêmica na UTI são:
  - Infusão exógena de cloreto de sódio 0,9%.
  - Injúria renal aguda com déficit de excreção de cloro.
- Há quatro principais causas de acidose com ânion-gap alargado:
  - Acidose láctica.
  - Cetoacidose.
  - Acidose por intoxicações exógenas (álcoois, ácido acetilsalicílico).
  - Acidose por ânions não mensuráveis (insuficiência renal, sepse).
- Há quatro principais causas de alcalose metabólica na UTI:
  - Perdas gastrointestinais altas (vômitos ou drenagem por sonda nasogástrica).
  - Uso de diuréticos de alça.
  - Infusão exógena de bicarbonato de sódio ou outras substâncias alcalinizantes.
  - Administração de corticosteroides com efeito mineralocorticoide em altas doses.
- A correção de distúrbios acidobásicos necessita de uma visão ampla e integrativa das diversas forças que podem alterar o equilíbrio acidobásico do organismo.

INTRODUÇÃO

- A avaliação de distúrbios acidobásicos é uma das habilidades básicas do intensivista.
- Neste capítulo, abordaremos os principais tópicos relacionados a distúrbios acidobásicos na UTI, incluindo:
  - Abordagens dos distúrbios acidobásicos.
  - Distúrbios acidobásicos específicos.
  - Diagnóstico dos distúrbios acidobásicos.
  - Tratamento dos distúrbios acidobásicos.
- Sugerimos utilizar uma abordagem combinada entre as três abordagens descritas para avaliação de distúrbios acidobásicos.
- A nomenclatura de alguns termos comumente utilizados está descrita na Tabela 1.

Tabela 1 Nomenclatura de termos mais utilizados na interpretação de distúrbios acidobásicos

Acidemia	Alteração do pH sanguíneo: pH < 7,35
Alcalemia	Alteração do pH sanguíneo: pH > 7,45
Acidose	Distúrbio acidobásico que faz o pH tender à acidemia
Alcalose	Distúrbio acidobásico que faz o pH tender à alcalemia
Distúrbio simples	Distúrbio acidobásico com um distúrbio primário e uma resposta compensatória dentro do esperado
Distúrbio misto	Distúrbio acidobásico no qual o distúrbio primário e a resposta compensatória são confundidos por um ou mais distúrbios primários adicionais
Ânion-gap	É a diferença entre as cargas positivas (Na^+ e K^+) e as cargas negativas (bicarbonato e Cl^-), a qual, na verdade, representa aproximadamente o valor do Atot
Atot	São os ânions fracos (fosfato e albumina), os quais são um dos determinantes do equilíbrio acidobásico pela teoria de Stewart
SIDa	É a diferença medida entre os íons fortes, que incluem os cátions (Na^+, K^+, Ca^{++}, Mg^{++}) e os ânions (Cl^-, lactato) mensuráveis
SIDe	É o valor que, teoricamente, explica a diferença entre os íons fortes. É medido por um somatório dos valores de bicarbonato e dos ânions fracos
SIG	É a diferença entre o SIDa e o SIDe. Essa diferença calcula efetivamente os ânions não mensuráveis

ABORDAGENS DOS DISTÚRBIOS ACIDOBÁSICOS

- Existem três abordagens para a interpretação de distúrbios acidobásicos.
- Em todas as abordagens, a PCO_2 é o determinante dos distúrbios respiratórios.
- As diversas abordagens diferem na forma em que procuram entender os distúrbios metabólicos.
- A Tabela 2 compara as diversas abordagens e os determinantes de cada tipo de distúrbio.

Tabela 2 Comparação entre as diversas abordagens dos distúrbios acidobásicos

Distúrbio acidobásico	Abordagem tradicional	Abordagem do *base excess*	Abordagem físico-química
Acidose respiratória	↑ pCO_2	↑ pCO_2	↑ pCO_2
Alcalose respiratória	↓ pCO_2	↓ pCO_2	↓ pCO_2
Acidose metabólica	↓ HCO_3^-, ânion-gap	↓ SBE	↓ SID, Atot
Alcalose metabólica	↑ HCO_3^-	↑ SBE	↑ SID, ↓ Atot

ABORDAGEM TRADICIONAL

- Na abordagem tradicional, baseada na equação de Henderson-Hasselbalch, a concentração sérica de bicarbonato é o determinante do componente metabólico dos distúrbios acidobásicos. Assim:
  - ▷ Pacientes com bicarbonato reduzido (< 22 mEq/L) e/ou ânion-gap aumentado têm acidose metabólica.
  - ▷ Pacientes com bicarbonato aumentado (> 26 mEq/L) têm alcalose metabólica.
- Essa abordagem incorporou diversos conceitos compreendidos somente a partir da abordagem físico-química para o diagnóstico dos diversos distúrbios acidobásicos, como o uso do ânion-gap, que será discutido ao longo do capítulo.

ABORDAGEM FÍSICO-QUÍMICA (QUANTITATIVA OU DE STEWART)

- A abordagem físico-química é baseada em três princípios básicos, que não serão explicados em detalhes neste capítulo: eletroneutralidade, conservação das massas e dissociação da água.
- A partir desses três princípios, Stewart determinou, por meio de seis equações sequenciais, que os distúrbios acidobásicos têm três variáveis determinantes do pH sanguíneo:
  1. PCO_2: como sabemos, é a variável respiratória em todas as abordagens.
  2. Diferença de íons fortes (*strong ion difference – SID*): é a diferença entre a concentração de cátions e de ânions fortes, ou seja, aqueles sempre dissociados independentemente do pH (considerando-se faixas de pH do ser humano compatíveis com a vida).
  3. Concentração de ânions fracos ([Atot]): são ânions cujo grau de dissociação e ligação a prótons varia de acordo com o pH fisiológico. As duas principais moléculas responsáveis são a albumina e o fosfato.
- Os cálculos para compreensão dessa e das outras abordagens estão na Tabela 3.

Tabela 3 Principais fórmulas para entendimento dos distúrbios acidobásicos

Fatores que influenciam a PCO_2
$PCO_2 = k \times (VCO_2/VA)$, onde k é uma constante, VCO_2 = produção tecidual de CO_2 e VA é a ventilação alveolar
VA = FR × (Vt – Vd), onde Vt é o volume corrente, Vd é o volume de espaço morto e FR é a frequência respiratória
Equação de Henderson-Hasselbalch
$pH = 6{,}1 + \log[HCO_3^- / (0{,}03 \times PCO_2)]$
Equação do *Standard Base Excess* (SBE)
$SBE = 0{,}9287 \times (HCO_3^- - 24{,}4 + 14{,}83 \times [pH - 7{,}4])$
Equações da abordagem físico-química (Stewart)
$SIDa = (Na^+ + K^+ + Ca^{2+} + Mg^{2+}) - (Cl^- + \text{lactato})$
$SIDe = (12{,}2 \times [PCO_2 / 10^{-pH}]) + 10 \times (\text{albumina} \times [0{,}123 \times pH - 0{,}631]) + \text{fósforo} \times [0{,}309 \times pH - 0{,}469])$
SIG = SIDa – SIDe

- A Figura 1 traz uma apresentação gráfica da abordagem físico-química.

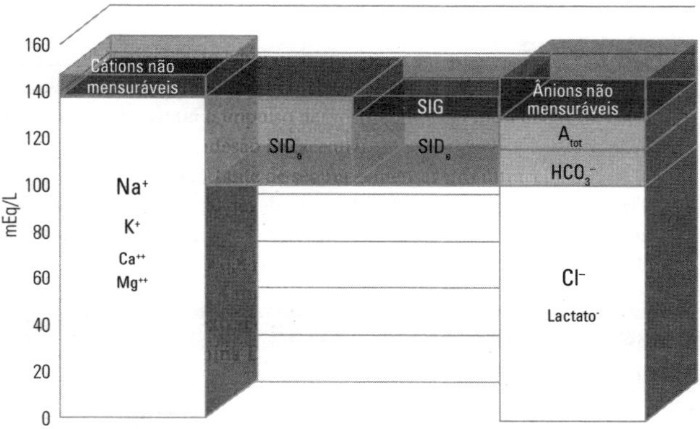

Figura 1 Gamblegrama, a representação gráfica do modelo físico-químico.
Atot: somatório dos ânions fracos; SIDa: *apparent strong ion difference*; SIDe: *effective strong ion difference*; SIG: *strong ion gap*.
Valores normais: SIDa = 42 mmol/L; SIDe = 40-42 mmol/L; SIG = 0-2 mmol/L. Para detalhes sobre os cálculos, consultar a Tabela 3.

- Nessa abordagem:
  - Aumento do SID ou redução de Atot terão um efeito alcalinizante.
  - Redução do SID ou aumento de Atot terão um efeito acidificante.
- Essa abordagem é capaz de explicar de onde vem o ânion-gap (AG):
  - A concentração dos ânions fracos é o principal responsável pelo AG normal.
- Essa abordagem é capaz de explicar a presença dos chamados ânions não mensuráveis por meio do cálculo do SIG (*strong ion gap*), cujo valor normal é próximo de zero.
- Também fica claro, por meio da análise das fórmulas, que os principais determinantes do SIDa são o Na^+ e o Cl^-, pois são os íons que, na prática, mais se alteram na doença crítica de forma significativa. Assim, não é a hipercloremia em si que determina a presença de acidose metabólica, mas a diferença entre a concentração de sódio e cloro ou o excesso de um íon em relação ao outro.

CUIDADO! NÃO ESQUECER!

- Na abordagem físico-química, o bicarbonato sérico não é um determinante do pH!

ABORDAGEM DO *BASE EXCESS*

- Essa abordagem se baseia no cálculo do excesso de bases para avaliar distúrbios metabólicos.
- O excesso de bases (BE) é, teoricamente, a quantidade de bases (ou ácido) necessária para trazer o pH para 7,4 quando se mantém uma PCO_2 constante em 40 mmHg, a temperatura em 37°C e valores constantes de hemoglobina.

- Nessa abordagem, identifica-se a média dos distúrbios metabólicos, que ainda necessita de investigações adicionais, sejam as realizadas pela abordagem tradicional, sejam atalhos realizados a partir da abordagem quantitativa.

COMENTÁRIOS

- Regra geral, pode-se utilizar todas as abordagens para a interpretação de distúrbios acidobásicos, com duas ressalvas principais no uso da abordagem tradicional ou do SBE:
  1. É premente realizar o cálculo do ânion-gap corrigido para a albumina.
  2. Deve-se considerar a possibilidade maior de erros nos cálculos, o que justifica o uso de intervalos de confiança nos cálculos de +/– 2 até +/– 5, a depender da referência utilizada.

DISTÚRBIOS ACIDOBÁSICOS ESPECÍFICOS

ACIDOSE METABÓLICA

- As causas de acidose metabólica são divididas, inicialmente, em acidoses com ânion-gap aumentado e acidoses com ânion-gap normal, pela abordagem tradicional (Tabela 4).

Tabela 4 Causas de acidose metabólica

	Acidose hiperclorêmica (ânion-gap normal)	
Acidose com AG aumentado	**Acidose hiperclorêmica com normo/hipercalemia**	**Acidose hiperclorêmica com hipocalemia**
Insuficiência renal ▸ Aguda ou crônica Cetoacidose ▸ Diabética, por inanição ou alcoólica Acidose láctica ▸ Tipo A*: hipoperfusão regional ou global ▸ Tipo B*: ➢ B1: doenças (cirrose, câncer) ➢ B2: medicamentos (metformina, antirretrovirais) ➢ B3: erros do metabolismo Intoxicações exógenas Sepse, insuficiência hepática aguda	Insuficiência renal crônica ATR hipercalêmica (tipo IV) Insuficiência adrenal Hipoaldosteronismo hiporreninêmico Medicamentos ▸ Diuréticos: amilorida, espironolactona ▸ Antimicrobianos: trimetoprim, pentamidina ▸ Outros: ciclosporina, inibidores de prostaglandina Pseudo-hipoaldosteronismo tipo I e tipo II (Gordon)	**Perdas renais** ▸ ATR proximal (tipo II) ▸ ATR distal (tipo I) ▸ Inibidores de anidrose carbônica: acetazolamida **Perdas gastrointestinais** ▸ Ileostomia ▸ Fístula biliar, pancreática ou intestinal ▸ Diarreia

*Essa é clássica classificação de Cohen & Woods, que não contempla o conhecimento recente da hiperlactatemia de estresse. ATR: acidose tubular renal.

- As causas de acidose com ânion-gap aumentado (abordagem tradicional) são equivalentes à SIG acidose (abordagem físico-química), exceto pela acidose láctica.

- Esse tipo de acidose ocorre por aumento da produção de ácidos endógenos (lactato, cetoácidos etc.) ou administração exógena de ácidos (intoxicações).

- As causas de acidose com ânion-gap normal (abordagem tradicional) são equivalentes à SID acidose (abordagem físico-química) e são conhecidas como acidose hiperclorêmica.
- As causas de acidose hiperclorêmica podem ser divididas em três categorias:
  - Renais: nas quais há perda renal de bicarbonato com ganho de cloro.
  - Extrarrenais: nas quais há perda extrarrenal de bicarbonato com ganho de cloro.
  - Administração exógena de soluções ricas em cloro: cloreto de sódio 0,9% ou nutrição parenteral rica em cloro.

ALCALOSE METABÓLICA

- Alcalose metabólica pode ser causada por três mecanismos básicos:
  - Perdas gastrointestinais ou renais de cloro com ativação secundária do sistema renina-angiotensina-aldosterona e hipocalemia associada, ambos perpetuadores da alcalose metabólica.
  - Perdas renais de cloro por conta do excesso real ou aparente de mineralocorticoides.
  - Ganho de bicarbonato (ou de sódio livre de cloro, na abordagem físico-química), geralmente na presença de insuficiência renal em algum grau.
- No contexto da UTI, as causas mais frequentes de alcalose metabólica incluem:
  - Perdas gástricas (vômito ou sonda nasogástrica) de fluido.
  - Alcalose induzida por diuréticos.
  - Administração exógena de corticosteroides.
  - Alcalose pós-hipercápnica, em pacientes retentores crônicos de CO_2.
- A Tabela 5 traz as principais causas de alcalose metabólica em geral.

CUIDADO! NÃO ESQUECER!

- Em pacientes com alcalose metabólica, é fundamental corrigir a hipocalemia, pois a hipocalemia persistente leva a um círculo vicioso de perpetuação da perda renal de cloro.

CUIDADO! NÃO ESQUECER!

- Em pacientes com alcalose metabólica, é fundamental corrigir a hipovolemia, pois a ativação persistente do sistema renina-angiotensina-aldosterona perpetua a alcalose metabólica de origem extrarrenal por meio de perdas renais de cloro.

Tabela 5 Causas de alcalose metabólica

Associadas à hipovolemia	Associadas à hipervolemia e HAS	Ganho de bicarbonato$
Perdas gastrointestinais	**Excesso de mineralocorticoide**	Infusão exógena de bicarbonato
Vômitos, sonda nasogástrica	Hiperaldosteronismo 1°	Soluções contendo citrato
Cloridorreia congênita	Aldosteronismo remediável por corticosteroides	Nutrição parenteral com acetato
Adenomas vilosos	Síndrome de Cushing	Síndrome leite-álcali
Ileostomia (menos comum)	Hiperplasia adrenal congênita	
Fibrose cística	Medicamentos: fludrocortisona e alguns corticosteroides	
Perdas renais	Tumores secretores de renina	
Diuréticos que induzem clorúria*	**Excesso de mineralocorticoide aparente**	
Alcalose pós-hipercápnica	Síndrome de Liddle	
Hipocalemia grave	Deficiência de 11ß-HSD	
Síndrome de Bartter, síndrome de Gitelman		

$ Geralmente ocorre na vigência de algum grau de insuficiência renal. *Inclui diuréticos de alça e tiazídicos, principalmente. HSD: hidroxiesteroide desidrogenase; HAS: hipertensão arterial sistêmica.

DISTÚRBIOS RESPIRATÓRIOS

- Os distúrbios respiratórios geralmente são explicados por alterações no volume-minuto alveolar, se considerarmos um valor constante de produção de CO_2 (VCO_2).
- Aumentos no volume-minuto alveolar resultam em alcalose respiratória.
- Reduções no volume-minuto alveolar resultam em acidose respiratória.
- É importante ressaltar que, em pacientes com a reserva de volume-minuto alveolar comprometida por qualquer motivo (p. ex. síndrome do desconforto respiratório agudo), alterações na produção de CO_2 podem ter impacto no desenvolvimento de acidose respiratória.
- As principais causas de distúrbios respiratórios estão descritas na Tabela 6.

Tabela 6 Causas de distúrbios respiratórios

Acidose respiratória aguda
Depressão do sistema nervoso central por doença primária (encefalite, trauma etc.) ou drogas (opioides, benzodiazepínicos etc.)
Obstrução de vias aéreas (asma, DPOC exacerbado etc.)
Doenças pulmonares primárias com aumento do espaço morto alveolar (pneumonia, SDRA)
Acidose respiratória crônica
Doenças neuromusculares (miastenia, esclerose lateral amiotrófica, síndrome de Guillain-Barré) ou cifoescoliose
Doenças pulmonares crônicas (DPOC, fibrose pulmonar) com aumento do espaço morto alveolar
Alcalose respiratória aguda
Estímulo central: dor, ansiedade, febre, acidente vascular encefálico, meningite, trauma, anemia, intoxicação por salicilatos
Estímulo periférico (via receptores J): pneumonia, edema pulmonar, tromboembolismo pulmonar, insuficiência cardíaca etc.
Alcalose respiratória crônica
Gestação, hipertireoidismo, cirrose hepática

DPOC: doença pulmonar obstrutiva crônica; SDRA: síndrome do desconforto respiratório agudo.

DIAGNÓSTICO

- O diagnóstico dos distúrbios acidobásicos necessita da interpretação da gasometria e de outros parâmetros, que discutiremos nesta seção. Contudo, o entendimento das possíveis causas de cada distúrbio necessita de dados clínicos concomitantes, sem os quais não é possível chegar ao diagnóstico definitivo para se tomar decisão quanto ao tratamento.
- O diagnóstico de distúrbios acidobásicos inicia-se com a interpretação da gasometria, que pode ser arterial ou venosa.
- A avaliação do pH, o valor de PCO_2 e do bicarbonato indicarão o distúrbio primário. Assim:
  - pH < 7,35 com bicarbonato reduzido (< 22 mEq/L) denota a presença de acidose metabólica.
  - pH < 7,35 com PCO_2 aumentado (> 45 mmHg) denota a presença de acidose respiratória.
  - pH > 7,45 com bicarbonato aumentado (> 28 mEq/L) denota a presença de alcalose metabólica.
  - pH > 7,45 com PCO_2 reduzida (< 35 mmHg) denota a presença de alcalose respiratória.
- Pacientes com pH na faixa da normalidade (7,35-7,45) e alteração dos valores de bicarbonato e PCO_2 têm distúrbio misto.
- Pacientes com pH em valores extremos, geralmente, mas nem sempre, têm uma combinação de distúrbios, seja mais de um tipo de acidose metabólica concomitante ou acidose metabólica associada a acidose respiratória.

RESPOSTAS COMPENSATÓRIAS ESPERADAS

- Todo distúrbio acidobásico terá uma resposta compensatória esperada.
- Nos distúrbios metabólicos, há uma compensação respiratória, a qual ocorre rapidamente.
- Nos distúrbios respiratórios, a compensação metabólica é lenta. Assim, as variações agudas de CO_2 modificarão a concentração sérica de bicarbonato conforme o equilíbrio da equação de Henderson-Hasselbalch.
- Por outro lado, as alterações crônicas no valor de CO_2 estarão associadas a uma compensação metabólica renal (produção de novo bicarbonato) além do explicado pelo equilíbrio da equação de Henderson-Hasselbalch.
- Os valores esperados das respostas compensatórias estão descritos na Tabela 7.

Tabela 7 Resposta compensatória esperada nos distúrbios acidobásicos

Distúrbio acidobásico	HCO_3^- (mEq/L)	PCO_2 (mmHg)	SBE (mEq/L)
Acidose metabólica	< 22	$(1,5 \times HCO_3^-) + 8$ $40 + SBE$	< −3
Alcalose metabólica	> 26	$(0,7 \times HCO_3^-) + 21$ $40 + (0,6 \times SBE)$	> + 3
Acidose respiratória aguda	$[(PCO_2 - 40/10] + 24$	> 45	0
Acidose respiratória crônica	$[(PCO_2 - 40/3] + 24$	> 45	$0,4 \times (PCO_2 - 40)$
Alcalose respiratória aguda	$24 - [(40 - PCO_2)/5]$	< 35	0
Alcalose respiratória crônica	$24 - [(40 - PCO_2)/2]$	< 35	$0,4 \times (PCO_2 - 40)$

- Para fins de interpretação, quando o valor esperado da resposta compensatória para determinado distúrbio identificado pela avaliação inicial da gasometria não estiver dentro da faixa esperada, há outro distúrbio concomitante.

PAPEL DO ÂNION-GAP

- O ânion-gap (AG) é estimado a partir da diferença entre a concentração de cátions (Na^+ e K^+) e de ânions (Cl^- e HCO_3^-).
- Normalmente, o motivo de existir esse hiato são os ânions fracos, especialmente a albumina e, em menor concentração, o fosfato.
- Sulfato e lactato também contribuem, em pequena quantidade, para o valor normal do AG.
- Outras proteínas plasmáticas além da albumina geralmente têm um efeito neutro no AG, porém paraproteínas podem alterar o ânion-gap para valores positivos.
- As causas de AG aumentado quase que invariavelmente se enquadram em cinco categorias: (1) cetose; (2) acidose láctica; (3) intoxicações por álcoois tóxicos ou ácido acetilsalicílico; (4) insuficiência renal; e (5) sepse.
- O cálculo do AG pode resultar em uma interpretação inadequada dos distúrbios acidobásicos em algumas ocasiões. Em especial, deve-se corrigir o AG pelo valor da albumina (2,5 mEq/L a mais para cada 1 g/dL de albumina < 4 g/dL).
- Alcalose metabólica e acidose respiratória podem alterar o AG em até 3-10 mEq/L. Por esse motivo, deve-se interpretar o AG com muita cautela em pacientes com alcalemia.

- Outros fatores raramente podem contribuir para aumentar o AG: hipomagnesemia, presença de outros ânions não mensuráveis (como antibióticos betalactâmicos), nutrição parenteral contendo acetato ou soluções que contenham citrato.
- Na prática clínica, após calcular o AG, deve-se subtraí-lo do valor esperado para o mesmo (12 +/– 4 mEq/L), o que resultará no cálculo do delta AG (ΔAG).
- Pela abordagem tradicional, para a identificação de distúrbios mistos, deve-se dividir o valor do ΔAG pelo ΔBIC. Nesse contexto:
  - ▷ ΔAG/ΔBIC = 1 sugere que há apenas acidose metabólica com ΔAG positivo.
  - ▷ ΔAG/ΔBIC < 1 sugere a presença de acidose hiperclorêmica concomitante.
  - ▷ ΔAG/ΔBIC > 1 sugere a presença de alcalose metabólica concomitante.

PAPEL DO GAP OSMOLAL

- O gap osmolal pode ser utilizado para a identificação de intoxicações exógenas por álcoois tóxicos.
- O cálculo do gap osmolal é dado pela subtração entre a osmolalidade medida e a osmolaridade estimada pela fórmula: $(2 \times Na^+) + (glicose/18) + (ureia/6)$.
- O valor normal do gap osmolal é ≤ 10 mmol/kg.
- Cetoacidose, acidose láctica e insuficiência renal podem aumentar discretamente o gap osmolal, mas aumentos > 20 mOsm/L (> 20 mmol/kg) são invariavelmente devidos à intoxicação por álcoois tóxicos.
- Deve-se ressaltar que um gap osmolal normal NÃO descarta a possibilidade de intoxicação por álcoois.

PAPEL DO ÂNION-GAP URINÁRIO E DA CLORÚRIA

- O ânion-gap urinário (AGu) é um marcador da excreção renal de prótons (H^+) ligados ao íon amônio. Para que isso ocorra, é necessário que cloro seja excretado concomitantemente.
- O AGu é calculado da seguinte forma: $[Na^+_u] + [K^+_u] - [Cl^-_u]$.
  - ▷ AGu positivo na acidose metabólica com hipocalemia sugere a presença de acidose tubular renal, ou seja, há pouca excreção de cloro em relação ao que deveria.
  - ▷ AGu negativo no contexto de acidose metabólica com hipocalemia sugere perdas extrarrenais (gastrointestinais) de bicarbonato.
  - ▷ Na injúria renal aguda no paciente crítico, também ocorre um déficit de excreção de cloro manifestado por um AGu positivo.
- A dosagem de $[Cl^-_u]$ é útil em pacientes com alcalose metabólica.
  - ▷ $[Cl^-_u]$ < 10 mEq/L sugere perdas extrarrenais de cloro com resposta compensatória renal, ou seja, alcalose metabólica cloreto-responsiva.
  - ▷ $[Cl^-_u]$ > 20 mEq/L sugere perdas renais de cloro, ou seja, alcalose metabólica devida a excesso real ou aparente de mineralocorticoide ou uso de diuréticos.

OUTROS EXAMES

- Outros exames são importantes na avaliação de distúrbios acidobásicos.
- A urina I é um exame simples, que traz informações importantes:
  - ▷ O pH urinário é útil na diferenciação das formas de acidose tubular renal: pH_u < 5,5 na ATR distal e normal ou aumentado na ATR proximal.
  - ▷ A presença de cristais pode sugerir intoxicação por álcoois.

- Glicosúria e cetonúria fortemente positivas podem sugerir a presença de cetoacidose diabética.
- Glicosúria na ausência de hiperglicemia sugere a possibilidade ATR tipo I dentro do contexto da síndrome de Fanconi.
- A cetonemia e outros exames podem ser úteis em suspeitas específicas, mas ressaltamos que a história clínica e exames básicos geralmente realizarão o diagnóstico definitivo.

INTERPRETAÇÃO DE DISTÚRBIOS ACIDOBÁSICOS COMPLEXOS COM O EXCESSO DE BASES

- Pode-se interpretar o componente metabólico dos distúrbios acidobásicos por meio da avaliação do *base excess* (SBE). Pode-se raciocinar da seguinte forma:
  1. SBE negativo (< – 3 mEq/L): denota a presença de acidose metabólica.
  2. SBE positivo (> + 3 mEq/L): denota a presença de alcalose metabólica.
  3. SBE normal (0 +/– 3 mEq/L): pode significar a ausência de distúrbios metabólicos ou a presença de um distúrbio misto. Assim, um SBE normal não é diagnóstico isoladamente.
- Uma vez avaliado o SBE, deve-se calcular o AG corrigido para albumina, o ΔAG e avaliar o valor do lactato arterial (ou venoso central):
  1. Um ΔAG > 2 mEq/L denota a presença de acidose metabólica com AG aumentado.
  2. Deve-se avaliar se o valor do lactato (em mmol/L) é capaz de explicar a variação do ΔAG. Neste caso, a acidose láctica é responsável exclusiva pelo ΔAG.
  3. Quando o valor do ΔAG é maior do que o valor do lactato arterial, há uma acidose por ânions não mensuráveis concomitante (SIG acidose) explicando o distúrbio acidobásico.
- Juntando-se a informação do SBE, do ΔAG e do valor do lactato, pode-se identificar a presença ou ausência de qualquer um dos distúrbios acidobásicos metabólicos. Exemplos:
  1. SBE = – 10 mmol/L, DAG = 10 mmol/L, lactato = 5 mmol/L: há dois distúrbios metabólicos nessa situação. Todo o SBE é explicado pelo ΔAG, dos quais 5 mmol/L são devidos ao lactato e outros 5 mmol/L são por ânions não mensuráveis.
  2. SBE = – 10 mmol/L, ΔAG = 0: distúrbio metabólico simples. Na ausência de alteração do ΔAG ou do valor do lactato, todo o SBE é explicado por acidose hiperclorêmica (SID acidose).
  3. SBE = 0 mmol/L, ΔAG = 10 mmol/L, lactato = 5 mmol/L: há três distúrbios metabólicos nessa situação. Há acidose láctica (5 mmol/L), acidose por ânions não mensuráveis (5 mmol/L) e alcalose metabólica (SID alcalose, 10 mmol/L), que é o motivo de o SBE estar em zero.
  4. SBE = + 12 mmol/L, ΔAG = 7 mmol/L, lactato = 6 mmol/L: há dois distúrbios metabólicos nessa situação. Há acidose láctica e alcalose metabólica (SID alcalose, 19 mmol/L).
- Para concluir a interpretação, é necessário realizar uma correlação com o quadro clínico do paciente para explicar as causas dos distúrbios acidobásicos identificados.

CUIDADO! NÃO ESQUECER!

- Não é possível interpretar os distúrbios acidobásicos e concluir sobre o melhor tratamento sem dados clínicos concomitantes!

TRATAMENTO

- O princípio de tratamento de todos os distúrbios acidobásicos envolve, primordialmente, a correção da causa de base.
- O bicarbonato de sódio pode ser utilizado para o tratamento das diversas causas de acidose.
- A terapia substitutiva renal geralmente é indicada para o manejo da acidose metabólica refratária às medidas habituais, porém também pode ser indicada raramente para a correção de alcalose metabólica.
- O uso de diferentes soluções de fluidos pode tanto auxiliar a corrigir quanto perpetuar distúrbios acidobásicos específicos, o que pode influenciar na escolha do fluido a depender do *status* acidobásico do paciente.

PAPEL DO BICARBONATO DE SÓDIO

- O bicarbonato de sódio, se analisarmos por meio da abordagem físico-química, é uma forma de prover sódio livre de cloro ao paciente, que induz um aumento substancial no SIDa, que, por sua vez, terá um efeito alcalinizante no pH sanguíneo.
- O ânion bicarbonato, enquanto entra em contato com o paciente, será imediatamente convertido a gás carbônico, o qual será eliminado pelos pulmões do paciente, na presença de uma ventilação alveolar efetiva.
- Em pacientes com a ventilação alveolar comprometida com hipercapnia associada, a administração de bicarbonato em *bolus* pode não corrigir a acidemia e pode resultar em elevação da pCO_2 arterial. Por esse motivo, quando administrado a pacientes com acidose respiratória para correção do pH, o bicarbonato de sódio deve sempre ser administrado lentamente (em 30 minutos).
- O efeito hemodinâmico da administração em infusão rápida de bicarbonato não está relacionado à correção da acidose, mas ao efeito da administração de um bolus de fluido hipertônico em curto período de tempo.
- O bicarbonato em *bolus* (segundos) pode induzir hipotensão por vasodilatação mediada pelo endotélio secundária à hipertonicidade da solução.
- Diversos efeitos colaterais teóricos (como acidose intracelular paradoxal) são descritos com a administração de bicarbonato, porém seu uso ainda é corriqueiro na prática clínica em todas as causas de acidose.
- Os principais efeitos colaterais clínicos observáveis da infusão de bicarbonato são:
  1. Hipernatremia: em especial em pacientes com disfunção renal.
  2. Hipervolemia: alto risco em pacientes oligoanúricos em razão da alta carga de sódio.
  3. Hipocalcemia: a correção da acidemia pode levar a maior ligação do cálcio ionizado à albumina, reduzindo ainda mais os valores de cálcio iôni-

co. Isso pode causar hipotensão, tetania e até parada cardiorrespiratória com a infusão de bicarbonato.

- O uso de bicarbonato é bem indicado em pacientes com acidose hiperclorêmica, nos quais seu uso terá por objetivo normalizar o SIDa.
- O uso de bicarbonato é controverso nas acidoses com ânion-gap aumentado. Nessa situação, o bicarbonato irá induzir uma alcalose metabólica sobreposta (SID alcalose) ao distúrbio acidificante subjacente (acidose láctica ou SIG acidose), que ainda assim dependerá do tratamento da causa de base para resolução.
- As formas de administração de bicarbonato são descritas na Tabela 8.
- A administração de bicarbonato em *bolus* geralmente não é recomendada.
- Soro bicarbonatado pode ser utilizado para reposição de perdas continuadas de bicarbonato, especialmente nas acidoses hiperclorêmicas associadas à hipovolemia, mas é necessário exercer muita cautela na sua utilização, pois o risco de hipervolemia, hipernatremia e alcalose metabólica por falta de monitorização laboratorial é enorme.

Tabela 8 Formas de administração de bicarbonato de sódio

Bolus	NÃO RECOMENDADO	
Infusão lenta	$NaHCO_3$ 1 mL/kg	
Soro bicarbonatado isotônico	SG 5% – 850 mL $NaHCO_3$ – 150 mL	Infundir em 12-24 horas
Soro bicarbonatado hipotônico	SG 5% – 930 mL $NaHCO_3$ – 70 mL	Infundir em 12-24 horas

O PAPEL DA TERAPIA SUBSTITUTIVA RENAL (TSR)

- A TSR tem um papel fundamental na correção de distúrbios acidobásicos de difícil tratamento.
- A TSR, no manejo de pacientes com acidose metabólica refratária, terá como principal efeito a alcalinização sanguínea (correção do SIDa) sem os efeitos colaterais do bicarbonato (em especial, hipernatremia, hipervolemia).
- Em pacientes com acidose metabólica com ânion-gap aumentado, embora a TSR possa realizar *clearance* das moléculas de lactato e de moléculas responsáveis pelo SIG, a contínua produção dessas moléculas fará com que mesmo a TSR seja ineficiente.
- Nesse contexto, a TSR induzirá uma SID alcalose até que o paciente melhore clinicamente e reduza a produção de lactato ou de ânions não mensuráveis.
- Por esse motivo, acidose metabólica refratária à TSR contínua é um marcador de altíssimo risco de morte no paciente crítico.

O PAPEL DOS FLUIDOS NOS DISTÚRBIOS ACIDOBÁSICOS

- O uso de fluidos para expansão volêmica pode ter impacto direto no equilíbrio acidobásico, especialmente em pacientes críticos, nos quais os mecanismos protetores podem estar comprometidos, como a incapacidade de excretar CO_2 pelos pulmões ou de excretar cloro pelos rins.
- Neste contexto, diferentes soluções terão impacto diferente no equilíbrio acidobásico.
- Ringer lactato tem um efeito neutro no equilíbrio acidobásico.
- Plasmalyte® tem um efeito alcalinizante, por conta do alto SID da solução.

- Cloreto de sódio 0,9% tem um efeito acidificante, em razão de o SID da solução ser zero.
- Pelo ponto de vista puramente fisiológico (enquanto aguardamos o resultado de estudos clínicos), sugerimos o seguinte:
  - ▷ Utilizar cloreto de sódio 0,9% exclusivamente para expansão volêmica em pacientes com alcalose metabólica associada à hipovolemia.
  - ▷ Utilizar Ringer lactato (por conta do baixo custo) para expansão volêmica na maioria das situações clínicas.
  - ▷ Utilizar o Plasmalyte®, onde disponível, para expansão volêmica em caso de acidose metabólica considerável.

TRATAMENTO DA ALCALOSE METABÓLICA DE ORIGEM EXTRARRENAL (PERDAS GASTROINTESTINAIS)

- Nessa situação, deve-se administrar cloreto de sódio 0,9% para compensar todas as perdas quantificadas de suco gástrico na forma de reposição de perdas.
- Deve-se corrigir agressivamente os níveis séricos de potássio com a administração exógena de potássio (geralmente endovenoso pela indisponibilidade da via oral/enteral).
- Em casos raros, mesmo a administração de NaCl 0,9% não é capaz de corrigir o distúrbio alcalinizante e pode ser necessária TSR para correção do distúrbio.

TRATAMENTO DA ALCALOSE METABÓLICA INDUZIDA POR DIURÉTICOS

- Nessa situação, administrar cloreto de sódio 0,9% não é uma boa opção, pois o uso de diuréticos geralmente estará indicado para alguma das síndromes com redução de volume circulante efetivo, porém aumento do conteúdo corporal total de sódio (cirrose, ICC, IRC).
- O objetivo da terapia, neste contexto, é realizar balanço hídrico negativo e levar o paciente a um estado de euvolemia (peso seco).
- O tratamento envolve reposição agressiva de potássio e, se necessário, a combinação com inibidores de anidrase carbônica.
- Os níveis séricos de potássio podem ser corrigidos de duas formas complementares:
  - ▷ Administração exógena de potássio (endovenoso e/ou via oral/enteral).
  - ▷ Uso de diuréticos poupadores de potássio (amilorida ou espironolactona).
- A acetazolamida é o inibidor de anidrase carbônica geralmente utilizado neste contexto:
  - ▷ Dose: 250-500 mg 2-3 vezes ao dia (dose máxima: 1.500 mg/dia).

CUIDADO! NÃO ESQUECER!

- Pacientes com acidose respiratória crônica, quando em ventilação mecânica, devem ter como meta a correção do pH, e não da PCO_2. Corrigir a PCO_2 levará à alcalose pós-hipercápnica, distúrbio acidobásico iatrogênico que, se for perpetuado, levará a uma desadaptação renal à acidose respiratória crônica e à maior dificuldade no desmame da ventilação.

MANEJO DA ACIDOSE RESPIRATÓRIA

- O manejo da acidose respiratória inicia-se com a tentativa de ajuste do volume-minuto (frequência respiratória e volume corrente) dentro dos limites aceitáveis pela ventilação protetora.
- Em pacientes nos limites da ventilação protetora, deve-se tolerar a hipercapnia permissiva (pH > 7,15-7,2).
- Uma vez feitos ajustes para otimizar o volume-minuto dentro de parâmetros de segurança, deve-se lembrar de medidas para reduzir a produção de CO_2 corporal, em especial o controle de temperatura e evitar a hiperalimentação. O uso de sedativos e bloqueadores neuromusculares não deve ser indicado apenas para este fim.
- Pacientes com insuficiência respiratória associada à acidose respiratória aguda podem evoluir com disfunção renal concomitante no contexto da doença crítica, o que não só prejudica a adaptação metabólica renal, como pode introduzir acidose metabólica concomitante e um distúrbio acidobásico misto com pH bastante reduzido.
- O uso de bicarbonato neste contexto é controverso, mas pode ser considerado em pacientes com pH < 7,15-7,2, desde que a infusão seja lenta (30 minutos a 1 hora).
- Em geral, pacientes com necessidade de hipercapnia permissiva associada à insuficiência renal aguda necessitarão de TSR contínua com o objetivo de realizar com a TSR o que se esperaria dos rins (induzir alcalose metabólica), o que pode ser feito utilizando-se altas concentrações de bicarbonato no dialisato ou solução de reposição, de modo a manter um SIDa próximo a 40.

TRATAMENTOS ESPECÍFICOS

- Neste capítulo, tivemos por objetivo indicar o tratamento geral de pacientes com distúrbios acidobásicos na UTI, porém certas condições podem necessitar de tratamentos específicos:
  - ▷ Cetoacidose diabética necessita de suplementação de insulina, além de outras particularidades.
  - ▷ Acidose por álcoois tóxicos pode ser tratada com fomepizol ou etanol.
- A busca pela causa de base deve ser sempre realizada e o tratamento para reverter a condição deve ser uma meta básica do tratamento.

PROGNÓSTICO

- As diversas formas de apresentação dos distúrbios acidobásicos têm diferente valor prognóstico no doente crítico.
- O SBE negativo está associado a pior prognóstico, especialmente por ser um marcador de perfusão tecidual precoce em pacientes com choque.
- As diferentes causas de acidose metabólica têm uma associação diferente com mortalidade:
  - ▷ Acidose láctica tem maior associação descrita com maior mortalidade.
  - ▷ Acidose por ânions não mensuráveis (SIG acidose) também tem associação com maior mortalidade, porém menor em relação à acidose láctica.
  - ▷ Acidose hiperclorêmica tem demonstrado resultados inconsistentes na literatura, tendo provavelmente menor valor prognóstico do que as outras causas de acidose metabólica, mas pode ter impacto clínico em pacientes com múltiplos distúrbios acidobásicos associados.

- As variações de ânions fracos (albumina e fosfato) também se associam à maior mortalidade, porém por motivos diversos:
  - A hiperfosfatemia provavelmente é um marcador de disfunção renal e de hipoperfusão tecidual grave.
  - A hipoalbuminemia é um marcador inflamatório também consistentemente associado à maior mortalidade na literatura.

LITERATURA RECOMENDADA

1. Al-Jaghbeer M, Kellum JA. Acid-base disturbances in intensive care patients: etiology, pathophysiology and treatment. Nephrology, Dialysis, Transplantation. 2015;30(7):1104-11.
2. Berend K, de Vries AP, Gans RO. Physiological approach to assessment of acid-base disturbances. N Engl J Med. 2014;371(15):1434-45.
3. Gehlbach BK, Schmidt GA. Bench-to-bedside review: treating acid-base abnormalities in the intensive care unit – the role of buffers. Crit Care. 2004;8(4):259-65.
4. Gennari FJ, Weise WJ. Acid-base disturbances in gastrointestinal disease. Clin J Am Soc Nephrol. 2008;3(6):1861-8.
5. Gennari FJ. Pathophysiology of metabolic alkalosis: a new classification based on the centrality of stimulated collecting duct ion transport. Am J Kidney Dis. 2011;58(4):626-36.
6. Gunnerson KJ. Clinical review: the meaning of acid-base abnormalities in the intensive care unit part I – epidemiology. Crit Care. 2005;9(5):508-16.
7. Hamm LL, Nakhoul N, Hering-Smith KS. Acid-base homeostasis. Clin J Am Soc Nephrol. 2015;10(12):2232-42.
8. Kamel KS, Halperin ML. Acid-base problems in diabetic ketoacidosis. N Engl J Med. 2015;372(6):546-54.
9. Kellum JA. Clinical review: reunification of acid-base physiology. Crit Care. 2005;9(5):500-7.
10. Kraut JA, Madias NE. Lactic acidosis. N Engl J Med. 2014;371(24):2309-19.
11. Kraut JA, Madias NE. Metabolic acidosis: pathophysiology, diagnosis and management. Nature Reviews Nephrology. 2010;6(5):274-85.
12. Kraut JA, Madias NE. Treatment of acute metabolic acidosis: a pathophysiologic approach. Nature Reviews Nephrology. 2012;8(10):589-601.
13. Morgan TJ. The meaning of acid-base abnormalities in the intensive care unit: part III – effects of fluid administration. Crit Care. 2005;9(2):204-11.
14. Naka T, Bellomo R. Bench-to-bedside review: treating acid-base abnormalities in the intensive care unit – the role of renal replacement therapy. Crit Care. 2004;8(2):108-14.
15. Seifter JL. Integration of acid-base and electrolyte disorders. N Engl J Med. 2014;371(19):1821-31.
16. Story DA. Stewart acid-base: A simplified bedside approach. Anesthesia and Analgesia. 2016;123(2):511-5.
17. Wooten EW. Science review: quantitative acid-base physiology using the Stewart model. Crit Care. 2004;8(6):448-52.
18. Zingg T, Bhattacharya B, Maerz LL. Metabolic acidosis and the role of unmeasured anions in critical illness and injury. J Surg Res. 2018;224:5-17.

CAPÍTULO 31

Distúrbios hidroeletrolíticos

João Gabriel Rosa Ramos
Rogerio da Hora Passos
Camilla Vieira de Rebouças

MENSAGENS RELEVANTES

- Distúrbios hidroeletrolíticos são frequentes na unidade de terapia intensiva (UTI) e estão associados a piores desfechos.
- Diversas drogas comumente utilizadas na UTI estão associadas a distúrbios hidroeletrolíticos.
- Alterações graves e/ou sintomáticas de distúrbios hidroeletrolíticos devem ser tratadas como emergências médicas.
- A mensuração protocolizada e a correção indiscriminada de valores limítrofes de eletrólitos com o simples objetivo de normalização dos valores não têm base em evidências.
- Distúrbios do sódio são, em geral, relacionados a distúrbios da água corporal, mas em pacientes críticos podem estar associados a alterações do balanço corporal de sódio.
- Pequenas variações do nível sérico de potássio podem levar a consequências graves.
- Fosfato orgânico tem papel essencial nas funções metabólicas geradoras de energia.
- O valor do cálcio total deve ser corrigido pela albumina.
- Distúrbios do magnésio estão intimamente associados a distúrbios do potássio e do cálcio.

DISTÚRBIOS DO SÓDIO

- Sódio é o principal íon extracelular.
- O valor normal plasmático de sódio é de 135 mEq/L a 145 mEq/L.
- A concentração plasmática de sódio afeta o volume celular, por meio de alterações da tonicidade.
- A concentração de sódio plasmática depende do balanço corporal de sódio (entrada e eliminação de sódio); balanço interno de sódio (por meio de troca com sódio ligado em poliglicanos); concentração de água e de potássio.
- A equação de Edelman descreve esse equilíbrio: $[Na^+]$ s = (Na^+ e + K^+ e)/água corporal total.
- A concentração de sódio e água é governada por mecanismo de *feedback* envolvendo o hipotálamo, a neuro-hipófise e os rins.
- Cálculo da osmolaridade sérica (2 × Na + Gli / 18 + Ur/6) é importante nos distúrbios de sódio, para nortear diagnóstico etiológico e tratamento. Os valores normais são de 275 a 290 mOsm/L.

HIPONATREMIA

- Definição: excesso de água corporal total em relação ao sódio extracelular. Aplicando-se a equação de Edelman, a hiponatremia pode ser secundária a:
  - Déficit primário de sódio.
  - Déficit primário de potássio.
  - Excesso primário de água.

- ▷ Combinação destes eventos.
- Classificação:
  - ▷ Leve: 130-134 mEq/L.
  - ▷ Moderada: 125-129 mEq/L.
  - ▷ Grave: < 125 mEq/L.
- Sintomas:
  - ▷ Hiponatremia aguda (instalação < 48 h): atribuída a edema cerebral.
    a. Hiponatremia leve: náuseas, vômitos e cefaleia.
    b. Hiponatremia grave: alteração de nível de consciência, convulsões, coma e morte. Habitualmente piores sintomas com Na < 115 mEq/L.
  - ▷ Hiponatremia crônica (duração > 48 h): desorientação, letargia, disartria e raramente convulsões.
    a. Hiponatremia leve: raramente sintomática em razão de mecanismos de adaptação osmótica. No entanto, alterações da marcha e atenção são alertas importantes para diagnóstico.
- Classificação:
  - ▷ Por osmolalidade plasmática:
    - Hiponatremia hipertônica (osmolalidade > 295 mOsm/L): ocorre em presença de substâncias osmoticamente ativas (manitol, hiperglicemia, administração de imunoglobulina).
    - Hiponatremia isotônica (osmolalidade 275-295 mOsm/L): a presença de aumento de lipídios e proteína diminui a porção de água. Por conta desse artefato, a concentração de sódio é menor do que se fosse medida apenas na porção de água (pseudo-hiponatremia). Hoje em dia, raramente encontrada por conta da modificação na técnica de mensuração dos eletrólitos séricos.
    - Hiponatremia hipotônica (osmolalidade < 275 mOsm/L): nesses casos é essencial avaliar o estado volêmico.
      - ◇ Hipovolemia: síndrome perdedora de sal, hidroclorotiazida, pancreatite, diarreia, grande queimado.
        - A medida do sódio urinário (NaU) pode, eventualmente, auxiliar na distinção entre hiponatremia hipovolêmica por perdas renais ou extrarrenais.
        - Perdas renais: NaU > 30 mEq/L.
        - Extrarrenais: NaU < 30 mEq/L.
      - ◇ Hipervolemia (apresenta-se com sinais de sobrecarga volêmica, como edema periférico, derrame pleural e pulmonar): insuficiência cardíaca, cirrose, síndrome nefrótica (NaU < 30 mEq/L), insuficiência renal (NaU > 30 mEq/L).
      - ◇ Euvolemia (aumento da água corporal total com sódio normal ou reduzido, NaU > 30 mEq/L): administração iatrogênica de fluido hipotônico, SIADH, insuficiência adrenal, hipotireoidismo, induzida por exercício.
- Em pacientes com osmolalidade urinária < 100 é importante lembrar de causas de excesso de ingesta de líquido ou baixa ingesta de soluto (polidipsia psicogênica/potomania do bebedor de cerveja).
- A avaliação diagnóstica para hiponatremia está demonstrada na Figura 1.
- SIADH:
  - ▷ Síndrome da secreção inapropriada do hormônio antidiurético (ADH), causada por excesso de ADH associada a ingestão continuada de água.

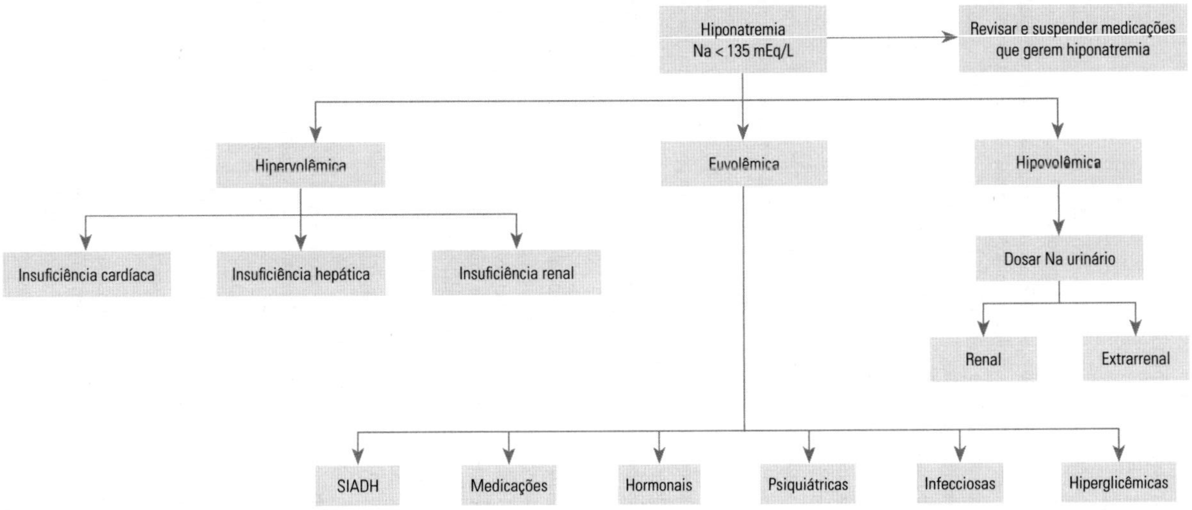

Figura 1 Raciocínio diagnóstico em pacientes com hiponatremia.

- ▷ Causas:
  - Neoplasias:
    - ◇ Pulmão.
    - ◇ Trato gastrointestinal (TGI).
    - ◇ Linfoma.
  - Doenças do sistema nervoso central:
    - ◇ Tumor.
    - ◇ Traumatismo cranioencefálico.
    - ◇ Pós-operatório de neurocirurgia.
    - ◇ Meningoencefalite.
  - Doenças pulmonares:
    - ◇ Tuberculose.
    - ◇ Pneumonia.
    - ◇ Aspergilose.
    - ◇ Asma.
  - Drogas:
    - ◇ Antidepressivos.
    - ◇ Anticonvulsivantes.
    - ◇ Anti-inflamatórios não esteroides (AINEs).
    - ◇ Opioides.
    - ◇ Ecstasy.
- ▷ Mnemônico (SIADH):
    - ◇ ***S**urgery* (cirurgia).
    - ◇ **I**ntracraniano (infecção, trauma, acidente vascular encefálico).
    - ◇ **A**lveolar (neoplasia, infecção).
    - ◇ **D**rogas.
    - ◇ **H**ormonal (hipotireoidismo; hipocortisolismo).

- Os critérios diagnósticos para SIADH estão descritos na Tabela 1.

Tabela 1 Critérios diagnósticos para SIADH

▸ Hiponatremia hipo-osmolar (< 270 mOsm/kg)
▸ Osmolalidade urinária aumentada (> 100 mOsm/kg)
▸ Sódio urinário > 40 mEq/L
▸ Euvolemia
▸ Descartar: disfunção renal; hipotireoidismo; insuficiência cardíaca; insuficiência adrenal; tiazídico

- Princípios do manejo terapêutico:
  - ▷ Risco aumentado se Na < 120 mEq/L ou sintomas graves.
  - ▷ Não corrigir rapidamente hiponatremia crônica.
  - ▷ Variação máxima de sódio = 10 mEq/L em 24 horas.
  - ▷ Em casos graves, corrigir 4-6 mEq/L nas primeiras 6 horas.
  - ▷ Avaliação da razão de eletrólitos urinários pelo sérico: soma do Na e K urinário divididos pelo Na e K sérico. Se < 0,5, restrição hídrica pode atenuar hiponatremia.
  - ▷ Estimativa da variação de sódio:

$$\frac{[\text{Na infundido em 1 L da solução} - (\text{Na sérico medido})]}{(\text{área corporal total} + 1)}$$

- ▷ Água corporal total = aproximadamente 60% do peso corporal.
- ▷ Na fase aguda grave, avaliar *bolus* de 100 mL (1,5 a 2 mL/kg) de NaCl 3% (máximo de 3 *bolus* com intervalo de 10 minutos entre eles), guiando-se pelo sódio sérico (ver Tabela 2).

Tabela 2 NaCl 3% (salina hipertônica)

▸ 513 mEq/L de Na
▸ 1:9 NaCl 20% + SF 0,9% (p. ex., 50 mL NaCl 20% + 450 mL SF 0,9%)
▸ Administrar preferencialmente em veia central
▸ 1 mL/kg de NaCl 3% = ~ variação de 1 mEq/L de Na sérico

- ▷ A Figura 2 resume o tratamento da hiponatremia aguda grave.
- ▷ Dosar sódio frequentemente na fase aguda da correção.

Correção de hiponatremia aguda (< 48 horas) e grave (sintomática ou Na < 120 mEq/L)

↓

- Restrição hídrica
- NaCl 3%
  - ▷ 1-2 mL/kg (100 mL) por até 3 vezes
- Monitorar Na sérico a cada 1-2 horas
  - ▷ Correção máxima 1 mEq/L por hora
  - ▷ Correção máxima 4-6 mEq/L em 6 horas
  - ▷ Correção máxima 10 mEq/L em 24 horas
- Objetivo: fim dos sintomas
- Objetivo: Na > 120 mEq/L

Figura 2 Tratamento da hiponatremia aguda grave.

- Síndrome de desmielinização osmótica:
  - ▷ Correção rápida de hiponatremia aguda.
  - ▷ Rebaixamento do nível de consciência e tetraparesia.
  - ▷ Se correção rápida inadvertida:
    - Interromper administração de sódio.
    - Conter elevação da natremia com soluções hipotônicas ou acetato de desmopressina (DDAVP).
- *Clamp* de DDAVP:
  - ▷ Em casos específicos, de alto risco para desmielinização osmótica, pode-se considerar a utilização de DDAVP concomitante com a restrição de água livre e administração de sódio.
  - ▷ A administração preventiva de DDAVP pode impedir a aquarese gerada pela correção da causa de base (p. ex., hipovolemia e drogas).
  - ▷ O *clamp* de DDAVP pode tornar a correção da hiponatremia mais previsível.

HIPERNATREMIA

- Definição: aplicando-se a equação de Edelman, a hipernatremia pode ser determinada pelo aumento da concentração de sódio ou perda da água corporal total e é definida por Na sérico > 145 mEq/L.
- Sintomas:
  - ▷ Hipernatremia aguda (< 48 h): letargia, fraqueza, irritabilidade, convulsões e coma.
  - ▷ Hipernatremia crônica (> 48 h): relativamente assintomática ou oligossintomática.
- Classificação:
  - ▷ Por volemia: importante o cálculo do *clearance* (depuração) de água livre.

    ClH_2O = volume urinário + [1 – (Na + K urinário/Na sérico)].

- Hipovolemia; diminuição de água corporal total e de sódio corporal total.
  - ▷ *Clearance* de água livre positivo (NaU alto e osmolaridade urinária alta): perdas renais – diurese osmótica, uso de furosemida, diurese pós-desobstrução urinária, recuperação de diurese em necrose tubular aguda.
  - ▷ *Clearance* de água livre negativo (NaU baixo e osmolaridade urinária alta): causas extrarrenais – diarreia osmótica ou sudorese excessiva.
- Euvolemia: diminuição de água corporal total e de sódio corporal total inalterado.
  - ▷ *Clearance* de água livre positivo (osmolalidade urinária diminuída): perda renal – *diabetes insipidus* central ou nefrogênico.
  - ▷ *Clearance* de água livre negativo: perda extrarrenal – aumento de perdas insensíveis, hipodipsia, diminuição de oferta d'água.
- Hipervolemia: sódio corporal total aumentado, água corporal total normal, aumentada ou diminuída.
  - ▷ *Clearance* de água livre positivo (osmolalidade urinária alta e sódio urinário alto): administração de salina, aldosteronismo primário, uso de soluções isotônicas em pacientes com concentração urinária alterada.
- Mnemônico: 6 Ds da hipernatremia:
  - ▷ Diuréticos.
  - ▷ Desidratação.
  - ▷ *Diabetes insipidus.*
  - ▷ Doutores (iatrogênico).
  - ▷ Diarreia.
  - ▷ Doenças: renais; falcemia etc.
- *Diabetes insipidus*:
  - ▷ Secreção inadequada de ADH ou inadequada resposta renal a ADH.
  - ▷ Poliúria hipotônica e polidipsia compensatória.
  - ▷ Hiperosmolalidade plasmática + hiposmolalidade urinária (< 300 mOsm/L).
  - ▷ Teste de privação de água e teste de desmopressina diferenciam etiologia central ou nefrogênica.
    - Causas: patologias do sistema nervoso central – descartar glicosúria.
- Princípios do manejo terapêutico:
  - ▷ Cálculo do déficit de água livre; 0,6 × peso (kg) × (Na sérico/140 – 1). É uma estimativa da quantidade de água necessária para se corrigir sódio para 140 mEq/L.
  - ▷ Risco aumentado se Na > 150 mEq/L ou sintomas graves.
  - ▷ Não corrigir rapidamente hipernatremia crônica.

  - ▷ Variação máxima de sódio = 10 mEq/L em 24 horas.
  - ▷ Em casos graves, corrigir 2 mEq/L/h até Na < 145 mEq/L.
  - ▷ Estimativa da variação de sódio:

$$\frac{[\text{Na infundido em 1 L da solução} - (\text{Na sérico medido})]}{(\text{Água corporal total} + 1)}$$

  - ▷ Água corporal total = aproximadamente 60% do peso corporal.
- A Tabela 3 traz a formulação de soluções hipotônicas endovenosas para correção de hipernatremia.

Tabela 3 Soluções utilizadas para correção de hipernatremia

Soro glicosado 5%
▸ 0 mEq/L de Na
NaCl 0,45%
▸ 77 mEq/L de Na
▸ Não utilizar se necessidade de correção rápida da natremia
▸ SF 0,9% 250 mL + AD 250 mL
▸ 10 mL NaCl 20% + AD 490 mL

  - ▷ Sempre corrigir hipovolemia com soluções isotônicas.
  - ▷ Avaliar terapia de substituição renal de urgência.
  - ▷ DDAVP:
    - Útil no tratamento do *diabetes insipidus* central.
    - Intranasal = 10 mcg.
    - Endovenoso = 1-2 mcg.
- Edema cerebral:
  - ▷ Correção rápida de hipernatremia aguda.
  - ▷ Complicação rara.
- A Tabela 4 traz as principais recomendações para o tratamento da hipernatremia de acordo com o estado volêmico e a Figura 3 traz o tratamento sugerido para hipernatremia aguda grave.

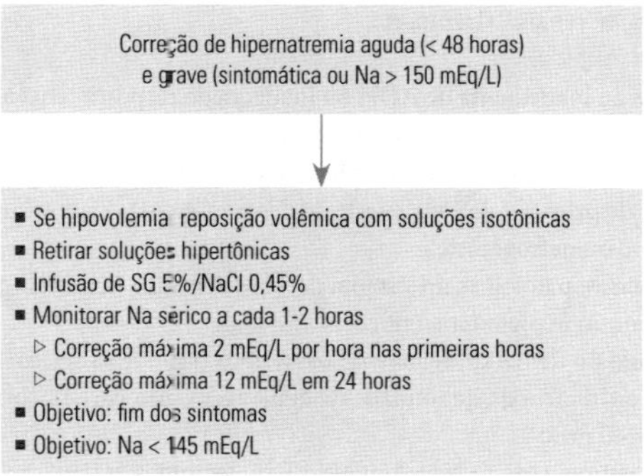

Figura 3 Algoritmo de tratamento da hipernatremia aguda grave.

Tabela 4 Tratamento de hipernatremia de acordo com estado volêmico

Hipernatremia hipovolêmica	▸ Soluções isotônicas (SF 0,9%, ringer lactato) para restaurar volemia, seguidas de soluções hipotônicas para controle do sódio
Hipernatremia euvolêmica	▸ Água livre (enteral ou via soluções hipotônicas endovenosas)
Hipernatremia hipervolêmica	▸ Água livre associada a furosemida ▸ Aumento da excreção de sódio (tiazídicos) ▸ Terapia substitutiva renal em casos refratários

▷ A Tabela 5 traz uma lista de medicamentos associados a distúrbios do sódio.

Tabela 5 Drogas e distúrbios do sódio

Distúrbio	Mecanismo	Drogas
Hiponatremia	Alteração da capacidade de concentração urinária	▸ Diuréticos tiazídicos
	Aumento da osmolalidade plasmática	▸ Manitol
	Aumento de sede	▸ Inibidores da ECA
	Perda de sódio pelo rim	▸ Trimetropim-sulfametoxazol
	SIADH	▸ Inibidor de bomba de prótons ▸ Opioide ▸ Acetaminofeno ▸ AINEs ▸ Antipsicóticos ▸ Antidepressivos ▸ Anticonvulsivantes
	Inibição de prostaglandinas	▸ AINEs
Hipernatremia	Alteração da concentração urinária	▸ Diuréticos de alça
	Hipovolemia	▸ Manitol
	Diabetes insipidus nefrogênico	▸ Anfotericina B ▸ Dexametasona ▸ Dopamina ▸ Lítio ▸ Quinolonas
	Sódio exógeno	▸ Soluções hipertônicas ▸ Bicarbonato de sódio ▸ Albumina ▸ Antibióticos contendo sódio
	Perda gastrointestinal	▸ Laxantes osmóticos (lactulose)

AINEs: anti-inflamatórios não esteroides; ECA: enzima conversora de angiotensina; SIADH: síndrome da secreção inapropriada do hormônio antidiurético.

DISTÚRBIOS DO POTÁSSIO

- Principal íon do intracelular, regula a função enzimática intracelular e a excitabilidade do tecido neuromuscular.

- O valor normal plasmático do potássio é de 3,5 a 5,5 mEq/L.
- A regulação do potássio é determinada pela absorção no trato gastrointestinal, distribuição entre células e fluido extracelular, e excreção urinária de potássio.
- Por estarem envolvidos na excitabilidade miocárdica, alterações nos níveis séricos podem levar a arritmias potencialmente fatais.
- O tratamento de distúrbios agudos graves do potássio deve ser realizado sob monitorização eletrocardiográfica contínua.

HIPOCALEMIA

- Definição: potássio sérico < 3,5 mEq/L.
- Sintomas:
  - ▷ Geralmente assintomática.
  - ▷ Manifestações musculoesqueléticas:
    - Mialgia.
    - Fraqueza muscular, incluindo da musculatura respiratória.
    - Hiporreflexia.
    - Rabdomiólise.
  - ▷ Manifestações cardíacas:
    - Distúrbios da condução cardíaca.
    - Arritmias.
  - ▷ Íleo paralítico.
- Classificação:
  - ▷ Distribuição anormal do potássio:
    - Alcalose metabólica.
    - Tireotoxicose.
    - Hipotermia.
    - Insulina.
    - Beta-agonistas.
  - ▷ Redução da ingesta de potássio.
  - ▷ Perdas extrarrenais de potássio:
    - Diarreia.
    - Sudorese intensa.
    - Vômitos.
    - Perdas por sonda nasogástrica ou ostomias.
    - Fístulas entéricas.
  - ▷ Perdas renais de potássio:
    - Nefropatias perdedoras de sal.
    - Síndromes de Liddle e de Bartter.
    - Diuréticos.
    - Hiperglicemia.
    - Manitol.
  - ▷ Excesso de mineralocorticoides:
    - Hiperaldosteronismo.
    - Estenose de artéria renal.
    - Hipertensão maligna.
    - Síndrome de Cushing.
    - Hipovolemia.
- A Figura 4 traz a interpretação do potássio urinário para auxiliar no diagnóstico de causas de hipocalemia.

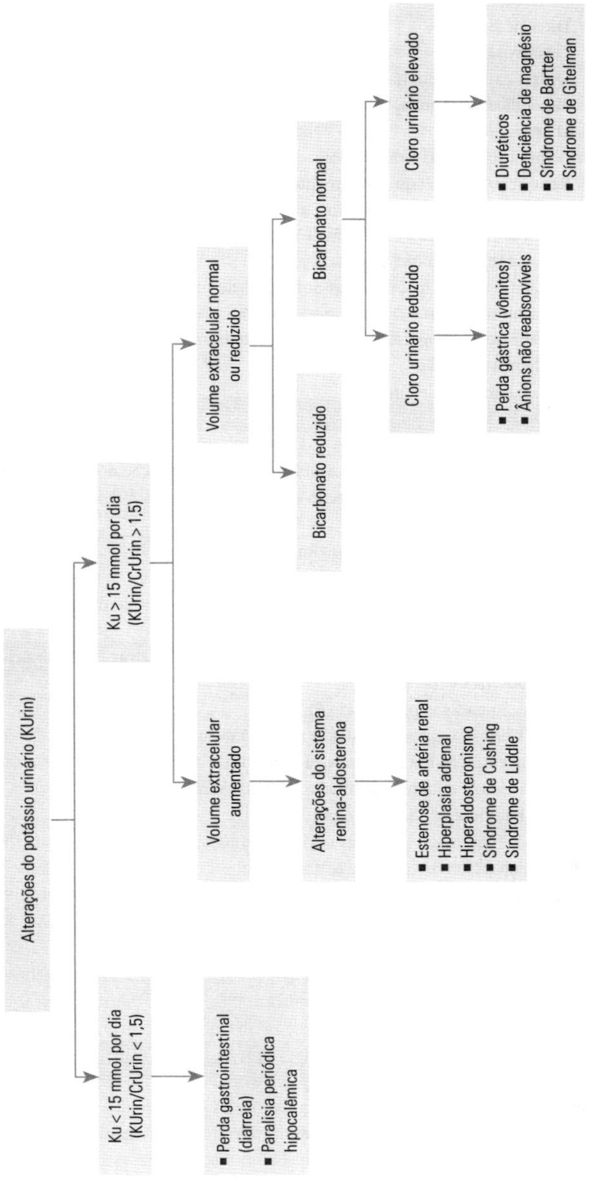

Figura 4 Interpretação das alterações do potássio urinário.

- Mnemônico BAD LOAD:
  - ▷ Síndrome de **B**artter/Conn.
  - ▷ **A**lcalose.
  - ▷ **D**iuréticos.
  - ▷ **L**axativos.
  - ▷ **O**utras causas: insulina em excesso.
  - ▷ Hiperglicemia **A**guda.
  - ▷ **D**iarreia.
- Princípios do manejo terapêutico:
  - ▷ Reposição do potássio e tratamento da causa de base.
  - ▷ A via preferencial de reposição é a via oral.
  - ▷ Hipocalemia grave (< 3,0 mEq/L) ou sintomática deve ser tratada por meio de reposição endovenosa.
  - ▷ O tratamento de distúrbios agudos graves do potássio deve ser realizado sob monitorização eletrocardiográfica contínua.
  - ▷ São alterações progressivas do eletrocardiograma:
    - Depressão de ST.
    - Achatamento de onda T.
    - Ondas U.
    - Assistolia.
  - ▷ Déficit corporal de potássio é de 100 a 400 vezes a redução do nível sérico:
    - Para cada 1 mEq/L de redução do nível sérico, há um déficit corporal de 100 a 400 mEq.
  - ▷ Corrigir hipomagnesemia concomitante, se houver.
  - ▷ Reposição via oral:
    - Xarope KCl 6%: 15 mL = 12 mEq. Administrar 10 a 20 mL três vezes ao dia.
    - KCl comprimido: 1 comprimido = 6 mEq. Administrar 1 a 2 comprimidos, três vezes ao dia.
  - ▷ Reposição endovenosa (Tabela 6):
    - KCl 19,1 % = 2,5 mEq/mL (10 mL = 25 mEq).
    - Concentração máxima em veia periférica = 40 mEq/L.
    - Velocidade máxima de infusão = 20-40 mEq/h.
      - ◈ 1 ampola de KCl 19,1% por hora.

Tabela 6 Reposição endovenosa de potássio

Veia periférica:
▸ KCl 19,1% 10 mL + SF 0,9% 500 mL, em 1 a 2 horas
Veia central:
▸ KCl 19,1% 10 a 20 mL + SF 0,9% 250 mL, em 1 a 2 horas

HIPERCALEMIA

- Definição: potássio sérico > 5,0 mEq/L.
- Sintomas:
  - ▷ Manifestações musculoesqueléticas:
    - Parestesias.
    - Fraqueza muscular.
    - Hiporreflexia.
    - Fraqueza respiratória.

- ▷ Manifestações cardíacas:
  - Extrassístoles.
  - Bloqueios atrioventriculares.
  - Fibrilação ventricular.
  - Assistolia.
- Classificação:
  - ▷ Pseudo-hipercalemia:
    - Hemólise.
    - Leucocitose importante > 50.000.
    - Poliglobulia.
    - Trombocitose > 1.000.000.
    - Pseudo-hipercalemia familiar.
  - ▷ Distribuição anormal do potássio (liberação do intracelular):
    - Hemólise.
    - Rabdomiólise.
    - Síndrome de lise tumoral.
    - Betabloqueadores.
    - Acidose metabólica.
  - ▷ Aumento do aporte de potássio:
    - Dieta oral ou parenteral.
    - Reposição oral ou parenteral.
  - ▷ Diminuição na excreção de potássio:
    - Insuficiência renal aguda ou crônica.
    - Hipoaldosteronismo hiporreninêmico (acidose tubular tipo IV).
    - Insuficiência adrenal.
    - Diuréticos poupadores de potássio.
    - Drogas inibidoras do sistema renina-angiotensina-aldosterona.
    - Anti-inflamatórios não hormonais.
    - Trimetoprima.
- Mnemônico: MURDER MACHINE:
  - ▷ Sinais e sintomas (MURDER):
    - Fraqueza **M**uscular.
    - **U**rina, oligúria, anúria.
    - Desconforto **R**espiratório.
    - **D**isfunção cardíaca.
    - **E**CG alterado.
    - **R**eflexos, hiper-reflexia ou arreflexia (flácida).
  - ▷ Causas (MACHINE):
    - **M**edicações.
    - **A**cidose.
    - Destruição **C**elular.
    - **H**ipoaldosteronismo/hemólise.
    - **I**ngesta excessiva.
    - **N**éfrons: falência renal.
    - **E**xcreção reduzida.
- Princípios do manejo terapêutico:
  - ▷ Hipercalemias graves (> 6,0 mEq/L) ou associadas a arritmias e/ou alterações eletrocardiográficas devem ser tratadas agressivamente.
  - ▷ O tratamento de distúrbios agudos graves do potássio deve ser realizado sob monitorização eletrocardiográfica contínua.

- ▷ São alterações progressivas do eletrocardiograma:
  - Onda T apiculada.
  - Achatamento da onda P.
  - Prolongamento do intervalo PR.
  - Alargamento do QRS.
  - Ritmo idioventricular.
  - Onda sinusoidal.
  - Fibrilação ventricular.
  - Assistolia.
- ▷ Estabilização da membrana miocárdica (Tabela 7):
  - Cálcio reverte o efeito do potássio no sistema de condução cardíaco.

Tabela 7 Estabilização da membrana miocárdica

Cloreto de cálcio 10% – 5-10 mL EV, direto, lentamente
Gluconato de cálcio 10% – 30 mL diluídos em 100 mL SF 0,9% em 15 minutos (dose de cálcio pode ser repetida até normalização de mudanças eletrocardiográficas)
Salina hipertônica 3%: 50 a 250 mL (eficácia em pacientes hiponatrêmicos)

- Cloreto de cálcio é a droga de escolha: atenção a risco de extravasamento em veia periférica.
- Gluconato de cálcio pode ser utilizado: menos potente do que cloreto de cálcio e mais seguro em veias periféricas.
  - ▷ Repetir doses por duas ou três vezes até normalização do eletrocardiograma.
  - ▷ Infundir lentamente (mínimo de 30 minutos) na presença de digitálico (digoxina).
  - ▷ *Shift* de potássio de extra para intracelular (Tabela 8):
    - Efeito temporário:
      - ◇ Solução polarizante: insulina + glicose (1 U/5 g): monitorizar níveis séricos de glicose.
      - ◇ Beta-2 agonista inalatório: resposta fraca e transitória.
    - Bicarbonato de sódio 8,4%: 1 mL/kg (50 a 100 mL):
      - ◇ Em situações de acidose metabólica.
      - ◇ Risco de hipervolemia, hipernatremia e alcalose metabólica.

Tabela 8 *Shift* de extracelular para intracelular

Solução polarizante: 10 UI de insulina regular + 50 g de glicose
Por exemplo, 10 UI insulina R – SG 50% 100 mL ou SG 10% 500 mL
Uso endovenoso, a cada 4 ou 6 horas
Beta-2 agonista: salbutamol 10 a 20 mg
Bicarbonato de sódio 8,4%: 1 mL/kg a cada 4 ou 6 horas

- ▷ Diminuição da absorção gastrointestinal:
  - Sorcal 30-60 g a cada 4, 6 ou 8 horas.
  - Diluir em 100 mL de manitol 10%.
  - Preferencialmente via oral, podendo ser feito via retal.

- Cuidado com administração por sonda nasoenteral em razão do risco de obstrução.
- ▷ Aumento da excreção renal:
  - Furosemida 1 a 2 mg/kg (40 a 100 mg).
  - Pode não funcionar em renais crônicos.
  - Atenção a risco de hipovolemia.
- ▷ Remoção corporal de potássio:
  - Terapia de substituição renal:
    - ◈ Hemodiálise.
    - ◈ Hemofiltração.
    - ◈ Diálise peritoneal.

- A Tabela 9 traz um resumo das intervenções para o tratamento da hipercalemia. A Tabela 10 traz um resumo de drogas associadas a distúrbios do potássio. A Figura 5 traz um resumo do tratamento da hipercalemia aguda grave.

Tabela 9 Resumo das intervenções para tratamento de hipercalemia aguda

Tratamento	Via de administração	Dose	Mecanismo	Observação
Cloreto de cálcio 10%	EV	5-10 mL	Estabilização da membrana miocárdica	
Gluconato de cálcio 10%	EV	10-20 mL	Estabilização da membrana miocárdica	Diluídos em 100 mL SF 0,9% em 15 minutos
Solução polarizante	EV	10 UI de insulina regular	*Shift* de potássio de extra para intracelular	Administrar com 50 g de glicose (SG 50% 100 mL ou SG 10% 500 mL)
Salbutamol	Inalatório	10 a 20 mg (40-80 gotas)	*Shift* de potássio de extra para intracelular	Beta-2 agonista inalatório
Bicarbonato de sódio 8,4%	EV	1 mL/kg	*Shift* de potássio de extra para intracelular	
NaCl 3%	EV	50-250 mL	*Shift* de potássio de extra para intracelular	Eficaz em pacientes hiponatrêmicos
Sorcal	VO ou retal	30-60 g	Diminuição da absorção gastrointestinal	Diluir em 100 mL de manitol 10%, repetir a cada 4-6 horas
Furosemida	EV	1-2 mg/kg	Aumento da excreção renal	
Terapia de substituição renal	N/A	N/A	Remoção corporal de potássio	

Tabela 10 Drogas e distúrbios do potássio

Distúrbio	Mecanismo	Drogas
Hipocalemia	Estímulo da bomba Na/K ATPase	Beta-2 agonistas
	Inibição da reabsorção tubular de sódio	Diuréticos tiazídicos e de alça
Hipocalemia	Elevação da osmolalidade do filtrado glomerular	Diuréticos osmóticos
	Inibição da secreção de hidrogênio no túbulo distal	Inibidores da anidrase carbônica
	Aumento da reabsorção tubular de sódio	Mineralocorticoides
	Troca de sódio por potássio no intestino	Resinas trocadoras (Sorcal)
	Inibe secreção de hidrogênio no túbulo coletor	Anfotericina B
	Reabsorção de sódio e diurese de solutos (potencializadas por hipomagnesemia)	Betalactâmicos
		Aminoglicosídeos
Hipercalemia	Excesso de administração de potássio	Citrato Penicilina Nutrição parenteral
	Redução da absorção de sódio no túbulo distal	Espironolactona/amiloride Trimetoprima
	Inibe bomba Na/K ATPase	Betabloqueadores Digoxina
	Interfere no sistema angiotensina-aldosterona	Inibidores da ECA Antagonistas dos receptores da angiotensina II
	Reduz receptores da angiotensina	Heparinas
	Despolarização de canais iônicos	Succinilcolina

ECA: enzima conversora de angiotensina.

Correção de hipercalemia grave com alterações eletrocardiográficas

↓

- Estabilização da membrana miocárdica:
  - ▷ Cloreto de cálcio 10% 5-10 mL EV
  - ▷ Gluconato de cálcio 10% 10-20 mL + 100 mL SF 0,9% EV
  - ▷ Repetir 2-3 vezes até normalizar ECG
- *Shift* intracelular de potássio
  - ▷ Solução polarizante: 10 UI insulina R + 500 mL SG 10%
  - ▷ Salbutamol 10-20 mg em nebulização
  - ▷ Bicarbonato de sódio 8,4% 1 mL/kg se acidose
- Redução da absorção de potássio
  - ▷ Sorcal 30 g + manitol 10% 100 mL VO a cada 4 horas
- Aumento da excreção de potássio
  - ▷ Furosemida 1-2 mg/kg
- Remoção do potássio
  - ▷ Terapia de substituição renal

Figura 5 Tratamento da hipercalemia grave.

- Gradiente transtubular de potássio (TTKG):
  - $\text{TTKG} = \frac{\text{[K] urina} \times \text{osmolalidade plasmática}}{\text{([K] plasmático} \times \text{osmolalidade urinária)}}$
  - Permite a correção da concentração do potássio urinário final pela água reabsorvida.
  - O cálculo do TTKG pode ser útil no diagnóstico diferencial das causas de hipocalemia e hipercalemia.
  - O normal varia entre 6 e 12.
  - TTKG < 2 sugere hipocalemia por causas extrarrenais.
  - TTKG > 2 sugere perdas renais de potássio.
  - TTKG baixo em paciente hipercalêmico sugere hipoaldosteronismo ou defeito tubular renal.

DISTÚRBIOS DO FÓSFORO

- O valor normal plasmático do fósforo é de 2,5 a 4,5 mg/dL. Existe uma variação diurna na concentração do fósforo de 0,6 a 1 mg/dL.
- 80 a 85% do fósforo corporal estão nos ossos. No fluido extracelular, 85% estão livres e 15% em compostos proteicos.
- Fosfato orgânico tem papel essencial nas funções metabólicas geradoras de energia, como parte do ATP e outros cofatores.
- Os principais determinantes da concentração do fósforo são ingesta da dieta, trato gastrointestinal, excreção urinária e trocas entre os espaços intra e extracelular.

HIPOFOSFATEMIA

- Definição: fósforo plasmático < 2,5 mg/dL.
  - Hipofosfatemia grave: < 1,0 mg/dL.
- As principais consequências são a diminuição dos níveis de 2,3 difosfoglicerato eritrocitário com diminuição da afinidade à hemoglobina pelo O_2 e diminuição dos níveis de ATP intracelular, levando a disfunção celular.
- Sintomas:
  - Geralmente assintomática.
  - Cardiovasculares:
    - Disfunção miocárdica.
    - Taquiarritmias.
  - Musculoesqueléticas:
    - Rabdomiólise.
    - Miopatia proximal.
    - Íleo e disfagia.
    - Dificuldade de desmame da ventilação mecânica.
  - Neurológicas:
    - Parestesias.
    - Fraqueza muscular.
    - Convulsões.
    - Encefalopatia metabólica.
    - *Delirium*.
    - Coma.
  - Outros:

    - Hemólise.
    - Disfunção plaquetária e leucocitária.
- Classificação
  - ▷ Pseudo-hipofosfatemia:
    - Manitol.
    - Bilirrubina.
    - Leucemia aguda.
  - ▷ Redistribuição do fósforo:
    - Insulinoterapia (especialmente após tratamento de cetoacidose diabética).
    - Alcalose respiratória (hiperventilação).
    - Síndrome de realimentação.
    - Beta-2 agonistas.
    - Sepse.
    - Gota.
    - Intoxicação por salicilato.
  - ▷ Redução da absorção:
    - Diarreia crônica ou esteatorreia.
    - Desnutrição prévia.
    - Nutrição parenteral.
    - Antiácidos contendo alumínio ou magnésio.
  - ▷ Aumento da excreção urinária:
    - Síndrome de Fanconi.
    - Diuréticos atuando em túbulo proximal.
    - Aminoglicosídeos.
    - Antirretrovirais.
    - Corticoides.
    - Hiperparatireoidismo primário ou secundário.
    - Deficiência de vitamina D ou resistência.
    - Expansão volêmica aguda.
- Princípios do manejo terapêutico:
  - ▷ Tratamento de hipofosfatemia sintomática e grave (< 1,0 mg/dL).
  - ▷ Sempre procurar e tratar a causa de base.
- Os fatores de risco para hipofosfatemia estão elencados na Tabela 11.

Tabela 11 Pacientes sob risco de hipofosfatemia

Depleção prévia de fósforo
▸ Desnutrição
▸ Cetoacidose diabética
▸ Alcoolismo
▸ Deficiência de vitamina D
▸ Uso crônico de antiácidos
Redistribuição aguda do fosfato plasmático
▸ Alcalose respiratória
▸ Sepse
▸ Intoxicação por salicilato
▸ Administração de insulina

  - ▷ Reposição via oral:
    - Pacientes assintomáticos com hipofosfatemia > 1,0 mg/dL.
    - Comprimidos de fosfato de sódio e potássio = 250 mg de fósforo.

- 4 a 8 comprimidos ao dia, em três doses diárias.
- Pode ser necessário suplementar vitamina D para permitir a absorção intestinal de fósforo.

▷ Reposição venosa (Tabela 12):
- Pacientes sintomáticos ou hipofosfatemia < 1,0 mg/dL.
- Risco de precipitação de cálcio, hipocalcemia, hiperfosfatemia, hipomagnesemia e hipotensão.
- Fosfato de potássio = 2 mmol/mL:
  - ◇ Dose de 20 a 40 mmol.
  - ◇ Velocidade máxima de infusão de 15-20 mmol/h.
- Glicerofosfato de sódio:
  - ◇ Para pacientes com alto risco de hipercalemia.

Tabela 12 Reposição endovenosa de fósforo

Veia periférica
▸ Fosfato de potássio 2 mEq/mL 10 mL + SF 0,9% 500 mL, em 1 a 2 horas
Veia central
▸ Fosfato de potássio 2 mEq/mL 10 a 20 mL + SF 0,9% 250 mL em 1 a 2 horas
▸ Glicerofosfato de sódio 20 mL + SF 0,9% 250 mL, em 1 a 2 horas

HIPERFOSFATEMIA

- Definição: fósforo plasmático > 5,0 mg/dL.
- Se produto cálcio × fósforo > 60, risco elevado de calcificação ectópica.
- Hiperfosfatemia aguda pode levar a hipocalcemia e seus sintomas associados.
- Sintomas:
  - ▷ Secundários a mudanças no cálcio, hormônio paratireoide, metabolismo de vitamina D:
    - Irritabilidade neuromuscular.
    - Tetania.
    - Hipotensão.
    - Aumento do intervalo QT.
  - ▷ Secundários a calcificação ectópica:
    - Calcificação de partes moles.
    - Calcificação vascular.
    - Anormalidades de condução.
    - Prurido.
- Classificação:
  - ▷ Pseudo-hiperfosfatemia:
    - Mieloma múltiplo.
    - Hipertrigliceridemia.
    - Hemólise *in vitro*.
  - ▷ Redistribuição do fósforo:
    - Rabdomiólise.
    - Síndrome de lise tumoral.
    - Isquemia intestinal.
    - Acidose metabólica.
    - Hipertermia maligna.
    - *Heat stroke*.

    - Alcalose respiratória.
  - ▷ Redução da excreção:
    - Insuficiência renal.
    - Hipoparatireoidismo.
    - Deficiência de magnésio.
    - Intoxicação por vitamina D.
    - Desmame de corticoterapia.
  - ▷ Aumento da absorção:
    - Reposição excessiva de fósforo.
    - Nutrição parenteral.
    - Enemas de fosfato de sódio.
    - Intoxicação por vitamina D.
- Princípios do manejo terapêutico:
  - ▷ Urgência: alterações da condução cardíaca ou hipocalcemia grave.
  - ▷ Hipocalcemia na presença de hiperfosfatemia: reduzir o fósforo inicialmente.
  - ▷ Reduzir a ingesta de fósforo.
  - ▷ Remoção de fósforo corporal:
    - Expansão volêmica com solução salina com manutenção de taxa de filtração glomerular adequada. O efeito indesejável é a redução do nível de cálcio pela diluição.
    - Diuréticos.
    - Quelantes de fósforo:
      - ◇ Hidróxido de alumínio: 30 mL a cada 6 horas.
      - ◇ Sevelamer: 800 a 1.600 mg/dia.
      - ◇ Carbonato de cálcio: 1 a 2 g a cada 6 horas.
        - Evitar carbonato de cálcio se fósforo > 7 mg/dL por conta do risco de calcificação ectópica.
    - Terapia de substituição renal:
      - ◇ Hemodiálise.
      - ◇ Hemofiltração.
      - ◇ Diálise peritoneal.
- A Tabela 13 traz as principais drogas associadas a distúrbios do fósforo.

Tabela 13 Drogas e distúrbios do fósforo

Distúrbio	Mecanismo	Drogas
Hipofosfatemia	Disabsorção	▸ Antiácidos ▸ Sucrafalto ▸ Quelantes de fósforo
	Redistribuição do fósforo	▸ Salicilatos ▸ Beta-2 agonistas ▸ Catecolaminas exógenas ▸ Insulina ▸ Bicarbonato de sódio
	Excreção urinária	▸ Paracetamol ▸ Quimioterápicos ▸ Diuréticos ▸ Glicocorticoides
Hiperfosfatemia	Administração excessiva de fósforo	▸ Enemas de fosfato de sódio

DISTÚRBIOS DO CÁLCIO

- O valor normal plasmático do cálcio total corrigido é de 8,5 a 10,5 mg/dL.
- O valor normal do cálcio iônico é de 1,17 a 1,32 mmol/dL (observar o limite de normalidade do laboratório utilizado).
- Além de ser de suma importância na composição da matriz óssea, ele é vital na transmissão do impulso nervoso, contração muscular, coagulação, secreção hormonal e adesão intracelular.
- Exerce função importante de segundo mensageiro intracelular.
- O valor do cálcio total deve ser corrigido pela albumina: cálcio total + [(4-albumina) × 0,8)].
  - ▷ Deve-se adicionar 0,8 mg/dL nos níveis de cálcio para cada 1 g/dL de albumina abaixo de 4 mg/dL.
- Os níveis de cálcio extracelular são rigorosamente controlados por paratormônio (PTH), vitamina D e calcitonina.

HIPOCALCEMIA

- Definição: cálcio plasmático < 8,5 mg/dL ou cálcio iônico < 1,17 mmol/dL (deve-se observar o limite de normalidade do laboratório utilizado).
- Sintomas:
  - ▷ Manifestações cardíacas:
    - Alargamento de QT.
    - Arritmias.
  - ▷ Manifestações neuromusculares:
    - Alteração do estado mental.
    - Parestesias.
    - Hiper-reflexia.
    - Convulsões.
    - Fraqueza muscular.
    - Tetania (sinais de Chvostek e Trosseau).
    - Aumento na pressão intracraniana.
- Classificação:
  - ▷ Deposição de cálcio nos tecidos:
    - Pancreatite aguda.
    - Rabdomiólise.
    - Hiperfosfatemia.
    - Síndrome de lise tumoral.
    - Insuficiência renal crônica.
    - Transfusões maciças.
  - ▷ Redução do PTH:
    - Hipoparatireoidismo.
    - Hipomagnesemia.
  - ▷ Redução da vitamina D:
    - Deficiência na dieta.
    - Exposição inadequada a sol.
    - Terapia anticonvulsivante.
    - Doença hepática.
    - Doença renal.
  - ▷ Outras causas:
    - Tratamento com bisfosfonados ou calcitonina.

- Diuréticos de alça.
- Fome óssea após paratireoidectomia.
- Doença maligna (aumento da atividade osteoblástica).

■ As dosagens de 25-hidroxivitamina D e de hormônio paratireóideo (PTH) são úteis no diagnóstico diferencial (Figura 6).

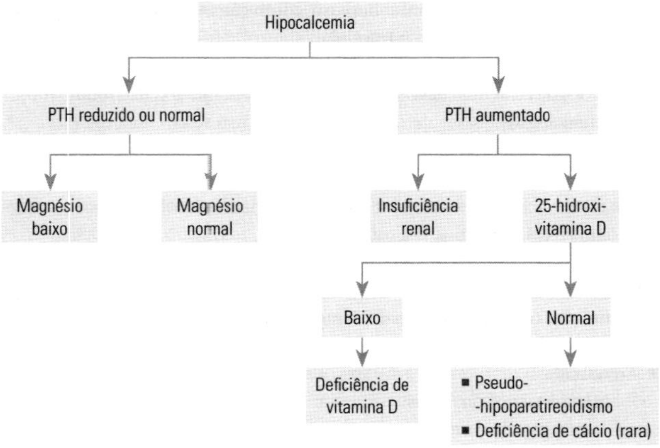

Figura 6 Raciocínio diagnóstico na hipocalcemia.

■ Princípios do manejo terapêutico:
  ▷ Tratamento se cálcio total < 7,5 mg/dL ou sintomas.
  ▷ Reposição via oral:
    - Pacientes assintomáticos.
    - Carbonato de cálcio 2-4 g/dia.
    - Calcitriol 0,25-0,5 mcg, duas vezes ao dia.
  ▷ Reposição endovenosa (Tabela 14):
    - Sintomas graves ou alterações eletrocardiográficas.
    - Pode gerar disfunção cardiovascular.
    - Cloreto de cálcio é a droga de escolha em casos de arritmias graves ou parada cardiorrespiratória: atenção a risco de extravasamento em veia periférica.
    - Gluconato de cálcio é mais bem tolerado: menos potente do que cloreto de cálcio e mais seguro em veias periféricas.
    - Em casos de hipocalcemia grave persistente, infusão contínua de cálcio pode ser necessária.

Tabela 14 Reposição endovenosa de cálcio

Cloreto de cálcio 10%: ▸ 5 mL EV, direto, lentamente
Gluconato de cálcio 10% 10-20 mL endovenoso: ▸ 10-20 mL diluídos em 100 mL SF 0,9% em 15 minutos
Infusão contínua de cálcio: ▸ Gluconato de cálcio 10% 70 mL em 430 mL SF 0,9% em 7 horas ▸ Velocidade de infusão máxima = 1 mg/kg/h de cálcio elementar

HIPERCALCEMIA

- Definição: cálcio plasmático > 10,5 mg/dL ou cálcio iônico > 1,32 mmol/dL (observar o limite de normalidade do laboratório utilizado).
- Hipercalcemia grave > 14 mg/dL.
- Hiperparatireoidismo primário e malignidade são as duas causas mais comuns de elevação de cálcio.
- Sintomas:
  - ▷ Neuromusculares:
    - Alteração do estado mental.
    - Coma.
    - Convulsões.
    - Hiper-reflexia.
    - Fraqueza muscular.
  - ▷ Cardíacos:
    - QT curto.
    - Arritmias.
  - ▷ Renais:
    - Poliúria.
    - Nefrolitíase.
    - Lesão renal aguda.
  - ▷ Gastrointestinais:
    - Íleo paralítico.
    - Pancreatite.
- Classificação:
  - ▷ Hiperparatireoidismo.
  - ▷ Paraneoplásico:
    - Peptídeo relacionado ao PTH.
  - ▷ Produção aumentada de vitamina D:
    - Intoxicação por vitamina D.
    - Doenças granulomatosas.
    - Linfoma.
  - ▷ Outras causas:
    - Recuperação de rabdomiólise ou pancreatite.
    - Insuficiência renal crônica.
- Princípios do manejo terapêutico (Figura 7):
  - ▷ Tratamento urgente se sintomas ou hipercalcemia moderada ou grave (> 12 a 14 mg/dL).
  - ▷ Pacientes com hipercalcemia leve e assintomáticos podem ser investigados antes de tratamento específico.
  - ▷ Aumento da excreção renal de cálcio:
    - Hidratação com soluções isotônicas:
    - SF 0,9% com alvo de diurese = 100-200 mL/h.
    - Diuréticos de alça após hidratação:
      - ◇ Furosemida 20 a 40 mg a cada 2 a 4 horas.
      - ◇ A utilização de diuréticos de alça deve ser feita com cautela, uma vez que a furosemida, apesar de teoricamente aumentar a excreção de cálcio, pode levar a depleção volêmica e piora da hipercalcemia.
  - ▷ Redução da mobilização óssea de cálcio:
    - Bisfosfonatos:
      - ◇ Indicação principal para hipercalcemia da malignidade.

Correção de hipercalcemia moderada ou grave (Ca > 12-14 mg/dL)

↓

- Tratamento geral
  - ▷ Hidratação vigorosa: SF 0,9% 200-300 mL/h
  - ▷ Furosemida: 40-60 mg EV a cada 2 a 4 horas
  - ▷ Calcitonina 4 UI/kg SC a cada 12 horas
- Tratamento específico
  - ▷ Hipercalcemia da malignidade
    - Bisfosfonato EV
      - Pamidronato 60 mg + SF 0,9% 250 mL em 2 a 24 horas
      - Zoledronato 4 mg + SF 0,9% 100 mL em 15 minutos
      - Denosumab 120 mcg SC dose única
  - ▷ Hipercalcemia relacionada a vitamina D
    - Hidrocortisona 100 mg EV a cada 8 horas
- Hemodiálise

Figura 7 Algoritmo de tratamento da hipercalcemia aguda.

- ◈ Pamidronato: 60 mg em 4 a 24 horas.
- ◈ Zoledronato: 4 mg em 15 minutos.
- ◈ Denosumab 120 mcg SC dose única.
- ◈ Calcitonina: 4 UI/kg subcutâneos a cada 12 horas.

▷ Corticosteroides:

- Papel na hipercalcemia relacionada à vitamina D e mieloma múltiplo.
- Prednisona 20-40 mg/dia ou equivalente.

▷ Remoção corporal de cálcio:

- Terapia de substituição renal.
- Hemodiálise.
- Hemofiltração.
- Diálise peritoneal.

- As drogas que podem alterar a calcemia estão descritas na Tabela 15.

Tabela 15 Drogas e distúrbios do cálcio

Distúrbio	Mecanismo	Drogas
Hipocalcemia	Redução da reabsorção óssea	▸ Quimioterápicos ▸ Bisfosfonatos ▸ Calcitonina ▸ Anfotericina B ▸ Cimetidina ▸ Etanol
	Quelação de cálcio ou hipovitaminose D	▸ Foscarnet ▸ Citrato ▸ Ingesta de fosfato ▸ Albumina ▸ Heparina ▸ Fenitoína ▸ Fenobarbital ▸ Cetoconazol ▸ Rifampicina ▸ Isoniazida

(continua)

Tabela 15 Drogas e distúrbios do cálcio (*continuação*)

Distúrbio	Mecanismo	Drogas
Hipocalcemia	Redução da ação do paratormônio (PTH)	▸ Aspirina ▸ Estrógenos ▸ Magnésio ▸ Colchicina ▸ Calcitonina ▸ Diuréticos de alça ▸ Propiltiouracil
	Hipomagnesemia	▸ Aminoglicosídeos
	Aumento da excreção renal	▸ Diuréticos de alça
Hipercalcemia	Aumento da reabsorção óssea	▸ Vitamina D
	Aumento da absorção de cálcio	▸ Vitamina D ou A
	Redução da excreção renal	▸ Diuréticos tiazídicos ▸ Lítio

- ▷ Cálcio no paciente crítico:
  - Alterações do cálcio em pacientes críticos podem ser marcadores de gravidade de doença, e não uma alteração em si mesmo, uma vez que a maior parte desses pacientes não terão como doenças de base a alteração da homeostase do cálcio e os valores tendem a normalizar com a resolução da doença crítica.
  - Ao menos 50% dos pacientes críticos terão valores de cálcio alterados.
  - Não há dados de qualidade que preconizem a correção, de forma rotineira, de valores anormais de cálcio nessa população, com o único objetivo de normalizar os valores laboratoriais.

DISTÚRBIOS DO MAGNÉSIO

- O valor normal plasmático do cálcio total corrigido é de 1,7 a 2,7 mg/dL (observar o limite de normalidade do laboratório utilizado).
- O magnésio é essencialmente um cátion intracelular (99% localizado no osso e espaço intracelular).
- Trata-se de um cátion crítico e cofator em inúmeros processos intracelulares.
- Eletrólito intimamente envolvido na condução nervosa.
- Distúrbios do magnésio (em especial a hipomagnesemia) estão intimamente associados a distúrbios do potássio e do cálcio.
- Fatores que modulam a excreção renal têm efeitos importantes na excreção de magnésio.

HIPOMAGNESEMIA

- Definição: magnésio plasmático < 1,7 mg/dL (observar o limite de normalidade do laboratório utilizado).
- Sintomas:
  - ▷ Cardíacos:
    - Arritmias ventriculares e atriais.
    - Angina.
    - Prolongado P-R, intervalo Q-T e onda U.

    - *Torsades de pointes.*
    - Fibrilação ventricular.
    - Insuficiência cardíaca congestiva (ICC).
  - ▷ Hipocalemia refratária.
  - ▷ Neurológicos:
    - Alteração do estado mental.
    - Crises convulsivas.
    - Ataxia.
    - Nistagmo.
    - Coma.
    - Movimentos atetoides e coreiformes.
  - ▷ Muscular:
    - Câimbras.
    - Fraqueza.
    - Espasmo carpopedal.
    - Sinais de Chvostek e Trousseau.
    - Reflexo hiperativo.
    - Fasciculação.
    - Disfagia.
- ■ Classificação:
  - ▷ Redução da ingesta de magnésio:
    - Desnutrição.
    - Alcoolismo.
    - Síndromes de má absorção.
  - ▷ Perdas aumentadas de magnésio:
    - Pós-recuperação de lesão renal aguda.
    - Drogas.
    - Perdas intestinais:
      - ◇ Diarreia.
      - ◇ Síndrome do intestino curto.
      - ◇ Pancreatite.
      - ◇ Abuso laxativo.
      - ◇ Doença inflamatória intestinal.
      - ◇ *Bypass* para obesidade.
      - ◇ Sucção nasogástrica.
    - Hipofosfatemia.
    - Síndrome de Gitelman.
    - Hiperparatireoidismo.
- ■ Princípios do manejo terapêutico:
  - ▷ Tratamento de urgência: pacientes sintomáticos.
  - ▷ Corrigir mesmo alterações menores em pacientes com condições cardiovasculares agudas ou alto risco de arritmias.
  - ▷ Arritmias secundárias a hipocalemia ou hipomagnesemia devem ser tratadas com reposição de magnésio.
  - ▷ Fibrilação atrial aguda pode responder a reposição de magnésio.
  - ▷ Tratamento via oral em pacientes estáveis de baixo risco:
    - Pidolato de magnésio 130 mg, 2 a 4 doses por dia.
  - ▷ Tratamento endovenoso:
    - Sulfato de magnésio 10% = 100 mg de Mg_2SO_4/mL.

- Sulfato de magnésio 50% = 500 mg de Mg_2SO_4/mL.
- Fase aguda: 1 a 2 g de Mg_2SO_4:
  - ◇ Diluir 20 mL de sulfato de magnésio 10% em 100 mL de SF 0,9%, correr em 30 minutos.
  - ◇ Diluir 5 mL de sulfato de magnésio 50% em 100 mL de SF 0,9%, correr em 30 minutos.
- Manutenção: 6 a 8 g de Mg_2SO_4 em 6 a 8 horas:
  - ◇ Diluir 60 mL de sulfato de magnésio 10% em 500 mL de SF 0,9%, correr em infusão contínua a 80 mL/h.
  - ◇ Diluir 15 mL de sulfato de magnésio 50% em 500 mL de SF 0,9%, correr em infusão contínua a 80 mL/h.
  - ◇ Em caso de arritmias graves ou *torsades de pointes*: fazer 20 mL de sulfato de magnésio 10% diluídos em 10 mL de SG5%, em *bolus*.

HIPERMAGNESEMIA

- Definição: magnésio plasmático > 2,7 mg/dL (observar o limite de normalidade do laboratório utilizado).
- Magnésio plasmático > 7,0 mg/dL geralmente associado a sintomas graves.
- Sintomas:
  - ▷ Neuromusculares:
    - Alterações do estado mental.
    - Fraqueza muscular.
    - Hiporreflexia.
    - Coma.
    - Depressão respiratória.
  - ▷ Cardíacas:
    - Arritmias.
    - Hipotensão refratária.
- Classificação:
  - ▷ Aumento da ingesta:
    - Antiácidos e laxativos contendo magnésio.
    - Reposição iatrogênica.
    - Nutrição parenteral.
  - ▷ Redução da excreção:
    - Insuficiência renal aguda ou crônica.
    - Hiperparatireoidismo.
    - Deficiência de mineralocorticoide.
- Princípios do manejo terapêutico:
  - ▷ Tratamento de urgência em pacientes com magnésio plasmático > 7,0 mg/dL e sintomas compatíveis.
  - ▷ Restringir ingesta de magnésio.
  - ▷ Aumentar a excreção de magnésio:
    - Hidratação com soluções isotônicas.
    - Diurético de alça.
  - ▷ Tratamento emergencial:
    - Pacientes com sintomas neuromusculares ou cardiovasculares.
    - Cálcio venoso é um antagonista do magnésio.
    - Cloreto de cálcio é a droga de escolha em casos de arritmias graves ou parada cardiorrespiratória: atenção a risco de extravasamento em veia periférica.

- Gluconato de cálcio é mais bem tolerado: menos potente do que cloreto de cálcio e mais seguro em veias periféricas.
- ▷ Terapia de substituição renal:
  - Em casos refratários.

■ As drogas associadas a distúrbios do magnésio estão descritas na Tabela 16.

Tabela 16 Drogas e distúrbios do magnésio

Distúrbio	Mecanismo	Drogas
Hipomagnesemia	Aumento da excreção renal	▸ Aminoglicosídeos ▸ Anfotericina B ▸ Ciclosporina ▸ G-CSF ▸ Digoxina ▸ Diuréticos ▸ Metotrexato ▸ Polimixina B
Hipermagnesemia	Redistribuição transcelular	▸ Catecolaminas ▸ Insulina
	Redução da excreção renal	▸ Lítio
	Administração aumentada	▸ Enemas ▸ Laxativos ▸ Antiácidos

LITERATURA RECOMENDADA

1. Besen BAMP, Gobatto ALN, Melro LMG, Maciel AT, Park M. Fluid and electrolyte overload in critically ill patients: An overview. World J Crit Care Med. 2015;4(2):116-29.
2. Buckley MS, LeBlanc JM, Cawley MJ. Electrolyte disturbances associated with commonly prescribed medications in the intensive care unit. Crit Care Med. 2010;38(Suppl):S253-S264.
3. Adrogue HJ, Madias NE. Hyponatremia. N Engl J Med. 2000;342(21):1581-9.
4. Sterns RH. Disorders of plasma sodium – causes, consequences, and correction. N Engl J Med. 2015;372(1):55-65.
5. Geerse DA, Bindels AJ, Kuiper MA, Roos NA, Spronk PE, Schultz MJ. Treatment of hypophosphatemia in the intensive care unit: a review. Critical Care. 2010;14:R147.
6. Gumz ML, Rabinowitz L, Wingo CS. An integrated view of potassium homeostasis. N Engl J Med. 2015;373(1):60-72.
7. Aberegg SK. Ionized calcium in the ICU: should it be measured and corrected? Chest. 2016;149(3):846-55.
8. Parrillo JE, Dellinger RP. Critical care medicine: principles of diagnosis and management in the adult 4. ed. Philadelphia: Elsevier; 2014.

CAPÍTULO 32

Lesão renal aguda

Pedro Fortes Osório Bustamante

Bruno Adler Maccagnan Pinheiro Besen

MENSAGENS RELEVANTES

- O diagnóstico de lesão renal aguda (LRA) é baseado em dois critérios: oligúria e/ou aumento de creatinina.
- Para prevenir LRA e a sua progressão, quatro itens devem ser considerados: (1) atingir euvolemia (evitar hipo e hipervolemia); (2) evitar hipotensão (com uso precoce de vasopressores se necessário); (3) evitar drogas nefrotóxicas em pacientes de risco ou com LRA; (4) atentar à manutenção de controle glicêmico moderado.
- A investigação inicial da LRA, além de história e exame clínicos, envolve a solicitação de urina I e limiar baixo para realização de ultrassonografia de rins e vias urinárias, bem como avaliação de complicações da LRA (acidose, hipercalemia, disnatremias, hipervolemia, uremia).
- Para a maioria dos pacientes em terapia intensiva, a etiologia da LRA é multifatorial, mas em casos atípicos deve-se ampliar as hipóteses diagnósticas para descartar causas menos frequentes de LRA que tenham tratamento específico (glomerulopatias, por exemplo).
- O manejo conservador da LRA envolve o manejo de suas complicações (acidose, hipercalemia, hipervolemia, disnatremias). Quando as complicações são refratárias ao manejo conservador, é necessária avaliação para terapia renal substitutiva (TRS).
- O diagnóstico de LRA implica em maior mortalidade para o doente. Os sobreviventes têm possibilidade de cronificação da doença renal, inclusive com necessidade de TRS cronicamente.

INTRODUÇÃO

- Lesão renal aguda (LRA) é comum em pacientes críticos, chegando a incidências superiores a 50% na primeira semana de admissão na UTI.
- A prevalência é semelhante entre UTIs clínicas e cirúrgicas.
- Está associada com aumento de mortalidade; pacientes com LRA e necessidade de TRS possuem mortalidade por volta de 50%, porém dados brasileiros sugerem que a mortalidade pode chegar a 60-70% neste contexto.
- Como não há tratamento específico da LRA, o foco da atenção tem se desviado para a prevenção, o reconhecimento precoce, a retirada de fatores perpetuadores da lesão e o tratamento de suporte efetivo.
- Por ser uma entidade oligossintomática, seu diagnóstico depende de marcadores laboratoriais; até recentemente não havia critério diagnóstico bem estabelecido na literatura, com diversas definições diferentes. Desde 2004 são feitos esforços para unificar a definição e classificação em estágios da LRA.
- A classificação clássica de etiologias em pré-renais, renais e pós-renais tem valor reduzido no doente crítico, visto que a LRA geralmente é de etiolo-

gia multifatorial, sendo mais importantes a identificação e a resolução de fatores perpetuadores.

FATORES DE RISCO E PREVENÇÃO

- O reconhecimento do paciente em risco para LRA é importante. Diversos escores foram validados para populações específicas; esses escores, no entanto, possuem uma validade externa limitada. Além disso, o reconhecimento dos fatores de risco na população geral auxilia na prevenção e detecção precoce da LRA.
- O principal fator de risco para desenvolvimento de LRA é a presença de doença renal crônica (DRC). Outros fatores de risco importantes incluem idade avançada, hipertensão, *diabetes mellitus*, insuficiência cardíaca e cirrose hepática.
- Quanto maior a gravidade do paciente, maior o risco de desenvolvimento de LRA.
- A identificação de fatores de risco potencialmente modificáveis, como desidratação, hipervolemia, uso de agentes nefrotóxicos e baixo débito cardíaco, por exemplo, permite evitar que a LRA se instale e, no caso da LRA instalada, a retirada desses fatores perpetuadores pode favorecer a recuperação renal.
- Diversos medicamentos foram estudados para profilaxia da LRA, como o fenoldopam, a dopamina e o peptídeo natriurético atrial, porém esses medicamentos não demonstraram melhora nos desfechos dos pacientes, não devendo ser usados com o intuito de prevenção da LRA.

CUIDADO! NÃO ESQUECER!

- Não existem terapias farmacológicas específicas para prevenção da LRA. A identificação do paciente em risco e a identificação precoce da LRA são fundamentais para atuar nos fatores modificáveis perpetuadores da lesão.

SINAIS E SINTOMAS

- A LRA no paciente crítico costuma ser oligossintomática, geralmente detectada com marcadores laboratoriais.
- A presença de oligoanúria também é usada como marcador da LRA.
- Os sinais e sintomas mais comuns são os decorrentes das complicações da LRA:
  - Hipervolemia, causando congestão pulmonar e edema periférico.
  - Hipercalemia, causando alterações do ritmo cardíaco.
  - Elevação da ureia, causando anorexia, náuseas e soluços (estes mesmo em fases mais precoces); além de pericardite, encefalopatia metabólica com mioclonias, alteração da função plaquetária e neve urêmica, em fases mais avançadas.

DEFINIÇÃO E DIAGNÓSTICO NA UTI

- Até 2004 não havia uma definição clara de LRA, sendo que nesse ano surgiram os critérios RIFLE, que posteriormente foram modificados com os critérios da iniciativa AKIN.

- Em 2012 a iniciativa KDIGO unificou os dois critérios, incorporando tanto o conceito de aumento da creatinina em 0,3 mg/dL em 48 horas quanto o de aumento de 50% da creatinina em até 7 dias para o diagnóstico de LRA (Tabela 1).
- Todos os critérios para diagnóstico e classificação da LRA disponíveis na prática clínica envolvem o uso de duas informações: valor de creatinina e débito urinário.
- Na chegada do paciente ao serviço de saúde o diagnóstico de LRA pode ser difícil, visto que na realidade brasileira não é comum dispor de creatinina basal. O débito urinário e a evolução da creatinina serão fundamentais para a definição do diagnóstico.
- Quando a creatinina basal não estiver disponível, é possível estimar a creatinina pela forma de MDRD; no entanto, ao se fazer isso, a possibilidade de superestimar ou subestimar o valor real e com isso fazer um diagnóstico incorreto não é baixa.

Tabela 1 Critérios de lesão renal aguda (LRA) conforme a iniciativa KDIGO

Diagnóstico de LRA		
Aumento da creatinina em 0,3 mg/dL em 48 h OU	Aumento da creatinina em 1,5x o valor basal da creatinina em 7 dias OU	Débito urinário < 0,5 mL/kg/h por 6 h
Classificação da LRA		
Estágio	**Critério de creatinina**	**Critério de débito urinário**
Estágio I	Aumento de 0,3 mg/dL OU Aumento de 1,5 a 1,9x o valor basal	< 0,5 mL/kg/h por 6-12 h
Estágio II	Aumento de 2 a 2,9x o valor basal	< 0,5 mL/kg/h por ≥ 12 h
Estágio III	Aumento ≥ 3x o valor basal OU Creatinina ≥ 4 mg/dL OU Tratamento com terapia substitutiva	< 0,3 mL/kg/h por ≥ 24 h OU anúria por mais que 12 h

- É importante salientar que a creatinina avalia a filtração glomerular em seu estado basal, não estressado. Estima-se que um indivíduo possa perder até 50% de sua massa glomerular sem haver redução da taxa de filtração glomerular (TFG) e consequente aumento da creatinina (Figura 1).
- A creatinina não é o marcador ideal da função glomerular em alterações agudas por alguns motivos:
  1. A creatinina é um biomarcador atrasado: pode demorar 24 a 48 horas para se alterar após o insulto.
  2. O seu valor depende da massa muscular do paciente, que varia de acordo com idade, sexo, raça e estado nutricional do paciente.
  3. Diversas condições clínicas podem interferir na interpretação da creatinina, potencialmente levando a erros no diagnóstico da LRA (Tabela 2).
- Por esses motivos, em especial porque as alterações da creatinina são dinâmicas, não se deve utilizar fórmulas validadas em ambulatório para cálculo

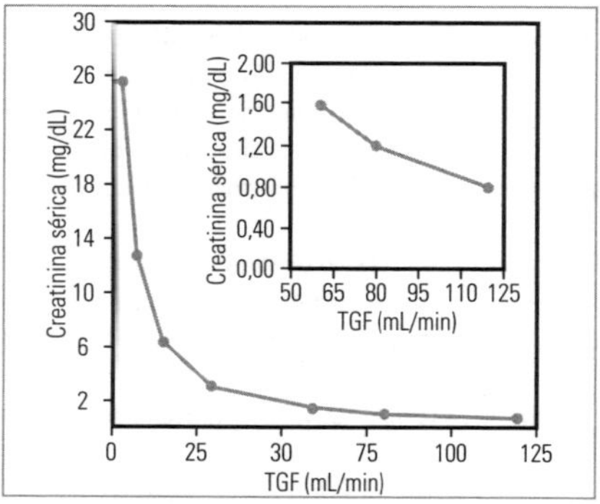

Figura 1 Relação não linear entre a creatinina e a taxa de filtração glomerular (TFG). O gráfico menor representa a variação da TFG em valores mais baixos de creatinina em maiores detalhes. Adaptada de Vincent JL. Textbook of critical care. 7ª edição. Elsevier; 2017.

de *clearance* de creatinina em pacientes com LRA, como MDRD, CKD-EPI, Cockcroft-Gault.

- O método utilizado para estimativa da creatinina (método cinético de Jaffe) pode apresentar uma variação analítica de até 0,2 g/dL. Por esse motivo, apenas variações ≥ 0,3 g/dL em 48 horas constituem lesão renal aguda.

Tabela 2 Problemas no uso exclusivo de creatinina e débito urinário como marcadores da função renal

Cenário	Consequência	Exemplo
Uso de medicações que interfiram na secreção tubular da creatinina	Aumento da creatinina sem alteração da função renal – diagnóstico incorreto de LRA	Trimetropina, piperacilina/tazobactam
Produção reduzida da creatinina	Atraso ou perda do diagnóstico de LRA	Sarcopenia, cirrose hepática, sepse
Obesidade	Aumento do diagnóstico de LRA (pelo débito urinário)	Se usado o peso real no cálculo do débito urinário
Condições associadas a hiperfiltração	Atraso no diagnóstico da LRA	Gravidez
Substâncias que interfiram na análise da concentração da creatinina	Atraso, perda ou erro no diagnóstico de LRA	Bilirrubina elevada, cefoxitina
Sobrecarga de fluídos	Diluição da creatinina – atraso ou subestimação do estágio da LRA	Anasarca
Oligúria devido ao aumento temporário da secreção de ADH	Diagnóstico incorreto de LRA	Pós-operatório, náuseas, dor

ADH: hormônio antidiurético; LRA: lesão renal aguda.

- Outro marcador comumente utilizado para diagnóstico e acompanhamento da LRA é a ureia. Ela é um subproduto do metabolismo de escórias nitrogenadas e tem relação proporcional com a TFG. No entanto, há ainda mais interferentes nessa relação do que no caso da creatinina:
  - ▷ Estados hipovolêmicos, mesmo que sem alteração da TFG, podem levar a maior taxa de reabsorção da ureia e consequente aumento do seu nível sérico.
  - ▷ A produção da ureia também é altamente variável. Estados catabólicos ou com alto consumo de proteínas, por exemplo, podem levar a aumento da ureia sem alterações da TFG.
  - ▷ A presença de sangue no trato gastrointestinal, como em casos de hemorragia digestiva, também pode levar a aumentos da ureia sem relação com a TFG.

CUIDADO! NÃO ESQUECER!

- Apesar do diagnóstico e da classificação da LRA serem dependentes do débito urinário e da creatinina, é necessário conhecer profundamente suas limitações. Fórmulas ambulatoriais para cálculo da TFG não devem ser usadas para o paciente crítico.

NOVOS MARCADORES

- Devido às falhas no uso exclusivo da creatinina e do débito urinário, novos marcadores têm sido avaliados para diagnóstico, classificação e prognóstico da LRA.
- A possibilidade de detecção mais precoce da lesão renal com o uso de novos biomarcadores os tornam mais atrativos.
- Esses novos marcadores permitem melhor entendimento do modelo conceitual da lesão renal em *continuum*, partindo de um fator de estresse renal inicial e lesão inicial até lesão renal avançada e perda de função (Tabela 3).
- Eles podem ser divididos conforme o que cada marcador avalia:
  - ▷ Marcadores de função glomerular, como a cistatina C sérica.
  - ▷ Marcadores de integridade glomerular, como a albuminúria.
  - ▷ Marcadores de estresse tubular, como o IGFBP-7.
  - ▷ Marcadores de dano tubular, como o NGAL.
  - ▷ Marcadores de inflamação renal, como a IL-18.
- Pacientes com alterações nesses marcadores, mas com diurese e creatinina normais, estão em maior risco para complicações e maior mortalidade.
- Apesar de ter sua validade preditiva já demonstrada, até hoje não há dados que demonstrem que os biomarcadores de lesão renal possam ser utilizados para indicar uma terapia mais precocemente que já não deva ser realizada. Por esse motivo, esses biomarcadores não são recomendados até o momento na prática clínica.
- A cistatina C sérica talvez seja o novo marcador mais disponível. Ela é produzida em todas as células nucleadas, podendo ser encontrada em todos os tecidos e fluidos. Por ser livremente filtrada no glomérulo e posteriormente ser absorvida em sua totalidade nas células tubulares, onde

é degradada sem haver reabsorção ou secreção tubular, ela é considerada como melhor marcador da função glomerular do que a creatinina. Ela é menos dependente de idade, massa muscular e função hepática do que a creatinina.

Tabela 3 Exemplos de marcadores em estudo para avaliação da função e integridade renal

Marcadores de função glomerular	Cistatina C, hepcidina
Marcadores de função e dano tubular	Alanina aminopeptidase, fosfatase alcalina, a-glutationa S-transferase, p-glutationa S-transferase, g-glutamiltranspeptidase, hepcidina, IGFBP-7, molécula de lesão renal-1 (KIM-1), lipocalina associada à gelatinase neutrofílica (NGAL), proteína ligante a ácido graxo hepático (L-FAB)
Marcadores de inflamação e reparo	Interleucina-18, proencefalina, fator de crescimento do hepatócito (HGF), calprotectina

ETIOLOGIAS E INVESTIGAÇÃO

- No modelo mais aceito hoje, a instauração da LRA depende da interação entre a suscetibilidade e o insulto.
- A suscetibilidade se refere ao paciente como um todo, levando em consideração idade, estado de saúde e todas as comorbidades que podem impactar em sua reserva funcional renal. Também pode se referir à suscetibilidade renal, em que se leva em conta a presença de condições de fragilidade renal, como LRA prévia, diabetes e hipertensão.
- O aumento da suscetibilidade predispõe o paciente a maior risco de LRA mesmo com insultos menores.

CUIDADO! NÃO ESQUECER!

- O desenvolvimento da LRA depende da interação entre a suscetibilidade do indivíduo e a gravidade do insulto. Em pacientes muito suscetíveis, como idosos ou frágeis, mesmo insultos mínimos podem desencadear LRA.

- Os insultos podem ser diversos, como sepse, choque, cirurgia, trauma, medicamentos, aumento da pressão venosa e obstrução do fluxo urinário, por exemplo.
- Sepse é considerada o insulto mais frequente nas coortes de pacientes críticos com LRA.
- É comum no ensino médico a divisão dos insultos em etiologias pré-renais, renais e pós-renais (Tabela 4). No entanto, ressaltamos que essa divisão é meramente didática e que no paciente crítico essas etiologias se somam, na maioria das vezes não sendo possível atribuir a LRA a apenas um fator.

Tabela 4 Exemplos de classificação clássica de etiologias de insulto renal

Pré-renal	Renal	Pós-renal
Estados de choque	Isquemia	Obstrução uretral
Anti-hipertensivos	Nefrotoxicidade	Obstrução vesical
Síndrome hepatorrenal	Nefrite intersticial	Obstrução bilateral de ureteres
Desidratação	Mioglobinúria	
Obstrução de artéria renal	Rabdomiólise	
Sepse e choque séptico	Doenças glomerulares	
Síndrome cardiorrenal	Vasculites	

- Um exemplo da confusão que pode ser causada por essa divisão é a insuficiência cardíaca congestiva: apesar de ser classificada como pré-renal por conta da redução da pressão de perfusão, o tratamento pode consistir no uso de diuréticos – o racional é que a redução da pressão de perfusão se dá pela congestão venosa, aliviada com a diureticoterapia.
- Outro exemplo é a sepse: apesar de classicamente ser considerada uma causa de necrose tubular aguda (NTA), estudos com biópsias demonstraram que a grande maioria dos pacientes não possui lesões histológicas compatíveis com NTA, sendo o achado mais comum o de rins normais ou de achados inespecíficos de lesão túbulo-intersticial.
- Com a evolução da compreensão da LRA no paciente crítico, a classificação nessas três formas de etiologia tem sido questionada. Em seu lugar, privilegia-se a ideia de avaliar se a lesão renal é persistente (se há real dano renal) ou não (se a lesão é apenas funcional) e se os fatores de insulto permanecem ou não.

CUIDADO! NÃO ESQUECER!

- A divisão em etiologias pré-renais, renais e pós-renais, apesar de didática, não deve ser usada para guiar o manejo. Mesmo pacientes com etiologias pré-renais, por exemplo, podem não se beneficiar do uso de fluidos.

- A investigação da etiologia da LRA é complexa, mas deve ser feita visando a remoção de potenciais insultos que podem perpetuar a lesão.
- A história clínica e o exame físico são os passos mais importantes para a definição da etiologia da lesão renal, muitas vezes já apontando para possíveis causadores da lesão renal. A revisão dos medicamentos em uso ou usados recentemente também pode fornecer informações valiosas.
- Exames suplementares iniciais na avaliação incluem urina 1 e ultrassonografia de rins e vias urinárias.
- A urina 1 permite avaliar a presença de hemácias, hemoglobina, leucócitos, proteína, cristais e cilindros, o que pode ajudar na definição da etiologia da lesão renal. Convém ressaltar que esses testes são pouco específicos e que a correlação com a história é vital.

- O ultrassom de rins e vias urinárias na maioria das vezes é o exame de imagem de escolha para avaliação da LRA. Ele é útil tanto para a avaliação de sinais de doença renal crônica – pela redução da diferenciação corticomedular e pelo tamanho dos rins, por exemplo – quanto para avaliação de fatores obstrutivos.
- O cálcio iônico sérico pode ser solicitado nessa etapa inicial, caso não tenha sido solicitado antes, visto que sua elevação pode apontar para doenças de difícil diagnóstico sem essa informação, como o mieloma múltiplo ou hipercalcemia da malignidade.
- A relação ureia/creatinina, classicamente utilizada para diferenciação de etiologias pré-renais, não tem utilidade no paciente crítico, visto que essa relação frequentemente estará alterada por conta do estado catabólico do paciente crítico, e não por conta da baixa perfusão renal.
- Os eletrólitos urinários e a fração de excreção de sódio, ureia e ácido úrico não mostraram correlação consistente com alterações histopatológicas, e o racional fisiológico que envolve o uso desses exames não é válido no paciente crítico, visto que esses exames não conseguem diferenciar LRA transitória de persistente; também não conseguem diferenciar pacientes que se beneficiam de fluidos daqueles que não se beneficiam.
- O manejo de fluidos desses pacientes, portanto, deve ser guiado por outros parâmetros, e não pela fração de excreção de sódio ou ureia.
- Outros exames devem ser solicitados conforme apontado pela história, exame físico e achados desses exames iniciais. Casos que apontarem para glomerulonefrites/vasculites, por exemplo, devem ser avaliados com o uso de anticorpos associados (Figura 2).
- A solicitação dos autoanticorpos não deve fazer parte da avaliação inicial da LRA, visto que a incidência das doenças diagnosticadas por eles é baixa, o custo desses exames é alto e há possibilidade de falsos positivos (maior prevalência de falsos positivos do ANCA na doença crítica, por exemplo).
- A biópsia renal raramente é feita na UTI, devido ao risco aumentado de sangramento associado à doença crítica e a baixa possibilidade do resultado alterar o manejo do paciente, mas pode ser considerada em casos selecionados após avaliação com equipe de Nefrologia.

CUIDADO! NÃO ESQUECER!

- A investigação etiológica da LRA deve se basear principalmente em história e exame físico; exames iniciais devem ser a urina 1 e exame de imagem das vias urinárias. Demais exames irão depender das hipóteses diagnósticas geradas com a história e os exames iniciais, não devendo ser solicitados para todos os pacientes.

ETIOLOGIAS ESPECÍFICAS

- A LRA pode ter origem em causas específicas e que envolvam manejo diferenciado.
- Discutiremos a seguir algumas dessas etiologias.

SÍNDROME CARDIORRENAL

- A síndrome cardiorrenal (SCR) abrange o espectro de alterações da complexa interação coração-rins; é dividida em cinco fenótipos (Tabela 5).

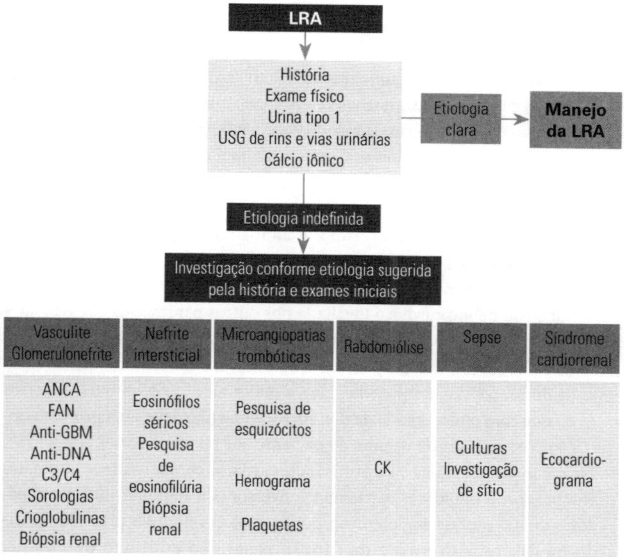

Figura 2 Sugestão de investigação da lesão renal aguda (LRA). ANCA: anticorpo anticitoplasma de neutrófilos; anti-GBM: anticorpo antimembrana basal; CK: creatinoquinase; C3: fração 3 do complemento; C4: fração 4 do complemento; FAN: fator antinuclear.

Tabela 5 Classificação de fenótipos da síndrome cardiorrenal

Fenótipo	Descrição
Tipo 1 (síndrome cardiorrenal aguda)	IC aguda levando a LRA
Tipo 2 (síndrome cardiorrenal crônica)	IC crônica levando a piora lenta e progressiva da função renal (DRC)
Tipo 3 (síndrome renocardíaca aguda)	LRA levando a hipervolemia e ativação neuro-humoral, causando IC aguda
Tipo 4 (síndrome renocardíaca crônica)	DRC levando a cardiomiopatia crônica
Tipo 5 (síndrome cardiorrenal secundária)	Outras doenças desencadeando IC e disfunção renal

DRC: doença renal crônica; IC: insuficiência cardíaca; LRA: lesão renal aguda.

- Na LRA em UTI, ocorre a redução da perfusão renal por dois pontos:
  - Congestão venosa e consequente aumento das pressões venosas.
  - Redução do débito cardíaco.
- O manejo da SCR envolve uma avaliação precisa do estado volêmico do paciente, por meio da avaliação seriada das pressões venosas e débito cardíaco. São diversas as ferramentas que podem ser usadas, sendo mais usual o uso do cateter de artéria pulmonar, dispositivos de análise de contorno de pulso e/ou de mensuração de água extravascular pulmonar e o ecocardiograma.

- O tratamento visa à redução da congestão venosa e aumento do débito cardíaco (quando reduzido) e envolve principalmente quatro pontos:
  - Vasodilatação: leva ao aumento do débito cardíaco pela redução da pós-carga, e redução das pressões venosas pelo aumento da capacitância do sistema venoso. Sugerimos vasodilatação endovenosa no paciente crítico e posterior transição para oral após estabilização.
  - Diuréticos: são necessários para redução da congestão venosa; a preferência é por diuréticos de alça (furosemida). A dose deve ser titulada para atingir diurese efetiva; sugerimos dobrar a dose de uso domiciliar; associar tiazídico; ou associar bloqueador do receptor de mineralocorticoide.
  - Inotrópicos: estratégia que deve ser usada **apenas** para pacientes com redução do débito cardíaco (avaliada por outros parâmetros que não apenas a piora da função renal) sem melhora com o uso de vasodilatadores.
  - Ultrafiltração: estratégia para redução das pressões venosas quando o uso de diuréticos não é suficiente. Leva a maior número de eventos adversos do que com o uso isolado de diuréticos, então não deve ser a primeira opção para retirada de volume no paciente que possui diurese.
- Terapêuticas utilizadas na insuficiência cardíaca compensada, como betabloqueadores, inibidores da enzima conversora da angiotensina e bloqueadores do receptor de angiotensina, por exemplo, podem ser mantidas quando há discreta alteração da função renal. No contexto de choque cardiogênico ou piora marcada da função renal, no entanto, deve-se avaliar a retirada dessas medicações.

SÍNDROME HEPATORRENAL

- A síndrome hepatorrenal (SHR) é caracterizada por uma piora importante da função renal no contexto de cirrose hepática avançada ou na insuficiência hepática aguda.
- A LRA é frequente nos pacientes internados por complicações de cirrose, podendo chegar a incidências acima de 50%; a SHR é a causa da LRA em até 40% dos casos.
- Apesar de ser potencialmente reversível, a SHR é condição de prognóstico ruim.
- É tipicamente classificada em duas formas de apresentação clínica:
  - SHR tipo 1, em que ocorre uma perda rápida e progressiva da função renal.
  - SHR tipo 2, em que a perda da função renal é lenta, com critérios para ser classificada como doença renal crônica (apesar disso, vale ressaltar que mesmo a SHR tipo 2 é potencialmente reversível).
- Não há marcador específico para a síndrome, e seu diagnóstico depende do afastamento de outras causas de lesão renal no paciente com doença hepática.
- Os critérios diagnósticos e a classificação da LRA são descritos na Tabela 6.
- O manejo deve ser iniciado na suspeita da SHR, mesmo antes da confirmação diagnóstica.
- Diagnósticos diferenciais de LRA devem ser pesquisados e corrigidos.
- Agentes nefrotóxicos devem ser retirados, infecções devem ser pesquisadas (inclusive peritonite bacteriana espontânea).
- O tratamento proposto envolve (Figura 3):
  - Expansão volêmica com albumina na dose de 1 g/kg/dia é recomendada nos dois primeiros dias de tratamento.

Tabela 6 Critérios diagnósticos e classificação da lesão renal aguda (LRA) na cirrose conforme o Clube Internacional de Ascite e Lesão Renal Aguda (ICA-AKI)

Diagnóstico de síndrome hepatorrenal (SHR)		
Cirrose com ascite	Ausência de melhora após 2 dias de retirada de diuréticos e expansão com albumina	Ausência de choque
Sem uso atual ou recente de drogas nefrotóxicas	Sem sinais de lesão renal estrutural (proteinúria, hematúria ou USG anormal)	LRA conforme critérios abaixo:

Classificação da lesão renal aguda (LRA)	
Estágio	**Critério**
Estágio IA	Aumento de 0,3 mg/dL até valores de creatinina ≤ 1,5 mg/dL
Estágio IB	Aumento de 0,3 mg/dL para valor de creatinina ≥ 1,5 mg/dL
Estágio II	Aumento de 2 a 3x o valor basal
Estágio III	Aumento > 3x o valor basal OU Creatinina ≥ 4 mg/dL (com aumento ≥ 0,3 mg/dL) OU Tratamento com terapia substitutiva

USG: ultrassom.

- ▷ Vasoconstritores são recomendados em pacientes que não respondem ao tratamento inicial com albumina (ou em pacientes que se apresentem com LRA grave/com complicações inicialmente).
- ▷ Terlipressina é habitualmente a droga de escolha:
  - Dose inicial de 0,5 mg a cada 4 a 6 horas.
  - A dose pode ser aumentada até o máximo de 2 mg a cada 4 horas.
  - Deve-se atentar ao risco de eventos isquêmicos coronarianos, abdominais e de extremidades, especialmente com doses mais altas e mais frequentes.
- ▷ Norepinefrina pode ser alternativamente usada no lugar da terlipressina com o objetivo de aumentar a PAM em > 10-20 mmHg até um alvo de 70 a 80 mmHg.
- ▷ Recomenda-se associar a albumina na dose de 20 a 40 gramas por dia durante o tratamento com vasopressor. Esse tratamento pode ser usado até normalização da função renal ou por no máximo 15 dias.
- ▷ O tratamento definitivo para a SHR tipo 1 é o transplante hepático.
- ▷ A TRS pode ser usada como ponte para o transplante hepático. Em pacientes não candidatos a transplante seu uso é controverso e a avaliação caso a caso é recomendada.

UROPATIA OBSTRUTIVA

- Ocorre quando o fluxo urinário é interrompido; pode ser por fator estrutural ou funcional. Pode ocorrer no nível da uretra, da bexiga, dos ureteres ou da pelve renal.
- A obstrução do fluxo urinário leva à isquemia devido à distensão e maior pressão intratubular.
- Os sintomas dependem do nível da obstrução, mas de forma geral a dor no andar inferior do abdome é sintoma marcante.

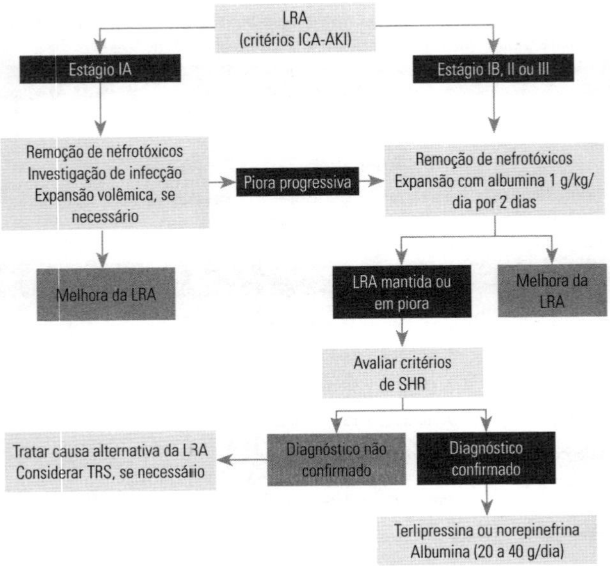

Figura 3 Sugestão de diagnóstico e manejo da lesão renal aguda (LRA) no paciente com cirrose hepática. SHR: síndrome hepatorrenal; TRS: terapia de substituição renal.

- A investigação envolve a ultrassonografia de rins e vias urinárias, que evidenciará dilatação das vias que precedem o ponto de obstrução. Caso haja suspeita de tumor na pelve, a tomografia de abdome e pelve pode se fazer necessária.
- O tratamento específico é a remoção o mais rápido possível do fator obstrutivo. Isso irá depender da etiologia e do ponto da obstrução; pode envolver medidas simples, como a simples troca ou remoção de uma sonda vesical obstruída; medidas farmacológicas, como bloqueadores alfa, no caso da hiperplasia prostática benigna; e medidas cirúrgicas, como no caso de nefrolitíase com obstrução.
- De especial interesse na terapia intensiva é a ocorrência da *poliúria pós-obstrutiva*, em que habitualmente há uma melhora da taxa de filtração glomerular (com redução da creatinina), porém com disfunção tubular marcante e distúrbios hidroeletrolíticos associados, que devem ser ativamente buscados e tratados para evitar complicações.

NEFRITE INTERSTICIAL

- A nefrite intersticial (NI) é uma inflamação tubulointersticial geralmente desencadeada por medicamentos. Qualquer medicamento pode desencadear a doença, sendo os antibióticos, anti-inflamatórios não esteroidais e inibidores da bomba de prótons os causadores mais frequentes.
- O início da LRA pode se dar semanas a meses após o início do medicamento causador, porém varia conforme a classe do agente. NI desencadeada por antibióticos betalactâmicos frequentemente ocorre poucos dias após o iní-

cio do medicamento, enquanto a exposição a AINEs classicamente desencadeia NI após meses de exposição.

- A tríade clássica de *rash* cutâneo, febre e eosinofilia poucos dias após início de um uma droga tipicamente causadora está presente em menos de 10% dos casos.
- A NI pode se apresentar como uma piora da função renal progressiva, lenta e assintomática. Quando sintomática, os sintomas costumam ser inespecíficos, como anorexia, astenia, mialgia e febre. Tipicamente não causa oligúria, porém casos mais graves podem cursar com oligúria e rápida piora da função renal.
- Laboratorialmente, além da piora da função renal, podemos ter como alterações uma acidose hiperclorêmica e hipercalemia não condizentes com o grau da piora renal, evidenciando o acometimento tubulointersticial precoce.
- A eosinofilia pode estar presente, mas quando o agente causador não é um betalactâmico, sua presença não é comum.
- Urina tipo 1:
  1. Proteinúria é comum,
  2. Hematúria está presente em menos de metade dos casos.
  3. Leucocitúria é outro achado clássico, porém não está presente em até metade dos casos.
  4. A eosinofilúria, apesar de pouco sensível, é um achado com alta especificidade para NI. Outros achados que podem sugerir NI são cilindros leucocitários e cilindros epiteliais.
- Exames de imagem podem mostrar rins aumentados em tamanho, mas não são sensíveis ou específicos para o diagnóstico.
- O diagnóstico definitivo é dado pela biópsia renal, que vê sinais de inflamação tubular e intersticial.
- Tratamento:
  1. Retirada do agente causador com uso de agentes alternativos; a maior parte dos pacientes reverte a LRA depois.
  2. O uso de corticosteroides é possível, apesar de resultados conflitantes na literatura. Recomendamos prednisona 1 mg/kg por 1 a 2 semanas. Na ausência de resposta à medicação, sugerimos sua retirada. Caso haja resposta, sugerimos desmame gradual.
- Uma sugestão prática de avaliação e conduta é:
  1. Ter alta suspeição para NI nos pacientes com LRA sem outra etiologia provável e retirar os potenciais medicamentos causadores.
  2. Se não houver melhora da função renal em até uma semana, deve-se considerar biópsia renal.
  3. Caso a biópsia suporte o diagnóstico de NI, iniciar corticosteroides se menos de 3 semanas da doença,
  4. Caso não haja melhora após 1 a 2 semanas de tratamento, efetuar a retirada mais rápida do corticoide.

CUIDADO!
NÃO ESQUECER!

- Algumas causas de base da LRA envolvem tratamento específico, e seu reconhecimento precoce é necessário para tratamento e retirada do fator perpetuador da LRA.

MANEJO CONSERVADOR DA LRA

- O manejo da LRA pode ser dividido em manejo específico e manejo de suporte, sendo o último dividido em manejo clínico (ou conservador) e manejo com terapia renal substitutiva.
- Algumas etiologias específicas (síndrome hepatorrenal e a nefrite intersticial, por exemplo) demandam tratamento específico para melhora da função renal. Para a LRA não desencadeada por essas etiologias específicas, no entanto, não se tem hoje nenhuma terapia que melhore os desfechos dos pacientes, sendo imperativo o tratamento da causa de base que levou à LRA.
- Com a classificação antiga das etiologias, havia uma proposta de abordagem específica para cada tipo de etiologia (como expansão vascular para a LRA pré-renal). Com o maior entendimento da LRA no paciente crítico, ficou claro que esse paradigma frequentemente levava a um reflexo de que oligúria ou aumentos de creatinina devem ser tratados com fluidos, o que hoje sabemos ser altamente deletério para o paciente com LRA.
- Uma sugestão de abordagem específica para LRA é avaliar inicialmente se há necessidade de correção de alguns poucos pontos:
  - Se o paciente está euvolêmico (lembrando que a hipervolemia também pode ser prejudicial).
  - Se a pressão arterial está adequada para a perfusão renal.
  - Se há drogas nefrotóxicas que podem ser retiradas.
  - Se o paciente está mantendo níveis normais de glicemia.
  - E se há algum fator obstrutivo que possa ser resolvido.
- Caso esses fatores estejam todos resolvidos, uma avaliação mais avançada se faz necessária, estimando-se o débito cardíaco (e otimizando quando necessário) e as pressões venosas (reduzindo-as quando elevadas).

CUIDADO! NÃO ESQUECER!

- É necessário remover os fatores perpetuadores da LRA sempre que possível. Para isso, deve-se avaliar o débito cardíaco, a pressão de perfusão renal, medicamentos em uso, glicemia e fatores obstrutivos.

- Mesmo com todos os fatores perpetuadores removidos, a LRA pode progredir e/ou persistir. Com isso, o tratamento de suporte para as complicações da LRA se faz necessário.
- As principais complicações são os distúrbios eletrolíticos, a acidose metabólica, a uremia e a hipervolemia.
- Os principais distúrbios eletrolíticos na LRA são a hipercalemia, os distúrbios do sódio, a hiperfosfatemia e a hipocalcemia. Desses, o que representa maior risco para o paciente é a hipercalemia.
- A principal complicação da hipercalemia é a alteração do ritmo cardíaco, com modificações características do eletrocardiograma que progridem até arritmias malignas e parada cardiorrespiratória (PCR).
- Como medidas para hipercalemia, temos aquelas para espoliar o potássio e outras para *shift* intracelular do potássio, reduzindo seu nível sérico (Tabela 7).
- Quando a hipercalemia está causando alterações eletrocardiográficas significativas recomenda-se o uso de cálcio para estabilização da membrana e re-

dução de risco de PCR. No entanto, essa medida não altera os níveis séricos do potássio, não podendo ser considerada como medida definitiva.

Tabela 7 Medidas para hipercalemia

Medida	Forma de uso	Comentário
Medidas de *shift* intracelular		
Beta-agonista	Fenoterol 10 gotas ou salbutamol 2 puffs Uso inalatório até de 4/4 h	Medida pouco eficaz e fugaz. Risco de taquicardia
Bicarbonato	50 a 100 mL de bicarbonato de sódio 8,4% endovenoso em 5-10 minutos, repetir até 4/4 h	Ação em 30-60 minutos, duração de 2 horas. Pouco eficaz em pacientes sem acidose. Risco de hipernatremia e hipervolemia
Insulina (solução polarizante)	10 unidades de insulina regular + glicose 50 g (100 mL de glicose 50% ou 500 mL de glicose 10%), uso endovenoso	Ação em 30-60 minutos, duração de 2 horas. Risco de hipoglicemia
Medidas de excreção do potássio		
Furosemida	20 a 100 mg endovenosa de 6/6 h Titular dose conforme resposta	Medida eficaz para excreção do potássio caso o paciente apresente diurese
Resina de troca	Poliestirenossulfonato de cálcio 30 g – 1 envelope oral/entérico diluído em 100 mL de manitol, a ser repetido conforme necessidade, até 4x ao dia	Forma lenta para eliminação do potássio, não devendo ser usada para hipercalemia aguda. Risco de constipação e obstrução intestinal
Outras medidas		
Cálcio	90-270 mg de cálcio elementar (10 a 30 mL de gluconato de cálcio 10%, 10 mL de cloreto de cálcio 10%)	Se alterações eletrocardiográficas importantes. Pode ser repetido até estabilização do ECG

- Os distúrbios do sódio também são comuns no paciente crítico, tanto a hiponatremia quanto a hipernatremia.
- A hiponatremia tende a ser consequência da incapacidade renal de excretar água livre.
- A hipernatremia tem etiologia mais diversa; ocorre tanto por infusão de sódio em excesso (fluidos de expansão, diluição de medicações) e redução da capacidade de eliminar sódio, quanto por redução da capacidade de concentração da urina. O manejo dessa condição na LRA envolve principalmente:
  - ▷ Redução da infusão de sódio: cuidado deve ser tomado com soros de manutenção contendo sódio e diluição de medicações; deve ser dada preferência à diluição em soluções glicosadas.
  - ▷ Água livre: usada de forma enteral ou endovenosa (soro glicosado).
  - ▷ Diuréticos: usados com cautela, visando evitar o balanço hídrico positivo. Tiazídicos podem levar a maior excreção de sódio.
- Hiperfosfatemia é consequência comum da LRA, visto que o rim é o principal excretor de fósforo no organismo; com a LRA, o fósforo deixa de ser ex-

cretado e se acumula no organismo. Como regra geral, não traz repercussões clínicas e não deve ser tratada, exceto quando o paciente iniciar TRS contínua (vide capítulo específico).

- A hipocalcemia é frequente no paciente com LRA, habitualmente como consequência da hiperfosfatemia. Não temos evidência que a reposição sistemática do cálcio, quando assintomática, altere desfechos do paciente.
- A acidose metabólica é consequência comum da LRA, visto que o rim tem papel de excreção do ácido produzido pelo organismo; essa acidose pode ser tanto hiperclorêmica, pela baixa capacidade de excreção do cloro, quanto com o ânion gap elevado pelo acúmulo de ânions não mensuráveis.
- As principais consequências da acidose metabólica são o pior desempenho cardíaco causado pela acidose, podendo degenerar para PCR; e a resistência a catecolaminas.
- Quando esses pontos forem motivo de preocupação, o tratamento da acidose com infusão de bicarbonato pode ser feito. O BICAR-ICU, maior estudo feito até o momento avaliando a infusão de bicarbonato em pacientes críticos com acidose metabólica, não evidenciou redução da mortalidade em 28 dias; em análise de subgrupo, contudo, foi visto que os pacientes com LRA estágios 2 ou 3 tiveram menor mortalidade e menor uso de TRS quando era usado o bicarbonato. Pode ser prescrito de várias formas, com risco de hipernatremia em todas elas. Sugerimos as seguintes formas:
  - Bicarbonato por via oral: 500 a 1.000 mg a cada 6-8 horas.
  - Bicarbonato de sódio 8,4%: alíquotas de 1 mL/kg, podendo ser repetidas a cada 6-8 horas.
  - Solução bicarbonatada: 150 mL de bicarbonato 8,4% diluídos em 850 mL de soro glicosado, infundido lentamente ao longo de 12 a 24 horas. Nessa última forma é necessário maior atenção ao risco de hipervolemia.
- A uremia é uma complicação frequente da LRA e seu tratamento depende ou da melhora da função renal ou de terapia dialítica. Quando sintomática – pericardite urêmica, sangramentos de difícil controle, por exemplo – o uso da terapia dialítica visando reduzir os níveis de ureia é consenso. Em pacientes sem sintomas específicos de uremia, no entanto, o melhor momento para iniciar terapia dialítica ainda é foco de discussão. Um estudo recente (AKIKI 2) não encontrou benefícios e encontrou possíveis efeitos deletérios em não indicar diálise em níveis de ureia acima de 240 mg/dL.
- O acúmulo de líquidos é fator associado a maior mortalidade em pacientes com LRA, podendo levar a piora da oxigenação, edema e aumento de pressões venosas (com consequente manutenção da LRA), por exemplo. Seu tratamento, portanto, é foco de interesse.
- Os diuréticos não devem ser usados de rotina na LRA, visto que não mostraram redução da mortalidade ou de necessidade de TRS, mas são úteis em casos em que o acúmulo de líquidos é indesejado ou as pressões venosas estão aumentadas pelo excesso de líquido intravascular.
- A furosemida é o principal diurético usado nessa situação, por ser o mais efetivo. Como o efeito desse diurético se dá na parte luminal da alça, a dose necessária para levar à diurese irá depender da sua capacidade renal de filtrar o diurético. Além disso, seu efeito é dose-dependente: doses pequenas não irão levar a aumento da diurese, enquanto doses além da dose-teto não terão maior efeito diurético.
- A furosemida oral possui biodisponibilidade por volta de 50%, mas no paciente com LRA esse valor é altamente variável, podendo chegar próximo a

10%. Por conta disso, no paciente crítico com LRA a via endovenosa deve ser preferível.

- A associação de diuréticos para controle do balanço hídrico também é possível, sendo que a hidroclorotiazida pode ser empregada com esse intuito. É importante ressaltar, no entanto, que a associação de diuréticos aumenta a possibilidade de efeitos adversos, principalmente a hipocalemia.
- A forma de uso dos diuréticos é variável na literatura, chegando a doses acima de 3 g/dia de furosemida; na Tabela 8 apresentamos uma sugestão de uso de diuréticos no paciente com LRA.

Tabela 8 Sugestão do uso de diuréticos na lesão renal aguda (LRA)

Diurético	Dose	Comentário
Furosemida (*bolus*)	Habitualmente, 20 a 100 mg Pode-se chegar a 1,0-1,5 mg/kg	Usar doses de forma crescente, avaliando a resposta, até atingir resposta adequada. Prescrever conforme meta de balanço hídrico. Caso optado por manter de horário, preferir intervalos menores, a cada 6 horas, por exemplo, mantendo-se atenção ao balanço hídrico
Furosemida (infusão contínua)	1 a 20 mg/h	A infusão contínua parece levar a maior diurese do que com doses *bolus*, porém sem melhora em desfechos clínicos. Deve ser usada em equipo fotossensível
Hidroclorotiazida	25 a 200 mg/dia	Apenas disponível por via oral/enteral. Preferir dividir doses maiores em 2x ao dia

- A furosemida, além da importância no manejo volêmico do paciente com LRA, também pode servir para avaliar a integridade da função tubular e prognosticar a LRA. O teste de estresse de furosemida, que consiste avaliar a diurese em duas horas após aplicação de uma dose de 1 mg/kg (sem uso prévio de furosemida) ou 1,5 mg/kg (uso prévio), pode predizer a progressão da LRA. Pacientes com diurese inferior a 200 mL nas duas horas têm maior risco de evolução para LRA estágio 3, necessidade de TRS e mortalidade.
- Mesmo com manejo conservador adequado uma boa parte dos pacientes com LRA evolui com complicações refratárias às medidas discutidas aqui. Nesses casos, a TRS está indicada; seu uso e suas particularidades serão discutidos em capítulo próprio.

CUIDADO! NÃO ESQUECER!

- O manejo da LRA consiste no manejo de suas principais complicações, que são hipercalemia, acidose metabólica, uremia e hipervolemia. Quando refratárias ao manejo conservador, a avaliação de TRS deve ser feita.

MANEJO DE FLUIDOS NA LRA

- O manejo de fluidos no paciente com LRA é foco de muita dúvida e merece discussão à parte.
- Apesar da crença comum de que hidratação será fator protetor para os rins, no paciente crítico esse raciocínio pode ser deletério e deve ser evitado. O

objetivo deve ser almejar a euvolemia, embora seja difícil definir esse estado clinicamente.

- Estudo piloto recente avaliou o impacto de estratégias com objetivo de zerar ou negativar o balanço hídrico em pacientes com LRA que já haviam passado pela fase inicial de ressuscitação volêmica e demonstrou menor incidência de eventos adversos no grupo restritivo do que no grupo de cuidado padrão. No grupo restritivo, o uso de fluidos era limitado e diuréticos eram usados para buscar débito urinário suficiente para o balanço hídrico zerado ou negativo.
- Portanto, devemos visar a euvolemia no paciente com LRA. Os fluidos devem ser prescritos apenas para equilibrar as perdas previsíveis do paciente (diurese, suor, perdas pelo trato gastrointestinal). Os diuréticos são opção que deve ser usada quando, mesmo com o uso mínimo de fluidos, o paciente tender a balanços hídricos positivos.

CUIDADO! NÃO ESQUECER!

- A hipervolemia na LRA é prejudicial. Devemos visar à euvolemia, minimizando o uso de fluidos apenas para cobrir as perdas esperadas do paciente. Naqueles casos em que o balanço hídrico estiver tendendo a positivo, os diuréticos devem ser usados visando zerar o balanço hídrico.

RECUPERAÇÃO DA LRA

- O manejo do paciente que recupera a função renal, apesar de receber pouca atenção na literatura, não é simples e deve ser foco de cuidado.
- O curso normal de recuperação da função renal envolve um momento inicial de recuperação da diurese, porém ainda com incapacidade de filtração e excreção das escórias. Nesse momento é possível que o paciente continue necessitando de medidas para distúrbios hidroeletrolíticos e acidobásicos. É necessária especial atenção à volemia, de forma a evitar que uma diurese inadequadamente elevada cause hipovolemia.
- É comum que a tubulopatia leve à incapacidade de concentração de urina. Com isso há maior excreção de água livre e hipernatremia. Mais uma vez, é necessária atenção à volemia e ao balanço hídrico do paciente, e o uso de reposição de água livre visando balanço hídrico neutro se faz necessário.
- A recuperação da LRA pós-uropatia obstrutiva, além das alterações comuns a todas as etiologias de LRA em recuperação, pode apresentar alguns distúrbios típicos:
  - Mais de metade dos pacientes irá cursar no período de recuperação com lesão tubular que causa incapacidade de concentração da urina, levando a poliúria. O efeito osmótico do excesso de ureia no túbulo após também pode contribuir para a poliúria. Essa poliúria tem duração média de dois dias, podendo chegar ao extremo do espectro que é o *diabetes insipidus* nefrogênico, quando não há reabsorção de água livre no túbulo coletor. Esse quadro cursa com urina com osmolaridade baixa e hipernatremia. O tratamento envolve reposição de água livre.
  - Aumento da excreção do potássio com hipocalemia acentuada. Monitorização frequente e reposição de potássio podem se fazer necessárias.

▷ Outros distúrbios que podem ocorrer e que merecem atenção são a hipomagnesemia e a alcalose metabólica.

CUIDADO! NÃO ESQUECER!

▸ A recuperação da LRA também merece atenção. A diurese pode ser inadequada e levar a hipovolemia e novo insulto para LRA. Distúrbios eletrolíticos e acidobásicos também podem ocorrer e demandar intervenção.

PROGNÓSTICO

- A probabilidade de óbito aumenta conforme o estágio da lesão progride, podendo chegar a 50% em pacientes com necessidade de terapia dialítica.
- Para os sobreviventes, a LRA não se comporta como doença autolimitada; eles correm o risco de não recuperar a função renal, evoluindo para doença renal crônica quando o dano permanece por mais de três meses. Essa doença renal crônica pode ou não ser dialítica.
- A porcentagem dos pacientes que cronificam a lesão renal é variável em diversos estudos, podendo chegar a 40% dos pacientes que tiveram LRA.
- Os principais fatores de risco para cronificação da lesão renal são maiores níveis basais de creatinina, maiores níveis de creatinina na alta hospitalar e maior gravidade da LRA.

CUIDADO! NÃO ESQUECER!

▸ A LRA não é uma doença autolimitada. Os pacientes que desenvolveram LRA durante a internação correm risco de cronificação da doença renal, podendo inclusive manter necessidade de terapia dialítica.

LITERATURA RECOMENDADA

1. Kidney Disease: Improving Global Outcomes (KDIGO) Acute Kidney Injury Work Group. KDIGO Clinical Practice Guideline for Acute Kidney Injury. Kidney Inter. 2012; 2:1-138.
2. Bouchard J, et al. A prospective international multicenter study of AKI in the intensive care unit. Clinical Journal of the American Society of Nephrology. 2015;10(8):1324-31.
3. Gaudry S, et al. Comparison of two delayed strategies for renal replacement therapy initiation for severe acute kidney injury (AKIKI 2): a multicentre, open-label, randomised, controlled trial. The Lancet. 2021;397(10281):1293-300.
4. Ginès P, et al. Hepatorenal syndrome. Nature Reviews Disease Primers. 2018;4(1).
5. Harris D, et al. Epidemiology and outcomes of acute kidney injury in critically ill surgical patients. Journal of Critical Care. 2015;30(1):102-6.
6. Heidenreich P, et al. 2022 AHA/ACC/HFSA Guideline for the Management of Heart Failure. Journal of the American College of Cardiology. 2022.
7. Hoste E, et al. Epidemiology of acute kidney injury in critically ill patients: the multinational AKI-EPI study. Intensive Care Medicine. 2015;41(8):1411-23.
8. Jaber S, et al. Sodium bicarbonate therapy for patients with severe metabolic acidaemia in the intensive care unit (BICAR-ICU): a multicentre, open-label, randomised controlled, phase 3 trial. The Lancet. 2018;392(10141):31-40.

9. Macedo E, Mehta R. Preventing acute kidney injury. Critical Care Clinics. 2015;31(4):773-84.
10. Mcmahon B, Chawla L. The furosemide stress test: current use and future potential. Renal Failure. 2021;43(1):830-9.
11. Ostermann M, Joannidis M. Acute kidney injury 2016: diagnosis and diagnostic workup. Critical Care. 2016;20(1).
12. Perazella M, Markowitz A, Glen S. Drug-induced acute interstitial nephritis. Nature Reviews Nephrology. 2010;6(8):461-70.
13. Rangaswami J, et al. Cardiorenal syndrome: classification, pathophysiology, diagnosis, and treatment strategies: a scientific statement from the American Heart Association. Circulation. 2019;139(16).
14. Tenzi J, et al. Renal histopathology in critically ill patients with Septic Acute Kidney Injury(S-AKI). Journal of Critical Care. 2022;68:38-41.
15. Vaara S, et al. Restrictive fluid management versus usual care in acute kidney injury (REVERSE-AKI): a pilot randomized controlled feasibility trial. Intensive Care Medicine. 2021;47(6):665-73.
16. Yagi K, Fujii T. Management of acute metabolic acidosis in the ICU: sodium bicarbonate and renal replacement therapy. Critical Care. 2021;25(1).

CAPÍTULO 33

Terapia de substituição renal

Ana Flávia Garcia Silva

Bruno Adler Maccagnan Pinheiro Besen

MENSAGENS RELEVANTES

- As indicações de terapia de substituição renal (TSR) são congestão sistêmica e/ou alterações metabólicas ameaçadoras à vida e refratárias a tratamento clínico.
- O objetivo do início da TSR é prover suporte renal que facilite o cuidado de outros aspectos do paciente crítico, tais como manejo de volume.
- Uma estratégia de diálise precoce de rotina não traz benefício ao paciente crítico. Porém, é importante considerar o contexto global do paciente e a tendência de evolução clínica e laboratorial para tomada de decisão.
- Ao se reservar a TSR apenas para complicações, cerca de 40% dos pacientes recuperam a função renal e deixam de necessitar de terapia substitutiva, sem impacto em mortalidade.
- No contexto de lesão renal aguda na disfunção de múltiplos órgãos, não há evidência de benefício da modalidade de TSR em redução de mortalidade (intermitente estendida ou contínua). Em alguns cenários clínicos (insuficiência hepática, hipertensão intracraniana), há indicação de TSR contínua.
- Para manter a patência do filtro de diálise, podem ser utilizadas anticoagulação regional com citrato, anticoagulação sistêmica com heparina ou lavagem do circuito com soro fisiológico.
- Alguns fármacos, tais como antimicrobianos e quimioterápicos, podem necessitar ajuste de dose em função do modo de TSR.

INTRODUÇÃO

- A terapia de substituição renal (TSR) é uma modalidade extracorpórea de suporte para atingir o reequilíbrio da homeostasia através da remoção de fluidos e escórias nitrogenadas, além da manipulação de eletrólitos e do equilíbrio ácido-base.
- As modalidades de TSR disponíveis são hemodiálise intermitente clássica, TSR contínua por hemofiltração, hemodiálise ou hemodiafiltração e métodos híbridos estendidos.
- A utilização de diálise peritoneal é rara no ambiente de terapia intensiva, devido à menor eficiência dessa modalidade e frequente comprometimento da permeabilidade do peritônio em pacientes críticos, embora seja factível e seu uso seja descrito.

ACESSO VASCULAR PARA TSR

- Para o início da TSR, é necessária a instalação de cateter de lúmen calibroso que permita fluxo de sangue adequado.

- O cateter pode ser de curta permanência em casos agudos ou podem ser utilizados cateteres tunelizados de longa permanência previamente implantados, como nos pacientes renais crônicos.
- Para melhor fluxo, utiliza-se veia profunda preferencialmente nesta ordem: veia jugular interna direita, veias femorais comuns e veia jugular interna esquerda.
- Deve-se poupar o uso de veias subclávias, pelo risco de trombose e estenose em veia que será de drenagem de eventual fístula arteriovenosa caso o paciente se torne renal crônico.
- É possível utilizar fístulas arteriovenosas antigas para diálise intermitente, mas não para diálise contínua, pois o baixo fluxo de sangue implica alto risco de trombose da fístula.

CUIDADO! NÃO ESQUECER!

- A via de acesso vascular preferencial para TSR é veia jugular interna direita, seguida por, em ordem de escolha, veias femorais comuns e veia jugular interna esquerda. Deve-se evitar as veias subclávias.

CIRCUITO DE DIÁLISE

- O fluxo de sangue no circuito de hemodiálise ocorre da seguinte maneira:
  - O sangue vai do paciente para o sistema através da linha arterial, submetida à pressão negativa de bomba de rolamento de mola (o rolete desloca o sangue através do equipo mediante oclusão total de um pequeno segmento do equipo, seguida por rolamento do segmento ocluído para frente).
  - O sangue então passa pelo filtro de hemodiálise, e em seguida pela linha venosa onde se encontram catabolhas e detector de ar venoso com a função de deter todo o ar que possa ter entrado no equipo de sangue antes que o sangue retorne ao paciente.
  - Finalmente, o sangue retorna ao paciente através da linha venosa.
- O circuito de TSR apresenta três pontos de pressão específicos:
  - P1: também chamada de pressão arterial, reflete a pressão na linha arterial do acesso venoso para diálise, por onde o sangue do paciente é aspirado em direção ao circuito de diálise. É uma pressão negativa gerada por bomba centrífuga, e deve-se encontrar entre –50 e –150 mmHg.
  - P2: também chamada de pressão pré-filtro ou PBE (*pressure of blood entry*), é a pressão medida imediatamente antes do capilar. Reflete a resistência do capilar, é um dos preditores de patência do capilar. Deve-se encontrar entre +100 e +250 mmHg.
  - P3: também chamada de pressão venosa, reflete a pressão na linha venosa do acesso venoso para diálise, por onde o sangue é devolvido da máquina para o paciente. Deve-se encontrar entre +50 e +150 mmHg. A diferença entre a pressão venosa e a pressão pré-filtro é chamada de gradiente transmembrana (P3 – P2) e deve-se encontrar abaixo de 100 mmHg.
- Alterações nas pressões arterial e venosa demandam atenção ao acesso venoso, como posicionamento ou obstrução. O aumento na pressão pré-filtro sugere comprometimento da patência do capilar por coágulos, ao passo que o aumento no gradiente transmembrana sugere perda de eficácia do capilar, seja por adsorção de proteínas ou por presença de coágulos.

CUIDADO! NÃO ESQUECER!

- Monitorizar as pressões no circuito de TSR traz informações importantes sobre o funcionamento do cateter e a patência do capilar.

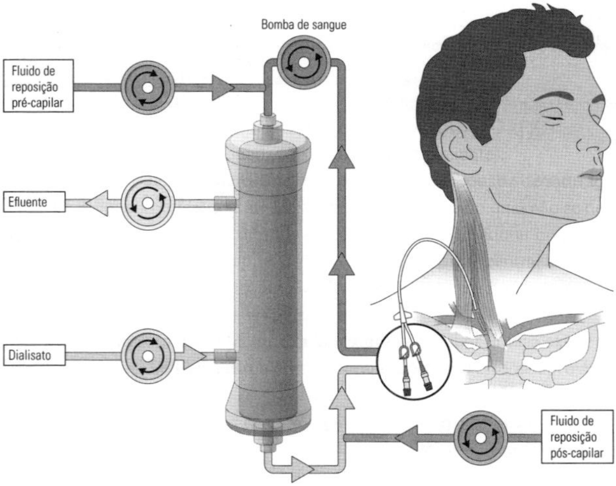

Figura 1 Imagem esquemática de cateter para hemodiafiltração com reposição pré-capilar em veia jugular interna direita e circuito. Fonte: adaptada de Tolwani A. Continuous renal-replacement therapy for acute kidney injury. NEJM. 2012;367:2505-14.

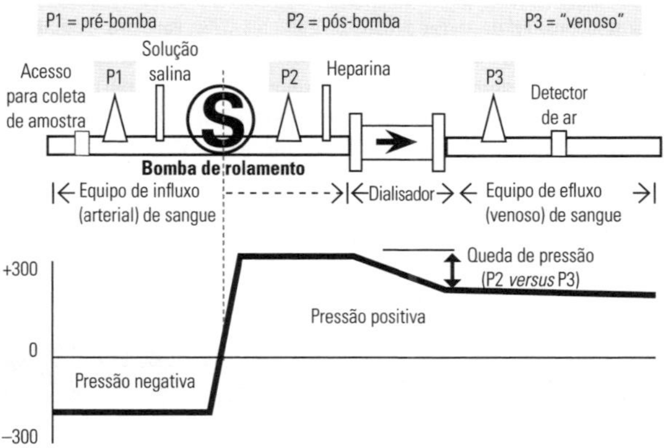

Figura 2 Monitores de pressão (P1, P2, P3) e pressões no circuito de sangue. Fonte: adaptada de Daugirdas J, Blake P, Ing T. Manual de diálise. 5. ed. Filadélfia: Lippincott Williams & Wilkins; 2016.

INDICAÇÃO

- As indicações clássicas de terapia de substituição renal estão descritas na Tabela 1.

Tabela 1 Indicações clássicas de terapia de substituição renal

▸ Acidose metabólica grave refratária a tratamento clínico (pH < 7,1)
▸ Hipercalemia grave refratária a tratamento clínico (K > 6,5)
▸ Intoxicação por toxina dialisável
▸ Congestão sistêmica com edema pulmonar refratário a tratamento clínico
▸ Complicações de uremia

- O momento para início de TSR vem sendo extensamente estudado na literatura nas últimas décadas. Algumas considerações quanto à evidência são:
  - ▷ Quando há alterações metabólicas ameaçadoras à vida, a indicação é imediata.
  - ▷ Na ausência de tais complicações, ainda há controvérsia.
  - ▷ O *guideline* da KDIGO recomenda que se considere o contexto global do paciente, ponderando sobre a tendência clínica (melhora/piora) e sobre a presença de condição que seja modificável pela TSR, e não somente por valor arbitrário de ureia ou creatinina.
  - ▷ Por outro lado, o compilado dos 4 ensaios clínicos randomizados mais recentes, apresentados na Tabela 2, nos permite afirmar que é seguro postergar o início de TSR até certo ponto sem prejuízo em mortalidade e com provável benefício em termos de recuperação da função renal.
  - ▷ Evitar uma estratégia de diálise precoce de rotina resulta em otimização do uso desse suporte, dado que em torno de 40% dos pacientes recuperam função renal ou morrem independentemente do uso do suporte e não mais necessitam de TSR.
  - ▷ Mais recentemente, o estudo AKIKI 2 buscou avaliar até que momento seria possível postergar o início de TSR (N = 278). Para isso, o estudo comparou início tardio de TSR (IRA KDIGO 3 e oligúria por mais de 72 h ou ureia > 240 mg/dL) *versus* muito tardio (indicações mandatórias – hipercalemia ou acidose refratárias, ureia > 300 mg/dL). O estudo não demonstrou diferença em termos de necessidade de TSR em 28 dias, porém a mortalidade em 60 dias foi maior no grupo muito tardio, com *hazard ratio* de 1,65 com significância estatística. A conclusão é que postergar demais o início de TSR é provavelmente prejudicial.

Tabela 2 Ensaios clínicos randomizados que avaliaram início precoce *versus* tardio de terapia de substituição renal (TSR)

	ELAIN JAMA, 2016[4]	AKIKI NEJM, 2016[5]	IDEAL-ICU NEJM, 2018[6]	STARRT NEJM, 2020[7]
População de pacientes críticos	IRA AKIN 2 e Ngal > 150 ng/dL N = 231	IRA KDIGO 3 e uso de VM e/ou DVA N = 620	Pacientes sépticos em falência renal (RIFLE) N = 488	IRA KDIGO 2 ou 3 N = 3.019

(continua)

Tabela 2 Ensaios clínicos randomizados que avaliaram início precoce *versus* tardio de terapia de substituição renal (TSR) *(continuação)*

	ELAIN JAMA, 2016[4]	AKIKI NEJM, 2016[5]	IDEAL-ICU NEJM, 2018[6]	STARRT NEJM, 2020[7]
Desfecho	Mortalidade em 90 dias	Mortalidade em 60 dias	Mortalidade em 90 dias	Mortalidade em 90 dias
Grupo precoce	8 h após IRA AKIN 2	Imediatamente após randomização	12 h após falência	Em até 12 h após randomização
Grupo tardio	12 h após IRA AKIN 2	No momento em que houvesse urgência dialítica	48 h após falência	No momento em que houvesse indicação convencional
Resultado	39 x 54% (P 0,03)	48 x 49% (P 0,79)	58 x 54% (P 0,38)	43 x 43% (P 0,92)
Pacientes do grupo tardio que não necessitaram TSR	9,2% 11 pacientes	49% 151 pacientes	38% 93 pacientes	38% 559 pacientes

- Do ponto de vista prático, é fundamental que se coloque o contexto clínico do paciente em perspectiva. Algumas perguntas podem auxiliar na tomada de decisão:
  1. A lesão renal aguda está causando algum comprometimento ao paciente?
  2. A perspectiva para os próximos dias é de melhora ou de piora clínica?
  3. Para pacientes com choque, é possível aguardar 12-24 horas para iniciar a TSR em melhores condições hemodinâmicas?

MODALIDADES

- O princípio da terapia de substituição renal é que água e solutos se movam através de membrana semipermeável e sejam removidos do corpo.
- O processo físico pelo qual isso ocorre varia conforme a modalidade de terapia.
- A **hemodiálise** funciona por difusão, isto é, o soluto se move através da membrana semipermeável de acordo com o gradiente de concentração, do fluido mais concentrado para o menos concentrado.
- A hemodiálise ocorre com o sangue correndo adjacente ao fluido de **dialisato**, separados por um filtro de membrana biocompatível, e de maneira contracorrente para otimizar a troca de solutos.
- As leis da difusão também se aplicam à hemodiálise: o movimento dos solutos é randômico e depende não somente do gradiente de concentração, mas também do tamanho da molécula – moléculas menores são mais difusíveis.
- A hemodiálise pode ser realizada de maneira contínua ou intermitente. Quando intermitente, pode ser realizada na modalidade clássica ou de baixa eficiência (SLED: *sustained low-efficient dialysis*).

- A **hemofiltração** funciona por convecção, isto é, o solvente se move através da membrana semipermeável por gradiente de pressão, de um sistema de alta pressão para um sistema de baixa pressão, e os solutos dissolvidos no fluido são levados por arraste através da membrana (um processo denominado "arraste pelo solvente").
- Nesse caso, o paciente recebe o chamado **fluido de reposição** para ajuste hidroeletrolítico. No sistema de TSR, o fluido de reposição pode ser instalado antes da passagem pelo filtro, após, ou antes e após, sendo denominada, respectivamente: pré-capilar, pós-capilar e pré e pós-capilar.
  - ▷ A reposição pré-capilar dilui o sangue que irá passar pelo filtro, com duas implicações: maior patência do filtro por redução de coagulação nos capilares e menor eficiência da TSR por filtrar, além do sangue, também o fluido de reposição.
- As duas modalidades podem ser utilizadas simultaneamente; neste caso, trata-se de hemodiafiltração.
- Ainda que a fisiologia mostre que moléculas grandes são removidas com mais eficiência pelo método de convecção, não há diferença entre as modalidades em desfechos clínicos em tais cenários, por exemplo, rabdomiólise. É possível, ainda, realizar somente ultrafiltração sem que haja troca de solutos, indicada quando há necessidade exclusiva de remoção de fluido.
- Quando se comparam diálise intermitente e diálise contínua, não há evidência de diferença em mortalidade ou recuperação renal. No entanto, deve-se ter em mente diferenças elementares (Tabela 3):
  - ▷ **Quanto à eficiência e ao tempo de terapia:** a diálise contínua é uma modalidade de baixa eficiência e longa duração, ao passo que a diálise intermitente tem alta eficiência e curta duração. A SLED é uma modalidade intermitente intermediária, com eficiência e duração também intermediárias.

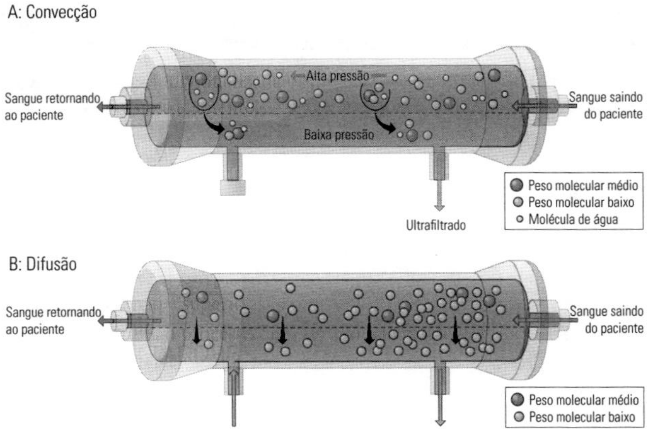

Figura 3 Transporte de solutos através de membrana semipermeável. (A) Convecção. (B) Difusão. Fonte: adaptada de Tolwani A. Continuous renal-replacement therapy for acute kidney injury. NEJM. 2012;367:2505-14.

- **Quanto à tolerabilidade hemodinâmica**: não há evidência robusta na literatura quanto à diferença em tolerabilidade hemodinâmica. É possível que modalidades contínuas estejam associadas à menor incidência de hipotensão, sobretudo por permitir maior controle de temperatura e retirada lenta de ultrafiltrado.
- **Em caso de insuficiência hepática aguda:** pacientes em insuficiência hepática aguda cursam com encefalopatia e níveis elevados de metabólitos que deixam de ser metabolizados pelo fígado, como amônia, que se acumulam em células do sistema nervoso central. Nesse contexto, encontram-se sob risco elevado de hipertensão intracraniana e herniação cerebral. A remoção rápida de solutos por meio de diálise intermitente pode causar redução rápida de osmolaridade sérica e, com isso, *shift* de água para dentro dos neurônios, agravando o edema cerebral e o regime de hipertensão intracraniana. Assim, geralmente é recomendada a TSR contínua.
- **Em caso de insulto neurológico agudo:** de maneira semelhante à insuficiência hepática aguda, no insulto neurológico agudo – por exemplo, acidente vascular cerebral ou traumatismo intracraniano grave, é importante que se mantenha pressão de perfusão cerebral (PPC = PAM – PIC). A TSR contínua, nesse caso, leva à menor variação de osmolaridade sérica e com isso menor elevação de pressão intracraniana, além de menor labilidade pressórica, reduzindo o risco de insulto cerebral secundário.
- **Em caso de intoxicação exógena por substância dialisável:** aqui o grande exemplo é a intoxicação grave por lítio, sobretudo se houver sintoma neurológico. A diálise intermitente é mais eficaz e rápida em remover toxinas dialisáveis e, se houver estabilidade hemodinâmica, deve ser preferida nessa situação.

CUIDADO! NÃO ESQUECER!

- Recomenda-se TSR contínua em caso de insuficiência hepática, insulto neurológico agudo e instabilidade hemodinâmica com necessidade de vasopressor em dose moderada a alta.

Tabela 3 Diferenças entre as modalidades

	IHD	SLED	SCUF	CVVH	CVVHD	CVVHDF
Fluxo de sangue (mL/min)	200-300	100-300	100-200	150-250	150-250	150-250
Tempo de terapia	3-4 h	6-8 h	6-8 h	Contínua	Contínua	contínua
Tipo de transporte	Difusivo	Difusivo	Convectivo	Convectivo	Difusivo	Difusivo + convectivo
Fluxo de dialisato	300-500 mL/min	100-300 mL/min	–	–	1.500-2.000 mL/h	1.000-1.500 mL/h
Solução de reposição	–	–	–	1.500-2.000 mL/h	–	1.000-1.500 mL/h

- Para as modalidades contínuas, um parâmetro a ser calculado é a dose de diálise. Ensaios clínicos randomizados que compararam dose baixa (20-25 mL/kg/h) e alta (35-45 mL/kg/h) evidenciaram que não há diferença em mortalidade ou recuperação renal.
- Por isso, preconiza-se dose entre 20 e 25 mL/kg/h de efluente.
- Para que a dose efetiva entregue seja essa, é comum que a dose prescrita seja mais alta, entre 30 e 35 mL/kg/h, pois, devido a interrupções durante a terapia, espera-se que cerca de 85% da dose prescrita seja efetivamente realizada.
- No caso da diálise intermitente, consideram-se a adequação e a frequência de terapia para cada paciente. A adequação pode ser avaliada através do Kt/V, uma medida de qualidade da terapia numericamente calculada por: *clearance* de ureia em mL/min multiplicado pela duração da diálise em minutos dividido pelo volume de distribuição da ureia.
- Preconiza-se um valor acima de 1,2 para uma sessão de boa qualidade. Vários fatores são determinantes para isso, como: funcionamento do cateter, fluxo de sangue, eficiência do filtro, tamanho do filtro para o paciente.
- Já no caso da frequência, não há frequência semanal preconizada de sessões. Estudos que buscaram comparar regime intensivo (6 vezes por semana) com regime padrão (3 vezes por semana com ultrafiltração conforme necessário entre sessões) não encontraram diferença em mortalidade e constataram maior incidência de hipotensão no grupo de regime intensivo.
- Alguns estudos sugerem que o início precoce e o uso de doses elevadas de TSR estão associados à maior demora para recuperação da função renal e ao maior risco de que o paciente se torne renal crônico dialítico. Os possíveis mecanismos envolvidos são hipotensão intradialítica e exposição à membrana capilar que, devido à incompleta biocompatibilidade apesar dos avanços tecnológicos, ainda pode desencadear resposta inflamatória. Dessa forma, o emprego de TSR atuaria como um segundo insulto em um paciente já com IRA instalada.
- Por isso, é razoável ponderar com base em contexto clínico e laboratorial a frequência necessária de sessões de hemodiálise intermitente para cada paciente, a depender do catabolismo tecidual e necessidade de manejo de volume.

$$Kt/V = \frac{\textit{Clearance}\text{ de ureia (mL/min)} \times \text{duração da diálise (minutos)}}{\text{Volume de distribuição da ureia}}$$

QUANTO FLUIDO RETIRAR DO PACIENTE?

- O cálculo de ultrafiltração (UF) deve ser individualizado com base no quadro clínico do paciente, sobretudo doença de base, *status* volêmico atual e balanço hídrico acumulado na internação.
- Pode-se realizar terapia sem retirada de volume em pacientes hipovolêmicos ou euvolêmicos que dialisam por distúrbios metabólicos e que tenham diurese preservada ou perdas sensíveis ou insensíveis por outros sítios (ex.: sonda nasogástrica ou outras drenagens de alto débito).
- Quando indicado em condições que demandem retirada de fluido, como edema agudo dos pulmões e síndrome do desconforto respiratório agudo, há ampla margem de manobra. Nas terapias intermitentes, é comum ter ul-

trafiltração em torno de 2 litros, podendo-se retirar até cerca de 4 litros em pacientes hipertensos.

- No caso das terapias contínuas, o cálculo de ultrafiltração é em mL/h. Por exemplo: um paciente com UF de 50 mL/h retirará 1.200 mL em 24 h, ao passo que um paciente com UF de 200 mL/h retirará 4.800 mL em 24 h.
- O ideal é almejar um balanço hídrico acumulado neutro, e para isso podemos ajustar a ultrafiltração durante a terapia de acordo com a tolerância hemodinâmica à retirada de fluidos.

ANTICOAGULAÇÃO

- Manter a patência do filtro de diálise é essencial para o bom andamento da terapia, sobretudo para duração adequada das terapias contínuas.
- Há basicamente três estratégias possíveis: (1) anticoagulação regional ou (2) sistêmica, ou (3) lavagem do circuito com soro fisiológico.

ANTICOAGULAÇÃO COM CITRATO REGIONAL

- A anticoagulação regional é o método mais utilizado nas modalidades contínuas, e as principais vantagens são maior tempo de patência do capilar e menor risco de sangramento associado à anticoagulação sistêmica.
- Utilizamos para isso o citrato, cujo metabolismo é hepático e o mecanismo de ação é como quelante do cálcio, um cofator na cascata de coagulação.
- A dose recomendada é de 3 a 5 mmol de citrato por litro de sangue tratado, a ser instalado antes do capilar.
- Para garantir que a anticoagulação seja regional e para manter a calcemia normal, ofertamos cálcio pós-capilar.
- No HC-FMUSP, utiliza-se o ACD-A 2,2%, composto por ácido cítrico, acetato trissódico e dextrose.
- Os riscos associados ao uso de citrato são hipocalcemia e intoxicação por citrato.
- No caso da intoxicação por citrato, o quadro clínico varia conforme a função hepática – isso porque o fígado é responsável por metabolizar 1 molécula de citrato em 3 moléculas de bicarbonato, provocando alcalose.
- Na intoxicação por citrato com fígado normofuncionante encontramos alcalose metabólica; já no caso de disfunção hepática, nos deparamos com acidose metabólica de ânion-gap aumentado por acúmulo de citrato.
- É justamente nos hepatopatas que devemos ter mais cautela com o uso de citrato, e considerar contraindicá-lo na insuficiência hepática grave e em piora progressiva, com especial atenção para pacientes com INR > 2,5, BT > 15 mg/dL e lactato > 30 mg/dL.
- Independentemente de função hepática, é frequente encontrarmos hipocalcemia e uma dissociação entre cálcio total e cálcio iônico, por aumento da ligação do cálcio à albumina propiciada pelo citrato e pela ligação de cálcio ao próprio citrato em níveis elevados. É possível calcular a razão entre cálcio total dividido por cálcio iônico, e valores acima de 2,1 têm alta sensibilidade para predizer intoxicação por citrato.

ANTICOAGULAÇÃO SISTÊMICA

- A anticoagulação sistêmica é geralmente realizada com heparina não fracionada.

- É o método de escolha nas modalidades intermitentes, assim como em condições que demandem anticoagulação sistêmica independente da diálise, como tromboembolismo venoso.
- O objetivo é segurança e patência do capilar, e não necessariamente anticoagulação plena.
- Uma observação recente que ganhou destaque com a pandemia por SARS--CoV-2 foram perdas ultraprecoces de capilares de diálise por coagulação intracapilar. Nesses casos, se não houver contraindicação, podemos nos valer de anticoagulação dupla – regional e sistêmica, com citrato e heparina.

LAVAGEM INTERMITENTE

- A lavagem do sistema com soro fisiológico é utilizada quando há contraindicação às duas modalidades de anticoagulação.
- Por exemplo, nos hepatopatas com risco elevado de sangramento, opta-se por lavagens frequentes do sistema com soro fisiológico.
- Deve-se atentar ao cálculo de ultrafiltração, para computar o soro infundido ao total de fluido a ser retirado.
- Uma alternativa à lavagem intermitente é simplesmente aumentar a dose de fluido de reposição pré-capilar, de modo a diluir mais o sangue que chega ao filtro.

FECHAMENTO DO CATETER

- Ao término da sessão de TSR, o cateter de hemodiálise deve ser preenchido com heparina não fracionada, para evitar que se formem coágulos nos orifícios por onde passa o sangue do paciente.
- O fabricante do cateter fornece a informação de qual volume de heparina deve ser utilizado em cada dia do dispositivo.
- Para os pacientes com contraindicação à exposição à heparina, uma alternativa é o sistema TEGO, um conector pressurizado que previne obstrução do cateter.

MONITORIZAÇÃO

- Exames laboratoriais:
  - ▷ Ajuste metabólico e eletrolítico: a cada 6 ou 8 horas, devemos dosar sódio, potássio, magnésio, fósforo e gasometria venosa. Uma vez ao dia, dosar ureia.
  - ▷ Anticoagulação regional: a cada 6 ou 8 horas, monitoramos cálcio iônico pré-capilar, que refletirá calcemia do paciente, e cálcio iônico pós-capilar, que refletirá a eficácia da anticoagulação regional do citrato. Ocasionalmente, dosar lactato, bilirrubinas e INR, conforme suspeição de intoxicação por citrato.
  - ▷ Anticoagulação sistêmica: a cada 6 ou 8 horas, monitoramos o tempo de tromboplastina parcial ativada, que deverá estar abaixo de 2,0.
  - ▷ Uma vez estabilizada a TSR (geralmente primeiras 24 horas), pode-se espaçar as coletas para cada 8-12 horas conforme julgamento clínico.
- Hipoglicemias intradialíticas são frequentes e devem ser monitoradas.
- Ajuste de dose de medicações, sobretudo antimicrobianos e quimioterápicos: pacientes em TSR estão sob risco de sobredose e subdose de medicações, a depender de se a droga é dialisável e se adsorve no circuito de terapia extracorpórea. Deve-se atentar ao ajuste frequente de dose conforme início e modalidade de terapia.

CUIDADO! NÃO ESQUECER!

- Acompanhar níveis séricos de sódio, potássio, magnésio e fósforo e gasometria venosa a cada 6 ou 8 horas durante TSR contínua, assim como cálcio iônico pré e pós-capilar para ajuste de ACD ou TTPA para ajuste de heparina.

PRESCRIÇÃO DE TERAPIA SUBSTITUTIVA RENAL

- Todos os pacientes são diferentes e as circunstâncias que determinam a necessidade de diálise variam muito. A prescrição de hemodiálise varia de acordo com esses fatores. A seguir, encontra-se um exemplo de prescrição "típica" para um adulto de 70 kg, com base no banho de diálise disponível no Hospital das Clínicas da FMUSP para diálise intermitente (SLED). Importante atentar que, ao término de uma sessão de diálise intermitente, o paciente estará sob efeito de heparina sistêmica.

MODALIDADE: INTERMITENTE – SLED

- Duração da sessão: 6 horas.
- Fluxo de sangue: 250 mL/min.
- Fluxo de dialisato: 250 mL/min.
- Ultrafiltração: 2 litros.
- Anticoagulação: heparina não fracionada a 100 U/kg ao longo de toda a terapia (30% em *bolus* ao início e os 70% restantes em infusão contínua).
- Composição da solução de diálise:
  1. Concentração de bicarbonato: 32,5 mM.
  2. Concentração de sódio: 138 mM.
  3. Concentração de potássio: 2,0 ou 3,0 mM.
  4. Concentração de magnésio: 1,0 mM.
  5. Concentração de cálcio: 2,5 mM.
- Temperatura: a solução de diálise deve ser enviada ao dialisador na temperatura correta, entre 35 e 38°C.

- Os líquidos para TSR contínua são soluções estéreis prontas, geralmente em bolsas de 2,5 ou 5 litros. A seguir encontra-se uma prescrição "típica" para um adulto de 70 kg, com um demonstrativo dos cálculos para diálise contínua com base na solução eletrolítica 0,61% disponível no HC-FMUSP, que vem na forma de bolsa de 5 L com concentração de cloreto de sódio de 105 mEq/L e de magnésio 1,5 mEq/L.

MODALIDADE: CONTÍNUA – CVVHD

- **Na 130+ Bic 20+ P 3,1 K 4 Mg 1,5**
- Fluxo de sangue: 150 mL/min.
- Fluxo da solução de diálise: 2.100 mL/h.
- Composição da solução de diálise:
  - Solução eletrolítica 0,61%: 5.000 mL
  - Bicarbonato de sódio 8,4%: 100 mL
  - Cloreto de sódio 20%: 11 mL
  - Fosfato monobibásico de potássio: 5 mL
  - Cloreto de potássio 19,1%: 4 mL
- Anticoagulação: ACD-A 2,2% 300 mL/h (relação 1:2 para o fluxo de sangue).

- Protocolo de citrato, olhar para cálcio iônico pós-capilar:
  - < 1,0: não alterar
  - 1,0 a 1,4: aumentar em 5 mL/h
  - 1,4: aumentar em 10 mL/h
- Cálcio: $CaCl_2$ 10% 30 mL + SF 0,9% 100 mL – 21 mL/h (10 mL/h para litro de dialisato)
- Protocolo de cálcio, olhar para cálcio iônico pré-capilar:
  - < 3,6: fazer *bolus* de 5 mL e aumentar em 10 mL/h
  - 3,6-4,4: aumentar em 5 mL/h
  - 4,4-5,2: não alterar
  - 5,2: diminuir em 5 mL/h
- Temperatura: a solução de diálise deve ser enviada ao dialisador na temperatura correta, entre 35 e 38°C.

Tabela 4 Passo a passo para cálculo da composição da solução de diálise Na 130+ Bic 20+ P 3,1 K 4 Mg 1,5

1. Solução eletrolítica 0,61% 5.000 mL + NaCl 105 mEq/L + Mg 1,5 mEq/L
2. Cálculo de bicarbonato para 20 mEq/L: 20mEq: 1.000 mL x: 5.000 mL x = 100 mEq de bicarbonato $NaHCO_3$ 8,4% 1 mEq/mL: para ofertar 100 mEq, serão necessários **100 mL**
3. Cálculo de sódio para 130 mEq/L: 130 mEq: 1.000 mL y: 5.100 mL (5.000 mL da bolsa de solução + 100 mL de bicarbonato) y = 663 mEq Sódio contido na solução eletrolítica: 105 mEq/L, portanto em 5 litros há 525 mEq Sódio contido em 100 mL de $NaHCO_3$ 8,4% 1 mEq/mL: 100 mEq Portanto, falta acrescentar 663 – 525 – 100 = 38 mEq NaCl 20% 3,4 mEq/mL: para ofertar 38 mEq, serão necessários **11 mL**
4. Cálculo de fosfato para 1 mEq/L (que equivale a 3,1 mg/dL) 1 mEq: 1.000 mL z: 5.000 mL z = 5 mEq KH_2PO_4 1 mEq/L de fosfato: Para ofertar 5 mEq, serão necessários **5 mL**
5. Cálculo de potássio para 4 mEq 4 mEq: 1.000 mL a: 5.000 mL a = 20 mEq Potássio contido em 5 mL de KH_2PO_4 (2 mEq/L de potássio): 10 mEq Portanto, falta acrescentar 20 – 10 = 10 mEq KCl 19,1% 2,5 mEq/L: para ofertar 10 mEq, serão necessários **4 mL**

COMPLICAÇÕES ASSOCIADAS À TSR

HIPOTENSÃO ARTERIAL INTRADIALÍTICA

- É definida por pressão arterial sistólica inferior a 90 mmHg após início de terapia, e está associada à maior morbimortalidade, complicações cardíacas e trombose no acesso.
- O principal preditor para sua ocorrência é hipotensão pré-diálise.
- Dentre as causas para hipotensão intradialítica, temos:

  - Relacionadas ao volume: a remoção de líquido pode causar hipotensão. Desta maneira, reduzir e até mesmo zerar a ultrafiltração é uma medida indicada no caso de hipotensão intradialítica.
  - Uma causa de hipovolemia relativa é o sódio baixo na solução de diálise, que gera saída de água do compartimento intravascular para manter o equilíbrio osmótico, determinando redução da volemia arterial efetiva ou *underfilling*.
  - O maior nível de sódio na solução de diálise limita a redução do volume sanguíneo que acompanha a ultrafiltração. Nesse sentido, utiliza-se o perfil de sódio que consiste em ofertar uma solução de diálise com alto nível de sódio na fase inicial do tratamento (145 a 155 mM) com diminuição progressiva para níveis menores (135 a 140 mM) ao fim do tratamento. Em caso de indisponibilidade de gradiente de sódio, são opções terapêuticas administração de bicarbonato de sódio, manitol ou albumina antes do início de terapia, como estratégias para aumento de osmolaridade sérica.
  - Vasoconstrição insatisfatória, que pode ser devida à temperatura elevada da solução de diálise, neuropatia autonômica, medicamentos anti-hipertensivos e anemia.
  - Para isso, além de suspender medicações anti-hipertensivas, podemos também reduzir a temperatura da solução de diálise para níveis normotérmicos (35,5 a 36°C), de acordo com a tolerância do paciente (frio e calafrios).
  - Com relação à anemia, o alvo transfusional não se altera em função da diálise, sendo de hemoglobina acima de 7 mg/dL para a maior parte dos pacientes críticos.
- Para manejo imediato da hipotensão arterial intradialítica, sugerimos:
  - Colocar o paciente em posição de Trendelenburg.
  - Reduzir a zero a taxa de ultrafiltração.
  - Se suspeita de hipovolemia, administrar cristaloides.
  - Associar ou aumentar a dose de vasopressores.
  - Considerar interromper a sessão de TSR ponderando o risco de piora hemodinâmica progressiva e a real necessidade de TSR naquele momento.

SÍNDROME DO DESEQUILÍBRIO/PIORA DE EDEMA CEREBRAL

- É caracterizada por início de sintomas neurológicos durante ou após TSR, frequentemente após primeira sessão de terapia em pacientes urêmicos e/ou hiperosmolares por hiperglicemia ou hipernatremia.
- Os sintomas podem variar de cefaleia, náuseas e confusão mental leve até convulsões e coma. Trata-se de um diagnóstico de exclusão e que está associado à remoção excessivamente rápida de solutos sanguíneos, sobretudo ureia.
- A ureia é um soluto pequeno de 113 Da e alto volume de distribuição, porém com deslocamento lento através da membrana celular devido ao seu baixo teor lipídico. Em contexto de IRA, os níveis de ureia em SNC se equilibram aos níveis séricos de ureia. A remoção rápida de ureia do sangue gera desequilíbrio com células do SNC, que se tornam hiperosmolares em relação ao meio extracelular e sujeitas a edema celular, podendo culminar em hipertensão intracraniana.
- A ocorrência de síndrome do desequilíbrio está mais associada à hemodiálise intermitente. No início de TSR, sobretudo em pacientes renais crônicos e quando os níveis séricos de ureia são muito altos (por exemplo, acima de

200 mg/dL), deve-se reduzir tanto a duração da sessão de diálise quanto o fluxo de sangue caso se indique hemodiálise intermitente.

- Não há evidência quanto à taxa ideal de redução de ureia e à duração ideal da terapia. Para a maior parte dos pacientes, é possivelmente seguro almejar uma taxa de redução de ureia inferior a 40%. Em geral, isso significa um fluxo de sangue de apenas 200 mL/min e uma duração de 2 horas em adultos.
- Uma estratégia comum é prescrever manitol 20% nestes casos, embora a evidência de que previna edema cerebral clinicamente relevante seja fraca. Outra estratégia possível é se utilizar gradiente de sódio, descrito anteriormente.

INTERRUPÇÃO DE TERAPIA SUBSTITUTIVA RENAL

- Os critérios a serem considerados para recuperação da função renal são:
  1. Recuperação de débito urinário espontâneo > 500 mL/dia ou estimulado > 1.000 mL/dia.
  2. Queda espontânea de creatinina com *clearance* estimado > 20 mL/min.
- Deve-se considerar interromper TSR quando:
  1. O paciente apresentar recuperação de função renal, evidenciada por retomada de débito urinário e queda no nível sérico de creatinina.
  2. Essa terapia de suporte deixar de ser consistente com os objetivos de cuidado centrados no paciente.

LITERATURA RECOMENDADA

1. Gaudry S, Palevsky P, Dreyfuss D. Extracorporeal kidney-replacement therapy for acute kidney injury. NEJM. 2022;386:964-75.
2. Tolwani A. Continuous renal-replacement therapy for acute kidney injury. NEJM. 2012;367:2505-14.
3. Vinsonneau C, Bulain T, Klouche K, et al. Continuous venovenous haemodiafiltration versus intermittent haemodialysis for acute renal failure in patients with multiple-organ dysfunction syndrome: a multicentre randomised trial. Lancet. 2006;368:379-85.
4. Meersch M, Gerb J, Boanta A, et al. Effect of early vs delayed initiation of renal replacement therapy on mortality in critically ill patients with acute kidney injury. JAMA. 2016;315:2190-9.
5. Dreyfuss D, Ricard JD, Tubach F, et al. Initiation strategies for renal-replacement therapy in the intensive care unit. NEJM. 2016;375:122-33.
6. Quenot JP, Binquet C, Dargent A, et al. Timing of renal-replacement therapy in patients with acute kidney injury and sepsis. NEJM. 2018;379:1431-42.
7. Bagshaw SM, Wald R, Adhikari N, et al. Timing of initiation of renal-replacement therapy in acute kidney injury. NEJM. 2020;383:24-51.
8. Dreyfuss D, Quenot JP, Ricard JD. Comparison of two delayed strategies for renal replacement therapy initiation for severe acute kidney injury (AKIKI 2): a multicentre, open-label, randomised, controlled trial. Lancet. 2021;397:1293-300.
9. Bellomo R, Cass A, Cole L, et al. Intensity of continuous renal-replacement therapy in critically ill patients. NEJM. 2009;361:1627-38.
10. Palevsky P, Hongyuan Z, O'Connor T, et al. Intensity of renal support in critically ill patients with acute kidney injury. NEJM. 2008;359:7-20.
11. Mistry K. Dialysis disequilibrium syndrome prevention and management. International Journal of Nephrology and Renovascular Disease. 2019;12:69-77.
12. Clark E, Ronco C, Kong J, et al. Mechanisms for hemodynamic instability related to renal replacement therapy: a narrative review. Intensive Care Medicine. 2019;45(10):1333-46.

13. Daugirdas J, Blake P, Ing T. Manual de diálise. 5. ed. Filadélfia: Lippincott Williams & Wilkins; 2016.
14. Hall J, Schmidt G, Kress J. Principles of critical care. 4. ed. Chicago: McGraw-Hill Education; 2015.
15. Kellum J, Lameire N, et al. KDIGO clinical practice guideline for acute kidney injury. Official Journal of the International Society of Nephrology. 2012;12(1).

Seção VII

Pneumointensivismo

CAPÍTULO 34

Modos básicos de ventilação mecânica

Renato Daltro de Oliveira
Camila Cristina Kukita

MENSAGENS RELEVANTES

- Compreender o modo de ventilação mecânica permite otimizar a ventilação do paciente e atingir as metas preconizadas.
- Da equação do movimento, pode-se inferir que a pressão das vias aéreas resulta da interação entre componente elástico, resistivo e da pressão muscular exercida pelo paciente.
- Os parâmetros de disparo, limite e ciclagem coordenam as fases da ventilação mecânica e conhecê-los permite adequar os tempos inspiratórios e expiratórios do paciente.
- O método de disparo ideal está intrinsecamente relacionado com *drive* e força muscular do paciente.
- Não há diferença clínica entre os modos PCV (ventilação controlada a pressão) e VCV (ventilação controlada a volume), devendo-se atentar às diferentes características que devem ser monitorizadas em cada modo.
- O modo SIMV (ventilação mandatória intermitente sincronizada) pode promover desconforto por conta da descoordenação entre ciclos mandatórios e espontâneos, não reduzindo o trabalho ventilatório.
- O modo PSV (ventilação de pressão de suporte) permite maior independência do paciente, sendo ideal para desmame de ventilação mecânica.

INTRODUÇÃO

- Entender o funcionamento dos dispositivos de ventilação mecânica (VM) é fundamental para o melhor ajuste do suporte oferecido ao paciente. Por modo de ventilação mecânica, entende-se o método como o dispositivo que entrega ao paciente o suporte ventilatório programado, desde o disparo até a mudança de parâmetros físicos que ocasionarão a entrada de gás até os alvéolos pulmonares. Neste capítulo serão apresentados conceitos básicos de ventilação pulmonar e mecânica respiratória, modos de disparo e entrega de gás na VM, assim como seus parâmetros ajustáveis.

FISIOLOGIA DA VENTILAÇÃO PULMONAR E MECÂNICA VENTILATÓRIA

- De maneira geral, a ventilação pulmonar se baseia em um gradiente de pressão entre as vias aéreas e alvéolos que resulta na entrada de gás. Quando fora de VM e em condições normais, os pulmões se enchem por um mecanismo de pressão negativa, criado por meio da contração da musculatura diafragmática e torácica. No passado, os dispositivos de ventilação mecânica que funcionavam por meio de pressão negativa, os pulmões de aço, foram muito importantes, evitando milhares de mortes. Contudo, nos tempos atuais a ventilação mecânica por meio de pressão positiva, em que o dispositivo de VM cria um aumento da pressão nas vias aéreas, é predominante, de modo que, neste capítulo, apenas serão abordados tópicos sobre ventilação mecânica de pressão positiva.

- Diante da enorme complexidade da fisiologia pulmonar e dos dispositivos de VM, é preciso recorrer a modelos teóricos mais simples para entender os princípios físicos da ventilação alveolar. A equação do movimento é utilizada para compreender a dinâmica de alteração de pressão, fluxo e volume durante a insuflação pulmonar. Ela postula que a pressão necessária para insuflar o pulmão é determinada por um componente resistivo, gerado pelo fluxo e pela resistência das vias aéreas e circuito de VM, e um componente elástico, gerado pela complacência pulmonar e volume inspirado. Assim:

$$P_{vent} + P_{mus} = V/C + {}'VR$$

- P_{vent} representa a pressão das vias aéreas em um determinado momento, como a pressão de pico no fim da inspiração; P_{mus} a pressão exercida pelo esforço inspiratório do paciente; V/C o componente elástico, sendo V o volume de ar inspirado e C a complacência pulmonar; ′VR o componente resistivo, sendo ′V o fluxo inspiratório e R a resistência das vias aéreas.
- Esse modelo permite avaliar como as características intrínsecas do pulmão e como os parâmetros ajustados influenciarão nas pressões da via aérea. Considerando, hipoteticamente, a complacência e a resistência estáticas e o paciente não realizando qualquer esforço respiratório, é fácil entender como o volume e o fluxo programados influenciarão diretamente na pressão do sistema por meio dos componentes elástico e resistivo, respectivamente. Compreende-se também como situações clínicas como broncoespasmo e síndrome de desconforto respiratório agudo resultarão em elevação da pressão do sistema por meio da alteração da resistência e complacência pulmonar.
- Na expiração, também há um modelo para compreender as principais variáveis que determinam o gradiente de pressão nessa fase. Usando um modelo linear e considerando o processo como prioritariamente passivo, define-se:

$$'V=V/RC$$

- ′V representa o fluxo expiratório, V o volume expirado, R a resistência das vias e C a complacência pulmonar. O produto RC também é denominado constante de tempo e representa o tempo necessário para insuflar ou desinsuflar 63% do volume. Duas vezes o valor da constante de tempo representa o tempo para desinsuflar 85% do volume alveolar, três vezes representa o tempo para expirar cerca de 95%, enquanto cinco vezes a constante de tempo seria o tempo necessário para mobilizar todo o volume. Alguns autores acreditam que um tempo expiratório menor que 3 vezes a constante de tempo pode ocasionar esvaziamento incompleto dos pulmões.

CICLO VENTILATÓRIO

- O ciclo respiratório compreende o período de tempo no qual os pulmões são insuflados e desinsuflados. Na classificação dos modos de VM, é importante compreender as fases dos ciclos ventilatórios e os parâmetros que promovem a progressão dessas fases. A Figura 1 esquematiza o ciclo ventilatório em gráfico de fluxo por tempo, enquanto a Tabela 1 apresenta as características ajustáveis da VM.

- Fase inspiratória: o gradiente de pressão leva à entrada de gás nos pulmões. Nessa fase a válvula inspiratória permanece aberta e a válvula expiratória permanece fechada.
- Limite: valor máximo preestabelecido de pressão das vias aéreas, contudo não encerra necessariamente o ciclo inspiratório.
- Ciclagem: transição entre a fase inspiratória e a fase expiratória. A válvula inspiratória é fechada e a válvula expiratória é aberta.
- Fase expiratória: a válvula inspiratória permanece fechada e a pressão do sistema respiratório equilibra-se com a pressão expiratória final (PEEP), programada no ventilador.
- Disparo: transição entre a fase expiratória e a fase inspiratória. A válvula expiratória é fechada e a válvula inspiratória é aberta. O limiar do disparo pode ser ajustado pelo tempo (modo controlado) e pelo fluxo ou pela pressão (modo espontâneo ou assistido).

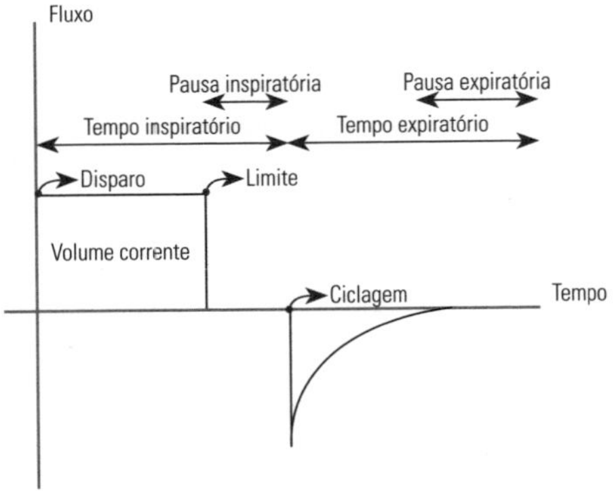

Figura 1 Alteração do fluxo durante o ciclo respiratório. Adaptada de Chatburn, 2014.

Tabela 1 Parâmetros que podem ser ajustados ou monitorizados na ventilação mecânica (VM)

Parâmetro	Descrição
Pressão de pico (P pico)	Pressão máxima das vias aéreas atingida durante a inspiração
Pressão de platô (P platô)	Pressão registrada durante pausa inspiratória na ausência de esforço do paciente. Representa a pressão alveolar
Pressão positiva de final de expiração (PEEP)	Pressão mantida pelo ventilador ao final da expiração
Volume corrente (Vt) ou volume inspiratório	Volume de gás mobilizado durante um ciclo respiratório
Volume expiratório	Volume total de gás obtido durante uma expiração. Quando não há escape ou aprisionamento aéreo, é igual ao volume inspiratório

(continua)

Tabela 1 Parâmetros que podem ser ajustados ou monitorizados na ventilação mecânica (VM) *(continuação)*

Parâmetro	Descrição
Volume-minuto	Produto da frequência respiratória e volume corrente. Representa todo o volume de gás mobilizado durante 1 minuto
Tempo inspiratório	Tempo total da fase inspiratória. Em alguns modos e dispositivos, pode ser ajustado diretamente pelo profissional de saúde ou derivar do ajuste da relação I:E. Em modos limitados ou ciclados a volume é resultado do ajuste de volume inspiratório e fluxo inspiratório
Tempo expiratório	Tempo total da fase expiratória. Nos modos espontâneos pode ser bastante variável, já que o paciente é responsável por disparar o ciclo seguinte. Nos modos mandatórios é a diferença do tempo total de cada ciclo, definido pela frequência respiratória, pelo tempo inspiratório
Relação I:E	Razão entre o tempo inspiratório e o tempo expiratório
Frequência respiratória (FR)	Quantidade de ciclos ventilatórios realizados em 1 minuto
Complacência	É a capacidade de qualquer estrutura distender. É o oposto da elastância, que representa a capacidade de uma estrutura retornar ao seu estado inicial. Caso se trate do sistema respiratório, é a relação entre a variação de volume gerada por uma alteração de pressão
Resistência	É a medida que representa as forças que dificultam a entrada de ar nos pulmões. É dependente do tamanho e diâmetro da via aérea, assim como da viscosidade, densidade e fluxo do gás
Constante de tempo	Produto da complacência pela resistência. Representa o tempo necessário para expiração de 63% de todo o volume expiratório
Fração inspiratória de oxigênio (FiO_2)	Porcentagem de oxigênio no gás inspirado pelo paciente, frequentemente uma mistura de ar comprimido e oxigênio

MÉTODOS DE DISPARO

- O modo como a fase de disparo ou o ciclo respiratório será iniciado pode ocorrer de forma programada ou desencadeada pelo esforço do paciente.
- Nos modos mandatórios ou controlados, o ventilador iniciará o ciclo respiratório conforme programado, ou seja, se as configurações definem uma FR de 12 incursões por minuto, por exemplo, o ventilador disparará um ciclo respiratório a cada 5 segundos. Assim, há maior controle sobre o volume-minuto, já que é programado o volume de cada ciclo respiratório, e a frequência exata em que os ciclos ocorrerão. No modo assistido-controlado o ventilador disparará conforme programado, porém o paciente pode ainda desencadear ciclos respiratórios extras, que serão iguais aos ciclos programados.
- Nos modos espontâneos, o esforço do paciente desencadeará o ciclo respiratório. Nesses modos, o volume-minuto é bastante imprevisível, já que o volume corrente e a frequência respiratória são bastante variáveis. Para o dispositivo de VM, o esforço do paciente é detectado por meio de uma alteração na pressão ou do fluxo gerados no circuito, ficando a cargo do profissional definir o método de disparo (pressão ou fluxo) e a amplitude do esforço do paciente para início do ciclo respiratório. Além disso, nesse modo, a vál-

vula inspiratória permanecerá aberta sob demanda do paciente, permitindo assim que ele tenha controle sobre o fluxo e sobre o tempo inspiratório.

- Há ainda os modos mandatórios intermitentes, como o modo de ventilação mandatória intermitente sincronizada (SIMV), nos quais o paciente recebe ventilações programadas como em um modo mandatório, disparados pelo paciente ou por tempo, e, entre essas ventilações, o paciente pode respirar como nos modos espontâneos, com ou sem suporte do ventilador.

MODOS COMUNS DE VENTILAÇÃO MECÂNICA

- O modo de ventilação mecânica compreende uma forma de VM que obedece a certos padrões de características de ventilação explicadas na maior parte deste capítulo. Existem dezenas de modos de VM atualmente, muitos deles com mecanismos pouco utilizados e com indicações precisas.
- Entre os modos mais frequentemente utilizados, quatro se destacam:
  - Ventilação controlada a pressão (PCV, do inglês *pressure-control ventilation*).
  - Ventilação controlada a volume (VCV, do inglês *volume-control ventilation*).
  - Ventilação de pressão de suporte (PSV, do inglês *pressure support ventilation*).
  - Ventilação mandatória intermitente sincronizada (SIMV, do inglês *synchronized intermittent mandatory ventilation*).
- Esses modos se diferenciam pelos seus parâmetros de disparo, limite e ciclagem e permitem ajustes característicos diferentes da VM. Algumas dessas características são ajustáveis em todos os modos, como PEEP, FR e FiO_2 (Tabela 1).

VENTILAÇÃO CONTROLADA A VOLUME (VCV)

- O VCV é um modo controlado ou assistido-controlado que pode ser disparado pelo paciente ou pelo tempo, limitado a volume, e o mecanismo de ciclagem pode ser o volume ou o tempo. Na maioria dos ventiladores, programa-se o volume corrente (Vt), o fluxo inspiratório e a FR, assim definindo os tempos inspiratório e expiratório, indiretamente. É possível também escolher o formato da curva de fluxo, que pode ser quadrada ou em rampa. Nesse modo, a pressão das vias aéreas deve ser monitorizada e será consequência não só do volume e fluxo programado, mas também da complacência e resistência do paciente.

VENTILAÇÃO CONTROLADA A PRESSÃO (PCV)

- O PCV é um modo controlado ou assistido-controlado que pode ser disparado pelo paciente ou pelo tempo, limitado a pressão, com ciclagem a tempo. Nesse modo programa-se a pressão que será aplicada às vias aéreas durante toda a inspiração e o tempo inspiratório ou a relação I:E. Assim, enquanto a pressão de pico será determinada, o volume corrente varia de acordo com o esforço do paciente e com a complacência e a resistência do sistema respiratório.

VENTILAÇÃO DE PRESSÃO DE SUPORTE (PSV)

- O PSV é um modo espontâneo: todos os ciclos são disparados pelo esforço do paciente. É também limitado a pressão e com mecanismo de ciclagem a fluxo, de modo que a fase inspiratória é interrompida quando uma porcentagem do fluxo inspiratório é alcançada.

- Quando disparado um ciclo, o ventilador fornecerá uma pressão constante durante toda a inspiração se assim for programado. O paciente determina a FR e o tempo inspiratório. O Vt é variável, sendo decorrente da pressão de suporte preestabelecida, da mecânica do sistema (complacência e resistência) e do esforço do paciente.
- É um método que permite bastante independência ao paciente, muito utilizado para desmame de ventilação mecânica.

VENTILAÇÃO MANDATÓRIA INTERMITENTE SINCRONIZADA (SIMV)

- O SIMV é um modo mandatório intermitente, no qual há ciclos mandatórios disparados a tempo ou pelo esforço do paciente, e, entre esses ciclos, há um período no qual o paciente pode desencadear ventilações espontâneas. A inspiração pode ser limitada a volume ou a pressão e os ciclos espontâneos podem ser configurados assim como no PSV.
- Teoricamente, o SIMV diminuiria o trabalho respiratório do paciente, já que a programação garantiria alguns ciclos mandatórios, nos quais o ventilador assume maior parte do trabalho. Sendo um modo "sincronizado", o ventilador aguardaria um esforço do paciente para desencadear um novo ciclo mandatório, evitando assim, como ocorria nos modos mandatórios intermitentes mais antigos, um ciclo mandatório sobre um ciclo espontâneo, levando a entrada de volume excessivo nos pulmões com risco de barotrauma.

ESCOLHA DO MODO DE VENTILAÇÃO MECÂNICA ADEQUADO

- O passo inicial para determinar o modo adequado de VM é definir o método de disparo dos ciclos. Em algumas situações clínicas, como doenças neuromusculares e distúrbios do sistema nervoso central, pode não haver outra opção além dos métodos mandatórios, já que o paciente pode não apresentar *drive* respiratório ou força muscular para disparar os ciclos. Em outros casos, situações clínicas podem exigir modos ventilatórios especiais e até mesmo desconfortáveis, sendo necessário assumir o controle total dos ciclos. Nessas situações, destacam-se os casos de alterações importantes da complacência e resistência, nos quais o emprego de ventilação protetora e tempos expiratórios prolongados, por exemplo, podem ser inviáveis em métodos espontâneos e exigir o uso de bloqueadores neuromusculares.
- Os modos controlados têm poucas indicações exclusivas, sendo habitualmente substituídos pelos modos assistido-controlados. Comparando VCV e PCV, não há superioridade de um método em relação ao outro, ficando em geral a escolha a cargo do profissional de saúde e do conforto do paciente. Enquanto no VCV temos um Vt fixo, o que garante maior controle sobre o volume-minuto e troca gasosa, a pressão do sistema varia conforme alterações da mecânica respiratória, devendo ser monitorizada com atenção. No modo PCV, temos pressão sob estrito controle, mas o Vt poderá variar conforme as alterações da complacência ou da resistência.
- Apesar das vantagens teóricas do SIMV, não foi possível comprovar seus benefícios na prática. Ao contrário de reduzir o trabalho respiratório, possivelmente há aumento dele em razão da ausência de coordenação entre os ciclos mandatórios e espontâneos, causando mais desconforto ao paciente e tor-

nando a avaliação do padrão respiratório mais difícil. Por esse motivo, o SIMV foi abandonado pela maioria dos profissionais.

- O modo PSV, entre os modos espontâneos, ganhou destaque por permitir que o paciente assuma mais controle da ventilação mecânica, tornando assim os ciclos respiratórios mais "fisiológicos". Tal independência pode permitir a correção de assincronias, já que o paciente assume o tempo inspiratório. É preconizado por muitos autores como método ideal para pacientes despertos e com perspectivas de extubação.

LITERATURA RECOMENDADA

1. Barbas C, Isola A, Farias A. Diretrizes Brasileiras de Ventilação Mecânica. Associação de Medicina Intensiva Brasileira e Sociedade Brasileira de Pneumologia e Tisiologia. 2013:1-140.
2. Cairo JM. Basic terms and concepts of mechanical ventilation. Pilbeam's mechanical ventilation: physiological and clinical applications. Philadelphia: Elsevier Mosby; 2012.
3. Cairo JM. How a breath is delivered. Pilbeam's mechanical ventilation: physiological and clinical applications. Philadelphia: Elsevier Mosby; 2012.
4. Cairo JM. How ventilators works. Pilbeam's mechanical ventilation: physiological and clinical applications. Philadelphia: Elsevier Mosby; 2012.
5. Cairo JM. Pilbeam's mechanical ventilation: physiological and clinical applications. Selecting the ventilator and the mode. Philadelphia: Elsevier Mosby; 2012.
6. Chatburn RL, El Khatib M, Mireles-Cabodevila E. A taxonomy for mechanical ventilation: 10 fundamental maxims. Respiratory Care. 2014:respcare. 03057.
7. Hess D, Kacmarek R. Essentials of mechanical ventilation. New York: McGraw Hill Professional; 2014.
8. Lucangelo U, Bernabe F, Blanch L. Lung mechanics at the bedside: make it simple. Current Opinion in Critical Care. 2007;13(1):64-72.
9. Tobin MJ. Assist-control ventilation. Principles and practice of mechanical ventilation. New York: McGraw Hill Professional; 2013.
10. Tobin MJ. Basic principles of ventilator design. Principles and practice of mechanical ventilation. New York: McGraw Hill Professional; 2013.
11. Tobin MJ. Intermitent mandatory ventilation. Principles and practice of mechanical ventilation. New York: McGraw Hill Professional; 2013.
12. Tobin MJ. Pressure-support ventilation. Principles and practice of mechanical ventilation. New York: McGraw Hill Professional; 2013.

CAPÍTULO 35

Ajustes iniciais da ventilação mecânica

Elson Marcos de Oliveira Júnior
Fabiola Prior Caltabeloti

MENSAGENS RELEVANTES

- A fração de oxigênio inspirado (FiO_2) deve ser configurada em 100% até a aferição de parâmetros gasométricos (alvo de $PaO_2 > 60$ mmHg), ou o suficiente para manter uma saturação periférica de oxigênio (SpO_2) entre 93% e 97%.
- O oxigênio em excesso é prejudicial e deve ser evitado.
- Recomenda-se uma frequência respiratória (FR) inicial controlada entre 12 e 16 rpm, com fluxo inspiratório ou tempo inspiratório para manter uma relação I:E de 1:2 a 1:3.
- A auto-PEEP pode ocorrer quando o fluxo inspiratório se inicia antes do término da expiração anterior.
- De forma geral, um volume corrente (VC) de 6 mL/kg de peso ideal é aconselhado.
- Uma pressão positiva no final da expiração (PEEP) inicial de 5 cmH_2O é suficiente.
- Normalmente, utiliza-se uma taxa de fluxo entre 45 e 60 L/min.
- Geralmente estipulamos uma sensibilidade de gatilho entre –1 e –3 cmH_2O (em relação à PEEP) se ajustada por pressão ou 2 L/min se ajustada por fluxo.

INTRODUÇÃO

- Existem diversas regulagens que precisam ser consideradas quando a ventilação mecânica é iniciada de acordo com o modo ventilatório escolhido. Elas incluem: fração de oxigênio inspirado (FiO_2), frequência respiratória (FR), volume corrente (VC), tempo inspiratório (Ti), pressão positiva no final da expiração (PEEP), fluxo, padrão de fluxo, modo de gatilho e sensibilidade, porcentagem do critério de ciclagem, além do ajuste dos alarmes.
- Para um adequado suporte ventilatório, a correta utilização desses parâmetros é fundamental.
- Os ajustes devem ser feitos de forma individualizada, com monitoramento contínuo e reajustes sempre que necessário, com base em mudanças no quadro clínico e/ou dados gasométricos do paciente.

COMPOSIÇÃO DO GÁS INSPIRADO

- O gás, na maioria das vezes, é uma mistura de oxigênio e ar comprimido (outros gases em situações específicas podem ser utilizados, como o hélio, óxido nítrico etc.). A fração inspirada de oxigênio (FiO_2) é o resultado dessa mistura realizada pelo ventilador. Assim que iniciado o suporte ventilatório, a FiO_2 deve ser configurada em 100% até a aferição de parâmetros gasométricos (objetivo de $PaO_2 > 60$ mmHg), ou o suficiente para manter uma saturação periférica de oxigênio (SpO_2) entre 93% e 97%.

- O oxigênio em excesso é prejudicial e deve ser evitado (citotoxicidade, atelectasia absortiva por "lavagem" de nitrogênio alveolar, piora da hipercapnia em retentores crônicos de CO_2, entre outros). Em algumas situações, como em pacientes portadores de doença pulmonar obstrutiva crônica (DPOC) e síndrome do desconforto respiratório do adulto (SDRA), valores mais baixos de oxigênio podem ser recomendados ou permitidos (PaO_2 de 55 a 80 mmHg e SpO_2 de 88% a 95%).

FREQUÊNCIA RESPIRATÓRIA

- A frequência respiratória (FR) é definida como a quantidade de ciclos respiratórios presentes no período de um minuto. Recomenda-se uma FR inicial controlada entre 12-15 rpm, com fluxo inspiratório ou tempo inspiratório visando manter uma relação I:E de 1:2 a 1:3.
- Em caso de doenças restritivas, uma FR mais elevada pode ser utilizada, e diante de doenças obstrutivas, é recomendada uma FR mais baixa (< 12 rpm) com o intuito de evitar o aprisionamento aéreo alveolar (auto-PEEP ou PEEP intrínseca).
- A auto-PEEP pode ocorrer quando o fluxo inspiratório se inicia antes do término da expiração anterior (observado por meio da curva de fluxo por tempo, quando o fluxo não "zera" ao final da expiração – Figura 1). Esta pode ser medida por meio do valor da PEEP obtido após uma pausa expiratória de 3-4 s, subtraindo dele a PEEP estipulada (Figura 2).
- Após as devidas modificações de FR, caso a auto-PEEP exceda o valor de 5 cmH_2O, o retorno à FR prévia pode ser inevitável, sendo por vezes necessária a adoção de outras medidas, como a alteração do volume corrente.
- Em pacientes com SDRA, a FR requerida pode ser maior (até 35 rpm), possibilitando a ventilação com um volume corrente mais baixo, sem grandes prejuízos no volume-minuto.
- A FR, assim como outros parâmetros, deve ser reavaliada assim que o resultado da gasometria arterial estiver disponível, ajustando conforme alvo de pH e pCO_2 desejados.

VOLUME CORRENTE

- O volume corrente (VC) é a quantidade de ar oferecida ao paciente em cada ciclo respiratório. Quando multiplicado pela FR, resulta no volume-minuto.

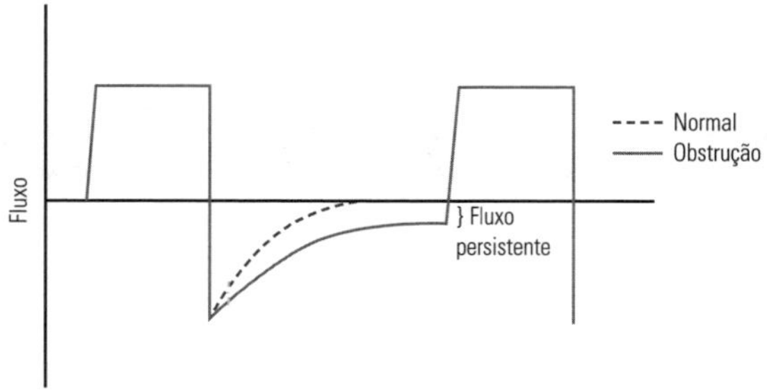

Figura 1 Curva de fluxo × tempo – auto-PEEP.

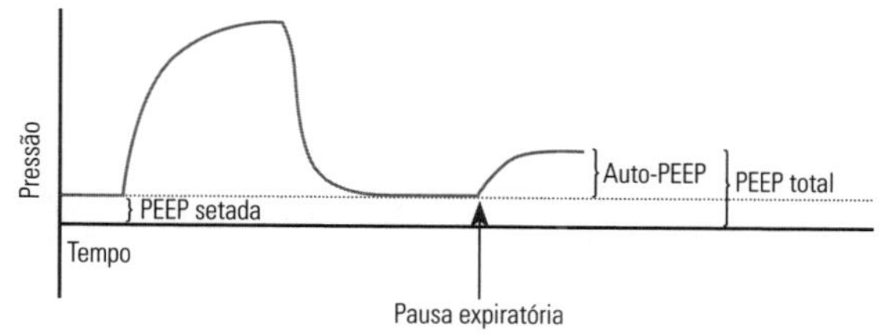

Figura 2 Curva de pressão × tempo – auto-PEEP.

- O VC pode ser determinado diretamente nos modos volume-controlado, sendo assim constante, ou indiretamente nos modos pressão-controlada, sendo portanto variável e dependente do delta de pressão estipulado acima da PEEP..
- O VC apropriado depende de inúmeros fatores, principalmente da doença que desencadeou a ventilação mecânica. De forma geral, é recomendado um VC de 6 mL/kg de peso ideal (calculado a partir de fórmulas utilizando sexo e estatura – Tabela 1), com reavaliação de acordo com o quadro clínico do paciente.

Tabela 1 Peso ideal – método de Devine

Homens	Mulheres
Peso ideal (kg) = 50 + 0,91 × x [altura (cm) – 152,4]	Peso ideal (kg) = 45,5 + 0,91 × x [altura (cm) – 152,4]

- Em pacientes com SDRA, um volume corrente ≤ 6 mL/kg de peso ideal foi associado a uma redução significativa da mortalidade, além de outras medidas benéficas como manutenção da pressão de platô abaixo de 30 mmHg, *driving pressure* (pressão de platô – PEEP) abaixo de 15 mmHg, e hipercapnia permissiva, objetivando menores pressões transpulmonares.
- Nos pacientes sem SDRA pode ser utilizado um volume corrente de 6 mL/kg de peso ideal, que deverá ser aumentado ou reduzido com o propósito de atingir o pH ou a pCO_2 desejados, e em conformidade com o monitoramento das pressões de via aérea e auto-PEEP. Caso o valor de auto-PEEP exceda 5 cmH_2O ou a pressão de platô exceda 30 cmH_2O, a redução do volume corrente ao valor anterior é indicada.
- Não há necessidade de ventilar pacientes, mesmo sem lesão pulmonar, com volumes acima de 10 mL/kg como descrito antigamente, pelo risco de lesão pulmonar aguda induzida pela ventilação (VILI – do inglês *ventilator-induced lung injury*) ou associada ao ventilador (VALI – do inglês *ventilator-associated lung injury*).

TEMPO INSPIRATÓRIO

- O tempo inspiratório (Ti) no modo pressão controlada deve ser ajustado junto à frequência respiratória para obter um relação I:E de 1:2 a 1:3, na maior parte dos casos. Como exemplo, em uma situação na qual a FR do paciente seja de 15 rpm, e portanto cada ciclo respiratório tenha 4 segundos de duração, ajustando o Ti em 1,3 segundo, teremos um tempo expiratório (Te) de 2,7 segundos, resultando em uma relação I:E de aproximadamente 1:2.

- Em pacientes com doença obstrutiva, o Ti deve ser reduzido com a finalidade de aumentar o Te e evitar o aprisionamento aéreo.

PRESSÃO POSITIVA NO FINAL DA EXPIRAÇÃO (PEEP)

- A pressão positiva no final da expiração (PEEP) tem a finalidade de manter os alvéolos abertos, evitando o colapso deles e melhorando a oxigenação.
- É recomendada uma PEEP inicial de 5 cmH_2O (valor considerado fisiológico – encontrado em pulmões normais de humanos extubados, determinado pelo fechamento da glote).
- Em pacientes com SDRA, uma PEEP maior pode ser necessária para que haja "recrutamento alveolar", ou seja, abertura dos alvéolos colapsados e manutenção deles abertos. Como há uma heterogeneidade entre regiões pulmonares nessa condição, a PEEP aplicada pode hiperdistender alvéolos já abertos, causando lesão pulmonar e distúrbio ventilação/perfusão. Com o objetivo de melhor equilibrar essa abertura alveolar (evitando atelectasia) sem hiperdistensão, a "melhor" PEEP pode ser titulada através do cálculo de complacência (PEEP que confere a maior complacência pulmonar), tabela PEEP-FiO_2, ou tomografia por impedância elétrica (TIE).
- Em pacientes com doença obstrutiva, a hiperinsuflação determina uma PEEP intrínseca (auto-PEEP) acima da considerada fisiológica, que dificulta a inspiração nos pacientes em modo ventilatório de suporte, aumentando o trabalho respiratório. A aplicação de PEEP durante a VM nesses casos, até valores próximos à PEEP intrínseca (PEEP recomendada = 70% a 85% da PEEP intrínseca), pode reduzir esse trabalho respiratório.

Tabela 2 Itens relacionados à PEEP

Internos	Externos
Mecânica respiratória	**Resistência do fluxo**
▸ Resistência ao fluxo	▸ Cânula fina
▸ Limitação do fluxo expiratório	▸ Circuito do ventilador
▸ Complacência	**Ajustes do ventilador**
Padrão ventilatório	▸ Frequência respiratória
▸ Frequência respiratória	▸ Pressão inspiratória final
▸ Tempo inspiratório/tempo total	▸ I:E
▸ Volume corrente	▸ Volume insuflado

Tabela 3 Manejo da auto-PEEP

Mudar parâmetros ventilatórios
▸ Aumento do tempo expiratório ▸ Redução de frequência respiratória ▸ Redução do volume corrente

(continua)

Tabela 3 Manejo da auto-PEEP *(continuação)*

Diminuir demanda ventilatória
▸ Redução de ingesta de carboidratos ▸ Redução do espaço morto ▸ Redução de ansiedade, dor, febre, tremores
Reduzir resistência ao fluxo
▸ Uso de cânulas maiores ▸ Aspiração frequente ▸ Uso de broncodilatadores
Ajustar a pressão positiva no final da expiração (PEEP) para próximo da PEEP intrínseca.

- Uma PEEP elevada pode trazer consequências pulmonares e extrapulmonares, como elevação da pressão de platô, redução do débito cardíaco por redução da pré-carga e aumento da pressão intracraniana por conta da redução do retorno venoso cerebral.

FLUXO

- O fluxo reflete a velocidade com que o ar é administrado por meio da ventilação mecânica.
- O fluxo é um parâmetro ajustado na ventilação volume-controlada. Uma taxa de fluxo mais elevada (60 L/min) pode ser necessária em pacientes com doença obstrutiva e acidose respiratória aguda, para reduzir o tempo inspiratório, aumentando assim o tempo de expiração e diminuindo a relação I:E. Isso favorece a eliminação de CO_2, além de contribuir para a redução da hiperinsuflação pulmonar.
- No restante dos casos, é recomendada uma taxa de fluxo entre 45 e 60 L/min.

PADRÃO DE FLUXO

- Nos ventiladores mecânicos controlados por microprocessador, é permitido o ajuste do padrão do fluxo inspiratório, podendo ser constante (onda quadrada), em desaceleração (onda descendente), em aceleração (onda ascendente) ou sinusoidal, de acordo com a mudança de fluxo durante o tempo (Figura 3).
- O fluxo em desaceleração proporciona a distribuição da ventilação de forma mais uniforme, particularmente em pacientes com doença obstrutiva. Isso reduz a pressão máxima da via aérea, o espaço morto fisiológico e a $PaCO_2$.

SENSIBILIDADE (DISPARO)

- A sensibilidade do ventilador ao início de um esforço respiratório de um paciente, para que seja realizado um disparo nos modos que assim o permitem, deve ser configurada a pressão ou fluxo.

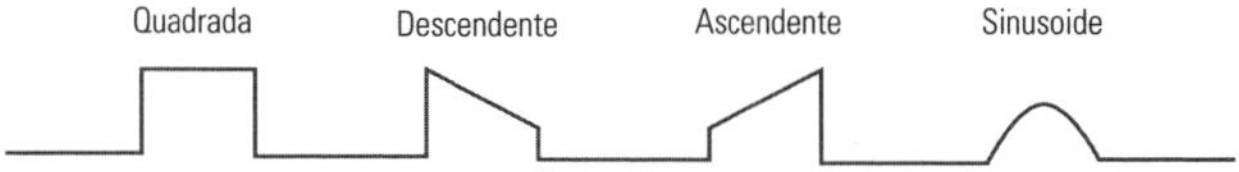

Figura 3 Curvas de padrão de fluxo.

- Quando configurada a pressão, uma ventilação é iniciada se o ventilador detecta uma deflexão negativa na pressão da via aérea gerada pelo paciente acima da sensibilidade configurada (Figura 4). Geralmente utilizamos uma sensibilidade de gatilho entre −1 e −3 cmH_2O (em relação à PEEP).
- Se regulada de maneira muito sensível, uma ventilação pode ser desencadeada mesmo na ausência de esforço respiratório do paciente durante a movimentação do tórax ou de alterações sutis de pressão causadas pelo movimento de água (ar condensado) que possa existir no circuito. Contrariamente, se ajustada de forma pouco sensível, pode gerar grande esforço do paciente e assincronia paciente-ventilador.
- Quando o ajuste é por fluxo, uma ventilação é desencadeada quando a diferença entre o fluxo inspiratório e o fluxo expiratório alcança um limite de sensibilidade predeterminado no ventilador. Geralmente utilizamos um valor de 2 L/min (Figura 4).
- Ventiladores modernos com modo NAVA (assistência ventilatória ajustada neuralmente – do inglês *neurally adjusted ventilatory assist*) utilizam a mensuração da atividade elétrica diafragmática com o auxílio de uma sonda esofágica para o controle da ventilação. Nesse modo, a sincronia paciente-ventilador é mais adequada, já que ocorre uma redução do tempo de resposta do ventilador. Nos dois modos descritos anteriormente, considera-se normal um tempo de resposta de até 150 milissegundos.

PORCENTAGEM DE CRITÉRIO DE CICLAGEM

- Em modo pressão de suporte (PSV), o ventilador auxilia o paciente com um valor de pressão na inspiração até que o fluxo caia a uma determinada porcentagem do seu pico. Essa porcentagem de queda no fluxo lida pelo venti-

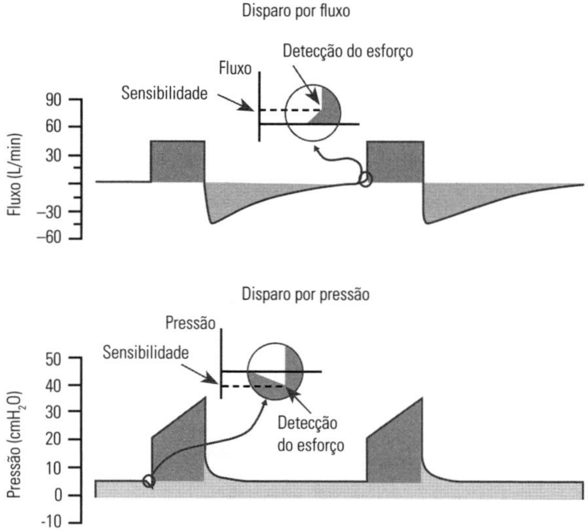

Figura 4 Sensibilidade – disparo a fluxo e pressão.

lador, que levará à transição da fase inspiratória para a fase expiratória, é chamada de porcentagem de critério de ciclagem.

- Em ventiladores modernos, essa porcentagem pode ser regulada entre 5 e 80%. De forma geral, um ajuste entre 25 e 30% é utilizado.
- Em pacientes obstrutivos, recomenda-se uma porcentagem de critério de ciclagem > 25% a fim de reduzir o tempo inspiratório nesse modo ventilatório.
- Por outro lado, em doenças restritivas, recomenda-se uma porcentagem de critério de ciclagem < 25% para que o tempo inspiratório seja maior.

ALARMES E MANEJO INICIAL

- Os alarmes do ventilador também devem ser ajustados de forma individualizada, considerando o quadro clínico, incluindo o *back-up* de apneia, limites de FR e limites de pressão.
- Quando a resistência da via aérea é elevada, por exemplo, podemos admitir uma pressão de pico mais alta. Nesses casos, esse alarme deve ser regulado para evitar o corte precoce de fornecimento de gás na fase inspiratória do ciclo juntamente à abertura da válvula expiratória. Se não existe aumento de resistência nas vias aéreas, esse mecanismo é útil para evitar altas pressões de pico em caso de tosse, por exemplo. Geralmente, recomenda-se ajustar o alarme de pressão de pico em 40 cmH_2O.
- Logo que iniciada a ventilação mecânica, as curvas de volume, fluxo e pressão devem ser observadas a fim de constatar se os valores obtidos estão dentro do previsto (Figura 5). A saturação de hemoglobina por meio da oximetria de pulso (SpO_2) também deve ser observada.
- Após 30 minutos de ventilação mecânica instaurada, é indicada a coleta de uma gasometria arterial para reajuste dos parâmetros, conforme necessário.
- Caso seja possível (ausência de esforço do paciente), cálculos referentes à mecânica respiratória devem ser realizados, como pressão de pausa inspiratória ou platô (pressão aferida após pausa inspiratória de 2 a 3 segundos que

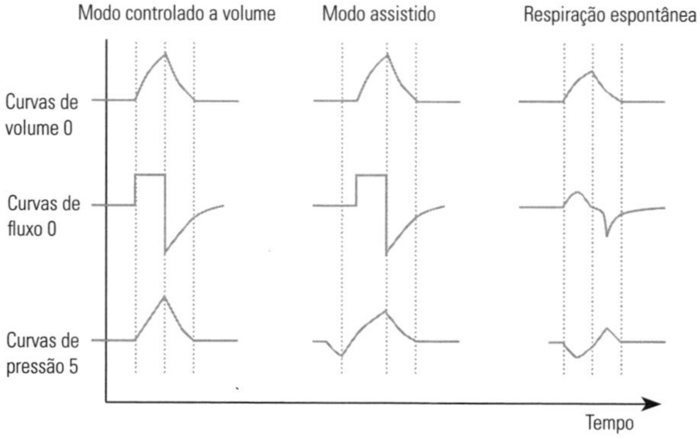

Figura 5 Curvas de volume, fluxo e pressão.

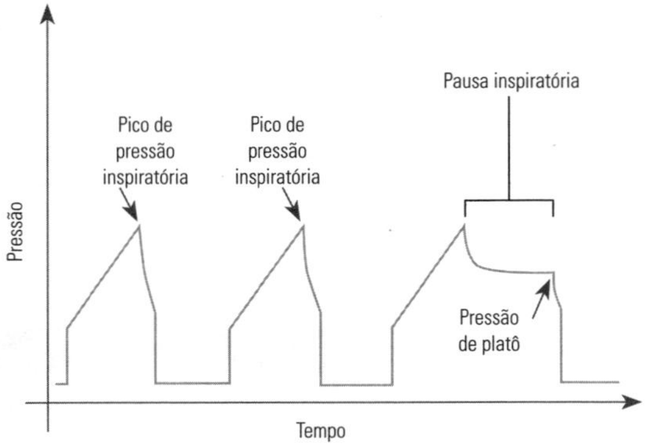

Figura 6 Pressão de platô.

representa a pressão de equilíbrio do sistema respiratório – Figura 6), PEEP intrínseca ou auto-PEEP (pausa expiratória de 3 a 4 segundos subtraindo desse valor a PEEP estipulada – Figura 2).

- Devemos objetivar pressão de platô abaixo de 30 mmHg e *driving pressure* (pressão de platô – PEEP) abaixo de 15 mmHg.
- O cálculo da resistência e complacência das vias aéreas é igualmente sugerido sempre que possível.
- Repercussões hemodinâmicas da ventilação mecânica ou suas complicações (p. ex., pneumotórax) devem ser observadas.
- Logo que possível, deve-se iniciar modos assistidos de ventilação para minimizar a disfunção diafragmática induzida e reduzir o tempo de ventilação mecânica.

Tabela 4 Resumo – ajustes iniciais da VM

	Padrão	Doença obstrutiva (asma/DPOC)	Doença restritiva (fibrose pulmonar)	SDRA
VC	6 mL/kg (peso ideal)	6 mL/kg (peso ideal)	< 6 mL/kg (peso ideal)	< 6 mL/kg (peso ideal)
FR	12-16 rpm	9-12 rpm	20-30 rpm	12-16 rpm (até 35 rpm para alvo de pH)
PEEP	5 cmH_2O	5 cmH_2O (ou 80% da auto-PEEP)	5 cmH_2O	Seguir ARDSNET PEEP-table*
Ti (pressão-controlada)/fluxo (volume-controlado)	Necessário para relação I:E 1:2 a 1:3 (Ti: 1-1,5 s/fluxo: 45-60 L/min)	Necessário para relação I:E 1:3 a 1:5 (Ti: 0,9 s/ fluxo: 60 L/min)	Necessário para relação I:E 1:2 a 1:3 (Ti: 0,8 s/fluxo: 45-60 L/min)	Necessário para relação I:E 1:2 a 1:3 (Ti: 1 s/fluxo: 45-60 L/min)

(continua)

Tabela 4 Resumo – ajustes iniciais da VM (*continuação*)

	Padrão	Doença obstrutiva (asma/DPOC)	Doença restritiva (fibrose pulmonar)	SDRA
FiO_2	100% ou necessário para SpO_2 93-97%	100% ou necessário para SpO_2 88-95% na DPOC	100% ou necessário para SpO_2 93-97%	Seguir ARDSNET PEEP-table*
Sensibilidade	Pressão: 1,0 cmH_2O Fluxo: 2,0 L/min	Pressão: 1,0 cmH_2O Fluxo: 2,0 L/min	Pressão: 1,0 cmH_2O Fluxo: 2,0 L/min	Pressão: 1,0 cmH_2O Fluxo: 2,0 L/min
% de critério de ciclagem (PSV)	25-30%	> 25%	< 25%	25-50%

* Capítulo "Síndrome do desconforto respiratório agudo".

DPOC: doença pulmonar obstrutiva crônica; FiO_2: fração de oxigênio inspirado; FR: frequência respiratória; PEEP: pressão positiva no final da expiração; PSV: pressão de suporte; SDRA: síndrome do desconforto respiratório do adulto; SpO_2: saturação de hemoglobina por meio da oximetria de pulso; Ti: tempo inspiratório; VC: volume corrente; VM: ventilação mecânica.

LITERATURA RECOMENDADA

1. Amato MBP, Barbas CSV, Medeiros DM, Magaldi RB, Schettino GPP, Lorenzi-Filho G, et al. Effect of a protective ventilation strategy on mortality in the acute respiratory distress syndrome. N Engl J Med. 1998;338:347-54.
2. Associação de Medicina Intensiva Brasileira/Sociedade Brasileira de Pneumologia e Tisiologia. Diretrizes Brasileiras de Ventilação Mecânica 2013. AMIB/SBPT; 2013.
3. Calfee CS, Matthay MA. Recent advances in mechanical ventilation. Am J Med. 2005 Jun;118(6):584-91.
4. Carvalho CRR. Ventilação mecânica volume II – Avançado. São Paulo: Atheneu; 2000.
5. Carvalho CRR, Toufen Junior C, Franca SA. III Consenso Brasileiro de Ventilação Mecânica. Ventilação mecânica: princípios, análise gráfica e modalidades ventilatórias. J Bras Pneumol. 2007;33(Supl 2):S54-S70.
6. Chiumello D, Pelosi P, Calvi E, Bigatello LM, Gattinoni L. Different modes of assisted ventilation in patients with acute respiratory failure. Eur Respir J. 2002;20(4):925-33.
7. Hill LL, Pearl RG. Flow triggering, pressure triggering, and autotriggering during mechanical ventilation. Crit Care Med. 2000;28:579.
8. Holets S, Hubmayr R. Setting the ventilator. In: Tobin MJ (ed.). Principles and practice of mechanical ventilation. 3. ed. New York: McGraw-Hill; 2013. p. 139-58.
9. Isola AM, Rodrigues RG. Ventilação mecânica básica e modos convencionais de ventilação mecânica. In: Senra D. Tratado de medicina intensiva. São Paulo: Atheneu; 2013.
10. MacIntyre NR. Patient-ventilator interactions: optimizing conventional ventilation modes. Respir Care. 2011 Jan;56(1):73-84.
11. Panwar R, Hardie M, Bellomo R, Barrot L, Eastwood GM, Young PJ, et al. Conservative versus liberal oxygenation targets for mechanically ventilated patients. A pilot multicenter randomized controll. Am J Respir Crit Care Med. 2016; 193:43.
12. Slutsky AS. Mechanical ventilation. American College of Chest Physicians' Consensus Conference. Chest. 1993;104:1833.

CAPÍTULO 36

Monitorização respiratória

Guilherme Bittar Cunha

Bruno Adler Maccagnan Pinheiro Besen

MENSAGENS RELEVANTES

- A gasometria arterial é o método padrão-ouro para monitorização de trocas gasosas no paciente crítico.
- A relação PaO_2/FiO_2 é uma forma de estimar o grau de comprometimento das trocas gasosas.
- A relação SaO_2/FiO_2 é uma estimativa não invasiva da relação PaO_2/FiO_2, com boa correlação.
- A capnografia está indicada nas seguintes situações: (1) parada cardiorrespiratória; (2) pós-intubação; (3) pacientes sob ventilação mecânica selecionados (em especial neurocríticos).
- O CO_2 exalado ao final da expiração ($EtCO_2$) é um marcador não invasivo da $PaCO_2$, mas pode ter seus valores alterados por diversos outros fatores, em especial aumento de espaço morto alveolar.
- Com a manobra de pausa inspiratória, pode-se calcular a complacência e a resistência do sistema respiratório.
- Com a manobra de pausa expiratória, pode-se estimar o auto-PEEP.
- A análise das curvas pelo tempo e da curva pressão-volume pode auxiliar no diagnóstico de alterações da mecânica respiratória e assincronias.
- A curva de fluxo (expiratório) pelo tempo pode indicar a presença de auto-PEEP.
- A curva de volume pelo tempo pode indicar vazamentos no sistema.
- A curva de pressão pelo tempo pode indicar a presença de hiperdistensão.
- A curva pressão-volume apresenta formatos característicos de acordo com a alteração mecânica encontrada no paciente.

INTRODUÇÃO

- A monitorização respiratória é fundamental no manejo do paciente crítico.
- Podemos dividir a monitorização respiratória nos seguintes tópicos:
  - Trocas gasosas.
  - Mecânica respiratória.
  - Outros: *drive* respiratório, trabalho respiratório, força muscular, imagem, água extravascular pulmonar etc.
- Neste capítulo, abordaremos os dois primeiros tópicos.

MONITORIZAÇÃO DAS TROCAS GASOSAS

- O método padrão-ouro para monitorização das trocas gasosas é a gasometria arterial.
- Sempre que uma gasometria arterial for coletada, é fundamental anotar os parâmetros do ventilador mecânico, a fim de que possam ser realizados os cálculos gasométricos mais comuns (relação PaO_2/FiO_2 e gradien-

te alvéolo-arterial de oxigênio) e ajustes no volume-minuto (de acordo com o CO_2).

- Para evitar coletas repetidas de gasometria, dispõe-se da oximetria de pulso, como método não invasivo de avaliação da oxigenação, e da capnografia, como método não invasivo de avaliação do CO_2 expirado.

OXIMETRIA DE PULSO

- A oximetria de pulso é útil por ser ferramenta de baixo custo, não invasiva, que oferece informações em tempo real.
- A oximetria de pulso é útil nas seguintes situações:
  - ▷ Avaliação de perfusão (curva da oximetria).
  - ▷ Auxiliar na titulação de FiO_2.
  - ▷ Estimativa da relação PaO_2/FiO_2 por meio da relação SpO_2/FiO_2.
  - ▷ Sinaliza precocemente quedas de saturação nos pacientes.
- Todo oxímetro de pulso apresenta algum atraso entre a queda de saturação real e a medida (pode durar até 30 segundos), motivo pelo qual não se deve aguardar a saturação pela oximetria de pulso cair antes de adotar outras medidas (p. ex., pacientes em apneia). A presença de cianose central ao exame clínico é um monitor mais "rápido" do que o oxímetro para quedas de saturação intensas.
- Para pacientes com saturação de oxigênio (SaO_2) acima de 90%, a oximetria de pulso (SpO_2) apresenta uma ótima acurácia, com um erro de aproximadamente 2% de seu valor.
- Para interpretar adequadamente a SpO_2, é necessário que a qualidade do sinal seja adequada.
- A curva da oximetria de pulso também deve ser analisada (Figura 1).
- O oxímetro de pulso pode ter um bias maior em pacientes pretos e pardos, por falhas na validação da maioria dos dispositivos. Nessa população, se al-

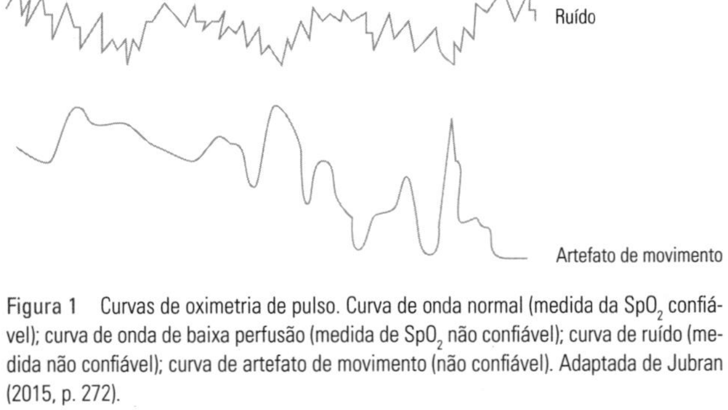

Figura 1 Curvas de oximetria de pulso. Curva de onda normal (medida da SpO_2 confiável); curva de onda de baixa perfusão (medida de SpO_2 não confiável); curva de ruído (medida não confiável); curva de artefato de movimento (não confiável). Adaptada de Jubran (2015, p. 272).

guma decisão importante for ser tomada baseada no valor isolado da SpO_2, é possível que uma gasometria arterial seja necessária para avaliar o bias individual daquele determinado paciente.

CUIDADO!
NÃO ESQUECER!

- O oxímetro de pulso apresenta um atraso de alguns segundos até 1 minuto na medida da SpO_2!

Tabela 1 Limitações da oximetria de pulso

▸ Formato da curva de dissociação do oxigênio
▸ Alterações da hemoglobina (carboxi-hemoglobina; meta-hemoglobina)
▸ Má perfusão periférica
▸ Pigmentação da pele
▸ Anemia
▸ Uso de esmaltes
▸ Artefatos de movimento

RELAÇÃO PAO_2/FIO_2 E RELAÇÃO SPO_2/FIO_2

- A relação PaO_2/FiO_2 (ou, resumidamente, relação P/F) é utilizada para quantificar a gravidade da disfunção respiratória em pacientes críticos.
- Essa relação avalia apenas o componente de trocas gasosas do ponto de vista da oxigenação, sem avaliar o componente de ventilação (pCO_2) e a mecânica respiratória.
- A relação P/F é variável ao longo de faixas diferentes de FiO_2, a depender do grau de *shunt* fisiológico.
- É utilizada em pacientes com síndrome do desconforto respiratório agudo (SDRA) para definir estratos de gravidade e também é utilizada no escore SOFA (Tabela 2).

Tabela 2 Relação PaO_2/FiO_2, definições da síndrome do desconforto respiratório agudo (SDRA) e do escore SOFA (componente respiratório)

Escore SOFA		SDRA	
P/F > 400	0 pontos	P/F < 300 e PEEP ≥ 5 cmH_2O	SDRA leve
P/F < 400	1 ponto	P/F < 200 e PEEP ≥ 5 cmH_2O	SDRA moderada
P/F < 300	2 pontos	P/F < 100 e PEEP ≥ 5 cmH_2O	SDRA grave
P/F < 200 e ventilação mecânica	3 pontos		
P/F < 100 e ventilação mecânica	4 pontos		

- A relação P/F pode ser estimada pela saturação da oximetria de pulso (SpO_2) por meio da relação SpO_2/FiO_2, ou relação S/F.

- Pode-se estimar a relação S/F pela oximetria de pulso por meio do seguinte cálculo:
  - S/F = 64 + 0,84 × (P/F)
  - Uma relação S/F de 235 se correlaciona com a relação P/F de 200 e a relação S/F de 315 se correlaciona com a relação P/F de 300.
  - No estudo em que essa equação foi obtida, foram excluídos pacientes com SpO_2 maior que 97% e pacientes internados em UTI acima dos 1.000 m de altura.

CUIDADO! NÃO ESQUECER!

- Não é absolutamente necessário coletar gasometrias arteriais para calcular a relação PaO_2/FiO_2. A relação SpO_2/FiO_2 pode ser utilizada para o manejo à beira do leito.

GRADIENTE ALVÉOLO-ARTERIAL (GRADIENTE A-a)

- O gradiente alvéolo-arterial é a diferença da pressão parcial de oxigênio no alvéolo para a pressão parcial de oxigênio no plasma.
- Dado que a barreira alvéolo-arterial é fina e vascularizada para proporcionar uma boa troca gasosa, em condições normais o gradiente A-a é menor do que 10.
- O gradiente A-a aumenta de acordo com a idade, e o valor esperado pode ser calculado como:
- Gradiente A-a: 2,5 + 0,21 × (idade em anos)
- Cálculo do gradiente A-a real (Tabela 3):
  - Gradiente A-a = $PAO_2 - PaO_2$,
    onde PAO_2 é a pressão de oxigênio nos alvéolos e PaO_2 é a pressão parcial de oxigênio no plasma.
  - $PAO_2 = (FiO_2 \times [Patm - PH_2O]) - (PaCO_2 \div R)$,
    onde FiO_2 é a fração inspirada de O_2, Patm é a pressão atmosférica, PH_2O é a pressão parcial de água (47 mmHg a 37°C), $PaCO_2$ é a pressão parcial de gás carbônico no plasma e R é o coeficiente respiratório, que é aproximadamente 0,8, mas varia com a ingesta de carboidratos, proteínas e gorduras.

Tabela 3 Cálculo simplificado do gradiente A-a no nível do mar e em São Paulo

Gradiente A-a = $(FiO_2 \times 653) - (PaCO_2 \times 1{,}25) - PaO_2$	São Paulo
Gradiente A-a = $(FiO_2 \times 713) - (PaCO_2 \times 1{,}25) - PaO_2$	Nível do mar

- O aumento do gradiente A-a pode ocorrer por conta de uma piora da difusão dos gases, por aumento da barreira alvéolo-capilar, seja por fibrose, edema ou outras causas, ou pode ocorrer por aumento de áreas de *shunt*.
- A presença de gradiente A-a normal em pacientes hipoxêmicos é compatível com hipoventilação alveolar isolada, sem alteração das trocas gasosas.
- Em pacientes com o vírus da imunodeficiência humana (HIV), com quadro de pneumocistose, a presença de gradiente A-a maior que 35 ou PaO_2 em ar ambiente menor que 70 mmHg são ambas utilizadas como indicação para o uso de corticosteroides.

CUIDADO! NÃO ESQUECER!

- Pacientes hipoxêmicos com gradiente A-a normal estão hipoventilando.
- Pacientes hipoxêmicos com gradiente A-a aumentado têm algum distúrbio de troca gasosa.

CAPNOGRAFIA E ESPAÇO MORTO

- A capnografia convencional é um método que afere o CO_2 exalado ao longo do tempo.
- A capnografia fornece informações tanto qualitativas quanto quantitativas.
- Pode-se estimar a pressão arterial de gás carbônico no sangue ($PaCO_2$) e acompanhar variações da $PaCO_2$ por meio de variações do CO_2 exalado ao final da expiração ($EtCO_2$).
- A análise qualitativa da curva de capnografia é útil na prática clínica (vide figuras a seguir).
- A curva de capnografia pode ser dividida em três fases (Figura 2):
  - Fase 1 é basicamente a saída de gases de regiões de vias aéreas altas, ventiladas e não perfundidas, ou seja, o espaço morto anatômico.
  - Fase 2 é a transição entre o esvaziamento das vias aéreas altas e dos alvéolos.
  - Fase 3 é o esvaziamento do gás alveolar.
- A relação entre o $EtCO_2$ e a $PaCO_2$ é diretamente proporcional, porém aumentos de espaço morto alveolar podem elevar a diferença entre ambos, que normalmente é de 3-5 mmHg.
- A capnografia volumétrica (pouco disponível na prática clínica) pode ser utilizada para medir efetivamente o volume de espaço morto alveolar, mas seu uso foge ao escopo deste capítulo.

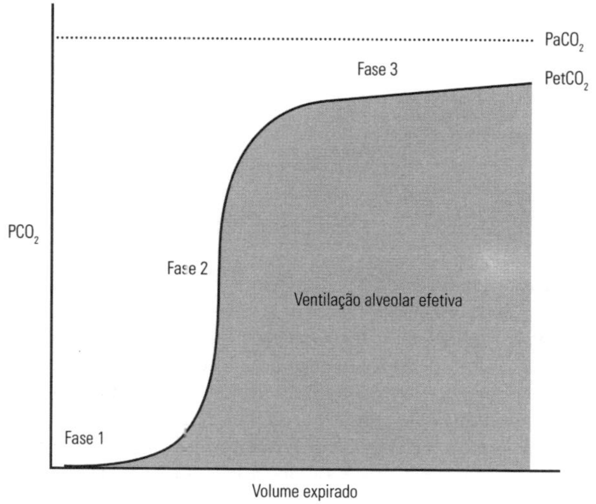

Figura 2 Fases da capnografia. Fase 1 (espaço morto anatômico); fase 2 (fase de transição); fase 3 (esvaziamento do gás alveolar). Adaptada de Brochard (2012, p. 219).

- A análise do $EtCO_2$ à beira do leito pode ser útil em pacientes em que variações de $PaCO_2$ devem ser evitadas, como pacientes neurológicos.
- Há duas indicações formais de capnografia na prática clínica:
  1. Após intubação, para checar posicionamento adequado do tubo orotraqueal.
  2. Durante a parada cardiorrespiratória, para avaliar a qualidade da ressuscitação cardiopulmonar ($EtCO_2$ > 20 mmHg) e o retorno à circulação espontânea (aumento súbito do $EtCO_2$).
- Se disponível, deve-se utilizar a capnografia em todo paciente em ventilação mecânica, porém deve-se lembrar que seu uso aumenta o espaço morto anatômico do sistema.
- A análise qualitativa da curva de capnografia é exemplificada na Figura 3.

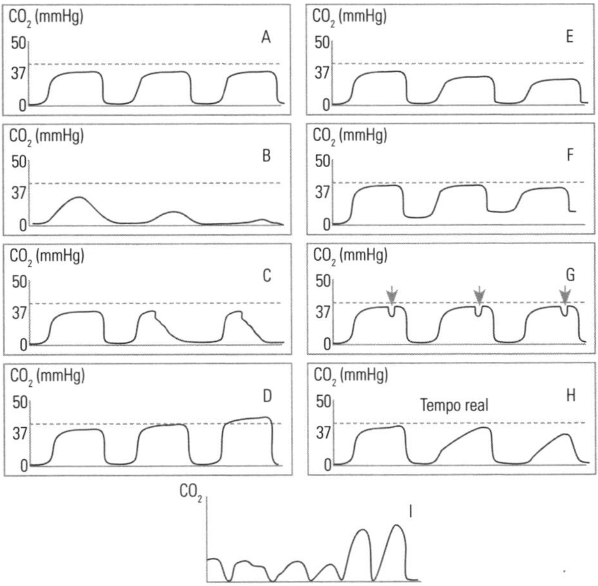

Figura 3 Curvas de capnografia na prática clínica. (A) Capnografia normal. (B) Intubação esofágica (redução de $EtCO_2$ progressiva). (C) Vazamento no sistema. (D) Aumento de $EtCO_2$ (hipoventilação ou aumento da produção de CO_2). (E) Diminuição do $EtCO_2$ (hiperventilação ou diminuição da produção de CO_2). (F) Aumento da linha de base (defeito de válvula expiratória, fluxo inspiratório inadequado, tempo expiratório curto). (G) Esforço inspiratório (entalhe na fase 3). (H) Fase 3 ascendente (obstrução de vias aéreas). (I) Retorno da circulação espontânea durante PCR (aumento abrupto do $EtCO_2$).

RAZÃO VENTILATÓRIA E ESPAÇO MORTO

- Uma outra forma de estimar o volume de espaço morto sem a capnografia volumétrica é a razão ventilatória (no inglês, *ventilatory ratio*, VR).
- O cálculo do VR é feito pela relação entre o volume minuto observado e a PCO_2 observada divididos pelo volume-minuto esperado (100 mL x peso predito) e PCO_2 normal (37,5).

- Uma das formas de fazer este cálculo, mais simples, é a seguinte:

$$VR = (\text{volume-minuto} \times PaCO_2)/(100 \times \text{peso predito} \times 37{,}5)$$

- Quanto maior o VR, maior em teoria é o espaço morto do paciente, porém essa relação não é linear.
- Valores de VR > 2 se correlacionam com pior prognóstico em pacientes com SDRA, mesmo após ajustar para gravidade, mecânica respiratória e relação P/F.
- A principal limitação do VR é que ele não leva em conta o grau de produção de CO_2 pelo indivíduo, que pode variar substancialmente na doença crítica.

MECÂNICA RESPIRATÓRIA

- O fenômeno da ventilação ocorre por conta da geração de um gradiente de pressão, o qual gera um fluxo de ar e, por fim, a entrada e saída de gases nos pulmões.
- Em condições normais, esse gradiente de pressão é gerado pela musculatura respiratória, que cria um gradiente de pressão negativo, levando à entrada de ar nos pulmões.
- Em ventilação mecânica invasiva, esse gradiente de pressão é positivo e gerado pelo próprio ventilador.
- A equação do movimento do sistema respiratório, desprezada a inertância do sistema, pode ser descrita da seguinte forma:

$$Pins - Pmus = (\text{volume corrente/complacência}) + (\text{fluxo} \times \text{resistência})$$

Onde: Pins = pressão inspiratória (gerada pelo ventilador); Pmus = pressão muscular (gerada pelo próprio paciente). A complacência e a resistência são aquelas de todo o sistema respiratório.

- Se considerarmos um paciente em ventilação mecânica controlada, em modo volume controlado, com formato de onda de fluxo quadrada, realizando uma pausa inspiratória de 2 segundos, podemos separar o componente de pressão que se dissipa nos componentes elásticos e aquele se dissipa nos componentes resistivos do sistema.
- Regra geral, coloca-se o volume corrente entre 4-8 mL/kg e o fluxo em 30 L/min (0,5 L/s) ou 60 L/min (1 L/s), além de se utilizar a curva de fluxo quadrada, para o cálculo de mecânica respiratória.
- O gradiente entre a pressão de platô (momento de fluxo zero) e a PEEP seria responsável por vencer os componentes elásticos do sistema.
- O gradiente entre a pressão de pico e a pressão de platô (período de fluxo constante) seria responsável por vencer os componentes resistivos do sistema (Figura 4).
- Por meio da realização dessa ventilação padronizada e da pausa inspiratória, pode-se estimar, à beira do leito, os seguintes parâmetros:
  - ▷ Complacência: é a capacidade dos pulmões de se distenderem, definida como a variação de volume para uma dada pressão imposta ao sistema.
  - ▷ Resistência: é a dificuldade imposta ao fluxo de ar para que um determinado gradiente de pressão gere esse fluxo.
  - ▷ Constante de tempo: é o produto da complacência pela resistência (atentar para as unidades das medidas).

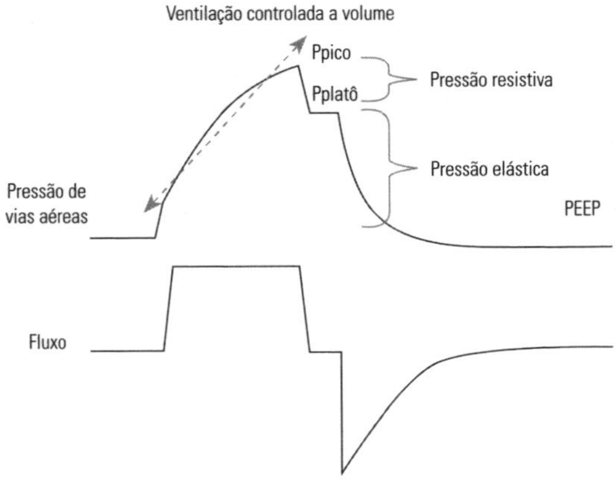

Figura 4 Pausa inspiratória em ventilação ciclada a volume. Ppico = pressão de pico; Pplatô = pressão de platô. Adaptada de Brochard (2012, p. 219).

COMPLACÊNCIA

- A complacência do sistema respiratório pode ser separada em estática e dinâmica.
- Complacência estática (Cest): é a complacência do sistema respiratório em condições de fluxo zero, ou seja, sem a influência de componentes resistivos.
- Complacência dinâmica (Cdyn): é a complacência do sistema respiratório ao longo de cada volume corrente, sem separar da influência de componentes resistivos.
- As complacências podem ser calculadas, a partir da equação do movimento, da seguinte forma:
  - Cdyn = volume corrente/Ppico – PEEP
  - Cest = volume corrente/Pplatô – PEEP
- A complacência é composta por dois componentes:
  - Complacência pulmonar propriamente dita.
  - Complacência da parece torácica.
- À beira do leito, essa informação é importante, pois nem sempre a complacência reduzida é atribuível diretamente a causas pulmonares (Tabela 4).

Tabela 4 Causas de redução de complacência de origem pulmonar e da parede torácica

Redução da complacência da parede torácica	Redução da complacência pulmonar
▸ Obesidade	▸ Intubação seletiva
▸ Ascite	▸ Hiperinsuflação dinâmica
▸ Hipertensão intra-abdominal	▸ Edema pulmonar
▸ Queimadura circunferencial do tórax	▸ Fibrose pulmonar
▸ Fraqueza neuromuscular	▸ Síndrome do desconforto respiratório agudo

(continua)

Tabela 4 Causas de redução de complacência de origem pulmonar e da parede torácica (*continuação*)

Redução da complacência da parede torácica	Redução da complacência pulmonar
▸ Fibrotórax	▸ Pneumonite de hipersensibilidade
▸ *Pectus excavatum*	▸ Sarcoidose
▸ Tumor de parede torácica	▸ Linfangite
▸ Esclerose sistêmica	▸ Doenças reumatológicas com pneumonite
▸ Pneumotórax	▸ Pneumonia organizante criptogênica

RESISTÊNCIA

- A resistência do sistema respiratório é um marcador do grau de obstrução em pacientes com doenças obstrutivas, como crise asmática grave ou mesmo na doença pulmonar obstrutiva crônica.
- Os determinantes da resistência do sistema respiratório podem ser explicados pela lei de Poiseuille para casos de fluxo laminar, porém, se o número de Reynolds for alto, o fluxo será turbulento, e a relação entre pressão e fluxo se torna aproximadamente quadrática.
- Os determinantes da resistência do sistema respiratório são:
  - ▷ Raio da via aérea: quanto menor for o raio, maior será a resistência (na quarta potência).
  - ▷ Comprimento da via aérea: quanto maior o comprimento, menor será a resistência. Essa variável não pode ser manipulada à beira do leito.
  - ▷ Viscosidade do gás: quanto menor a viscosidade do gás, menor será a resistência.
- É importante ressaltar que as vias aéreas do sistema respiratório são um sistema em paralelo e, portanto, pequenas variações do raio das vias aéreas distais podem ter grande impacto na resistência do sistema respiratório como um todo.
- O cálculo da resistência do sistema respiratório pode ser feito, assim como na complacência, a partir da pausa inspiratória (Figura 5).
- Considera-se que o gradiente de pressão necessário para vencer componentes resistivos é aquele que ocorre enquanto há fluxo no sistema menos a pressão ao final da pausa inspiratória (pressão de platô), que seria um marcador da pressão alveolar. Assim:

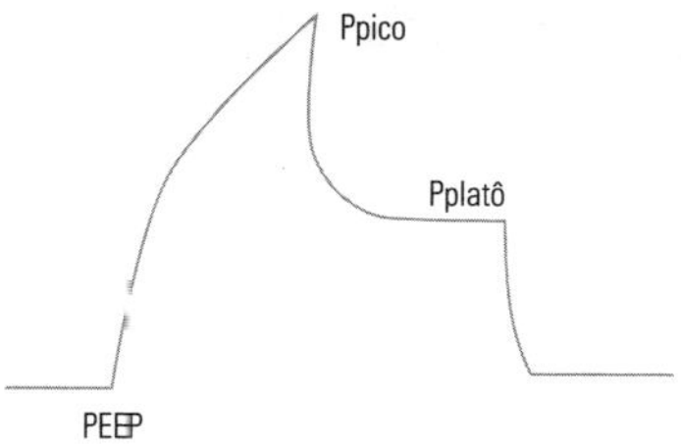

Figura 5 Curva de pressão × tempo em pacientes com resistência aumentada. Note o aumento da distância entre a Ppico e a Pplatô.

- ▷ Resistência = Ppico – Pplato/fluxo (L/s)
- ▷ Deve-se atentar à medida do fluxo, que é em litros por segundo, e não litros por minuto.
- ▷ É importante ressaltar que a resistência medida desta forma é a resistência inspiratória.

- As causas de aumento da resistência são variadas e incluem:
  - ▷ Broncoespasmo.
  - ▷ Dobras no circuito do ventilador.
  - ▷ Rolhas de secreção.
  - ▷ Tamanho do tubo endotraqueal.
- Em pacientes com doenças obstrutivas, a resistência inspiratória pode ser diferente da expiratória, o que pode ser imprevisível, mas é muito frequente no paciente enfisematoso.

CUIDADO! NÃO ESQUECER!

- Em pacientes graves, em ventilação controlada, para um mesmo volume corrente e fluxo, a realização da pausa inspiratória e as medidas de pressão de platô e de pico auxiliam a identificar diversos fenômenos fisiopatológicos subjacentes, como a hiperdistensão alveolar.

CONSTANTE DE TEMPO

- A constante de tempo é um cálculo derivado dos cálculos da resistência e da complacência.
- A constante de tempo é dada pelo produto da resistência pela complacência. Assim, pode-se inferir que:
  - ▷ Aumentos da resistência das vias aéreas resultarão em um aumento da constante de tempo.
  - ▷ Reduções da complacência do sistema respiratório resultarão em redução da constante de tempo.
  - ▷ Aumento da complacência do sistema respiratório (basicamente, no enfisema pulmonar) resultará em aumento da constante de tempo.
- A importância da constante de tempo é que ela está diretamente relacionada ao volume de ar que pode ser expirado ao longo do ciclo respiratório pela unidade de tempo. Essa relação é bem descrita, se considerarmos o sistema homogêneo (o que acaba não sendo verdadeiro em muitas condições clínicas).
- A relação ocorre da seguinte forma:
  - ▷ 1 constante de tempo: 63,2% do volume é expirado.
  - ▷ 3 constantes de tempo: 95% do volume é expirado.
  - ▷ 5 constantes de tempo: 99,3% do volume é expirado.
- Por este motivo, em especial em doenças obstrutivas, recomendam-se 3-5 constantes de tempo para o cálculo do tempo expiratório.

HIPERINSUFLAÇÃO DINÂMICA (AUTO-PEEP)

- Pacientes em ventilação mecânica podem apresentar o fenômeno de aprisionamento aéreo, hiperinsuflação dinâmica e hiperdistensão alveolar.
- Esse fenômeno ocorre em três principais contextos:

- ▷ Na SDRA, pode ocorrer auto-PEEP em razão da heterogeneidade da doença em alvéolos diferentes, com a PEEP extrínseca levando à hiperdistensão de alvéolos íntegros e a efeitos variáveis em alvéolos com abertura e fechamento cíclicos ou mesmo colapsados. Isso pode levar a barotrauma ou mesmo volutrauma e lesão pulmonar induzida pela ventilação.
- ▷ Na asma, pode ocorrer aprisionamento aéreo por conta da alta resistência, o que leva a hiperinsuflação e hiperdistensão alveolar, que podem resultar em barotrauma ou redução abrupta do retorno venoso com choque obstrutivo associado.
- ▷ Na doença pulmonar obstrutiva crônica (DPOC), o fenômeno do auto-PEEP pode ser mais perigoso, pois, além de uma alta resistência expiratória, os pacientes apresentam alta complacência, o que resulta em constantes de tempo muito altas na fase expiratória, ao passo que a resistência inspiratória não é tão alta e facilita a hiperinsuflação dinâmica.

- Para monitorizar à beira do leito esse fenômeno, pode-se realizar uma pausa expiratória (em pacientes sem *drive* respiratório), que permitirá o cálculo do auto-PEEP.
- É fundamental, em pacientes em que esse fenômeno pode acontecer, acompanhar as variações da pressão de platô. Caso esteja ocorrendo hiperdistensão alveolar, haverá aumentos desproporcionais da pressão de platô por causa da redução da complacência dos alvéolos hiperdistendidos.
- A Tabela 5 traz os valores normais das principais variáveis de mecânica respiratória à beira-leito).

Tabela 5 Parâmetros de mecânica respiratória em pacientes sob ventilação mecânica

Parâmetro	Valor normal	Unidade de mensuração
Complacência	50-80	mL/cmH_2O
Resistência	4-8	$cmH_2O/L/s$
Constante de tempo	Variável	segundos
Auto-PEEP	Zero	cmH_2O

INTERPRETAÇÃO DE CURVAS DE VENTILAÇÃO MECÂNICA

- A análise das curvas do ventilador será fundamental para detectar assincronias ventilatórias e alterações da mecânica respiratória.
- Atualmente, grande parte dos ventiladores dispõe de curvas de pressão no tempo, fluxo no tempo e volume no tempo e a curva pressão × volume (PV).
- Essas curvas podem fornecer informações valiosas à beira do leito.
- A análise das curvas de ventilação mecânica deve ser parte do exame físico na UTI.
- A seguir, alguns exemplos de alterações em ventilação mecânica comumente vistos em UTI.

CURVA PRESSÃO × VOLUME (PV)

- O formato da curva PV pode nos trazer informações importantes em casos de doenças obstrutivas e evidenciar redução de complacência em pacientes com SDRA.

- A curva PV normal tem uma fase de inspiração e outra de expiração separadas (Figura 6).

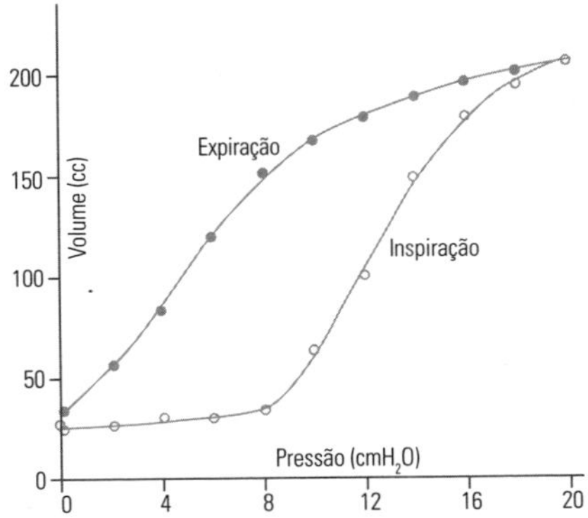

Figura 6 Curva pressão × volume normal. Adaptada de Respir Care (2005, p. 78-98).

- Em razão da histerese do sistema respiratório, a curva expiratória é capaz de acomodar maiores volumes com uma mesma pressão.
- Em pacientes com SDRA, por redução da complacência, para as mesmas variações de pressão, temos volumes cada vez menores, deixando a curva mais horizontalizada conforme a Figura 7, evidenciando perda de complacência da curva 1 até a curva 3.

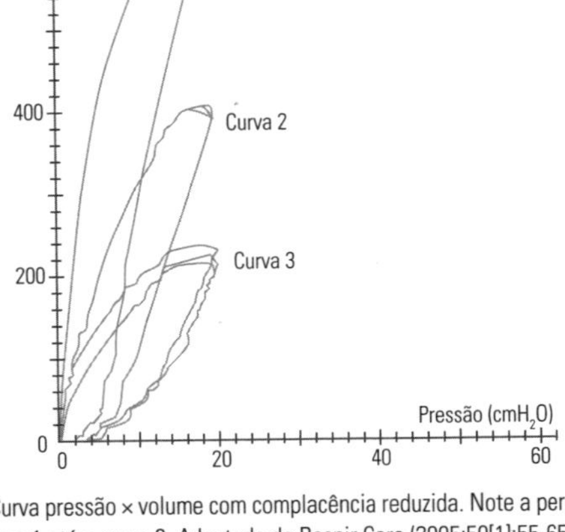

Figura 7 Curva pressão × volume com complacência reduzida. Note a perda de complacência da curva 1 até a curva 3. Adaptada de Respir Care (2005;50[1]:55-65).

- Em pacientes com aumento da resistência do sistema respiratório, mesmo com redução das pressões, há pouca redução do volume expirado, fazendo com que o início da curva expiratória seja horizontalizado.
- Em pacientes asmáticos há uma dificuldade tanto para inspiração como para expiração por conta da grande resistência nas vias aéreas. Desse modo, a curva PV fica em um formato mais "quadrado", com necessidade de aumento importante das pressões para que consiga "entrar" volume e uma redução muito grande das pressões para "saída" desse volume (Figura 8).

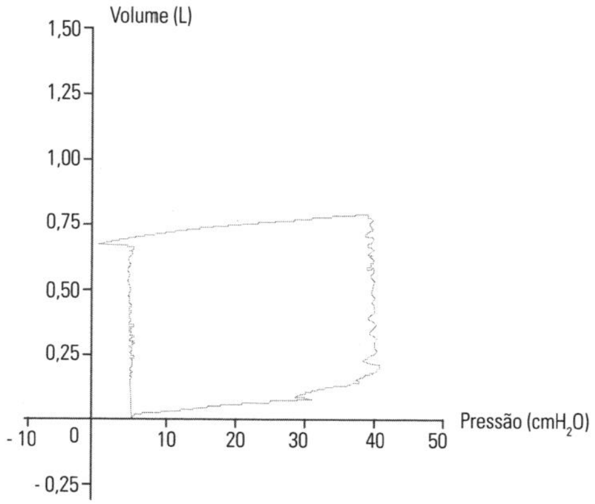

Figura 8 Curva pressão × volume em paciente com resistência inspiratória e expiratória aumentada.

- Em pacientes com doença pulmonar obstrutiva crônica (DPOC) o fluxo inspiratório pode ou não estar alterado, sendo a curva PV inspiratória muito semelhante à curva normal. Contudo, por conta do aumento da resistência à expiração, a curva expiratória fica semelhante à curva PV expiratória dos asmáticos (Figura 9).

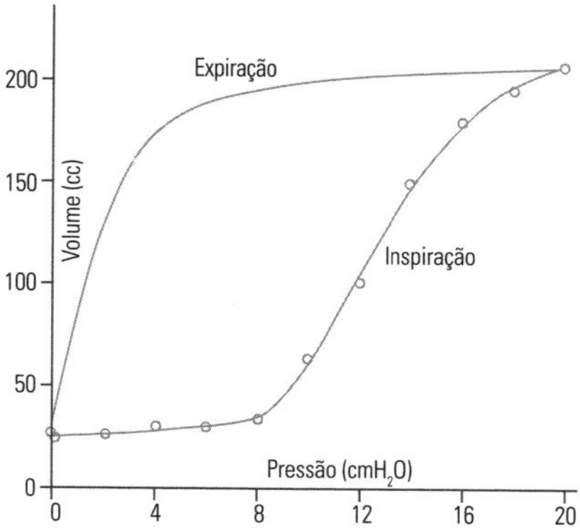

Figura 9 Curva pressão × volume em paciente com aumento desproporcional da resistência expiratória em relação à inspiratória.

- Auto-PEEP: pode ser evidenciado na curva de fluxo pelo tempo. Na fase expiratória, esse fluxo não chega a zero, indicando a presença de aprisionamento aéreo (Figura 10).

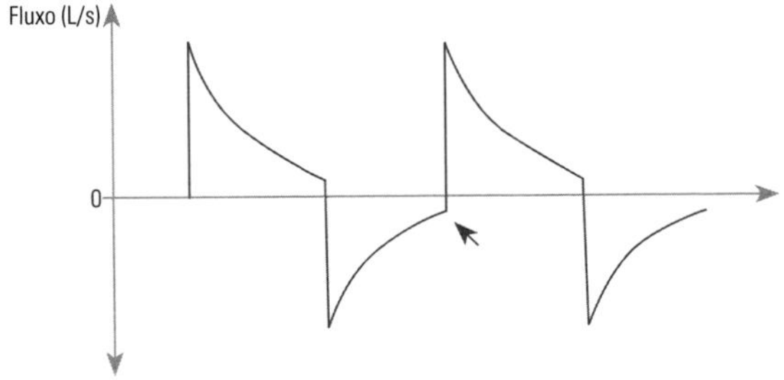

Figura 10 Curva fluxo × tempo demonstrando que o fluxo expiratório não chega a "zero". Adaptada de Am J Respir Crit Care Med (2011;184:756-62).

- Outra maneira de diagnosticar o auto-PEEP é ao se realizar uma pausa expiratória. Na curva de pressão pelo tempo, há um aumento nos valores de pressão em relação à PEEP extrínseca (Figura 11).

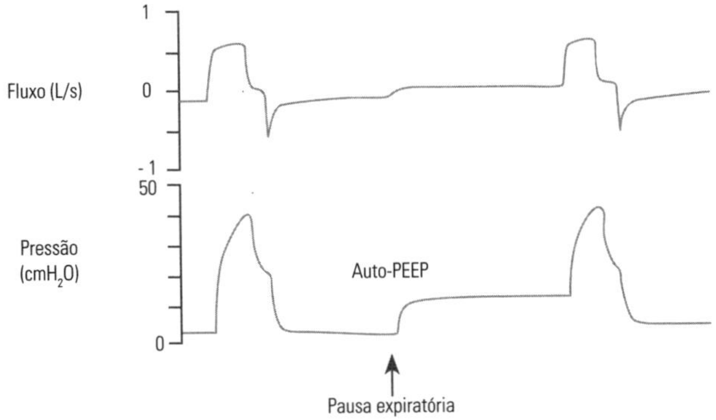

Figura 11 Curva pressão × tempo demonstrando aumento da PEEP durante pausa expiratória. Adaptada de Respir Care (2005;50[1]:110-23).

- Uma assincronia muito comum em pacientes em UTI é o disparo ineficaz.
- Essa assincronia pode ocorrer quando a sensibilidade do ventilador está muito alta (pouco frequente) ou por dificuldade do paciente em realizar a força necessária para que ocorra o disparo (comum em pacientes com aprisionamento aéreo).
- Isso é visto como uma onda de pressão negativa ou um entalhe "para cima" na onda de fluxo, mas sem que ocorra um ciclo ventilatório efetivo após o esforço (Figura 12).

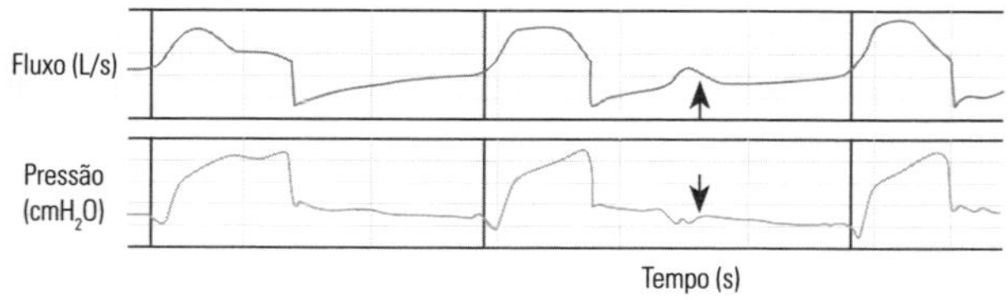

Figura 12 Curvas pressão × tempo e fluxo × tempo demonstrando disparo ineficaz. Adaptada de Crit Care Nurse (2009 Dec;29[6]:41-55).

- Pacientes em ventilação mecânica podem apresentar também o duplo disparo, no qual, para um mesmo estímulo inspiratório do paciente, ocorrem duas inspirações, conforme visto na Figura 13.

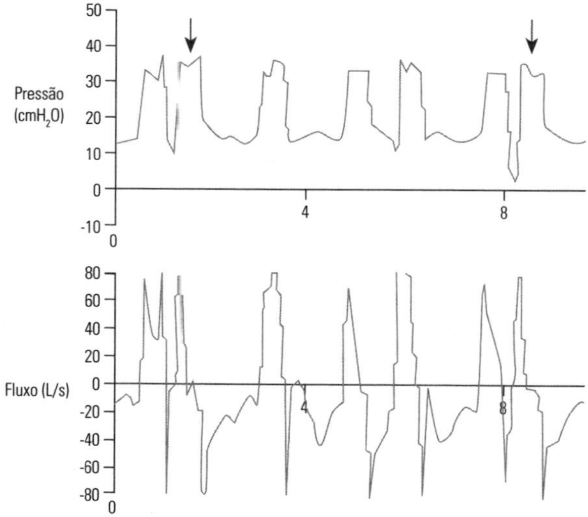

Figura 13 Curvas pressão × tempo e fluxo × tempo demonstrando duplo disparo. Adaptada de Respir Care (2011;56[1]:61-72).

- Isso ocorre porque o tempo inspiratório do ventilador é menor que o tempo neural do paciente.
- Outra situação comum em pacientes em ventilação mecânica é a presença de água no circuito ventilatório (ou secreção), que pode levar a desconforto do paciente e ao fenômeno de autodisparo, por causa da movimentação da água pelo circuito.
- A presença de água no circuito pode ser vista como um serrilhado na curva de fluxo e pressão (Figura 14).

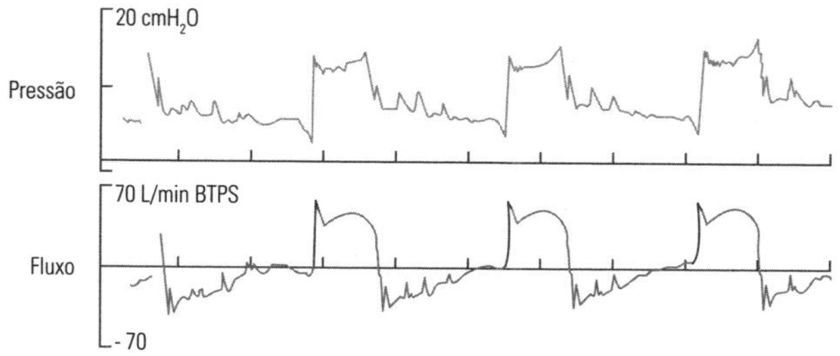

Figura 14 Curvas pressão × tempo e fluxo × tempo demonstrando serrilhado na linha de base, compatível com condensação de água no circuito ou secreção no tubo orotraqueal.

LITERATURA RECOMENDADA

1. Anderson CT, Breen PH. Carbon dioxide kinetics and capnography during critical care. Critical Care. 2000;4(4):207-15.
2. Blanch L, Bernabe F, Lucangelo U. Measurement of air trapping, intrinsic positive end-expiratory pressure, and dynamic hyperinflation in mechanically ventilated patients. Respir Care. 2005;50(1):110-23; discussion 23-4.
3. Brochard L, Martin GS, Blanch L, Pelosi P, Belda FJ, Jubran A, et al. Clinical review: Respiratory monitoring in the ICU – a consensus of 16. Critical Care. 2012;16(2):219.
4. Georgopoulos D, Prinianakis G, Kondili E. Bedside waveforms interpretation as a tool to identify patient-ventilator asynchronies. Intensive Care Medicine. 2006;32(1):34-47.
5. Grinnan DC, Truwit JD. Clinical review: respiratory mechanics in spontaneous and assisted ventilation. Critical Care. 2005;9(5):472-84.
6. Harris RS. Pressure-volume curves of the respiratory system. Respir Care. 2005;50(1):78-98; discussion 9.
7. Jubran A. Pulse oximetry. Critical Care. 2015;19:272.
8. Lucangelo U, Bernabe F, Blanch L. Respiratory mechanics derived from signals in the ventilator circuit. Respir Care. 2005;50(1):55-65; discussion 7.
9. Marini JJ. Dynamic hyperinflation and auto-positive end-expiratory pressure: lessons learned over 30 years. American Journal of Respiratory and Critical Care Medicine. 2011;184(7):756-62.
10. Mellemgaard K. The alveolar-arterial oxygen difference: its size and components in normal man. Acta Physiol Scand. 1966;67(1):10-20.
11. Mellott KG, Grap MJ, Munro CL, Sessler CN, Wetzel PA. Patient-ventilator dyssynchrony: clinical significance and implications for practice. Crit Care Nurse. 2009;29(6):41-55 quiz 1 p following 55.
12. Rice TW, Wheeler AP, Bernard GR, Hayden DL, Schoenfeld DA, Ware LB, et al. Comparison of the SpO2/FIO2 ratio and the PaO2/FIO2 ratio in patients with acute lung injury or ARDS. Chest. 2007;132(2):410-7.
13. Sinha P, Fauvel NJ, Singh S, Soni N. Ventilatory ratio: a simple bedside measure of ventilation. Br J Anaesth. 2009;102(5):692-7.
14. Theerawit P, Sutherasan Y, Ball L, Pelosi P. Respiratory monitoring in adult intensive care unit. Expert Rev Respir Med. 2017;11(6):453-68.

CAPÍTULO 37

Suporte respiratório não invasivo

Carla Marchini Dias da Silva

MENSAGENS RELEVANTES

- O suporte respiratório não invasivo consiste na aplicação de um suporte ventilatório sem recorrer a métodos invasivos, evitando desta forma as complicações associadas à intubação orotraqueal e à ventilação mecânica invasiva.
- Suas principais vantagens consistem em evitar o uso de sedação, poder ser aplicada de forma intermitente e permitir a comunicação e alimentação oral do doente.
- Pode ser ofertado através da ventilação mecânica não invasiva (VNI) ou do cateter nasal de alto fluxo (CNAF).
- Existem diversas indicações para a VNI, mas a evidência mais forte para seu uso é em pacientes com insuficiência respiratória secundária à DPOC ou ao edema agudo pulmonar cardiogênico.
- Na insuficiência respiratória hipoxêmica, o CNAF pode reduzir a necessidade de ventilação mecânica invasiva e o escalonamento de suporte respiratório, mas sem reduzir a mortalidade hospitalar ou o tempo de internação na UTI.
- O suporte respiratório não invasivo não deve ser usado como substituto da intubação orotraqueal (IOT) e da ventilação mecânica invasiva quando esta for claramente mais apropriada.
- O seu insucesso é um fator independente associado à morte.

INTRODUÇÃO

- Suporte respiratório não invasivo refere-se à aplicação de um suporte ventilatório sem recorrer a métodos invasivos de acesso à via aérea, como na intubação orotraqueal (IOT) e traqueostomia, ou seja, através da via aérea superior do paciente usando-se um cateter nasal, uma máscara ou dispositivo semelhante.
- Pode ser ofertado por meio da oxigenioterapia convencional (OC), da ventilação mecânica não invasiva (VNI) ou do cateter nasal de alto fluxo (CNAF). Neste capítulo serão enfatizadas apenas as duas últimas modalidades.

VANTAGENS EM RELAÇÃO À VENTILAÇÃO MECÂNICA INVASIVA

- Evita a intubação orotraqueal (IOT), com consequente diminuição dos riscos associados, como lesão da laringe ou da traqueia levando a sequelas a longo prazo.
- Evita a lesão pulmonar induzida pela ventilação mecânica e a pneumonia associada à ventilação mecânica.

- Não é necessário sedação: reduz o risco de sequelas neurocognitivas associadas à sedação prolongada.
- Permite ao doente falar e se comunicar.
- Mantém a tosse eficaz.
- Pode ser aplicada intermitentemente.
- Permite alimentação oral.
- Fácil de instituir e de retirar.
- Pode ser realizada fora da UTI.
- Acarreta, por isso, diminuição do tempo de internação hospitalar, diminuição da mortalidade relacionada a algumas doenças e diminuição nos custos.

VENTILAÇÃO MECÂNICA NÃO INVASIVA (VNI)

- A VNI refere-se à aplicação de um suporte ventilatório com pressão positiva sem a necessidade de recorrer a métodos invasivos de acesso à via aérea, como na intubação orotraqueal (IOT) e traqueostomia, ou seja, através da via aérea superior do paciente, usando-se uma máscara ou dispositivo semelhante.
- Existem duas formas de ventilação na VNI: o CPAP (*continuous positive airway pressure*) e o BIPAP (*bi-level positive airway pressure*).
- O CPAP envolve a aplicação de um único nível de pressão positiva durante o ciclo respiratório. Embora haja algum benefício durante a inspiração, levando a um aumento do volume corrente e à melhora da ventilação, o principal benefício do CPAP ocorre durante a expiração devido à PEEP.
- O BIPAP, também conhecido como ventilação não invasiva com pressão positiva, envolve a aplicação de um nível de pressão durante a expiração e outro nível maior de pressão durante a inspiração.
- Os principais modos ventilatórios na VNI, assim como na ventilação mecânica invasiva, são a ventilação ciclada a pressão e a volume. Habitualmente, são utilizados ventiladores regulados a pressão, pois apresentam menor custo, maior capacidade para compensação de fugas, são mais portáteis e mais bem tolerados pelos pacientes.
- Em crescente uso, a VNI tem um papel cada vez mais importante quer em patologias agudas, quer em doenças respiratórias crônicas.

OBJETIVOS DA VNI

- Os objetivos da VNI são a diminuição do trabalho respiratório, o repouso dos músculos respiratórios, a melhoria das trocas gasosas e, nos doentes com doença pulmonar obstrutiva crônica (DPOC), a diminuição da auto-PEEP (*positive end expiratory pressure*).

DESVANTAGENS E EFEITOS ADVERSOS

- Pode ser desconfortável e claustrofóbica para alguns pacientes.
- Pode causar necrose da pele da face.
- Pode levar à distensão gástrica.
- Como não há a presença de um tubo endotraqueal/traqueostomia, a via aérea inferior não pode ser facilmente acessada, o que torna a toalete brônquica difícil.
- Pode causar ressecamento das mucosas (nasal, oral e ocular).

- Se a máscara não for adequadamente acoplada, pode haver escape aéreo excessivo com consequente comprometimento da eficácia da ventilação.
- Existe o risco de levar ao atraso na intubação orotraqueal se não houver pronto reconhecimento da falha da VNI, o que leva a piores desfechos e aumento da mortalidade desses pacientes.

CONTRAINDICAÇÕES

- Existem algumas contraindicações absolutas e relativas ao uso da VNI (Tabela 1), sendo a mais importante a se ter em conta, a indicação para a ventilação mecânica invasiva (VMI). A VNI não deve ser usada como substituta da IOT e VMI quando esta for claramente mais apropriada.

Tabela 1 Contraindicações ao uso da ventilação não invasiva (VNI)

Absolutas
▸ Parada cardíaca ou respiratória
▸ Indicação clara de intubação orotraqueal e VM
▸ Impossibilidade de acoplar a máscara
Relativas
▸ Instabilidade hemodinâmica
▸ Incapacidade de mobilizar secreções traqueobrônquicas, ou secreções abundantes
▸ Incapacidade de proteção da via aérea com risco de aspiração
▸ Rebaixamento de nível de consciência (exceto acidose hipercápnica em DPOC)
▸ Agitação psicomotora; não cooperação
▸ Falências orgânicas não respiratórias (encefalopatia, arritmias malignas ou hemorragia digestiva alta grave)
▸ Cirurgia facial ou neurológica
▸ Trauma ou deformidade facial
▸ Obstrução de vias aéreas superiores
▸ Anastomose de esôfago recente (evitar pressurização acima de 20 cmH_2O)

DPOC: doença pulmonar obstrutiva crônica; VM: ventilação mecânica invasiva.

FATORES PREDITIVOS PARA O SUCESSO DA VNI

- Os fatores mais importantes para o sucesso desse método são a seleção criteriosa dos pacientes, a sua instituição realizada no momento adequado, o tipo de abordagem do paciente, equipamento e local apropriados, interfaces adequadas e confortáveis e, principalmente, equipe treinada e experiente nessa técnica (Tabela 2).

Tabela 2 Fatores que predizem o sucesso da ventilação não invasiva (VNI)

Alto $PaCO_2$ com baixo $P(A-a)O_2$ (gradiente alvéolo-arterial de O_2)
pH entre 7,35 e 7,10
Melhora do pH, $PaCO_2$ e frequência respiratória após 2 horas da VNI
Bom nível de consciência
Ausência de pneumonia
Gravidade inicial mais baixa (APACHE II, SAPS II, SOFA)
Boa adaptação à interface (ausência de fugas)
Secreções escassas

FATORES PREDITIVOS PARA A FALÊNCIA DA VNI

- A falência da VNI é definida como a necessidade de IOT ou a morte do paciente. Suas taxas variam entre 5 e 60%, dependendo de inúmeros fatores, inclusive a causa da insuficiência respiratória aguda (Tabela 3).
- O insucesso da VNI é um fator independente associado à morte. Com base em dados de RCTs (*randomized controlled trials*), três momentos temporais de falência foram identificados:
  - ▷ Falência imediata: ocorre dentro de minutos a 1 hora. Corresponde a 15% das falhas.
  - ▷ Falência precoce: ocorre entre 1 e 48 horas de início da VNI. Corresponde a 68% das falhas.
  - ▷ Falência tardia: após 48 horas. Corresponde a 17% dos pacientes que falham.

Tabela 3 Fatores preditivos para a falha da ventilação não invasiva (VNI)

Tempo		Fatores de risco
Imediata		▸ Reflexo de tosse fraco e/ou secreções excessivas ▸ Encefalopatia hipercápnica e coma ▸ Intolerância; agitação psicomotora ▸ Assincronia paciente-ventilador
Precoce	IRpA hipoxêmica	▸ Gases arteriais de base e inabilidade para corrigir as trocas gasosas (P/F < 150) ▸ Escore de gravidade basal (SAPS II > 35) ▸ Presença de ARDS, pneumonia, sepse ou DMOS ▸ Aumento da FR > 25 ipm/min após 1 h ▸ Miscelânea: atraso entre a admissão e o início da VNI, duração do uso da VNI, aumento dos infiltrados radiográficos após 24 h, diagnóstico causal
	IRpA hipercápnica	▸ Concentração dos gases arteriais e inabilidade para corrigir as trocas gasosas (pH < 7,25) ▸ Maior severidade da doença ▸ Aumento da FR > 35 ipm/min após 1 h ▸ Baixo *status* nutricional ▸ Aumento da frequência cardíaca
Tardia		▸ Distúrbios do sono ▸ Limitação funcional ▸ Possível melhora inicial do pH ▸ Hiperglicemia

ARDS: síndrome da angústia respiratória aguda; DMOS: disfunção de múltiplos órgãos e sistemas; FR: frequência respiratória; ipm: incursões por minuto; IRpA: insuficiência respiratória aguda.

INTERFACES

- A escolha da interface é um ponto crucial para o sucesso da VNI. Existem atualmente vários tipos disponíveis, cada qual com sua indicação, vantagens e desvantagens (Tabela 4).

Tabela 4 Vantagens e desvantagens das interfaces

Interface	Vantagens	Desvantagens
Nasal	▸ Menor risco de aspiração ▸ Facilita expectoração ▸ Menor claustrofobia ▸ Permite a fala ▸ Permite a alimentação ▸ Fácil manuseio ▸ Menor espaço morto	▸ Vazamento oral ▸ Despressurização oral ▸ Irritação nasal ▸ Limitação de uso em pacientes com obstrução nasal ▸ Ressecamento oral
Facial	▸ Menor vazamento oral ▸ Mais apropriada para condições agudas, por permitir maiores fluxos e pressões	▸ Maior chance de úlcera por pressão nasal ou pontos de apoio ▸ Maior claustrofobia ▸ Maior risco de aspiração ▸ Dificulta alimentação ▸ Atrapalha a comunicação ▸ Risco de asfixia com mau funcionamento do ventilador ▸ Risco de broncoaspiração
Total face	▸ Mais confortável para uso prolongado ▸ Fácil de ajustar ▸ Menor risco de lesão cutânea facial ▸ Mínimo vazamento	▸ Maior espaço morto ▸ Não deve ser utilizada associada à aerossolterapia ▸ Monitorar possível evento de vômito (cuidado com aspiração)
Helmet	▸ Mais confortável para uso prolongado ▸ Não oferece risco de lesão cutânea facial	▸ Risco maior de reinalação de CO_2 ▸ Favorece assincronia entre paciente e ventilador ▸ Risco de asfixia com mau funcionamento do ventilador ▸ Não pode ser utilizada associada a aerossolterapia ▸ Alto ruído interno e maior sensação de pressão no ouvido ▸ Necessidade de pressões mais altas para compensação do espaço morto ▸ Pode haver lesão cutânea nas axilas

Fonte: adaptada de Diretrizes Brasileiras de Ventilação Mecânica, 2013.

USO DE SEDAÇÃO DURANTE A VNI

- Embora seja uma intervenção que salva vidas, o potencial terapêutico da VNI pode ser reduzido devido à intolerância pelo paciente. Mais de um terço dos pacientes tratados com VNI desenvolverão *delirium* ou agitação. A não tolerância frequentemente leva à falência da VNI e à necessidade de intubação orotraqueal.
- O uso judicioso de sedação durante a VNI pode ser uma opção para aumentar a tolerância nesses pacientes.
- Apesar de largamente utilizada na prática clínica, poucos estudos investigaram a utilização da sedação durante o uso da VNI. Uma recente metanálise investigou o uso da dexmedetomedina em pacientes com insuficiência respiratória aguda em uso de VNI, e mostrou que o uso dessa medicação redu-

ziu o risco de intubação, diminuiu o risco de *delirium* e o tempo de internação na UTI. No entanto, não houve benefício em termos de redução de mortalidade quando comparada a outros sedativos ou placebo.

- Apesar de ser uma alternativa factível e potencialmente segura, o uso da sedação para melhorar a tolerabilidade do paciente deve ser ponderado contra os potenciais riscos associados, como sedação profunda e depressão respiratória, hipotensão e bradicardia.

APLICAÇÃO DA VNI NA UNIDADE DE TERAPIA INTENSIVA

- A VNI tem sido aplicada a uma vasta gama de condições respiratórias. A seguir, são discutidas algumas condições específicas.

DPOC exacerbada

- As exacerbações agudas da DPOC são um motivo frequente de admissão hospitalar e, quando suficientemente graves para exigir internação, associam-se a taxas de mortalidade entre 6 e 26%. Esse grupo de doentes, quando necessitam de IOT e VM, apresenta um desmame difícil e uma maior suscetibilidade às complicações relacionadas, principalmente as infecções, com um aumento do risco de pneumonia associada à ventilação mecânica de 1% por cada dia que permanecem sob IOT.
- Diversos estudos têm demonstrado que o BiPAP reduz significativamente a mortalidade e as complicações quando comparado com a terapia-padrão com oxigênio. Reduz as taxas de IOT, o tempo de internação na UTI e hospitalar. Assim, é considerado terapia de primeira linha na DPOC exacerbada, principalmente naqueles com descompensação moderada a severa (pH < 7,35 e hipercapnia).

Edema agudo de pulmão cardiogênico (EAP)

- Existe boa evidência apoiando o uso tanto do CPAP quanto do BIPAP no EAP, com diminuição da necessidade de IOT e melhora dos parâmetros respiratórios. Os benefícios teóricos incluem a redução da pré e pós-carga, melhora da oxigenação e redução do trabalho respiratório. Nenhuma superioridade de uma técnica sobre a outra foi demonstrada nos *trials* clínicos que compararam as duas modalidades.
- Apesar dos efeitos benéficos da VNI no EAP, o impacto na mortalidade permanece incerto. Várias metanálises mostraram uma redução da mortalidade com o uso do CPAP, no entanto, o estudo 3CPO publicado em 2008, o maior *trial* clínico conduzido até o momento, não mostrou diferença na mortalidade em 30 dias entre a terapia convencional e a VNI, tanto com CPAP quanto BIPAP.
- Se instituída, recomenda-se usar a VNI em BIPAP com EPAP 5-10 e IPAP até 15 cmH_2O e/ou CPAP de 5 a 10 cmH_2O nos pacientes com edema agudo de pulmão de origem cardiogênica.

Falência respiratória pós-extubação

- A reintubação, que ocorre em 6 a 28% entre 48 e 72 horas após a extubação planejada, é uma consequência relevante da falência respiratória pós-extubação. A fisiopatologia da falência respiratória pós-extubação inclui a obstrução das vias aéreas altas, tosse inadequada, secreções excessivas, encefalopatia e disfunção cardíaca. Entre outros, disfunção neurológica, idade avançada, severidade da doença, falência cardíaca, maior tempo de ventilação mecânica antes da extubação, anemia e uso de sedação contínua têm sido identificados como fatores de risco para a falência da extubação. Embora a necessidade de reintubação seja um marcador de severidade da doença, é um fator independente de risco para pneumonia nosocomial, aumento do tempo de internação hospitalar e aumento da mortalidade.

- A VNI tem sido usada com diferentes indicações durante o desmame da VM: para avançar a extubação em pacientes com desmame difícil ou prolongado e para prevenir a falência respiratória pós-extubação em pacientes de alto risco.
- Quando a falência respiratória pós-extubação já está estabelecida (primeiras 48 horas), a VNI não parece prevenir a necessidade de reintubação. Dois estudos randomizados e controlados, comparando a utilização de VNI com a terapêutica médica convencional na falência respiratória nas primeiras 48 horas após a extubação, não demonstraram redução na taxa de reintubações ou mortalidade. Um destes estudos, ao contrário, resultou mesmo em aumento da mortalidade na UTI, presumivelmente atribuído a um atraso na reintubação, uma vez que no grupo da VNI o tempo médio desde o estabelecimento da falência respiratória até a reintubação foi mais prolongado.
- Em contraste, a utilização da VNI imediatamente após a extubação é efetiva em evitar a falência respiratória pós-extubação e na melhora da sobrevida em pacientes de risco para essa complicação (Tabela 5), particularmente naqueles com doenças respiratórias crônicas, comorbidade cardíaca e falência respiratória hipercápnica.

Tabela 5 Pacientes considerados em risco de falha de extubação que poderão se beneficiar do uso de ventilação não invasiva (VNI) imediato após extubação (uso profilático)

▸ Hipercapnia
▸ Insuficiência cardíaca congestiva
▸ Mais do que um fracasso no teste de respiração espontânea
▸ Mais do que uma comorbidade
▸ Obstrução das vias aéreas superiores
▸ Idade > 65 anos
▸ Aumento da gravidade, avaliada por um APACHE > 12 no dia da extubação
▸ Tempo de ventilação mecânica > 72 horas
▸ Paciente portador de doenças neuromusculares
▸ Pacientes obesos

Fonte: Diretrizes Brasileiras de Ventilação Mecânica, 2013.

Doenças neuromusculares

- Existe falta de evidência quanto ao uso da VNI em doenças neuromusculares agudas, como a síndrome de Guillain-Barré e a crise de miastenia. Essas patologias estão frequentemente associadas à disfunção da via aérea alta, o que pode aumentar ainda mais o risco de broncoaspiração com a VNI. Assim, a VNI não pode ser recomendada rotineiramente para esses pacientes.

- As doenças neuromusculares crônicas, principalmente as do neurônio motor e as distrofias musculares, são caracterizadas por um declínio irreversível na função respiratória devido à atrofia muscular respiratória. O uso de VNI nessas condições tem demonstrado melhorar a qualidade de vida e inclusive a sobrevida nesses pacientes.

Asma

- O uso de VNI na crise de asma permanece uma área de incerteza. Alguns trabalhos pequenos sugerem que o uso da VNI em exacerbações agudas de asma pode melhorar os parâmetros respiratórios e diminuir as taxas de intubação, o que poderia ser consequência de um efeito direto da pressão positiva aplicada na via aérea, ou devido a um efeito indireto da melhora da dispersão da medicação aerossolizada. A melhora da frequência respiratória e da dispneia parece ser influenciada pelos níveis de pressão de suporte acima do EPAP fornecido.
- No entanto, uma revisão da Cochrane falhou em encontrar evidências robustas de benefício da VNI na asma.
- Assim, a VNI pode ser utilizada em conjunto com terapia medicamentosa para melhorar a obstrução ao fluxo aéreo e diminuir o esforço respiratório em pacientes em crise asmática, mas o julgamento clínico é fundamental, e um cuidado especial deve ser tomado quando existe alteração do estado mental ou sinais de exaustão.

Pneumonia adquirida na comunidade

- A utilização da VNI em pacientes com pneumonia deve ser muito cautelosa, uma vez que as taxas de insucesso neles, principalmente nas situações de pneumonias graves, são muito elevadas.
- Na falta de evidência científica, não é recomendado o uso de VNI como terapia ventilatória de eleição nas pneumonias. Exceção parece ser o grupo dos pacientes com DPOC e exacerbação motivada por pneumonia.
- Não obstante, um pequeno ensaio com VNI poderá ser considerado nos casos de pneumonia em doentes cooperantes, sob monitorização intensiva e com IOT e VM prontamente disponíveis.

Insuficiência respiratória aguda hipoxêmica

- As evidências mais recentes sugerem que a VNI, comparada com a oxigenioterapia convencional, diminui o risco de intubação orotraqueal e a mortalidade, sendo que o CPAP e a VNI com *helmet* parecem ser as melhores estratégias.
- Embora a VNI possa ser usada para evitar a intubação orotraqueal, a falha terapêutica pode ocorrer em até 37,5% dos pacientes com insuficiência respiratória aguda. Além disso, a falha terapêutica está associada com a mortalidade hospitalar.

Pacientes imunossuprimidos com insuficiência respiratória hipoxêmica

- As taxas de sobrevida de pacientes imunossuprimidos (como aqueles com neoplasia hematológica, transplantados de órgão sólido, síndrome de imunodeficiência adquirida, em uso de corticoide ou terapia citotóxica para doenças não neoplásicas) têm aumentado devido aos avanços diagnósticos e terapêuticos. Simultaneamente, tem aumentado o número desses pacientes com complicações graves e necessidade de UTI.

- A principal causa de admissão de pacientes imunossuprimidos na UTI é a insuficiência respiratória aguda hipoxêmica, que está associada a altas taxas de mortalidade, principalmente quando a ventilação mecânica invasiva é necessária. Após a IOT, são altas as incidências de pneumonia associada à ventilação mecânica (PAV), de infecções nosocomiais e choque séptico.
- Assim, a aplicação da VNI com consequente redução na necessidade de IOT nessa população parece ser de grande importância.
- Vários estudos pequenos e unicêntricos prévios demonstraram melhora dos desfechos com o uso da VNI, como a redução das taxas de IOT, tempo de internação em UTI e mortalidade intra-hospitalar. No entanto, esses resultados encorajadores não foram confirmados em estudos observacionais e estudos clínicos randomizados subsequentes, questionando o real benefício da VNI em pacientes imunossuprimidos. As metanálises mais recentes sugerem que a VNI comparada com a oxigenioterapia tradicional reduz as taxas de intubação, mas sem efeito em mortalidade ou nas infecções adquiridas na UTI.

CATETER NASAL DE ALTO FLUXO (CNAF)

- Sistema que oferta uma mistura de ar e oxigênio umidificado e aquecido através de uma cânula nasal específica, com fluxos que que podem atingir entre 30 e 60 L/minuto e frações inspiradas de oxigênio variando entre 21 e 100%.
- Um dispositivo típico consiste em um gerador de fluxo, um umidificador aquecido ativo, um circuito inspiratório aquecido e uma cânula nasal (Figura 1).

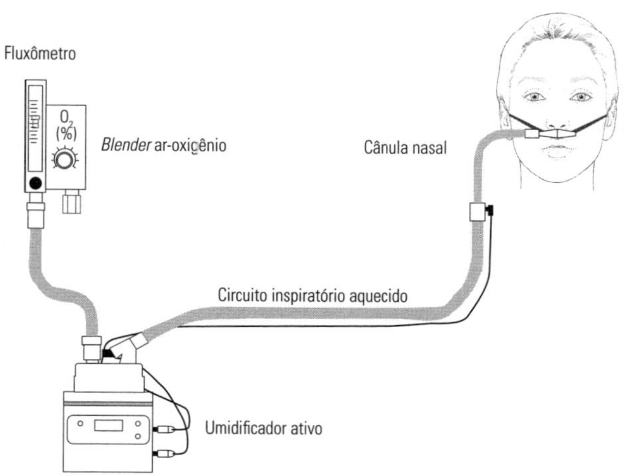

Figura 1 Dispositivo típico do cateter nasal de alto fluxo (CNAF). Fonte: modificada de Nishimura M. High-flow nasal cannula oxygen therapy in adults. Journal of Intensive Care. 2015.

EFEITOS FISIOLÓGICOS E CLÍNICOS

- Redução do espaço morto.
- Fornece uma FiO_2 alveolar estável.
- O gás umidificado e aquecido mantém a função mucociliar, facilitando o *clearance* das secreções e diminuindo o risco de oclusão por atelectasia, além de garantir o conforto e a melhor tolerância pelo paciente.
- O alto fluxo supera a resistência contra o fluxo expiratório e cria uma pressão positiva na nasofaringe, mantendo um certo nível de pressão positiva ao final da expiração, o que aumenta o volume pulmonar e o recrutamento de alvéolos colapsados. Em geral, para cada aumento de 10 L/minuto no fluxo de gás, a pressão média nas vias aéreas gerada aumenta 1,16 cmH_2O.
- Diminuição da frequência respiratória.
- Diminuição do trabalho respiratório.
- Melhora da sensação de dispneia.

Tabela 6 Efeitos benéficos do cateter nasal de alto fluxo (CNAF)

Fisiológicos	Clínicos
▸ Redução do espaço morto anatômico ▸ Geração de pressão expiratória positiva (PEEP) ▸ Mantém a fração inspirada de O_2 constante ▸ Redução do trabalho respiratório ▸ Ausência de pneumonia ▸ Melhora do *clearance* mucociliar	▸ Redução da dispneia ▸ Melhora a oxigenação ▸ Melhora o conforto do paciente devido a: ➢ Umidificação ótima ➢ Possibilidade de comer e falar ➢ Ausência de lesões cutâneas devido à máscara facial

Fonte: adaptada de Spicuzza L. High-flow nasal cannula oxygen therapy as an emerging option for respiratory failure: the present and the future. Ther Adv Chronic Dis. 2020;11:1-15.

VANTAGENS EM RELAÇÃO AOS DISPOSITIVOS DE OFERTA DE OXIGÊNIO CONVENCIONAIS

- Mais conforto pelo paciente porque não causa ressecamento nasal ou oral, não causa irritação dos olhos, não causa trauma no nariz ou nos olhos, nem distensão gástrica.

VANTAGENS EM RELAÇÃO À VNI

- A VNI pode provocar baixa tolerância pelas altas pressões fornecidas às vias aéreas, dificuldade de sincronizar a respiração, claustrofobia, distensão gástrica e efeitos colaterais relacionados à máscara, como feridas nasais e lesões de pele.

EVENTOS ADVERSOS

- Eventos adversos diretamente relacionados ao CNAF são incomuns e têm sido reportados principalmente em crianças e bebês.

INDICAÇÕES CLÍNICAS

Insuficiência respiratória aguda hipoxêmica

- O CNAF tem se tornado a primeira linha de tratamento para insuficiência respiratória aguda hipoxêmica quando a oferta de oxigênio padrão via máscara facial ou cateter nasal resulta em baixa oxigenação e uma intubação imediata não é necessária.

- No entanto, embora dados de estudos unicêntricos prévios pareçam encorajadores, os resultados de metanálises mais recentes mostram que em comparação com oxigenioterapia convencional, o CNAF pode reduzir a necessidade de ventilação mecânica invasiva e o escalonamento de suporte respiratório, porém não há diferença em relação a mortalidade hospitalar, tempo de internação na UTI e tempo de internação no hospital.
- Quando comparado com a ventilação mecânica não invasiva, não houve diferença em relação à falência de tratamento, mortalidade hospitalar, tempo de internação na UTI, pneumonia ou barotrauma.

Pacientes imunocomprometidos

- A insuficiência respiratória aguda é a principal razão para a admissão de pacientes imunocomprometidos na UTI e está associada a altas taxas de mortalidade. O CNAF, por ser um suporte de fácil aplicação e não invasivo, poderia reduzir o trabalho respiratório, o risco de lesão pulmonar e, potencialmente, a necessidade de intubação. Porém, comparado com a oxigenioterapia convencional e com a VNI, o efeito do CNAF ainda é controverso.
- Estudos mais antigos sugeriam que o tratamento com CNAF comparado com oxigenioterapia convencional ou ventilação não invasiva reduzia a taxa de intubação, a mortalidade e os dias livres de ventilação mecânica em 28 dias. No entanto, o *trial* HIGH de 2018 não mostrou redução de mortalidade em 28 dias, na taxa de intubação ou no tempo de internação na UTI quando comparou CNAF com oxigenioterapia convencional.
- As metanálises mais recentes mostram que o CNAF quando comparado com a oxigenioterapia convencional reduz as taxas de intubação, mas sem benefício em redução de mortalidade ou no tempo de internação na UTI.
- A evidência que compara CNAF com VNI nessa população é limitada. A metanálise de Kang et al. publicada em 2020 não mostrou redução na taxa de intubação, nem na mortalidade na UTI e hospitalar. No entanto, não há até o momento nenhum *trial* randomizado publicado comparando CNAF e VNI em pacientes imunocomprometidos.

Pacientes em pós-operatório

- Algumas complicações pulmonares pós-operatórias comuns são: pneumonia, atelectasias, disfunção diafragmática, broncoespasmo, pneumotórax e derrame pleural. Essas complicações podem levar à insuficiência respiratória pós-operatória, que está associada a piores desfechos e maior consumo de recursos hospitalares.
- Metanálises mais recentes sugerem que o uso do CNAF comparado à oxigenioterapia convencional no pós-operatório imediato em pacientes de alto risco diminui as taxas de reintubação e escalonamento de suporte respiratório, porém sem efeito na incidência de complicações pulmonares ou em mortalidade.
- Quando comparados CNAF e VNI, não houve diferença em relação a taxas de intubação ou mortalidade.
- O *guideline* da Sociedade Europeia de Medicina Intensiva (ESICM) recomenda seu uso em pacientes de alto risco ou obesos submetidos a cirurgia cardíaca ou torácica comparada à oxigenioterapia convencional, mas não recomenda seu uso profilático para prevenir insuficiência respiratória em outros pós-operatórios.

Pós-extubação planejada em pacientes de alto risco

- A falha de extubação é definida como a necessidade de reintubação dentro de 24 a 72 horas após uma extubação planejada. Sua incidência varia de 10 a 20% e está associada a piores desfechos.
- O CNAF comparado com oxigenioterapia convencional é uma boa estratégia para reduzir as taxas de reintubação nos pacientes de alto risco, porém sem efeito em mortalidade ou tempo de internação na UTI.
- Quando comparado com a VNI, não parece haver diferença nem nas taxas de reintubação, nem na mortalidade, com um estudo sugerindo uma menor taxa de reintubação nos pacientes de alto risco que usaram uma estratégia mista de CNAF e VNI por 48 horas após a extubação quando comparados com o CNAF isoladamente, porém sem efeito na mortalidade.
- Assim, os *guidelines* sugerem o uso do CNAF após a extubação de pacientes que ficaram intubados por mais de 24 horas e têm alto risco de falha de extubação ao invés da oxigenioterapia convencional. Para os pacientes que os médicos normalmente extubariam com VNI, sugere-se o uso da VNI ao invés do CNAF.

Pré-oxigenação para intubação

- A pré-oxigenação é comumente utilizada na UTI para prevenir a dessaturação durante a intubação orotraqueal.
- A literatura atual sugere que o uso de CNAF comparado com bolsa-valva-máscara não reduz o risco de dessaturação, o tempo de apneia, complicações ou mortalidade.
- Quando comparado com a VNI, a literatura é mais controversa. Alguns estudos sugerem que não há diferença no risco de dessaturação ou no risco de complicações entre os suportes. No entanto, uma recente metanálise mostrou que pacientes pré-oxigenados com VNI tiveram menos dessaturação.
- Assim, a evidência atual não recomenda o uso do CNAF no período peri-intubação. Mas os pacientes que já estiverem usando o dispositivo podem continuar seu uso durante a intubação.

Sedação para procedimentos

- A sedação para procedimentos é utilizada para que os pacientes possam atingir uma tolerância segura a diversos procedimentos invasivos, como endoscopia, broncoscopia etc. Durante o uso dos sedativos, pode haver depressão do *drive* respiratório, hipoventilação e inibição dos reflexos levando à dessaturação. Durante a realização de broncoscopia, em que os pacientes já têm uma condição que prejudica a troca gasosa, a pressão parcial de O_2 pode cair mais que 10 a 20 mmHg, o que aumenta o risco de insuficiência respiratória.
- O CNAF tem sido proposto como um dispositivo ideal nessas condições, já que permite a passagem oral dos equipamentos, o clareamento de secreções e reduz o broncoespasmo por usar gás aquecido e umidificado.
- O CNAF reduz a incidência de eventos hipoxêmicos ($SatO_2 < 90\%$) em pacientes submetidos a broncoscopia comparada com a oxigenioterapia convencional. Para os pacientes que recebem procedimentos endoscópicos gastrointestinais eletivos, o CNAF diminui o risco de hipoxemia e interrupção do procedimento comparado à oxigenioterapia convencional.
- No entanto, estudos sobre custo-efetividade são necessários.

DPOC exacerbado

- A insuficiência respiratória do tipo 2 (IRpA T2) é caracterizada por hipercapnia ($pCO_2 > 45$ mmHg) e seu tratamento requer suporte ventilatório em uma proporção significativa dos casos. Pacientes com DPOC que desenvolvem IRpA T2 têm um aumento do risco de necessitar de ventilação mecânica invasiva e aumento de mortalidade.
- Os *guidelines* atuais recomendam o uso de VNI, o que melhora a oxigenação arterial, a hipercapnia, acidose, as taxas de intubação e a mortalidade. No entanto, as taxas de falha de VNI variam entre 15 e 25%. Fatores que podem levar a essa falha são: claustrofobia, *delirium*, dificuldade de realizar higiene brônquica, dificuldade para comunicação e lesões cutâneas. Assim, o uso da CNAF poderia ser uma opção nos pacientes com DPOC.
- Duas metanálises mais recentes comparando o uso da VNI com o CNAF mostraram que o CNAF pode reduzir os níveis de pCO_2 e diminuir os dias de internação hospitalar em relação à VNI, mas sem diferença nos níveis de pO_2, nas taxas de intubação orotraqueal ou na mortalidade.
- No entanto, esses resultados devem ser vistos com cautela devido à pequena quantidade de estudos, ao pequeno tamanho da amostra e à qualidade dos estudos incluídos. Assim, a recomendação do CNAF como terapêutica inicial no DPOC exacerbado/insuficiência respiratória do tipo 2 não pode ser recomendada com base nos dados atuais.

PREDITORES DE FALHA DO CNAF

- Uma das principais preocupações durante o uso do CNAF é o risco do atraso na intubação orotraqueal nos pacientes hipoxêmicos. Roca et al. propuseram em 2016 um índice que combinava oxigenação e frequência respiratória para predizer o sucesso da CNAF.
- O índice ROX é calculado pela formula $(SatO_2/FiO_2)/FR$ após 2, 6 e 12 horas de tratamento com o CNAF. Um ROX ≥ 4,88 em 2, 6 e 12 horas está associado a um menor risco de intubação. Um ROX < 2,85 em 2 horas, menor que 3,47 em 6 horas e ROX < 3,85 em 12 horas após o início do CNAF são preditores de falência e necessidade de intubação.
- Outros sinais de insuficiência respiratória, como a frequência respiratória, o uso de musculatura acessória, assincronia toracoabdominal dentro da primeira hora do início do CNAF também foram associados com o maior risco de falência terapêutica.

SUPORTE RESPIRATÓRIO NÃO INVASIVO NA COVID-19

- O vírus SARS-CoV-2 emergiu no fim de 2019 em Wuhan na China e logo resultou em uma pandemia global chamada de doença pelo coronavírus 2019 (Covid-19). A doença tem um amplo espectro de severidade clínica, variando de formas assintomáticas a pacientes críticos. A forma severa mais comum é a insuficiência respiratória aguda secundária a uma pneumonia bilateral que preenche critérios para a síndrome da angústia respiratória aguda (ARDS).
- Com a Covid-19, muitos pacientes infectados simultaneamente levaram a uma demanda por ventilação mecânica que sobrecarregou os sistemas de saúde, resultando na falta de ventiladores e de leitos de UTI. Nesse cenário

de escassez de recursos, muitos pacientes com Covid-19 e insuficiência respiratória aguda necessitaram de suporte respiratório não invasivo além da oxigenioterapia convencional.

- Apesar de no início da pandemia vários *guidelines* recomendarem a intubação precoce com o objetivo de se evitar a lesão pulmonar induzida pelo próprio paciente (P-SILI) e proteger os profissionais da saúde da infecção cruzada, os dados mais recentes mostram que o uso de suporte respiratório não invasivo não leva a piores desfechos quando comparado com a intubação orotraqueal imediata.
- O CNAF tem mostrado uma grande eficácia em reduzir as taxas de intubação orotraqueal, e em alguns trabalhos a mortalidade, quando comparado à oxigenioterapia convencional, principalmente nos pacientes com relação $PaO_2/FiO_2 > 200$ mmHg. Mas está associado a maior risco de falha naqueles com relação $PaO_2/FiO_2 < 200$ mmHg.
- O *index* ROX pode ser utilizado na Covid-19 para predizer o risco de falência terapêutica, com um valor de corte variando entre 3,67 e 5,37 nos diferentes trabalhos.
- Durante a Covid-19, a VNI foi amplamente utilizada tanto como terapia de primeira linha quanto de resgate após o CNAF, com trabalhos mostrando diferentes taxas de sucesso, provavelmente devido às diferentes interfaces e protocolos utilizados.
- Apesar de escassos, os poucos estudos randomizados de alta qualidade sugerem que a ventilação não invasiva (principalmente o CPAP) reduz a necessidade de intubação comparada com o CNAF. Além disso, o CNAF associado à posição prona parece ser uma estratégia inicial promissora, e em alguns casos de insuficiência respiratória moderada, o CNAF isoladamente pode ser uma opção aceitável comparada à oxigenioterapia convencional.
- Independentemente do suporte respiratório empregado, é mandatória a monitorização dos pacientes e a avaliação de sua eficácia em um breve período. Na ausência de resposta, a pronta intubação orotraqueal deve ser considerada. Os estudos mostram que cerca de 37% dos pacientes com Covid-19 que fizeram uso de suporte respiratório não invasivo necessitaram de ventilação mecânica invasiva.

CONCLUSÃO

- O suporte respiratório não invasivo é uma estratégia terapêutica bem aceita e que pode ser utilizada com sucesso na insuficiência respiratória de diferentes etiologias. No entanto, a consciência dos insucessos deve estar sempre presente. São técnicas que exigem grande disponibilidade e dedicação, obrigando a reavaliações frequentes, principalmente na fase inicial (primeiras 4 a 8 horas), pois só assim se garante o sucesso e a detecção precoce de sua falência, com indicação para a realização de IOT.
- O maior risco na sua utilização é o atraso da IOT e ventilação mecânica invasiva em tempo útil. Recomenda-se, por isso, que seja instituída por profissionais treinados e conhecedores dos fatores preditivos de insucesso, com seleção criteriosa dos doentes, assim como em unidades próprias, com monitorização adequada, de modo a garantir o sucesso desta terapêutica.

LITERATURA RECOMENDADA

1. Althoff MD, Holguin F, Yang F, Grunwald GK, Moss M, Vandivier RW, et al. Noninvasive ventilation use in critically ill patients with acute asthma exacerbations. Am J Respir Crit Care Med. 2020 Dec 1;202(11):1520-30.
2. Antonelli M, Conti G, Bufi M, Costa MG, Lappa A, Rocco M, et al. Noninvasive ventilation for treatment of acute respiratory failure in patients undergoing solid organ transplantation: a randomized trial. JAMA. 2000 Jan 12;283(2):235-41.
3. Antonelli M, Conti G, Esquinas A, Montini L, Maggiore SM, Bello G, et al. A multiple-center survey on the use in clinical practice of noninvasive ventilation as a first-line intervention for acute respiratory distress syndrome. Crit Care Med. 2007 Jan;35(1):18-25.
4. Antonelli M, Conti G, Moro ML, Esquinas A, Gonzalez-Diaz G, Confalonieri M, et al. Predictors of failure of noninvasive positive pressure ventilation in patients with acute hypoxemic respiratory failure: a multi-center study. Intensive Care Med. 2001 Nov;27(11):1718-28.
5. Barbas CS, Isola AM, Farias AM, Cavalcanti AB, Gama AM, Duarte AC, et al. Brazilian recommendations of mechanical ventilation 2013. Part I. Rev Bras Ter Intensiva. 2014 Apr-Jun;26(2):89-121.
6. Berbenetz N, Wang Y, Brown J, Godfrey C, Ahmad M, Vital FM, et al. Non-invasive positive pressure ventilation (CPAP or bilevel NPPV) for cardiogenic pulmonary oedema. Cochrane Database Syst Rev. 2019 Apr 5;4(4):CD005351.
7. Berbenetz N, Wang Y, Brown J, Godfrey C, Ahmad M, Vital FM, et al. Non-invasive positive pressure ventilation (CPAP or bilevel NPPV) for cardiogenic pulmonary oedema. Cochrane Database Syst Rev. 2019 Apr 5;4(4):CD005351.
8. Brochard L, Mancebo J, Wysocki M, Lofaso F, Conti G, Rauss A, et al. Noninvasive ventilation for acute exacerbations of chronic obstructive pulmonary disease. N Engl J Med. 1995 Sep 28;333(13):817-22.
9. Confalonieri M, Potena A, Carbone G, Porta RD, Tolley EA, Umberto Meduri G. Acute respiratory failure in patients with severe community-acquired pneumonia. A prospective randomized evaluation of noninvasive ventilation. Am J Respir Crit Care Med. 1999 Nov;160(5 Pt 1):1585-91.
10. Cortegiani A, Crimi C, Sanfilippo F, Noto A, Di Falco D, Grasselli G, et al. High flow nasal therapy in immunocompromised patients with acute respiratory failure: A systematic review and meta-analysis. J Crit Care. 2019 Apr;50:250-6.
11. Coudroy R, Frat JP, Ehrmann S, Pène F, Terzi N, Decavèle M, et al.; REVA Network. High-flow nasal oxygen therapy alone or with non-invasive ventilation in immunocompromised patients admitted to ICU for acute hypoxemic respiratory failure: the randomised multicentre controlled FLORALI-IM protocol. BMJ Open. 2019 Aug 10;9(8):e029798.
12. Crimi C, Pierucci P, Renda T, Pisani L, Carlucci A. High-flow nasal cannula and COVID-19: A clinical review. Respir Care. 2022 Feb;67(2):227-40.
13. Delclaux C, L'Her E, Alberti C, Mancebo J, Abroug F, Conti G, et al. Treatment of acute hypoxemic nonhypercapnic respiratory insufficiency with continuous positive airway pressure delivered by a face mask: A randomized controlled trial. JAMA. 2000 Nov 8;284(18):2352-60.
14. Fernando SM, Tran A, Sadeghirad B, Burns KEA, Fan E, Brodie D, et al. Noninvasive respiratory support following extubation in critically ill adults: a systematic review and network meta-analysis. Intensive Care Med. 2022 Feb;48(2):137-47.
15. Ferrer M, Valencia M, Nicolas JM, Bernadich O, Badia JR, Torres A. Early noninvasive ventilation averts extubation failure in patients at risk: a randomized trial. Am J Respir Crit Care Med. 2006 Jan 15;173(2):164-70.

16. Ferreyro BL, Angriman F, Munshi L, Del Sorbo L, Ferguson ND, Rochwerg B, et al. Association of noninvasive oxygenation strategies with all-cause mortality in adults with acute hypoxemic respiratory failure: a systematic review and meta--analysis. JAMA. 2020 Jul 7;324(1):57-67.
17. Grieco DL, Maggiore SM, Roca O, Spinelli E, Patel BK, Thille AW, et al. Non-invasive ventilatory support and high-flow nasal oxygen as first-line treatment of acute hypoxemic respiratory failure and ARDS. Intensive Care Med. 2021 Aug;47(8):851-66.
18. Grieco DL, Menga LS, Cesarano M, Rosà T, Spadaro S, Bitondo MM, et al.; COVID-ICU Gemelli Study Group. Effect of helmet noninvasive ventilation vs high--flow nasal oxygen on days free of respiratory support in patients with COVID-19 and moderate to severe hypoxemic respiratory failure: The HENIVOT Randomized Clinical Trial. JAMA. 2021 May 4;325(17):1731-43.
19. Hilbert G, Gruson D, Vargas F, Valentino R, Gbikpi-Benissan G, Dupon M, et al. Noninvasive ventilation in immunosuppressed patients with pulmonary infiltrates, fever, and acute respiratory failure. N Engl J Med. 2001 Feb 15;344(7):481-7.
20. Huang X, Du Y, Ma Z, Zhang H, Jun L, Wang Z, et al High-flow nasal cannula oxygen versus conventional oxygen for hypercapnic chronic obstructive pulmonary disease: A meta-analysis of randomized controlled trials. Clin Respir J. 2021 Apr;15(4):437-44.
21. Kang H, Zhao Z, Tong Z. Effect of high-flow nasal cannula oxygen therapy in immunocompromised subjects with acute respiratory failure. Respir Care. 2020 Mar;65(3):369-76.
22. Keenan SP, Powers C, McCormack DG, Block G. Noninvasive positive-pressure ventilation for postextubation respiratory distress: a randomized controlled trial. JAMA. 2002 Jun 26;287(24):3238-44.
23. Lemiale V, Mokart D, Resche-Rigon M, Pène F, Mayaux J, Faucher E, et al.; Groupe de Recherche en Réanimation Respiratoire du patient d'Onco-Hématologie (GRRR-OH). Effect of noninvasive ventilation vs oxygen therapy on mortality among immunocompromised patients with acute respiratory failure: a randomized clinical trial. JAMA. 2015 Oct 27;314(16):1711-9.
24. Lewis K, Piticaru J, Chaudhuri D, Basmaji J, Fan E, Møller MH, et al. Safety and efficacy of dexmedetomidine in acutely ill adults requiring noninvasive ventilation: a systematic review and meta-analysis of randomized trials. Chest. 2021 Jun;159(6):2274-88.
25. Lewis SR, Baker PE, Parker R, Smith AF. High-flow nasal cannulae for respiratory support in adult intensive care patients. Cochrane Database Syst Rev. 2021 Mar 4;3(3):CD010172.
26. Luján M, Sayas J, Mediano O, Egea C. Non-invasive respiratory support in COVID-19: A narrative review. Front Med (Lausanne). 2022 Jan 4;8:788190.
27. Mauri T, Wang YM, Dalla Corte F, Corcione N, Spinelli E, Pesenti A. Nasal high flow: physiology, efficacy and safety in the acute care setting, a narrative review. Open Access Emerg Med. 2019 May 29;11:109-20.
28. Menga LS, Berardi C, Ruggiero E, Grieco DL, Antonelli M. Noninvasive respiratory support for acute respiratory failure due to COVID-19. Curr Opin Crit Care. 2022 Feb 1;28(1):25-50.
29. Nava S, Ceriana P. Causes of failure of noninvasive mechanical ventilation. Respir Care. 2004 Mar;49(3):295-303.
30. Osadnik CR, Tee VS, Carson-Chahhoud KV, Picot J, Wedzicha JA, Smith BJ. Non--invasive ventilation for the management of acute hypercapnic respiratory failure due to exacerbation of chronic obstructive pulmonary disease. Cochrane Database Syst Rev. 2017 Jul 13;7(7):CD004104.
31. Ou J, Chen H, Li L, Zhao L, Nie N. The role of non-invasive ventilation used immediately after planned extubation for adults with chronic respiratory disorders. Saudi Med J. 2018 Feb;39(2):131-6.

32. Ozyilmaz E, Ugurlu AO, Nava S. Timing of noninvasive ventilation failure: causes, risk factors, and potential remedies. BMC Pulm Med. 2014 Feb 13;14:19.
33. Roca O, Caralt B, Messika J, Samper M, Sztrymf B, Hernández G, et al. An index combining respiratory rate and oxygenation to predict outcome of nasal high-flow therapy. Am J Respir Crit Care Med. 2019 Jun 1;199(11):1368-76.
34. Rochwerg B, Einav S, Chaudhuri D, Mancebo J, Mauri T, Helviz Y, et al. The role for high flow nasal cannula as a respiratory support strategy in adults: a clinical practice guideline. Intensive Care Med. 2020 Dec;46(12):2226-37.
35. Sakuraya M, Okano H, Masuyama T, Kimata S, Hokari S. Efficacy of non-invasive and invasive respiratory management strategies in adult patients with acute hypoxaemic respiratory failure: a systematic review and network meta-analysis. Crit Care. 2021 Nov 29;25(1):414.
36. Spicuzza L, Schisano M. High-flow nasal cannula oxygen therapy as an emerging option for respiratory failure: the present and the future. Ther Adv Chronic Dis. 2020 May 13;11:2040622320920106.
37. Su CL, Chiang LL, Tam KW, Chen TT, Hu MC. High-flow nasal cannula for reducing hypoxemic events in patients undergoing bronchoscopy: A systematic review and meta-analysis of randomized trials. PLoS One. 2021 Dec 1;16(12):e0260716.
38. Sullivan ZP, Zazzeron L, Berra L, Hess DR, Bittner EA, Chang MG. Noninvasive respiratory support for COVID-19 patients: when, for whom, and how? J Intensive Care. 2022 Jan 15;10(1):3.
39. Wang R, Li HC, Li XY, Tang X, Chu HW, Yuan X, et al. Modified high-flow nasal cannula oxygen therapy versus conventional oxygen therapy in patients undergoing bronchoscopy: a randomized clinical trial. BMC Pulm Med. 2021 Nov 14;21(1):367.
40. Wang T, Zhang L, Luo K, He J, Ma Y, Li Z, et al. Noninvasive versus invasive mechanical ventilation for immunocompromised patients with acute respiratory failure: a systematic review and meta-analysis. BMC Pulm Med. 2016 Aug 27;16(1):129.
41. Wang Y, Huang D, Ni Y, Liang Z. High-flow nasal cannula vs conventional oxygen therapy for postcardiothoracic surgery. Respir Care. 2020 Nov;65(11):1730-7.
42. Wang Y, Ni Y, Sun J, Liang Z. Use of high-flow nasal cannula for immunocompromise and acute respiratory failure: a systematic review and meta-analysis. J Emerg Med. 2020 Mar;58(3):413-23.
43. Weerakkody S, Arina P, Glenister J, Cottrell S, Boscaini-Gilroy G, Singer M, et al. Non-invasive respiratory support in the management of acute COVID-19 pneumonia: considerations for clinical practice and priorities for research. Lancet Respir Med. 2022 Feb;10(2):199-213. Erratum in: Lancet Respir Med. 2021 Dec;9(12):e114.
44. Yasuda H, Okano H, Mayumi T, Narita C, Onodera Y, Nakane M, et al. Post-extubation oxygenation strategies in acute respiratory failure: a systematic review and network meta-analysis. Crit Care. 2021 Apr 9;25(1):135.

CAPÍTULO 38

Desmame de ventilação mecânica

Vitor Schlittler Abreu

MENSAGENS RELEVANTES

- O desmame ventilatório corresponde a praticamente metade do tempo total de ventilação mecânica.
- Os danos provocados por uma ventilação mecânica prolongada são bastante conhecidos e por isso o desmame deve começar o mais cedo possível.
- Os pacientes elegíveis para o início do desmame devem ser ativamente buscados durante a rotina da unidade de terapia intensiva (UTI).
- Recomenda-se seguir um protocolo institucional preestabelecido para o desmame.
- O paciente deve passar com sucesso por um teste de respiração espontânea antes da extubação, mas caso apresente falha nele, a decisão da retirada do tubo orotraqueal deve ser individualizada.
- Diversos parâmetros objetivos podem auxiliar na decisão da extubação, nunca devendo ser utilizados de forma isolada.

INTRODUÇÃO

- O desmame ventilatório corresponde a até 50% do tempo total de ventilação mecânica (VM), e a identificação precoce do momento ideal para seu início tem impacto direto na redução do tempo de internação na unidade de terapia intensiva (UTI) e na mortalidade hospitalar. Além disso, evita danos relacionados à ventilação prolongada (barotrauma, lesão pulmonar associada ao ventilador, pneumonia associada à VM, sinusite, lesão de vias aéreas, tromboembolismo venoso, sangramento gastrointestinal). O intensivista tende a subestimar a capacidade do paciente de respirar espontaneamente, pois 76% dos pacientes que são considerados elegíveis ao desmame conseguem passar pelo teste no mesmo dia, e apenas 56% dos pacientes que se autoextubam necessitam ser reintubados.
- Por outro lado, avaliar a capacidade de o paciente se manter sem o tubo orotraqueal (TOT) é muito importante, uma vez que a falha de extubação (FE) aumenta o risco de pneumonia hospitalar em oito vezes e a mortalidade em 6 a 12 vezes.
- Ao longo dos últimos anos, evidências consistentes sobre a prática diária na UTI permitiram que o tempo de VM fosse diminuindo substancialmente. Entre elas, destacam-se a interrupção diária no uso de sedativos ("despertar diário"), a reabilitação precoce em pacientes em VM por um período > 24 horas (exercícios e deambulação mesmo com o TOT) e evitar balanço hídrico acumulado positivo.
- Na mesma linha, recomenda-se o uso rotineiro de um protocolo institucional para o desmame ventilatório, que pode ser guiado pelo profissional de saúde ou por computador.

**CUIDADO!
NÃO ESQUECER!**

- Os danos causados pela VM prolongada são bem conhecidos, por isso o esforço para a retirada o quanto antes do TOT deve ser constante. A boa prática diária na UTI já é responsável pela diminuição substancial no tempo de VM, mas a busca pelos pacientes elegíveis a iniciar o desmame deve ser ativa.

DEFINIÇÕES

- O processo do desmame consiste basicamente de duas etapas:
  - Elegibilidade: avaliar ativamente se o paciente tem critérios para o início do desmame.
  - Desmame: processo de retirada do suporte ventilatório, que pode ser súbita ou gradual. Classificado em três tipos, como visto na Tabela 1.

Tabela 1 Classificação do desmame de ventilação mecânica

Simples	Desmame satisfatório na primeira tentativa, sem dificuldade
Difícil	Falha na tentativa inicial, com necessidade de até três testes de respiração espontânea (TRE) ou até 7 dias desde o início do processo para a extubação com sucesso
Prolongado	Falha de três tentativas ou mais de 7 dias desde o início do processo
Esta classificação foi testada na prática e mostrou que há diferença de mortalidade apenas entre desmame simples ou difícil e prolongado	

- Falha de extubação: necessidade de reintubação em um tempo menor que 48 horas da extubação que foi precedida por um TRE (no caso dos pacientes traqueostomizados, o retorno ao ventilador mecânico), sendo mais frequente a ocorrência caso o motivo da intubação tenha sido clínico e não cirúrgico.

ELEGIBILIDADE

- Para ser considerado elegível para o início do desmame, o paciente deve atender aos seguintes critérios:
  - Melhora na condição clínica que levou à intubação.
  - Oxigenação adequada: $PaO_2/FiO_2 > 150$ (em alguns grupos com doenças pulmonares crônicas acima de 120), $PaO_2 \geq 60$ mmHg com $FiO_2 \leq 0{,}4$ e PEEP ≤ 5 a 8 cmH_2O.
  - Parâmetros hemodinâmicos estáveis: sem ou com dose baixa de vasopressores, ausência de arritmias com repercussão hemodinâmica ou insuficiência coronariana descompensada.
  - Capacidade de iniciar esforço respiratório.
  - Balanço hídrico zerado ou negativo nas últimas 24 horas.
  - Ausência de distúrbios eletrolíticos ou acidobásicos importantes.
  - Sem programação de transporte ou procedimento com anestesia geral nas próximas 24 horas.
- Existem alguns parâmetros que podem ser aferidos no ventilador mecânico ou à ultrassonografia (USG) à beira do leito, e foram estudados como preditores de sucesso de extubação. Vale ressaltar que não devem ser utilizados isoladamente, e sim como adjuvantes em situações de difícil decisão (Tabela 2).

Tabela 2 Parâmetros objetivos clínicos, ventilatórios e ultrassonográficos que predizem sucesso na extubação

Aferidos no ventilador mecânico	
Volume minuto	< 10 a 15 L/min
Força inspiratória negativa	< −20 a −30 cmH_2O
Pressão máxima inspiratória ($PI_{máx}$)	< −15 a −30 cmH_2O
Pressão de oclusão da via aérea ($P_{0,1}/PI_{máx}$)	< 0,30
Índice de complacência, frequência respiratória, oxigenação e pressão (CROP)	< 13
Aferidos durante 1-2 minutos de ventilação espontânea	
Frequência respiratória (FR)	< 30 a 38 ipm
Volume corrente (VC)	> 325 a 408 mL (4 a 6 mL/kg)
Índice de Tobin (FR/VC)	< 105 incursões/min/L
Integrative Weaning Index	> 25 mL/cmH_2O incursões/min/L
Aferidos à ultrassonografia	
Variação da espessura diafragmática à USG, medida na zona de aposição	≥ 30%
Movimentação do fígado ou baço à USG, medida na zona de aposição	≥ 1,1 cm

TESTE DE RESPIRAÇÃO ESPONTÂNEA (TRE)

- Para o desmame propriamente dito, o TRE é imprescindível. Ele pode ser realizado de duas formas:
  - Tubo T.
  - Pressão de suporte (PSV) de 5 a 7 cmH_2O.
- Ambas devem ter duração de 30 a 120 minutos, e atualmente a recomendação é que haja preferência pelo uso da PSV em vez do tubo T para o teste inicial.
- O modo SIMV não é recomendado para o desmame ventilatório, por aumentar o tempo de ventilação mecânica.
- Há alguns relatos de CPAP como TRE, porém com evidência mais fraca.
- O insucesso no TRE é definido pelos seguintes parâmetros:
  - FR > 35 ipm.
  - Saturação arterial de O_2 < 90%.
  - Frequência cardíaca > 140 bpm.
  - Pressão arterial sistólica > 180 mmHg ou < 90 mmHg.
  - Sinais e sintomas de agitação, sudorese, alteração no nível de consciência.

DECISÃO DE RETIRADA DO TUBO OROTRAQUEAL (TOT)

- O sucesso no TRE isoladamente não é suficiente para a decisão sobre a extubação. Outros fatores envolvidos, que devem ser ativamente avaliados, são:

- ▷ Patência da via aérea – *cuff leak test* (CLT): vazamento de 10 a 25% do VC ou > 110 mL, avaliado com o paciente previamente aspirado, em modo volume controlado, calculando-se a média dos 3 menores volumes expirados em 6 incursões, em relação ao volume inspirado. Um vazamento ausente, associado com a oclusão do TOT e subsequente tosse não audível, aumenta em 10 vezes a chance de o paciente desenvolver estridor laríngeo pós-extubação. Vale ressaltar que o teste tem utilidade controversa, uma vez que a presença de vazamento significativo reduz a chance de reintubação e de estridor laríngeo pós-extubação pela metade, porém sua ausência aumenta significativamente o tempo de VM e não necessariamente prediz a necessidade de reintubação (a incidência é muito baixa). Por esse motivo, a recomendação atual é realizar o CLT apenas para pacientes com alto risco para estridor pós-extubação (Tabela 3), e caso o paciente não apresente vazamento ao CLT, a administração de corticoide sistêmico (20 mg de metilprednisolona 12 a 24 horas a cada 4 a 6 horas, ou 40 mg 4 horas antes da extubação) é recomendada, e o CLT não deve ser repetido.
- ▷ Proteção da via aérea – avaliação do nível neurológico: idealmente a escala de coma de Glasgow deve ser ≥ 8, e o paciente deve obedecer a comandos que mostrem a preservação da capacidade de deglutição (abrir a boca, colocar a língua para fora), tosse eficaz (pico de fluxo expiratório ≥ 60 L/min) e pouca secreção (necessidade de aspiração em intervalos > 2 a 3 horas).

Tabela 3 Fatores de risco para estridor laríngeo pós-extubação

▸ Ventilação mecânica por tempo > 6 dias
▸ Tubo orotraqueal largo
▸ Sexo feminino
▸ Reintubação após extubação acidental
▸ Intubação traumática

- A decisão de retirada do TOT caso um ou mais desses fatores estejam presentes deve ser individualizada.

CUIDADO!
NÃO ESQUECER!

- ▸ Todos os fatores avaliados devem ser analisados em conjunto e a decisão individualizada para cada paciente. A chance de FE aumenta quanto mais fatores de risco se somarem.

- Caso ocorra FE, o processo deve ser reiniciado após 24 horas, otimizando-se os fatores relacionados.

VENTILAÇÃO NÃO INVASIVA (VNI) E CÂNULA NASAL DE ALTO FLUXO (CNAF)

- O uso da VNI ou CNAF em pacientes de alto risco de FE (Tabela 4) pode diminuir a chance de reintubação. Há evidência favorável para seu uso quando comparadas à oxigenioterapia habitual (baixo fluxo de oxigênio), porém comparações entre VNI e CNAF não mostraram superioridade de um método em relação ao outro.

- A escolha entre os dois métodos deve ser individualizada, levando em consideração o conforto do paciente, a disponibilidade de cada terapia no serviço hospitalar e o mecanismo de insuficiência respiratória predominante. O racional fisiológico seria de uso de CNAF para insuficiência respiratória do tipo hipoxêmica, sendo que, por outro lado, a VNI estaria mais indicada para mecanismo hipercápnico (p. ex., DPOC).
- A duração da terapia preventiva nestes pacientes de alto risco é incerta, sendo que a maioria dos serviços utilizam de 6 a 24 horas.
- Vale ressaltar que o uso rotineiro destas terapias, especialmente em pacientes de baixo risco para FE, não é indicado.
- O uso em situações de falência respiratória após a extubação (VNI curativa) não é indicado rotineiramente, e não se deve postergar a reintubação. Apenas considerar caso o paciente seja cirúrgico.

Tabela 4 Fatores de risco para falha de extubação

▸ Hipercapnia após a extubação ($PCO_2 > 45$ mmHg)
▸ Insuficiência cardíaca
▸ Tosse ineficaz
▸ Secreções copiosas
▸ Mais de uma falência consecutiva no desmame
▸ Mais de uma comorbidade
▸ Obstrução das vias aéreas superiores
▸ Idade > 65 anos
▸ Falência cardíaca como causa da intubação
▸ APACHE > 12 no dia da extubação
▸ VM por tempo > 72 horas

CUIDADO! NÃO ESQUECER!

▸ A VNI e a CNAF podem ser aliadas importantes para o sucesso no desmame ventilatório, mas o seu uso como terapia curativa na FE rotineiramente não é indicado.

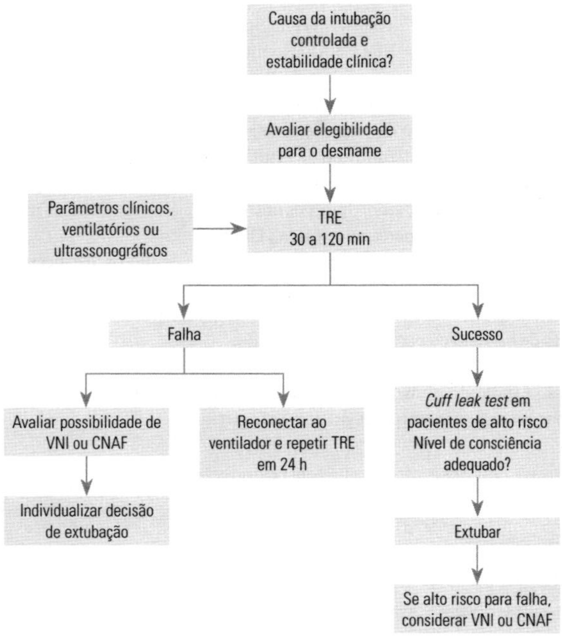

Figura 1 Fluxograma para desmame da VM. TRE: teste de respiração espontânea; VNI: ventilação não invasiva.

LITERATURA RECOMENDADA

1. Barbas CS, Ísola AM, Farias AM, et al. Diretrizes brasileiras de ventilação mecânica 2013. AMIB/SBPT; 2013.
2. Boles JM, Bion J, Connors A, Herridge M, Marsh B, Melot C, et al. Weaning from mechanical ventilation. Eur Respir J. 2007;29:1033-56.
3. Brochard L, Rauss A, Benito S, Conti G, Mancebo J, Rekik N, et al. Comparison of three methods of gradual withdrawal from ventilatory support during weaning from mechanical ventilation. Am J Respir Crit Care Med. 1994;150(4):896-903.
4. Colonel P, Houzé MH, Vert H, Mateo J, Mégarbane B, Goldgran-Tolédano D, et al. Swallowing disorders as a predictor of unsuccessful extubation: A clinical evaluation. Am J Crit Care. 2008;17:504-10.
5. Coplin WM, Pierson J, Cooley KD, Newell DW, Rubenfeld GD. Implications of extubation delay in brain-injured patients meeting standard weaning criteria. Am J Respir Crit Care Med. 2000;161:1530-6.
6. DiNino E, Gartman EJ, Sethi JM, McCool FD. Diaphragm ultrasound as a predictor of successful extubation from mechanical ventilation. Thorax. 2014;69:423-7.
7. Epstein SK, Ciubotaru RL, Wong JB. Effect of failed extubation on the outcome of mechanical ventilation. Chest. 1997;112:186-92.

8. Epstein SK, Nevins ML, Chung J. Effect of unplanned extubation on outcome of mechanical ventilation. Am J Respir Crit Care Med. 2000;161(6):1912-6.
9. Esteban A, Alia I, Gordo F, Fernández R, Solsona JF, Vallverdú I, et al. Extubation outcome after spontaneous breathing trials with T-tube or pressure support ventilation: The Spanish Lung Failure Collaborative Group [published erratum appears in Am J Respir Crit Care Med. 1997;156:2028]. Am J Respir Crit Care Med. 1997;156:459-65.
10. Esteban A, Alia I, Ibanez J, Benito S, Tobin MJ. Modes of mechanical ventilation and weaning. A national survey of Spanish hospitals. The Spanish Lung Failure Collaborative Group. Chest. 1994;106:1188-93.
11. Esteban A, Alia I, Tobin MJ, Gil A, Gordo F, Vallverdú I, et al. Effect of spontaneous breathing trial duration on outcome of attempts to discontinue mechanical ventilation: the Spanish Lung Failure Collaborative Group. Am J Respir Crit Care Med. 1999;159:512-8.
12. Esteban A, Anzueto A, Frutos F, Alia I, Brochard L, Stewart TE, et al. Characteristics and outcomes in adult patients receiving mechanical ventilation: A 28-day international study. JAMA. 2002;287:345-55.
13. Esteban A, Frutos F, Tobin MJ. A comparison of four methods of weaning patients from mechanical ventilation. N Engl J Med. 1995;332:345-50.
14. Fernando SM, Tran A, Sadeghirad B, Burns KEA, Fan E, Brodie D, et al. Noninvasive respiratory support following extubation in critically ill adults: a systematic review and network meta-analysis. Intensive Care Med. 2022;48(2):137.
15. Funk G-C, Anders S, Breyer MK, Burghuber OC, Edelmann G, Heindl W, et al. Incidence and outcome of weaning from mechanical ventilation according to new categories. Eur Respir J. 2010;35:88-94.
16. Hernández G, Vaquero C, Colinas L, Cuena R, González P, Canabal A, et al. Effect of postextubation high-flow nasal cannula vs noninvasive ventilation on reintubation and postextubation respiratory failure in high-risk patients: a randomized clinical trial. JAMA. 2016;316(15):1565.
17. Girard TD, Alhazzani W, Kress JP, Ouellette DR, Schmidt GA, Truwit JD, et al. An official American Thoracic Society/American College of Chest Physicians clinical practice guideline: Liberation from mechanical ventilation in critically ill adults. Am J Respir Crit Care Med. 2017;195(1):120-33.
18. Kress JP, Pohlman AS, O'Connor MF, Hall JB. Daily interruption of sedative infusions in critically ill patients undergoing mechanical ventilation. N Engl J Med. 2000;342(20):1471-7.
19. MacIntyre NR, Cook DJ, Ely EW Jr., Epstein SK, Fink JB, Heffner JE, et al. Evidence-based guidelines for weaning and discontinuing ventilatory support: a collective task force facilitated by the American College of Chest Physicians; the American Association for Respiratory Care; and the American College of Critical Care Medicine. Chest. 2001;120(6 Suppl):375S.
20. Matamis D, Soilemezi E, Tsagourias M. Sonographic evaluation of the diaphragm in critically ill patients. Technique and clinical applications. Intensive Care Med. 2013;39:801-10.
21. Maury E, Guglielminotti J, Alzieu M, Qureshi T, Guidet B, Offenstadt G. How to identify patients with no risk for postextubation stridor? J Crit Care. 2004;19(1):23.
22. McConville JF, Kress JP. Weaning patients from the ventilator. N Engl J Med. 2012;367:2233-9.
23. Ouellette DR, Patel S, Girard TD, Morris PE, Schmidt GA, Truwit JD, et al. Liberation from mechanical ventilation in critically ill adults: An official American College of Chest Physicians/American Thoracic Society clinical practice guideline. Chest. 2017;151(1):166-80.

24. Torres A, Serra-Batlles J, Ros E, Piera C, Puig de la Bellacasa J, Cobos A, et al. Pulmonary aspiration of gastric contents in patients receiving mechanical ventilation: the effect of body position. Ann Intern Med. 1992;116:540-3.
25. Vallverdu I, Calaf N, Subirana M, Net A, Benito S, Mancebo J. Clinical characteristics, respiratory functional parameters, and outcome of a two-hour T-piece trial in patients weaning from mechanical ventilation. Am J Respir Crit Care Med. 1998;158:1855-62.
26. Wiedemann HP, Wheeler AP, Bernard GR. Comparison of two fluid-management strategies in acute lung injury. N Engl J Med. 2006 Jun 15;354(24):2564-75.

CAPÍTULO 39

Manejo da crise asmática

Pedro Hélio Pontes Dantas

MENSAGENS RELEVANTES

- A crise asmática grave é uma intercorrência potencialmente fatal, com mortalidade entre 6,5% e 10,3% nos pacientes sob ventilação mecânica.
- A ventilação não invasiva (VNI) tem sido cada vez mais utilizada na exacerbação da asma, pois reduz a resistência das vias aéreas, recruta áreas de atelectasia e melhora parâmetros de função pulmonar; nunca devemos aplicá-la em substituição à ventilação mecânica invasiva.
- A sequência rápida de intubação (SRI) é a técnica mais indicada para intubação orotraqueal nesses pacientes, devendo-se escolher uma cânula do maior calibre possível (preferencialmente acima de 8,0).
- Deve-se optar pelo modo de ventilação mecânica (VM) com o qual a equipe está mais habituada; o mais importante é monitorar constantemente a hiperinsuflação pulmonar, a auto-PEEP e a hipercapnia a fim de evitar seus possíveis danos ao paciente. Dar preferência à umidificação ativa em detrimento do filtro HME.
- O tratamento farmacológico segue o mesmo racional dos pacientes não intubados (β_2-agonistas inalatórios + glicocorticoides), associado à sedação contínua e ao bloqueio neuromuscular quando necessário.
- Nos casos refratários, considerar o uso das seguintes terapias de resgate: sulfato de magnésio, β_2-agonistas endovenosos, quetamina ou heliox. Evitar o uso da aminofilina.

DEFINIÇÕES E EPIDEMIOLOGIA

- A asma é uma doença heterogênea caracterizada pela inflamação crônica das vias aéreas. É definida pela história de sinais e sintomas respiratórios como sibilos, sensação de opressão torácica, dispneia e tosse, que variam em frequência e intensidade ao longo do tempo, em conjunto com a limitação dinâmica ao fluxo expiratório. Essas variações são desencadeadas por fatores como exercício físico, exposição a alérgenos ou substâncias irritativas, mudanças climáticas ou infecções virais.
- Não existe uma definição precisa para a crise asmática grave, porém podemos caracterizá-la como uma exacerbação potencialmente fatal, associada à insuficiência respiratória aguda que não responde ao tratamento convencional, e que geralmente requer internação hospitalar. Nesses casos, as infecções virais das vias aéreas superiores são as causas mais frequentes.
- A asma é uma das doenças crônicas mais comuns na população mundial – sua prevalência varia de 1% a 18% a depender da região. Estima-se que haja 300 milhões de pacientes asmáticos em todo o mundo, dos quais – considerando uma prevalência de 10% – 20 milhões residem no Brasil.
- Por ser um problema de saúde extremamente prevalente, com frequência encontramos casos de crise asmática nas unidades de emergência, enfermarias e

unidades de terapia intensiva (UTI); entretanto, após o início dos programas de controle da asma instituídos pelo Sistema Único de Saúde (SUS), houve uma importante redução nas taxas de hospitalização por exacerbações da doença – na ordem de 77% entre os anos de 2000 e 2016. A taxa de mortalidade hospitalar, por outro lado, permaneceu estável – entre 0,2% e 0,5% – durante o mesmo período. Conclui-se, então, que o manejo dos pacientes graves não acompanhou a melhora expressiva do controle ambulatorial da asma.

- Em 2016, dados do Ministério da Saúde mostram que a asma foi responsável por 1% das internações em regime de urgência, com uma média de permanência no hospital de 3 dias e uma taxa de mortalidade de 0,5% (números semelhantes aos que encontramos nos estudos populacionais norte-americanos), gerando um custo de R$ 52 milhões aos cofres públicos.
- A maior parte das internações em UTI por exacerbação da asma ocorre entre mulheres brancas com idade média de 42 anos, e as comorbidades mais encontradas são: pneumonia, hipertensão, diabetes melito, infecção de vias aéreas superiores e insuficiência cardíaca.
- Dez por cento dos pacientes internados são transferidos à UTI; destes, 2% a 61% evoluem com necessidade de ventilação mecânica invasiva (VMI). Entre os pacientes intubados, a mortalidade varia de 6,5% a 10,3%, muito acima do 0,5% observado entre os pacientes que não necessitam de suporte ventilatório.
- Por outro lado, centros com grande experiência no tratamento da asma reportam uma mortalidade, mesmo entre os pacientes intubados, de 0,6%. Fica claro que o aprimoramento técnico da equipe no manejo dos casos mais graves é de suma importância para que possamos alcançar melhores desfechos. Dessa forma, abordaremos neste capítulo o manejo da crise asmática grave com necessidade de suporte ventilatório, dando especial atenção à ventilação mecânica invasiva.

O PAPEL DA VENTILAÇÃO NÃO INVASIVA

- A ventilação não invasiva (VNI) é uma alternativa em potencial na crise asmática grave, diante de um cenário em que a ventilação mecânica invasiva correlaciona-se com o aumento considerável das taxas de mortalidade (Figura 1).
- O termo "ventilação não invasiva" enquadra uma gama de técnicas de ventilação mecânica sem o uso de uma via aérea artificial (p. ex., a cânula orotraqueal); os modos mais comumente usados são o BiPAP (*bi-level positive airway pressure*) e o CPAP (*continuous positive airway pressure*), que já fazem parte da rotina de todo emergencista ou intensivista.
- Apesar de a fisiopatologia da insuficiência respiratória aguda na asma ser, de certa forma, semelhante à da DPOC – ambas cursam com broncoespasmo, hiperinsuflação pulmonar dinâmica, hipercapnia e acidose respiratória –, há controvérsias a respeito da VNI no manejo da crise asmática grave, pois os estudos são pequenos e unicêntricos, além de não mostrarem redução da mortalidade ou das taxas de intubação orotraqueal.
- Há, porém, uma série de benefícios fisiológicos da VNI na exacerbação da asma que devem ser levados em consideração: redução da resistência das vias aéreas por meio de um efeito broncodilatador direto, melhora da resposta aos broncodilatadores inalatórios, redução do desconforto respiratório, recrutamento de regiões pulmonares em atelectasia, entre outros (Tabela 1).

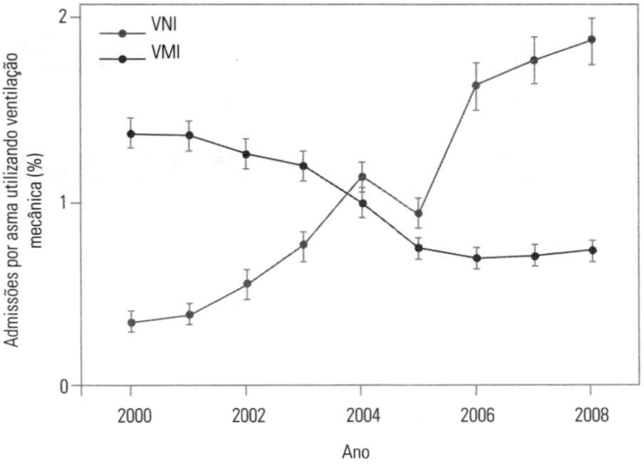

Figura 1 Dados norte-americanos demonstrando a importância cada vez maior da ventilação não invasiva (VNI) na crise asmática, bem como o uso menos frequente da ventilação mecânica invasiva (VMI) ao longo dos anos. Adaptada de: Nanchal, 2014.

Tabela 1 Efeitos fisiológicos da ventilação não invasiva na crise asmática grave

Anormalidade	Benefícios fisiológicos da ventilação não invasiva (VNI)
↑ Trabalho respiratório	↓ PEEP intrínseca ↓ Resistência das vias aéreas
↑ Hiper-reatividade brônquica	↓ Broncoconstrição induzida por exercícios ↓ Broncoconstrição induzida por metacolina
↑ Resistência das vias aéreas	↑ Efeito dos broncodilatadores inalatórios
Atelectasia por impactação de muco	Reinsuflação pulmonar através de vias aéreas colaterais
Piora da troca gasosa	↑ Melhora da relação ventilação-perfusão PaO_2 ↓ $PaCO_2$ ↑ pH
Pulso paradoxal	↓ Pressão intratorácica inspiratória negativa

- Além disso, há também evidências de que a VNI reduza as taxas de internação quando utilizada no pronto-socorro, o tempo de internação hospitalar e de internação em UTI, além de melhorar parâmetros de função pulmonar, como o VEF1 (volume expiratório forçado no primeiro segundo). Portanto, desde que não haja contraindicação ao seu uso (Tabela 2), a VNI pode ser utilizada com cautela, por 30 minutos a 2 horas, em conjunto com a terapia medicamentosa convencional.
- Para ser considerada bem-sucedida, deve-se observar: redução da frequência respiratória, aumento do volume corrente, melhora do nível da consciência, redução ou cessação do uso de musculatura acessória, aumento da pressão parcial de oxigênio (PaO_2) ou da saturação arterial periférica (SpO_2) e redução da pressão parcial de gás carbônico ($PaCO_2$) sem distensão abdominal significativa. Caso contrário, realizar imediata intubação orotraqueal.

Tabela 2 Contraindicações à ventilação não invasiva

Absolutas
▸ Necessidade de intubação de emergência
▸ Parada cardíaca ou respiratória
Relativas
▸ Incapacidade de cooperar, proteger as vias aéreas, ou secreções abundantes
▸ Rebaixamento de nível de consciência (exceto acidose hipercápnica em DPOC)
▸ Falências orgânicas não respiratórias (encefalopatia, arritmias malignas ou hemorragia digestiva grave com instabilidade hemodinâmica)
▸ Cirurgia facial ou neurológica
▸ Trauma ou deformidade facial
▸ Alto risco de aspiração
▸ Obstrução de vias aéreas superiores
▸ Anastomose de esôfago recente (evitar pressurização acima de 15 cmH_2O)

DPOC: doença pulmonar obstrutiva crônica. Fonte: Recomendações Brasileiras de Ventilação Mecânica, 2013, parte I.

INTUBAÇÃO OROTRAQUEAL

- As indicações para intubação do paciente asmático estão resumidas na Tabela 3.
- O julgamento clínico determina o momento em que a intubação se torna necessária nos casos de fadiga progressiva da musculatura respiratória ou alteração do estado mental.
- Uma vez tomada a decisão de intubar o paciente, recomenda-se utilizar a técnica da sequência rápida de intubação (SRI).
- A SRI é uma série de ações específicas e em sequência para se obter uma intubação orotraqueal rápida em um paciente com risco de aspiração. A principal diferença em relação às outras técnicas é que, na SRI, administra-se um bloqueador neuromuscular em conjunto com a sedação.

Tabela 3 Indicações de intubação orotraqueal na crise asmática grave

Clínicas
▸ Parada cardíaca
▸ Parada respiratória
▸ Rebaixamento do nível de consciência, escala de coma de Glasgow < 12
▸ Fadiga progressiva
▸ Arritmias graves
▸ Tórax silente
Laboratoriais
▸ Hipoxemia (PaO_2 < 60 mmHg ou SpO_2 < 90%) não corrigida com máscara (FiO_2 40-50%)
▸ Falha em reverter acidose respiratória grave (pH < 7,2) a despeito da terapia otimizada

- Visto que geralmente a intubação do paciente em crise asmática grave apresenta-se como uma situação de extrema urgência, a SRI é, neste contexto, a opção mais eficaz e segura para o acesso definitivo das vias aéreas, pois reduz a resistência muscular durante a laringoscopia e elimina o risco de tosse, aumentando, assim, as taxas de sucesso.
- Após posicionar o paciente corretamente na posição olfativa ou *sniffing position* (coxim occipital de 8 a 10 cm associado à hiperextensão da cabeça), deve-se seguir os seguintes passos:
  1. **Pré-oxigenação:** usar máscara ou BiPAP com FiO_2 de 100%. Se possível, administrar inalação com β_2-agonistas de curta duração nesta fase, de forma a proteger o paciente contra o broncoespasmo induzido pela laringoscopia. A manobra de Sellick também pode induzir o broncoespasmo e, portanto, está contraindicada.
  2. **Pré-tratamento:** recomenda-se administrar lidocaína (1,5 mg/kg IV) ou fentanil (1,0 a 3,0 mcg/kg IV) 3 minutos antes da intubação. As duas medicações bloqueiam o reflexo simpático que ocorre durante a laringoscopia, mas a lidocaína tem a vantagem de não induzir náuseas e vômitos e atenuar a hiper-reatividade brônquica após a intubação (Figura 2). A morfina não deve ser administrada, pelo efeito de liberação histamínica e potencial piora do broncoespasmo.
  3. **Indução:** recomenda-se administrar quetamina (1,0 a 2,0 mg/kg IV), propofol (0,5 a 2,5 mg/kg IV) ou etomidato (0,2 a 0,3 mg/kg IV).
     - ▷ **Quetamina:** analgésico com propriedades amnésicas e dissociativas, a quetamina também possui efeito broncodilatador por estimulação direta dos receptores β-pulmonares e não deprime o *drive* respiratório. Por ser simpaticomimética (induzindo o aumento da frequência cardíaca e hipertensão), deve ser evitada nos pacientes previamente hipertensos, na síndrome coronariana aguda ou hipertensão intracraniana. Pode induzir *delirium*, alucinações e pesadelos.

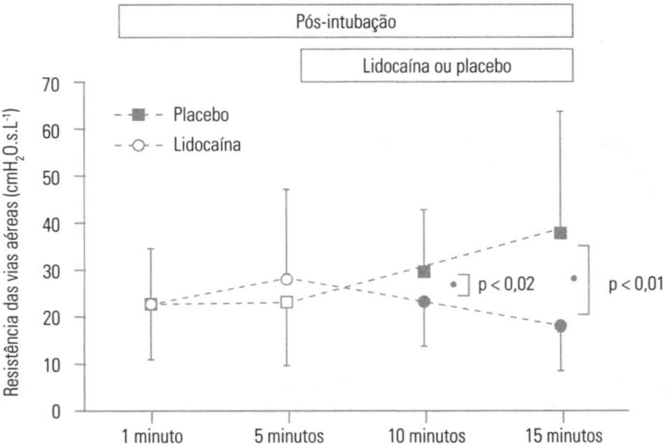

Figura 2 Resistência das vias aéreas em pacientes asmáticos após intubação e administração de lidocaína IV (círculos) ou placebo (quadrados). A resistência das vias aéreas foi significativamente reduzida no grupo da lidocaína. Adaptada de Adamzic et al., 2007.

- ▷ **Propofol:** possui efeito broncodilatador, porém induz hipotensão e bradicardia (deve ser evitado nos pacientes previamente hipotensos e cardiopatas) e deprime o *drive* respiratório, além de não possuir propriedades analgésicas. É uma ótima opção nos pacientes hipertensos.
- ▷ **Etomidato:** não possui efeitos cardiovasculares e não promove liberação histamínica, sendo uma opção à quetamina nos pacientes hipotensos; não possui propriedade analgésica ou broncodilatadora.
- ▷ **"Ketofol":** este termo foi criado para designar a associação do propofol e da quetamina como agentes sedativos. Os dois fármacos possuem vantagens semelhantes (broncodilatação, ação de início rápido e meia-vida curta) e efeitos colaterais mutuamente excludentes. Dessa forma, a associação quetamina + propofol causa menos complicações respiratórias com necessidade de intervenção, menos hipotensão e bradicardia, além de menos sintomas psíquicos, como *delirium* e alucinações. Devem ser usados na proporção 1:1 a 1:4 de quetamina e propofol, respectivamente, e podem ser administrados na mesma seringa.

4. **Bloqueio neuromuscular (BNM):** recomenda-se administrar rocurônio (1,0 mg/kg IV) ou succinilcolina (1,0 a 1,5 mg/kg IV). Não usar atracúrio ou cisatracúrio pelo alto risco de liberação histamínica.
   - ▷ **Succinilcolina:** o início de ação rápido e a meia-vida muito curta fazem dele o BNM ideal na SRI. Por ser despolarizante, porém, induz miofasciculações logo após a administração (aumentando o risco de regurgitação e aspiração), causa um aumento do potássio sérico na ordem de 0,5 a 1,0 mEq/L (contraindicado na hipercalemia), além de promover liberação histamínica, com potencial de piora do broncoespasmo.
   - ▷ **Rocurônio:** BNM não despolarizante, o rocurônio tem a vantagem de não induzir miofasciculações ou causar hipercalemia. Promove, porém, um bloqueio mais prolongado (meia-vida de 30 a 60 minutos), de forma que devemos ter cautela ao utilizá-lo nos pacientes difíceis de ventilar com Ambu®. Deve-se lembrar que todos os sedativos citados possuem meias-vidas mais curtas do que a do rocurônio; assim, doses extras são necessárias para garantir que o paciente permaneça sedado durante todo o período em que o bloqueio perdurar.

- Um resumo das drogas utilizadas para intubação no paciente asmático está descrito na Tabela 4.

CUIDADO! NÃO ESQUECER!

- Devemos escolher uma cânula orotraqueal do maior calibre possível (n. 8,0 ou maior, se viável) para minimizar seu efeito no aumento da resistência das vias aéreas.

Tabela 4 Fármacos indicados na sequência rápida de intubação na crise asmática grave

	Vantagens	Desvantagens
Lidocaína	▸ Bloqueia reflexo simpático ▸ Não induz náuseas e vômitos ▸ Atenua hiper-reatividade brônquica	▸ Pode causar hipotensão

(continuação)

Tabela 4 Fármacos indicados na sequência rápida de intubação na crise asmática grave *(continuação)*

	Vantagens	Desvantagens
Fentanil	▸ Bloqueia reflexo simpático ▸ Potente efeito analgésico	▸ Pode causar hipotensão ▸ Náuseas e vômitos
Quetamina	▸ Broncodilatador ▸ Promove analgesia ▸ Não deprime *drive* respiratório ▸ Hipertensão e taquicardia (vantagem nos pacientes hipotensos)	▸ Induz *delirium*, alucinações e pesadelos ▸ Contraindicada na SCA e nos pacientes hipertensos
Propofol	▸ Broncodilatador ▸ Início de ação rápido e meia-vida muito curta	▸ Hipotensão e bradicardia
Etomidato	▸ Sem efeitos cardiovasculares ▸ Não deprime *drive* respiratório ▸ Não libera histamina	▸ Sem efeito analgésico ▸ Não promove broncodilatação
Succinilcolina	▸ Início de ação rápido e meia-vida muito curta	▸ Hipercalemia ▸ Fasciculações
Rocurônio	▸ Não induz hipercalemia ou fasciculações	▸ Meia-vida longa

SCA: síndrome coronariana aguda.

VENTILAÇÃO MECÂNICA

- A ventilação mecânica na crise asmática tem se tornado um dos maiores desafios no dia a dia dos intensivistas, e uma série de cuidados precisam ser tomados para que possamos aplicá-la da maneira mais segura e eficaz, de forma a evitarmos ou minimizarmos os efeitos deletérios da hiperinsuflação pulmonar e da hipercapnia.
- A Tabela 5 resume as principais orientações quanto aos ajustes iniciais dos parâmetros de ventilação mecânica do paciente asmático.

MODOS VENTILATÓRIOS

- Não há consenso quanto ao modo ventilatório que deve ser usado na crise asmática grave. No entanto, há uma tendência ao uso do modo volume-controlado (VCV) em detrimento ao pressão-controlado (PCV) por duas razões:
  - ▷ Em primeiro lugar, há uma flutuação importante na resistência das vias aéreas e na PEEP intrínseca (auto-PEEP) desses pacientes ao longo do tratamento, de forma que o modo PCV propicia uma variação muitas vezes perigosa do volume corrente para níveis ora baixos demais (gerando hipoventilação alveolar e piora da hipercapnia), ora altos demais (gerando lesão alveolar induzida pela ventilação mecânica – ou VILI – e hiperinsuflação pulmonar).
  - ▷ A segunda razão refere-se à monitorização da hiperinsuflação pulmonar (ver adiante): no modo VCV podemos medir a pressão de pico e a pressão de platô e, com esses dados, calcular a mecânica respiratória – resistência e complacência (Figura 3).
- Na prática, a equipe deve escolher o modo com o qual está mais adaptada. Ao optar pelo modo PCV, deve-se permanecer vigilante ao volume corrente que está sendo administrado, de forma a evitar variações perigosas.

Tabela 5 Ajustes iniciais de ventilação mecânica na crise asmática grave

Parâmetros ventilatórios	Ajustes
Modo	VCV (preferível) ou PCV
Volume-minuto	< 10 L/min
Volume corrente	4 a 6 mL/kg de peso ideal
Frequência respiratória	10 a 14/min
Pressão de platô	< 30 cmH_2O
Fluxo inspiratório (se VCV)	60 a 100 L/min (o suficiente para manter um tempo expiratório adequado)
Curva de fluxo inspiratório (se VCV)	Forma quadrada ou descendente
Tempo expiratório	4 a 5 segundos (o suficiente para a curva de fluxo expiratório atingir a linha de base)
PEEP	3 a 5 cmH_2O (ou titulada através da pressão de platô)
FiO_2	Para manter SaO_2 > 90%

FiO_2: fração inspirada de oxigênio; PEEP: pressão positiva expiratória final; PVC: pressão--controlado; SaO_2: saturação de oxigênio; VCV: volume-controlado.

A

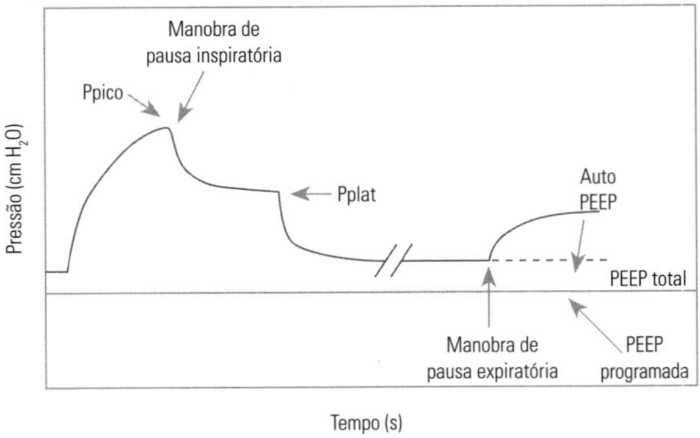

B Complacência = (Pplat – PEEP)/volume corrente
Resistência = (Ppico – Pplat)/fluxo inspiratório

Figura 3 (A) Curva de pressão no modo volume-controlado (VCV) mostrando as medidas de pressão de pico, pressão de platô e auto-PEEP. Note que as manobras de pausa inspiratória e pausa expiratória foram realizadas em ciclos respiratórios diferentes. (B) Fórmulas da complacência estática e da resistência. Para o cálculo da resistência, o fluxo inspiratório deve ser transformado em L/s; ou seja, se o paciente estiver ventilando com um fluxo inspiratório de 60 L/min (isto é, 1 L/s), a resistência será igual à diferença entre a pressão de pico e a pressão de platô. Pplat: pressão de platô; Ppico: pressão de pico. Adaptada de Vincent JL, et al. Textbook of critical care. 7. ed.

MONITORIZAÇÃO DA HIPERINSUFLAÇÃO PULMONAR

- A crise asmática grave é caracterizada pelo aumento importante da resistência das vias aéreas e hiperinsuflação pulmonar dinâmica. Esta última se inicia quando a redução do fluxo expiratório leva à exalação incompleta do volume corrente, levando ao aumento progressivo do volume pulmonar e da pressão intratorácica.
- As possíveis consequências da hiperinsuflação pulmonar são: barotrauma (pneumotórax, enfisema subcutâneo e pneumomediastino) e instabilidade hemodinâmica.
- Há muitas maneiras de monitorizar a hiperinsuflação pulmonar nos pacientes asmáticos em ventilação mecânica, sendo a pressão de platô (Pplat) a melhor delas.
- A Pplat corresponde à pressão de acomodação do ar dentro dos alvéolos, e é obtida após uma pausa inspiratória de dois segundos no paciente ventilando em modo VCV (Figura 3A). Como o paciente asmático tipicamente possui uma complacência pulmonar normal, a pressão de platô é diretamente proporcional ao grau de hiperinsuflação – na exacerbação da asma ela costuma estar entre 24 e 26 cmH_2O, e valores acima de 30 cmH_2O associam-se ao aumento do risco de barotrauma e hipotensão. É importante ressaltar que a Pplat pode ser superestimada em casos de obesidade ou redução da complacência da caixa torácica.
- A auto-PEEP (ou PEEP intrínseca) acontece como consequência do represamento aéreo progressivo, fazendo com que a pressão ao final da expiração se torne maior do que a PEEP programada no ventilador mecânico. Esta é obtida após uma pausa expiratória de 3 a 5 segundos, sendo a auto-PEEP igual à diferença entre o valor obtido e o valor programado (Figura 3A). É mais acurado medi-la com a PEEP externa programada em zero – dessa forma, o valor obtido será igual à auto-PEEP.
- Valores crescentes de auto-PEEP correlacionam-se à hiperinsuflação pulmonar, apesar de ser uma medida menos acurada do que a Pplat para esse propósito (os valores são frequentemente subestimados, gerando resultados falso-negativos).
- A curva de fluxo apresenta-se como uma forma não quantitativa de monitorização da hiperinsuflação pulmonar. Se um novo ciclo respiratório se inicia antes que a curva de fluxo expiratório volte à linha de base, significa que está ocorrendo algum grau de represamento aéreo (Figura 4).
- A pressão de pico (Ppico), por sua vez, não deve ser usada para monitorizar hiperinsuflação pulmonar. Ela representa o componente resistivo do sistema, ou seja, está diretamente relacionada à resistência das vias aéreas e ao fluxo, e não ao grau de hiperinsuflação. Diferentemente da Pplat, altas pressões de pico não estão associadas ao aumento do risco de barotrauma ou instabilidade hemodinâmica.

CUIDADO! NÃO ESQUECER!

- Pressão de platô > 30 cmH_2O significa hiperinsuflação pulmonar e requer intervenção imediata.

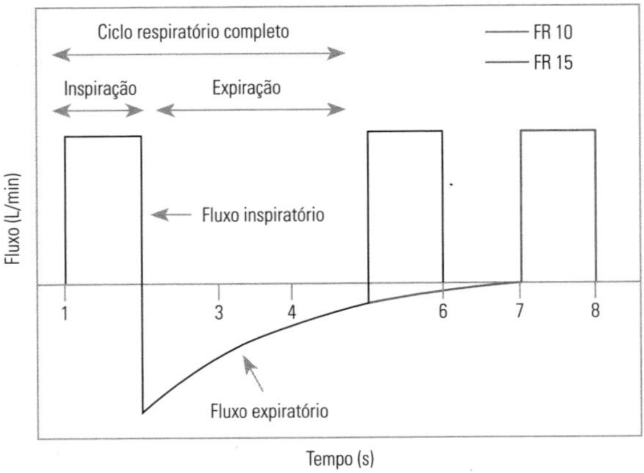

Figura 4 Efeito da frequência respiratória na curva de fluxo expiratório. Note que, nesse exemplo, ao aumentarmos a frequência respiratória de 10 para 15 incursões por minuto, reduzimos o tempo expiratório de 5 para 3 segundos. Isso faz com que o fluxo expiratório persista no momento em que um novo ciclo se inicia (isto é, a curva de fluxo expiratório não atinge a linha de base), sugerindo a presença de auto-PEEP. FR = frequência respiratória. Adaptada de Vincent JL, et al. Textbook of critical care. 7. ed.

MANEJO DA HIPERINSUFLAÇÃO PULMONAR

- Para evitar ou reverter a hiperinsuflação pulmonar, deve-se garantir que todo o volume corrente seja exalado na fase expiratória, evitando assim o represamento aéreo. Ou seja: devemos ajustar os parâmetros de ventilação mecânica de forma a aumentar o tempo expiratório.
- Deve-se utilizar um volume corrente de 4 a 6 mL/kg (peso ideal) e ajustar a frequência respiratória de forma a garantir um volume-minuto de até 10 L (isoladamente, o volume-minuto é o principal determinante da hiperinsuflação pulmonar. Valores acima de 10 L/min estão associados a um aumento importante da pressão de platô e devem, portanto, ser evitados).
- Deve-se minimizar o tempo inspiratório com o intuito de prolongar o tempo expiratório. Para tal, devemos ajustar o fluxo inspiratório entre 60 e 100 L/min e nos atentar à curva de fluxo expiratório – se ela está chegando à linha de base, significa que o tempo expiratório é suficiente. Ajustar a curva de fluxo para o formato quadrado auxilia na redução do tempo inspiratório, mas o impacto dessa medida é mínimo na redução da hiperinsuflação dinâmica.
- Geralmente se aconselha, como meta, manter a pressão de pico < 50 cmH_2O. Como vimos anteriormente, porém, a Ppico é altamente dependente do fluxo inspiratório e da resistência das vias aéreas, não refletindo o grau de hiperinsuflação. Pacientes asmáticos geralmente apresentam pressões de pico acima de 50 cmH_2O, chegando muitas vezes a 80-100 cmH_2O (uma vez que altos fluxos inspiratórios são usados). Esses valores podem ser tolerados, desde que a pressão de platô se mantenha < 30 cmH_2O.

CUIDADO! NÃO ESQUECER!

- Como o paciente será submetido a altas pressões de pico, devemos aumentar o limite de pressão nos alarmes do aparelho de ventilação mecânica, de forma a evitar que o ciclo inspiratório seja interrompido precocemente.

- O fluxo expiratório é máximo no início da expiração, tornando-se progressivamente menor a cada segundo, por conta da redução do efeito de retração elástica pulmonar ao longo do ciclo expiratório. Como vemos na Figura 5, o fluxo expiratório é mínimo a partir de 4 segundos.
- Ou seja, se o paciente já estiver ventilando com um volume-minuto < 10 L/min e um tempo expiratório > 4 segundos, pouco se tem a ganhar com ajustes adicionais, como aumento do fluxo inspiratório ou redução da frequência respiratória. Esses ajustes só devem ser feitos caso a pressão de platô, ainda assim, esteja > 30 cmH_2O.
- Nos casos mais extremos de hiperinsuflação pulmonar (instabilidade hemodinâmica ou barotrauma com risco iminente de morte), deve-se desconectar o paciente do circuito de ventilação mecânica por até 60 segundos, até que todo o ar seja exalado. Nesse caso, deve-se observar atentamente os sinais vitais por conta do risco de queda da SpO_2.

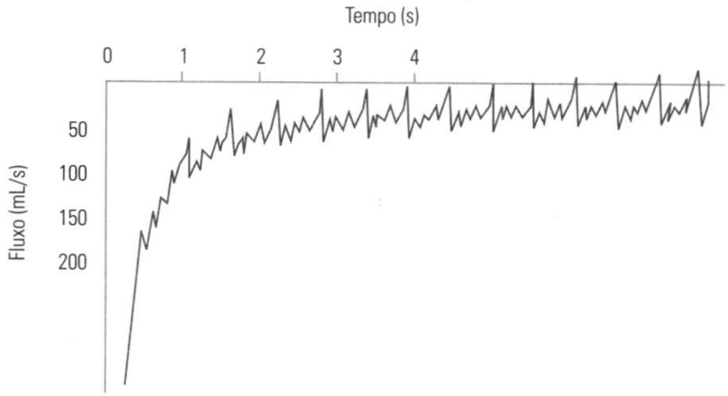

Figura 5 Fluxo expiratório de um paciente em crise asmática grave. Note que o fluxo é mínimo a partir do quarto segundo. Adaptada de Leatherman et al., 2004.

O PAPEL DA PEEP

- A asma, assim como a síndrome do desconforto respiratório agudo (SDRA), é uma doença pulmonar extremamente heterogênea. Na crise asmática grave, observamos obstruções brônquicas anatômicas (em razão das rolhas de secreção, edema ou broncoespasmo) e dinâmicas (por conta da compressão extrínseca exercida nas vias aéreas distais). Há compartimentos aéreos obstruídos durante todo o ciclo respiratório, enquanto em outros a obstrução só acontece durante a fase expiratória.
- É de se esperar, portanto, que os pacientes respondam das mais diversas maneiras à PEEP externa.
- Em alguns casos, qualquer valor de PEEP externa aumenta a hiperinsuflação pulmonar e a pressão de platô – nesses pacientes, o melhor é ajustar a PEEP em zero (ou *ZEEP*); outros pacientes respondem de maneira oposta,

ou seja, valores baixos de PEEP induzem a abertura das pequenas vias aéreas, levando à exalação do ar antes represado e, consequentemente, à redução da pressão de platô (o que chamamos de resposta paradoxal).

- Como vemos na Figura 6, aplicar uma PEEP externa que ultrapasse o valor da auto-PEEP leva invariavelmente à hiperinsuflação pulmonar. Os pacientes que respondem positivamente à PEEP costumam obter os menores graus de hiperinsuflação pulmonar com a PEEP ajustada em 80% da auto-PEEP.
- Devemos, então, testar o efeito da PEEP nos pacientes intubados por crise asmática grave da seguinte maneira: checar a auto-PEEP e a pressão de platô (Figura 3A) com a PEEP inicialmente ajustada em zero (*ZEEP*). Em seguida, ajustá-la em 80% da auto-PEEP (p. ex., se a auto-PEEP for de 5 cmH_2O, ajustar a PEEP externa em 4 cmH_2O). Esperar de 3 a 5 minutos e checar novamente a pressão de platô – se houver redução dela, manter a PEEP externa em 80% da auto-PEEP; se, por outro lado, a pressão de platô se elevar, ajustar a PEEP novamente em zero (*ZEEP*).
- Ao longo do tratamento, quando o paciente já estiver em ventilação espontânea (modo PSV), devemos manter a PEEP externa em 80% da auto-PEEP, para minimizar a diferença de pressão ao longo das vias aéreas e reduzir o esforço para disparar o ventilador.
- Caso não seja possível testar o efeito da PEEP como orientado, ajustá-la empiricamente entre 3 e 5 cmH_2O.

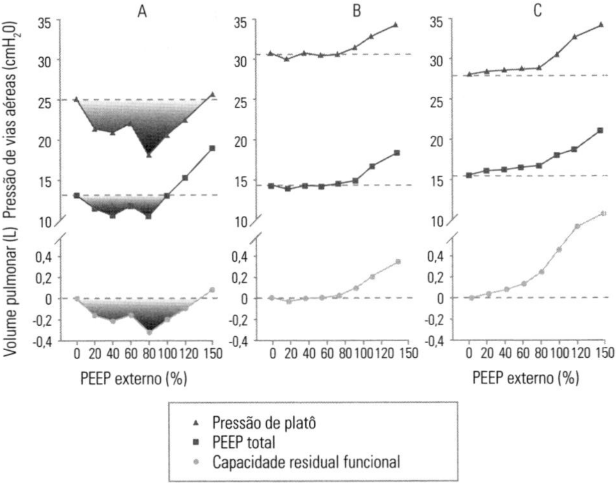

Figura 6 As três possíveis respostas observadas na pressão de platô, auto-PEEP e capacidade residual funcional com aplicação da PEEP externa (representada como porcentagem da auto-PEEP). (A) Resposta paradoxal. (B) Resposta bifásica. (C) Resposta clássica de hiperinsuflação. Note que, nos casos de resposta paradoxal, a hiperinsuflação atinge o valor mínimo quando ajustamos a PEEP externa em 80% da auto-PEEP. Na resposta bifásica, a hiperinsuflação só começa a piorar quando a PEEP externa ultrapassa esse mesmo valor. Adaptada de Caramez et al., 2005.

HIPERCAPNIA

- A hipercapnia é comum durante a ventilação mecânica na crise asmática grave. Mesmo com volume-minuto adequado (em torno de 9-10 L/min), a maior parte dos pacientes apresentará hipercapnia e acidose respiratória nas primeiras horas de ventilação mecânica.
- Diferentemente da SDRA grave (em que se tolera algum grau de hipercapnia em razão dos efeitos benéficos da ventilação com baixo volume corrente, conceito conhecido como "hipercapnia permissiva"), a hipercapnia na asma ocorre pelo aumento do espaço morto alveolar (distensão alveolar por hiperinsuflação), e não como consequência da hipoventilação. O aumento do volume-minuto nos pacientes asmáticos leva à piora da hiperinsuflação pulmonar e, consequentemente, à piora da hipercapnia.
- Exceto em pacientes com hipertensão intracraniana ou instabilidade hemodinâmica, a acidose respiratória costuma ser bem tolerada e seu tratamento não precisa se tornar necessariamente uma meta no manejo da crise asmática grave – até porque grande parte dos pacientes mostra melhora da hipercapnia nas primeiras 12 horas de ventilação mecânica.
- Um desafio clínico se apresenta quando a crise asmática grave leva à parada cardiorrespiratória com encefalopatia anóxica; nesses casos, a hipercapnia levaria à vasodilatação cerebral e consequente aumento da pressão intracraniana e, portanto, deve ser evitada.
- Estratégias para o controle da hipercapnia e/ou acidose respiratória:
  1. Tratar a hiperinsuflação pulmonar, o que deve ser feito em todos os casos de crise asmática grave, independentemente da $PaCO_2$.
  2. Reduzir a produção de CO_2, por meio do uso de sedativos e antitérmicos. Bloqueio neuromuscular pode ser considerado, como veremos adiante.
  3. Considerar infusão lenta de bicarbonato de sódio 8,4% apenas se pH arterial < 7,15 associado a complicações da acidose (como hipercalemia, arritmias ou instabilidade hemodinâmica). A infusão rápida do bicarbonato de sódio pode levar ao aumento transitório da $PaCO_2$, piorando a acidose intracelular e liquórica. Além disso, são necessários grandes volumes da solução para um aumento significativo do pH, o que pode levar a hipernatremia e congestão pulmonar.

TRATAMENTO FARMACOLÓGICO

- Os três pilares da terapia farmacológica na crise asmática grave são: broncodilatadores inalatórios, corticosteroides e fármacos que otimizam a sincronia paciente-ventilador (sedativos e bloqueadores neuromusculares).

BRONCODILATADORES INALATÓRIOS

- A administração dos β_2-agosnistas de curta duração e dos anticolinérgicos inalatórios produz broncodilatação significativa nos pacientes asmáticos em ventilação mecânica. A combinação das duas classes mostra-se mais eficaz do que o β_2-agonista isoladamente.
- Os veículos por meio dos quais os broncodilatadores inalatórios são administrados, assim como a técnica em fazê-lo, são de suma importância para o sucesso do tratamento – eles podem ser administrados por meio dos inaladores dosimetrados e pressurizados (*pMDI* ou *puffs*) ou por meio dos nebulizadores. Deve-se dar preferência aos *puffs*, pois são de manipulação mais

fácil, carreiam doses mais estáveis do fármaco, alcançam pico de efeito mais rapidamente e acrescentam menor risco de contaminação bacteriana quando comparados aos nebulizadores.

- Os *puffs* devem ser administrados por meio de um espaçador acoplado à via inspiratória do circuito de ventilação mecânica, a uma distância de 30 cm do tubo orotraqueal, sincronizados com o início do ciclo inspiratório (Figura 7). Ver a Tabela 6 sobre a técnica de uso de *puffs* em ventilação mecânica.
- Os nebulizadores devem ser acoplados no ramo inspiratório próximo ao ventilador, antes do reservatório para umidificação ativa. Pode-se utilizar um fluxo contínuo de oxigênio por meio do fluxômetro, em 2 a 10 L/min (a depender do que orienta o fabricante). É importante salientar que, nesse caso, o fluxo do nebulizador aumentará o volume corrente e as pressões nas vias aéreas de forma não quantificável, elevando o risco de lesão alveolar induzida por ventilação mecânica e piora da hiperinsuflação pulmonar. Ventiladores mais modernos, porém, possuem a função de nebulização, desviando parte do volume corrente para o nebulizador de maneira intermitente e sincronizada, de forma a manter um volume-minuto constante, aumentando a eficiência e a segurança da terapia broncodilatadora. Ver a Tabela 7 sobre a técnica de inalação em pacientes sob ventilação mecânica.
- Doses de salbutamol ou fenoterol acima de 400 μg (4 *puffs*) ou de 2,5 mg (10 gotas) acrescentam pouco benefício aos pacientes em ventilação mecânica, mas aumentam o potencial de efeitos colaterais (arritmias, taquicardia e hipocalemia); porém, nos casos refratários (quando não há queda de 15% ou mais no gradiente de pressão de pico – pressão de platô após o início do tratamento), devemos usar doses mais elevadas (8 *puffs* ou 20 gotas de salbutamol ou fenoterol) e monitorizar a tolerância do paciente.
- Os β_2-agonistas de curta duração devem ser administrados a cada três horas, pois a duração da resposta broncodilatadora nos pacientes em ventila-

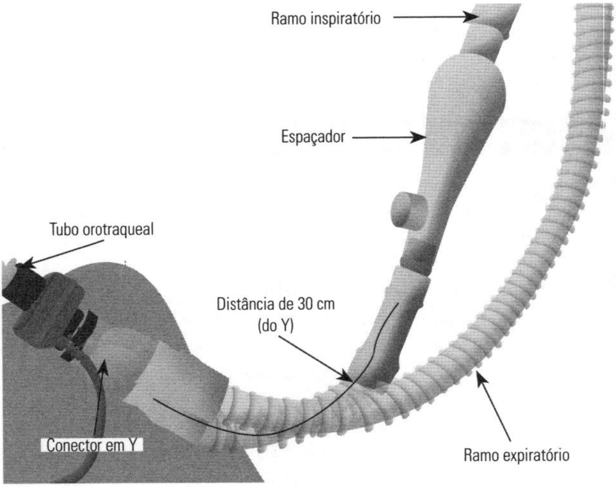

Figura 7 Posicionamento adequado do espaçador no ramo inspiratório do circuito ventilatório.

Tabela 6 Técnica para administração dos *puffs* nos pacientes em ventilação mecânica

1. Aspirar o excesso de secreção das vias aéreas
2. Agitar o frasco e aquecê-lo à temperatura da mão (se ele não foi usado nas últimas 24 h, liberar os dois primeiros jatos para o ambiente antes de usá-lo)
3. Acoplar o frasco no espaçador
4. Remover filtro HME do circuito
5. Coordenar os *puffs* com o início das inspirações
6. Esperar 15 segundos entre as aplicações
7. Monitorar efeitos adversos

Fonte: Ari, 2012.

Tabela 7 Técnica para inalação nos pacientes em ventilação mecânica

1. Aspirar o excesso de secreção das vias aéreas
2. Acoplar o nebulizador na via inspiratória
3. Remover o filtro HME do circuito
4. Iniciar fluxo contínuo de 2 a 10 L/min através de fluxômetro ou usar o nebulizador do ventilador mecânico (preferível)
5. Ajustar os alarmes de volume e pressão para compensar o fluxo adicional (se usar o nebulizador do ventilador mecânico, esta compensação é feita automaticamente)
6. Manter nebulização até que a solução comece a "gorgolejar"
7. Remover nebulizador do circuito, levar com água estéril, secar e guardar em local seguro
8. Ajustar os alarmes de volta aos valores iniciais
9. Monitorar efeitos adversos

Adaptada de: Ari, 2012.

ção mecânica (2 a 3 horas) é menor do que nos pacientes ambulatoriais (4 a 6 horas). No início do tratamento, porém, podemos administrá-los a cada hora, com atenção aos potenciais efeitos adversos. A inalação contínua ainda não foi estudada neste contexto, mas as evidências nos pacientes extubados sugerem que ela não oferece benefício adicional às doses intermitentes.

- Quanto à umidificação e ao aquecimento das vias aéreas, dar preferência à umidificação ativa, pois os filtros HME retêm as partículas de aerossol dos fármacos inalatórios e aumentam a resistência das vias aéreas e o espaço morto, com piora da hipercapnia.

CORTICOSTEROIDES

- Os glicocorticoides são amplamente conhecidos e usados na crise asmática – atuam melhorando os sintomas e reduzindo inflamação, hiper-reatividade e secreção das vias aéreas, além de restaurarem a integridade da mucosa brônquica. O início precoce dos glicocorticoides nos prontos-socorros reduz as taxas de admissão e a recorrência da crise nos primeiros 10 dias após a alta.
- Melhoras significativas na obstrução das vias aéreas só acontecem após 6 a 12 horas da administração dos glicocorticoides, motivo pelo qual eles devem ser iniciados o quanto antes. O início de ação tardio está relacionado ao seu

mecanismo de ação – eles ativam receptores intranucleares para, direta ou indiretamente, regular a transcrição de alguns genes-alvo.

- A prednisona por via oral é tão eficaz quanto a metilprednisolona endovenosa na crise aguda de asma. Como nos casos mais graves, porém, os pacientes frequentemente não conseguem deglutir ou, se foram intubados, ainda não possuem uma sonda enteral locada, a metilprednisolona torna-se o glicocorticoide de escolha no início do tratamento.
- Após 24 a 48 horas, se o paciente possuir um trato gastrointestinal funcionante e mantiver estabilidade hemodinâmica, podemos fazer a transição de metilprednisolona para prednisona por via enteral.
- A dose é de 1,0 a 2,0 mg/kg/dia, máximo de 80 mg, dose única ou duas vezes ao dia. Doses maiores não conferem benefícios adicionais e aumentam o potencial de efeitos colaterais como hiperglicemia, hipertensão, hipocalemia, alterações de humor, *delirium* e alcalose metabólica. Em associação aos bloqueadores neuromusculares, os glicocorticoides possuem um papel importante no desenvolvimento da miopatia.
- O tempo de tratamento deve ser individualizado, mas a orientação geral é manter o glicocorticoide sistêmico por 5 a 10 dias, sem a necessidade de desmame progressivo à suspensão. Só então devemos iniciar o corticoide inalatório, que será mantido como base do tratamento ambulatorial da asma.
- Não há evidência de benefício na associação dos corticoides inalatórios aos sistêmicos durante a crise asmática.

SEDAÇÃO E BLOQUEIO NEUROMUSCULAR

- A sedação contínua visa o conforto e a segurança do paciente em ventilação mecânica, além de melhorar a sincronia paciente-ventilador, o que é essencial para o sucesso terapêutico na crise asmática grave.
- Deve-se optar pela associação de um sedativo (propofol ou midazolam) com fentanil, e doses altas são frequentemente necessárias para que os objetivos mencionados sejam alcançados. O fentanil, além de promover analgesia, auxilia no bloqueio do *drive* respiratório. Lembrar que a morfina não deve ser usada pelo alto risco de liberação histamínica.
- Como a maioria dos pacientes apresenta melhora importante do broncoespasmo dentro das primeiras 24 a 48 horas, deve-se dar preferência ao propofol, que permite sedação profunda com a vantagem de um rápido despertar após descontinuação. Já os benzodiazepínicos estão associados a *delirium* e a um despertar menos previsível.
- As doses recomendadas são: fentanil (1,0 a 3,0 mcg/kg/hora); propofol (0,3 a 4,0 mg/kg/hora); midazolam (0,03 a 0,2 mg/kg/hora).
- O bloqueador neuromuscular deve ser prescrito apenas se a segurança e a eficácia da ventilação mecânica não forem atingidas com a associação sedação/analgesia. Diferentemente da SDRA grave, em que o uso prolongado (48 horas) dos bloqueadores neuromusculares mostrou-se benéfico, este deve ser evitado na crise asmática grave por conta do risco de miopatia e neuropatia (risco aumentado pelo uso concomitante dos glicocorticoides). Quando usado, dar preferência às administrações intermitentes em detrimento do uso contínuo.
- O bloqueador neuromuscular de escolha é o rocurônio (1,0 mg/kg, meia-vida de 45 minutos). Para infusão contínua, a dose recomendada é de 0,01 a 0,012 mg/kg/min. Não usar atracúrio ou cisatracúrio, pelo alto risco de liberação histamínica.

TERAPIA DE RESGATE

- Nos casos refratários aos β_2-agonistas/anticolinérgicos inalatórios e aos glicocorticoides, podemos abrir mão de estratégias terapêuticas adicionais para o controle da crise asmática grave. É importante salientar que o uso da aminofilina (fármaco do grupo das metilxantinas, usado no tratamento da asma desde a década de 1960) deve ser evitado, pois não há benefício de sua associação aos β_2-agonistas inalatórios. Além disso, a aminofilina aumenta o risco de efeitos adversos, como taquiarritmias e vômitos.
- As principais opções para terapia de resgate encontram-se a seguir.

MAGNÉSIO

- O mecanismo de ação do sulfato de magnésio na exacerbação da asma não é totalmente compreendido, mas algumas teorias têm sido propostas: acredita-se que ele desempenhe um papel no relaxamento da musculatura lisa dos brônquios por meio do bloqueio dos canais de cálcio; além disso, algumas evidências sugerem que ele pode reduzir o infiltrado neutrofílico encontrado nas respostas inflamatórias, reduzir a liberação histamínica pelos mastócitos e de acetilcolina pelos terminais nervosos colinérgicos. A combinação dessas propriedades nos dá a base teórica da eficácia do magnésio na crise asmática.
- Na prática, sabe-se que o sulfato de magnésio, quando administrado em dose única no pronto-socorro, reduz as taxas de admissão hospitalar e melhora parâmetros de função pulmonar (VEF1 e pico de fluxo expiratório) em adultos que não respondem adequadamente à terapia com oxigênio, β_2-agonistas e glicocorticoides endovenosos. Não há dados, porém, que comprovem eficácia do magnésio na UTI ou no paciente intubado.
- Por se tratar de um procedimento seguro (está associado a efeitos adversos leves, como *flushing*, fadiga, náusea e cefaleia), podemos tentá-lo como terapia de resgate nos casos refratários, apesar de carecer de evidências neste contexto.
- Dose recomendada: 2,0 g de magnésio IV (duas ampolas de $MgSO_4$ 10%) infundidos em 20 minutos. Podemos repetir a dose caso o paciente não apresente melhora, verificando a magnesemia com frequência de forma a mantê-la no limite superior da normalidade.

β_2-AGONISTAS INJETÁVEIS

- A terbutalina (0,5 a 1,0 mL SC de 6/6 h ou 5,0 a 20 μg/min IV) e o salbutamol injetáveis (1,0 mL SC de 4/4 h, 250 μg IV lento ou 5,0 a 20 μg/min IV) têm sido estudados na crise asmática grave ao longo dos últimos 30 anos, porém nunca no contexto do paciente em ventilação mecânica.
- Até o momento, sabe-se que os β_2-agonistas injetáveis, tanto em associação como em substituição aos broncodilatadores inalatórios, não oferecem nenhum benefício clínico adicional, além de dobrarem a incidência de efeitos colaterais. Na prática, porém, ainda são bastante empregados como terapia de segunda linha na crise asmática grave.
- Recomenda-se empregá-los exclusivamente na indisponibilidade da via inalatória, apesar de não haver evidências que demonstrem sua eficácia neste contexto.

QUETAMINA

- Como visto anteriormente, a quetamina é um agente analgésico com propriedades broncodilatadoras que possui papel fundamental na sequência rápida de intubação do paciente asmático. Ela pode, porém, estimular o aumento da secreção brônquica e o laringoespasmo, além de causar hipertensão, taquicardia, *delirium*, estado dissociativo e reduzir o limiar convulsivo.

- Não há ensaios clínicos que comprovem sua eficácia como tratamento adjunto à terapia convencional, contudo dados observacionais e estudos clínicos não controlados demonstram melhora da mecânica ventilatória e dos parâmetros gasométricos após administração da quetamina. Recomenda-se utilizá-la apenas nos casos mais graves, quando houver falha do tratamento inicial.
- Dose recomendada: *bolus* de 1,0 a 2,0 mg/kg (infundir em 2 a 4 minutos para evitar aumento significativo da pressão arterial). Se houver melhora dos parâmetros ventilatórios (redução da pressão de pico ou da resistência) após sua administração, iniciar infusão contínua na dose de 1,0 mg/kg/hora.

HELIOX

- Heliox é uma mistura de hélio e oxigênio cuja densidade é menor que o ar (pois o gás hélio possui densidade inferior à do nitrogênio). Isso reduz a resistência friccional ao fluxo de ar quando ele é turbulento (como acontece no circuito de ventilação mecânica), proporcionando um fluxo laminar e reduzindo, assim, a resistência das vias aéreas. Como os benefícios do heliox dependem da porcentagem de hélio na mistura, potenciais candidatos ao seu uso devem depender de uma $FiO_2 \leq 0{,}3$ (a eficácia da mistura é ótima na razão hélio:oxigênio de 70:30).
- O heliox tem sido usado no tratamento da asma há mais de oito décadas, mas, entre os poucos estudos que avaliaram seus benefícios durante a ventilação mecânica, os resultados são conflitantes. Dessa forma, o uso rotineiro do heliox não está indicado na crise asmática. Entretanto, pode ser razoável usá-lo nos casos mais graves, pois alguns estudos positivos mostram melhora da hipercapnia e da hiperinsuflação pulmonar, com redução da auto-PEEP na ordem de 4 a 8 cmH_2O; o heliox também aumenta a disponibilidade e a deposição dos broncodilatadores inalatórios nas vias aéreas.
- Podemos aplicar um teste terapêutico de 15 a 30 minutos, avaliando parâmetros de hiperinsuflação pulmonar (pressão de platô e auto-PEEP) e $PaCO_2$ antes e após o teste. Caso não ocorra melhora significativa, suspender o heliox, pois é esperado que a resposta aconteça quase imediatamente após o início do tratamento.
- A Tabela 8 traz um resumo das drogas que podem ser utilizadas para os diferentes aspectos do manejo do paciente com crise asmática grave, considerando-se um paciente médio de 70 kg. Para mais detalhes das doses, ver tópicos específicos.

Tabela 8 Doses práticas para um adulto de 70 kg

Fármaco/solução	Dose
Para sequência rápida de intubação	
Lidocaína 2%	5 mL
Fentanil 50 µg/mL	1 a 4 mL
Quetamina 50 mg/mL	2 a 3 mL
Propofol 1%	4 a 17 mL

(continua)

Tabela 8 Doses práticas para um adulto de 70 kg *(continuação)*

Fármaco/solução	Dose
Etomidato 20 mg/10 mL	1 ampola
Rocurônio 50 mg/5 mL	1 ampola
Succinilcolina 100 mg	1 ampola
Para sedação/bloqueio contínuos	
Fentanil 50 µg/mL (sem diluição)	1 a 4 mL/h
Propofol 1%	2 a 28 mL/h
Midazolam 50 mg/10 mL – 2 ampolas + SF 0,9% – 80 mL	2 a 14 mL/h
Rocurônio 50 mg/5 mL – 10 ampolas + SF 0,9% – 200 mL	21 a 25 mL/h
Tratamento específico da asma	
Salbutamol ou fenoterol spray 100 mcg	4 a 8 *puffs* de 1/1 h a 3/3 h
Salbutamol ou fenoterol gotas 5 mg/mL	10 a 20 gotas de 1/1 h a 3/3 h
Brometo de ipratrópio 0,250 mg/mL	40 gotas de 1/1 h a 3/3 h
Metilprednisolona	40 mg IV de 12/12 h
Tratamento de resgate	
Sulfato de magnésio 10% – 2 ampolas + SF 0,9% – 100 mL	Administrar em 20 minutos Repetir a dose se necessário
Terbutalina ou salbutamol 0,5 mg – 10 ampolas + SG 5% – 500 mL	30 mL/h (dose inicial)
Quetamina 50 mg/mL – 1 ampola + SF 0,9% – 240 mL	35 mL/h

LITERATURA RECOMENDADA

1. Adamzik M, Groeben H, Farahani R, Lehmann N, Peters J. Intravenous lidocaine after tracheal intubation mitigates bronchoconstriction in patients with asthma. Anesth Analg. 2007;104(1):168-72.
2. Afessa B, Morales I, Cury JD. Clinical course and outcome of patients admitted to an ICU for status asthmaticus. Chest. 2001;120(5):1616-21.
3. Alangari AA. Corticosteroids in the treatment of acute asthma. Ann Thorac Med. 2014;9(4):187-92.
4. Ari A, Fink JB, Dhand R. Inhalation therapy in patients receiving mechanical ventilation: an update. J Aerosol Med Pulm Drug Deliv. 2012;25(6):319-32.
5. Barbas CSV, et al. Recomendações brasileiras de ventilação mecânica: parte I. Rev Bras Ter Intensiva. 2014;26(2):89-121.
6. Bergin SP, Rackley CR. Managing respiratory failure in obstructive lung disease. Clin Chest Med. 2016;37(4):659-67.
7. Brenner B, Corbridge T, Kazzi A. Intubation and mechanical ventilation of the asthmatic patient in respiratory failure. J Emerg Med. 2009;37:S23-34.
8. Caramez MP, Borges JB, Tucci MR, Okamoto VN, Carvalho CR, Kacmarek RM, et al. Paradoxical responses to positive end-expiratory pressure in patients with airway obstruction during controlled ventilation. Crit Care Med. 2005;33(7):1519-28.
9. Corbridge TC, Corbridge SJ. Severe asthma exacerbation. In: Vincent JL, Abraham E, Moore FA, Kochanek PM, Fink MP (eds.). Textbook of critical care. Philadelphia: Elsevier; 2017. p. 429-34.

10. Fergeson JE, Patel SS, Lockey RF. Acute asthma, prognosis, and treatment. J Allergy Clin Immunol. 2017;132(2):438-47.
11. Fernandez MM. Non-invasive mechanical ventilation in status asthmaticus. Intensive Care Med. 2001;27(3):486-9.
12. Filippo AD, Gonnelli C. Rapid sequence intubation: a review of recent evidences. Rev Recent Clin Trials. 2009;4(3):175-8.
13. Global Initiative for Asthma. Global strategy for asthma management and prevention, 2017. Disponível em: www.ginaasthma.org.
14. Goodacre S, Cohen J, Bradburn M, Gray A, Benger J, Coats T, et al. Intravenous or nebulised magnesium sulphate versus standard therapy for severe acute asthma (3Mg trial): a double-blind, randomised controlled trial. Lancet Respit Med. 2013;1(4):293-300.
15. Goyal S, Agrawal A. Ketamine in status asthmaticus: A review. Indian J Crit Care Med. 2013;17(3):154-61.
16. Gupta D, Nath A, Agarwal R, Behera D. A prospective randomized controlled trial on the efficacy of noninvasive ventilation in severe acute asthma. Respir Care. 2010;55(5):536-43.
17. Hess DR, Kacmarek RM. Obstructive lung disease. In: Hess DR, Kacmarek RM. Essentials of mechanical ventilation. McGraw Hill Education; 2014. p. 189-201.
18. Hess DR. Aerosol therapy during noninvasive ventilation or high-flow nasal cannula. Respir Care. 2015;60(6):880-91.
19. Jalili M, Bahreini M, Doosti-Irani A, Masoomi R, Arbab M, Mirfazaelian H. Ketamine propofol combination (ketofol) vs propofol for procedural sedation and analgesia: systematic review and meta-analysis. Am J Emerg Med. 2016;34(3):558-69.
20. Kew KM, Kirtchuk L, Michell CI. Intravenous magnesium sulfate for treating adults with acute asthma in the emergency department. Cochrane Database Syst Rev. 2014;5.
21. Krishnan V, Diette GB, Rand CS, Bilderback AL, Merriman B, Hansel NN, et al. Mortality in patients hospitalized for asthma exacerbations in The United States. Am J Respit Crit Care Med. 2016;174(6):633-8.
22. Leatherman J, McArthur C, Shapiro RS. Effect of prolongation of expiratory time on dynamic hyperinflation in mechanically ventilated patients with severe asthma. Crit Care Med. 2004;32(7):1542-5.
23. Leatherman J. Mechanical ventilation for severe asthma. Chest. 2015;147(6):1671-80.
24. Lin WJ, Mohammed Akram R, Carson KV, Mysore S, Labiszewski NA, Wedzicha JA, et al. Non-invasive positive pressure ventilation for treatment of respiratory failure due to severe acute exacerbations of asthma. Cochrane Database Syst Rev. 2012;12:CD004360.
25. Manser R, Reid D, Abramson M. Corticosteroids for acute severe asthma in hospitalised patients (Review). Cochrane Database Syst Rev. 2008;4.
26. Murase K, Tomii K, Chin K, Tsuboi T, Sakurai A, Tachikawa R, et al. The use of non-invasive ventilation for life-threatening asthma attacks: changes in the need for intubation. Respirology. 2010;15(4):714-20.
27. Nanchal R, Kumar G, Majumdar T, Taneja A, Patel J, Dagar G, et al. Utilization of mechanical ventilation for asthma exacerbations: analysis of a national database. Respiratory Care. 2014;59(5):644-53.
28. Oddo M, Feihl F, Schaller MD, Perret C. Management of mechanical ventilation in acute severe asthma: practical aspects. Intensive Care Med. 2016;32(4):501-10.
29. Pallin M, Naughton MT. Noninvasive ventilation in acute asthma. J Crit Care. 2014;29(4):586-93.
30. Pendergraft TB, Stanford RH, Beasley R, Stempel DA, Roberts C, McLaughlin T. Rates and characteristics of intensive care unit admissions and intubations among asthma-related hospitalizations. Ann Allergy Asthma Immunol. 2004;93:29-35.

31. Rajaram SS. Life-threatening asthma. In: Parrillo JE, Dellinger RP (eds.). Critical care medicine: Principles of diagnosis and management in adult. Philadelphia: Elsevier; 2014. p. 645-61.
32. Rogers L, Reibman J. Pharmacologic approaches to life-threatening asthma. Ther Adv Respir Dis. 2011;5(6):397-408.
33. Scala R. Noninvasive ventilation in severe acute asthma? Still far from the truth. Respir Care. 2010;55(5):630-7.
34. Segundo RSS, Ribeiro JL. A successful asthma treatment program in Brazil. Am J Public Health. 2013;103(10):e1-e2.
35. Stirbulov R, Lopes da Silva N, Maia SC, Carvalho-Netto E, Angelini L. Cost of severe asthma in Brazil-systematic review. J Asthma. 2016;53(10):1063-70.
36. Stollings JL, Diedrich DA, Oyen LJ, Brown DR. Rapid-sequence intubation: a review of the process and considerations when choosing medications. Ann Pharmac. 2014;48(1):62-76.
37. Suau SJ, Deblieux PMC. Management of acute exacerbation of asthma and chronic obstructive pulmonary disease in the emergency department. Emerg Med Clin North Am. 2016;34(1):15-37.
38. Travers AA. Intravenous beta-2-agonists for acute asthma in the emergency department (Review). Cochrane Database Syst Rev. 2012;3.
39. Tuxen DV, Lane S. The effects of ventilatory pattern on hyperinflation, airway pressures, and circulation in mechanical ventilation of patients with severe air--flow obstruction. Am Rev Respir Dis. 1987;136(4):872-9.

CAPÍTULO 40

Exacerbação aguda de doença pulmonar obstrutiva crônica

Mino Cestari

MENSAGENS RELEVANTES

- A doença pulmonar obstrutiva crônica (DPOC) é a quarta causa de morte no mundo.
- O diagnóstico deve ser considerado em pacientes com exposição a fatores de risco, tosse crônica e dispneia.
- Ventilação não invasiva (VNI) em dois níveis deve ser o primeiro modo ventilatório em paciente com DPOC exacerbada e insuficiência respiratória (atenção para contraindicações). Seu uso melhora a troca gasosa, reduz o trabalho respiratório e aumenta a sobrevida hospitalar.
- Beta-2-agonista por via inalatória é o broncodilatador de recomendação na exacerbação aguda.
- Corticoide sistêmico melhora a função pulmonar e o tempo de hospitalização, porém não deve ser utilizado por mais de 5 a 7 dias.
- Antibióticos podem reduzir o tempo de internação e o risco de recorrência precoce. Quando utilizados, recomenda-se a manutenção por 5 a 7 dias ou suspensão mais precoce caso haja segurança.

INTRODUÇÃO

- A DPOC é hoje a quarta causa de óbito no mundo. É considerada uma das maiores causas de morbidade crônica no mundo, pois muitos sofrem por vários anos de suas sequelas ou morrem prematuramente de suas complicações.
- Por se tratar de uma doença potencialmente evitável (decorrente principalmente do tabagismo), o aumento das campanhas contra o cigarro e outros derivados do tabaco tem fundamental importância em sua prevenção.
- É bem estabelecido que as exacerbações de DPOC (tema deste capítulo) contribuem para a progressão da doença, e cada novo episódio aumenta o risco de novas recorrências em curto prazo. Ela é também causa de grande morbidade; 2 meses após um evento, 20% dos pacientes ainda não apresentam recuperação para o *status* pré-agudização.
- Na maioria das vezes o paciente já chega à unidade de terapia intensiva (UTI) com o diagnóstico ou a suspeita de DPOC; além disso, o diagnóstico de certeza, incluindo a prova espirométrica, deve ser realizado fora do período de exacerbação.

DEFINIÇÃO

- DPOC deve ser considerada em qualquer paciente com exposição aos fatores de risco e dispneia, tosse crônica e aumento da produção de catarro. A espirometria é necessária para confirmação diagnóstica por demonstrar de forma objetiva a não reversibilidade da limitação do fluxo aéreo com o uso de broncodilatador (relação FEV1/FVC < 0,70 pós-broncodilatação confirma o diagnóstico).

CLASSIFICAÇÃO DA DPOC

- Atualizada recentemente para a versão 2022 pelo Global Initiative for Chronic Obstructive Lung Disease (GOLD-COPD), a classificação de gravidade da DPOC conta com dois parâmetros: o primeiro define o grau de obstrução pela espirometria (número de 1 a 4) (Tabela 1), e o segundo divide o paciente em quatro grupos (letras A a D) conforme os sintomas e risco de exacerbação (Figura 1).
- Vale a pena notar que, conforme demonstrado a seguir, qualquer exacerbação que leve o paciente à internação hospitalar automaticamente o classifica como grupo de risco C ou D, que aumenta de modo significativo o risco de novas internações e modifica o tratamento ambulatorial na alta.

Tabela 1 Escala de dispneia

0	Falta de ar apenas com exercícios intensos
1	Falta de ar ao caminhar rápido ou subir uma ladeira "leve"
2	Caminha mais lentamente que pessoas da mesma idade por conta da falta de ar ou precisa parar no plano para respirar, mesmo quando caminhando no plano em seu próprio ritmo
3	Necessita parar para respirar após caminhar cerca de 100 m ou após andar poucos minutos no plano
4	Muita falta de ar para sair de casa, para tirar ou vestir a roupa

Modificada de Medical Research Council (mMRC).

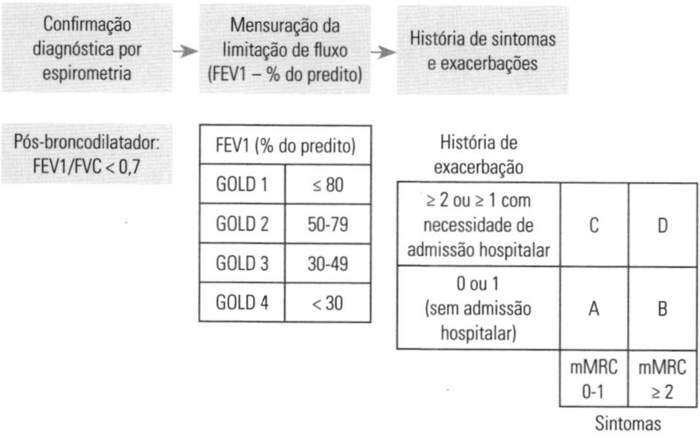

Figura 1 Classificação da doença pulmonar obstrutiva crônica (DPOC). Adaptada de GOLD 2017. FEV1: volume expiratório forçado no primeiro segundo; FVC: capacidade vital forçada; mMRC: modificada de Medical Research Council.

- Os diagnósticos diferenciais de DPOC na UTI são descritos na Tabela 2.

Tabela 2 Diagnósticos diferenciais

Diagnóstico	Fatores sugestivos
Doença pulmonar obstrutiva crônica (DPOC)	Início na vida adulta ~ 50 anos Sintomas de progressão lenta História de tabagismo ou outros fatores de risco (fogão a lenha, fumaça industrial etc.) Raio X "hiperexpandido"
Asma	Início na infância Sintomas variam dia a dia e costumam piorar à noite e pela manhã Alergia/rinite e eczema podem estar presentes História familiar de asma
Insuficiência cardíaca	Raio X com aumento de área cardíaca, edema pulmonar Testes de função pulmonar com restrição de volume, mas sem limitação de fluxo
Tuberculose	Raio X com infiltrado pulmonar Febre e tosse crônica podem existir BAAR +
Bronquiectasia	Grande quantidade de secreção purulenta Geralmente associada a infecção bacteriana Raio X/TC mostram dilatação dos brônquios e espessamento da parede brônquica
Bronquiolite obliterante	Pacientes jovens e não fumantes Associada a história de artrite reumatoide ou exposição aguda ao fumo TC com áreas hipodensas na expiração
Outras doenças	Neoplasia pulmonar, pneumonia bacteriana, pneumonia viral (considerar COVID-19 e Influenza), anafilaxia, outras doenças do trato respiratório

BAAR: bacilo álcool-ácido-resistente; TC: tomografia computadorizada.

DPOC EXACERBADA

- É definida como uma piora respiratória aguda que precisa de tratamento adicional, e geralmente é marcada por um aumento da inflamação da árvore brônquica, o que é sinalizado por alteração das características e quantidade de catarro, piora da tosse e aprisionamento aéreo.
- Existem diversos fatores precipitantes, como interrupção ou uso inadequado da medicação de base, poluição e alterações de temperatura; porém o mais frequente é a infecção do trato respiratório, incluindo infecção por COVID-19.
- As exacerbações são divididas em leve, moderada e grave, e esta última é a mais frequentemente vista no ambiente de terapia intensiva por estar associada a insuficiência respiratória.
- As principais causas de exacerbação são: infecção de trato respiratório superior, bronquiolite, pneumonia, pneumotórax, embolia pulmonar, insuficiência cardíaca, atelectasia e uso de agentes sedativos.
- Colonização bacteriana do trato respiratório inferior é comum em paciente com DPOC estável. Os agentes mais comuns são *Haemophilus influenzae*, *Streptococcus pneumoniae* e *Moraxella catarrhalis*. Exacerbações são também frequentemente associadas a infecções virais por influenza, parainfluenza e

vírus sincicial respiratório, e atualmente devemos também lembrar das infecções por SARS-CoV-2.

INDICAÇÕES DE ADMISSÃO EM UTI

- Cerca de 80% dos pacientes com exacerbação de DPOC apresentam exacerbações leves que podem ser tratadas ambulatoriamente; no entanto, alguns desses pacientes necessitarão de cuidados intensivos. Além das evidências habituais que indicam a internação do paciente em UTI, os pacientes com DPOC apresentam algumas particularidades a serem atentadas.
- As principais indicações de internação na UTI estão descritas na Tabela 3.

Tabela 3 Indicações de internação em UTI

▸ Dispneia importante com resposta inadequada a tratamento inicial
▸ Alteração neurológica (confusão, letargia, rebaixamento do nível de consciência)
▸ Hipoxemia persistente ou em piora (PaO_2 < 40 mmHg), ou piora da acidose respiratória (pH < 7,25) apesar de oxigenioterapia e VNI
▸ Necessidade de ventilação invasiva (Tabela 4)
▸ Instabilidade hemodinâmica
▸ Outras indicações de pacientes gerais

PaO_2: pressão parcial de oxigênio; VNI: ventilação não invasiva.

TRATAMENTO

A DECISÃO SOBRE INTUBAÇÃO E MANEJO DA VENTILAÇÃO NA UTI

Papel da ventilação não invasiva (VNI)

- O uso da ventilação não invasiva como método inicial de tratamento da insuficiência respiratória é preferível a intubação orotraqueal e ventilação invasiva. O modo de escolha deve ser o de ventilação em dois níveis ("BiPAP").
- A taxa de sucesso terapêutico em RCT chega a 80-85%. A VNI no paciente com DPOC tem a capacidade de melhorar a oxigenação e a acidose respiratória e aumentar o pH sérico por meio da redução de $PaCO_2$. Além disso, tem a capacidade de reduzir o trabalho respiratório, a sensação de insuficiência respiratória, a taxa de intubação orotraqueal e a mortalidade dos pacientes.
- As principais indicações de ventilação não invasiva estão citadas na Tabela 4. Deve-se atentar às contraindicações também citadas.

Tabela 4 Principais indicações e contraindicações da VNI na exacerbação da DPOC

Indicações da VNI
▸ Acidose respiratória ($PaCO_2$ > 45 mmHg e pH arterial < 7,35)
▸ Sinais de fadiga respiratória (respiração abdominal paradoxal, uso de musculatura acessória, retração intercostal) e dispneia grave
▸ Manutenção de hipoxemia apesar da oferta de O_2 suplementar

(continua)

Tabela 4 Principais indicações e contraindicações da VNI na exacerbação da DPOC *(continuação)*

Contraindicações da VNI
▸ Parada respiratória ou cardíaca ou sua iminência
▸ Rebaixamento de nível de consciência (Glasgow < 10)
▸ Hemorragia de trato gastrointestinal
▸ Instabilidade hemodinâmica grave
▸ Obstrução de vias aéreas superiores
▸ Trauma ou intervenção cirúrgica facial recente ou com deformidade
▸ Claustrofobia, *delirium* ou falta de cooperação
▸ Quantidade excessiva de secreção pulmonar e dificuldade de proteção de via aérea
▸ Risco de broncoaspiração

$PaCO_2$: pressão parcial de gás carbônico; VNI: ventilação não invasiva.

Tabela 5 Parâmetros iniciais da VNI

▸ Ventilação espontânea com frequência de *backup*
▸ Inicie com pressões mais baixas:
➢ IPAP 8-12 cmH_2O
➢ PEEP 3-5 cmH_2O
▸ FiO_2 para saturação O_2 > 90%, evite hiperóxia
▸ Aumentar IPAP gradualmente até 20 cmH_2O (conforme tolerância) visando a:
➢ Controle da dispneia
➢ Redução da frequência respiratória
➢ Aumento do volume corrente
➢ Melhora da sincronia com a ventilação
➢ Redução do trabalho respiratório

FiO_2: fração inspirada de oxigênio; IPAP: pressão positiva inspiratória; PEEP: pressão positiva expiratória final; VNI: ventilação não invasiva.

INDICAÇÕES E PARTICULARIDADES DA VENTILAÇÃO INVASIVA NA DPOC

- Apesar da taxa de sucesso de até 85% com o uso de VNI nos pacientes com exacerbação da DPOC, quando falamos daqueles internados na UTI (com os critérios citados), até 50% podem precisar de intubação orotraqueal e ventilação mecânica. A maioria desses pacientes sofre de insuficiência respiratória crônica, definida por uma acidose respiratória compensada (pCO_2 alta com bicarbonato alto e pH normal ou discretamente baixo).
- O bicarbonato da admissão (ou preferencialmente um valor recente com o paciente estável) pode indicar de forma indireta a $PaCO_2$ basal.
- Os parâmetros da ventilação mecânica não devem ter como objetivo uma $PaCO_2$ normal, e sim valores próximos aos basais visando a um pH próximo ao normal (à custa muitas vezes de um bicarbonato elevado).

- Valores artificialmente normais de CO_2 vão reduzir o bicarbonato sérico por meio da eliminação renal e aumentar o risco de falha de extubação, pois o paciente não será capaz de manter tais valores sem o auxílio da ventilação mecânica. Alguns autores denominam esse tipo de assistência ventilatória de "hipoventilação controlada" ($PaCO_2$ semelhante ou pouco acima do basal do paciente com meta de pH de 7,32-7,36).
- Outras particularidades da DPOC são a hiperinsuflação (*air-trapping*) e "auto-PEEP" ou PEEP-intrínseca. Se o tempo expiratório for inadequado, o volume expiratório final pode aumentar além da capacidade residual normal, gerando hiperinsuflação. O resultado da hiperinsuflação dinâmica com pressão positiva decorrente do aprisionamento aéreo gera a auto-PEEP (facilmente visualizada na curva de ventilação mecânica, podendo também ser mensurada).
- Além do tratamento da doença (exacerbação da DPOC) com agentes broncodilatadores e corticoides, a hiperinsuflação deve ser amenizada aumentando-se o tempo expiratório (alterando a relação I:E – inspirações mais curtas com expirações mais longas) ou simplesmente reduzindo a frequência respiratória.
- A forma de curva inspiratória em desaceleração (decrescente) auxilia na redução da pressão de pico inspiratório, redução do espaço morto fisiológico e da $PaCO_2$ quando comparada a curva quadrada.
- É importante evitar a sedação excessiva; o paciente com DPOC costuma apresentar uma melhor acoplação à ventilação mecânica quando mantém *drive* respiratório e consegue ventilar em suporte.
- Uma alternativa de sedação para pacientes intubados, além do uso de neurolépticos (haloperidol e quetiapina), é o uso de dexmedetomidina associado ou não a analgésico opioide.

Tabela 6 Indicações de ventilação mecânica invasiva

▸ Não tolerância ou falha da ventilação não invasiva (VNI)
▸ *Status* pós ou parada respiratória ou cardíaca
▸ Rebaixamento de nível de consciência (Glasgow < 10)
▸ Instabilidade hemodinâmica grave, não responsiva a fluidos e drogas vasoativas
▸ Broncoaspiração maciça
▸ Inabilidade de manejar secreção respiratória (por quantidade, nível de consciência ou fadiga)
▸ Outras contraindicações a VNI

Tabela 7 Parâmetros iniciais de ventilação mecânica

▸ Modo: AC (alterar para PSV assim que possível)
▸ Frequência: 12-14
▸ PEEP 3-5 (medir auto-PEEP e ajustar conforme necessário)
▸ Vte: ~6 mL/kg de peso ideal
▸ FiO_2: 50%

(continua)

Tabela 7 Parâmetros iniciais de ventilação mecânica *(continuação)*

Ajustar os parâmetros para atingir:
▸ Conforto ventilatório com paciente bem acoplado
▸ $SatO_2$ por oximetria de pulso 88-92%
▸ pH normal ou discretamente baixo (pode ser utilizada gasometria venosa como parâmetro)
▸ Monitorizar curva de fluxo para garantir tempo expiratório evitando o aprisionamento aéreo

Obs.: evitar acessórios que aumentam o espaço morto; pode ser necessária a retirada do capnógrafo e do extensor flexível ("traqueinha"). Realizar IOT com cânula de calibre maior para reduzir a resistência do sistema. FiO_2: fração inspirada de oxigênio; IOT: intubação orotraqueal; PEEP: pressão positiva expiratória final; PSV: ventilação com pressão de suporte; $SatO_2$: saturação de oxigênio.

DESMAME DA VENTILAÇÃO MECÂNICA

- Deve ser iniciado o mais cedo possível. Trata-se do processo de retirada da ventilação mecânica por meio da redução dos parâmetros para atingir o nível desejado para extubação.
- O modo de escolha, sempre que possível, é a ventilação de suporte (PSV).
- Paciente com DPOC tem alta taxa de falha de extubação, na maioria das vezes por fadiga muscular, levando a retenção de CO_2 e narcose.
- O uso da VNI em dois níveis ("Bi-PAP") reduz de forma importante o trabalho respiratório e reduz drasticamente a taxa de reintubação; o tempo de duração da VNI deve ser avaliado individualmente. Deve-se tomar cuidado para não adiar a indicação de reintubação nesses pacientes. Fique sempre atento aos sinais de fadiga respiratória e rebaixamento sensório.
- Em paciente com múltiplas falhas de extubação e já com causas revertidas, a traqueostomia pode ser considerada.

CORTICOIDES

- Um curso curto de corticoide tem benefício nos pacientes com DPOC exacerbada, independentemente do grau de obstrução de via aérea demonstrado. Seu uso reduz o tempo de hospitalização, melhora o FEV1 e diminui a taxa de falha no tratamento.
- O uso de 40 mg de prednisona costuma ser recomendado por 5 dias e pode ser estendido até 7 dias. Não é encorajado o uso por períodos maiores que 14 dias por conta da ausência de evidência quanto ao benefício e a ampla gama de efeitos colaterais prejudiciais ao paciente.
- No caso de paciente sem via enteral (via oral ou sonda) disponível, o uso de corticoide por via parenteral em dose equivalente apresenta o mesmo benefício, porém não é superior à administração enteral.

BRONCODILATADORES

- O uso de beta-2-agonista inalatório, com ou sem anticolinérgico, é recomendado como agente broncodilatador inicial na exacerbação da DPOC.
- Nas primeiras horas o paciente pode receber *puffs* a cada 60 minutos e de acordo com a resposta e tolerância à medicação deve ser gradualmente espaçada para cada 2-4 horas no primeiro dia de internação. A dose de manutenção e a medicação de escolha dependerão da resposta clínica.

- No caso de pacientes que utilizam agentes de longa duração, eles devem ser continuados. Em pacientes não usuários, estes devem ser introduzidos antes da alta da UTI.
- Para os pacientes em ventilação mecânica, o uso deve ser feito preferencialmente de forma intermitente com espaçador apropriado instalado na via inspiratória do sistema sem o filtro HME à sua frente (para evitar a retenção da medicação nele). Pode ser necessário o uso da dose dobrada da medicação.

ANTIBIÓTICOS

- Apesar de muitas exacerbações serem causadas por processos virais, o uso de antibiótico empírico é recomendado para todo paciente com exacerbação grave da DPOC.
- Uma revisão sistemática de RCT que compara antibiótico com placebo demonstrou redução de mortalidade em 77%, e redução da falha de tratamento em 53%. Seu uso, no entanto, ainda é questionado pela literatura; estudos com níveis de proteína C-reativa (PCR) não demonstraram que ela é um bom marcador para o uso de antibiótico e os estudos com procalcitonina ainda são escassos e controversos.
- A duração do curso de antibiótico deve ser de 5 a 7 dias. O antibiótico de escolha deve ser baseado na sensibilidade local e em culturas prévias do paciente. Geralmente a terapia empírica é realizada com aminopenicilina + ácido clavulínico, macrolídios ou quinolonas.
- Especial atenção deve ser dada à necessidade de escalonamento e possibilidade de descalonamento com base em culturas obtidas.
- O uso de antibiótico deve sempre ser questionado de acordo com o aspecto da secreção traqueal, resposta à terapia inicial instituída, radiografias de tórax e eventualmente níveis de procalcitonina.

CORREÇÃO DA HIPOXEMIA

- Por se tratar de paciente com hipoxemia crônica, deve-se tomar cuidado e evitar a sobrecorreção. Geralmente, pequenos aumentos da FiO_2 são suficientes para atingir a oxigenação desejada.
- A obtenção de saturações elevadas (> 94%) e, em consequência, PaO_2 alta pode paradoxalmente aumentar o CO_2. Entre os mecanismos envolvidos estão: o agravamento dos distúrbios de ventilação/perfusão (V/Q) pelo aumento do *shunt* por conta da vasodilatação dos capilares pulmonares secundária a alta fração de O_2 local, efeito Haldane e, possivelmente, uma supressão do *drive* respiratório pela hiperóxia relativa.
- Quando disponível, deve-se utilizar uma gasometria prévia do paciente em situação basal para ajustar os alvos de saturação e PaO_2, caso contrário são habitualmente bem toleradas saturação entre 88-92% e PaO_2 entre 50-60 mmHg.

TERAPIA ADJUVANTE

- Além das terapias citadas (antibiótico, corticoide, VNI, broncodilatadores), deve-se lembrar também das terapias que, em paralelo, ajudam na recuperação do paciente.
- Pacientes com DPOC podem se beneficiar de balanço hídrico negativo. Muitas vezes é necessário o uso de diuréticos para atingir essa meta.

- Assim como pacientes gerais, eles devem receber profilaxia química para tromboembolismo venoso a fim de reduzir o risco de tromboembolismo pulmonar, evento agravante da doença e potencialmente fatal nesses pacientes.
- Caso o paciente seja tabagista, deve-se iniciar o tratamento de reposição da nicotina na forma de *patch*, evitando assim a abstinência. Deve-se aproveitar a oportunidade para incentivar a cessação do tabagismo após a alta hospitalar.
- A fisioterapia respiratória é de grande importância no paciente com DPOC, pois auxilia não só na fase aguda, mas também na reabilitação pulmonar após a exacerbação.
- Passada a fase aguda, porém ainda durante a internação, pode ser um momento oportuno para atualizar o calendário vacinal do paciente ou realizar a orientação quanto à vacinação na alta. A vacinação contra COVID deve ser estimulada.

CONTROLE DE SINTOMAS, TERMINALIDADE E CUIDADOS PALIATIVOS

- Assim como nos demais pacientes internados na UTI, o conforto e o controle dos sintomas devem ser prioridade.
- Pacientes com DPOC muitas vezes se apresentam ansiosos, dispneicos pela exacerbação e assustados com seu quadro clínico. **É** de suma importância explicar para eles a origem dos sintomas, a proposta terapêutica e quais estratégias serão utilizadas para reduzir esse desconforto.
- Os sintomas mais recorrentes relatados são dispneia (94%), anorexia (67%) e constipação (44%). Outros sintomas incluem fadiga, dor, ansiedade, piora da qualidade do sono e depressão.
- Alguns estudos demonstraram sobrevida inferior a 30% em 5 anos para os pacientes com DPOC avançado. Isso é particularmente evidente nos que tiveram três ou mais exacerbações no último ano.
- Por se tratar de uma doença crônica e progressiva, os pacientes por vezes já estão em seguimento ambulatorial com equipes de cuidados paliativos. A equipe da UTI deve estar atenta para a manutenção das metas de cuidado estabelecidas ambulatorialmente ou durante a internação do paciente, evitando o estabelecimento de medidas desproporcionais à fase da doença ou que vão contra os desejos do paciente.
- No caso de pacientes com doença terminal bem estabelecida, algumas das estratégias não farmacológicas para auxílio no controle da sensação de dispneia incluem o uso de um ventilador direcionado ao rosto do paciente, técnicas de relaxamento e umidificação do ar.
- Terapias farmacológicas no paciente com DPOC em cuidados paliativos incluem benzodiazepínico para controle de ansiedade, opioide intermitente e oxigênio para controle da sensação de dispneia e, eventualmente, opioides em infusão contínua com ou sem benzodiazepínicos para sedação e controle de dispneia refratária.

LITERATURA RECOMENDADA

1. Daniels JM, Snijders D, de Graaff CS, Vlaspolder F, Jansen HM, Boersma WG. Antibiotics in addition to systemic corticosteroids for acute exacerbations of chronic obstructive pulmonary disease. Am J Respir Crit Care Med. 2010;181:150-7.

2. Fortis S, Florindez J, Balasingham S, De Aguirre M, Amoateng-Adjepong Y, Manthous CA. Ventilator settings can substantially impact patients' comfort. J Intensive Care Med. 2015 Jul;30(5):286-91.
3. Global Strategy for Prevention, Diagnosis and Management of COPD: 2022 Report. Disponível em: https://goldcopd.org/2022-gold-reports-2/.
4. Leuppi JD, Schuetz P, Bingisser R, Bodmer M, Briel M, Drescher T, et al. Short--term vs conventional glucocorticoid therapy in acute exacerbations of chronic obstructive pulmonary disease. The REDUCE randomized clinical trial. JAMA. 2013;309:2223-31.
5. Marik PE. COPD Exacerbation. In: Marik, Paul E. Evidence-based critical care. Switzerland: Springer International Publishing; 2015. p. 373-9.
6. Ram FS, Picot J, Lightowler J, Wedzicha JA. Non-invasive positive pressure ventilation for treatment of respiratory failure due to exacerbations of chronic obstructive pulmonary disease. Cochrane Database Syst Rev. 2004;3:CD004104.
7. Seamark DA, Seamark CJ, Halpin DMG. Palliative care in chronic obstructive pulmonary disease: a review for clinicians. Journal of the Royal Society of Medicine. 2007;100(5):225-33.
8. Soriano JB, Maier WC, Egger P, Visick G, Thakrar B, Sykes J, et al. Recent trends in physician diagnosed COPD in women and men in the UK. Thorax. 2000;55:789-94.
9. Vitacca M, Rubini F, Foglio K, Scalvini S, Nava S, Ambrosino N. Non-invasive modalities of positive pressure ventilation improve the outcome of acute exacerbations in COLD patients. Intensive Care Med. 1993;19:450-5.
10. Walters JA, Tan DJ, Gibson PG, Wood-Baker R, Walters EH. Systemic corticosteroids for acute exacerbations of chronic obstructive pulmonary disease. Cochrane Database of Systematic Reviews. 2009;CD001288.

CAPÍTULO 41

Tromboembolismo pulmonar

Renata Mello Guazzelli

Bruno Adler Maccagnan Pinheiro Besen

MENSAGENS RELEVANTES

- O tromboembolismo pulmonar (TEP) é uma causa frequente de internação na unidade de terapia intensiva.
- Em pacientes que apresentam quadro clínico compatível com TEP, deve-se fazer uma avaliação inicial por meio de escores de probabilidade clínica, como o escore de Wells ou de Genebra.
- O D-dímero é útil apenas para pacientes ambulatoriais com baixo risco de TEP, não devendo ser solicitado para pacientes já hospitalizados ou internados na unidade de terapia intensiva (UTI) para investigação de tromboembolismo venoso (TEV).
- A angiotomografia (ângio-TC) de tórax é o exame de escolha, na ausência de contraindicações, para confirmar ou descartar o diagnóstico de TEP.
- Em pacientes instáveis hemodinamicamente para realizarem a ângio-TC de tórax, o ecocardiograma transtorácico e, preferencialmente, o transesofágico, podem confirmar ou refutar diagnóstico.
- Quando confirmado o diagnóstico de TEP, deve-se realizar estratificação de risco de má evolução clínica com dados clínicos, laboratoriais (biomarcadores) e exames de imagem (disfunção de ventrículo direito).
- Pacientes de alto risco (instáveis hemodinamicamente) devem ser tratados em ambiente de UTI com trombólise endovenosa e anticoagulação plena, subsequentemente.
- Pacientes de risco intermediário-alto não se beneficiam de trombólise rotineira, devendo esta ser reservada apenas para pacientes com deterioração clínica ou sinais de choque. Não é necessária a internação rotineira de pacientes com risco intermediário em UTI.
- Pacientes que não sejam de alto risco devem ser tratados com anticoagulação plena.

INTRODUÇÃO E EPIDEMIOLOGIA

- O tromboembolismo venoso (TEV) engloba a trombose venosa profunda (TVP) e o tromboembolismo pulmonar (TEP) e é a terceira doença cardiovascular mais frequente, com uma incidência anual de 39-162 casos por 100.000 habitantes.
- O TEP agudo é a forma potencialmente grave de apresentação do TEV, sendo uma causa importante de morbidade e mortalidade e hospitalização no mundo.
- Cinco a 10% dos óbitos intra-hospitalares são diretamente relacionados com TEP.
- Estima-se que 317.000 mortes tenham sido relacionadas com tromboembolismo venoso em seis países da União Europeia em 2004, das quais 34% apresentaram-se como embolia pulmonar súbita fatal.

FATORES DE RISCO

- O TEV é considerado uma consequência da interação entre fatores de risco relacionados ao paciente, geralmente permanentes, e fatores de risco ambientais, geralmente temporários.
- Inúmeras condições clínicas podem aumentar o risco de TEV, entre elas *status* pós-operatório, trauma, câncer, gestação, medicamentos (como quimioterápicos e terapia hormonal), assim como doença inflamatória intestinal, síndrome nefrótica e síndrome metabólica, além das trombofilias que incluem deficiência de antitrombina, deficiência de proteína C e proteína S, além de fator V de Leiden.

FISIOPATOLOGIA

- O TEP agudo pode alterar tanto a troca gasosa quanto o sistema circulatório. A falência do ventrículo direito por sobrecarga de pressão é considerada a principal causa de óbito no TEP.
- A liberação de tromboxane A2 e serotonina no TEP contribui para o aumento inicial da resistência vascular pulmonar. Assim, além da obstrução mecânica causada pelo trombo, a vasoconstrição leva a um aumento da resistência vascular pulmonar.
- O aumento súbito da resistência vascular pulmonar leva à dilatação do ventrículo direito (VD), que altera a contratilidade miocárdica do VD via mecanismo de Frank-Starling. O aumento da pressão e do volume do VD gera aumento na tensão da parede e distende os miócitos. A ativação neuro-humoral tem efeitos inotrópico e cronotrópico positivos. Junto à vasoconstrição, esses mecanismos compensatórios aumentam a pressão na artéria pulmonar, melhorando o fluxo no leito vascular pulmonar obstruído e estabilizando temporariamente a pressão arterial sistêmica.
- Essas adaptações são limitadas, uma vez que a fina e não condicionada parede do VD é incapaz de gerar uma pressão média de artéria pulmonar superior a 40 mmHg. Em razão da interdependência interventricular, o VD dilatado leva a um desvio para a esquerda do septo interventricular. Assim, o enchimento ventricular esquerdo no início da diástole é prejudicado e pode reduzir o débito cardíaco e contribuir para hipotensão sistêmica e instabilidade hemodinâmica.
- A assincronia dos ventrículos pode ser exacerbada pelo aparecimento do bloqueio de ramo direito.
- Em pacientes com sobrecarga de pressão do VD e grandes aumentos na pressão média da artéria pulmonar, uma pressão arterial média (PAM) sistêmica adequada se torna fundamental para a perfusão do VD, por conta da característica de o VD ter uma parede fina e seu fluxo sanguíneo ser de predomínio diastólico.
- Se não forem adotadas medidas para estabilização hemodinâmica, o desbalanço entre oferta e consumo de oxigênio pode lesar cardiomiócitos e reduzir ainda mais a contratilidade com a evolução para um estado de choque irreversível.
- A disfunção respiratória no TEP é consequência de alterações na relação ventilação-perfusão, que levam à hipoxemia.
- Zonas com redução do fluxo em vasos obstruídos associadas a zonas com aumento de fluxo em vasos não obstruídos resultam no distúrbio de ventilação-perfusão.

- A Figura 1 demonstra os principais fenômenos fisiopatológicos que resultam em choque no paciente com TEP.

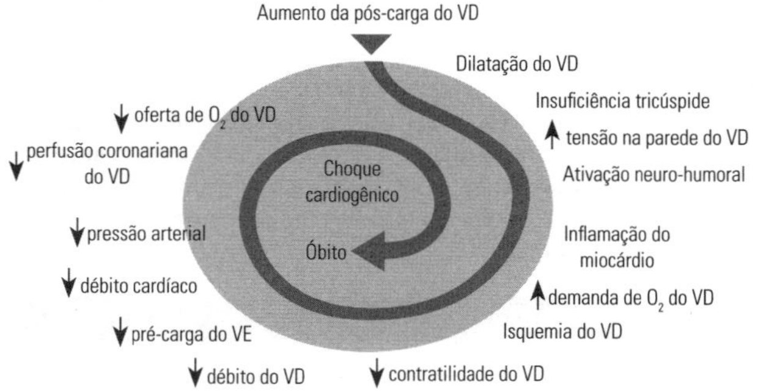

Figura 1 Fatores-chave contribuintes para o colapso hemodinâmico em pacientes com TEP de alto risco (maciço). VD: ventrículo direito; VE: ventrículo esquerdo. Adaptada do *guideline* da ESC, 2014.

DIAGNÓSTICO

- Os sinais clínicos e os sintomas do TEP são pouco específicos (Tabela 1) e um alto grau de suspeição é necessário.

Tabela 1 Características clínicas dos pacientes com suspeita de TEP no departamento de emergência

Sinais clínicos/sintomas	TEP confirmado (n = 1.880)	TEP não confirmado (n = 528)
Dispneia	50%	51%
Dor pleurítica	39%	28%
Tosse	23%	23%
Dor retroesternal	15%	17%
Febre	10%	10%
Hemoptise	8%	4%
Síncope	6%	6%
Dor unilateral em membro inferior	6%	5%
Sinais de TVP (edema unilateral em extremidade)	24%	18%

TEP: tromboembolismo pulmonar; TVP: trombose venosa profunda. Adaptada de Pollack et al., 2011.

- Entre os diagnósticos diferenciais estão síndrome coronariana aguda, tamponamento cardíaco, dissecção de aorta e disfunção valvar.
- Após a suspeita clínica inicial, deve-se avaliar a probabilidade clínica de TEP, utilizando algum dos escores validados, como o escore de Wells (Tabela 2) e o de Geneva revisado (Tabela 3).

Tabela 2 Escore de Wells para tromboembolismo pulmonar

Variável clínica	Escore
Sinais ou sintomas de TVP em membros inferiores (pelo menos presença de edema e dor à palpação em trajeto de veias profundas)	3
Não há outro diagnóstico alternativo mais ou igualmente provável que TEP	3
Frequência cardíaca > 100 bpm	1,5
Imobilização ou cirurgia nas últimas 4 semanas	1,5
História de TVP ou TEP	1,5
Hemoptise	1
Câncer (em tratamento ou nos últimos 6 meses ou paliativo)	1
Classificação pelo escore*	**Probabilidade de TEP (%)**
Escore > 6 – alta probabilidade	59
Escore 2 a 6 – probabilidade intermediária	29
Escore < 2 – baixa probabilidade	12

TVP: trombose venosa profunda; TEP: tromboembolismo pulmonar.
* Somatório dos pontos. Se usar a divisão dicotômica: escore 0-1 – não provável; escore ≥ 2 – provável.

Tabela 3 Escore de Geneva revisado para tromboembolismo pulmonar

Variável clínica	Escore
Dor em membro inferior à palpação de trajeto venoso e edema unilateral	4
História de TVP ou TEP	3
Dor unilateral em membro inferior	3
Cirurgia ou fratura há um mês	2
Câncer	2
Hemoptise	2
Frequência cardíaca ≥ 95 bpm	5
Frequência cardíaca 75 a 94 bpm	3
Idade ≥ 65 anos	1
Classificação pelo escore*	**Probabilidade de EP (%)**
Escore ≥ 11 – alta probabilidade	74
Escore 4 a 10 – probabilidade intermediária	28
Escore 0 a 3 – baixa probabilidade	8

TVP: trombose venosa profunda; TEP: tromboembolismo pulmonar.
* Somatório dos pontos. Se usar a divisão dicotômica: escore 0-2 – não provável; escore ≥ 3 – provável.

CUIDADO! NÃO ESQUECER!

> ▸ Após a suspeita clínica inicial, deve-se avaliar a probabilidade clínica de TEP, utilizando algum dos escores validados.

- Os escores foram modificados ao longo dos últimos anos para simplificar seu cálculo, porém mantiveram boa acurácia. Em ambos a proporção de pacientes com TEP confirmado quando a probabilidade é baixa é de 10%, 30% na categoria moderada e 65% na alta. Atualmente, dividem-se os pacientes dicotomicamente (provável vs. não provável), e cerca de 12% dos pacientes classificados como não provável apresentam diagnóstico de TEP.

DÍMERO-D

- Os níveis plasmáticos de dímero-D elevam-se na presença de trombose aguda pela ativação simultânea da coagulação e fibrinólise.
- O valor preditivo negativo da dosagem do dímero-D é alto em pacientes com baixa probabilidade clínica de TEP, e valores normais de dímero-D tornam o diagnóstico de TEP pouco provável.
- Uma vez que os valores do dímero-D são elevados em pacientes com câncer e em pacientes hospitalizados, seu uso não é útil no ambiente da terapia intensiva.
- A especificidade do dímero-D diminui com a idade. Uma alternativa é usar o valor de corte ajustado para idade (idade x 10 ng/dL, para > 50 anos), ao invés do valor fixo de 500 ng/dL.

ANGIOTOMOGRAFIA DE TÓRAX

- A angiotomografia computadorizada helicoidal de tórax (ângio-TC) é, atualmente, considerada o principal exame diagnóstico no TEP, porém não deve ser usada como primeiro teste nos pacientes de baixo risco.
- A ângio-TC substituiu o estudo de ventilação-perfusão e arteriografia pulmonar como primeiro exame confirmatório na maioria dos pacientes.
- Além de amplamente disponíveis, tomógrafos modernos têm alta sensibilidade para TEP, o que permite que sejam utilizados como único teste. Em dois grandes estudos sobre manejo do TEP, o risco de TEV após 3 meses nos pacientes em que não foi indicada anticoagulação com base na ângio-TC foi de 0,5% e 1,3%.

CUIDADO! NÃO ESQUECER!

> ▸ A ângio-TC é, atualmente, considerada o principal exame diagnóstico no TEP, porém não deve ser usada como primeiro teste nos pacientes de baixo risco.

CINTILOGRAFIA PULMONAR VENTILAÇÃO/PERFUSÃO

- Por muitos anos representou o principal método de imagem utilizado na avaliação de pacientes com suspeita de TEP, sendo substituída pela angiotomografia de tórax.
- Porém, por ser um exame com baixa radiação, pode ser usada em pacientes ambulatoriais com baixa probabilidade clínica e radiografia de tórax normal, em pacientes jovens (preferencialmente mulheres), em grávidas, pacientes

com histórico de anafilaxia com contraste iodado e em pacientes com disfunção renal grave.

- Diversos estudos têm demonstrado maior sensibilidade para as imagens SPECT em relação às imagens planares, diminuindo a porcentagem de exames inconclusivos de 50% para 0-5%.

ECOCARDIOGRAMA

- O ecocardiograma (transtorácico ou transesofágico) pode ser realizado à beira do leito e mostrar alterações sugestivas de hipertensão pulmonar aguda e disfunção de VD, que, no contexto de choque sem outras causas, leva a um diagnóstico presuntivo de TEP.
- Pacientes instáveis hemodinamicamente, sem condições de transporte para a ângio-TC, podem definir o diagnóstico com o ecocardiograma à beira do leito quando é visualizado trombo em câmaras cardíacas ou na artéria pulmonar e suas ramificações proximais. Se houver dúvida diagnóstica, assim que o paciente for estabilizado clinicamente, a confirmação diagnóstica pode ser realizada pela ângio-TC.

CUIDADO!
NÃO ESQUECER!

- Pacientes instáveis hemodinamicamente podem fazer um diagnóstico presuntivo de TEP com o ecocardiograma se houver evidências de dilatação aguda do VD. Eventualmente, podem ser visualizados trombos (mais facilmente com o ecocardiograma transesofágico) e o diagnóstico definitivo é realizado.

ULTRASSONOGRAFIA COMPRESSIVA

- A ultrassonografia com compressão pode ser útil diante da suspeita de TEP, uma vez que mostra TVP em 30-50% dos pacientes com TEP.
- O diagnóstico de TVP proximal em pacientes com suspeita de TEP é suficiente para indicar o início da anticoagulação sem necessidade de outros exames complementares.
- Esse exame pode ser útil em pacientes com contraindicação relativa para a ângio-TC.
- O algoritmo diagnóstico para pacientes com suspeita de TEP e instabilidade hemodinâmica está descrito na Figura 2. O algoritmo diagnóstico para pacientes com suspeita de TEP sem instabilidade hemodinâmica está descrito na Figura 3.

PROGNÓSTICO E ESTRATIFICAÇÃO DE RISCO

- Confirmado o diagnóstico, deve-se estratificar o paciente para risco de complicações e óbito.
- Alguns sinais clínicos, como síncope e taquicardia, além de condições preexistentes e comorbidades, associam-se com pior desfecho.
- O escore PESI (*Pulmonary Embolism Severity Index*) pode ser utilizado para estratificação de risco. Esse escore é baseado em 11 variáveis, e uma versão simplificada – sPESI – com apenas 6 variáveis também foi validada (Tabela 4).
- Os níveis plasmáticos de peptídeo natriurético refletem a gravidade do comprometimento hemodinâmico e podem se correlacionar com a disfunção de VD no

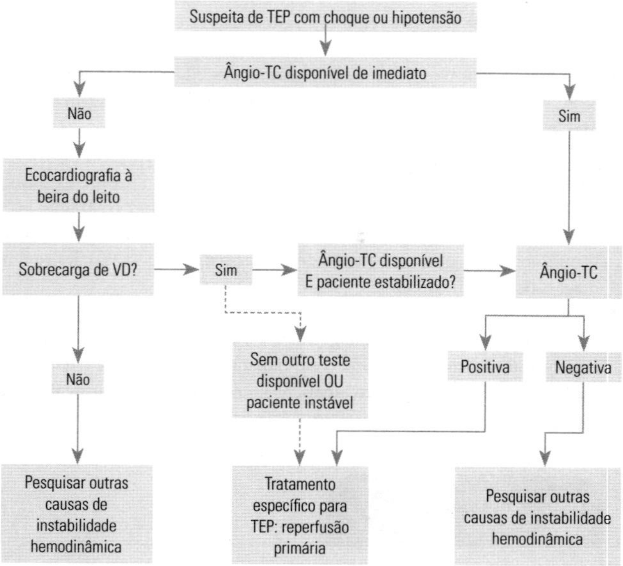

Figura 2 Algoritmo diagnóstico no tromboembolismo pulmonar (TEP) com choque. TC: tomografia computadorizada; VD: ventrículo direito.

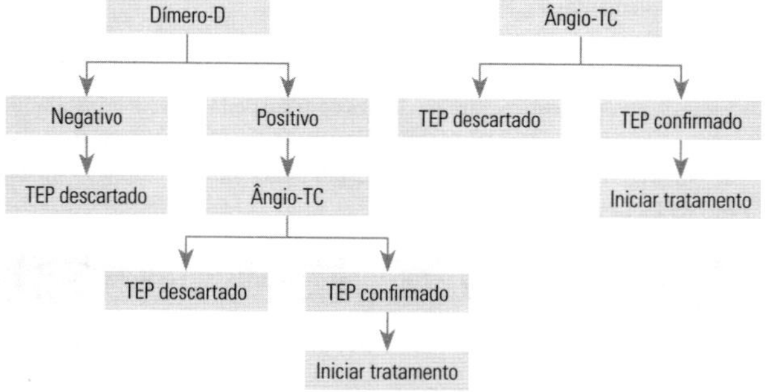

Figura 3 Algoritmo diagnóstico no tromboembolismo pulmonar (TEP) sem choque.

TEP. Em estudo coorte, multicêntrico, prospectivo com 688 pacientes, foi identificado o valor de corte para NT-proBNP de 600 pg/mL para identificação de risco elevado para desfecho desfavorável. Pacientes estáveis hemodinamicamente com níveis baixos de NT-proBNP podem ser candidatos à alta precoce.

Tabela 4 *Pulmonary Embolism Severity Index* (PESI) e versão simplificada (sPESI)

Variável clínica	PESI	sPESI
Idade	Idade em anos	1 (se > 80 anos)
Sexo masculino	+ 10	–
Câncer	+ 30	1
Insuficiência cardíaca	+ 10	1*
Doença pulmonar crônica	+ 10	1*
Frequência cardíaca > 110 bpm	+ 20	1
Pressão arterial sistólica < 100 mmHg	+ 30	1
Frequência respiratória > 30 irpm	+ 20	–
Temperatura < 36°C	+ 20	–
Alteração do nível de consciência	+ 60	–
Saturação arterial < 90%	+ 20	1
Classificação segundo os escores de risco		
Escore PESI	**Escore sPESI**	
Classe I: ≤ 65 pontos (mortalidade 0-1,6%)	0 ponto = mortalidade 1%	
Classe II: 66-85 pontos (mortalidade 1,7-3,5%)	≥ 1 ponto = mortalidade 10,9%	
Classe III: 86-105 pontos (mortalidade 3,2-7,1%)		
Classe IV: 106-125 pontos (mortalidade 4-11,4%)		
Classe V: > 125 pontos (mortalidade 10-24,5%)		

* No sPESI, insuficiência cardíaca ou doença pulmonar crônica só podem pontuar uma vez.
Adaptada do *guideline* da ESC, 2014.

- Níveis elevados de troponina na admissão também se correlacionam com pior prognóstico no TEP.
- A disfunção de VD é um preditor independente de desfecho desfavorável intra-hospitalar. Em mais de 25% dos pacientes com TEP o ecocardiograma mostra sinais indicativos de disfunção do VD.
- A estratificação por meio do ecocardiograma é importante também em pacientes hemodinamicamente estáveis, mesmo com escores de risco baixos, pois a hipocinesia e dilatação do VD são preditores independentes de mortalidade em 30 dias.
- A ângio-TC também pode detectar aumento de VD (diâmetro diastólico final, comparado com o do ventrículo esquerdo), indicando disfunção de VD. Em um estudo, a relação menor que 1,0 entre os diâmetros do ventrículo direito e esquerdo teve um valor preditivo negativo de 100% para desfechos desfavoráveis.

CUIDADO!
NÃO ESQUECER!

- A estratificação por meio do ecocardiograma é importante em pacientes com TEP, pois mesmo nos pacientes estáveis hemodinamicamente a disfunção de VD é um preditor independente de mortalidade.

TRATAMENTO

SUPORTE ORGÂNICO NO TEP DE ALTO RISCO

- O manejo hemodinâmico de pacientes com TEP de alto risco, instáveis hemodinamicamente, é de fundamental importância para uma boa evolução clínica.
- Pacientes com disfunção aguda de VD não toleram hipotensão (pois pode levar à cascata isquêmica do VD, conforme a Figura 1) e frequências cardíacas elevadas, as quais prejudicam o enchimento ventricular esquerdo em razão da interdependência ventricular.
- No tratamento da hipotensão, o uso de fluidos deve ser feito com extrema cautela, especialmente em pacientes com evidências clínicas de pressões de enchimento elevadas (turgência jugular, pressão venosa central > 12 cmH_2O), pois podem piorar a hemodinâmica do paciente ao reduzirem a pré-carga do VE.
- O uso precoce de vasopressores é preconizado para pacientes com instabilidade hemodinâmica decorrente do TEP com o objetivo de manter a PAM > 70 mmHg e, idealmente, maior do que a PAPm. A noradrenalina é o vasopressor de escolha, porém tanto a adrenalina quanto a vasopressina podem ser utilizadas de acordo com a condição clínica e avaliação hemodinâmica.
- O uso de inotrópicos é preconizado na disfunção ventricular direita grave, mas deve-se ter cautela com os efeitos vasodilatadores sistêmicos e com o potencial para induzir taquiarritmias. Tanto a dobutamina quanto os inibidores de fosfodiesterase (p. ex., milrinone) têm efeitos vasodilatadores na circulação pulmonar e podem ser benéficos, mas não devem ser iniciados em pacientes hipotensos.
- O uso de vasodilatadores pulmonares é controverso. O vasodilatador pulmonar com mais descrições de sucesso clínico é o óxido nítrico inalatório, que não exerce efeitos deletérios na circulação sistêmica e pode ser utilizado em centros que disponham dessa terapia.
- O manejo ventilatório de pacientes com TEP e instabilidade hemodinâmica deve evitar piorar a sobrecarga de pressão do VD. Assim, regra geral, deve-se evitar o uso de PEEP acima de 5 cmH_2O, pois pode levar a maior aumento da resistência vascular pulmonar e prejudicar ainda mais a instabilidade hemodinâmica. Pelo mesmo motivo, deve-se evitar volumes correntes elevados (acima de 6-8 mL/kg) e pressões de platô elevadas.
- Não se deve tolerar hipoxemia em pacientes com disfunção de VD, pois a vasoconstrição pulmonar hipóxica pode aumentar a pós-carga do VD e levar à deterioração clínica.
- Durante a intubação de pacientes com disfunção de VD, mesmo episódios curtos de hipotensão e hipoxemia podem levar a uma descompensação hemodinâmica abrupta e à parada cardiorrespiratória. Assim, deve-se evitar o uso de drogas hipotensoras durante a intubação.
- Em pacientes em condição extrema, o suporte mecânico extracorpóreo com a oxigenação por membrana extracorpórea venoarterial (ECMO-VA) tem sido descrito na literatura como medida temporizadora até que o tratamento específico possa ser realizado.

TRATAMENTO ESPECÍFICO

ANTICOAGULAÇÃO

- Está indicada para todos os pacientes com diagnóstico de TEP agudo e deve se estender por pelo menos 3 meses. Além desse período, é necessário avaliar ambulatorialmente o risco do paciente e a presença de TEV provocado ou não, recorrente ou não, para decidir sobre anticoagulação por períodos mais prolongados.

- Na fase inicial da anticoagulação, que engloba os 5 primeiros dias após o diagnóstico, pode-se utilizar heparina de baixo peso molecular (HBPM), fondaparinux, heparina não fracionada endovenosa (HNF) ou, ainda, inibidores diretos do fator Xa orais, como o rivaroxaban.
- A HBPM é preferida sobre a HNF, pois sua dose é apenas ajustada pelo peso do paciente, sendo fixa e sem necessidade de monitorização.
- A HNF deve ser utilizada no contexto de trombólise e em vigência de insuficiência renal grave (*clearance* de creatinina inferior a 30 mL/min).
- Simultaneamente, deve-se introduzir o antagonista de vitamina K, e após 5-10 dias, quando INR entre 2,0-3,0 por 2 dias consecutivos, suspender a HNF, HBPM ou fondaparirux.
- Alternativamente, o inibidor de vitamina K pode ser substituído por algum dos novos anticoagulantes orais liberados para uso em TEV.
- Quando o tratamento já tiver sido iniciado com algum dos inibidores diretos do fator Xa orais, rivaroxaban ou apixaban, eles deverão ser mantidos como monoterapia e sua dose ajustada para a dose de manutenção.
- A Tabela 5 traz as doses dos anticoagulantes atualmente recomendados para o tratamento do TEP.

Tabela 5 Terapia anticoagulante no TEP

Medicamento	Via de administração	Meia-vida	Dose inicial do tratamento	Dose de manutenção	Contraindicação
Heparina não fracionada	Intravenosa	~ 1,5 h	Manter TTPA 1,5-2,5 × o limite superior da normalidade	–	
Heparina de baixo peso molecular (enoxaparina)	Subcutânea	3-4 h	Dose baseada no peso: 1,5 mg/kg 1 x/dia ou 1 mg/kg 12/12 h	Dose baseada no peso: 1,5 mg/kg 1 x/dia ou 1 mg/kg 12/12 h	ClCr < 30 mL/min (relativa). Evitar em pacientes < 40 kg ou > 100 kg
Fondaparinux	Subcutânea	17-21 h	Dose baseada no peso: < 50 kg: 5 mg/dia 50 a 100 kg: 7,5 mg/dia > 100 kg: 10 mg/dia	Dose baseada no peso: < 50 kg: 5 mg/dia 50 a 100 kg: 7,5 mg/dia > 100 kg: 10 mg/dia	ClCr < 30 mL/min. Considerar redução da dose em 50% em pacientes com ClCr 30-50 mL/min
Antagonista da vitamina K	Oral	Varfarina 36 h	Alvo INR 2-3. Sugestão: iniciar com 5 mg/dia	Alvo INR 2-3	Instabilidade clínica
Dabigatran	Oral	14-17 h	150 mg 2 x/dia. Necessário uso concomitante de heparina por pelo menos 5 dias	150 mg 2 x/dia	ClCr < 30 mL/min

(continua)

Tabela 5 Terapia anticoagulante no TEP (*continuação*)

Medica-mento	Via de administração	Meia--vida	Dose inicial do tratamento	Dose de manutenção	Contra-indicação
Rivaro-xaban	Oral	7-11 h	15 mg 2 x/dia por 3 semanas	20 mg 1 x/dia	ClCr < 30 mL/min
Apixabana	Oral	9-14 h	10 mg 2x/dia por 7 dias	5 mg/dia	ClCr < 25 mL/min

ClCr: *clearance* de creatinina; TEP: tromboembolismo pulmonar. Adaptada de Di Nisio M, Van Es N, Büller HR. Deep vein thrombosis and pulmonary embolism. Lancet. 2016 Dec 17;388(10063):3060-73.

CUIDADO! NÃO ESQUECER!

- Todos os pacientes com diagnóstico de TEP têm indicação de anticoagulação, que deve se estender por pelo menos 3 meses. Há múltiplas opções de esquemas disponíveis atualmente e a escolha deve ser individualizada, porém nos pacientes com indicação de trombólise devemos utilizar a HNF.

TROMBÓLISE

- Pacientes com instabilidade hemodinâmica associada ao TEP são de alto risco para mortalidade precoce e são candidatos à trombólise, na ausência de contraindicações (Tabela 6).
- Os regimes de trombolíticos aprovados para uso no TEP são mostrados na Tabela 7.

Tabela 6 Contraindicações à trombólise no tromboembolismo pulmonar

Absolutas	Relativas
AVC hemorrágico prévio	Ataque isquêmico transitório nos últimos 6 meses
AVC isquêmico os últimos 6 meses	Uso atual de anticoagulante oral
Neoplasia ou lesão atual em SNC	Gravidez atual ou menos de 1 semana do parto
Politrauma, trauma cranioencefálico ou cirurgia de grande porte nas últimas 3 semanas	Punção em sítio vascular não compressível
Sangramento digestivo nos últimos 30 dias	Doença hepática avançada
Conhecida diátese hemorrágica	Endocardite infecciosa
	Úlcera péptica ativa

AVC: acidente vascular cerebral; SNC: sistema nervoso central. Adaptada do *guideline* da ESC, 2014.

Tabela 7 Trombolíticos aprovados para o tratamento do TEP

Estreptoquinase	250.000 UI em 30 minutos, seguidos por infusão de 100.000 UI/h por 12 a 24 h Protocolo acelerado: 1.500.000 UI em 2 h

(continua)

Tabela 7 Trombolíticos aprovados para o tratamento do TEP (*continuação*)

Tenecteplase	Dose única baseada no peso: ▸ < 60 kg: 30 mg ▸ 60-69 kg: 35 mg ▸ 70-79 kg: 40 mg ▸ 80-89 kg: 45 mg ▸ ≥ 90 kg: 50 mg
rTPA	100 mg em 2 horas ou 0,6 mg/kg em 15 minutos (máximo 50 mg)

rTPA: ativador tissular da plasmina recombinante. Adaptada do *guideline* da ESC, 2014.

- A infusão de HNF deve ser pausada durante a administração de estreptoquinase ou uroquinase, porém pode ser mantida durante a infusão de rtPA.
- Em virtude do risco de sangramento e da possibilidade de ser necessária reversão da anticoagulação, pacientes submetidos à trombólise devem ser anticoagulados com HNF.
- Em pacientes que receberam HBPM ou fondaparinux, a infusão de HNF deve ser iniciada 12 h após a última dose nos pacientes em uso de HBPM 2 x/dia e após 24 h da última dose nos pacientes em uso de HBPM 1 x/dia ou fondaparinux.
- A grande maioria dos pacientes submetidos à trombólise apresenta melhora clínica e ecocardiográfica nas primeiras 36 h, com taxas de sucesso de até 86%.
- O maior benefício é observado quando a trombólise é iniciada nas primeiras 48 h dos sintomas, porém ela pode ser realizada até 14 dias após o início dos sintomas.
- A trombólise em pacientes de risco intermediário-alto (disfunção de VD + elevação de troponina) não se mostrou benéfica em um grande estudo clínico (maior risco de sangramento) e não deve ser realizada de rotina.
- Deve-se considerar a trombólise nessa situação em pacientes inicialmente normotensos que evoluam com piora clínica (insuficiência respiratória ou hipotensão) após a apresentação inicial.

CUIDADO! NÃO ESQUECER!

▸ Pacientes com instabilidade hemodinâmica associada ao TEP são candidatos à trombólise. Nos pacientes com contraindicação ao tratamento com trombolíticos ou quando estes são ineficazes, pode-se realizar a trombectomia mecânica percutânea ou a embolectomia cirúrgica.

TROMBECTOMIA PERCUTÂNEA E EMBOLECTOMIA CIRÚRGICA

- Trombectomia percutânea baseia-se na inserção de um cateter nas artérias pulmonares pela via femoral, sendo que diferentes tipos de cateteres podem ser usados para fragmentação mecânica, aspiração de trombo ou, mais comumente, uma abordagem farmacomecânica combinando fragmentação mecânica ou ultrassonográfica do trombo com trombólise em dose reduzida *in situ*.
- Estudos suportam a melhora da função do VD, perfusão pulmonar e pressão de artéria pulmonar em pacientes com EP de risco intermediário ou alto,

porém esses resultados devem ser interpretados com cautela, considerando o número relativamente pequeno de pacientes tratados, a falta de estudos comparando diretamente o cateter direcionado à terapia trombolítica sistêmica e considerando o risco de eventos hemorrágicos.

- A embolectomia cirúrgica aguda geralmente é realizada com circulação extracorpórea, sem pinçamento aórtico e parada cardioplégica, seguida de incisão das duas artérias pulmonares principais com retirada ou sucção de coágulos frescos. Relatos recentes indicam resultados cirúrgicos favoráveis no TEP de alto risco, com ou sem parada cardíaca, e em casos selecionados de TEP de risco intermediário.
- Até o momento, as diretrizes orientam que o tratamento dirigido por cateter percutâneo e embolectomia cirúrgica deve ser restrito para pacientes com TEP de alto risco nos quais a trombólise foi contraindicada ou falhou, ou como alternativa à terapia trombolítica de resgate nos pacientes com deterioração hemodinâmica em uso de anticoagulação. Seu uso nos pacientes de risco intermediário deve ser individualizado.

FILTRO DE VEIA CAVA

- O filtro de veia cava está indicado nos pacientes com TEP e TVP proximal associada e contraindicação absoluta ao uso de anticoagulantes, porém o seu uso tem se tornado cada vez mais controverso e deve sempre ser considerado uma ponte até que a contraindicação à anticoagulação se resolva.
- Em pacientes com TEP em uso de anticoagulação, mesmo naqueles com alto risco de recorrência da EP, o uso do filtro de veia cava não reduz a recorrência de TEP sintomático.
- Complicações podem ocorrer tanto no momento da inserção, como hematomas, pneumotórax e embolia gasosa, quanto anos após, com incidência de oclusão de 22% em 5 anos e 33% em 9 anos.
- Os filtros de veia cava podem ser permanentes ou removíveis. Quando se utilizam filtros removíveis, estes devem ser retirados assim que a anticoagulação possa ser iniciada.

ALTA PRECOCE

- Aproximadamente metade dos pacientes com diagnóstico de TEP é classificada como de baixo risco pelo PESI.
- Em estudo de Aujesky D et al., publicado no *Lancet* em 2011, mostrou-se que a alta em menos de 24 h de pacientes PESI I e II é tão segura e eficaz quanto a internação, ressaltando que o diagnóstico de TEP não é sinônimo de necessidade de internação em UTI.

LITERATURA RECOMENDADA

1. Agnelli G, Becattini C. Acute pulmonary embolism. N Engl J Med. 2010;363:266-74.
2. Aujesky D, Roy PM, Verschuren F, Righini M, Osterwalder J, et al. Outpatient versus inpatiente treatment for patients with acute pulmonary embolism: an international, open – label, randomized, non-inferiority trial. Lancet. 2011 Jul 2;378(9785):41-8.
3. Di Nisio M, van Es N, Büller HR. Deep vein thrombosis and pulmonary embolism. Lancet. 2016 Dec 17;388(10063):3060-73.

4. Konstantinides SV, Torbicki A, Agnelli G, Danchin N, Fitzmaurice D, et al. 2014 ESC guidelines on the diagnosis and management of acute pulmonary embolism. Eur Heart J. 2014 Nov 14;35(43):3033-69, 3069a-3069k.
5. Martinelli I, Bucciarelli P, Mannucci PM. Thrombotic risk factors: basic pathophysiology. Crit Care Med. 2010 Feb;38(2 Suppl):S3-9.
6. Meyer G, Vicaut E, Danays T, Agnelli G, Becattini C, et al. Fibrinolysis for patients with intermediate-risk pulmonary embolism. N Engl J Med. 2014 Apr 10;370(15):1402-11.
7. Mismetti P, Laporte S, Pellerin O, Ennezat PV, Couturaud F, et al. Effect of a retrievable inferior vena cava filter plus anticoagulation vs anticoagulation alone on risk of recurrent pulmonary embolism: a randomized clinical trial. JAMA. 2015 Apr 28;313(16):1627-35.
8. Ortel TL. Acquired thrombotic risk factors in the critical care setting. Crit Care Med. 2010 Feb;38(2 Suppl):S43-50.
9. Prasad V, Rho J, Cifu A. The inferior vena cava filter: how could a medical device be so well accepted without any evidence of efficacy? JAMA Internal Medicine. 2013 Apr;173(7):1-3.
10. Taniguchi LU. Trombose venosa profunda e tromboembolismo pulmonar. In: Azevedo LCP, Taniguchi LU, Ladeira JP (eds.). Medicina intensiva: abordagem prática. Barueri: Manole; 2015. p. 772-97.
11. Konstantinides SV, Meyer G, Becattini C et al. 2019 ESC Guidelines for the diagnosis and management of acute pulmonary embolism developed in collaboration with the European Respiratory Society (ERS). European Heart Journal. 2020;41:543-603.

CAPÍTULO 42

Síndrome do desconforto respiratório agudo

Fernanda de Jesus Aguiar
Fernando Godinho Zampieri

MENSAGENS RELEVANTES

- A síndrome do desconforto respiratório agudo (SDRA) é um quadro grave que deve ser reconhecido e tratado precocemente.
- A ventilação protetora tem papel-chave na prevenção e tratamento da SDRA.
- Deve-se evitar balanço hídrico positivo.
- A ventilação não invasiva (VNI) pode ser usada como primeira linha em SDRA leve sem preditores de falha da terapia.
- Posição prona é uma medida que reduza mortalidade; considerar se $PaO_2/FiO_2 < 150$ mmHg.
- Corticosteroide parece ter benefício se iniciado precocemente. Não é indicado após 14 dias de evolução da SDRA.
- Pacientes refratários devem ser avaliados quanto à indicação de membrana de oxigenação extracorpórea (ECMO), preferencialmente em locais especializados.

INTRODUÇÃO

- A síndrome do desconforto respiratório agudo (SDRA) é uma lesão inflamatória aguda e difusa pulmonar que provoca aumento da permeabilidade vascular do pulmão, determinando aumento de seu peso e diminuição de tecido aerado.
- Ashbaugh et al. publicaram a primeira definição de SDRA há 50 anos. Eles descreveram 12 pacientes que, pós-insulto infeccioso ou por trauma, desenvolveram o quadro de insuficiência respiratória hipoxêmica associado a imagens pulmonares no raio X de tórax. Todos os pacientes tinham taquipneia, hipoxemia, infiltrado alveolar bilateral na imagem pulmonar e complacência reduzida.
- As necropsias dos 7 pacientes que morreram evidenciaram pulmões pesados, com aparência macroscópica hepática. À microscopia encontrou-se capilares dilatados e atelectasia alveolar, edema e hemorragia intersticial e alveolar, formação de membrana hialina. Dois dos pacientes morreram mais tardiamente na evolução da doença e seu achado microcópico também continha fibrose e inflamação intersticial difusa. A presença de membrana hialina até aquele momento havia sido documentada apenas em uma síndrome respiratória em crianças pequenas e, por isso, a SDRA foi inicialmente chamada de síndrome da angústia respiratória do adulto.
- Já nesta coorte observa-se que o uso de pressão positiva de fim de expiração pode ser benéfico no manejo desses pacientes tão graves.

EPIDEMIOLOGIA

- O entendimento da epidemiologia da SDRA deve levar em consideração variações de seus critérios diagnósticos, a capacidade do clínico em reconhecer a síndrome e perfis de pacientes sob risco. A melhor evidência epidemiológica vem do estudo LungSafe. Nesse estudo, SDRA representou 10,4% das admissões em UTI nas 4 semanas avaliadas. Pouco menos de um quarto (23,4%) dos pacientes em ventilação mecânica possuía critérios de SDRA. No total, a incidência de SDRA foi de 0,42 caso/leito de UTI durante 4 semanas. Olhando especificamente para a América do Sul, a incidência foi de 0,31 caso/leito de UTI por 4 semanas. A mortalidade desse grupo de pacientes foi de 35,3% na UTI e 40% na internação hospitalar.
- Apesar da sua importância, o diagnóstico muitas vezes é atrasado, prejudicando o manuseio inicial, o que pode comprometer o desfecho desses pacientes. Nessa coorte apenas 60,2% dos pacientes com SDRA foram reconhecidos e somente 34% o fizeram no momento em que cumpriu os critérios diagnósticos.
- Um outro estudo epidemiológico brasileiro avaliou uma coorte prospectiva de pacientes colocados em ventilação mecânica (VM) nos primeiros 3 dias de internação em UTI de 12 estados brasileiros durante dois meses de 2011. Nesse estudo, 31% dos pacientes tiveram o diagnóstico de SDRA (segundo definição de 1994), e a mortalidade dessa população foi de 46% na UTI e 52% hospitalar.

DEFINIÇÃO

- A definição atual de SDRA segue o chamado Consenso de Berlim, publicado em 2012. O consenso reuniu especialistas da Europa e da América do Norte que avaliaram a literatura disponível na época e com base nesses estudos e na validação em bancos de dados disponíveis organizaram o conceito, o período de instalação e o critério diagnóstico da SDRA.
- Os seguintes tópicos foram avaliados pelo consenso: tempo até diagnóstico, imagem do tórax, presença de edema não relacionado a lesão pulmonar, oxigenação e PEEP mínima, complacência pulmonar e volume minuto padronizado para $PaCO_2$ de 40 mmHg. Um banco de dados de mais de 4.000 pacientes foi usado para comparar a antiga definição de 1994 com a nova proposta. Por não acrescentar poder preditivo de mortalidade, as variáveis complacência pulmonar e volume minuto padronizado para $PaCO_2$ de 40 mmHg foram retiradas.
- Ao se comparar a definição antiga com a de Berlim, a última apresentou melhor capacidade de predizer mortalidade. Além disso, a divisão entre leve, moderada e grave representou aumento escalonado de mortalidade.
- O Consenso de Berlim está resumido na Tabela 1.

Tabela 1 Consenso de Berlim para síndrome do desconforto respiratório agudo (SDRA)

Tempo	Até 1 semana do início do quadro clínico ou de piora de sintoma respiratório
Imagem de tórax[1]	Opacidades bilaterais, não causadas por congestão, atelectasia ou nódulos

(continua)

Tabela 1 Consenso de Berlim para síndrome do desconforto respiratório agudo (SDRA) (*continuação*)

Origem de edema	Insuficiência respiratória não explicada por insuficiência cardíaca ou sobrecarga hídrica
Oxigenação:	
▸ Leve	200 mmHg < PaO_2/FiO_2 ≤ 300 mmHg com PEEP ou CPAP ≥ 5 cmH_2O
▸ Moderada	100 mmHg < PaO_2/FiO_2 ≤ 200 mmHg com PEEP ≥ 5 cmH_2O
▸ Grave	PaO_2/FiO_2 ≤ 100 mmHg com PEEP ≥ 5 cmH_2O

[1] Radiografia de tórax ou tomografia computadorizada de tórax.

CPAP: pressão positiva contínua nas vias aéreas; FiO_2: fração inspirada de oxigênio; PaO_2: pressão parcial de oxigênio arterial; PEEP: pressão expiratória final positiva.

PATOGÊNESE

- Com o insulto primário (infeccioso, cirúrgico, traumatológico, secundário a VM inadequada) tem início uma resposta inflamatória pulmonar no nível do alvéolo.
- A primeira fase é exsudativa, mediada por células imunes e que vai destruir a membrana alveolocapilar, permitindo que o conteúdo do plasma extravase e inunde o interstício e os alvéolos. O infiltrado neutrofílico e o macrofágico vão perpetuar e propagar o insulto.
- O exsudato inflamatório vai provocar disfunção do surfactante, e a lesão do epitélio com posterior descamação interromperá a produção do surfactante, levando a colapso alveolar.
- Há ainda formação de membrana hialina no espaço alveolar que, junto com as demais alterações, vai provocar disfunção da troca gasosa e hipoxemia.
- No âmbito vascular também ocorrem alterações de permeabilidade e tônus vasomotor associado à formação de microtrombos. O resultado é hipertensão pulmonar e aumento de pós-carga de ventrículo direito. Há perda da resposta vasoconstritora à hipoxemia, gerando *shunt* e piorando a hipoxemia.

DIAGNÓSTICO DIFERENCIAL

- Quadros de insuficiência respiratória hipoxêmica com infiltrado pulmonar bilateral nem sempre serão SDRA.
- Alguns diagnósticos que podem parecer SDRA, mas que merecem tratamento específico: insuficiência cardíaca congestiva, pneumonia eosinofílica, doenças pulmonares intersticiais, vasculites levando a hemorragia alveolar, neoplasia e linfangite carcinomatosa.

TRATAMENTO

- O tratamento contemporâneo da SDRA baseia-se em evitar ou reduzir o insulto causado pela própria ventilação mecânica, com o uso eventual de algumas terapias de suporte, como bloqueio neuromuscular ou posição prona. Com exceção dessas três intervenções, todas as demais terapias direcionadas ao paciente com ARDS devem ser vistas como experimentais e estudadas no contexto de um ensaio clínico randomizado (Figura 1).

CATETER NASAL DE ALTO FLUXO (CNAF)

- O CNAF é um dispositivo que permite uma melhora da oxigenação e da remoção de CO_2 sem alguns dos inconvenientes da VNI.
- Por proporcionar fluxo de ar umidificado e aquecido, é muito melhor tolerado pelos pacientes que a VNI. Seu uso se desenvolveu muito durante a pandemia de COVID-19 como uma alternativa pré-VNI ou naqueles pacientes que não toleraram VNI.
- Contudo, vale lembrar que insuficiência respiratória aguda moderada a grave não deve ser tratada com CNAF.

VENTILAÇÃO NÃO INVASIVA (VNI)

- A VNI é usada em pacientes com insuficiência respiratória e tem bons resultados em evitar ventilação invasiva e recuperar o quadro agudo, principalmente em DPOC exacerbada, edema agudo de pulmão e imunodeprimidos.
- Nos pacientes com SDRA, os resultados não são tão bons e cerca de 50% dos pacientes vão falhar e necessitar de VM. No entanto, o tempo para intubação pós-falha de VNI não parece alterar a mortalidade.
- Preditores de falha de VNI são: rebaixamento de nível de consciência, choque, neoplasia ativa, $PaO_2/FiO_2 < 150$ mmHg. Nesses pacientes, o uso de VNI deve ser evitado. Na SDRA leve, sem os outros fatores preditores de falha, a VNI pode ser usada como primeira linha de tratamento de forma segura.

VENTILAÇÃO PROTETORA

- SDRA é uma síndrome na qual o pulmão está sob grande resposta inflamatória, há lesão tecidual, edema e um parênquima heterogêneo com áreas colapsadas, hiperdistendidas ou que se abrem e fecham a cada ciclo. O modo como ventilamos o paciente pode exacerbar o quadro, causando lesão anatômica local e maior liberação de citocinas pró-inflamatórias que lesarão não só o pulmão, mas também outros órgãos de forma sistêmica.

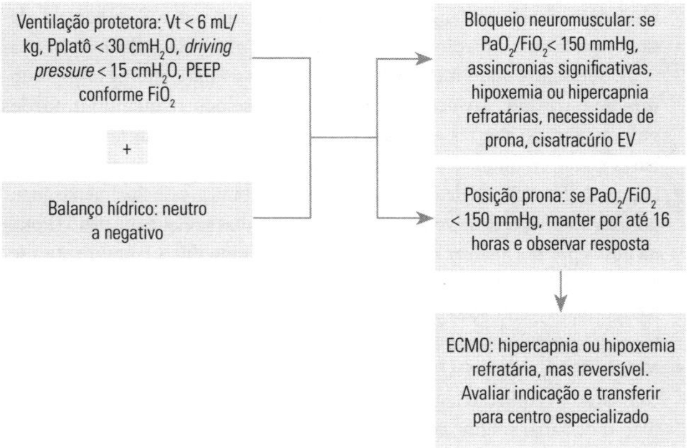

Figura 1 Tratamento da síndrome de desconforto respiratório agudo (SDRA). ECMO: membrana de oxigenação extracorpórea; EV: endovenoso; FiO_2: fração inspirada de oxigênio; PEEP: pressão positiva de final de expiração; Pplatô: pressão de platô; Vt: volume corrente.

- Antes das imagens de tomografia, acreditava-se que o pulmão era homogeneamente acometido e, portanto, globalmente endurecido. Só nos anos 1980, com as imagens de tomografia, é que se soube do pulmão heterogêneo, com áreas dependentes mais colapsadas, áreas normoaeradas e outras hiperdistendidas. Quantificando quanto do pulmão estava preservado, encontram-se valores compatíveis com o tamanho de pulmões de crianças pequenas, e daí veio o conceito de "*baby lung*".
- Também nessa época pode-se entender que a complacência pulmonar se correlacionava com o quanto de pulmão normal existia em determinado paciente. A complacência pulmonar é uma medida do pulmão normal.
- A ventilação mecânica pode ser uma fonte de lesão pulmonar com consequências importantes no desfecho do quadro respiratório. Para entender como a VM age no pulmão, é preciso conhecer sua estrutura.
- O esqueleto pulmonar é composto por fibras de colágeno e elastina que formam uma rede que integra hilo, pleura visceral e que se conectam até o nível dos alvéolos. As fibras de elastina são elásticas e acomodam certo grau de força e deformidade. As fibras de colágeno são inextensíveis e ficam enroladas quando o pulmão está em repouso e se desenrolam totalmente na capacidade pulmonar total, servindo como limite de distensão. Os pneumócitos ficam ancorados nesse esqueleto e sentem sua distensão, que a partir de certo grau pode levá-los a ativar uma cascata inflamatória. Distensão acima do suportado pelas fibras colágenas pode levar à ruptura dessas estruturas.
- Os conceitos de *stress* e *strain* também são fundamentais no entendimento da ventilação protetora. *Stress* é a propagação interna da força de reação contra uma carga externa e *strain* é a deformidade que essa ação causa na estrutura.
- *Stress* = k . strain (onde k é a elastância específica pulmonar).
- Clinicamente, podemos entender o *stress* como as forças dentro da estrutura pulmonar que reagem à pressão transpulmonar (pressão de via aérea menos pressão pleural). O *strain* é a deformidade da estrutura a partir do volume de repouso, ou seja, relação entre volume corrente e capacidade residual funcional ($\Delta V/CRF$). Dessa maneira, barotrauma (*stress*) e volutrauma (*strain*) são fenômenos dependentes, um se relaciona com o outro. Biotrauma é a lesão causada pela ativação de cascatas inflamatórias pelas células pulmonares, e que ocorre antes mesmo de a deformação do parênquima levar à ruptura de estrutura. Atelectetrauma é a lesão que ocorre quando unidades pulmonares são abertas e fechadas a cada ciclo. Essas são as lesões pulmonares que se creditam à VM e o racional da ventilação protetora.
- Por causa dos efeitos deletérios da ventilação mecânica, principalmente quando com altos valores de volume corrente (Vt) e altas pressões de platô (Pplat) na busca por normalizar níveis de $PaCO_2$ e pH sanguíneo, comumente alterados na SDRA, passou-se a buscar alternativas ventilatórias e o resultado é o conceito de ventilação protetora. Esta é uma estratégia que busca causar a menor lesão pulmonar possível ao reduzir *stress/strain*.
- No ano 2000, o grupo ARDSnet publicou um trabalho importante no qual comparou a ventilação habitual (Vt 12 mL/kg e Pplat $\leq$ 50 cmH_2O) com ventilação de baixo volume corrente (Vt 6 mL/kg e Pplat $\leq$ 30 cmH_2O) em pacientes com SDRA. O estudo foi parado na quarta análise interina por benefício da ventilação com baixo volume. Esse grupo teve menor mortalidade, mais dias livres de ventilação mecânica, e menos dias com outra disfunção orgânica além da pulmonar.

- A partir daí, houve evidência de que priorizar uma ventilação menos danosa ao pulmão diante de níveis de pH ou $PaCO_2$ é mais importante na recuperação do paciente, além de ficar claro que lesar o pulmão tem impacto negativo sistêmico. Houve benefício da ventilação com menor volume corrente independentemente da complacência estática, o que pode indicar que o volume corrente habitual da época era lesivo mesmo aos pulmões saudáveis pelo *stress/strain* que provoca. A ventilação protetora deveria ter Vt 6 mL/kg e Pplat ≤ 30 cmH_2O.

DRIVING PRESSURE

- Outro conceito que ganhou visibilidade e se estabeleceu como um componente da ventilação protetora é o de *driving pressure* (ΔP). ΔP é a relação entre volume corrente e complacência do sistema respiratório (Vt/Csr), e no paciente ventilado sem esforço respiratório pode ser aproximada como pressão de platô – PEEP. Essa medida é uma maneira de estimar a deformidade (*strain*) provocada nas áreas aeradas, uma vez que a complacência reflete a quantidade de parênquima pulmonar aerado. Maiores valores de ΔP são associados a maior mortalidade e estabeleceu-se que o valor máximo seguro seria de 15 cmH_2O.

PRESSÃO POSITIVA DE FINAL DE EXPIRAÇÃO (PEEP)

- A pressão positiva de final de expiração (PEEP) é outra ferramenta importante na ventilação mecânica protetora e no manejo da SDRA. O uso da PEEP melhora a hipoxemia e reduz o *shunt* pulmonar ao manter abertas áreas que colapsariam durante o ciclo respiratório. No entanto, deve-se ter em mente que a hiperdistensão e as alterações hemodinâmicas (dificuldade ao retorno venoso e aumento de pós-carga de ventrículo direito) que advêm de seu uso podem causar efeitos colaterais que balanceiam seus benefícios.
- A distensão ou deformidade causada pela PEEP é o *strain* estático. O *strain* pode ser dividido em dois componentes: o dinâmico, provocado pela variação de volume (volume corrente), e o estático, que é o volume pulmonar insuflado pela PEEP. Em modelos animais, ventilar com PEEP zero e alto volume corrente (*strain* alto, sendo 100% de *strain* dinâmico e 0% estático) causou edema pulmonar e morte. Já quando a maior parte do *strain* era estática (PEEP alta) com baixo *strain* dinâmico (Vt baixo) não se evidenciou associação com morte ou alterações fisiológicas pulmonares importantes. Seria a PEEP protetora? Ou será que o *strain* prejudicial seria apenas o dinâmico, e manter parte do parênquima constantemente insuflada causaria menos lesão? Como separar *strain* dinâmico e estático à beira do leito?
- Em humanos, os trabalhos que compararam níveis mais elevados de PEEP com níveis mais baixos falharam em encontrar melhores desfechos clínicos relevantes com qualquer uma das abordagens.
- A literatura é controversa na forma de melhor ajuste de PEEP em SDRA. Uma das formas mais estudadas de se realizar esse ajuste é a da tabela PEEP/FiO_2, conforme Tabela 2.

POSIÇÃO PRONA

- Modificar a posição do paciente de supina para prona leva a mudanças fisiológicas que podem ser interessantes no contexto da SDRA.

Tabela 2 PEEP-FiO_2

- Meta SpO_2: 90% a 94%
- Ajustar sempre a PEEP e a FiO_2 concomitantemente
- Aguardar 5 e 10 minutos para novo ajuste
- Preservar estratégia de ventilação protetora

Se saturação acima da meta: andar para a esquerda ←

30%	40%	40%	50%	50%	60%	70%	70%	70%	80%	90%	90%	90%	100%
5	5	8	8	10	10	10	12	14	14	14	16	18	18-24

→ Se saturação abaixo da meta: andar para a direita

- A elastância do sistema respiratório é composta pela elastância pulmonar e da parede torácica. A região dorsal do tórax é mais rígida do que a ventral (coluna vertebral e musculatura paravertebral), assim, na posição prona, a elastância da parede torácica aumenta, já que o tórax vai expandir para o abdome e a região dorsal.
- No paciente em posição supina, a insuflação alveolar diminui a partir do esterno em direção à coluna vertebral por conta do peso do parênquima pulmonar sobre ele mesmo, sendo a parte dorsal maior e mais dependente da gravidade pelo formato de pera dos pulmões. Na SDRA o peso do pulmão aumenta e seu efeito sobre a insuflação pulmonar também, ficando a região dorsal menos aerada. Ao mudar o paciente para posição prona, podemos recrutar áreas pouco aeradas nas regiões dependentes dorsais, e, se esse efeito for maior que o derrecrutamento das regiões ventrais, diminuir a elastância pulmonar.
- À primeira vista pode-se pensar que na posição prona a elastância do sistema respiratório aumenta, pois agora o tórax tem de expandir contra sua parede dorsal, que é mais rígida, aumentando o componente elástico da parede torácica. No entanto, a elastância total pode não aumentar e até mesmo diminuir se o componente elástico do tecido pulmonar diminuir. Isso vai depender de quanto tecido pulmonar será recrutado ao se retirar o peso da sua região dorsal. Assim, o efeito global da posição prona na complacência depende da somatória dos seus eventuais efeitos benéficos sobre a complacência pulmonar subtraídos de eventuais reduções da complacência de caixa torácica.
- Na posição prona, a oxigenação tende a melhorar em até 80% dos pacientes. Apesar de não haver um mecanismo formal descrito, talvez o recrutamento da região dorsal do pulmão possa explicar esse fenômeno. Outros mecanismos possíveis incluem a redistribuição de fluxo com melhora da relação V/Q e mesmo a melhora hemodinâmica ocasionada pela descompressão do ventrículo direito.
- A lesão pulmonar induzida pela VM pode ser reduzida ou prevenida no paciente ventilado em posição prona. Isso porque nessa posição o pulmão é mais homogeneamente insuflado e o *stress* da ventilação mais bem distribuído pelo parênquima, causando menos *strain* dinâmico alveolar em razão de um aumento da capacidade residual funcional.
- Outro fator protetor da prona durante a ventilação mecânica é que quanto maior for o recrutamento da região dorsal pulmonar, menos abertura e co-

lapso alveolar vão existir durante os ciclos respiratórios, o que é uma fonte de lesão pulmonar induzida por ventilação mecânica.

- Muitos trabalhos fisiológicos, randomizados e metanálises mostraram benefícios da posição prona em pacientes com SDRA. Um dos mais importantes comparou posição supina e prona em pacientes com SDRA grave (pelos critérios da definição de 1994) sob VM. Os pacientes randomizados para prona ficaram nessa posição por pelo menos 16 horas seguidas diariamente até melhora do quadro. O desfecho principal foi menor mortalidade em 28 dias no grupo prona. Houve menor mortalidade também em 90 dias, além de o tratamento não causar maiores complicações ou efeitos adversos.
- Pode-se avaliar se o paciente responde à posição prona de duas maneiras: com o aumento da PaO_2/FiO_2 > 20 mmHg após 15 horas em posição prona, ou pela redução de $PaCO_2$ > 2 mmHg após 15 horas em posição prona. Há evidência de que ser respondedor pelo critério de $PaCO_2$ está relacionado a maior ganho de complacência pulmonar, redução de espaço morto alveolar e redução de Pplatô, e, por conseguinte, a melhor prognóstico.

MANOBRA DE RECRUTAMENTO ALVEOLAR

- O recrutamento alveolar é uma manobra feita com o intuito de abrir regiões colapsadas e, com posterior titulação da PEEP, mantê-las abertas. Isso levaria a melhor oxigenação e redução de *stress/strain* por aumentar CRF. Durante a manobra são alcançadas altas pressões transpulmonares e sempre houve preocupação com evento adverso hemodinâmico e barotrauma.
- Artigos e metanálises tinham resultados conflitantes e em 2018 foi publicado um estudo brasileiro, multicêntrico, que randomizou pacientes com SDRA precoce moderada a grave. Um braço recebeu estratégia de recrutamento alveolar com PEEP para ajuste de complacência e outra estratégia com PEEP baixa. Houve maior mortalidade em 28 dias e 6 meses nos pacientes submetidos à manobra de recrutamento por PEEP.
- Após o resultado desse estudo, o recrutamento alveolar por PEEP deve se manter no âmbito experimental.

VENTILAÇÃO OSCILATÓRIA DE ALTA FREQUÊNCIA (VOAF)

- Inicialmente idealizada nos anos 1970 para reduzir consequências hemodinâmicas da VM, passou a ter interesse no contexto da SDRA como método de ventilação protetora e correção de hipoxemia e hipercapnia.
- Funciona com um diafragma que vibra a alta frequência, criando ondas de pressão na via aérea, movimentando o ar e eliminando CO_2, há um fluxo de ar inspiratório que renova a mistura gasosa e uma resistência que controla a pressão no sistema. A ideia seria entregar pequenas quantidades de volume em alta frequência (3 a 15 respirações por segundo) de maneira que se mantenha um fluxo de ar contínuo que não causará distensão, mas que proverá troca gasosa.
- Alguns estudos randomizados avaliaram a abordagem em pacientes com SDRA moderada a grave, comparando com a VM protetora habitual, e o que se obteve foi redução da hipoxemia refratária, mas com maior mortalidade associada ao uso da VOAF, além de maior uso de droga vasoativa, bloqueador neuromuscular e sedação.
- A VOAF não é indicada na abordagem do paciente com SDRA fora de ambiente experimental.

TROCA GASOSA EXTRACORPÓREA (ECMO E ECCO2R)

- O primeiro tratamento bem-sucedido de paciente com SDRA com membrana de oxigenação extracorpórea (ECMO) é de 1972. De lá para cá ainda permanecem muitas dúvidas quanto à sua eficácia, em qual momento da SDRA está indicada ou em qual tipo de paciente.
- Por ser usada habitualmente como terapia de resgate ou última tentativa antes de um provável óbito, a indicação é heterogênea, a mortalidade associada é alta e os casos de sucesso não respondem se foi a terapia, ou o conjunto de medidas que o paciente já vinha recebendo ou se ele apenas foi prognosticado errado e acabaria sobrevivendo de qualquer maneira.
- Serão discutidos dois tipos de terapia de troca gasosa extracorpórea. A ECMO venovenosa oxigena e retira o CO_2 completamente de modo extracorpóreo, utilizando alto fluxo de sangue (4-6 L/min) e cânulas calibrosas (20-30 Fr). Já a remoção extracorpórea de CO_2 (ECCO2R), pelo fato de o CO_2 ser mais solúvel e rapidamente dissolvido do que o O_2, utiliza menor fluxo de sangue (0,4-1 L/min) e cânulas menos calibrosas (14-18 Fr).
- O objetivo das duas seria permitir uma ventilação superprotetora, melhorando o desfecho em SDRA. No entanto, as evidências ainda são dúbias e se aguardam *trials* randomizados que padronizem quem e quando deve ser elegível para a terapia e a magnitude do seu benefício.
- Em diversos estudos da literatura e principalmente durante a pandemia por COVID-19, a utilização da ECMO se associou a benefícios em estudos observacionais. Assim, apesar da ausência de evidência clara em estudos randomizados, a técnica se popularizou e metanálises realizadas sugerem associação com melhores desfechos.
- Alguns fatores estão associados a pior desfecho quando em ECMO, como: idosos, dias ventilados antes da canulação, número de disfunções orgânicas, complacência pulmonar baixa e imunossupressão. Alguns escores para prever sobrevida pós-ECMO existem; um deles é o *Respiratory Extracorporeal Membrane Oxygenation Survival* (RESP). Além disso, hospitais especializados com grande volume de casos por ano apresentam melhores desfechos com menor taxa de complicação.
- O uso de ECCO2R também ainda conta com pouca evidência. Muitos trabalhos pequenos têm resultados conflitantes, mas conforme a tecnologia avança, novas abordagens são testadas. Um trabalho de 2013 comparou estratégia ARDS NET com ventilação ultraprotetora (Vt 3 mL/kg) com uso de membrana ECCO2R arteriovenosa. Não apresentou desfecho positivo para tendência de benefício (mais dias livres de VM) no subgrupo com PaO_2/FiO_2 mais baixa (< 150 mmHg).
- Por serem técnicas de complexidade importante e associadas com complicações, devem ser restritas a centros de referência com profissionais especializados.

TERAPIAS FARMACOLÓGICAS

BLOQUEIO NEUROMUSCULAR

- Os estudos com BNM em SDRA mostraram resultados divergentes. Após um primeiro estudo que mostrou benefício em desfecho, um estudo maior publicado em 2019 não confirmou esses resultados.
- Assim, hoje em dia os bloqueadores neuromusculares ficaram restritos às seguintes indicações:

  - ▷ Assincronia significativa em SDRA grave.
  - ▷ Relação $PaO_2/FiO_2 < 150$ com necessidade de prona.
  - ▷ Hipercapnia refratária com incapacidade de manter ventilação protetora.
- A droga de escolha é o cisatracurio e, quando utilizado, deve ser mantido por até 48 horas.
- Um possivel mecanismo do efeito benéfico do bloqueio neuromuscular credita-se à redução de assincronias com melhor ajuste da ventilação protetora e menos lesão pulmonar por *stress/strain*. Aventa-se também um efeito anti-inflamatório intrínseco da droga, que contribuiria para reduzir a inflamação pulmonar.

CORTICOSTEROIDES

- A SDRA é uma doença mediada por intensa resposta inflamatória e que pode atingir tamanha dimensão que provoque fibrose pulmonar, disfunção orgânica múltipla ou morte. Dessa maneira, é natural buscar por terapias anti-inflamatórias para brecar a evolução da doença.
- O uso de corticoide como controle de doenças inflamatórias é bastante difundido e por isso também foi testado no contexto da SDRA. Ainda há certa indefinição quanto ao benefício da terapia e como administrá-la. O que se sabe é que não deve ser iniciada tardiamente, após 14 dias de evolução, pois nessa situação provocou aumento de mortalidade. O uso de doses altas, maiores do que 2 mg/kg/dia, também não encontrou bons resultados que o justifiquem.
- Durante a pandemia de COVID-19, a utilização de corticoides para pacientes com SDRA obteve respaldo de estudos prospectivos randomizados. Doses de dexametasona entre 12 -20 mg/dia foram utilizadas e se associaram a resultados favoráveis. Para maiores informações, favor consultar o capitulo de COVID-19 deste livro.
- O *guideline* da Society of Critical Care Medicine e da European Society of Intensive Care Medicine reúne as evidências atuais e recomenda: na SDRA moderada a grave precoce (< 6 dias), metilprednisolona 1 mg/kg/dia, na tardia (> 6 dias) a dose de 2 mg/kg/dia, mantida por 14 dias, com melhor desfecho de mortalidade e tempo em VM. O uso do corticoide nessa situação foi associado a maior hiperglicemia, mas não a fraqueza muscular ou sangramento gastrointestinal.

ÓXIDO NÍTRICO (NO)

- Na circulação pulmonar o NO relaxa a musculatura vascular, causando vasodilatação por meio da ativação de GMPc na musculatura lisa endotelial com redução da sensibilidade e da concentração de cálcio nessas células. Quando administrado por via inalatória chega até as unidades respiratórias aeradas e lá provoca vasodilatação pulmonar. Essa propriedade de vasodilatar regiões aeradas do parênquima pulmonar, melhorando a relação ventilação/perfusão, despertou interesse no tratamento da SDRA.
- Estudos em humanos falharam em demonstrar benefício clínico no uso do NO inalatório. Houve ainda associação do uso com disfunção renal. Dessa maneira, a terapia com NO inalatório, por falta de benefício clínico, associado a risco de evento adverso (disfunção renal), não é indicada no tratamento habitual da SDRA.

TERAPIAS NÃO FARMACOLÓGICAS

BALANÇO HÍDRICO

- A SDRA tem como fisiopatologia o aumento da permeabilidade endotelial com consequente edema e extravasamento de fluido e proteína para o espaço intersticial e alvéolos. Esse infiltrado inflamatório aumenta o peso do pulmão, leva a atelectasia e dificuldade na troca gasosa. Soma-se ainda aumento de pressão hidrostática no leito vascular pulmonar secundário a ressuscitação volêmica que a maioria dos pacientes críticos recebe.
- As evidências mais recentes têm mostrado que permitir balanço hídrico positivo sustentado por toda a internação provoca pior desfecho, sendo associado a maior tempo de VM, tempo de internação, disfunção orgânica e morte.
- No contexto da SDRA, um estudo importante que avaliou a questão foi o FACTT. Pacientes intubados com infiltrado pulmonar bilateral e PaO_2/FiO_2 < 300 foram randomizados para estratégia conservadora ou liberal do manejo de fluidos. Os pacientes do grupo conservador tiveram balanço hídrico consistentemente menor (na média BH foi negativo), tiveram mais dias livres de VM, menores valores de Pplatô e PEEP, mais dias livres de UTI, sem maior disfunção renal ou hemodinâmica. No entanto, não se observou diferença em mortalidade intra-hospitalar.
- Uma subanálise do FACTT observou os pacientes que desenvolveram lesão renal aguda (LRA) durante internação e avaliou quanto ao uso de diurético e o balanço hídrico (BH). BH positivo pós-LRA foi associado a maior mortalidade. Uso de diurético foi protetor para risco de morte, mas essa associação não permaneceu quando ajustada para o BH, o que parece mostrar que não foi o diurético em si, mas o BH menos positivo provocado pelo uso da droga que foi protetor.
- Essa análise junta-se a outras que apontam que o BH é fator importante no desfecho dos pacientes com SDRA e que o uso de diuréticos mesmo em pacientes com LRA é benéfico.

LITERATURA RECOMENDADA

1. Adhikari NKJ, Dellinger RP, Lundin S, Payen D, Vallet B, Gerlach H, et al. Inhaled nitric oxide does not reduce mortality in patients with acute respiratory distress syndrome regardless of severity: systematic review and meta-analysis. Crit Care Med. 2014;42:404-12.
2. Amato MBP, Meade MO, Slutsk AS. Driving pressure and survival in the acute respiratory distress syndrome. N Engl J Med. 2015;372:747-55.
3. Annane D, Pastores SM, Rochwerg B, Arlt W, Balk RA, Beishuizen A, et al. Guidelines for the diagnosis and management of critical illness-related corticosteroid insuficiency (CIRCI) in critically ill patients (Part I): Society of Critical Care Medicine (SCCM) and European Society of Intensive Care Medicine (ESICM) 2017. Intensive Care Med. 2017. https://doi.org/10.1007/s00134-017-4919-5.
4. Azevedo LC, Park M, Salluh JI, Rea-Neto A, Souza-Dantas VC, Varaschin P, et al., ERICC (Epidemiology of Respiratory Insufficiency in Critical Care) Investigators. Clinical outcomes of patients requiring ventilatory support in Brazilian intensive care units: a multicenter, prospective, cohort study. Crit Care. 2013 Apr 4;17(2):R63.

5. Bein T, Weber-Carstens S, Goldmann A, Müller T, Sraudinger T, Brederlau J, et al. Lower tidal volume strategy (approximately 3 ml/kg) combined with extracorporeal CO2 removal versus 'conventional' protective ventilation (6 mL/kg) in severe ARDS: the prospective randomized Xtravent-study. Intensive Care Med. 2013;39:847-56.
6. Bellani G, Laffey JG, Pham T, Fan E, Brochard L, Esteban A, et al. Lung Safe Investigators. Epidemiology, patterns of care, and mortality for patients with acute respiratory distress syndrome in intensive care units in 50 countries. JAMA. 2016;315(8):788-800.
7. Calfee CS, Matthay MA. Nonventilatory treatments for acute lung injury and ARDS. Chest. 2007;131;913-20.
8. Chiumello D, Carlesso E, Cadringher P, Caironi P, Valenza F, Polli F, et al. Lung stress and strain during mechanical ventilation for acute respiratory distress syndrome. Am J Respir Crit Care Med. 2008;178:346-55.
9. Ferguson ND, Cook DJ, Guyatt GH, OSCILLATE Trial Investigators and the Canadian Critical Care Trials Group. High-frequency oscillation in early acute respiratory distress syndrome. N Engl J Med. 2013;368:795-805.
10. Gattinoni L, Carlesso E, Taccone P, Polli F, Guérin C, Mancebo J. Prone positioning improves survival in severe ARDS: a pathophysiologic review and individual patient meta-analysis. Minerva Anestesiol. 2010;76:448-54.
11. Gattinoni L, Protti A, Caironi P, Carlesso E. Ventilator-induced lung injury: The anatomical and physiological framework. Crit Care Med. 2010;38:(10 Suppl.):S539-48.
12. Guérin C, Reignier J, Richard JC, Beuret P. Gacouin A, Boulain T, et al. PROSEVA Study Group. Prone positioning in severe acute respiratory distress syndrome. N Engl J Med. 2013;368:2159-68.
13. Mercat A, Richard JC, Vielle B, Jaber S, Osman D, Diehl JL, et al., Expiratory Pressure (Express) Study Group. Positive end-expiratory pressure setting in adults with acute lung injury and acute respiratory distress syndrome: a randomized controlled trial. JAMA. 2008;299(6):646-55.
14. Papazian L, Forel JM, Gacouin A, Penot-Ragon C, Perrin G, Londou A, et al., ACURASYS Study Investigators. Neuromuscular blockers in early acute respiratory distress syndrome. N Engl J Med. 2010;363:1107-16.
15. Protti A, Andreis DT, Monti M, Santini A, Sparacino CC, Langer T, et al. Lung stress and strain during mechanical ventilation: any difference between statics and dynamics? Crit Care Med. 2013;41:1046-55.
16. Puri N, Dellinger RP. Inhaled nitric oxide and inhaled prostacyclin in acute respiratory distress syndrome: what is the evidence? Crit Care Clin. 2011;27:561-87.
17. Sweeney RM, McAuley DF. Acute respiratory distress syndrome. Lancet. 2016;388(10058):2416-30.
18. The ARDS Definition Task Force. Acute respiratory distress syndrome: The Berlin Definition. JAMA. 2012;307(23):2526-33.
19. The National Heart, Lung, and Blood Institute Acute Respiratory Distress Syndrome (ARDS) Clinical Trials Network. Comparison of two fluid-management strategies in acute lung injury. N Engl J Med. 2006;354:2564-75.
20. The National Heart, Lung, and Blood Institute PETAL Clinical Trials Network. Early neuromuscular blockade in the acute respiratory distress syndrome. N Engl J Med. 2019;380:1997-2008.
21. The National Heart, Lung, and Blood Institute ARDS Clinical Trials Network. Higher versus lower positive end-expiratory pressures in patients with the acute respiratory distress syndrome. N Engl J Med. 2004;351:327-36.
22. Thille AW, Contou D, Fragnoli C, Córdoba-Izquierdo A, Boissier F, Brun-Buisson C. Non-invasive ventilation for acute hypoxemic respiratory failure: intubation rate and risk factors. Crit Care. 2013;17(6):R269.
23. Thompson BT, Chambers RC, Liu KD. Acute respiratory distress syndrome. N Engl J Med. 2017;377:562-72.

24. Young D, Lamb SE, Shah S, OSCAR Study Group. High-frequency oscillation for acute respiratory distress syndrome. N Engl J Med. 2013;368:806-13.
25. WHO Rapid Evidence Appraisal for COVID-19 Therapies (REACT) Working Group. Association between administration of systemic corticosteroids and mortality among critically ill patients With COVID-19: A meta-analysis. JAMA. 2020 Oct 6;324(13):1330-41.

Seção VIII

Miscelânea

CAPÍTULO 43

Hemorragias digestivas

Beatriz Helena Cermaria Soares da Silva
Pedro Vitale Mendes

MENSAGENS RELEVANTES

- Hemorragias digestivas são condições de emergência. Nesse contexto, a obtenção da história, exame físico e realização do diagnóstico são feitos simultaneamente às medidas de estabilização clínica e reanimação.
- Apesar dos avanços na capacidade diagnóstica e terapêutica endoscópica, as hemorragias digestivas permanecem como condições associadas a alta morbidade e mortalidade.
- A taxa anual de hospitalização por hemorragia digestiva alta nos Estados Unidos vem decrescendo, e atualmente é de 67 a 100 admissões por cem mil habitantes. Tem havido uma mudança no perfil epidemiológico, com redução no número de casos associados à gastrite e doença ulcerosa péptica, e aumento no número de casos associados a neoplasias.
- A mortalidade geral associada à hemorragia digestiva alta (HDA) é de 2,9%. No caso da HDA por varizes esofágicas, este número pode chegar a 15-20%, sendo responsável por um terço das mortes em pacientes cirróticos.
- A incidência de hospitalizações por hemorragia digestiva baixa (HDB) é semelhante à da HDA. No entanto, as HDB apresentam evolução menos agressiva, cessando espontaneamente em 80 a 85% dos pacientes, com uma taxa de mortalidade de cerca de 2 a 4%.

INTRODUÇÃO

- As hemorragias digestivas dividem-se em altas e baixas, de acordo com sua origem em relação à anatomia do trato digestivo. Hemorragias digestivas altas são aquelas que se originam proximalmente ao ligamento de Treitz. Logo, hemorragias baixas são aquelas que ocorrem distalmente ao ligamento de Treitz.
- Os pacientes com hemorragia digestiva alta podem se apresentar com hematêmese (vômitos com sangue ou coágulos) e/ou melena (fezes enegrecidas, mal cheirosas, muitas vezes descritas como "em borra de café").
- O termo enterorragia define a exteriorização de sangramento por via retal, podendo ser vermelho vivo ou de coloração acastanhada. Historicamente, enterorragia representa sangramento do trato digestivo inferior, mas pode representar sangramento de grande monta do trato digestivo superior. Em contrapartida, a exteriorização de melena representa, habitualmente, sangramento do trato gastrointestinal alto, mas pode estar presente em sangramentos lentos do trato inferior, havendo digestão do conteúdo.
- As hemorragias digestivas baixas são menos frequentes que as hemorragias digestivas altas. Em 80 a 85% dos casos, há cessação espontânea do sangramento, tornando o diagnóstico mais difícil.
- Em ambos os casos, as prioridades são a ressuscitação volêmica e a estabilização clínica, que devem ser iniciadas concomitantemente à obtenção da história clínica e exame físico.

HEMORRAGIA DIGESTIVA ALTA (HDA)

- As hemorragias digestivas altas se dividem em varicosas (decorrentes de varizes esofágicas) e não varicosas. As não varicosas são as mais comuns, podendo ser causadas por doença ulcerosa péptica (gástrica e duodenal), síndrome de Mallory-Weiss, esofagite erosiva, malformações arteriovenosas, lesão de Dieulafoy ou neoplasias.
- A mortalidade está associada com o ressangramento e com a descompensação de doenças de base.
- A causa mais comum de HDA é a doença ulcerosa péptica, seja gástrica ou duodenal.
- A gastrite erosiva e a esofagite erosiva são responsáveis por 33% das HDA, estando associadas com uso de salicilatos, anti-inflamatórios e etilismo.
- Varizes esofágicas e gástricas correspondem a 7% do total de hemorragias digestivas, mas apresentam maior risco de ressangramento que as outras causas.
- Varizes esofágicas e gástricas estão presentes em cerca de 50% dos pacientes portadores de cirrose, e sua presença se correlaciona com a gravidade da doença hepática subjacente.
- A incidência anual de sangramento varicoso é de 5 a 15%, sendo o maior preditor o tamanho das varizes (quanto mais calibrosas, maior o risco de sangramento). O grau de disfunção hepática, a cirrose descompensada e a presença de "*red spots*" também são preditores.
- A síndrome de Mallory-Weiss corresponde ao quadro de hemorragia por conta de uma laceração longitudinal na mucosa esofágica, geralmente decorrente de vômitos repetidos, mas também pode estar presente após manobra de Valsalva.
- A lesão de Dieulafoy é uma artéria tortuosa e dilatada, de localização submucosa, que erode o epitélio sobrejacente, na ausência de uma úlcera prévia. O calibre dessa artéria é em torno de 1 a 3 mm (aproximadamente dez vezes o calibre normal de um capilar da mucosa gástrica). Habitualmente localiza-se no estômago proximal, próximo à junção esôfago-gástrica, na curvatura menor.
- Neoplasias, malformações arteriovenosas ou úlceras de estresse também podem ser causas de hemorragias digestivas altas (Tabela 1). Além disso, sangramentos de origem nasal, da orelha e da cavidade oral também podem se apresentar como um quadro de HDA, geralmente pela deglutição do sangue.
- Pacientes com histórico de aneurisma de aorta abdominal ou de enxerto aórtico podem se apresentar com HDA decorrente de uma fístula aortoentérica, gerando uma condição grave e de elevado risco de óbito.

Tabela 1 Etiologia das hemorragias digestivas altas

▸ Não varicosas (80-90%)
➢ Úlcera péptica gástrica ou duodenal: 20-50%
➢ Gastrite erosiva: 8-15%
➢ Esofagite erosiva: 5-15%
➢ Malformações arteriovenosas (5%)
➢ Outros (lesão de Dieulafoy, neoplasias)
▸ Varicosas (10-20%)
➢ Varizes esofágicas
➢ Varizes gástricas

HEMORRAGIA DIGESTIVA BAIXA (HDB)

- Hemorragia digestiva baixa (HDB) é definida como sangramento do trato gastrointestinal, de origem distal ao ligamento de Treitz.
- A etiologia mais comum é a doença diverticular, seguida de colite/isquemia, pólipos adenomatosos e neoplasias.
- Doenças orificiais, como hemorroidas e fissuras anais, são extremamente comuns e devem ser descartadas com o exame físico.

CUIDADO! NÃO ESQUECER!

- A incidência de cada etiologia varia de acordo com a idade do paciente em questão!

- A incidência da HDB é maior no sexo masculino, e aumenta progressivamente com a idade.
- Estima-se que 80% das HDB se resolvem espontaneamente, tornando mais difícil o diagnóstico da fonte de sangramento.
- Os fatores associados com maior morbidade são: instabilidade hemodinâmica, recorrência do sangramento, sangue vivo no exame retal inicial, hematócrito inicial menor que 35%, síncope, abdome não doloroso, uso de aspirina e presença de duas ou mais comorbidades.

MANIFESTAÇÕES CLÍNICAS E AVALIAÇÃO DIAGNÓSTICA

- Deve-se sempre avaliar se há presença de sinais de choque, como hipotensão, taquicardia e síncope; e sinais de disfunção orgânica, como oligúria, rebaixamento do nível de consciência e insuficiência respiratória.
- Em toda hemorragia digestiva, o toque retal e a avaliação da região perianal são recomendados para confirmar a presença de sangue e sua aparência, podendo sugerir a fonte e etiologia de sangramento.
- A área perineal também deve ser avaliada, pois o sangramento de origem uretral ou vaginal pode ser confundido com um sangramento gastrointestinal.

HDA

- A maioria dos pacientes relata hematêmese ou melena, mas a manifestação clínica pode ser sutil.

CUIDADO! NÃO ESQUECER!

- Enterorragias também podem ocorrer em sangramentos originários do trato gastrointestinal superior (14% dos casos).

- Hipotensão, taquicardia, angina, síncope, fraqueza ou confusão mental podem anteceder a exteriorização de sangue em alguns pacientes.
- Sintomas dispépticos e dor abdominal podem estar associados ao quadro de HDA.
- Achados da anamnese e exame físico podem sugerir a etiologia da HDA (Tabela 2).

Tabela 2 Achados ao exame clínico que podem sugerir doença de base

Achados	Etiologia da HDA
▸ Icterícia; eritema palmar; ascite; encefalopatia; angiectasias vasculares	▸ Hipertensão portal ▸ HDA varicosa
▸ Vômitos recorrentes prévios à hemorragia	▸ Síndrome de Mallory-Weiss
▸ Perda de peso; síndrome consumptiva; disfagia	▸ Sangramento tumoral/úlcera neoplásica
▸ Uso de álcool, salicilatos, corticoides, anti-inflamatórios	▸ Úlcera péptica/HDA não varicosa
▸ Sopro sistólico em foco aórtico/ estenose aórtica	▸ Angiectasias vasculares (síndrome de Heydi)
▸ Manipulações recentes da via biliar/ trauma da via biliar	▸ Hemobilia

HDA: hemorragia digestiva alta.

CUIDADO! NÃO ESQUECER!

▸ Algumas medicações, como ferro e bismuto, e certos alimentos podem causar fezes escurecidas, que podem ser confundidas com melena.

- Alguns escores foram desenvolvidos para avaliar os pacientes com necessidade de tratamento endoscópico de urgência, predizer o risco de desfecho desfavorável e guiar o manejo clínico. O escore de Rockall pode ser utilizado para predizer o risco de ressangramento e mortalidade. O escore varia de 0 a 11 pontos, com a maior pontuação representando o risco de desfecho desfavorável. Um escore abaixo ou igual a 2 é associado com um baixo risco de ressangramento e óbito (Tabela 3).

Tabela 3 Escore de Rockall para risco de ressangramento e morte em pacientes com HDA

Pontuação	0	1	2	3
Idade (anos)	< 60	60-79	> 80	–
Choque circulatório	Ausente, PA sistólica maior ou igual a 100 mmHg, FC < 100 bpm	PA sistólica > 100 mmHg, FC > 100 bpm	PAS < 100 mmHg	–
Comorbidades	Nenhuma	Nenhuma	Insuficiência cardíaca, cardiomiopatia isquêmica	Insuficiência renal ou hepática, neoplasia avançada
Achados na EDA	Sem lesão ou Mallory-Weiss	Todos os outros achados	Neoplasia do trato gastrointestinal	–

(continua)

Tabela 3 Escore de Rockall para risco de ressangramento e morte em pacientes com HDA *(continuação)*

Pontuação	0	1	2	3
Idade (anos)	< 60	60-79	> 80	–
Estigmas de sangramento recente	Nenhum ou pontos escuros	–	Sangue no TGI alto, vaso sangrante ou coágulo aderido	–

EDA: endoscopia digestiva alta; FC: frequência cardíaca; HDA: hemorragia digestiva alta; PA: pressão arterial; TGI: trato gastrointestinal.

HDB

- A manifestação clássica da HDB é a saída de sangue pelas fezes.
- Hematoquezia é definida pela presença de laivos de sangue ou sangue misturado entre as fezes.
- Enterorragia é a exteriorização de sangue vivo em grande volume.
- O sangramento diverticular, tumoral ou por angiodisplasias geralmente não está associado à dor, diferentemente da isquemia intestinal aguda.
- HDB por doença diverticular pode manifestar-se como um sangramento maciço, mas até 90% dos episódios se resolvem de maneira espontânea. A recorrência do sangramento pode ocorrer em até 50% dos pacientes.
- A maior parte dos divertículos se localiza no cólon esquerdo, mas acredita-se que os divertículos do cólon direito são mais propensos a sangramentos.
- Ectasias vasculares, incluindo malformações arteriovenosas e angiodisplasias, são causas comuns de HDB, em especial no cólon direito. Podem estar presentes no intestino delgado, sendo de difícil diagnóstico.
- Colite isquêmica é a causa mais comum de isquemia intestinal e também pode manifestar-se com HDB.
- A região da flexura esplênica é mais suscetível à isquemia, por conta da pior vascularização. A manifestação pode ser dor abdominal pós-prandial ou perda de peso inexplicada.
- A isquemia mesentérica aguda é um quadro de emergência, em que a lesão evolui para necrose na maioria dos casos. Manifesta-se por dor abdominal de forte intensidade, mas que pode estar associada a um exame físico sem descompressão brusca ou defesa à palpação.
- O diagnóstico de isquemia mesentérica pode ser difícil, requerendo um alto grau de suspeição. Deve ser uma hipótese diagnóstica em pacientes idosos, portadores de fibrilação arterial, insuficiência cardíaca congestiva, insuficiência renal dialítica e infarto agudo do miocárdio recente.
- O divertículo de Meckel é formado por tecido embrionário, mais comumente encontrado no íleo terminal. Mais da metade das lesões contêm tecido gástrico ectópico, que pode secretar enzimas gástricas que erodem a mucosa, causando sangramento. É uma condição rara, mas importante de sangramento digestivo, em especial em pacientes jovens.
- Outras lesões, como colites infecciosas, colite actínica, úlceras retais, trauma e doença inflamatória intestinal, podem ser causas de sangramento digestivo baixo. Pólipos e carcinomas podem causar sangramento e anemia crônica.
- As hemorroidas e outras doenças orificiais são a causa mais frequente de sangramento anorretal, mas hemorragias abundantes são raras.

EXAMES COMPLEMENTARES

- O hematócrito e a hemoglobina iniciais podem não demonstrar a perda sanguínea total. Inicialmente, ocorre perda de sangue total, e esses valores podem estar inalterados. Após 24 horas ou mais, o sangue se torna diluído em razão do influxo de fluido extravascular e do volume administrado na reanimação, tornando a hemoglobina mais diluída. A dosagem de hemoglobina deve ser seriada, dependendo da gravidade do sangramento.
- A presença de microcitose ou sinais de deficiência de ferro sugere sangramento crônico.
- Solicitar ureia, creatinina, dosagem de eletrólitos, glicemia, gasometria completa, provas de coagulação e função hepática, para avaliar doenças preexistentes, além das complicações decorrentes do sangramento.
- Os níveis de ureia podem estar elevados pela digestão e absorção da hemoglobina. O sangue é absorvido à medida que passa pelo intestino delgado, podendo levar a uma relação ureia/creatinina maior que 100:1. Quanto mais alta essa relação, maior a probabilidade de o sangramento ter uma origem do trato gastrointestinal alto.
- A radiografia do abdome pode ser útil na suspeita de perfuração, obstrução ou presença de corpos estranhos. Exames contrastados com bário não são úteis para identificar a fonte do sangramento, e podem atrapalhar o exame endoscópico.

HDA

- A endoscopia é o exame diagnóstico de escolha e, idealmente, deve ser feita em até 24 horas da admissão, após ressuscitação volêmica adequada.
- O uso de sonda nasogástrica é controverso, uma vez que os estudos não demonstraram benefício com relação aos desfechos (mortalidade, tempo de permanência hospitalar, transfusão ou necessidade de cirurgia).
- Em pacientes com história de hematêmese, o aspirado gástrico positivo fornece uma forte evidência de que a origem do sangramento é do trato gastrointestinal alto. No entanto, um aspirado negativo não exclui a ocorrência de HDA e não deve ser feito de rotina.

HDB

- A endoscopia para exclusão de possível HDA deve ser considerada nas 24 horas iniciais em todos os pacientes com enterorragia volumosa.
- A tomografia computadorizada com contraste endovenoso pode localizar o sangramento, visualizando sinais de extravasamento em pacientes com sangramento ativo, mas apresenta baixa sensibilidade.
- A angiografia pode detectar o local de sangramento e guiar o tratamento cirúrgico, podendo também permitir embolização ou o uso de vasoconstritores. No entanto, para que o exame seja diagnóstico, é necessária uma taxa de sangramento relativamente alta (pelo menos 0,5 mL/min).
- A cintilografia com hemácias marcadas com tecnécio também tem sido usada nos casos de sangramento com fonte desconhecida, podendo determinar a localização do sangramento e guiar o tratamento angiográfico ou cirúrgico. Pode detectar sangramentos com taxa de até 0,1 mL/min, sendo mais sensível que a angiografia.
- No entanto, a endoscopia (colonoscopia) tem mais acurácia que a cintilografia e a arteriografia, além de permitir a realização de tratamentos.

TRATAMENTO

- As medidas de reanimação são prioritárias.
- O paciente deve ser monitorizado em sala de emergência inicialmente, sendo mantido em jejum.
- Pacientes com instabilidade hemodinâmica ou sangramento ativo devem ser admitidos em unidade de terapia intensiva para ressuscitação e monitorização contínua de pressão arterial, uso de monitor cardíaco e oximetria de pulso.
- Deve-se obter dois acessos periféricos calibrosos ou, na impossibilidade de acesso periférico, obter acesso venoso central. A prioridade é corrigir a perda volêmica e restaurar a estabilidade hemodinâmica.
- Em pacientes com hemorragia digestiva alta intensa e/ou persistente, a intubação orotraqueal deve ser considerada para proteção de vias aéreas, evitando a aspiração de sangue.
- Deve-se iniciar a reposição com cristaloides, sugerindo-se iniciar com 500 mL de solução salina ou ringer lactato em 30 minutos. Novas expansões devem ser feitas de acordo com o quadro clínico e volume de sangramento. Pacientes com sangramento ativo e hipovolemia podem necessitar de hemocomponentes, mesmo que a hemoglobina inicial esteja dentro de valores normais.
- A decisão pela administração de sangue deve se basear nos achados clínicos de hipovolemia, sinais de choque ou de persistência do sangramento, em vez de se considerar apenas o valor de hematócrito inicial, que ainda poderá estar inalterado.
- No entanto, em pacientes estáveis hemodinamicamente, recomenda-se uma meta de valores de hemoglobina entre 7 e 9 g/dL.
- Quando comparada a metas transfusionais para valores de hemoglobina mais altos (> 9 mg/dL), a terapia restritiva (7-9 mg/dL) está associada a menor mortalidade e menor taxa de ressangramento e eventos adversos.
- Em pacientes com coagulopatia ou uso de anticoagulantes, realiza-se reposição de fatores de coagulação utilizando o plasma fresco congelado ou hemoderivados (complexo protrombínico), se indicado.
- Pacientes com sangramento ativo e plaquetopenia abaixo de 50 mil plaquetas/microlitro devem receber concentrado de plaquetas.

HDA NÃO VARICOSA

- A endoscopia digestiva alta (EDA) é a técnica que permite maior acurácia na identificação da fonte do sangramento. É um método que possibilita o tratamento, prediz a morbidade e é associado com melhores desfechos. A endoscopia precoce é o tratamento de escolha para a HDA.
- A endoscopia pode ser realizada concomitantemente à terapia transfusional, após reanimação hemodinâmica inicial.
- A EDA permite intervenções terapêuticas, as quais incluem o uso de clipes endoscópicos e terapia injetável.
- A terapia injetável não deve ser praticada isoladamente e, até o momento, não foi demonstrada superioridade de nenhum agente injetável (epinefrina, trombina, etanol).
- Outras técnicas incluem termocoagulação por probe, coagulação com plasma de argônio e eletrocoagulação.
- A terapia combinada parece ser superior à monoterapia.

- Os inibidores de bomba de prótons reduzem o sangramento e a necessidade de tratamento cirúrgico para as úlceras pépticas sangrantes, e devem ser usados como adjuntos à terapia endoscópica.
- Doses frequentemente utilizadas:
  - Omeprazol 40 mg 6/6 h ou 80 mg 12/12 h.
  - Lansoprazol 60 mg *bolus* + infusão contínua 6 mg/h.
  - Pantoprazol ou esomeprazol 80 mg *bolus* + infusão contínua 8 mg/h.
- O uso de vasoconstritores como a somatostatina e seu derivado, octreotide, ou a vasopressina, pode ser considerado nos casos em que a EDA não foi efetiva no controle da hemorragia, ou o exame não se encontra disponível. Existe pouca evidência em seu uso, não devendo ser indicado de rotina.
- Os antagonistas do receptor de histamina-2 não têm benefício no sangramento agudo.
- Tratar a infecção por *Helicobacter pylori* reduz a recorrência de úlceras pépticas e ressangramento.

CUIDADO! NÃO ESQUECER!

- O uso de procinéticos, como a eritromicina, antes da realização da endoscopia pode ser considerado, pois auxilia na redução do conteúdo de sangue intragástrico, melhorando as condições de visualização da lesão sangrante. Revisões sobre o uso não mostraram benefício quanto à redução de mortalidade, mas há evidências no sentido de reduzir a duração da endoscopia e a necessidade de repetir o exame.

HDA VARICOSA

- O tratamento de eleição da HDA varicosa consiste na associação da terapia endoscópica de ligadura elástica com a terapia farmacológica (idealmente a terlipressina).
- Em caso de indisponibilidade ou impossibilidade técnica de realização da ligadura elástica, a terapia injetável (para esclerose das varizes) é uma opção ao tratamento.
- O tratamento farmacológico consiste no uso de vasoconstritores esplâncnicos (vasopressina e seus análogos, ou somatostatina e seus análogos) por 3 a 5 dias.
- Os vasoconstritores atuam produzindo vasoconstrição esplâncnica, reduzindo o influxo pela veia porta com consequente redução da pressão no sistema portal.
- A terapia farmacológica deve ser iniciada assim que houver a suspeita de sangramento de origem varicosa, mesmo antes da realização da EDA.
- A terlipressina é um análogo sintético da vasopressina, com duração de ação mais prolongada e menos efeitos colaterais. É a droga de escolha quando disponível.
- A dose inicial de terlipressina é de 2 mg IV a cada 4 horas, podendo ser reduzida para 1 mg IV a cada 4 horas, 24 horas após o controle do sangramento.
- A somatostatina e seu análogo, octreotide, causam vasoconstrição esplâncnica.
- A dose inicial de octreotide é de 50 mcg IV em *bolus*, seguida de infusão contínua de 25-50 mcg/h. Já a somatostatina é usada na dose de 250 mcg IV em *bolus*, seguida de infusão contínua de 250-500 mcg/h.
- Em casos refratários às terapias citadas, a terapia de *shunt*, seja por via radiológica (TIPS, *transjugular intrahepatic portosystemic shunt*) ou cirúrgica, deve ser considerada.

- O tamponamento do sangramento, por meio do uso do balão de Sengstaken-Blakemore, tem se tornado mais raro, devendo ser considerado somente como uma medida temporária e emergencial, até a realização de endoscopia ou TIPS, em locais em que o exame não esteja facilmente disponível.
- O dispositivo consiste em um balão gástrico e esofágico, podendo conter vias de aspiração. O uso está associado com reações adversas graves, como úlceras de mucosa, rotura esofágica ou gástrica, asfixia por deslocamento do balão, compressão traqueal e broncoaspiração. Recomenda-se proceder à intubação orotraqueal antes do uso do balão, para prevenir complicações pulmonares.

CUIDADO! NÃO ESQUECER!

- Os pacientes cirróticos com HDA apresentam maior risco de infecções bacterianas (como fator predisponente ou consequente ao sangramento).

- Em pacientes com ascite, a paracentese deve ser sempre realizada para descartar a possibilidade de peritonite bacteriana espontânea (associada a maior recorrência do sangramento).
- A profilaxia antimicrobiana para prevenção de peritonite bacteriana espontânea é norfloxacino 400 mg, duas vezes ao dia, por via oral, durante sete dias, ou ciprofloxacino 400-500 mg por via endovenosa/oral, respectivamente.
- Outro regime estudado é o uso de ceftriaxone endovenoso, na dose de 1 g/dia, que se mostrou mais eficaz que o norfloxacino.

HDB

- Em enterorragias volumosas e associadas à instabilidade hemodinâmica, o procedimento diagnóstico e terapêutico realizado após estabilização inicial é a endoscopia digestiva alta com objetivo de excluir HDA.
- A maioria dos sangramentos baixos cessa espontaneamente e, assim, a realização do procedimento endoscópico não é uma urgência em HDB sem maiores repercussões clínicas.
- A retossigmoidoscopia pode avaliar sangramentos de origem colônica distal ou retal, mas não auxilia nos casos de sangramentos de origem mais proximal, em que a colonoscopia é o método de escolha.
- A colonoscopia pode identificar várias causas de sangramento, como doença diverticular ou angiodisplasia, podendo permitir o tratamento hemostático por escleroterapia, eletrocoagulação, ligadura e clipagem.
- O tempo ideal para realização do exame é controverso, porém estudos sugerem que a colonoscopia é segura e tem acurácia entre 12 e 24 horas da admissão.
- O preparo adequado do cólon, com o uso de soluções como polietilenoglicol ou manitol, permite a melhor visualização da origem do sangramento. Não há evidência de que o preparo do cólon reative ou aumente a ocorrência de sangramento. Deve-se atentar para o risco de complicações do preparo, como náuseas, vômitos e distúrbios eletrolíticos.

LITERATURA RECOMENDADA

1. Gralnek IM, Barkun AN, Bardou M. Management of acute bleeding from a peptic ulcer. N Engl J Med. 2008;359:928-37.

2. Lo BM. Lower gastrointestinal bleeding. In: Cline DM, Ma OJ, Cydulka RK, Meckler GD, Handel DA, Thomas SH. Tintinalli's emergency medicine. 7. ed. New York: McGraw-Hill; 2010. p. 545-8.
3. Lopes RA. Hemorragia digestiva. In: Medicina intensiva – abordagem prática. 2. ed. Barueri: Manole; 2015. p. 889-913.
4. Overton DT. Upper gastrointestinal bleeding. In: Cline DM, Ma OJ, Cydulka RK, Meckler GD, Handel DA, Thomas SH. Tintinalli's emergency medicine. 7. ed. New York: McGraw-Hill; 2010. p. 543-5.
5. Rahman R, Nguyen DL, Sohail U, Almashhrawi AA, Ashraf I, Puli SR, Bechtold ML. Pre-endoscopic erythromycin administration in upper gastrointestinal bleeding: an updated meta-analysis and systematic review. Ann Gastroenterol. 2016 Jul-Sep;29(3):312-7.
6. Rockall TA, Logan RF, Devlin HB, Northfield TC. Risk assessment after acute upper gastrointestinal haemorrhage. Gut. 1996 Mar;38(3):316-21.
7. Rockey DC. Causes of upper gastrointestinal bleeding in adults. Uptodate. Acesso em: 10 set. 2022.
8. Saltzman JR. Approach to acute upper gastrointestinal bleeding in adults. Uptodate. Acesso em: 10 set. 2022.
9. Sanyal AJ. General principles of the management of varicela hemorrhage. Uptodate. Acesso em: 10 set. 2022.
10. Strate L. Etiology of lower gastrointestinal bleeding in adults. Uptodate. Acesso em: 10 set. 2022.
11. Villanueva C, Colomo A, Bosch A, et al. Transfusion strategies for acute upper gastrointestinal bleeding. N Eng J Med. 2013;368:11-21.
12. Wuerth BA, Rockey DC. Changing epidemiology of upper gastrointestinal hemorrhage in the last decade: a nationwide analysis. Digestive Diseases and Sciences. 2017;63(5):1286-93.

CAPÍTULO 44

Pancreatite aguda grave

Leandro Utino Taniguchi

MENSAGENS RELEVANTES

- Apesar de a maior parte dos pacientes com pancreatite aguda evoluir com recuperação sem necessidade de internação em UTI, cerca de 15 a 20% apresentam a forma necrotizante.
- Além da presença de complicações locais abdominais (necrose ou coleções fluidas), a presença e a duração das disfunções orgânicas são os principais marcadores de gravidade nos quadros de pancreatite aguda.
- O uso isolado de escores prognósticos em pancreatite aguda para caracterização da gravidade frequentemente incorre em taxas elevadas de falso-positivo.
- O suporte inicial hemodinâmico consiste em hidratação volêmica adequada, monitorizada para se evitar complicações de congestão pulmonar e/ou sistêmica.
- O uso de antibióticos em pancreatite aguda grave somente tem papel nos casos com infecção documentada ou suspeita, não como profilático.
- Uma tentativa inicial de nutrição oral pode ser tentada em muitos casos, com início de dieta enteral após cerca de 5 dias de tentativas sem sucesso.
- Nos casos de pancreatite aguda grave biliar com obstrução mantida do ducto colédoco, em centros experientes a colangiografia endoscópica retrógrada (CPER) traz redução de morbidade.
- No caso de necessidade de abordagem das coleções e da infecção da necrose pancreática, em centros com experiência uma abordagem minimamente invasiva inicial é possível e potencialmente benéfica na maioria dos casos.

INTRODUÇÃO

- Pancreatite aguda é uma das principais causas gastrointestinais de procura de assistência de saúde. A maioria dos casos é leve, autolimitada, com necessidade de observação hospitalar por poucos dias. Entretanto, os casos que evoluem com complicações locais e/ou disfunções orgânicas são os que necessitam de internação em unidades de terapia intensiva (UTI) e mais frequentemente evoluem para óbito. O tratamento consiste fundamentalmente em suporte hemodinâmico e das disfunções orgânicas que possam aparecer, abordagem nutricional adequada, antibioticoterapia somente nos casos com infecção e intervenção minimamente invasiva das complicações locais nos centros com experiência.

DIAGNÓSTICO E DEFINIÇÕES

- O diagnóstico de pancreatite aguda se faz com a observação de dois de três critérios:
  1. Dor abdominal compatível com o quadro.
  2. Amilase e/ou lipase sérica maior que três vezes o valor de referência.
  3. Imagem abdominal com achados compatíveis com pancreatite aguda.

- A realização de exames de imagem não é obrigatória em todos os pacientes nos primeiros dias do quadro. A indicação de tomografia é sugerida nos casos em que:
  - ▷ O diagnóstico não está claro e outras hipóteses diagnósticas devem ser avaliadas.
  - ▷ O diagnóstico de pancreatite aguda está claro, mas há a necessidade de avaliar complicações (sangramentos, perfuração de alça, necrose, coleções etc.).
  - ▷ O diagnóstico de pancreatite aguda está claro, e o paciente evolui nas últimas 48-72 horas com disfunções orgânicas e/ou não resolução do quadro clínico de gravidade.
- Duas classificações internacionais da gravidade do quadro de pancreatite aguda reforçam a importância da presença de disfunção orgânica e/ou de complicações locais (notadamente necrose do tecido pancreático ou peripancreático) no prognóstico do quadro (Tabela 1).

Tabela 1 Classificações da gravidade do quadro de pancreatite aguda

Sistema	Critérios	Leve	Moderada	Grave	Crítica
Atlanta revisado 2012	Complicação local	Não	Sim	NA	NA
		E	E/ou	–	–
	Falência orgânica	Não	Transitória	Persistente	NA
Dellinger et al.	Necrose pancreática ou peripancreática	Não	Estéril	Infectada	Infectada
		E	E/ou	Ou	E
	Falência orgânica	Não	Transitória	Persistente	Persistente

NA: não se aplica.

- As complicações locais são: pseudocisto, necrose tecidual, coleção fluida peripancreática ou coleção necrótica. Falência orgânica pode ser diagnosticada por escore de Marshall ≥ 2 ou escore SOFA ≥ 2. Falência orgânica transitória é aquela que se resolve em até 48 horas. Falência orgânica persistente é aquela que dura mais que 48 horas.
- Como forma prática de identificação de disfunção orgânica para ambas as classificações, sugere-se observar os sistemas cardiovascular, respiratório ou renal:
  - ▷ Cardiovascular: necessidade de inotrópicos ou pressão arterial sistólica < 90 mmHg sem responsividade a fluidos.
  - ▷ Respiratório: relação $PaO_2/FiO_2 \leq 300$.
  - ▷ Renal: creatinina > 2,0 mg/dL.

CUIDADO! NÃO ESQUECER!

- Apesar de ser um dos três critérios diagnósticos de pancreatite aguda, é possível ter pancreatite sem amilase sérica alta. Nesses casos, a lipase geralmente faz o diagnóstico.
- Da mesma forma, podem ocorrer casos de pancreatite aguda com tomografia de abdome sem alterações pancreáticas.
- Quaisquer que sejam as disfunções orgânicas apresentadas, sua presença denota e caracteriza a gravidade do paciente.

MANIFESTAÇÕES CLÍNICAS

- As manifestações clínicas da pancreatite aguda inicialmente são relativas ao quadro abdominal. Dor é o sintoma mais frequente, associado geralmente a náuseas e vômitos.
- Em razão do quadro inflamatório exuberante que frequentemente ocorre com a pancreatite, a prevalência de síndrome da resposta inflamatória sistêmica (SIRS) é alta no início do quadro clínico.
- A manutenção do quadro inflamatório por mais de 48 horas é um fator de mau prognóstico.
- O quadro clínico é inespecífico. Em alta suspeição clínica é importante a devida avaliação diagnóstica.

DIAGNÓSTICO DIFERENCIAL

- Apresentações clínicas mimetizando pancreatite aguda:
  - Úlcera péptica.
  - Colecistite aguda.
  - Infarto agudo do miocárdio.
  - Pneumonia aguda.
  - Cetoacidose diabética com crise abdominal.
  - Hepatite aguda.
  - Cólica renal.
  - Quadros sépticos.

EXAMES COMPLEMENTARES E PREDIÇÃO DE GRAVIDADE

- Os exames laboratoriais e complementares são relevantes para o diagnóstico do quadro de pancreatite aguda e/ou classificação da gravidade.
- Apesar de ser um dos exames mais pedidos, a amilase sérica isoladamente apresenta limitações em sensibilidade e especificidade. Pode ser normal em quadros de pancreatite aguda alcoólica e por hipertrigliceridemia.
- A lipase sérica é mais sensível e específica que a amilase. Entretanto, também sobe em vigência de injúria renal aguda e em quadros abdominais não pancreáticos (apendicite aguda, diverticulite aguda etc.).
- O nível sérico de amilase ou lipase sérica não se correlaciona com a gravidade do quadro.
- A realização de tomografia de abdome deve ser reservada aos quadros graves ou na dúvida diagnóstica. Como há a necessidade de administração de contraste endovenoso para caracterização da necrose, sugere-se esperar 48 a 72 horas da admissão para sua realização (tempo para melhor visualização da necrose e para ressuscitação hemodinâmica).
- Ultrassonografia abdominal é sugerida em todos os casos para avaliação etiológica (litíase biliar) e para avaliação da presença de dilatação de vias biliares.
- Caso haja história compatível com ingesta alcoólica ou haja ausência de litíase biliar, sugere-se dosagem de triglicérides (hipertrigliceridemia como causa de pancreatite nos casos com dosagem > 1.000 mg/dL).
- Nenhuma dosagem laboratorial é acurada o suficiente para predizer quadro severo de pancreatite (isto é, predição de má evolução na apresentação

do paciente ainda na ausência de complicações e disfunção orgânica), mas pode ser útil juntamente com a avaliação clínica. Azotemia e hemoconcentração são dois achados que sugerem hipovolemia e podem predizer quadros mais graves.

- A elevação da proteína C-reativa sérica para predizer gravidade só é acurada após 48-72 horas da internação. Nessa época, a gravidade já se manifesta por disfunção orgânica.
- Diversos escores prognósticos foram estudados em pancreatite aguda. Todos são complexos, com capacidade de predição tardia (ou seja, só se alteram quando já é tarde e o paciente já está grave) e com altas taxas de falso-positivo (muitos pacientes com escore alto não evoluem graves). Sendo assim, nenhum escore é recomendado de rotina nesses casos.
- A avaliação clínica inicial e principalmente sequencial é o mais importante para a identificação dos quadros graves. Qualquer disfunção orgânica já denota gravidade. Porém, alguns fatores de risco, quando presentes, podem auxiliar o médico na avaliação inicial de uma maior probabilidade de má evolução (Tabela 2).

Tabela 2 Fatores de risco na avaliação inicial que se associam com pior evolução clínica em pacientes com pancreatite aguda

Fatores de risco
Dados do paciente
▸ Idade maior que 55 anos
▸ Obesidade (IMC > 30)
Resposta inflamatória sistêmica
▸ SIRS mantida por mais de 48 horas
Achados laboratoriais e clínicos
▸ Derrame pleural
▸ Infiltrado pulmonar
▸ Azotemia
▸ Hemoconcentração
▸ Hematoma periumbilical (sinal de Cullen) ou de flancos (sinal Grey-Turner)

IMC: índice de massa corporal; SIRS: síndrome da resposta inflamatória sistêmica.

TRATAMENTO

- O tratamento do quadro de pancreatite aguda grave deve ser iniciado logo que diagnosticado, seja no pronto-socorro, na enfermaria ou na UTI.
- Nas primeiras horas de atendimento, o suporte hemodinâmico é a intervenção mais relevante. As demais medidas geralmente são relevantes em fases mais tardias do quadro de pancreatite.

RESSUSCITAÇÃO VOLÊMICA

- Em razão do grande extravasamento de fluidos do intravascular para o extravascular, a ressuscitação volêmica é um dos tratamentos mais relevantes nos quadros de pancreatite aguda grave. Entretanto, excessivas administrações de fluidos sem monitorização adequada promovem hipertensão abdominal, edema pulmonar e podem se associar a piores evoluções.
- Nas primeiras 24 horas, a expansão volêmica pode ser feita com infusão contínua de cristaloides (segundo recomendações recentes sugere-se que 2.500 a 4.000 mL de cristaloide nas primeiras 24 horas são o suficiente).

- Avaliações frequentes com monitorização multimodal para não só predizer responsividade a volume, mas também complicações incipientes, são essenciais.
- Ringer lactato é o cristaloide de eleição por sugestão de *guidelines* recentes.

TERAPIA ANTIMICROBIANA

- O uso de antibióticos de forma profilática não trouxe benefícios clínicos, mesmo nos casos graves.
- Sua indicação reside nos casos com suspeita ou confirmação de infecção do tecido necrótico.
- As classes de antibióticos com melhor penetração no tecido pancreático são as quinolonas, os carbapenêmicos e o metronidazol.

TERAPIA NUTRICIONAL

- Nos pacientes que apresentam estabilidade hemodinâmica e possibilidade de ingesta oral, é possível a tentativa de alimentação oral conforme demanda do paciente por 3 a 5 dias. Caso não seja possível a alimentação após este período, a nutrição via enteral é sugerida.
- A nutrição enteral artificial pode ser feita via sonda em posição gástrica ou pós-pilórica.
- Inicialmente, a fórmula polimérica é sugerida para administração enteral.
- Nos casos de insucesso de administração da dieta enteral ou contraindicação formal após uma semana sugere-se nutrição parenteral suplementar.

COLANGIOGRAFIA ENDOSCÓPICA RETRÓGRADA (CPER)

- Nos pacientes admitidos com pancreatite aguda com colangite, a CPER deve ser realizada em 24 horas.
- Nos casos de pancreatite aguda grave com obstrução de vias biliares (visualização do cálculo impactado em exames de imagem, dilatação das vias biliares extra-hepáticas ou bilirrubinas totais > 5 mg/dL), a realização de CPER para extração do cálculo é duvidosa.
- Nos casos leves, não há benefício claro da realização precoce de CPER.

ABORDAGEM CIRÚRGICA

- Nos casos suspeitos de infecção da necrose ou de coleções, a obtenção de material via punção guiada é possível. Entretanto, sua realização é difícil, passível de complicações, com taxas de falso-negativo. Sendo assim, em casos suspeitos de infecção é aceitável a realização/repetição do exame de tomografia (procurando sinais de infecção como gás no retroperitônio) e de culturas sistêmicas (hemoculturas) seguida da introdução empírica de antibióticos e acompanhamento clínico.
- A abordagem de coleções não infectadas na fase aguda só é indicada em casos de complicações hemorrágicas (sangramento para o interior das coleções) ou mecânicas (obstrução do trato gastrointestinal).
- A infecção da necrose pancreática demanda tratamento imediato da mesma forma que um paciente séptico. A introdução de antimicrobianos com penetração pancreática deve ser imediata após coleta de hemoculturas. Uma proporção dos pacientes com necrose infectada pode ser tratada somente com antibióticos sem outras intervenções.

- A drenagem de coleções ou da necrose infectada deve ser postergada pelo menos 4 semanas se possível para permitir melhor delimitação da necrose e para organização da parede/cápsula das coleções. Nesses casos, a estabilização das disfunções orgânicas é o parâmetro que indica tal possibilidade.
- Em caso de piora progressiva mesmo após antibioticoterapia adequada e suporte orgânico, a colocação percutânea de drenos via radiologia intervencionista geralmente é o suficiente para permitir a janela das 4 semanas.
- Em caso de abordagem cirúrgica das coleções, uma intervenção minimamente invasiva é sugerida por se associar a menor risco de complicações e morte. Entretanto, demanda maior experiência das equipes.

LITERATURA RECOMENDADA

1. Bakker OJ, van Brunschot S, van Santvoort HC, Besselink MG, Bollen TL, Boermeester MA, et al. Early versus on-demand nasoenteric tube feeding in acute pancreatitis. N Engl J Med. 2014;371:1983-93.
2. Banks PA, Bollen TL, Dervenis C, Gooszen HG, Johnson CD, Sarr MG, et al. Classification of acute pancreatitis – 2012: revision of the Atlanta classification and definitions by international consensus. Gut. 2013;62:102-11.
3. Chang YS, Fu HQ, Xiao YM, Liu JC. Nasogastric or nasojejunal feeding in predicted severe acute pancreatitis: a metaanalysis. Crit Care. 2013;17:R118.
4. Dellinger EP, Forsmark CE, Layer P, Lévy P, Maraví-Poma E, Petrov MS, et al. Determinant-based classification of acute pancreatitis severity: an international multidisciplinary consultation. Ann Surg. 2012;256:875-80.
5. Dellinger EP, Tellado JM, Soto NE, Ashley SW, Barie PS, Dugernier T, et al. Early antibiotic treatment for severe acute necrotizing pancreatitis: a randomized, double-blind, placebo-controlled study. Ann Surg. 2007;245:674-83.
6. Forsmark CE, Vege SS, Wilcox CM. Acute pancreatitis. N Engl J Med. 2016;375:1972-81.
7. Isenmann R, Rünzi M, Kron M, Khl S, Kraus D, Jung N, et al. Prophylactic antibiotic treatment in patients with predicted severe acute pancreatitis: a placebo--controlled, double-blind trial. Gastroenterology. 2004;126:997-1004.
8. Lim CL, Lee W, Liew YX, Tang SS, Chlebicki MP, Kwa AL. Role of antibiotic prophylaxis in necrotizing pancreatitis: a meta-analysis. J Gastrointest Surg. 2015;19:480-91.
9. Tenner S, Baillie J, DeWitt J, Vege SS. American College of Gastroenterology guideline: management of acute pancreatitis. Am J Gastroenterol. 2013;108:1400-15.
10. Hines OJ, Pandol SJ. Management of severe acute pancreatitis. BMJ. 2019;367:l6227.
11. Wu BU, Hwang JQ, Gardner TH, Repas K, Delee R, Yu S, et al. Lactated Ringer's solution reduces systemic inflammation compared with saline in patients with acute pancreatitis. Clin Gastroenterol Hepatol. 2011;9:710-7.

CAPÍTULO 45

Otimização hemodinâmica perioperatória

João Manoel Silva Jr.
Débora Cristina Kattah Stauffer

MENSAGENS RELEVANTES

- O manejo hemodinâmico guiado por metas visando minimizar o desequilíbrio entre a oferta e o consumo de oxigênio durante o perioperatório pode melhorar o prognóstico de pacientes cirúrgicos.
- Terapia dirigida por metas (GDT) orientada pela oferta de oxigênio (DO_2), débito cardíaco (DC) ou marcadores de perfusão tecidual tem demonstrado diminuir significativamente as complicações e o risco de morte no pós-operatório.

INTRODUÇÃO

- Milhares de grandes cirurgias são realizadas por ano. As taxas de mortalidade e complicações perioperatórias relatadas em pacientes cirúrgicos são ao redor de 9,0% e 30% no Brasil, respectivamente.
- Um em cada 6 pacientes cirúrgicos apresenta complicações antes da alta hospitalar e 1 em cada 35 pacientes com complicações morre sem deixar o hospital.
- A identificação de pacientes com maior risco de morbidade e mortalidade no período perioperatório e o manejo hemodinâmico guiado por metas visando minimizar o desequilíbrio entre a oferta e o consumo de oxigênio durante esse período podem melhorar o prognóstico desses pacientes.

IDENTIFICANDO PACIENTE CIRÚRGICO DE ALTO RISCO

- A identificação dos pacientes é importante para guiar o manejo hemodinâmico no período perioperatório. Para definição dos pacientes de alto risco, vários testes e escores podem ser utilizados.
- Os critérios de inclusão de Shoemaker consideram a presença de diferentes condições, como idade maior que 70 anos com reserva funcional limitada em pelo menos um órgão, condições clínicas alteradas como doenças cardiovasculares e respiratórias prévias, doença vascular grave envolvendo a artéria aorta, insuficiência renal aguda, além de cirurgias reparadoras extensas para neoplasia, politraumatismos, sangramentos maciços e choque. A taxa de mortalidade para esses pacientes foi de 33%, com 50% dos pacientes apresentando complicações no pós-operatório.
- Lobo et al. incluíram uma população mais homogênea de pacientes submetidos a cirurgias eletivas e que tinham no mínimo duas das seguintes condições:
  1. Idade acima de 60 anos.
  2. Cirurgia eletiva de grande porte para remoção de carcinoma ou de aneurisma de aorta.

3. Presença de doença crônica prévia como cardiopatia, doença pulmonar obstrutiva crônica, doença hepática com classificação Child B ou C ou insuficiência renal crônica.

- A Sociedade de Anestesiologia de São Paulo recomenda a utilização de uma tabela que associa critérios de risco pré-operatório e cirurgias relacionadas a maior risco, associados a uma matriz de cuidado e tomada de decisão (Tabelas 1 e 2, Figura 1).

Tabela 1 Critérios de risco pré-operatório

Critérios maiores
1. Idade superior a 70 anos com alguma doença crônica descompensada
2. Doença cardiorrespiratória grave prévia (insuficiência coronariana, DPOC, AVC prévio)
3. Doença vascular grave envolvendo grandes vasos
4. Abdome agudo com instabilidade hemodinâmica
5. Grandes perdas sanguíneas (> 5.000 mL ou > 7mL/kg menores de 12 anos)
6. Sepse
7. Insuficiência respiratória (necessidade de FiO_2 superior a 40% para manter sat. > 92% ou tempo de ventilação mecânica superior a 48 h)
8. Insuficiência renal
9. Cirurgia oncológica extensa (gastrectomia, esofagectomia, cistectomia...)
Critérios menores
1. Tempo anestésico superior a 2 h
2. Cirurgia de urgência/emergência

Critérios de risco pré-operatório sugeridos pela Sociedade de Anestesiologia de São Paulo no Consenso Brasileiro sobre Terapia Hemodinâmica Perioperatória.
AVC: acidente vascular cerebral; DPOC: doença pulmonar obstrutiva crônica; FiO_2: fração inspirada de oxigênio.

Tabela 2 Procedimentos de alto risco cirúrgico

▸ Esofagectomia
▸ Gastrectomia
▸ Ressecção hepática
▸ Pancreatectomia
▸ Colectomia
▸ Ressecção retal
▸ Cistectomia
▸ Correção de fratura do fêmur e do quadril
▸ Reparo aberto de aneurisma aórtico abdominal
▸ Desvio vascular

São procedimentos de alto risco cirúrgico que podem se beneficiar de terapia guiada por metas, sugeridos pela Sociedade de Anestesiologia de São Paulo no Consenso Brasileiro sobre Terapia Hemodinâmica Perioperatória.

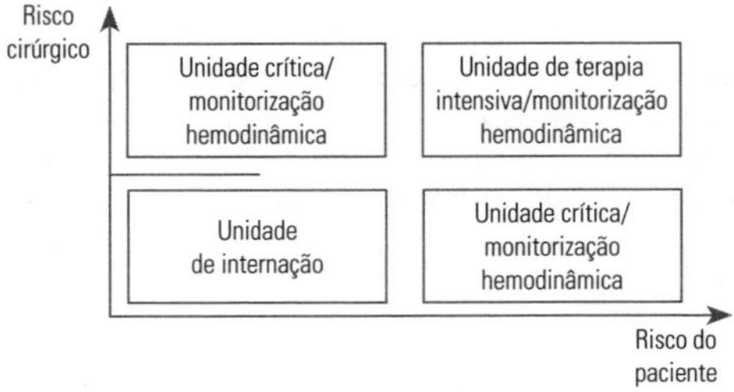

Figura 1 Matriz para definição dos pacientes cirúrgicos de alto risco sugerida pela Sociedade de Anestesiologia de São Paulo no Consenso Brasileiro sobre Terapia Hemodinâmica Perioperatória.

- Na prática clínica, alguns escores são utilizados frequentemente para estratificação do risco de morte em pacientes cirúrgicos, como a American Society of Anesthesiologists (ASA) Physical Status Classification e o Physiological and Operative Severity Score for the enUmeration of Mortality and Morbidity (POSSUM) e versões modificadas, como P-POSSUM e CR-POSSUM.
- O ASA é o mais utilizado pelos anestesiologistas, tem uma boa correlação com alguns desfechos, mas não avalia variáveis importantes, como idade, complexidade e duração da cirurgia. Aproximadamente metade das mortes após cirurgias ocorre em pacientes com ASA IV ou ASA V.
- Outras ferramentas utilizadas na avaliação do risco são os escores de Goldman, de Detsky, de Lee ou as recomendações baseadas em evidências do ACC-AHA, mas esses escores foram delineados para avaliar o risco de eventos cardiovasculares.
- Os escores POSSUM e o Surgical Risk Scale foram considerados os de maior acurácia na predição do risco cirúrgico em alguns estudos. Este último associa o escore ASA com dados que avaliam a complexidade e a urgência da cirurgia.
- O escore prognóstico SAPS 3 vem ganhando destaque em pacientes cirúrgicos de alto risco. Ele é composto de vinte diferentes variáveis facilmente mensuráveis na admissão do paciente à UTI. As variáveis são divididas em três partes: variáveis demográficas, razões pela admissão na UTI e variáveis fisiológicas; e representam o grau de comprometimento da doença e a avaliação do estado de saúde prévio à admissão hospitalar, indicadora da condição pré-mórbida.

MONITORIZAÇÃO HEMODINÂMICA PERIOPERATÓRIA

- A perfusão tecidual apropriada depende da adequada saturação de oxigênio arterial, concentração de hemoglobina e débito cardíaco (DC), sendo eles os principais componentes da oferta de oxigênio (DO_2).
- Desarranjos perioperatórios na entrega de oxigênio são altamente correlacionados com o desenvolvimento de falência de múltiplos órgãos e morte.
- Há evidências de que as medidas do débito cardíaco (DC) e da DO_2 são importantes no período perioperatório, em pacientes de alto risco, e deveriam ser as principais ferramentas durante a monitorização.

- Terapia dirigida por metas (*goal-directed therapy* - GDT) definida pelo uso de DO_2, DC ou marcadores de perfusão tecidual para orientar expansão volêmica e terapia inotrópica têm demonstrado diminuir significativamente as complicações pós-operatórias e o risco de morte.

FISIOLOGIA DA OFERTA DE OXIGÊNIO PARA ÓRGÃOS E TECIDOS: IMPORTÂNCIA DA MONITORIZAÇÃO

- A baixa reserva cardiorrespiratória parece ser o fator-chave da etiologia das complicações, o que explica sua maior incidência em pacientes idosos, com comorbidades e com baixa reserva funcional. Portanto, a manutenção de oferta de oxigênio (DO_2) adequada para as células é fundamental.
- A DO_2 é determinada por mecanismos centrais e periféricos. Entre os fatores centrais, ela é produto do DC e do conteúdo arterial de oxigênio. Alterações na concentração de hemoglobina (Hb) e na saturação arterial de oxigênio (SaO_2) podem ser compensadas por um aumento do DC (Figura 2). Entretanto, a recíproca não é verdadeira, já que o conteúdo arterial depende do DC para chegar aos tecidos.
- O consumo celular de oxigênio como consequência da aceleração do metabolismo relacionada ao período de recuperação também deve ser considerado. Na maior parte dos pacientes, esse aumento de demanda é acompanhado por aumento do DC e da extração tecidual de oxigênio. Entretanto, o paciente com pouca reserva funcional pode ser incapaz de elevar seu DC em condições que acompanhem o aumento da demanda tecidual, gerando hipóxia, morte celular e falência de múltiplos órgãos (Figura 3).
- É fundamental identificar e monitorizar esses processos, pois mudanças no manejo clínico com a finalidade de evitar evolução desfavorável devem ser precoces e baseadas em práticas confiáveis e seguras.

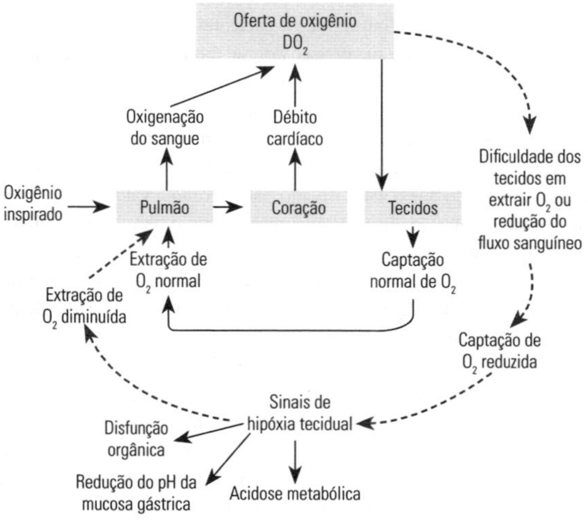

Figura 2 Metabolismo normal de oxigênio (—) e durante estados de choque (tracejado), quando se observa hipóxia tecidual. A oferta de oxigênio é determinada pelo produto do conteúdo arterial de oxigênio pelo débito cardíaco.

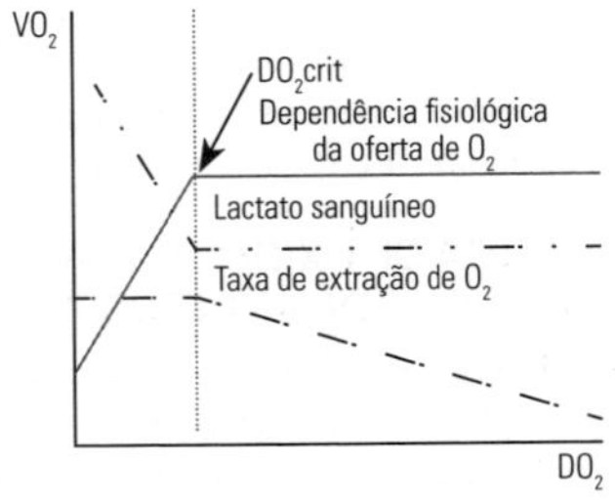

Figura 3 Dependência fisiológica da oferta de O_2. Quando a queda na DO_2 atinge o ponto de DO_2crit, o VO_2 começa a cair com relação linear à queda na DO_2, e como a TEO_2 já atingiu sua máxima capacidade de compensação, a demanda metabólica de O_2 deixa de ser atendida, iniciando-se então metabolismo anaeróbico e elevação do lactato sanguíneo. Em condições patológicas, estas curvas sofrem alterações com maior dependência do VO_2 em relação à DO_2.

AVALIAÇÃO CLÍNICA

- Os sinais e sintomas do choque, independentes de sua causa, são resultantes da hipoperfusão sistêmica e se manifestam clinicamente com alteração do nível de consciência, oligúria, sede, pele fria e pálida, taquicardia, taquipneia e diminuição de pressão de pulso.
- Para tal avaliação utilizam-se medida não invasiva da pressão arterial, medida da frequência cardíaca, temperatura, débito urinário e avaliação do tempo de enchimento capilar.

MONITORIZAÇÃO INVASIVA

- Pressão arterial invasiva: consiste na cateterização de uma artéria e na leitura por meio de um sistema transdutor. Os pacientes instáveis em unidades de terapia intensiva devem ter sua pressão arterial monitorada de forma invasiva.
- Pressão venosa central (PVC): por meio da passagem de um cateter venoso em uma veia central é possível a medir a PVC. Seu valor normal é em torno de 6 a 8 mmHg. Em pacientes sem lesão valvar tricúspide, a PVC é igual à pressão diastólica ventricular direita, representando a pré-carga do ventrículo direito. É conhecido que o valor isolado, assim como o valor estático da PVC, não prediz responsividade hemodinâmica à infusão de volume. Entretanto, a PVC pode ser útil para guiar a reposição volêmica em situações nas quais a variação da PVC é inferior a 3 mmHg após prova de volume e em pacientes em respiração espontânea que têm alteração da PVC superior a 1 mmHg durante as fases do ciclo respiratório.
- Cateter de artéria pulmonar (CAP): por meio de punção venosa profunda, o cateter entra na veia cava superior, avança para o átrio direito atravessando a válvula tricúspide para o ventrículo direito e finalmente atravessa a válvula pulmonar para dentro da artéria pulmonar. A medida da pressão ocluída da artéria pulmonar (PAPO) na ausência de disfunção da válvula mitral é igual à pressão de átrio esquerdo, que é igual à pressão diastólica final do ventrículo esquerdo.
- O CAP oferece medida direta da PVC, da pressão de artéria pulmonar (PAP), da PAPO, assim como do débito cardíaco e por meio de cálculos conseguimos ter medidas hemodinâmicas indiretas.

MONITORIZAÇÃO MINIMAMENTE INVASIVA

- Ecocardiograma transesofágico (TEE): a monitorização hemodinâmica por esse método permite mensurar o débito cardíaco por meio da análise da câmara cardíaca esquerda. Contudo, requer uma certa habilidade e conhecimento do operador.
- Ultrassom Doppler aórtico transesofágico: para avaliar o débito cardíaco é mensurada a velocidade do fluxo do Doppler na aorta descendente. O probe é colocado no esôfago em somente uma posição, região próxima da aorta descendente, e com mínimos ajustes pode permitir rápida, confiável e contínua mensuração do débito cardíaco. Para o manejo é necessário que o paciente esteja sedado e intubado, principalmente na inserção do probe, cuja posição deve atingir o máximo pico de velocidade do fluxo no Doppler.
- Análise do contorno de pulso: introduzida como alternativa ao CAP. Ela é baseada no princípio de predizer o fluxo vascular pelas médias do formato das ondas de pressão arterial. A forma da onda de pressão arterial é o resultado da interação entre o volume sistólico e características mecânicas do sistema vascular arterial. Assim, para a avaliação do volume sistólico e do débito cardíaco deve-se considerar a resistência (tônus vascular), complacência do vaso e as características de impedância no local para a detecção do sinal.
- Variação da pressão sistólica: dividida em dois componentes (Δup e Δdown). O Δup é resultado da diferença do valor máximo da pressão sistólica e a linha de referência em um ciclo respiratório. O Δdown define-se como a diferença entre o valor mínimo da pressão sistólica e a linha de referência em um ciclo respiratório. Indicador da resposta da reposição volêmica em pacientes sob ventilação mecânica (Figura 4).
- Reinalação parcial de gás carbônico: com base na postulação de que o débito cardíaco pode ser calculado com a relação entre o consumo de oxigênio e a diferença arteriovenosa de oxigênio. Esse princípio também pode ser aplicado para o dióxido de carbono (CO_2) para mensuração do débito cardíaco e esse método é utilizado pela técnica de reinalação de CO_2 do NICO system (Novametrix Medical System, WallingFord, CT, EUA). O sistema con-

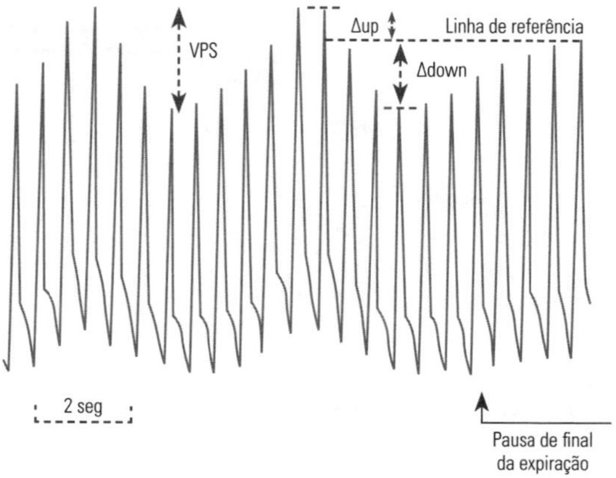

Figura 4 Variação da pressão sistólica (VPS).

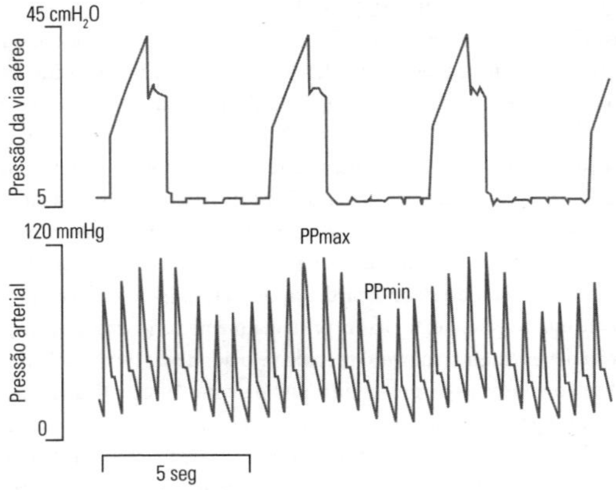

Figura 5 Variação de pressão de pulso.

siste em um dispositivo de *loop* de reinalação, o qual é conectado ao circuito respiratório que contém uma válvula de controle, permitindo reinalação intermitente parcial em ciclos de 3 minutos (ocorre aumento adicional do espaço morto em 50-80%) (Figura 6).

AVALIAÇÃO LABORATORIAL

- Lactato sérico: o lactato sérico pode estar elevado por aumento da produção (como no metabolismo anaeróbio), por diminuição da depuração (insuficiência renal ou hepática) ou por um fenômeno chamado de "lavagem", que significa a liberação de lactato que estava represado quando o paciente recupera a perfusão tecidual, estando previamente em estado de choque. Apesar de ser resultado de vários mecanismos, a sua elevação é bem estabelecida

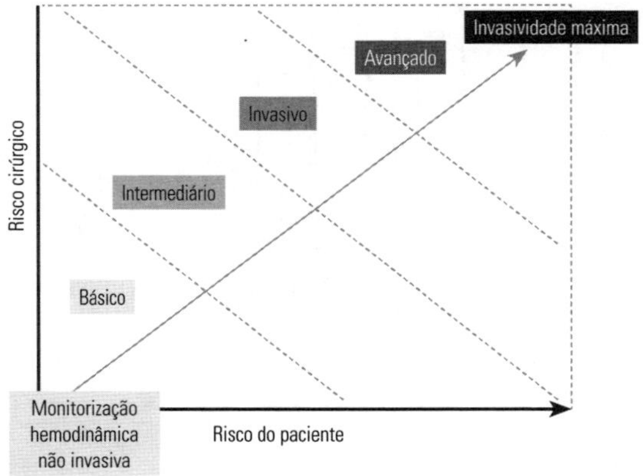

Figura 6 Escolha da monitorização hemodinâmica com base no risco.

como fator de mau prognóstico. Além disso, sua tendência de elevação com o tempo expressa maior gravidade, assim como reciprocamente. A tendência de redução de 10% do valor inicial reflete um prognóstico melhor.

- Excesso de base (BE): o equilíbrio ácido-base é frequentemente alterado durante períodos da doença. Pode ser resultado do equilíbrio do cloro, da hiperlactatemia ou da presença de ânions não mensuráveis. Assim como no caso do lactato, a causa para redução do BE é multifatorial, mas se relaciona diretamente com a mortalidade e morbidade de pacientes graves.
- Saturação venosa: pode ser mista coletada da artéria pulmonar ou central extraída na saída do átrio. Os determinantes que podem influenciar esta variável são valores de hemoglobina, oxigenação sanguínea, alteração do débito cardíaco e alteração do consumo de oxigênio (febre ou hipotermia, anestesia ou crise convulsiva ou tremores). Valores abaixo de 70% indicam hipoperfusão.
- Gradiente arteriovenoso de CO_2 (ΔPCO_2): a utilização desse gradiente permite uma avaliação de adequação de fluxo sanguíneo desses pacientes. Quando o fluxo sanguíneo é insuficiente, ocorre aumento da concentração de CO_2 venoso decorrente da estagnação venosa, já que o gás é facilmente captado pelos capilares. Na presença de ventilação pulmonar adequada, a diferença entre as pressões parciais arterial e venosa central de CO_2 demonstram esse aumento de captação. Valores maiores que 6 mmHg sugerem risco aumentado de complicações.
- Quociente respiratório (ΔPCO_2 / $C[A - V]O_2$): essa variável traduz a relação de CO_2 produzido e O_2 consumido. Quando o metabolismo anaeróbio se instala, ocorre diminuição no consumo de O_2, assim como na produção de CO_2. Entretanto, ocorre aumento de CO_2 pela via anaeróbia, que alarga essa relação.

CUIDADO!
NÃO ESQUECER!

- Na maior parte dos pacientes, o aumento da demanda de O_2 é acompanhado por aumento do DC e da extração tecidual de oxigênio. Entretanto, o paciente com pouca reserva funcional pode ser incapaz de elevar seu DC em condições que acompanhem o aumento da demanda tecidual, gerando hipóxia, morte celular e falência de múltiplos órgãos. Portanto, é fundamental identificar e monitorizar esses pacientes, pois mudanças precoces e baseadas em práticas seguras do manejo clínico no perioperatório podem evitar evoluções desfavoráveis.

TRATAMENTO

- O princípio da otimização hemodinâmica é o aumento da oferta de oxigênio e restauração do fluxo sanguíneo para melhorar a perfusão dos órgãos. As decisões tomadas para tal fim compreendem ressuscitação volêmica, uso de inotrópicos e vasopressores, além da melhora da oxigenação com aumento do suporte respiratório e transfusão sanguínea.

RESSUSCITAÇÃO VOLÊMICA

- Em termos de fluidos intravenosos, é consenso que sequenciais desafios de volumes devem ser administrados com o objetivo de atingir um aumento sustentado no volume sistólico por pelo menos 20 minutos. Isso é baseado na lei de Starling do coração. Em alguns casos, o valor máximo de volume sistólico atingido pode então ser usado como meta no período de intervenção. Embora essa abordagem tenha uma robusta base fisiológica, a identificação da resposta do aumento do volume sistólico por meio da administração de fluidos é uma tarefa difícil.

- Desafio de fluido resulta em um aumento em retorno venoso. Quando o volume plasmático é baixo, esse aumento será associado com aumento no volume sistólico e consequente débito cardíaco. A ausência da resposta do volume sistólico sugere euvolemia e desafios de volumes devem ser descontinuados.
- Todavia, é importante salientar que efeitos adversos de grandes quantidades administradas de fluidos podem ocorrer, principalmente o uso de solução fisiológica que pode induzir à acidose hiperclorêmica.
- Outro aspecto relacionado à reposição volêmica é a reanimação excessiva de fluidos, fato que piora o prognóstico dos pacientes cirúrgicos, aumentando chances de fístulas, problemas pulmonares e hipertensão intra-abdominal. Relatos sugerem que balanços hídricos mais restritivos podem proporcionar mais benefícios nessa população e devem ser preconizados.
- A reposição volêmica em pacientes cirúrgicos pode ser guiada preferivelmente por variáveis dinâmicas (ΔPP ou VVS) de avaliação de responsividade a fluidos. Estas são mais precisas que variáveis estáticas em pacientes com ventilação mecânica, fato comum no período intraoperatório. Valores maiores que 10-13% indicam fluidorresponsividade, caso contrário o uso de vasopressores é preconizado para aumento da pressão arterial (Figura 5).

TRANSFUSÃO SANGUÍNEA PERIOPERATÓRIA

- Atualmente, a transfusão sanguínea tem papel fundamental no tratamento da anemia grave em pacientes cirúrgicos. A principal justificativa para sua utilização é a diminuição da hipóxia tecidual pelo aumento da oferta de oxigênio aos tecidos.
- A anemia está associada com aumento da morbidade e mortalidade provavelmente secundário à hipóxia tissular generalizada. Por outro lado, o tratamento com transfusões sanguíneas não é isento de efeitos adversos.
- O benefício esperado a partir da realização da transfusão sanguínea é melhorar imediatamente a oferta de oxigênio, propiciando condições de prevenir a injúria celular. No entanto, é extremamente difícil demonstrar tais benefícios na prática clínica. A hemoglobina crítica, na qual há comprometimento da oferta de oxigênio, parece ser mais segura para indicar o início da transfusão do que valores absolutos de hemoglobina.
- Estudos apontam altos índices de complicações em pacientes cirúrgicos quando estes recebem transfusões, mas diferentemente da transfusão sanguínea realizada no intraoperatório, a guiada por hipoperfusão resultou em melhores desfechos. Além disso, pacientes oncológicos parecem não apresentar benefícios com protocolos restritivos de transfusão sanguínea. Esses achados demonstram que vários aspectos devem ser considerados, além de apenas o simples valor de hemoglobina para indicar transfusões.

CUIDADO! NÃO ESQUECER!

- A otimização hemodinâmica refere-se às ações para proporcionar o aumento da oferta de oxigênio e a restauração do fluxo sanguíneo, melhorando a perfusão tecidual. As atitudes relacionadas incluem a ressuscitação volêmica, uso de inotrópicos e vasopressores, além do aumento da oxigenação ofertada e transfusão sanguínea.
- É importante salientar que as estratégias de otimização hemodinâmica não são procedimentos inócuos e por esse motivo as ferramentas de monitorização são cruciais para garantir a segurança no tratamento dos pacientes.

LITERATURA RECOMENDADA

1. Silva ED, Perrino AC, Teruya A, Swaitzer BJ, Gatto CST, Simões CM, et al. Consenso brasileiro sobre terapia hemodinâmica perioperatória guiada por objetivos em pacientes submetidos a cirurgias não cardíacas: estratégia de gerenciamento de fluidos – Produzido pela Sociedade de Anestesiologia do Estado de São Paulo (Saesp). Rev Bras Anestesiol. 2016;66(6):557-71.
2. Silva Junior JM, Chaves RCF, Correa TD, Assuncao MSC, Katayama HT, Bosso FE, et al. Epidemiology and outcome of high-surgical-risk patients admitted to an intensive care unit in Brazil. Rev Bras Ter Intensiva. 2020;32(1):17-27.

CAPÍTULO 46

Insuficiência hepática crônica na UTI

Bruna Carla Scharanch

Rodolpho Pedro

MENSAGENS RELEVANTES

- A cirrose é uma importante causa de internação em UTI, seja por sua clássica disfunção progressiva ou pelas complicações agudas a ela relacionadas.
- Nas últimas décadas, a proporção de doentes com cirrose admitidos em UTI vem aumentando, acompanhando um aumento na incidência da doença especialmente por casos associados a NASH (esteato-hepatite não alcoólica) e álcool.
- Contrastando com um aumento do número de admissões, sua mortalidade ajustada por idade vem diminuindo nos últimos anos, passando de 21/100.000 em 1990 para 16.5/100.000 em 2017.
- Entender e tratar as possíveis complicações, avaliar o prognóstico e a possibilidade de transplante hepático configuram um importante desafio no ambiente de terapia intensiva.
- Complicações agudas da cirrose, quando associadas a determinadas disfunções orgânicas que conferem risco de mortalidade > 15% em 28 dias, configuram a entidade ACLF (*Acute-On-Chronic Liver Failure*). Essa entidade tem importante relação prognóstica e auxilia a guiar os objetivos de cuidado no ambiente de terapia intensiva.
- Embora estigmatizados como pacientes de baixa sobrevida hospitalar, o melhor entendimento do ACLF permitiu classificar com razoável acurácia os pacientes com maior potencial de recuperação clínica e aqueles cuja recuperação é improvável.

DISFUNÇÃO NEUROLÓGICA

- A mais clássica complicação neurológica da cirrose é a encefalopatia hepática (EH), que pode se apresentar desde com formas leves, com desatenção ou discreta confusão mental, até as formas mais severas com sonolência profunda e coma.
- Sua provável etiologia tem relação com o acúmulo de amônia e outras toxinas neurodepressoras que, após absorção intestinal, são insuficientemente metabolizadas pelo fígado doente.
- Clinicamente, a EH se manifesta com alteração do conteúdo e do nível de consciência, que pode variar desde leve desatenção até sinais de confusão grosseira, sonolência progressiva e irresponsividade a estímulos auditivos e dolorosos. São ainda frequentes a taquipneia com alcalose indevida, *flapping*, lentificação do reflexo pupilar e até mesmo convulsões.

Tabela 1 Classificação de West-Haven para encefalopatia hepática

Grau 0	Sem anormalidades
Grau I	Desatenção, ansiedade, euforia, apatia
Grau II	Desorientação no tempo, comportamento inadequado
Grau III	Sonolência responsiva a estímulos, confusão/desorientação grosseira
Grau IV	Coma

Fonte: adaptada de Wijdicks, 2016.

- O diagnóstico é eminentemente clínico, e o nível sérico de amônia não é capaz de excluir ou confirmar o quadro, possuindo correlação monotônica, mas não linear. Dentre os diferenciais estão a síndrome de Wernicke-Korsakoff, abstinência alcoólica, *delirium* e distúrbios hidroeletrolíticos.
- Os fatores desencadeantes como infecções, sangramentos e medicamentos (em especial benzodiazepínicos e diuréticos) devem ser pesquisados e corrigidos.
- O tratamento tem como objetivo reduzir a produção ou aumentar o *clearance* da amônia sérica. A redução da produção passa pela modificação da flora colônica, sendo o fármaco inicialmente escolhido em casos leves/moderados a lactulose, com dose de 60-150 mL/dia, objetivando 3 evacuações pastosas em 24 h. São efeitos colaterais a distensão abdominal gasosa, a hiperglicemia e a hipocalemia.
- Em casos mais severos, o aumento do *clearance* pode ser associado, seja através de aumento da remoção intestinal com uso de outros laxativos (polietilenoglicol, enemas) até o *clearance* sérico por hemofiltração contínua. Outra estratégia ainda discutida seria o aumento da conversão de amônia em ureia através da L-ornitina L-aspartato.
- A L-ornitina L-aspartato (LOLA) objetiva essa conversão de amônia em ureia com sua posterior excreção renal. Sua eficácia em associação ou substituição à lactulose também necessita ser consolidada na literatura, sendo a possível indução de uremia (resultante da conversão) um risco teórico descrito.
- O polietilenoglicol em altas doses (240 g diluídos em 4 litros, infundidos em 4 horas via sonda nasoenteral) mostrou superioridade à lactulose em ensaio clínico randomizado com pequena população, mas evidências adicionais são necessárias para o uso como primeira linha, além da dificuldade técnica em atingir o esquema proposto.
- A rifaximina demonstrou otimizar a resposta clínica quando associada à lactulose, mas é pouco disponível em serviços brasileiros.
- Em casos refratários (especialmente quando há sinais de hipertensão intracraniana), o uso de terapia substitutiva renal por hemofiltração contínua é capaz de reduzir a amônia sérica.
- A dieta normoproteica não mostrou induzir exacerbação da EH, não sendo indicada a restrição proteica pelo risco de sarcopenia.

- O uso de medicações com potencial sedativo deve ser reservado aos casos de extrema necessidade. Em pacientes com agitação perigosa, os antipsicóticos (haloperidol e quetiapina) são úteis no controle inicial.
- Em pacientes que serão submetidos a procedimentos que necessitem de sedação profunda, deve-se optar por drogas de curta meia-vida, evitando-se benzodiazepínicos pelo potencial de piora da EH. Em nosso serviço damos preferência ao propofol para sedação contínua e à ketamina (1-2 mg/kg) para procedimentos curtos.
- Cirróticos com elevação súbita e importante da amônia sérica podem evoluir com sinais de hipertensão intracraniana similar à hepatite fulminante com risco de herniação cerebral.

DISFUNÇÃO HEMODINÂMICA

- A redução do volume intravascular efetivo clássica da cirrose tem relação com um estado crônico de vasodilatação, exigindo do cirrótico um aumento do débito cardíaco para garantir níveis mínimos de pressão arterial e perfusão orgânica.
- Esse ambiente limítrofe é frequentemente desafiado por gatilhos de descompensação (infecção, drogas etc.). Além de causas clássicas de disfunção hemodinâmica, como sepse e sangramento, destaca-se nesta população a cardiomiopatia da cirrose (CMC).
- A CMC é identificada em cerca de 40% desses pacientes e se caracteriza por 3 achados principais: 1. resposta amortecida inotrópica e cronotrópica; 2. disfunção diastólica; 3. anormalidades eletrofisiológicas (principalmente alargamento do intervalo QT).
- A disfunção sistólica é frequentemente mascarada pelo estado de vasodilatação e baixa pós-carga, mas pode se manifestar em situações de alta demanda. A resposta amortecida cronotrópica pode estar exacerbada pelo uso de betabloqueadores e a disfunção inotrópica de ventrículo direito pode ser agravada por hipertensão portopulmonar.
- Diante desses achados, é prudente a realização de ecocardiograma à beira-leito sempre que houver estado de choque, especialmente em situações ligadas ao aumento súbito da pré-carga (TIPS, transplante hepático).
- Outra causa de agravamento da função circulatória é a insuficiência adrenal relativa, termo utilizado para descrever a produção inadequadamente baixa de cortisol diante de um agravo crítico e comum em pacientes cirróticos ("síndrome hepatoadrenal"), com incidência de até 70% nesta população.
- A suplementação de corticoide na disfunção hepática em UTI segue as recomendações do doente crítico usual. Em nosso serviço (HC-FMUSP), prescrevemos hidrocortisona na dose de 50 mg 6/6 h por via endovenosa durante 5 dias em cirróticos com diagnóstico de choque com uso de vasopressores em altas doses, em rápida ascensão ou com desmame difícil.
- Os dados existentes na literatura atual na população geral apontam para uma redução da dose e do tempo do uso de vasopressores sem modificação da sobrevida.
- Em pacientes instáveis que se julgue necessária a expansão volêmica, os cristaloides são os fluidos de escolha. A albumina é indicada como fluido de primeira linha em 3 situações específicas: síndrome hepatorrenal, reposição após paracentese de grande monta (acima de 5 litros) e prevenção de síndrome hepatorrenal após peritonite bacteriana espontânea (PBE).

DISFUNÇÃO PULMONAR

- O aumento da pressão intra-abdominal em pacientes com ascite de grande monta pode induzir restrição das incursões respiratórias; este esforço impõe ao doente, frequentemente sarcopênico e taquipneico, um maior trabalho respiratório e pode ser agravado por congestão (frequente na terapia com albumina/terlipressina), hidrotórax, síndrome hepatopulmonar ou hipertensão portopulmonar.
- O hidrotórax hepático (HH) ocorre em cerca de 6% dos pacientes cirróticos com ascite devido a invasão pleural pelo líquido abdominal via falhas diafragmáticas.
- Essas falhas formam válvulas unidirecionais, justificando o fato de que em até 20% dos casos não há ascite clinicamente manifesta. A maioria (79,5%) surge no hemitórax direito, onde o diafragma é mais fino, e diferentemente do cardiogênico, apenas 3% são bilaterais.
- A apresentação pode ser desde assintomática até a insuficiência respiratória aguda, e o diagnóstico é confirmado com a clínica e o exame de imagem compatível em pacientes com cirrose e hipertensão portal, excluindo-se patologias cardiopulmonares.
- A toracocentese revela transudato, mas a infecção desse líquido (empiema bacteriano espontâneo) pode ocorrer, sendo confirmada pela cultura positiva e neutrófilos > 250/mm^3 ou cultura negativa e neutrófilos > 500/mm^3, na ausência de infecção pulmonar.
- Dentre os diagnósticos diferenciais estão o derrame parapneumônico, a tuberculose e outras causas de derrame pleural. A confirmação das falhas diafragmáticas por cintilografia, embora possível, é pouco realizada na prática clínica.
- O manejo passa pela terapia com diuréticos, seguindo os mesmos princípios da ascite. Em pacientes desconfortáveis deve-se avaliar a necessidade de paracentese e/ou toracocentese.
- A instalação de dreno torácico para esvaziamento intermitente é tentadora em casos refratários, mas o alto risco de infecção e o frequente extravasamento de ascite pelo orifício após sua retirada tornam essa opção frequentemente mórbida e paliativa.
- A correção cirúrgica dos defeitos diafragmáticos com ou sem pleurodese é frequentemente agressiva ao cirrótico, configurando terapia de exceção.
- O TIPS (*shunt* intra-hepático portossistêmico via transjugular) reduz a pressão portal e a formação do hidrotórax, mas sua indicação deve ser individualizada. Até o momento, o único tratamento curativo é o transplante hepático.
- Outras complicações pulmonares relevantes são as complicações vasculares, seja por vasodilatação pulmonar excessiva (síndrome hepatopulmonar) ou pela vasoconstrição pulmonar reativa (síndrome portopulmonar).
- A síndrome hepatopulmonar possui incidência variável (4-47% a depender da classificação) e resulta de vasodilatação capilar pulmonar excessiva formando *shunts* vasculares, que resultam em hipoxemia. Embora o achado mais específico seja a platipneia, a dispneia e a ortopneia também são frequentes.
- O diagnóstico requer a presença da tríade exposta na Tabela 2, sendo a vasodilatação pulmonar confirmada pela presença de *shunt* ao ecocardiograma com microbolhas, evidenciando a passagem destas para a câmara esquerda após 4-6 ciclos.

Tabela 2 Critérios diagnósticos de síndrome hepatopulmonar

1. Hipertensão portal (com ou sem cirrose)
2. Vasodilatação pulmonar
3. PaO_2 < 80 mmHg ou gradiente alvéolo-arterial de oxigênio > 15 mmHg em ar ambiente (20 mmHg em pacientes > 65 anos de idade)

Fonte: adaptada de Soulaidopoulos et al., 2018.

- O único tratamento comprovadamente efetivo é o transplante hepático. A oxigenioterapia pode reduzir a hipoxemia, mas a natureza do *shunt* pode limitar sua eficácia. Outras terapias (pentoxifilina, azul de metileno e o sorafenib) estão sendo estudadas.
- A hipertensão portopulmonar (HPP) resulta do outro extremo deste espectro (vasoconstrição pulmonar) e pode ser causa de disfunção respiratória e/ou hemodinâmica. Inicialmente assintomática, pode ser causa de dispneia aos esforços e posteriormente de sintomas de falência do ventrículo direito.
- Sua incidência é relatada em 3-10% dos cirróticos e o diagnóstico é firmado pelo valor de pressão de artéria pulmonar (PAP) > 25 mmHg, na ausência de outras etiologias de hipertensão pulmonar (HP).
- Seu tratamento é baseado no uso de vasodilatadores pulmonares estudados para outras causas de HP, como os antagonistas da endotelina (bosentan), inibidores da fosfodiesterase 5 (sildenafil) e análogos da prostaciclina (epoprostenol), mas o sildenafil pode estar associado ao maior risco de ruptura de varizes esofágicas.
- Situações que aumentam subitamente o retorno venoso ao ventrículo direito, como TIPS e transplante hepático, podem descompensar o binômio hipertensão portopulmonar + cardiomiopatia cirrótica, sendo frequente que tais procedimentos sejam contraindicados em formas severas de HPP (PAP > 45 mmHg).

DISFUNÇÃO RENAL

- A lesão renal aguda (LRA) é diagnóstico frequente nas descompensações da cirrose, atingindo entre 20-50% dos cirróticos internados, e está frequentemente relacionada com as alterações hemodinâmicas clássicas da cirrose e da hipertensão portal.
- É importante lembrar que embora a síndrome hepatorrenal (SHR) seja um marco da cirrose avançada, esses pacientes podem apresentar LRA por diversas causas, sendo comum uma etiologia multifatorial [hipovolemia, necrose tubular aguda (NTA), glomerulonefrites, nefrite intersticial aguda, drogas nefrotóxicas, patologias obstrutivas e outras].
- Considerando o diagnóstico histológico, as etiologias pré-renais (hipovolemia e SHR) e a NTA são as mais frequentes. O termo pré-renal não deve ser lembrado como sinônimo de hipovolemia, mas sim como um grupo em que não há lesão estrutural óbvia.
- A síndrome hepatorrenal é intimamente relacionada à hipertensão portal que induz um aumento de vasodilatadores na circulação esplâncnica (em especial o óxido nítrico), represando parte do volume intravascular. Essa redução do volume circulante efetivo é inicialmente compensada com um aumento do débito cardíaco, mas futuramente resultará em ativação do sistema

renina-angiotensina-aldosterona (SRAA) e do sistema nervoso simpático, causando retenção de água e sódio e vasoconstrição renal.

- Atualmente o diagnóstico de LRA em cirróticos segue critérios semelhantes à classificação KDIGO, considerando disfunção a partir do aumento de 0,3 mg/dL na creatinina sérica.
- Já a SHR passou a ser definida como uma LRA no cirrótico na ausência de choque, drogas nefrotóxicas e sinais de lesão estrutural, sem resposta à expansão com albumina (1 g/kg/dia) por 48 horas (Tabela 3).
- Para fins didáticos, a IRA passou a ser dividida em IRA-SHR e IRA não SHR. A antiga SHR tipo 2, por se apresentar como uma insuficiência renal crônica (IRC), passou a ser chamada de IRC-SHR.

Tabela 3 Critérios para diagnóstico e tratamento da síndrome hepatorrenal (SHR)

Presença de	Ausência de	Tratar se
IRA no cirrótico (aumento da creatinina > 0,3 mg/dL em 48 h)	Choque	SHR com creatinina > 1,5 mg/dL + Ausência de contraindicação ao tratamento
	Resposta à expansão com albumina – 48 h	
	Drogas nefrotóxicas	
	Dano estrutural (proteinúria > 500 mg/dL, micro-hematúria > 50 cél/pc, alterações ultrassonográficas	

Fonte: adaptada de Solé, 2018. IRA: insuficiência renal aguda.

- Inicialmente deve-se evitar a hipovolemia, a hipotensão e o uso de drogas nefrotóxicas e hipotensoras (ex.: betabloqueador, IECA), bem como o tratamento de possíveis gatilhos como infecções e sangramentos. O uso de diuréticos deve ser reservado aos casos em que são improváveis os diagnósticos de hipovolemia ou SHR (hipovolemia efetiva).
- Em pacientes sem causa óbvia de IRA, com creatinina sérica > 1,5 mg/dL e sem sinais francos de hipervolemia, deve-se iniciar a expansão com albumina 1 g/kg/dia (máximo de 100 g/dia) por 48 horas; sugerimos fracionar essa dose em 3-4x/dia, observando efeitos colaterais.
- Os pacientes que não apresentarem resposta à expansão com albumina e que tenham critérios compatíveis com SHR devem ser receber albumina 20-40 g/dia associados à terapia com vasopressores (terlipressina ou noradrenalina) até que o valor de creatinina seja < 1,5 mg/dL ou retorne ao basal, com um uso máximo de 14 dias.
- Segundo dados mais recentes, a resposta ao tratamento combinado (terlipressina + albumina) é de 32%, caindo para 17% quando realizado apenas com o uso de albumina, sendo que essa associação parece elevar o risco de insuficiência respiratória. Estudos anteriores apontam para taxas de respostas parciais de até 70% e respostas completas em 40-50%.
- A dose inicial da terlipressina é de 0,5-1 mg a cada 4-6 h, sendo reavaliada a cada 72 h. Neste período, a ausência de uma redução ≥ 25% da creatinina deve motivar o aumento da dose até 2 mg a cada 4-6 h.
- A terlipressina em infusão contínua mostrou atingir o mesmo efeito com uma dose média 33% menor, resultando em uma redução de até 50% dos efeitos colaterais (dor abdominal, bradicardia, diarreia, hipervolemia e even-

tos isquêmicos). Em nosso serviço utilizamos a terlipressina em infusão contínua na dose de 1 mg, diluído em 50-100 mL de soro glicosado 5%, a cada 12 horas, ajustando essa dose conforme evolução.

- A noradrenalina mostrou não inferioridade em metanálise que avaliou estudos com a dose de 0,5-3 mg/h *versus* terlipressina. Há de se salientar que alguns desses estudos possuíam amostra pequena e essa similaridade é controversa. Em pacientes com hipotensão a despeito da terlipressina sugerimos transição para noradrenalina pela maior facilidade de titulação.
- O tratamento da hipertensão portal com TIPS parece estar relacionado à melhora da função renal, mas a indicação neste cenário ainda é controversa. O melhor tratamento para resolução da SHR é o transplante, sendo o transplante fígado-rim uma opção nas disfunções crônicas.
- Pacientes candidatos a transplante devem ser listados assim que possível, e a terapia dialítica pode servir de ponte em casos refratários à terapia medicamentosa. Em pacientes não candidatos à transplante, a indicação de diálise deve ser individualizada, pesando-se os valores individuais do paciente, os riscos, o custo e a futilidade a longo prazo desse tratamento.
- Outra importante causa de IRA no paciente cirrótico é a síndrome compartimental abdominal, sendo a paracentese sempre indicada neste cenário. O esvaziamento da ascite mostrou ser eficaz em reduzir a pressão intra-abdominal e em aumentar do fluxo de diurese.
- As disfunções renais por etiologias clássicas (NTA, drogas nefrotóxicas, NIA, pós-renal) devem ser manejadas de forma semelhante aos doentes sem disfunção hepática.

DISFUNÇÃO ABDOMINAL

- Ascite e PBE são as principais complicações abdominais em cirróticos admitidos na UTI.

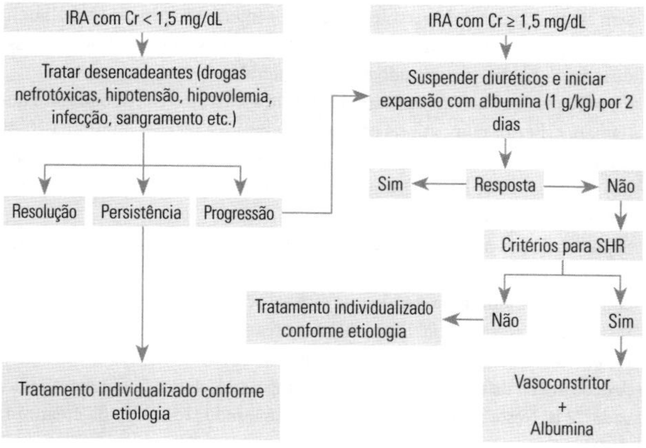

Figura 1 Fluxograma de manejo da disfunção renal em cirróticos. Fonte: adaptada de European Association for the Study of the Liver, 2018. Cr: creatinina; IRA: insuficiência renal aguda; SHR: síndrome hepatorrenal.

- A ascite é a mais frequente, atingindo 60% dos pacientes após 10 anos de doença, sendo marcador de mau prognóstico e de piora na qualidade de vida. Relacionada a hipertensão portal e retenção natrêmica.
- Avaliar história clínica, exame físico, ultrassonografia abdominal e exames laboratoriais, incluindo função hepática, função renal, eletrólitos do soro e urinários, além da análise do líquido ascítico por paracentese.
- O gradiente da albumina soro-ascite (GASA) ≥ 1,1 g/dL reforça a hipertensão portal como etiologia, com uma precisão de até 97%.
- SEMPRE realizar paracentese diagnóstica em pacientes que sejam internados por piora da ascite ou outras complicações da cirrose.
- As opções de tratamento são diureticoterapia como inicial (espironolactona na dose de 100-400 mg/dia e furosemida 40-160 mg/dia) associada a restrição da ingesta de sal e, em casos refratários, paracentese de repetição e TIPS (*shunts* portossistêmicos intra-hepáticos transjugulares).
- Repor albumina em drenagem maior que 5 L (8 g/L de ascite removida).
- Algumas contraindicações relativas ao TIPS são a insuficiência hepática grave, a encefalopatia hepática, a infecção ativa e as doenças cardiopulmonares graves.
- Ao admitir um paciente submetido à passagem de TIPS, deve-se atentar para os riscos de piora da encefalopatia, descompensação de insuficiência cardíaca ou hipertensão portopulmonar, trombose, estenoses e sangramentos.
- A peritonite bacteriana espontânea (PBE) é a infecção bacteriana mais comum em doentes com cirrose e ascite. Trata-se da infecção do líquido ascítico sem evidência de fonte secundária intra-abdominal, com possível mecanismo a translocação bacteriana.
- Dentre os principais fatores de risco destacam-se a cirrose avançada (CHILD C), a proteína no líquido ascítico < 1 g/dL, relato de episódio prévio de PBE, bilirrubina total (BT) > 2,5 mg/dL, HDA varicosa e a desnutrição.
- Sempre excluir PBE em cirróticos com ascite na admissão hospitalar não planejada, visto que a PBE pode se manifestar ou induzir diversas apresentações como sepse, sintomas gastrointestinais, piora de função hepática ou renal, piora da encefalopatia, hemorragia digestiva alta, peritonite, choque e outras disfunções orgânicas.
- O diagnóstico é firmado pela paracentese diagnóstica com celularidade ≥ 250 neutrófilos/mm^3, mesmo com cultura negativa (Tabela 4). Na suspeita de PBS deve-se avaliar precocemente a indicação de tratamento cirúrgico, sendo a tomografia abdominal com contraste útil em auxiliar essa decisão.

Tabela 4 Alterações infecciosas do líquido ascítico

Nomenclatura	Celularidade	Cultura
Peritonite bacteriana espontânea (PBE)	≥ 250 neutrófilos/mL	+
PBE com cultura negativa	≥ 250 neutrófilos/mL	–
Bacterascite	< 250 neutrófilos/mL	+
Peritonite bacteriana secundária (PBS)	↑↑↑ Neutrófilos e proteínas	Polimicrobiana

- O tratamento da PBE é indicado por 5 a 7 dias com cefalosporinas de terceira geração, uma vez que os germes mais comuns são aeróbios Gram-negativos, como *E. coli*. Outras opções incluem amoxacilina/ácido clavulânico e quinolonas, como ciprofloxacino. Avaliar uso de profilaxia prévia ou risco de germe hospitalar para escolha do antibiótico.

- A antibioticoterapia resolve a PBE em aproximadamente 90% dos casos.
- A punção de controle pode corroborar a boa evolução, revelando redução na contagem de neutrófilos ≥ 25% após 48 h e < 250 neutrófilos no sétimo dia de tratamento, mas não é isenta de riscos.
- Falhas de tratamento em geral estão relacionadas a germes resistentes ou à presença de entidades como PBS e abscessos, devendo-se excluir complicações com exames de imagem e ajustar os antimicrobianos de acordo com o perfil local.
- A profilaxia primária contínua com norfloxacino 400 mg/dia é sugerida em pacientes com cirrose avançada (Child ≥ 9) e com baixa concentração de proteínas no líquido ascítico (< 1-1,5 g/dL), cenário que mostrou reduzir a incidência de novas infecções, síndrome hepatorrenal e mortalidade em 3 meses.
- A profilaxia primária por 7 dias está indicada em pacientes cirróticos com ascite que apresentem hemorragia digestiva alta, neste caso com cefalosporinas de 3ª geração.
- A profilaxia secundária com norfloxacino está indicada em pacientes que já apresentaram PBE e reduz a recorrência de PBE em um ano (20% *versus* 68%).
- Deve-se atentar à possibilidade de síndrome hepatorrenal que ocorre em quase 30% dos doentes com PBE. A administração de albumina (1,5 g/kg no momento do diagnóstico e 1 g/kg no 3º dia) mostrou reduzir a frequência de SHR e melhorar a sobrevida em pacientes que apresentavam bilirrubina total ≥ 4 mg/dL ou creatinina sérica ≥ 1 mg/dL.

DISFUNÇÃO HEMATOLÓGICA

- Embora estigmatizado como coagulopata, o cirrótico vive em estado de hemostasia rebalanceada, visto que há redução tanto na produção de fatores pró como antitrombóticos, sendo a incidência de trombose venosa até maior que em indivíduos saudáveis.
- Estudos baseados em tromboelastometria mostram que, mesmo no cenário de descompensação aguda da doença hepática, a maioria dos doentes possui perfil de coagulação normal ou discretamente alterado, sendo o desbalanço (pró-hemorragia ou pró-trombose) mais comum nos pacientes com disfunção avançada.
- Outra importante informação é que os testes clássicos, em especial o tempo de protrombina (TP) e o tempo de tromboplastina parcial ativada (TTPA), são fracos preditores do risco de sangramento nesta população, sendo mais acurados os valores de plaquetas e fibrinogênio.
- A prática de transfundir plasma fresco congelado (PFC) pela presença de TP alargado sem sangramento é desaconselhada independentemente do valor do exame, podendo mascarar o grau de insuficiência hepática e retardar a inclusão destes na lista de transplante. Além disso, a infusão é relacionada com aumento da pressão portal e risco de ruptura de varizes esofágicas.
- Procedimentos de punção percutânea ou passagem de acessos vasculares, sempre que possível, devem ser guiados por ultrassonografia, priorizando

sítios compressíveis. O valor isolado do tempo de protrombina, na ausência de sangramento relevante, não indica a transfusão profilática de PFC.

- A hemorragia digestiva alta varicosa é usualmente mecânica, ocorrendo por hipertensão portal e ocasionalmente até induzida por trombose portal. A ênfase deve ser dada ao controle endoscópico da hemorragia, e a transfusão de hemocomponentes deve ser feita de forma restrita (alvo de hemoglobina sérica de 7-9 mg/dL), sendo a transfusão liberal (buscando alvo de hemoglobina sérica superior a 9 mg/dL) associada a piores desfechos, com aumento da pressão portal e possível retroalimentação do mecanismo causador do sangramento.
- Em doentes com queda importante da hemoglobina sérica sem alterações endoscópicas e sem exteriorização de sangramento, deve-se avaliar a possibilidade de ascite hemorrágica ou hemorragia retroperitoneal, principalmente se submetidos à punção ou biópsia recente.
- A hemorragia pós-paracentese em pacientes estáveis deve ter manejo conservador com suporte transfusional e reavaliação clínica e laboratorial, mas casos instáveis podem requerer radiointervenção ou cirurgia. Deve-se buscar a correção da hipocalcemia, acidose e hipotermia, bem como evitar a hemodiluição excessiva com fluidos endovenosos.
- Pacientes com cirrose internados e sem sangramento ativo devem receber profilaxia de trombose venosa nas mesmas indicações da população geral.

DISFUNÇÃO IMUNOLÓGICA

- O paciente cirrótico apresenta elevado risco de infecções bacterianas seja pela disfunção hepática, *shunt* portossistêmico, disbiose intestinal, maior translocação bacteriana, disfunção imune e fatores genéticos.
- Outras infecções podem ocorrer durante a hospitalização em até 25-30% dos pacientes, sendo as mais frequentes: pele e tecidos moles, pneumonia e trato urinário.
- A suspeita, diagnóstico e tratamento precoces são fundamentais; deve-se basear a terapia empírica em fatores como ambiente (comunidade *versus* hospitalar), perfil de resistência local, gravidade e tipo de infecção.
- Suspender a antibioticoterapia sempre que a hipótese se tornar improvável, tendo em vista que esses pacientes estão sujeitos a internações prolongadas, resistência bacteriana e alta chance de infecções futuras.

PROGNÓSTICO E ACLF (*ACUTE ON CHRONIC LIVER FAILURE*/INSUFICIÊNCIA HEPÁTICA CRÔNICA AGUDIZADA)

- O paciente com cirrose descompensada é comumente rotulado como um doente de baixa capacidade de recuperação clínica. Diante de um número insuficiente de leitos, é frequentemente preterido na seleção de candidatos a serem admitidos em UTI.
- O conceito de ACLF nasce da tentativa de entender o motivo pelo qual alguns pacientes evoluem com maior carga inflamatória e consequente piora da função hepática e dos demais órgãos, separando o prognóstico das diferentes formas de descompensação.

- Esta entidade pode surgir sem um indutor específico (criptogênica) ou estar relacionada a gatilhos conhecidos (infecções, álcool, hepatites virais, HDA, cirurgias, traumas e outros).
- A partir de um grande estudo observacional (Canonic, Moureau et al., 2013), ficou evidente que os pacientes que evoluíam com maior mortalidade poderiam ser identificados de antemão pelo surgimento de maior resposta inflamatória e de determinadas disfunções.
- Foram definidos dois subtipos de agudização da cirrose: a descompensação aguda, quando a mortalidade prevista era ≤ 15% em 28 dias, e ACLF, mortalidade predita > 15% em 28 dias.
- Com base no critério de falência orgânica adaptado para o cirrótico (CLIF-SOFA), as disfunções com maior acurácia prognóstica neste cenário foram as descritas na Tabela 5.

Tabela 5 Disfunções orgânicas consideradas para o diagnóstico de *Acute on Chronic Liver Failure* (ACLF)

Creatinina ≥ 2 mg/dL	EH III-IV	INR ≥ 2,5 ou PLQ < 20 mil/mm^3
Bilirrubina total ≥ 12 mg/dL	Uso de drogas vasoativas	P/F ≤ 200

Fonte: adaptada de Moureau et al., 2013.

- Diferentes combinações destas disfunções geravam diferentes desfechos, sendo possível separar tais apresentações em grupos de gravidade (ACLF I, II e III) (Tabela 6).

Tabela 6 Classificação de *Acute on Chronic Liver Failure* (ACLF)

Grau I	Disfunção renal isolada Qualquer outra disfunção com Cr entre 1,5-1,9 mg/dL ou EH I-II
Grau II	Presença de 2 disfunções
Grau III	Presença de 3 ou mais disfunções

* São consideradas como disfunções apenas as descritas na Tabela 5.
Fonte: adaptada de Moureau et al., 2013.

- Com esses dados construiu-se o *ACLF Score*, instrumento prognóstico superior aos tradicionais MELD, MELD-Na, APACHE e Child-Pugh na predição de mortalidade neste cenário, atingindo acurácia máxima entre o 3º e 7º dia do insulto.
- Assim, atualmente, a maior importância da caracterização do ACLF para o intensivista é a possibilidade de prognosticar com razoável acurácia quais pacientes apresentam maior ou menor potencial de recuperação clínica após uma descompensação da cirrose (Figura 2).
- Assim, indivíduos com descompensações da cirrose sem ACLF poderiam ser manejados fora do ambiente de terapia intensiva. Pacientes com ACLF graus I e II apresentam considerável potencial de sobrevida em 90 dias e não deveriam ser preteridos à internação em UTI.
- Pacientes com ACLF III possuem alta chance de óbito em 28 dias. Nestes casos, a estratégia de "*trial* de UTI" por 48-72 horas é sugerida em associação à reavaliação clínica seriada, visto que essa entidade é dinâmica. A refratariedade nestes casos deve reforçar a discussão de limitação do suporte inten-

sivo, sendo o tratamento agressivo usualmente associado a maior sofrimento e à ausência de benefícios.

- Pacientes com ACLF III que apresentem melhora das disfunções até o 3º dia evoluem com sobrevida em 28 dias comparáveis ao grupo de ACLF II.
- Pacientes que apresentem recuperação ou estabilização devem ser avaliados por equipe de transplante hepático, tendo em vista a alta mortalidade livre de transplante a longo prazo.

Tabela 7 Dúvidas frequentes no manejo do paciente cirrótico

Quando prescrever albumina? Na síndrome hepatorrenal, na prevenção de síndrome hepatorrenal após PBE e em reposições pós-paracentese de grande monta (> 5 L).
Quando puncionar ascite? Em toda descompensação no paciente cirrótico com ascite puncionável para descartar PBE como fator desencadeante; no rastreio infeccioso de paciente cirrótico; de controle em 48 h se PBE; após HDA.
Quando e como fazer profilaxia de PBE? Pacientes com PBE prévia ou pacientes com cirrose avançada e proteína no líquido ascítico < 1-1,5 g/dL com norfloxacino 400 mg/dia de forma contínua; após HDA com ceftriaxona 1 g/dia por 7 dias.
Qual o fluido de escolha no cirrótico? Cristaloides, de preferência evitando as soluções hiperclorêmicas (soro fisiológico 0,9%) por risco de acidose e possível associação com disfunção renal.
Quando transfundir? Em geral, adotamos como alvo Hb > 7,0; se sangramento ativo, alvo de fibrinogênio > 100 mg/dL e plaquetas > 50 mil/mm³. O uso de PFC ou antifibrinolíticos deve ser avaliado caso a caso, pesando a favor da prescrição nos sangramentos relevantes ou refratários. Quando disponível, o suporte transfusional deve ser guiado tromboelastografia.
Quando pensar em TIPS? HDA refratária ao tratamento endoscópico e/ou farmacológico, ascite refratária, hidrotórax hepático, síndrome hepatopulmonar.
Quando pensar em transplante hepático? Insuficiência hepática aguda com critérios para fulminante, doença hepática crônica em progressão; situações especiais: ascite refratária, síndrome hepatopulmonar, encefalopatia de repetição, prurido intratável, carcinoma hepatocelular, trauma.
Quando pensar em limitação de cuidados? Pacientes com múltiplas disfunções sem resposta ao *trial* de UTI; pacientes com insuficiência hepática terminal e contraindicação ao transplante.

Hb: hemoglobina; HDA: hemorragia digestiva alta; PBE: peritonite bacteriana espontânea; PFC: plasma fresco congelado; TIPS: *shunt* intra-hepático portossistêmico via transjugular.

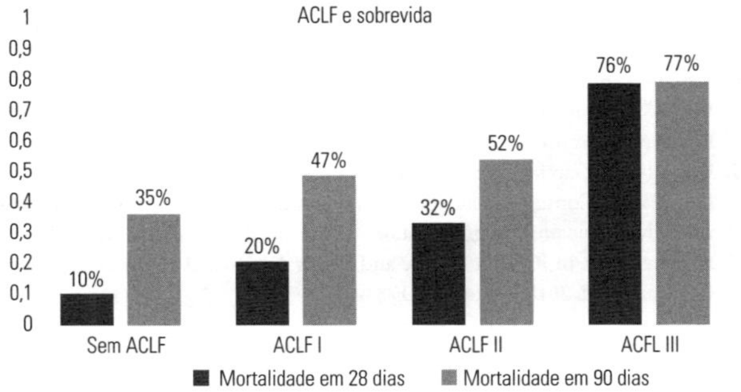

Figura 2 Gráfico de sobrevida em *Acute on Chronic Liver Failure* (ACLF) conforme dados do estudo Canonic – Moureau, 2013.

LITERATURA RECOMENDADA

1. European Association for the Study of the Liver. EASL clinical practice guidelines for the management of patients with decompensated cirrhosis. J Hepatol. 2018;69(2):406-60.
2. Olson JC. Intensive care management of patients with cirrhosis. Curr Treat Options Gastroenterol. 2018;16(2):241-52.
3. Olson JC, et al. Intensive care of the patient with cirrhosis. Hepatology. 2011;54(5):1864-72.
4. Swaminathan M, Ellul MA, Cross TJ. Hepatic encephalopathy: current challenges and future prospects. Hepat Med. 2018;10:1-11.
5. Wijdicks EF. Hepatic encephalopathy. N Engl J Med. 2016;375(17):1660-70.
6. Rahimi RS, et al. Lactulose vs polyethylene glycol 3350 – electrolyte solution for treatment of overt hepatic encephalopathy: The Help Randomized Clinical Trial. Jama Intern Med. 2014;174(11):1727-33.
7. Slack AJ, et al. Ammonia clearance with haemofiltration in adults with liver disease. Liver Int. 2014;34(1):42-8.
8. Kim JH. What we know about paracentesis induced circulatory dysfunction? Clin Mol Hepatol. 2015;21(4):349-51.
9. Alonso JC. Pleural effusion in liver disease. Semin Respir Crit Care Med. 2010;31(6):698-705.
10. Savino JA, et al. Manipulation of ascitic fluid pressure in cirrhotics to optimize hemodynamic and renal function. Ann Surg. 1988;208(4):504-11.
11. Soulaidopoulos S, et al. Review article: update on current and emergent data on hepatopulmonary syndrome. World J Gastroenterol. 2018;24(12):1285-98.
12. Matsumoto N, et al. Renal vein dilation predicts poor outcome in patients with refractory cirrhotic ascites. Hepatol Res. 2018;48(3):E117-E125.
13. Sole C, et al. Hepatorenal syndrome in the era of acute kidney injury. Liver Int. 2018;38(11):1891-901.
14. Handel J, Lang E. Transfusion strategy for acute upper gastrointestinal bleeding. CJEM. 2015;17(5):582-5.
15. Rodriguez-Castro KI, Antonello A, Ferrarese A. Spontaneous bleeding or thrombosis in cirrhosis: what should be feared the most? World J Hepatol. 2015;7(14):1818-27.
16. Hernaez R, et al. Acute-on-chronic liver failure: an update. Gut. 2017;66(3):541-53.
17. Putignano A, Gustot T. New concepts in acute-on-chronic liver failure: implications for liver transplantation. Liver Transpl. 2017;23(2):234-43.
18. Rocco JR, Soares M. Outcome of patients with cirrhosis admitted to intensive care. Rev Bras Ter Intensiva. 2010;22(1):11-8.
19. Sepanlou, Sadaf G, et al. The global, regional, and national burden of cirrhosis by cause in 195 countries and territories, 1990-2017: a systematic analysis for the Global Burden of Disease Study. The Lancet Gastroenterology & Hepatology. 2017;5(3):245-66.
20. Wong F, Pappas SC, Curry MP, Reddy KR, Rubin RA, Porayko MK, et al.; CONFIRM Study Investigators. Terlipressin plus albumin for the treatment of type 1 hepatorenal syndrome. N Engl J Med. 2021 Mar 4;384(9):818-28.
21. Karvellas CJ, Garcia-Lopez E, Fernandez J, Saliba F, Sy E, Jalan R, et al. Chronic Liver Failure Consortium and European Foundation for the Study of Chronic Liver Failure. Dynamic prognostication in critically ill cirrhotic patients with multiorgan failure in ICUs in Europe and North America: A multicenter analysis. Crit Care Med. 2018 Nov;46(11):1783-91.

CAPÍTULO 47

Manejo do politraumatizado

Pedro Fortes Osório Bustamante
Ana Clara Dobre
Barbara Vieira Carneiro
Roberta Muriel Longo Roepke
Filipe Mateus Cadamuro
Estevão Bassi

MENSAGENS RELEVANTES

- O trauma grave é uma das principais causas de morte e incapacidade entre pacientes em idade economicamente ativa.
- A distribuição das mortes no trauma é classicamente descrita como trimodal, mas hoje ela é mais bem descrita como bimodal (óbitos precoces e óbitos tardios).
- Para evitar os óbitos precoces, uma cadeia de sobrevivência que inclui o pré-hospitalar e o manejo intra-hospitalar inicial visando a tratar agressivamente o choque hemorrágico e o traumatismo cranioencefálico grave é essencial.
- Para evitar os óbitos tardios relacionados à disfunção de múltiplos órgãos, uma unidade de terapia intensiva capaz de prover suporte orgânico de alta qualidade é essencial, além de todas as medidas essenciais para evitar complicações secundárias.
- No choque hemorrágico, além do controle de foco de sangramento, é essencial o manejo da coagulopatia com protocolos de transfusão maciça.
- No trauma raquimedular, deve-se atentar ao risco de disautonomia (hipotensão e bradicardia) para pacientes com lesões acima de T6 e ao risco de insuficiência respiratória em pacientes com lesões cervicais.
- No traumatismo cranioencefálico, é essencial visar à redução de lesões secundárias após o trauma inicial.
- No trauma torácico, tratadas as lesões ameaçadoras à vida, deve-se otimizar analgesia, fisioterapia respiratória e evitar o balanço hídrico positivo.
- No trauma contuso de abdome estável, as lesões parenquimatosas geralmente são tratadas de maneira conservadora, enquanto lesões de vísceras ocas demandam tratamento cirúrgico. Em caso de tratamento conservador, o intensivista deve ficar atento a sinais clínicos de instabilidade hemodinâmica subsequente.
- No trauma de pelve, a prioridade é a fixação da pelve para evitar sangramento e coagulopatia.
- No trauma de extremidades, múltiplas complicações específicas podem ocorrer. Em caso de lesões de mau prognóstico, deve-se priorizar sempre a estabilidade clínica sistêmica em detrimento de tentativas de salvar o membro acometido para não colocar a vida do paciente em risco.

INTRODUÇÃO E ESCORES DE GRAVIDADE

- O trauma está entre as principais causas de morbidade e mortalidade na população economicamente ativa.
- A distribuição das mortes nos pacientes politraumatizados é classicamente caracterizada por uma distribuição trimodal:

1. Óbitos em cena por lesões não salváveis.
2. Óbitos precoces por hemorragia, lesões graves de via aérea e lesões neurológicas não tratadas.
3. Óbitos tardios decorrentes da disfunção de múltiplos órgãos e infecções secundárias.

- Mais recentemente, tem-se observado uma distribuição mais bimodal, tendo em vista as melhorias no atendimento pré-hospitalar, que levaram a uma fusão dos dois picos iniciais.
- Para o intensivista, é importante diferenciar o manejo intenso nas primeiras 24 horas do trauma e o manejo subsequente, quando o paciente evolui com hipertensão intracraniana sustentada e/ou disfunção de múltiplos órgãos.
- O manejo do politraumatizado na UTI também é caracterizado pela avaliação terciária do trauma, com necessidade de reavaliação do atendimento inicial e compromissos entre diversas disfunções orgânicas que podem ter objetivos competitivos, mas é importante que o intensivista conheça as avaliações primária e secundária.
- Escores prognósticos específicos para pacientes com trauma incluem combinação de variáveis, como idade, sexo, mecanismo de trauma, variáveis fisiológicas (de exame físico ou exames laboratoriais) e gravidade das lesões anatômicas (de exame físico ou exames de imagem).
- Na UTI, os escores anatômicos (ISS e novo ISS) habitualmente não têm relevância clínica.
- Os escores fisiológicos ou combinados (como o TRISS) são de aplicabilidade no atendimento inicial para estratificação de risco, mas também não têm aplicabilidade na terapia intensiva.
- Escores como o SOFA para avaliar a intensidade das disfunções orgânicas são mais úteis para avaliar o risco de morte de pacientes politraumatizados admitidos na UTI, dada a fase da doença em que os pacientes se encontram.

ATENDIMENTO SISTEMATIZADO AO POLITRAUMATIZADO E INDICAÇÕES DE EXAMES DE IMAGEM

AVALIAÇÃO PRIMÁRIA (ABCDE) E RESSUSCITAÇÃO IMEDIATA

- É uma avaliação sistematizada para identificação de lesões ameaçadoras à vida.
- Para cada ameaça identificada deve ser realizada intervenção imediata.

CUIDADO! NÃO ESQUECER!

- É possível fazer uma avaliação rápida do "ABCD": perguntar nome do paciente e o que ocorreu – a resposta correta demonstra capacidade de falar preservada (via aérea e respiração controladas), ausência de alteração de nível de consciência por instabilidade hemodinâmica ou lesão cerebral direta grave.

A – Via aérea e imobilização da coluna cervical

- Avaliação da patência das vias aéreas.
- A coluna cervical deve permanecer estável durante o acesso à via aérea.

Condutas imediatas

- Imobilização da coluna cervical com colar.
- Abertura das vias aéreas se necessário – anteriorização da mandíbula ou elevação do mento (contraindicada na suspeita de lesão cervical); uso da cânula orofaríngea se necessário.
- Estabelecimento de via aérea definitiva se:
  - ▷ inabilidade em manter via aérea pérvia;
  - ▷ incapacidade em manter oxigenação adequada;
  - ▷ escala de coma de Glasgow < 8;
  - ▷ crises convulsivas sustentadas;
  - ▷ inabilidade de proteção de via aérea.

B – Respiração e ventilação

- Avaliação da capacidade de ventilação e oxigenação.
- Exame físico do tórax e monitorização com oximetria.

Condutas imediatas

- Administração de oxigênio suplementar (máscara não reinalante) para pacientes em ventilação espontânea.
- Drenagem de hemotórax ou pneumotórax que contribuam para instabilidade cardiopulmonar.

C – Circulação e controle da hemorragia

- Avaliação de frequência cardíaca, pressão arterial, perfusão cutânea, tempo de enchimento capilar e nível de consciência.

Condutas imediatas

- Dois acessos venosos periféricos calibrosos e ressuscitação volêmica com cristaloide se choque (1.000 a 1.500 mL).
- Ativação de protocolo de transfusão maciça se indicado (vide a seguir).
- Controle de foco de sangramento: compressão mecânica ou estabilização de pelve.
- Avaliação da estabilidade da pelve.

D – Disfunção neurológica

- Avaliação da Escala de Coma de Glasgow.
- Avaliação de fotorreatividade pupilar bilateral.
- Avaliação de déficits motores nos 4 membros.

E – Exposição

- Exposição completa do paciente com retirada de suas roupas e prevenção da hipotermia.

CUIDADO!
NÃO ESQUECER!

- A monitorização inicial será composta de cardioscopia e pressão arterial; frequência respiratória, oximetria de pulso e $EtCO_2$ (se disponível); sondagem vesical de demora para quantificação de débito urinário (contraindicada na suspeita de lesão de uretra) e sondagem nasogástrica (ou orogástrica se suspeita de trauma de base de crânio).

AVALIAÇÃO SECUNDÁRIA

- A avaliação secundária é caracterizada pela história AMPLA e por um exame físico detalhado do paciente, associado a exames complementares essenciais.
- A história com detalhes do acidente e informações relevantes do paciente segue o mnemônico:
  - **A** – Alergias
  - **M** – Medicamentos em uso
  - **P** – Antecedentes prévios/gestação
  - **L** – Tempo desde a última refeição
  - **A** – Acontecimento (dados do acidente)
- O exame físico secundário será mais detalhado e sequencial: cabeça, estruturas maxilofaciais, coluna cervical e pescoço, tórax, abdome e pelve, períneo/reto/vagina, sistema musculoesquelético e avaliação neurológica detalhada.

E-FAST (EXTENDED FOCUSED ASSESSMENT WITH SONOGRAPHY FOR TRAUMA)

- O E-FAST é hoje recomendado como extensão do exame físico na avaliação do politraumatizado.
- Deve-se procurar por derrame pericárdico, hemotórax, pneumotórax e líquido livre na cavidade abdominal, a partir da avaliação de 8 pontos (Figura 1).
- As indicações para o E-FAST incluem: trauma torácico contuso; trauma abdominal contuso; trauma abdominal penetrante sem evidência de necessidade de abordagem imediata; choque no trauma grave de etiologia a esclarecer; pesquisa de derrame pericárdico.

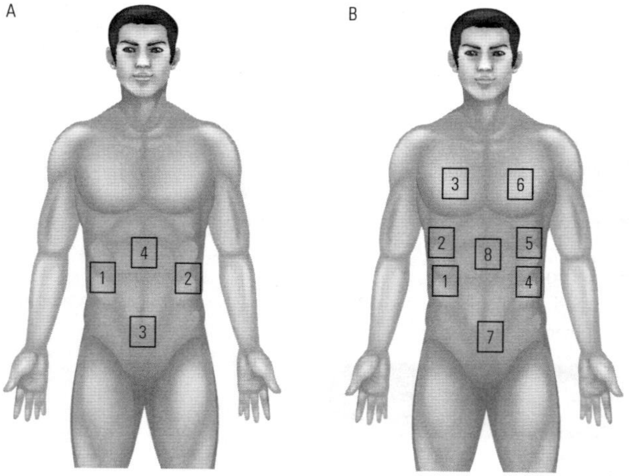

Figura 1 Avaliação de 8 pontos. Adaptada de: Flato et al. Utilização do FAST-Estendido em terapia intensiva. Rev Bras Ter Intensiva. 2010;22(3):291-9.

TOMOGRAFIA DE CRÂNIO

Tabela 1 Indicações de tomografia de crânio no trauma

TCE grave (Glasgow < 8) ou moderado (Glasgow 9-12)
TCE leve (Glasgow 13-15) associado a: ▸ Manutenção de Glasgow < 15 após 2 h do trauma ▸ Fratura de crânio com afundamento ▸ Sinais sugestivos de fratura de base de crânio (hemotímpano, "sinal do guaxinim", otorreia ou rinorreia) ▸ > 2 episódios de vômitos ▸ Idade > 65 anos ▸ Uso de anticoagulantes ▸ Perda de consciência > 5 minutos ▸ Amnésia retrógrada com duração > 30 minutos ▸ Mecanismo suspeito (p. ex., ejeção, queda > 3 degraus) ▸ Déficit neurológico focal ▸ Crises convulsivas ▸ Intoxicação por álcool ou outras substâncias

AVALIAÇÃO DE COLUNA CERVICAL

- Pacientes com indicação de tomografia de crânio habitualmente terão indicação de tomografia de coluna cervical concomitante para descartar lesões graves e permitir a liberação do colar cervical.
- Maiores detalhes estão descritos na seção sobre traumatismo raquimedular.

TOMOGRAFIA DE CORPO INTEIRO (TCCI)

- A TCCI é útil para identificação de lesões potencialmente ameaçadoras à vida que não são identificadas durante o atendimento primário/secundário.
- É indicada para pacientes estáveis ou após reanimação inicial com melhora hemodinâmica expressiva, nos quais a aquisição da imagem seja considerada segura.
- Por si só, a TCCI não modifica desfechos clínicos quando comparada a uma avaliação minuciosa do paciente politraumatizado com exame clínico e exames de imagem direcionados, mas facilita bastante o manejo na unidade de terapia intensiva, evitando a identificação tardia de lesões, especialmente em pacientes que chegaram inconscientes ao hospital e não puderam reportar dor ou outras queixas localizatórias.

Tabela 2 Indicações de tomografia de corpo inteiro (TCCI)

Politrauma e um dos parâmetros na chegada (ao lado): ▸ Frequência respiratória ≥ 30 ipm ou ≤10 ipm ▸ FC ≥ 120 bpm após analgesia ▸ Pressão arterial sistólica ≤ 90 mmHg ▸ Perda sanguínea estimada ≥ 500 mL ▸ Escala de coma de Glasgow ≤ 13 ▸ Reação pupilar anormal

(continua)

Tabela 2 Indicações de tomografia de corpo inteiro (TCCI) (*continuação*)

Suspeita clínica de um dos diagnósticos: ▸ Fraturas de pelo menos dois ossos longos ▸ Tórax instável, pneumotórax aberto ou múltiplas fraturas de costelas ▸ Ferimento abdominal grave ▸ Fratura pélvica ▸ Fraturas vertebrais instáveis/compressão medular
Mecanismos de lesão: ▸ Queda de altura (> 3 metros) ▸ Ejeção ou capotamento de um veículo ▸ Paciente gravemente ferido ou óbito no mesmo veículo ▸ Acidente automobilístico com velocidade > 70 km/h ▸ Acidente de moto com velocidade > 40 km/h ▸ Deformidade ou intrusão importante do veículo (> 30 cm) ▸ Encarceramento veicular ▸ Atropelamento por veículo com velocidade > 30 km/h ▸ Explosão ▸ Mecanismo de trauma desconhecido ▸ Extremos de idade com os mecanismos de trauma acima descritos, mesmo com menor transferência de energia

MANEJO DO SANGRAMENTO AGUDO GRAVE NO TRAUMA

- A hemorragia é a principal causa de choque e de óbitos evitáveis no paciente vítima de trauma.

ETIOLOGIA

- Hemotórax maciço.
- Lesões de vísceras maciças (fígado, rins, baço).
- Sangramento retroperitoneal.
- Fraturas de pelve e ossos longos.
- Lesões de grandes vasos e seus ramos – em especial o trauma penetrante está associado a lesões vasculares graves.

IDENTIFICAÇÃO

- Taquicardia: sinal sensível e precoce – sensibilidade reduzida em idosos com uso de cronotrópicos negativos.
- Rebaixamento de nível de consciência.
- Tempo de enchimento capilar > 3 s.
- Palidez cutânea.
- Extremidades pegajosas e frias.
- Hipotensão arterial: sinal de choque avançado ou perdas sanguíneas equivalentes a > 30% do volume corporal total. A ausência de hipotensão arterial não deve ser considerada como ausência de hemorragia importante.
- Oligúria.
- Exames laboratoriais: queda de hemoglobina, acidose metabólica, hiperlactatemia.
- A queda de hemoglobina, assim como a hipotensão arterial, ocorre tardiamente na hemorragia. A ausência de anemia no exame complementar não significa ausência de sangramento importante.
- O E-FAST permite a detecção de líquido livre nas cavidades.

- A tomografia computadorizada pode ser realizada em pacientes estáveis ou pacientes que se apresentaram inicialmente instáveis, mas com melhora da condição cardiopulmonar após reanimação inicial, em quem achados do E-FAST não justificam o choque ou não tenham indicado intervenção imediata.

MANEJO

- Deve ser iniciado no atendimento pré-hospitalar com:
  - ▷ Identificação precoce dos sinais de choque.
  - ▷ Expansão volêmica inicial – 1.000 mL de solução cristaloide administrados através de 2 acessos periféricos calibrosos.
  - ▷ Compressão de sítios de sangramento ativo com uso de torniquete se necessário (duração de uso ideal < 1 h); fixação provisória da pelve quando necessário.
  - ▷ Administração de ácido tranexâmico 1 g para pacientes com FC > 110 bpm ou PAS < 90 mmHg com sangramento ativo ou impressão subjetiva de sangramento.
  - ▷ Rápido transporte para centro especializado em trauma.
- Na fase intra-hospitalar do manejo do choque hemorrágico as intervenções são (muitas vezes realizadas simultaneamente):
  - ▷ Avaliação por sistemas conforme ATLS (ABCDE).
  - ▷ Pesquisa por sangramentos ativos no exame físico e controle.
  - ▷ Complementar administração de cristaloides endovenosos (até 1.000-1.500 mL).
  - ▷ Identificação da etiologia do sangramento (exames complementares citados anteriormente).
  - ▷ Acionamento do Protocolo de Transfusão Maciça quando indicado (vide a seguir).
  - ▷ Administração de mais 1 g de ácido tranexâmico em infusão contínua em até 8h da lesão nas indicações descritas.
  - ▷ Tratamento da coagulopatia com correção imediata de acidemia, hipotermia e hipocalcemia e reposição de fatores de coagulação.
  - ▷ Coleta de exames laboratoriais.
  - ▷ Acionamento de equipes específicas para controle cirúrgico/definitivo do sangramento.
- A transfusão maciça consiste em:
  - ▷ Transfusão de hemocomponentes O- até tipagem sanguínea.
  - ▷ Transfusão proporcionada de 1 unidade de concentrado de hemácias:1 unidade de plasma fresco congelado:1 unidade de plaquetas, iniciada com 2 a 4 unidades de cada hemocomponente.
  - ▷ O crioprecipitado também pode ser utilizado na proporção de 1 para cada hemoderivado. Caso não seja utilizado empiricamente, devem ser administrados 3-4 g de fibrinogênio sintético ou de crioprecipitado se fibrinogênio < 150-200 mg/dL.
  - ▷ Reposição empírica de cálcio (presença de citrato nos hemoderivados, predispondo à hipocalcemia – cálcio cofator na cascata de coagulação): 10 mL de gluconato de cálcio 10% para cada 250 mL hemocomponente transfundido.
  - ▷ Reversão de anticoagulantes.
- Para pacientes com choque hemorrágico por ferimentos penetrantes, pode-se tolerar a hipotensão permissiva (PAS 80-90 mmHg) de maneira transitória desde que:
  - ▷ Não haja evidências de baixo fluxo cerebral.

- ▷ Não haja evidências ou suspeita de traumatismo cranioencefálico ou lesão medular aguda.
- Após estabilização inicial, os pacientes devem ser encaminhados para "cirurgia para controle de danos", realizada em três tempos:
  1. Abordagem cirúrgica específica inicial para controle de lesões ameaçadoras à vida – conduta importante no manejo do choque hemorrágico.
  2. Suporte orgânico e otimização hemodinâmica em UTI.
  3. Revisão e tratamento cirúrgico definitivo.

**CUIDADO!
NÃO ESQUECER!**

- No manejo inicial do paciente com choque hemorrágico, a prioridade é identificar o foco de sangramento e realizar o seu tratamento imediatamente. O suporte transfusional e medidas para evitar para coagulopatia são essenciais para que sangramentos não cirúrgicos não ocorram subsequentemente.

TRAUMATISMO CRANIOENCEFÁLICO

- Traumatismo cranioencefálico (TCE) é causa importante de morbidade e mortalidade em todo o mundo. A classificação mais usual do TCE baseia-se na escala de coma de Glasgow (Tabela 3).
- Cerca de 10% a 15% dos pacientes apresentam lesões graves.

Tabela 3 Classificação do traumatismo cranioencefálico

▸ Leve: Escala de Coma de Glasgow > 12
▸ Moderado: Escala de Coma de Glasgow 9-12
▸ Grave: Escala de Coma de Glasgow < 9

- A Escala de Coma de Glasgow para classificação da gravidade do TCE deve ser obtida em até 48 h após o trauma e após a ressuscitação inicial.
- A fisiopatologia do TCE envolve a combinação de lesões primárias e secundárias:
  - ▷ Lesões primárias: decorrentes da cinemática do trauma (mecanismo e energia do trauma), por exemplo, contusões. Podem ser focais e/ou difusas, a depender da extensão do acometimento e, mais comumente, aparecem em coexistência.
  - ▷ Lesões secundárias: decorrentes de insultos como hipotensão, hipoxemia, hipercapnia, hipertermia, hipoglicemia, crises convulsivas e outros, que afetam o parênquima encefálico vulnerável após o trauma. Podem ocorrer imediatamente após o trauma ou em dias a semanas, conforme evolução do tratamento.
- A abordagem do paciente com TCE grave deve seguir o tratamento sistemático preconizado pelo ATLS, o que leva a redução importante do potencial de dano secundário. As primeiras 72 h exigem vigilância constante.
- Lesões com potencial de expansão e edema podem conferir piora clínica, normalmente associada a elevações da pressão intracraniana. Tomografia de crânio (TC) deve ser realizada se houver alteração clínica e/ou para controle, ao longo da evolução do tratamento.

- O manejo específico da hipertensão intracraniana está descrito em capítulo específico.
- O uso de corticosteroides não é recomendado para o manejo do edema cerebral associado ao traumatismo cranioencefálico.

TRAUMA DE TÓRAX

- O trauma torácico é comum no contexto de politrauma. Múltiplas lesões com diferentes comportamentos podem ocorrer e são descritas a seguir conforme a gravidade.

LESÕES QUE DEMANDAM INTERVENÇÃO IMEDIATA

Pneumotórax hipertensivo

- Suspeita: ausência de murmúrio vesicular no lado afetado associado a sinais clínicos de insuficiência respiratória e/ou choque obstrutivo.
- Diagnóstico: sinais ultrassonográficos como ausência de *lung sliding*, ausência de movimentação no modo M e presença de *lung point*; evidências radiográfiicas/tomográficas de pneumotórax.
- Tratamento: descompressão imediata do hemitórax afetado (na linha hemiclavicular na altura do segundo espaço intercostal ou entre a linha axilar anterior e a linha axilar média na altura do quinto espaço intercostal, com direcionamento do dreno para região anterior). A descompressão com cateter intravenoso ("jelco" 14G ou 16G) pode ser feita na iminência de óbito, com punção na altura do segundo espaço intercostal, na linha hemiclavicular; a descompressão deve ser seguida da drenagem torácica.
- Havendo suspeita de pneumotórax em casos graves, exames complementares não devem ser aguardados para terapêutica.

Pneumotórax aberto

- Diagnóstico: descontinuidade da parede torácica superior a dois terços do diâmetro da traqueia, que leva à entrada de ar na cavidade torácica preferencialmente pela lesão, impedindo expansão pulmonar e ocasionando hipoventilação e hipoxemia.
- Tratamento: inicialmente com curativo com três pontos seguido por fechamento do defeito na parede torácica e drenagem com sistema fechado como tratamento definitivo.

Tamponamento cardíaco

- Suspeita: em todo paciente com choque e trauma torácico. Sinais clínicos clássicos (tríade de Beck e pulso paradoxal) não são sensíveis para o diagnóstico.
- Diagnóstico: ultrassonográfico através do E-FAST (presença de derrame pericárdico, restrição de enchimento de câmaras direitas).
- Tratamento: drenagem cirúrgica. Na iminência de óbito é recomendada a pericardiocentese, que deve ser seguida pela abordagem cirúrgica da lesão.

Hemotórax maciço

- Suspeita: redução do murmúrio vesicular e macicez à percussão do lado afetado.
- Diagnóstico: ultrassonográfico/radiografia de tórax/TC de tórax. Todo derrame pleural no contexto de trauma deve ser considerado como hemotórax.

- Tratamento: drenagem torácica com o dreno sendo direcionado para a região posterior para melhor drenagem.
- Indicações de abordagem cirúrgica após a drenagem são: saída de mais de 1,5 L de sangue imediatamente após a drenagem ou maior que 200 mL/h por 3 horas consecutivas.

Lesão de vias aéreas

- Lesões de vias aéreas são incomuns, mas devem ser consideradas em casos com alta energia.
- Suspeita: enfisema subcutâneo em segmento cervical, pneumomediastino e pneumotórax com escape persistente.
- Diagnóstico: broncoscopia.
- O tratamento para correção das lesões graves é cirúrgico.
- Para estabilização inicial, pode-se acessar a via aérea por intubação ou traqueostomia mantendo o *cuff* insuflado além da lesão observada.

Lesão traumática de aorta torácica

- Lesão grave com mortalidade de 85%, muitas vezes já no trauma imediato.
- Diagnóstico: alargamento de mediastino na radiografia de tórax é o achado mais comum e a confirmação é feita com a angiotomografia de tórax.
- Tratamento: inicialmente controle de frequência cardíaca e pressão arterial, idealmente para abaixo de 100 bpm e pressão arterial sistólica abaixo de 100 mmHg. É necessária correção da lesão com prótese, que pode ser por cirurgia aberta ou endovascular.

Contusão cardíaca

- Presente em até 10% dos traumas, com alta mortalidade associada, mais comumente em acidentes automobilísticos e quedas de grandes alturas. Podem ocorrer lesões estruturais, arritmias e mais comumente acometimento do ventrículo direito por sua posição mais anterior.
- Suspeita: choque no trauma torácico grave, arritmias e fratura de esterno devem levantar a suspeita.
- Diagnóstico: ecocardiograma e troponina.
- Tratamento: direcionado para a anormalidade encontrada, como controle de arritmias, tratamento cirúrgico de lesões valvares, inotrópicos nos casos com baixo débito ou até mesmo suporte mecânico (ECMO-VA) em casos selecionados.

OUTRAS LESÕES FREQUENTES

Contusão pulmonar

- Lesão comum com inflamação e hemorragia do parênquima pulmonar, causando efeito *shunt*. O pico de piora ocorre por volta de 72 horas do trauma, com resolução ao redor do sétimo dia.
- Diagnóstico: radiografia ou tomografia de tórax. As contusões podem não ser observadas nas primeiras horas do trauma, mas ficam mais evidentes conforme há aumento do edema local.
- Tratamento de suporte: oxigenoterapia conforme demanda; analgesia; ventilação com pressão positiva (se não houver contraindicações); fisioterapia respiratória para auxílio ao clareamento efetivo de secreções e evitar sobrecarga hídrica.

- Antibioticoterapia profilática não é recomendada, mas pode ocorrer infecção secundária, que é difícil de diferenciar da piora clínica decorrente da evolução natural da contusão pulmonar.

Tórax instável

- A fratura de três ou mais arcos costais consecutivos em dois ou mais pontos pode levar à descontinuidade do segmento acometido com o restante da parede torácica, com consequente movimento paradoxal e alteração da mecânica ventilatória.
- É frequente haver contusão pulmonar subjacente às lesões.
- Tratamento: direcionado para a contusão pulmonar subjacente (principal componente de hipoxemia).
- O tratamento cirúrgico (fixação) do tórax instável ainda é motivo de controvérsia na literatura, embora alguns estudos tenham sugerido menor tempo de ventilação mecânica.

Fratura de arcos costais

- Lesões muito comuns e marcadoras de mecanismo de maior energia.
- É fundamental assegurar analgesia e fisioterapia respiratória.
- Na grande maioria dos casos, o tratamento é conservador.

MANEJO GERAL DO TRAUMA TORÁCICO

- Analgesia adequada: facilita a expansibilidade pulmonar e o clareamento de secreções.
- Evitar balanço hídrico positivo: com aumento da permeabilidade da barreira alveolocapilar em decorrência da inflamação local pela contusão, a hipervolemia pode levar a extravasamento de fluidos para o espaço alveolar, prejudicando a função pulmonar, mesmo em pacientes com função cardíaca normal.
- Fisioterapia respiratória, facilitando a expansão pulmonar e o clareamento de secreções.
- Oxigenoterapia conforme demanda e suporte ventilatório não invasivo podem ser utilizados.
- Caso o paciente evolua com insuficiência respiratória, as indicações de suporte invasivo devem seguir as usuais.
- Drenos torácicos são usados em casos de pneumotórax ou hemotórax, sendo utilizados usualmente drenos calibrosos (tubulares) para evitar obstrução. A remoção do dreno deve ser feita assim que a condição estiver resolvida, respeitando um débito < 200 mL em 24 horas, ausência de escape aéreo e expansão pulmonar adequada na radiografia de tórax.

TRAUMA RAQUIMEDULAR

MANEJO INICIAL

- Imobilização cervical com colar cervical, prancha rígida e mobilização em bloco deve ser feita na suspeita de trauma de coluna.
- Caso se proceda à intubação, a cabeça e o pescoço devem ser mantidos em posição neutra e a via aérea deve ser considerada anatomicamente difícil.
- Lesões em nível de T6 ou acima podem causar perda do tônus simpático com choque neurogênico: considerar em todo paciente com suspeita de trauma

de coluna e hipotensão com baixa resposta à reposição volêmica. Vasopressores e/ou inotrópicos podem ser necessários.

- A retirada do colar cervical deve ser avaliada após estabilização inicial. O uso do colar por tempo prolongado sem avaliação específica é desencorajado, pois pode levar a úlceras de pressão e prejudicar o retorno venoso encefálico em pacientes com traumatismo cranioencefálico.
- Os critérios a seguir podem auxiliar na decisão de retirada do colar cervical sem o uso de exames de imagem:
  - ▷ **NEXUS:** caso a resposta seja sim para alguma pergunta, o colar cervical não deve ser retirado antes de avaliação com exames de imagem.
    - Paciente com sinais de intoxicação?
    - Presença de déficits motores focais?
    - Outras lesões dolorosas que podem causar distração no paciente?
    - Paciente alerta, colaborativo e com respostas apropriadas?
    - Dor à palpação de alguma vértebra cervical?
  - ▷ ***Canadian C-Spine Rules:*** caso a resposta seja sim para as três perguntas, o colar cervical pode ser retirado.
    - Fatores de alto risco (≥ 65 anos, mecanismo perigoso, parestesia de extremidades) ausentes?
    - Algum fator de baixo risco presente (colisão simples, deambulação após o trauma, atraso na dor cervical, ausência de dor à palpação da coluna cervical)?
    - Consegue fazer rotação cervical 45° para a direita e esquerda sem dor importante?
- As radiografias da coluna cervical não são exame de rotina. Podem ser utilizadas em casos selecionados em pacientes com baixo risco de lesão.
- A tomografia computadorizada (TC) é recomendada para avaliação nos pacientes de maior risco. O colar pode ser retirado se não houver sinais de lesão espinhal (exceto em casos de dor na linha mediana ou incapacidade de rotação lateral > 45° com TC inconclusiva, necessitando de avaliação adicional).
- Não há escores validados para liberação da coluna toracolombar, sendo necessário o julgamento clínico.
- A avaliação de neurocirurgião ou ortopedista, a depender do serviço, é recomendada caso haja alterações da coluna vertebral na TC.
- A ressonância magnética (RNM) de coluna é recomendada para planejamento da abordagem cirúrgica em casos selecionados ou se TC inconclusiva.
- Cirurgia pode ser necessária quando há desalinhamento ou lesão medular. A compressão medular leva à isquemia e piora do prognóstico neurológico; a descompressão é uma emergência e não deve ser postergada.

AVALIAÇÃO E MANEJO EM UTI

- O manejo em UTI visa a evitar lesões secundárias que implicam pior prognóstico neurológico e tratamento das complicações do trauma.
- Exame neurológico detalhado é necessário para reconhecimento de lesões, determinação de níveis motor e sensitivo e seguimento, devendo-se aguardar a melhora do período de choque medular para avaliação prognóstica.
- Na fase aguda, é recomendada meta inicial de pressão arterial média entre 85 e 90 mmHg para assegurar pressão de perfusão medular, embora a evidência para essa conduta seja baseada em estudos observacionais.

- As diretrizes internacionais não recomendam a administração de corticosteroides de rotina.
- Pacientes com lesão cervical acima de C5 estão em risco de acometimento da musculatura respiratória, com redução da capacidade vital e tosse ineficaz. Episódios de atelectasia e pneumonia são frequentes e é necessário avaliar a necessidade de ventilação mecânica. Lesão cervical alta pode demandar ventilação mecânica permanente.
- Lesões acima de T6 podem levar a disautonomia por perda da atividade simpática, que frequentemente causa hipotensão e bradicardia. Vasoconstritores, inotrópicos e até marca-passo podem ser necessários.
- Em lesões acima de T6 há risco de episódios de vasoconstrição e hipertensão (disreflexia autonômica) após estímulos nociceptivos, devendo-se atentar para retirada do estímulo e necessidade de vasodilatadores endovenosos se refratário.
- Lesões acima de L2 podem levar a denervação vesical, com necessidade de sondagem para esvaziamento vesical. Também pode haver disfunção de cólon, com constipação e impactação fecal.
- Profilaxia farmacológica de tromboembolismo venoso deve ser usada assim que possível.
- Evitar lesões por pressão, deformidades de membros, além de analgesia adequada e reabilitação assim que a condição clínica do paciente permitir.

TRAUMA DE ABDOME

PARTICULARIDADES

- Lesões abdominais são causa muito frequente de hemorragia nos pacientes vítimas de trauma.
- Qualquer trauma contuso sobre o torso ou qualquer ferimento penetrante que ocorra desde a linha intermamilar até o períneo, deve ser considerado, até que se prove o contrário, como potencial causador de lesão intra-abdominal.
- O trauma de abdome é classificado em contuso e penetrante.
- Traumas contusos podem ocorrer por variedade de mecanismos como compressão, cisalhamento, esmagamento ou desaceleração.
- Traumas penetrantes ocorrem mais comumente por arma branca ou por arma de fogo.
- Traumas contusos e penetrantes por arma branca costumam ter maior previsibilidade quanto a lesões intracavitárias.
- Há pouca previsibilidade nas vísceras e estruturas acometidas em lesões por arma de fogo.

MANEJO E TRATAMENTO

- O diagnóstico de sangramento por lesão intra-abdominal deve ser ativamente procurado durante o atendimento inicial, especialmente no paciente que apresenta instabilidade hemodinâmica.
- O diagnóstico e o manejo das lesões decorrentes do trauma abdominal contuso dependem do *status* hemodinâmico do paciente e das lesões presentes.
- Em pacientes vítimas de trauma contuso, com condição clínica estável, a tendência é de tratamento não operatório nas lesões de vísceras parenquimatosas e tratamento cirúrgico nas lesões de vísceras ocas (Tabela 4).

- Pacientes vítimas de trauma penetrante habitualmente recebem tratamento cirúrgico, conforme essas indicações:
  - ▷ Instabilidade hemodinâmica.
  - ▷ Ferimento por arma de fogo com trajeto transperitoneal.
  - ▷ Sinais de irritação peritoneal.
  - ▷ Sinais de penetração peritoneal, como evisceração.

Tabela 4 Resumo do tratamento específico de lesões no trauma de abdome

Esplênica: ▸ Tratamento conservador: lesões graus I, II ou III ▸ Tratamento cirúrgico*: lesões graus IV ou V; presença de *blush* na TC ou presença de hemoperitôneo volumoso
Hepática: ▸ Tratamento conservador: lesões graus I, II ou III ▸ Tratamento cirúrgico*: lesões graus IV ou V, presença de *blush* na TC ou presença de hemoperitôneo volumoso
Renal: ▸ Tratamento conservador: lesões graus I, II, III ou IV** ▸ Tratamento cirúrgico: lesões graus IV** ou V
Duodeno/intestino delgado/cólon: ▸ Tratamento cirúrgico é a escolha exceto se lesão limitada à parede da víscera
Pâncreas: ▸ Tratamento conservador é a escolha exceto se lesão do ducto pancreático principal
Bexiga: ▸ Tratamento conservador se lesão extraperitoneal ▸ Tratamento cirúrgico se lesão intraperitoneal

* Geralmente consiste em realização de angiografia e, em caso de falha no tratamento endovascular (ou quando essa não estiver disponível), parte-se para a abordagem cirúrgica.
** Escolha caso a caso. Índice de falha no tratamento não operatório pode chegar a 65%. Tendência a tratamento cirúrgico quando há avulsão concomitante de parte do parênquima.

TRAUMA DE PELVE

PARTICULARIDADES

- Por se tratar de estrutura de grande resistência física, lesões do anel pélvico decorrem de traumas de elevada energia. Assim, muito frequentemente, há lesões (geralmente graves) de outros segmentos corporais associadas.
- O sangramento decorrente do trauma de pelve é mais comumente proveniente de plexos venosos e superfícies ósseas danificadas (90-95%) e menos frequentemente decorrente de lesões arteriais (5-10%).
- A perda da integridade do anel pélvico leva a um aumento na complacência do retroperitônio, permitindo que volumes superiores à volemia do paciente se acumulem nesse espaço.

TRATAMENTO DAS LESÕES PÉLVICAS

- O manejo do paciente instável e/ou com sinais de sangramento ativo deve seguir os preceitos da ressuscitação com controle de danos.

- Pelves consideradas instáveis devem ser contidas (amarração de lençol na altura dos trocânteres maiores ou uso de dispositivos específicos) o mais precocemente possível a fim de conter o processo de sangramento para o retroperitônio.
- Após ressuscitação e estabilização iniciais, o paciente vítima de trauma de pelve deverá ser tratado de acordo com seu *status* hemodinâmico e com o tipo de lesão de pelve (Figura 2).
- O manejo e o tratamento adequados do paciente vítima de trauma de pelve requerem a integração de diversas equipes com elevada expertise (abordagem multidisciplinar) e, portanto, devem ocorrer idealmente em hospital terciário ou quaternário.

TRAUMA DE EXTREMIDADES

- A composição predominante por tecido muscular estriado e ósseo e sua disposição conferem características especiais às lesões traumáticas de membros superiores e inferiores.
- Apesar de pouco prevalentes (1 a 10% das lesões traumáticas), frequentemente são fonte de complicações e morbidade.
- Didaticamente, ordenamos cronologicamente as prioridades no manejo do paciente com trauma de extremidades.

1. CONTROLE DE SANGRAMENTO

- Até que se prove o contrário, as lesões de extremidades devem ser consideradas fonte de sangramento no paciente com sinais de sangramento ativo ou

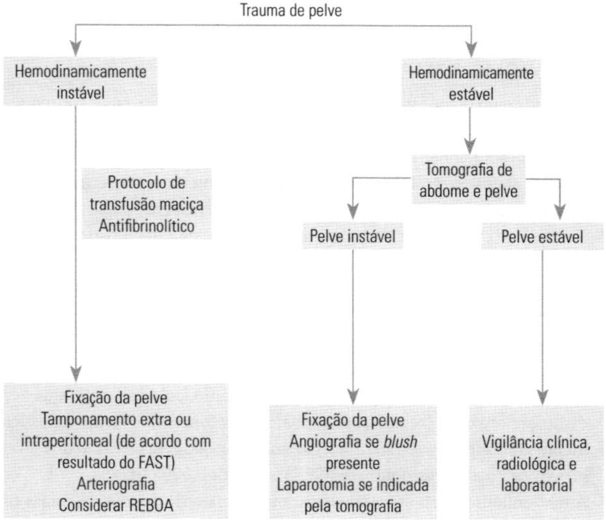

Figura 2 Manejo do trauma de pelve. Adaptada de Coccolini F, et al. Pelvic trauma: WSES classification and guidelines. World Journal of Emergency Surgery. 2017;12:5.
REBOA: oclusão ressuscitativa por meio de balão endovascular da aorta.

com instabilidade hemodinâmica que não apresente outra(s) lesão(ões) que justifique(m) o quadro.
- O manejo do paciente com sangramento ativo ou com instabilidade hemodinâmica deve seguir os princípios da ressuscitação com controle de danos.
- O torniquete é indicado na presença de lesão de extremidade com sangramento ativo não passível de ser controlada apenas com compressão direta.
- Dispositivos comerciais são recomendados, evitando-se o uso de dispositivos do tipo "elástico".
- Deve-se evitar o uso contínuo por mais de uma hora. Em caso de necessidade de uso por período superior a uma hora, recomenda-se despressurizar o dispositivo durante alguns minutos e repressurizá-lo em seguida.
- Para membros superiores devem ser mantidos pressurizados a, no mínimo, 250 mmHg; para membros inferiores a, no mínimo, 400 mmHg.

2. DETERMINAÇÃO DE VIABILIDADE DO MEMBRO

- A manutenção do membro lesado não deve ser fonte de risco à vida do paciente.
- A literatura valida o MESS (*Mangled Extremity Severity Score*) como ferramenta para auxiliar na determinação da viabilidade do membro acometido. São levados em conta a condição do paciente (*status* hemodinâmico e idade) e características da lesão (energia envolvida e extensão do dano tecidual - especialmente perda de partes moles e se há ou não comprometimento vascular), tendo estas últimas maior peso na determinação da viabilidade.
- Para membros inferiores, MESS maiores ou iguais a 7 e para membros superiores, valores maiores ou iguais a 8 ou 9 se associam a taxas elevadas de amputação. Contudo, ressaltamos que nenhum escore deve ser utilizado sem considerar a avaliação clínica concomitante.

3. SÍNDROME COMPARTIMENTAL

- Entidade cujo diagnóstico é, com frequência, desafiador e cujas consequências em caso de intervenção não adequada podem ser gravíssimas.
- Dor desproporcional aos achados de exame físico é o principal sintoma. Presença de sintomas ou sinais sugestivos de acometimento nervoso, insuficiência venosa ou arterial, indicam síndrome compartimental em estágio avançado.
- Trata-se de emergência cirúrgica: diante da suspeita diagnóstica, deve ser realizada imediatamente a fasciotomia do compartimento afetado.

4. RABDOMIÓLISE/*CRUSH SYNDROME*

- A rabdomiólise é complicação frequente da lesão muscular que ocorre no paciente com trauma de extremidades.
- Apesar de a literatura definir rabdomiólise como lesão muscular que gera disfunção orgânica (sendo a lesão renal a mais comum), o termo é classicamente utilizado para se referir à lesão muscular que gera elevação dos níveis séricos de creatinofosfoquinase (CPK) acima de 5.000 U/L.
- A rabdomiólise de etiologia traumática tem uma série de consequências sistêmicas, descritas na literatura como *Crush Syndrome*.
- São complicações secundárias à liberação de componentes intracelulares presentes nos miócitos (sendo a principal a mioglobina), bem como à ativação de mecanismos vasoconstritores e inflamatórios.
- Pode-se citar edema muscular com síndrome compartimental, arritmias, choque circulatório, coagulopatia, distúrbios metabólicos (hipercalemia,

hipocalcemia, hiperfosfatemia, hiperuricemia e acidose metabólica) e lesão renal aguda.

- O manejo deve privilegiar a reposição do conteúdo intravascular visando a minimizar o processo de vasoconstrição renal e, ao mesmo tempo, garantir um ritmo de diurese adequado de modo a reduzir o efeito de obstrução mecânica pelas proteínas musculares. Assim, recomendamos:
  - ▷ Monitorização eletrocardiográfica e hidroeletrolítica (coleta de gasometria e eletrólitos ao menos 2x ao dia na fase aguda).
  - ▷ Almejar balanço hídrico inicialmente positivo na fase aguda.
  - ▷ Infusão de cristaloide: 200-1.000 mL/h na fase aguda.
  - ▷ Não há um fluido preferencial definido na literatura.
  - ▷ Almejar um ritmo de diurese > 2 mL/kg/h na fase aguda. Se necessário, sugere-se a utilização de diuréticos.
  - ▷ Almejar um pH urinário > 6,5. Se necessário, sugere-se a administração de solução bicarbonatada isotônica.
  - ▷ Em pacientes que evoluem com anúria, deve-se interromper a hidratação e avaliar o paciente de perto para distúrbios hidroeletrolíticos ou acidobásicos graves de rápida evolução.
  - ▷ A terapia de substituição renal deve ser indicada de acordo com as indicações habituais.

5. EMBOLIA GORDUROSA

- Estima-se que ocorra liberação de êmbolos de gordura na circulação em cerca de 95% dos pacientes com fraturas de ossos longos. Entretanto, menos de 10% deles apresentam a síndrome de embolia gordurosa (SEG).
- As razões para essa discrepância não são totalmente conhecidas, porém o atraso na fixação de ossos longos fraturados (> 24 h) e a presença de fratura de mais de um osso longo conferem um aumento no risco de desenvolver a SEG.
- A SEG compreende uma variedade de sinais e sintomas (a maior parte deles presente em outras patologias sistêmicas), podendo acometer praticamente todos os sistemas, sendo seu diagnóstico de exclusão.
- Critérios maiores para seu diagnóstico são a disfunção neurológica, a disfunção respiratória e o *rash* petequial.
- Critérios menores incluem icterícia, febre, taquicardia, alterações retinianas sugestivas de embolia, acometimento renal e sinais de macroglobulinemia gordurosa.
- A presença de dois critérios maiores associados a um menor OU ao menos um critério maior aliado a quatro menores, na ausência de condição que justifique o quadro, faz o diagnóstico (critério de Gurd e Wilson).
- Apesar de se tratar de uma condição com bom prognóstico (mortalidade inferior a 5% com reversão completa das disfunções orgânicas em mais de 97% dos sobreviventes), não há um tratamento bem estabelecido.
- A recomendação atual é de se fornecer suporte às disfunções orgânicas e tratamento de fraturas não fixadas em caráter de urgência.

6. PROFILAXIA DE OSTEOMIELITE E DE TÉTANO

- Conforme protocolo do serviço para profilaxia de osteomielite, pacientes com fraturas Gustillo I e II devem receber cefazolina e pacientes com fraturas Gustillo III e ferimentos descolantes devem receber ceftriaxona e clindamicina.
- A duração da profilaxia é controversa na literatura e deve ser discutida internamente com protocolos institucionais.

- A profilaxia de tétano é realizada conforme orientações do Ministério da Saúde (Tabela 5).

Tabela 5 Profilaxia de tétano

História de imunização contra o tétano	Ferimento limpo e superficial		Outros ferimentos	
	Vacina	Imunização passiva	Vacina	Imunização passiva
Incerta ou menos de três doses	Sim	Não	Sim	Sim
Três doses ou mais				
Última dose há menos de cinco anos	Não	Não	Não	Não
Última dose entre cinco e dez anos	Não	Não	Sim	Não
Última dose há mais de dez anos	Sim	Não	Sim	Não

Vacina: crianças DPT ou DT; adultos dT.
Imunização passiva: soro antitetânico 5.000 UI IM ou Ig humana antitetânica 250 UI IM (até 24 h após o trauma).
Adaptada de http://portal.saude.sp.gov.br.

RESPOSTA INFLAMATÓRIA SISTÊMICA E BIOMARCADORES NO TRAUMA

- Em torno de 90% dos pacientes com trauma grave preenchem critérios para síndrome da resposta inflamatória sistêmica (pelo menos dois dos seguintes: febre ou hipotermia, alteração de leucometria, taquipneia, taquicardia) durante a primeira semana de internação.
- A proteína C-reativa (PCR) se eleva consideravelmente e apresenta cinética pouco previsível no politraumatizado, portanto seu valor como adjuvante ao diagnóstico de infecção é limitado.
- A pró-calcitonina apresenta pico estabelecendo-se geralmente em até 48 h após o trauma, e novo pico pode sugerir complicações infecciosas, embora seu uso não seja recomendado isoladamente para a introdução de antimicrobianos na ausência de focos infecciosos suspeitos ou prováveis.
- As complicações infecciosas são comuns, e o diagnóstico diferencial com SIRS decorrente do próprio trauma é desafiador. Piora inflamatória ou clínica tardia deve levar à suspeita de infecção, e a investigação deve ser diligente.
- Na suspeita de sepse ou choque séptico, os pacientes devem receber o tratamento conforme descrito em capítulo específico.

LITERATURA RECOMENDADA

1. Ahuja CS, Wilson JR, Nori S, Kotter MRN, et al. Traumatic spinal cord injury. Nature Reviews Disease Primers. 2017;3:17018.
2. Akhtar S. Fat embolism. Anesthesiology Clinics. 2009;27(3):533-50.
3. American College of Surgeons. The Committee on Trauma. ATLS Advanced Trauma Life Support® Student Course Manual. 10. ed. Chicago: American College of Surgeons; 2018.

4. Baker CC, Oppenheimer L, Stephens B, Lewis FR, Trunkey DD. Epidemiology of trauma deaths. The American Journal of Surgery. 1980;140(1):144-50.
5. Ball C. Damage control resuscitation: History, theory and technique. Canadian Journal of Surgery. 2014;57(1):55-60.
6. Bassi E, Tomazini BM, Cadamuro FM, Roepke RML, Carneiro BV, Malbouisson LMS. Management of intracranial hypertension. In: Neurocritical care for neurosurgeons: Principles and applications. Springer Nature; 2021.
7. Bennett BL, Littlejohn LF, Kheirabadi BS, Butler FK, Kotwal RS, Dubick MA, et al. Management of external hemorrhage in tactical combat casualty care: Chitosan-based hemostatic gauze dressings. Journal of Special Operations Medicine. 2014;14(3):40.
8. Bochicchio GV, Napolitano LM, Joshi M, Knorr K, Tracy JK, Ilahi O, et al. Persistent systemic inflammatory response syndrome is predictive of nosocomial infection in trauma. The Journal of Trauma: Injury, Infection, and Critical Care. 2002;53(2):245-51.
9. Bosch X, Poch E, Grau JM. Rhabdomyolysis and acute kidney injury. New England Journal of Medicine. 2009;361(1):62-72.
10. Brohi K, Cohen MJ, Davenport RA. Acute coagulopathy of trauma: Mechanism, identification and effect. Current Opinion in Critical Care. 2007;13(6):680-5.
11. Carney N, Totten AM, O'Reilly C, Ullman JS, Hawryluk GWJ, Bell MJ, et al. Guidelines for the management of severe traumatic brain injury, Fourth edition. Neurosurgery. 2016;80(1):6-15.
12. Chesnut RM, Temkin N, Carney N, Dikmen S, Rondina C, Videtta W. A trial of intracranial-pressure monitoring in traumatic brain injury. New England Journal of Medicine. 2013;369(25):2465.
13. Coccolini F, Stahel PF, Montori G, Biffl W, Horer TM, Catena F, et al. Pelvic trauma: WSES classification and guidelines. World Journal of Emergency Surgery. 2017;12(1).
14. Cole E, Gillespie S, Vulliamy P, Brohi K, Akkad H, Apostolidou K, et al. Multiple organ dysfunction after trauma. British Journal of Surgery. 2019;107(4):402-12.
15. CRASH-2 Trial Collaborators. Effects of tranexamic acid on death, vascular occlusive events, and blood transfusion in trauma patients with significant haemorrhage (CRASH-2): A randomised, placebo-controlled trial. The Lancet. 2010;376(9734):23-32.
16. Duchesne JC, McSwain NE, Cotton BA, Hunt JP, Dellavolpe J, Lafaro K, et al. Damage control resuscitation: The new face of damage control. Journal of Trauma. 2010;69(4):976-90.
17. Flato UAP, Guimarães HP, Lopes RD, Valiatti JL, Flato EMS, Lorenzo RG. Utilização do FAST-estendido (EFAST-Extended Focused Assessment with Sonography for Trauma) em terapia intensiva. Revista Brasileira de Terapia Intensiva. 2010;22(3):291-9.
18. Garner MR, Sethuraman SA, Schade MA, Boateng H. Antibiotic prophylaxis in open fractures. Journal of the American Academy of Orthopaedic Surgeons. 2020;28(8):309-15.
19. Hoffman JR, Mower WR, Wolfson AB, Todd KH, Zucker MI. Validity of a set of clinical criteria to rule out injury to the cervical spine in patients with blunt trauma. New England Journal of Medicine. 2000;343(2):94-9.
20. Holcomb JB, Tilley BC, Baraniuk S, Fox EE, Wade CE, Podbielski JM, del Junco DJ, et al. Transfusion of plasma, platelets, and red blood cells in a 1:1:1 vs a 1:1:2 ratio and mortality in patients with severe trauma. JAMA. 2015;313(5):471.
21. Hoover L, Bochicchio GV, Napolitano LM, Joshi M, Bochicchio K, Meyer W, et al. Systemic inflammatory response syndrome and nosocomial infection in trauma. The Journal of Trauma: Injury, Infection, and Critical Care. 2006;61(2):310-7.
22. Huber-Wagner S, Lefering R, Qvick LM, Körner M, Kay MV, Pfeifer KJ, et al. Effect of whole-body CT during trauma resuscitation on survival: A retrospective, multicentre study. The Lancet. 2009;373(9673):1455-61.

23. Kauvar DS, Lefering R, Wade CE. Impact of hemorrhage on trauma outcome: An overview of epidemiology, clinical presentations, and therapeutic considerations. Journal of Trauma. 2006;60(6):S3-11.
24. Keudell AG von, Weaver MJ, Appleton PT, Bae DS, Dyer GSM, Heng M, et al. Diagnosis and treatment of acute extremity compartment syndrome. The Lancet. 2015;386(10000):1299-310.
25. King DR, Larentzakis A, Ramly EP. Tourniquet use at the Boston marathon bombing. Journal of Trauma and Acute Care Surgery. 2015;78(3):594-9.
26. Kiraly L, Schreiber M. Management of the crushed chest. Critical Care Medicine. 2010;38:S469-77.
27. Kirshblum SC, Waring W, Biering-Sorensen F, Burns SP, Johansen M, Schmidt--Read M, et al. Reference for the 2011 Revision of the International Standards for Neurological Classification of Spinal Cord Injury. The Journal of Spinal Cord Medicine. 2011;34(6):547-54.
28. Knopp R. Comparing NEXUS and Canadian C-Spine Decision Rules for determining the need for cervical spine radiography. Annals of Emergency Medicine. 2004;43(4):518-20.
29. Kragh Jr. JF, Littrel ML, Jones JA, Walters TJ, Baer DG, Wade CE, et al. Battle casualty survival with emergency tourniquet use to stop limb bleeding. The Journal of Emergency Medicine. 2011;41(6):590-7.
30. Kragh JF, Walters TJ, Baer DG, Fox CJ, Wade CE, Salinas J, et al. Survival With emergency tourniquet use to stop bleeding in major limb trauma. Annals of Surgery. 2009;249(1):1-7.
31. Kulvatunyou N, Bauman ZM, Edine SBZ, de Moya M, Krause C, Mukherjee K, et al. The small (14 Fr) percutaneous catheter (P-CAT) versus large (28-32 Fr) open chest tube for traumatic hemothorax: A multicenter randomized clinical trial."Journal of Trauma and Acute Care Surgery. 2021;91(5):809-13.
32. Lamb CM, MacGoey P, Navarro AP, Brooks AJ. Damage control surgery in the era of damage control resuscitation. British Journal of Anaesthesia. 2014;113(2):242-9.
33. Meisner M, Adina H, Schmidt J. Correlation of procalcitonin and C-reactive protein to inflammation, complications, and outcome during the intensive care unit course of multiple-trauma patients. Critical Care. 2005;10(1):1-10.
34. Mellor A, Soni N. Fat embolism. Anaesthesia. 2001;56(2):145-54.
35. Mutschler M, Nienaber U, Münzberg M, Wölfl C, Schoechl H, Paffrath T, et al. The Shock Index revisited – a fast guide to transfusion requirement? A retrospective analysis on 21,853 patients derived from the TraumaRegister DGU®. Critical Care. 2013;17(4):R172.
36. Needham G, Currie DG. Canadian CT Head Rule For Patients With Minor Head Injury. Clinical Radiology. 2002;57(2):152-3.
37. Nunez TC, Voskresensky IV, Dossett LA, Shinall R, Dutton WD, Cotton BA. Early prediction of massive transfusion in trauma: Simple as ABC (assessment of blood consumption)? Journal of Trauma. 2009;66(2):346-52.
38. Petejova N, Martinek A. Acute kidney injury due to rhabdomyolysis and renal replacement therapy: A critical review. Critical Care. 2014;18(3):224.
39. Premru V, Kovač J, Ponikvar R. Use of myoglobin as a marker and predictor in myoglobinuric acute kidney injury. Therapeutic Apheresis and Dialysis. 2013;17(4):391-5.
40. Rossaint R, Bouillon B, Cerny V, Coats TJ, Duranteau J, Fernández-Mondéjar E, et al. The European Guideline on Management of Major Bleeding and Coagulopathy Following Trauma: Fourth Edition. Critical Care. 2016;20(1).
41. Sever MS, Vanholder R, Lameire N. Management of crush-related injuries after disasters. New England Journal of Medicine. 2006;354(10):1052-63.
42. Siebler J, Ogden B, Deans C, McCarthy M, Lyden E, Hewlett A, et al. A performance improvement project in antibiotic administration for open fractures. Journal of the American Academy of Orthopaedic Surgeons. 2020;28(1):e34-40.

43. Sierink JC, Treskes K, Edwards MJR, Beuker BJA, den Hartog D, Hohmann J, et al. Immediate total-body CT scanning versus conventional imaging and selective CT scanning in patients with severe trauma (REACT-2): A randomised controlled trial. The Lancet. 2016;388(10045):673-83.
44. Smith J, Greaves I. Crush injury and crush syndrome: A review. The Journal of Trauma. 2003;54(5 Suppl):226-30.
45. Stein DM, Knight IV WA. Emergency neurological life support: Traumatic spine injury. Neurocritical Care. 2017;27(S1):170-80.
46. Stiell IG. The Canadian C-Spine Rule for radiography in alert and stable trauma patients. JAMA 2001;286(15):1841.
47. Stocker RA. Intensive care in traumatic brain injury including multi-modal monitoring and neuroprotection. Medical Sciences. 2019;7(3):37.
48. Talbot M, Schemitsch EH. Fat Embolism syndrome: History, definition, epidemiology. Injury. 2006;37(4):S3-7.
49. Vos T, Lim SS, Abbafati C, Abbas KM, Abbasi M, Abbasifard M, et al. Global burden of 369 diseases and injuries in 204 countries and territories, 1990-2019: A systematic analysis for the Global Burden of Disease Study 2019. The Lancet. 2020;396(10258):1204-22.
50. Yousef R, Carr JA. Blunt cardiac trauma: A review of the current knowledge and management. The Annals of Thoracic Surgery. 2014;98(3):1134-40.

CAPÍTULO 48

Manejo do grande queimado

Amanda Maria Ribas Rosa de Oliveira

MENSAGENS RELEVANTES

- A queimadura está relacionada a morbidade, mortalidade e custos financeiros elevados.
- A adequada avaliação da queimadura deve contemplar: agente causal, profundidade na admissão e, 72 a 96 horas depois, extensão da superfície corpórea queimada (SCQ) e presença de locais possíveis como áreas doadoras.
- Deve-se considerar indicação de transferência para centro de queimados, de internação em unidade de terapia intensiva (UTI), assim como de cuidados paliativos.
- As manifestações clínicas estão relacionadas ao comprometimento de múltiplos órgãos secundários à resposta inflamatória sistêmica.
- O tratamento do paciente grande queimado deve seguir a sistematização do atendimento inicial do politraumatizado, associado a procedimentos cirúrgicos descompressivos e de cobertura de feridas, com atenção às disfunções respiratórias e renais.

INTRODUÇÃO

- De acordo com a Organização Mundial da Saúde (OMS), estima-se que as queimaduras sejam responsáveis por aproximadamente 265.000 mortes por ano em todo o mundo, além de proporcionar alta morbidade, mortalidade e custos financeiros elevados. Nos países em desenvolvimento, estão relacionadas a condições precárias de moradia, acidentes de trabalho, nível socioeconômico precário, violência doméstica e casos de agressão física.
- A despeito dos avanços na terapêutica do paciente grande queimado relacionados à melhoria na ressuscitação, na cobertura da ferida e no controle da infecção, as consequências da queimadura são profundas e resultam em uma complexa mudança metabólica persistente. Portanto, o manejo desse paciente é desafiador por envolver um cuidado multidisciplinar.

DEFINIÇÕES

Tabela 1 Agentes causais

Chama	Contato
Escaldo	Trauma elétrico
Flash burn	Química

Tabela 2 Classificação quanto à profundidade

Grau	Comprometimento	Sinais	Sintomas	Tempo de cura
1° grau (superficial)	Epiderme (não incluir na SCQ)	Eritema	Dor intensa	4 a 6 dias
2° grau superficial (espessura parcial superficial)	Epiderme e derme superficial	Bolhas (base rósea) Flictenas	Dor intensa	7 a 21 dias
2° grau profunda (espessura parcial profunda)	Epiderme e derme profunda	Bolhas (base branca) Flictenas	Dor moderada	> 21 dias, geralmente requer cirurgia
3° grau (espessura total)	Epiderme e derme total	Pele nacarada	Dor ausente	Necessita de cirurgia
4° grau	Epiderme, derme total e estruturas profundas	Pele nacarada	Dor ausente	Necessita de cirurgia

SCQ: superfície corpórea queimada.

- Fisiopatologia local: toda queimadura tem três zonas de agressão tecidual pela energia térmica, que estão descritas na Tabela 3.

Tabela 3 Zonas de agressão tecidual

Zona de coagulação	Necrose celular por desnaturação proteica
Zona de estase	Edema e baixo fluxo de sangue; se estase persistir, esta zona pode evoluir para necrose
Zona de hiperemia	Processo inflamatório e vasodilatação

- O diagnóstico da profundidade da queimadura deve ser reavaliado em 72 a 96 horas, pois as queimaduras podem se aprofundar conforme evolução da zona de estase.
- Cálculo da superfície corpórea queimada (SCQ): esquema de Lund-Browder com a tabela mostrando variações ao longo do crescimento (Figura 1).
- Área doadora: além da profundidade e extensão da queimadura, deve fazer parte da avaliação inicial a presença de locais possíveis como áreas doadoras. Uma das áreas mais utilizadas é a coxa, em virtude da superfície relativamente ampla e de fácil excisão do enxerto.

Tabela 4 Definição de grande queimado

▸ ≥ 25% SCQ
▸ ≥ 20% SCQ em crianças < 10 anos e adultos > 40 anos
▸ ≥ 10% SCQ de 3° grau
▸ Queimaduras envolvendo face, mãos, pés, genitália, períneo ou articulações principais
▸ Trauma elétrico
▸ Queimadura associada a lesão inalatória ou trauma
▸ Queimadura em paciente com risco social

SCQ: superfície corpórea queimada.

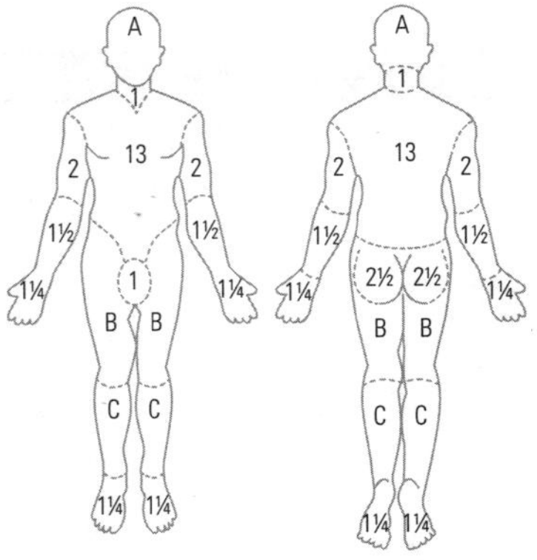

Idade	A	B	C
0	9,5	2,75	2,5
1	8,5	3,25	2,5
5	6,5	4,0	2,75
10	5,5	4,5	3,0
15	4,5	4,5	3,25
Adulto	3,5	4,75	3,5

Figura 1 Esquema de Lund-Browder.

Tabela 5 Critérios de transferência para centro de queimados

▸ Queimaduras de 2° grau superficiais e profundas maiores do que 10% SCQ
▸ Queimaduras envolvendo face, mãos, pés, genitália, períneo ou principais articulações
▸ Queimaduras de 3° grau em qualquer idade
▸ Trauma elétrico
▸ Lesão inalatória
▸ Queimadura em pacientes com comorbidades preexistentes
▸ Queimadura associada a trauma
▸ Criança com queimadura em hospital sem profissionais ou equipamento para o cuidado de crianças
▸ Queimadura em pacientes que vão necessitar de intervenção especial emocional, social ou de reabilitação

SCQ: superfície corpórea queimada.

Tabela 6 Critérios para internação em UTI

▸ Queimaduras > 20% SCQ
▸ Trauma elétrico
▸ Lesão inalatória
▸ Queimadura de extensão menor do que 20% em pacientes com comorbidades preexistentes ou extremos de idade (< 10 anos ou > 40 anos) a depender da evolução clínica
▸ Queimadura associada a trauma
▸ Utilização de ventilação mecânica, droga vasoativa e necessidade de monitorização

SCQ: superfície corpórea queimada; UTI: unidade de terapia intensiva.

- Cuidado paliativo: apesar dos avanços no tratamento do paciente vítima de queimadura, alguns pacientes têm queimaduras tão graves que têm baixa chance de sobrevivência e por isso a restrição de tratamento deve ser discutida. Fatores relacionados a piores desfechos são: idade acima de 60 anos, SCQ maior que 40% e presença de lesão inalatória. Alguns escores podem tornar esta decisão mais objetiva (Tabela 7).

Tabela 7 Escores

Escore Baux = idade + SCQ; este resultado se correlaciona com a mortalidade
Escore revisado de Baux = idade + SCQ + 17 (se presença de lesão inalatória) Valores entre 140-150: muito baixa chance de sobrevivência

SCQ: superfície corpórea queimada.

CUIDADO! NÃO ESQUECER!

- Avaliação: agente causal + extensão e profundidade (admissão e 72-96 h depois) da queimadura + possibilidades de áreas doadoras.
- Definição de grande queimado.
- Critérios de transferência para centro de queimados.
- Critérios para UTI e de cuidado paliativo.

MANIFESTAÇÕES CLÍNICAS

- A destruição tecidual no grande queimado resulta na ativação da resposta inflamatória mediada por citocinas que gera alterações locais e sistêmicas, sendo uma causa clássica da síndrome de resposta inflamatória sistêmica (SIRS) de causa não infecciosa. Esta resposta metabólica pode ser descrita em duas fases:
  - A fase *Ebb* (24-48 horas) é caracterizada pela diminuição do débito cardíaco (DC) e do fluxo de sangue para todos os órgãos. A diminuição do DC é decorrente da perda de volume intravascular, depressão miocárdica, aumento da resistência vascular sistêmica e pulmonar (RVS e RVP, respectivamente).
  - A fase *Flow* (48-72 horas) caracteriza-se pelo aumento do consumo de oxigênio, produção de dióxido de carbono e débito cardíaco, aumentando o fluxo de sangue para os órgãos. É associada a proteólise acelerada e neoglicogênese. No decorrer da resposta inflamatória ocorre liberação de citocinas pró-inflamatórias na tentativa de conter esse processo, denominada resposta anti-inflamatória compensatória (CARS), relacionada à imunossupressão facilitando infecções secundárias.

Tabela 8 Lesão inalatória

Lesão térmica	Face e região supraglótica	Inalação de vapor ou gases quentes	Rouquidão, edema, obstrução mecânica em região glótica
Lesão química	Traqueobrônquica e parênquima pulmonar	Inalação de produtos tóxicos de fumaça	Obstrução de vias aéreas, broncoespasmo, atelectasia, pneumonia
Intoxicação sistêmica	Comprometimento de transporte de oxigênio	Inalação de monóxido de carbono	Nível de carboxi-hemoglobina: ▸ Cefaleia e náusea (20-30%) ▸ Confusão mental (30-40%) ▸ Coma (40-60%) ▸ Morte (> 60%)
	Comprometimento de utilização de oxigênio	Inalação de cianeto	Acidose metabólica persistente e inexplicada pelo quadro hemodinâmico

- A obstrução da via aérea pode acontecer não só pela lesão inalatória térmica, mas pelo edema generalizado que a própria queimadura gera com o aumento de permeabilidade capilar relacionado à resposta inflamatória. Essa obstrução pode não estar presente imediatamente após a queimadura.
- Disfunção renal pode acontecer secundária às fases da resposta inflamatória, assim como a rabdomiólise e mioglobinúria presentes em pacientes com extensa SCQ ou com trauma elétrico.
- Síndrome compartimental relacionada à própria queimadura, assim como ao edema já descrito.
- Alterações hematológicas: plaquetopenia (hemodiluição) e leucocitose e leucopenia.

CUIDADO! NÃO ESQUECER!

- Hemoconcentração.
- Hipoperfusão tecidual/acidose metabólica.
- Hipotensão arterial.
- Insuficiência respiratória.
- Insuficiência renal.
- Plaquetopenia/leucopenia/leucocitose.
- Síndrome compartimental.
- Alteração neurológica.

DIAGNÓSTICO DIFERENCIAL

- O paciente queimado tem alto risco para infecção. A infecção piora o desfecho clínico dele o diagnóstico diferencial de infecção no queimado é um grande desafio, uma vez que o critério de SIRS está presente mesmo na ausência de infecção.

Tabela 9 Critérios de infecção no paciente queimado

Presença de 3 ou mais:	E:
▸ Temperatura > 39°C ou < 36,5°C	▸ Cultura positiva ou
▸ Taquicardia progressiva (> 100 batimentos por minuto)	▸ Alteração patológica em tecido biopsiado ou
▸ Taquipneia progressiva (> 25 incursões por minuto)	▸ Resposta clínica a antibiótico
▸ Plaquetopenia (< 100.000 após o 3° dia de queimadura)	
▸ Hiperglicemia (na ausência de *diabetes mellitus* preexistente)	
▸ Intolerância gastrointestinal por 24 horas ou mais	

- Os critérios acima ajudam a não tratar todo paciente queimado. Outra maneira de avaliar infecção é acompanhar o caráter evolutivo clínico e laboratorial, sendo o paciente controle dele mesmo.

CUIDADO! NÃO ESQUECER!

- O diagnóstico de infecção no paciente queimado é um grande desafio.
- Critérios diferenciados devem ser utilizados.

EXAMES COMPLEMENTARES

Tabela 10 Exames complementares

▸ Hemograma
▸ Gasometria arterial e lactato
▸ Coagulograma e tipagem sanguínea
▸ Função renal e eletrólitos
▸ Creatinofosfoquinase (CPK)
▸ Raio X de tórax
▸ Se mulher em idade fértil: solicitar beta-HCG
▸ Se trauma elétrico: ECG 12 derivações, enzima cardíaca
▸ Se suspeita de lesão inalatória: broncoscopia, dosagem de carboxi-hemoglobina

Beta-HCG: gonadotrofina coriônica humana; ECG: eletrocardiograma.

TRATAMENTO

Avaliação primária (ABCDE)

↓

Avaliação secundária (AMPLE):
estimar extensão e profundidade da queimadura;
calcular expansão volêmica

↓

Lesão inalatória:
rever necessidade de IOT/ventilação protetora

↓

Queimadura circunferencial:
avaliar necessidade de escaratomia

↓

Situações específicas:
- Trauma elétrico
- Queimadura química
- Intoxicação exógena
- Intoxicação por monóxido de carbono
- Intoxicação por cianeto

↓

Avaliação de sinais de violência/abuso:
notificar autoridade de referência

Figura 2 Fluxograma de atendimento inicial do grande queimado. IOT: intubação orotraqueal.

Tabela 11 Avaliação primária

A – *Airway*	Via aérea pérvia, avaliar obstrução por lesão térmica
B – *Breathing*	Garantir ventilação, suplementar oxigênio se necessário. Avaliar queimaduras em tronco – escarotomia
C – *Circulation*	Acesso venoso periférico e iniciar expansão volêmica
D – *Disability*	Avaliar trauma craniano e medular
E – *Exposition*	Avaliar todo o corpo do paciente procurando todas as lesões

- Indicação de intubação orotraqueal precoce: como já descrito, a obstrução de via aérea pode acontecer por lesão direta ou pelo próprio edema e nem sempre acontece logo após a queimadura. Diante disso, é importante identificar pacientes que devem ter uma via aérea definitiva precocemente.
- Diretriz norte-americana em queimaduras indica intubação orotraqueal precoce para as seguintes situações:
  - ▷ Sinais de obstrução de via aérea (rouquidão, estridor, uso de musculatura acessória, retração de esterno).
  - ▷ SCQ > 40-50%.
  - ▷ Queimadura extensa e profunda na face.
  - ▷ Queimadura dentro da boca.
  - ▷ Edema significativo ou risco para o edema.
  - ▷ Dificuldade de deglutição.
  - ▷ Sinais de comprometimento respiratório: incapacidade de manipular secreção, fadiga respiratória, ventilação ou oxigenação alterada.
  - ▷ Diminuição do nível de consciência no qual o reflexo de proteção de via aérea esteja prejudicado.
  - ▷ Antes da transferência de paciente grande queimado que tenha alteração em via aérea, mas que não esteja com profissional capacitado para procedimento caso venha a ser necessário.

Tabela 12 Avaliação secundária

A – *Allergy*	Alergia
M – *Medication*	Medicação de uso atual
P – *Past*	Passado das doenças (comorbidades)
L – *Last*	Última refeição; se sexo feminino, última menstruação
E – *Event*	Evento/ambiente relacionado a queimadura (buscar se queimadura em local fechado, inalação de fumaça, tempo para ser resgatado, cena do trauma)

RESSUSCITAÇÃO VOLÊMICA

- A fase inicial do choque é caracterizada por depressão miocárdica e aumento da permeabilidade capilar, resultando em depleção do volume intravascular. A ressuscitação volêmica para reconstituir o volume intravascular e manter a perfusão tecidual é crucial. Atraso ou inadequada ressuscitação estão associados a maior mortalidade.
- Em contrapartida, excessiva ressuscitação também está associada a múltiplas morbidades, como síndrome do desconforto respiratório do adulto (SDRA), pneumonia, falência de múltiplos órgãos, síndrome compartimental abdominal, de extremidades e orbitária.

- São candidatos a ressuscitação volêmica pacientes com SCQ acima de 15% de queimaduras não superficiais. Algumas fórmulas são descritas para guiar o início da terapia com fluidos, depois deve ser avaliada individualmente. Entre elas a fórmula de Parkland é a mais amplamente conhecida, entretanto, na última edição do ATLS (*Advanced Trauma Life Support*) houve uma mudança, restringindo essa fórmula apenas para os traumas elétricos.

Tabela 13 Fórmulas

Mecanismos	Fórmula	Alvo de diurese
Trauma elétrico	4 mL × peso × SCQ % até diurese clara (50% em 8 horas; 50% em 16 horas) Parkland	1-1,5 mL/kg/hora até diurese clara
Outros	2 mL × peso × SCQ % (50% em 8 horas; 50% em 16 horas) Brooke modificado	0,5 mL/kg/hora ou 30-50 mL/hora

- A escolha do tipo de fluido deve ser por cristaloide, de preferência ringer lactato. Após as primeiras 12 horas, o uso da albumina pode ser considerado em paciente com mais 30% de SCQ que mantém necessidade de expansão volêmica, porém com alguma indicação de restrição de volume, mas esta conduta ainda não é consenso.

Tabela 14

SCQ (%)	Dose de albumina 5% (mL)
0-29%	Não usar albumina
30-49%	0,3 mL/kg/SCQ
50-69%	0,4 mL/kg/SCQ
70-100%	0,5 mL/kg/SCQ

LESÃO INALATÓRIA

- A suplementação de oxigênio e a proteção das vias aéreas são as diretivas primárias do tratamento. Broncodilatadores podem ser utilizados na presença de broncoespasmo, enquanto corticosteroide não deve ser utilizado de rotina, pois tem sido associado ao aumento do risco de infecção bacteriana.
- Entre as medidas de suporte, manter estratégia protetora de ventilação para minimizar a lesão pulmonar induzida pela ventilação mecânica (VILI) e evitar o excesso de ressuscitação volêmica são medidas relevantes.
- O uso profilático de antibiótico sistêmico apenas pela presença de lesão inalatória não deve ser encorajado.
- Intoxicação por monóxido de carbono: suplementar oxigênio a 100%.
- Intoxicação com cianeto: hidroxicobalamina (dose 70 mg/kg até 5 g – dose padrão para adulto; intravenosa).

NUTRIÇÃO

- O suporte nutricional é muito importante no manejo deste tipo de patologia e tem como objetivos: manutenção da massa magra, minimizar o acúmulo de gordura e perda proteica, além de ajudar na reparação das áreas cruentas.

- A via deve ser oral ou enteral prioritariamente, conforme a aceitação da dieta, iniciada em 24 a 48 horas após a queimadura, assim que o paciente estiver estável.
- A necessidade calórica oferecida deve ser calculada pela fórmula de Toronto, enquanto a oferta proteica deve ficar entre 1,5 a 2 g/kg/dia.

Tabela 15

Fórmula de Toronto = –4.343 + 10,5 (SCQ) + 0,23 (total de calorias ingeridas nas últimas 24 horas) + 0,84 (Harris Benedict sem ajuste) + 114 (temperatura) – 4,5 (*number of postburn days*)	
Harris Benedict	Homens: 66 + (13,7 × peso) + (5,0 × altura) – (6,8 × idade)
	Mulheres: 665 + (9,6 × peso) + (1,7 × altura) – (4,7 × idade)

ANTIBIÓTICO SISTÊMICO

- Não existe evidência para o uso de antibiótico sistêmico profilático no paciente queimado, exceto no momento perioperatório. O uso terapêutico deve estar relacionado com os critérios já citados.

ANALGESIA

- O controle da dor e da ansiedade associada à dor é um desafio e deve ser avaliado por meio de ferramentas objetivas, reações de comportamento e reações fisiológicas.

Tabela 16 Tratamento farmacológico

▸ Analgésico não opioide
▸ Analgésico opioide fraco/forte: avaliação individualizada
▸ Medicamentos adjuvantes: gabapentina, cetamina, benzodiazepínicos, clonidina e tricíclicos

- O tratamento farmacológico deve contemplar cada momento do dia: atividades básicas do dia, fisioterapia motora e curativo.
- Tratamento não farmacológico.

TRATAMENTO DA ÁREA QUEIMADA/TRATAMENTO CIRÚRGICO

- Limpeza cuidadosa da área afetada com poli-hexanida (PHMB). Na ausência dele, pode-se substituir por sabão neutro, removendo corpos estranhos e tecidos desvitalizados.
- Queimaduras de 2° e 3° graus devem ter curativos oclusivos com antimicrobiano tópico como a sulfadiazina de prata 1% associada a nitrato de cério a 0,4%, geralmente nos três primeiros dias. Após o quarto dia, somente a sulfadiazina de prata 1% é suficiente. A troca deve ser diária.
- Excisão precoce com enxertia é o tratamento-padrão há décadas. Muitos estudos têm mostrado que o desbridamento com 24 a 48 horas após a queimadura está associado a diminuição de perda sanguínea, de infecção, de permanência hospitalar e aumento da integração do enxerto, embora reduza a mortalidade apenas em pacientes sem lesão inalatória. Portanto, queimaduras profundas devem ser submetidas a procedimentos cirúrgicos precocemente com desbridamento e, se possível, enxertia.

CUIDADOS GERAIS

- Profilaxia de úlcera de estresse.
- Profilaxia de evento tromboembólico após estabilização.
- Controle glicêmico.

CUIDADO! NÃO ESQUECER!

- ABCDE.
- AMPLE.
- Avaliação queimadura: classificar/procedimentos descompressivos.
- Ressuscitação volêmica.
- Lesão inalatória.
- Suporte das disfunções orgânicas.
- Fechamento das áreas cruentas.

LITERATURA RECOMENDADA

1. American College of Surgeons Commitee on Trauma. Advanced Trauma Life Support (ATLS) student course manual. 10. ed. Chicago: American College of Surgeons; 2018.
2. Bittner EA, Shank E, Woodson L, Martyn JA. Acute and perioperative care of the burn-injured patient. Anesthesiology. 2015;122:448-64.
3. Clark A, Imran J, Madni T, Wolf SE. Nutrition and metabolism in burn patients. Burns Trauma. 2017 Apr 17;5:11.
4. Enkhbaatar P, Pruit BA, Suman O, Mlcak R, Wolf SE, Sakurai H, Herdon DN. Pathophysiology, research challenges, and clinical management of smoke inhalation injury. Lancet. 2016;388:1437-46.
5. Greenhalgh DG, Saffle JR, Holmes JH 4th, Gamelli RL, Palmieri TL, Horton JW, et al., American Burn Association Consensus Conference on Burn Sepsis and Infection Group. J Burn Care Res. 2007;28(6):776.
6. Greenhalgh DG. Sepsis in the burn patient: a different problem than sepsis in the general population. Burns Trauma. 2017 Aug 8;5:23.
7. Lund CC, Browder NC. The estimation of areas of burns. Surg Gynecol Obstet. 1944;79:352.
8. Lundy JB, Chung KK, Palplin JC, Ainswoth CR, Jeng JC, Friedman BC. Update on severe burn management for the intensivist. J Intensive Care Med. 2016 Sep;31(8):499-510.
9. Mann-Salinas EA, Baun MM, Meininger JC, Murray CK, Aden JK, Wolf SE, et al. Novel predictors of sepsis outperform the American Burn Association sepsis criteria in the burn intensive care unit patient. J Burn Care Res. 2013 Jan-Feb;34(1):31-43.
10. Mann-Salinas EA, Baun MM, Meininger JC, Wade CE. Comparison of mortality associated with sepsis in the burn, trauma, and general intensive care unit patient: a systematic review of the literature. Shock. 2012 Jan;37(1):4-16.
11. Mock C, Peck M, Peden M, Krug E. A WHO plan for burn prevention and care. Geneva: World Health Organization; 2008. Disponível em: http://apps.who.int/iris/bitstream/10665/97852/1/9789241596299_eng.pdf.
12. Navickis RJ, Greenhalgh DG, Wilkes MM. Albumin in Burn Shock Resuscitation: A Meta-Analysis of Controlled Clinical Studies. J Burn Care Res. 2016 May-Jun;37(3):e268-78.

13. Ong YS, Samuel M, Song C. Meta-analysis of early excision of burns. Burns. 2006;32:145-50.
14. Orgill DP. Excision and skin grafting of thermal burns. N Engl J Med. 2009;360:893-901.
15. Porter C, Tompkins RG, Finnerty CC, Sidossis LS, Suman OE, Herdonn DN. The metabolic stress response to burn trauma: current understanding and therapies. Lancet. 2016;388:1417-26.
16. Rousseau AF, Losser MR, Ichai C, Berger MM. ESPEN endorsed recommendations: Nutritional therapy in major burns. Clin Nutr. 2013 Aug;32(4):497-502.
17. Rowan MP, Cancio LC, Elster EA, Burmeister DM, Rose LF, Natesan S, et al. Burn wound healing and treatment: review and advancements. Crit Care. 2015 Jun 12;19:243.
18. Ryan CM, Schoenfeld DA, Thorpe WP, Sheridan RL, Cassem EH, Tompkins RG. Objective estimates of the probability of death from burn injuries. N Engl J Med. 1998;338:362.
19. Sheridan RL. Fire-related inhalation injury. N Engl J Med. 2016;375:464-9.
20. Walker PF, Buehner MF, Wood LA, Boyer NL, Driscoll IR, Lundy JB, et al. Diagnosis and management of inhalation injury: an updated review. Crit Care. 2015 Oct 28;19:351.
21. Yizhi P, Jing C, Zhigiang Y, Xiaolu L, Gaoxing L, Jung W. Diagnostic criteria and treatment protocol for post-burn sepsis. Crit Care. 2013 Jan 18;17(1):406.

CAPÍTULO 49

Terapia transfusional

Bruna Carla Scharanch
Pedro Vitale Mendes

MENSAGENS RELEVANTES

- Anemia e distúrbios de coagulação são muito frequentes em pacientes críticos.
- As causas são multifatoriais e, em parte, podem ser atenuadas através de suspeição diagnóstica e terapêuticas adequadas.
- Os hemocomponentes disponíveis são: concentrado de hemácias, plasma fresco congelado, concentrado de plaquetas, crioprecipitado, concentrado de granulócitos e concentrado de fibrinogênio (Haemocomplettan®).
- Não há evidências quanto aos alvos laboratoriais ideais. No entanto, sabe-se que o suporte transfusional não é isento de risco e, assim, recomenda-se um uso racional de transfusões.
- Valores de exames laboratoriais não devem, isoladamente, definir qualquer suporte transfusional. São sugeridos gatilhos, porém a condição clínica do paciente deve sempre ser considerada ao definir a terapia transfusional.
- Embora nos últimos anos tenham havido melhorias na segurança transfusional, os pacientes ainda são expostos a riscos, como transmissão de agentes infecciosos e reações aos hemoderivados.
- Situações especiais requerem hemocomponentes lavados, filtrados, irradiados e/ou fenotipados.
- O tromboelastograma permite uma avaliação da coagulação de forma rápida e qualitativa, guiando a terapia transfusional de forma adequada.

INTRODUÇÃO

- A anemia e os distúrbios de coagulação são achados frequentes no ambiente de terapia intensiva. O suporte transfusional é bastante controverso em relação aos benefícios e riscos trazidos aos pacientes, sendo necessária uma indicação precisa e consciente na prescrição dos hemoderivados. Devido à multifatoriedade causal, é importante conhecer as principais etiopatogenias para guiar a terapêutica com foco no fator precipitante e não no valor laboratorial em si, não expondo o paciente a um aumento de morbimortalidade em consequência de transfusões mal indicadas.

ANEMIA NO PACIENTE CRÍTICO

- Achado muito comum, presente em até 95% dos pacientes que permanecem no ambiente de UTI por três dias ou mais.
- Multifatorial (Tabela 1).
- Não há gatilho transfusional universal.
- Indicações de suporte transfusional são influenciadas por uma somatória de fatores, como grau de anemia, idade, *performance* cardíaca, previsão de per-

da sanguínea, comorbidades, velocidade de instalação da anemia, capacidade adaptativa do paciente, conceitos religiosos. Não avaliar exclusivamente o valor laboratorial.

Tabela 1 Possíveis causas de anemia na UTI

Perdas ▸ Flebotomia – coleta de exames em excesso ▸ Hemorragia ▸ Cirurgia/trauma ▸ Perdas pelo trato gastrointestinal
Destruição (hemolítica) ▸ Hereditárias – hemoglobinopatias (p.ex., anemia falciforme), enzimopatias (p.ex., deficiência de G6PD), defeitos do complexo citoesqueleto-membrana (p.ex., esferocitose) ▸ Adquiridas – doenças hepáticas, agentes tóxicos, infecciosos (malária), hiperesplenismo, medicamentoso
Redução na produção ▸ Inflamação ▸ Inadequada/deprimida resposta à eritropoietina ▸ Deficiência de ferro, folato, B12 ▸ Drogas ▸ Comorbidades

- A transfusão de concentrado de hemácias tem por objetivo restaurar a capacidade de oferta de oxigênio aos tecidos, o que justificou durante muitos anos uma prática liberal de transfusões, não levando em conta o aumento de morbimortalidade associado ao procedimento.
- O cenário do suporte transfusional sofreu alteração após o estudo TRICC no final da década de 90, que evidenciou não haver diferença na eficácia da adoção da estratégia restritiva em relação à liberal, mesmo quando realizada subanálise para o grupo de cardiopatias. Nos anos subsequentes, outros estudos também evidenciaram os mesmos desfechos, em populações como pacientes com choque séptico, hemorragia digestiva alta e pós-operatório de cirurgias ortopédicas. No entanto, quando se trata de coronariopatas agudos ou crônicos, sugere-se um limiar menos restritivo, mantendo Hb acima de 8 (Tabela 2).
- Devido à grande variedade de patologias e necessidade de estudos futuros para melhor compreensão da anemia no doente crítico, é preciso individualizar o cuidado e as indicações.

Tabela 2 Principais estudos

Estudo	Grupos	Achados
Revisão sistemática – estratégias nos coronariopatas (BMJ 2016)	Restritivo (Hb 7-8) *versus* liberal (Hb 9-10) em pacientes com doença cardiovascular	O uso de limiares mais restritivos está associado a maiores taxas de síndrome coronariana aguda. Sugere-se manter os níveis acima de 8. Os efeitos sobre mortalidade e outros resultados ainda são incertos

(continua)

Tabela 2 Principais estudos *(continuação)*

Estudo	Grupos	Achados
TRISS (2014) Lars et al.	Restritivo (Hb 7) *versus* liberal (Hb 9) em pacientes com choque séptico	Mortalidade em 90 dias, suporte de vida, eventos adversos, eventos isquêmicos semelhantes nos dois grupos
Transfusion strategies for acute upper gastrointestinal bleeding (2013) Villanueva et al.	Restritivo (Hb 7) *versus* liberal (Hb 9) em pacientes com hemorragia digestiva alta	Sobrevida maior, risco de hemorragia adicional, necessidade de terapia de resgate e taxa de complicações menores no grupo restritivo
Liberal or restrictive transfusion in high risk patients after hip surgery (2011) Carson et al.	Restritivo (Hb 8) *versus* liberal (Hb 10) em pacientes idosos com alto risco cardiovascular no pós-operatório de cirurgia de quadril	Estratégia liberal não apresentou redução de mortalidade, incapacidade de andar independentemente em 60 dias e morbidade hospitalar
TRICC (1999) Hebert et al.	Restritivo (Hb 7-9) *versus* liberal (Hb 10-12)	Mortalidade e tempo de internação iguais entre os grupos
TRICC (2001 – subanálise cardiopatias) Hebert et al.	Restritivo (Hb 7-9) *versus* liberal (Hb 10-12)	Mortalidade e tempo de internação iguais entre os grupos
ABC (2002) Vincent et al.	–	Suporte transfusional relacionado com aumento de mortalidade
CRIT (2004) Corwin et al.	–	Suporte transfusional relacionado com aumento de mortalidade
SOAP (2008) Vincent et al.	–	Transfusão não associada a aumento de mortalidade
Revisão sistemática (2008) Marik et al.	45 estudos – avaliação riscos *versus* benefícios da transfusão	▸ 42 estudos risco > benefício ▸ 2 estudos risco = benefício ▸ 1 estudo risco < benefício

Tabela 3 Gatilhos sugeridos

- Hb > 10: não indicada
- Hb 8-10: raramente indicada, exceto em casos de coronariopatia aguda ou crônica em que sugere-se limiar de 8
- Hb < 7: indicada, avaliar casos cronicamente adaptados
- Hb < 7: sangramento gastrointestinal agudo
- Pós-operatório: controverso
- Neurointensivos: sem evidência de superioridade liberal versus restritiva
- Choque séptico com menos de 6 h de evolução: aceitável transfundir se Hb entre 8-10, se > 6 h transfundir se Hb < 7

CUIDADO!
NÃO ESQUECER!

- 1 UI de concentrado de hemácias eleva o Hb em 1 a 1,5 g/dL.
- Administração conforme a velocidade de instalação da anemia.
- Transfundir uma unidade por vez.
- Velocidade da transfusão 1 a 3 horas, não ultrapassar 4 horas.
- Eritropoietina: não reduz a necessidade transfusional no paciente crítico e pode estar associada ao aumento de trombose venosa.
- Suporte de ferro endovenoso: não é recomendado ferro endovenoso de rotina para reduzir necessidade transfusional.

DISTÚRBIO DE COAGULAÇÃO NO DOENTE CRÍTICO

PLAQUETOPENIA E PLAQUETOPATIA

- A plaquetopenia (contagem inferior a 100.000/mm^3) é encontrada em 20 a 40% dos pacientes críticos.
- Multifatorial (Tabela 4).

Tabela 4 Possíveis causas de plaquetopenia na UTI

Aumento da destruição (imune e não imune)
Hemodiluição
Hiperesplenismo (sequestro)
Pseudoplaquetopenia
Alterações na função plaquetária (p. ex., doença de Von Willebrand)
Redução da produção
Drogas
Coagulação intravascular disseminada (CIVD)
Síndrome HELLP (hemólise, aumento enzimas hepáticas e plaquetopenia)
Síndrome anticorpo antifosfolípide (SAAF)
Transfusão maciça
Infecções
Deficiências nutricionais – B12, ácido fólico

- A incidência é alta em pacientes sépticos e representa um marcador de gravidade.
- Devido ao grande uso de heparina como profilaxia de tromboembolismo venoso no cenário de UTI, considerar a plaquetopenia induzida pela heparina (HIT) como diagnóstico diferencial.

- Lembrar que muitas medicações de uso rotineiro na UTI também podem levar à disfunção plaquetária, como os antiagregantes plaquetários, anti-inflamatórios, antibióticos (penicilinas, cefalosporinas), anti-histamínicos, alfa e betabloqueadores, entre outros.
- Condições sistêmicas como uremia, pacientes que fizeram uso de circulação extracorpórea ou que apresentem CIVD também podem ter disfunção plaquetária.
- A plaquetopenia é causa comum de sangramento nos pacientes críticos, no entanto deve-se conhecer as possíveis etiopatogenias para indicar a transfusão de forma segura.
- Os exames a serem solicitados para esclarecimento diagnóstico podem incluir hemograma, INR, TTPA, TT, dímero-D, fibrinogênio, complexo trombina-antitrombina, pesquisa de esquizócitos.
- A plaquetopenia correlaciona-se a um aumento na estadia hospitalar e pior evolução clínica com maior mortalidade.

Tabela 5 Gatilhos sugeridos – plaquetas

Profilática – plaquetopenia sem sangramento ativo
▸ < 10.000 com déficit de produção
▸ < 20.000 se procedimentos como punção de cateter venoso central
▸ < 50.000 se procedimento como punção lombar ou cirurgia eletiva, exceto neurocirurgia e oftalmológica
▸ < 10.0000 pré-procedimento invasivo de SNC ou oftalmológico
Terapêutica – plaquetopenia com sangramento ativo
▸ < 50.000 sempre
▸ < 100.000 se SNC, oftálmico ou cirurgia cardíaca

SNC: sistema nervoso central.

CUIDADO!
NÃO ESQUECER!

- 1 UI concentrado para cada 10 kg/peso ou 1 plaquetaférese por adulto.
- Elevação de 40 a 50 mil/mm^3.
- Contraindicações: PTT (púrpura trombocitopênica trombótica), HIT (trombocitopenia induzida por heparina), prevenção de sangramento espontâneo em plaquetopenia moderada, contagem entre 10 e 50 mil (paciente não onco-hematológicos).

QUANDO PENSAR EM HIT (TROMBOCITOPENIA INDUZIDA POR HEPARINA)?

- Imune – desenvolvimento de anticorpos heparina-dependentes no plasma
- Lembrar dos 4Ts da HIT:
  - **T**rombocitopenia < 50%
  - ***T**iming* ≥ 5 dias
  - **T**romboses venosas/arteriais
  - Sem ou**T**ra causa
- Tipos:
  - I – menos severa, 20 a 25% dos pacientes
  - II – mais severa, 2 a 5% dos pacientes, relacionada a eventos trombóticos com potencial risco à vida
- Mais comum com uso de heparina não fracionada

- Diagnóstico – suspeição clínica + detecção de anticorpos heparina-dependentes ou antígenos/fator-4-plaquetário
- Tratamento – suspensão imediata da heparina, uso de hirundina ou danaparoide sódico, plasmaférese (adjuvante)

OUTRAS DESORDENS DA COAGULAÇÃO NA UTI

- São múltiplas as causas que podem acarretar sangramentos ou tromboses nos doentes críticos, o que torna as coagulopatias nesses pacientes um grande desafio para os intensivistas.

Tabela 6 Possíveis causas de distúrbios de coagulação na UTI

Potencial sangramento
▸ Coagulação intravascular disseminada (CIVD)
▸ Doença hepática
▸ Deficiência de vitamina K
▸ Transfusão maciça
▸ Anticoagulantes
▸ Plaquetopenia
▸ Alteração na função plaquetária (p. ex., doença de Von Willebrand)
Trombóticas
▸ Púrpura trombocitopênica trombótica/síndrome hemolítica urêmica (PTT-SHU)
▸ Trombose venosa profunda
▸ Tromboembolismo pulmonar
▸ Infarto agudo do miocárdio
▸ Síndrome do anticorpo antifosfolípide (SAAF)
Congênitas
▸ Doença de Von Willebrand
▸ Hemofilia

QUANDO TRANSFUNDIR PLASMA FRESCO CONGELADO?

- Indicações:
  - Deficiência múltipla de fatores da coagulação (doença hepática, CIVD, intoxicação cumarínica) e sangramento ativo
  - Prevenção de sangramento em pacientes com deficiência de fatores de coagulação que serão submetidos a procedimentos invasivos ou com INR > 1,5 ou TTPA > 1,5x o controle
  - Correção de hemorragias por uso de anticoagulantes cumarínicos ou reversão rápida dos efeitos dos cumarínicos
  - Reposição de fatores durante as plasmaféreses terapêuticas
  - Tratamento de púrpura trombocitopênica trombótica e da síndrome hemolítico-urêmica
- Contraindicações:
  - Expansão volêmica em qualquer situação
  - Reposição após transfusão maciça
  - Sangramento sem coagulopatia
  - Reposição proteica em desnutridos
  - Grandes queimados
  - Situações de hipoalbuminemia
  - Acelerar processos de cicatrização
- Dose:
  - 10 a 15 mL/kg de peso

QUANDO TRANSFUNDIR CRIOPRECIPITADO?

- Composição:
  - Contém fatores VIII, XIII, FvW, fibrinogênio e fibronectina
- Indicações:
  - Reposição de fibrinogênio e/ou fator XIII
  - Pacientes com sangramento e déficit congênito ou adquirido de fibrinogênio (< 80 a 100 mg/dL)
  - Reposição de fibrinogênio em CIVD ou hipofibrinogenemias graves
- Dose:
  - 1 UI para cada 10 kg de peso

QUANDO TRANSFUNDIR CONCENTRADO DE GRANULÓCITOS?

- Controverso
- Indicações:
  - Neutropenia ou disfunção de granulócitos na sepse bacteriana e ausência de resposta à terapia-padrão
  - Paciente neutropênico com infecção fúngica refratária à terapia-padrão

PROCEDIMENTOS ESPECÍFICOS NOS HEMOCOMPONENTES

IRRADIAÇÃO

- Objetivo: inativação de linfócitos.
- Indicação: profilaxia de doença enxerto *versus* hospedeiro pós-transfusional em pacientes imunodeprimidos.
- Vantagens: evita doença enxerto versus hospedeiro, que pode ser letal em pacientes com imunodepressão grave.
- Desvantagens: redução do tempo de estocagem do hemocomponente.

LEUCODEPLEÇÃO

- Objetivo: remoção de leucócitos.
- Indicação:
  - Profilaxia de reações febris não hemolíticas.
  - Hemoglobinopatias.
  - Anemias hemolíticas hereditárias.
  - Síndromes de imunodeficiências congênitas.
  - Transplante de medula óssea.
  - Anemia aplástica.
  - Leucemia mieloide aguda (LMA).
  - Doenças onco-hematológicas graves até esclarecimento diagnóstico.
  - Prevenção de transmissão de citomegalovírus (CMV).
  - Aloimunização plaquetária.
- Vantagens: vide indicações.
- Desvantagens: sem contraindicações.

LAVAGEM

- Objetivo: remoção da maior parte do plasma, redução da concentração de leucócitos, plaquetas e restos celulares.
- Indicações:
  - Alergia severa a componentes plasmáticos.
  - Deficiência de IgA com história prévia de reação anafilática em transfusões anteriores.
- Vantagens: vide indicações.
- Desvantagens: tempo de preparo elevado, redução na validade do produto.

FENOTIPAGEM

- Indicação: pacientes que estão ou poderão entrar em esquema de transfusão crônica.

HAEMOCOMPLETTAN® – CONCENTRADO DE FIBRINOGÊNIO (FATOR I)

- Pode ser usado nos casos de afibrinogenemia ou hipofibrinogenemia associadas a sangramento agudo, cirurgia, profilaxia secundária em pacientes com sangramento recorrente grave, gestação
- Profilaxia primária não é recomendada
- Uso intravenoso, necessário diluir antes do uso
- Dose (mg/kg/peso) = nivel de fibrinogênio que se deseja atingir – nível dosado/1,7

CONCENTRADO DE COMPLEXO PROTROMBÍNICO (BERIPLEX®)

- Pode ser usado no tratamento e na profilaxia perioperatória de hemorragias durante a terapia com antagonista da vitamina K ou em casos de hemorragias e profilaxia perioperatória na deficiência congênita de qualquer um dos fatores de coagulação dependentes de vitamina K
- Contém os fatores II, VII, IX, X, proteína C e proteína S
- Uso intravenoso, necessário diluir antes do uso
- Doses:
  - Tratamento e profilaxia durante uso de antagonista da vitamina K: de acordo com o INR
    - INR 2,0-3,9: 1,0 mL/kg ou 25 UI fator IX/kg
    - INR 4,0-6,0: 1,4 mL/kg ou 35 UI fator IX/kg
    - INR > 6,0: 2,0 mL/kg ou 50 UI fator IX/kg
  - Hemorragia ou profilaxia em pacientes com deficiência de algum fator
    - Unidades necessárias = peso corporal (kg) x aumento desejado do fator (UI/mL) x 56 (mL/kg)

TROMBOELASTOGRAMA

- Método que permite a avaliação global do processo de iniciação, formação, estabilização e lise do coágulo
- Documenta as interações bioquímicas e celulares através de um registro gráfico
- Permite identificação específica e precoce do distúrbio de coagulação, proporcionando uma terapia intraoperatória mais apropriada
- Potencial para redução de transfusões inapropriadas, redução de complicações, custos e mortalidade

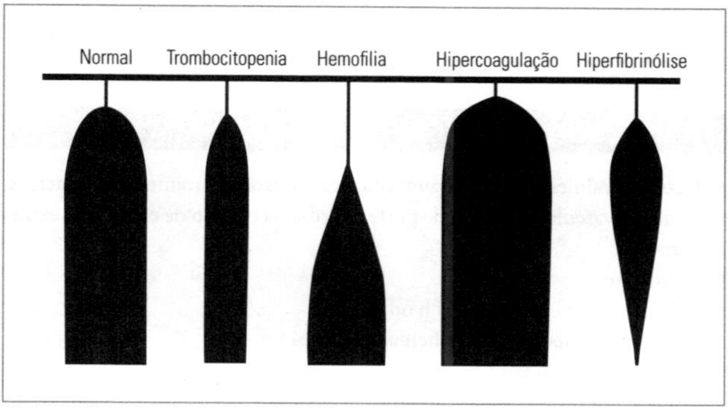

Figura 1 Tipos de traçados da tromboelastometria.

RISCOS TRANSFUSIONAIS

- Embora a segurança do suporte transfusional tenha melhorado significativamente no decorrer dos anos, os pacientes são expostos a diversas complicações (Tabela 7).

Tabela 7 Riscos transfusionais

▸ Infecciosas: virais (CMV) e bacterianas
▸ Imunossupressão
▸ Sobrecarga circulatória
▸ Reação hemolítica aguda ou tardia
▸ Sobrecarga de ferro
▸ Aloimunização HLA
▸ TRALI
▸ GVHD-T (doença enxerto versus hospedeiro)
▸ Reações alérgicas
▸ Anafilaxia

- A infecção por CMV é importante causa de morbimortalidade em imunossuprimidos e sua transmissão por hemoderivados pode ser reduzida utilizando-se componentes CMV negativos ou leucorreduzidos.
- Já a redução da contaminação bacteriana é feita através de cultura rápida dos hemocomponentes.
- Outro evento adverso relacionado ao suporte transfusional é o edema agudo pulmonar não cardiogênico, conhecido como TRALI, cujo quadro clínico se assemelha à síndrome do desconforto respiratório agudo. Resposta mediada imunologicamente, porém de mecanismo incerto. Os pacientes evoluem com insuficiência respiratória e o quadro se associa a alta mortalidade.

- Lembrar que muitos riscos podem ser evitados através dos procedimentos específicos nos hemocomponentes citados anteriormente.

TRANSFUSÃO MACIÇA

- Ocorre geralmente em politraumas, sangramentos gastrointestinais maciços, cirurgias vasculares de grande porte e cardíacas em uso de circulação extracorpórea.
- Definição:
  - ▷ Troca de 1 volemia em 24 h ou menos.
  - ▷ > 20 UI concentrados de hemácias em 24 h.
  - ▷ > 50% volemia em 3 h.
  - ▷ > 150 mL/min perda no adulto.
- Tratamento: manter paciente isovolêmico, normotérmico e corrigir os distúrbios hidroeletrolíticos.

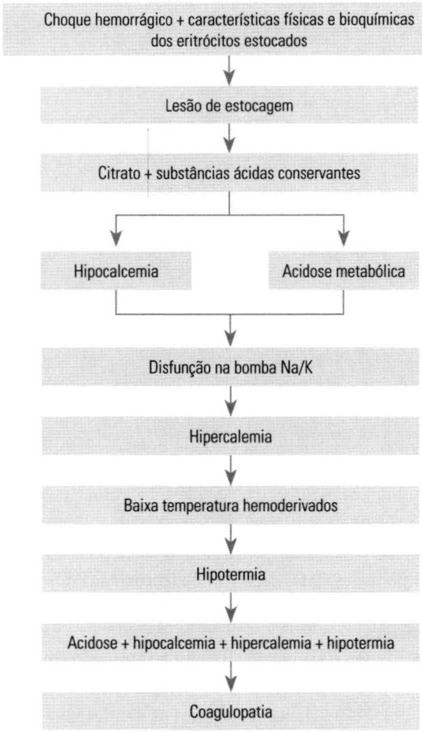

Figura 2 Caracterização das complicações da transfusão maciça.

LITERATURA RECOMENDADA

1. Carson JL, et al. Liberal or restrictive transfusion in high-risk patients after hip surgery. N Engl J Med. 2011;365:2453-62.
2. Carson JL, Hill S, Carless P, Hébert P, Henry D. Transfusion triggers: a systematic review of the literature. Transfus Med Rev. 2002;16(3):187-99.
3. Corwin HL, Gettinger A, Pearl RG, Fink MP, Levy MM, Abraham E, et al. The CRIT Study: Anemia and blood transfusion in the critically ill – current clinical practice in the United States. Crit Care Med. 2004;32(1):39-52.
4. Docherty AB, et al. Effect of restrictive versus liberal transfusion strategies on outcomes in patients with cardiovascular disease in a non-cardiac surgery setting: systematic review and meta-analysis. BMJ. 2016;352:i1351.
5. Gerber DR. Transfusion of red blood cells in pacientes with ischemic heart disease. Crit Care Med. 2008;36(4)1068-74.
6. Hébert PC, Wells G, Blajchman MA, Marshall J, Martin C, Pagliarello G, et al. A multicenter, randomized, controlled clinical trial of transfusion requirements in critical care. Transfusion Requirements in Critical Care Investigators, Canadian Critical Care Trials Group. N Engl J Med. 1999;340(6):409-17.
7. Holst LB, et al. Lower versus higher hemoglobin threshold for transfusion in septic shock. For the TRISS Trial Group and the Scandinavian Critical Care Trials Group. N Engl J Med. 2014;371:1381-91.
8. Klein HG, Spahn DR, Carson JL. Red blood cell transfusion in clinical practice. Lancet. 2007;370(9585):415-26. Review.
9. Marik PE, Corwin HL. Efficacy of red blood cell transfusion in critically ill: a systematic reviem of the literature. Crit Care Med. 2008;36(9):2667-74.
10. Practice Guidelines for blood component therapy: A report by the American Society of Anesthesiologists Task Force on Blood Component Therapy. Anesthesiology. 1996;84(3):732-47.
11. Reed ED, Steven EW. Trombocytopenic disorders in critically ill patients. Am J Respr Cri Care Med. 2000;162:347-51.
12. Van Iperen CE, Gaillard CA, Kraaijenhagen RJ, Braam BG, Marx JJ, van de Wiel A. Response of erythropoiesis and iron metabolism to recombinant human erythropoietin in intensive care unit patients. Crit Care Med. 2000;28(8):2773-8.
13. Villanueva C, et al. Transfusion strategies for acute upper gastrointestinal bleeding. N Engl J Med. 2013;368:11-21.
14. Vincent JL, Baron JF, Reinhart K, Gattinoni L, Thijs L, Webb A, et al.; ABC (Anemia and Blood Transfusion in Critical Care) Investigators. Anemia and blood transfusion in critically ill patients. JAMA. 2002;288(12):1499-507.

CAPÍTULO 50

Distúrbios da hemostasia no paciente crítico

Daniel Curitiba Marcellos

Bruno Adler Maccagnan Pinheiro Besen

MENSAGENS RELEVANTES

- A presença de coagulopatia em terapia intensiva pode ser considerada um dos espectros da disfunção múltipla de órgãos.
- Ocasionalmente, distúrbios primários da hemostasia são o motivo de internação na unidade de terapia intensiva (UTI) e devem ser reconhecidos precocemente para instituição de tratamento adequado.
- Exames de rastreio para coagulopatia estão muitas vezes alterados no paciente crítico. Isso não necessariamente indica terapias para correção deles.
- Exames laboratoriais alterados, como tempo de protrombina (TP) e tempo de tromboplastina parcial ativada (TTPA), não são sinônimos de maior risco de sangramento.
- Pacientes cirróticos estão sob maior risco de sangramento, mas também sob maior risco de trombose (apesar de tempos de coagulação alargados).
- O uso de antifibrinolíticos – principalmente ácido tranexâmico – vem se mostrando seguro e eficaz para controle de hemorragia em diversos cenários clínicos, como trauma, cirurgia cardíaca e hemorragia puerperal.

INTRODUÇÃO

- Hemostasia é a capacidade do nosso organismo de gerar uma resposta regulada diante do sangramento, que envolve uma tríade: superfície endotelial, plaquetas e fatores de coagulação.
- A hemostasia primária envolve elementos iniciais no processo hemostático, em especial a formação de um *plug* plaquetário sobre o endotélio lesado.
- A hemostasia secundária é representada principalmente pela formação de fibrina, por meio de uma resposta orquestrada da cascata da coagulação.
- O evento final do processo hemostático normal é a estabilização do coágulo e a manutenção do processo localizado ao sítio de lesão endotelial.
- Púrpura é uma condição em que a hemostasia primária está alterada, seja por defeitos quantitativos ou qualitativos das plaquetas.
- Coagulopatia é uma condição em que a capacidade do sangue de coagular está prejudicada. Esse termo geralmente é reservado para distúrbios envolvendo os fatores de coagulação.
- Coagulopatia também envolve estados protrombóticos e, em razão da complexidade da hemostasia, as duas condições podem coexistir.

TROMBOCITOPENIA

CONCEITOS GERAIS

- Trombocitopenia é o problema de coagulação mais comum na UTI, com uma incidência de 15 a 60% dos pacientes, a depender da população estudada.
- Aproximadamente metade dos pacientes chega à UTI plaquetopênica, enquanto a outra metade evolui com a condição nos primeiros dias.

- A maior incidência é encontrada nos pacientes sépticos. Pacientes cirúrgicos e vítimas de politrauma têm incidência maior que pacientes clínicos em geral (não sépticos).
- A trombocitopenia em pacientes críticos é importante não só por estar associada a maior risco de sangramento, mas também como um marcador de gravidade.
- Trombocitopenia também pode ser um sinal de doenças associadas à trombose, como coagulação intravascular disseminada (CIVD) e trombocitopenia induzida por heparina (HIT).

DEFINIÇÃO

- Tradicionalmente, plaquetopenia é definida como contagem plaquetária abaixo de 150.000/dL.
- Contagens abaixo de 100.000/dL estão associadas a risco de sangramento 10 vezes maior.

ETIOLOGIA

- Trombocitopenia na UTI é predominantemente de causa multifatorial, envolvendo a combinação de diversos mecanismos, em especial nos pacientes sépticos, e outras causas de síndrome da resposta inflamatória sistêmica (politrauma, grandes cirurgias etc.).
- As causas de trombocitopenia são variadas e incluem:
  - ▷ Pseudotrombocitopenia: pode ocorrer com sangue coletado em tubo EDTA ou em usuários de inibidores da glicoproteína IIb-IIIa.
  - ▷ Hemodiluição: pode ocorrer em pacientes que recebem transfusão maciça ou ressuscitação volêmica de alto volume.
  - ▷ Consumo de plaquetas: comum com a perda sanguínea externa ou interna (trauma contuso), sepse, coagulação intravascular disseminada de diversas causas ou em pacientes com circuitos extracorpóreos.
  - ▷ Sequestro de plaquetas: ocorre em pacientes com hepatoesplenomegalia e hiperesplenismo.
  - ▷ Produção reduzida de plaquetas: é parte do motivo de plaquetopenia na sepse, mas pode ocorrer por conta de intoxicações (álcool, outras drogas), infecções virais (HIV, vírus da hepatite C [HCV], citomegalovírus [CMV]), infiltração medular (leucemias ou mielotísica), radiação e quimioterapia.
  - ▷ Destruição de plaquetas: inclui diversas causas imunes, como trombocitopenia induzida por drogas, púrpura trombocitopênica imune, trombocitopenia induzida por heparina, microangiopatias trombóticas, púrpura pós-transfusão e aloimunização.

MANEJO

- São três as principais preocupações em um paciente com trombocitopenia na UTI:
  1. Descartar causas tratáveis, relacionadas a doenças primárias que necessitem de tratamento específico (p. ex., púrpura trombocitopênica trombótica [PTT], púrpura trombocitopênica imune [PTI], HIT).
  2. Evitar procedimentos invasivos desnecessários, especialmente se a contagem plaquetária for menor do que 50.000/dL, além de suspender o uso de heparina profilática.
  3. Suporte transfusional apenas se sangramento ativo ou profilaticamente em situações específicas.

- Certas condições podem não se beneficiar do suporte transfusional, mesmo nos valores classicamente descritos, seja porque podem piorar a doença de base (p. ex., PTT), seja por não ser efetivo (p. ex., PTI) ou pelo alto risco de aloimunização (p. ex., anemia aplásica grave).
- Em pacientes com sangramento ativo, recomenda-se manter a contagem plaquetária > 50.000/dL, habitualmente. A Tabela 1 resume as principais indicações de transfusão profilática.
- Em pacientes com sangramento de sistema nervoso central em vigência de antiplaquetários, NÃO é recomendada transfusão de plaquetas, pois está associada a pior prognóstico.
- Deve-se lembrar de outras medidas para evitar complicações, em procedimentos menores comumente realizados na UTI, como (1) uso da *ultrassonografia*, (2) realização do procedimento por *médico mais experiente* e (3) atenção redobrada aos *marcos anatômicos* necessários para evitar feixes vasculares (em especial, toracocentese e paracentese).

Tabela 1 Indicações de transfusão de plaquetas profilática

Contagem plaquetária	Condição clínica*
< 100.000/dL	Procedimentos neurocirúrgicos
< 50.000/dL	1. Procedimentos cirúrgicos maiores em geral 2. Procedimentos invasivos menores eletivos (p. ex., punção lombar, eletivamente)
< 20.000/dL	1. Pacientes oncológicos com quadro séptico associado 2. Antes de procedimentos invasivos menores de urgência (p. ex., cateter venoso central, punção lombar de urgência)
< 10.000/dL	Transfusão geralmente recomendada, em pacientes estáveis

* Todas essas recomendações são baseadas em qualidade de evidência baixa ou muito baixa.

TROMBOCITOPENIA INDUZIDA POR DROGAS

- Na sua maioria, são processos imunomediados, porém a causa também pode ser não imune.
- Na UTI, a trombocitopenia induzida por drogas é de difícil diagnóstico, pois seu início ocorre após uma semana ou mais do início da terapia e inúmeras outras etiologias existem.
- O reconhecimento é importante, já que o problema pode ser revertido com a simples interrupção do uso da droga.
- A Tabela 2 exemplifica algumas drogas associadas à trombocitopenia em pacientes hospitalizados.

Tabela 2 Drogas associadas à trombocitopenia

Antibióticos	Penicilinas	Vancomicina	Linezolida
	Meropenem	Daptomicina	Sulfametoxazol-trimetoprim
	Ganciclovir	Fluconazol	Nitrofurantoína
Heparinas	Heparina não fracionada	Enoxaparina	
Salicilatos/AINEs	AAS	Diclofenaco	Ibuprofeno
Anti H2	Ranitidina	Cimetidina	

(continua)

Tabela 2 Drogas associadas à trombocitopenia *(continuação)*

Antiplaquetários	Abciximab	Ticlopidina	Clopidogrel
Antiarrítmicos	Procainamida	Amiodarona	
Antiepilépticos	Valproato	Carbamazepina	Fenitoína
Miscelânea	Digoxina	Furosemida	Tiazídicos
	Haloperidol	Morfina	

AAS: ácido acetilsalicílico; AINEs: anti-inflamatórios não esteroides.

TROMBOCITOPENIA INDUZIDA POR HEPARINA (HIT)

- É comum uma queda discreta e reversível na contagem plaquetária nos primeiros dias de terapia com heparina (conhecida como HIT tipo 1). Essa condição não necessita de tratamento específico e não se tem usado mais esse termo nas últimas revisões da literatura.
- A trombocitopenia induzida pela heparina tipo 2 (HIT 2) é uma síndrome específica de formação de anticorpos, plaquetopenia (com redução > 50% dos valores basais) e trombose.
- A incidência dessa síndrome varia bastante conforme a população estudada e é mais comum em pacientes em uso de heparina não fracionada em altas doses e dadas em múltiplas ocasiões.
- O quadro clínico é de complicações trombóticas, ocorrendo em 5% dos pacientes tratados com heparina não fracionada por mais de 7 dias, embora qualquer exposição à heparina possa causar HIT, incluindo doses subcutâneas para profilaxia de tromboembolismo venoso.
- Em pacientes sem uso prévio de heparina, a queda no número de plaquetas pode levar de 5 a 10 dias. Entretanto, em pacientes com exposição prévia, o processo pode ocorrer em horas.
- Plaquetopenia abaixo de 10.000/dL e sangramentos são extremamente raros.
- Na suspeita de HIT, deve-se fazer o cálculo de um escore específico (Tabela 3).

Tabela 3 Escore 4Ts para estimativa da probabilidade pré-teste de trombocitopenia induzida por heparina (HIT)

	Pontos		
	2	1	0
Plaquetopenia (aguda)	Queda de plaquetas > 50% para um nadir ≥ 20.000/dL	Queda de plaquetas de 30-50% OU nadir de 10-19.000/dL	Queda de plaquetas < 30% OU nadir ≤ 10.000/dL
Timing da queda de plaquetas	Em 5-10 dias OU < 1 dia (se exposição à heparina há < 30 dias)	Após 10 dias OU início incerto OU antes de 1 dia (se exposição à heparina há 31-100 dias)	Queda de plaquetas antes do 4º dia (se não houver exposição recente à heparina)
Trombose ou outras complicações	Nova trombose; necrose cutânea; reação sistêmica aguda a *bolus* de heparina	Trombose progressiva ou recorrente; lesões cutâneas eritematosas; trombose suspeita	Nenhuma
Outras causas	Sem outra causa evidente de plaquetopenia	Outra causa de plaquetopenia possível	Outra causa de plaquetopenia definitivamente presente

Escore de probabilidade pré-teste: 6-8 pontos (alta); 4-5 pontos (intermediária); 0-3 pontos (baixa).

- Pacientes com baixa probabilidade de HIT não devem ter a terapia modificada.
- A conduta em pacientes com probabilidade intermediária a alta de HIT envolve os seguintes aspectos:
  - ▷ Suspensão da formulação de heparina utilizada.
  - ▷ Trocar anticoagulação por inibidores diretos de trombina (argatroban, bivalirudina) ou inibidores indiretos do fator Xa (danaparoide, fondaparinux).
  - ▷ Se disponível, realizar teste de *screening* para anticorpos anti-PF4 com posterior teste confirmatório, se o resultado for positivo.
  - ▷ É importante acompanhamento conjunto com hematologia em casos de HIT.

PÚRPURA TROMBOCITOPÊNICA TROMBÓTICA (PTT)

- A púrpura trombocitopênica trombótica adquirida é uma doença autoimune que envolve a formação de autoanticorpos anti-ADAMTS13, uma proteína responsável pela clivagem dos multímeros de fator de von Willebrand.
- Na ausência da proteína ADAMTS13, o endotélio se torna ativado para as plaquetas, resultando na formação de microtrombos disseminados e disfunção orgânica.
- O diagnóstico de PTT deve ser considerado na presença dos seguintes fatores:
  - ▷ Plaquetopenia.
  - ▷ Confusão mental.
  - ▷ Febre.
  - ▷ Anemia hemolítica microangiopática.
  - ▷ Insuficiência renal (menos comum).
- Casos graves, com atraso no diagnóstico e tratamento, podem evoluir para a síndrome de disfunção de múltiplos órgãos e culminar no óbito.
- O diagnóstico diferencial envolve o grupo de condições clínicas denominado microangiopatias trombóticas, que têm em comum o fato de serem acompanhados por anemia hemolítica e evidências de lise intravascular de hemácias (esquizócitos em esfregaço de sangue periférico):
  - ▷ Coagulação intravascular disseminada.
  - ▷ Síndrome HELLP.
  - ▷ Síndrome hemolítico-urêmica.
  - ▷ Síndrome do anticorpo antifosfolípide (SAAF) catastrófica.
- O tratamento é baseado na reposição da proteína ADAMTS13, que deve ser feita por meio de plasmaférese com plasma fresco congelado (1 a 1,5 volemia por sessão).
- Em serviços sem disponibilidade de plasmaférese, pode-se realizar a transfusão de plasma fresco congelado até que a transferência para serviço especializado seja concretizada. Deve-se atentar, contudo, para o risco de sobrecarga volêmica associada à transfusão.
- Drogas imunossupressoras podem ser necessárias em casos refratários à plasmaférese (corticosteroides, rituximab, drogas citotóxicas).
- Essa condição deve ser tratada em centros de referência com acompanhamento de hematologia.

PÚRPURA TROMBOCITOPÊNICA IMUNE (PTI)

- A púrpura trombocitopênica imune é uma condição relativamente rara, porém pacientes com PTI podem ter intercorrências clínicas e necessitar de internação em UTI.
- A PTI pode ser idiopática (na ausência de outras causas) ou associada a outras doenças, como doenças autoimunes (p. ex., lúpus eritematoso sistêmico).

- O diagnóstico de PTI deve ser considerado quando há plaquetopenia isolada, sem alterações em outras séries. Além disso, requer que outras condições clínicas sejam descartadas.
- Em pacientes com quadros de sangramento agudo, existem algumas opções no manejo desses pacientes:
  1. Transfusão de plaquetas: geralmente é pouco efetiva, devendo ser reservada apenas para sangramentos graves (p. ex., sistema nervoso central ou sangramentos associados a choque hemorrágico e plaquetopenia grave).
  2. Imunoglobulina humana intravenosa (IVIg): recomendada como primeira escolha em sangramentos graves, na dose de 2 g/kg, divididos em 2 dias.
  3. Corticoterapia: há diversos esquemas descritos na literatura. Um dos esquemas sugeridos em associação à IVIg é o uso de prednisona 100 mg/dia por 1 semana. Outro esquema sugerido é o uso de dexametasona 40 mg/dia por 4 dias para aumento mais rápido dos níveis de plaquetas.
- Nessas condições, é sempre prudente o acompanhamento conjunto com equipe de hematologia.

CUIDADO! NÃO ESQUECER!

- A plaquetopenia pode ser parte do espectro da disfunção de múltiplos órgãos e não necessitar de tratamento específico, porém existem distúrbios primários da hemostasia que têm tratamento específico e podem levar à disfunção de múltiplos órgãos (p. ex., PTT).

SANGRAMENTO URÊMICO

- Pacientes com insuficiência renal crônica terminal ou com injúria renal aguda grave podem desenvolver sangramento urêmico.
- A fisiopatologia envolve uma disfunção plaquetária multifatorial, que abrange: disfunção do fator de von Willebrand, produção reduzida de tromboxano, níveis aumentados de AMP cíclico e GMP cíclico, toxinas urêmicas, anemia e alteração dos grânulos plaquetários.
- O quadro clínico é o de uma púrpura, com equimoses, epistaxe e sangramento de sítios de punção por conta da disfunção plaquetária.
- O tratamento envolve várias opções, nenhuma das quais é 100% efetiva.
  - Diálise: otimizar o tratamento dialítico é fundamental, porém o risco de sangramento persiste em menor grau, mesmo em pacientes realizando diálise com dose adequada.
  - DDAVP: pode ser utilizado tanto para prevenção quanto tratamento do sangramento urêmico. O seu uso resulta em melhora do tempo de sangramento, mas não necessariamente reduz o risco de sangramento.
  - Deve-se atentar para manter um valor de hemoglobina adequado, pois anemia pode contribuir para o defeito da coagulação.
  - Outras terapias descritas na literatura incluem: antifibrinolíticos, estrogênios conjugados, eritropoietina e crioprecipitado.

COAGULOPATIAS ADQUIRIDAS

- As principais coagulopatias adquiridas de relevância clínica incluem a coagulopatia associada ao choque hemorrágico, a coagulopatia secundária à intoxicação por anticoagulantes orais, a coagulopatia em doenças crônicas (hepatopatia crônica e insuficiência renal crônica terminal) e a coagulação intravascular disseminada, observada em síndromes inflamatórias sistêmicas.

- A coagulopatia associada ao choque hemorrágico tem como protótipo clínico a coagulopatia do trauma, mas também pode ocorrer em pacientes com hemorragia puerperal e em certos procedimentos cirúrgicos, como no pós-operatório de cirurgia cardíaca e de transplante hepático.

COAGULOPATIA DO TRAUMA

- Hemorragia é a causa de 30 a 40% das mortes por trauma e tipicamente ocorre horas após a lesão, com a coagulopatia sendo um fator crucial no acontecimento delas.
- Estudos clássicos identificaram causas iatrogênicas após lesão traumática, nos quais hipotermia, acidose e coagulopatia dilucional foram reconhecidas como fatores cruciais da hemorragia pós-trauma – também conhecida como a *tríade letal do trauma.*
- A coagulopatia aguda, que se inicia minutos após o evento traumático, antes mesmo do início de tratamento médico, é aceita hoje como a principal causa de coagulopatia induzida por trauma.
- Coagulopatia é reconhecida na admissão no departamento de emergência em até 25 a 35% dos politraumatizados, muitas vezes antes da ressuscitação volêmica, excluindo a possibilidade da diluição como fator central na fisiopatologia da condição.
- Múltiplos mediadores estão envolvidos na coagulopatia. A ativação do sistema trombomodulina – proteína C é sugerida como a via principal da coagulopatia induzida pelo trauma, caracterizada por hiperfibrinólise e um estado de hipocoagulabilidade.
- A coagulopatia do trauma é condição diferente da coagulação intravascular disseminada (CIVD), conforme demonstrado por estudos anatomopatológicos, que não encontram evidência de depósitos intravasculares de fibrina. Contudo, pacientes com trauma podem evoluir com CIVD em um segundo momento.
- O único medicamento com alto grau de evidência para uso nesta condição é o ácido tranexâmico, que deve ser utilizado precocemente (nas primeiras 3 horas) para ter benefício clínico.
- O manejo de pacientes com coagulopatia relacionada ao choque hemorrágico envolve alguns princípios, resumidos na pirâmide do manejo do choque hemorrágico (Figura 1).
  - ▷ As pré-condições fisiológicas para a hemostasia devem ser respeitadas: calcemia, pH e temperatura.
  - ▷ Hiperfibrinólise é, regra geral, o defeito mais importante nesta coagulopatia e, portanto, deve ser agressivamente tratada (com antifibrinolíticos, se necessário).
  - ▷ Em razão da hiperfibrinólise, o fator de coagulação mais consumido e que necessita de reposição mais frequentemente é o fibrinogênio, seja na forma de crioprecipitado, seja na forma de fibrinogênio liofilizado.
  - ▷ O uso de plasma fresco congelado de rotina é desencorajado antes de se considerar a possibilidade de hiperfibrinólise e a deficiência aguda de fibrinogênio.
  - ▷ Não há tratamento clínico para sangramento cirúrgico macrovascular. A terapia hemostática tem por objetivo temporizar o tratamento cirúrgico e evitar sangramento microvascular no perioperatório.

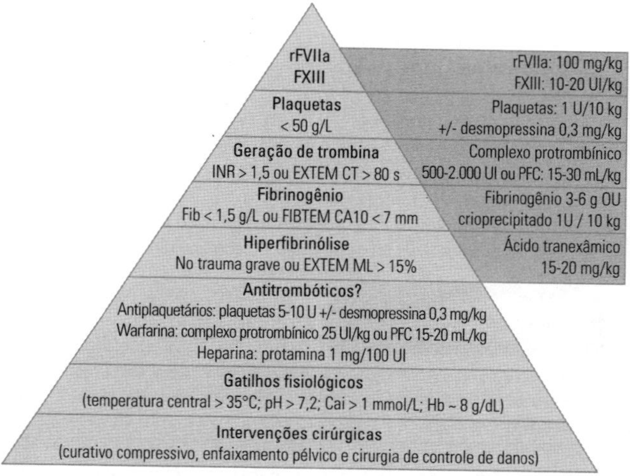

Figura 1 Pirâmide do tratamento da coagulopatia no choque hemorrágico. FIBTEM e EXTEM são medidas viscoelásticas da coagulação obtidas por meio da tromboelastografia rotacional (ROTEM®). Adaptada de Intensive Care Med (2015;41:712-14).

- Em pacientes com sangramento maciço relacionado ao trauma, em certas condições, há indicação do protocolo de transfusão maciça, que será abordado em capítulo específico sobre manejo do trauma.

CUIDADO!
NÃO ESQUECER!

- Em vítimas de politrauma, as pré-condições da hemostasia (cálcio, pH e temperatura) e a identificação de sangramento cirúrgico são tão ou mais importantes do que qualquer terapia transfusional.

HEPATOPATIA CRÔNICA

- As alterações de coagulação na hepatopatia crônica são múltiplas (Tabela 4) e naturalmente balanceadas, porém em um espectro homeostático menor. Assim, tanto o risco de sangramento quanto de trombose são aumentados no paciente hepatopata e NÃO se deve considerar que os pacientes estejam "naturalmente" anticoagulados.

Tabela 4 Padrões de anormalidades hemostáticas em pacientes com hepatopatia crônica

Fase da hemostasia	Alterações pró-hemostáticas	Alterações anti-hemostáticas
Hemostasia primária	Aumento do fator de von Willebrand, redução de ADAMTS13	Plaquetopenia
Coagulação	Redução de fatores anticoagulantes: antitrombina, proteína C Aumento de fatores pró-coagulantes: fator VIII	Redução de fatores pró-coagulantes: fibrinogênio, fatores II, V, VII, IX, X, XI
Fibrinólise	Plasminogênio reduzido, PAI aumentado	Aumento de t-PA, redução de TAFI e do inibidor da plasmina

- Alterações laboratoriais em parâmetros clássicos da coagulação (p. ex., INR) avaliam apenas uma parte da cascata da coagulação e não são capazes de predizer o risco de sangramento.
- Pacientes com sangramento agudo (p. ex., hemorragia digestiva alta) devem receber terapia hemostática com hemocomponentes (plasma fresco congelado, plaquetas) apenas se alterações importantes da coagulação estiverem presentes.
- O uso de antifibrinolíticos e complexo protrombínico nessa população ainda carece de estudos mais robustos e não é recomendado de rotina.

CUIDADO! NÃO ESQUECER!

- Alterações discretas do INR não significam risco de maior sangramento e não devem ser corrigidas de rotina em pacientes cirróticos, mesmo procedimentos invasivos menores.

COAGULAÇÃO INTRAVASCULAR DISSEMINADA (CIVD)

- A CIVD é uma síndrome adquirida caracterizada pela ativação intravascular da coagulação, sem localização definida, podendo ter diversas causas.
- Os desencadeantes mais frequentes incluem sepse, trauma, intercorrências obstétricas ou neoplasias malignas.
- Essa condição inicia-se na microvasculatura e pode causar dano suficiente para levar a ou contribuir para disfunção orgânica multissistêmica.
- CIVD usualmente apresenta-se como hemorragia, e apenas 5 a 10% dos casos têm a apresentação trombótica isolada (isquemia digital). A causa mais comum em pacientes críticos é a sepse, independentemente do microrganismo envolvido.
- O escore da International Society of Thrombosis and Hemostasis (ISTH) foi desenvolvido para diagnóstico da CIVD (Tabela 5).

Tabela 5 Escore diagnóstico para CIVD (ISTH)

Avaliação de risco: O paciente tem alguma condição associada ao risco de CIVD?				
Se sim: proceder com o algoritmo				
Solicitar testes globais da coagulação: TP, contagem de plaquetas, fibrinogênio, D-dímero				
Calcular pontuação	0 ponto	1 ponto	2 pontos	3 pontos
Plaquetas	> 100.000/dL	50-100.000/dL	< 50.000/dL	
D-dímero	Sem aumento	–	Aumento moderado	Aumento importante
Aumento de TP	< 3 segundos	3-6 segundos	≥ 6 segundos	–
Fibrinogênio	≥ 100 g/dL	< 100 g/dL	–	–
Conclusão				
≥ 5 pontos: compatível com CIVD clínica; repetir o escore diariamente.				
< 5 pontos: sugestivo de CIVD subclínica; repetir o escore em 1-2 dias.				

CIVD: coagulação intravascular disseminada; TP: tempo de protrombina; ISTH: International Society of Thrombosis and Hemostasis.

- A fisiopatologia é complexa. A resposta inflamatória do hospedeiro aos padrões moleculares do patógeno ativa a imunidade inata, que, por sua vez, tem íntima relação com a ativação da coagulação. Isso resulta em mudanças na hemostasia, principalmente um *up-regulation* no fator tecidual, e disfunção de anticoagulantes fisiológicos e fibrinólise.
- O resultado final é a deposição excessiva de fibrina e trombose microvascular, contribuindo para a disfunção de múltiplos órgãos e sistemas, além de consumo de fatores da coagulação e plaquetas, levando à tendência hemorrágica.
- O tratamento da CIVD envolve os seguintes aspectos:
  - ▷ Identificação da causa de base: é o aspecto mais importante no tratamento.
  - ▷ NÃO tratar anormalidades laboratoriais assintomáticas.
  - ▷ Suporte transfusional em pacientes com sangramento ativo com os seguintes objetivos:
    - Plaquetas > 50.000/dL.
    - Fibrinogênio > 150 g/dL.
    - INR < 1,5.
  - ▷ O uso de antifibrinolíticos é contraindicado, pois pode piorar o quadro.
  - ▷ O uso de heparina em baixas doses na forma trombótica é controverso e não deve ser realizado de rotina sem acompanhamento com equipe da hematologia.

CUIDADO!
NÃO ESQUECER!

- ▸ Alterações da coagulação são comuns na UTI por conta dos quadros subclínicos de CIVD e não devem ser corrigidas de rotina na ausência de sangramento clinicamente relevante.

COAGULOPATIAS CONGÊNITAS

- Pacientes com coagulopatias congênitas ocasionalmente se apresentam à UTI em razão das complicações hemorrágicas da doença e necessitam de suporte hemostático específico.

HEMOFILIAS

- As hemofilias são doenças hereditárias autossômicas dominantes ligadas ao cromossomo X, caracterizadas pela deficiência de fatores da coagulação:
  - ▷ Deficiência de fator VIII (hemofilia A): mais comum (80% dos casos).
  - ▷ Deficiência de fator IX (hemofilia B): menos comum (20% dos casos).
- As hemofilias são graduadas de acordo com o nível de atividade residual do fator.
- Em pacientes com hemofilia A com atividade residual do fator VIII > 5% e com sangramentos leves, pode-se utilizar o DDAVP em doses habituais em pacientes que são sabidamente respondedores a essa terapia.
- Na vigência de sangramento agudo, deve-se realizar a reposição dos fatores, de acordo com o local e a gravidade do sangramento (grau de correção variável).
  - ▷ Fator VIII: na ausência de inibidores do fator, cada mL de fator VIII resultará em aumento na concentração sérica de fator em uma escala de 2 UI/dL. Assim:
    - Dose de fator VIII = (concentração desejada) × peso × 0,5.
    - A concentração desejada varia de acordo com o tipo de sangramento do paciente.

- A meia-vida do fator VIII é curta (8-12 horas).
- ▷ Fator IX: o cálculo da dose de fator IX é semelhante ao do fator VIII, porém há compostos derivados de plasma (que aumentam 1 UI/dL/mL) e compostos recombinantes (que aumentam 0,7-0,8 UI/dL/mL).
  - A meia-vida do fator IX é mais longa (18-24 horas).
- Alguns pacientes podem desenvolver inibidores dos fatores da coagulação por conta da exposição repetida à terapia com fatores, necessitando de tratamento com outras terapias hemostáticas:
  - ▷ FEIBA® (*Factor Eight Inhibitor Bypass Activity*): contém fatores da coagulação (principalmente II, VII, IX e X), alguns já ativados, de modo a fazer um *bypass* nos inibidores de fatores da coagulação:
    - Dose inicial: 50-100 UI/kg.
  - ▷ Fator VII ativado recombinante:
    - Dose inicial: 90 µg/kg.
  - ▷ Ácido tranexâmico: é eventualmente utilizado em associação ao fator VIIa, porém seu uso com o FEIBA® pode aumentar muito o risco de trombose e deve ser evitado.
- Em todos esses casos, a terapia inicial pode ser começada pelo intensivista, mas é necessário acompanhamento conjunto com hematologistas experientes no manejo da hemofilia.

DOENÇA DE VON WILLEBRAND

- A doença de von Willebrand reflete um conjunto de condições hereditárias, autossômicas dominantes, que resultam em defeitos quantitativos ou qualitativos do fator de von Willebrand (FvW).
- O quadro clínico em geral é semelhante a um distúrbio plaquetário, em razão da importância fundamental do FvW na adesão plaquetária, assim como pode haver um quadro semelhante à hemofilia (muito mais raro), pois os multímeros de FvW são um carreador do fator VIII.
- Há diversas formas clínicas da doença, com respostas variáveis à terapia hemostática.
- Em pacientes com formas mais leves, o uso de DDAVP em doses habituais, em pacientes sabidamente respondedores, pode ser realizado em caso de sangramento leve a moderado.
- A reposição de FvW pode ser necessária em sangramentos graves ou nas formas mais graves da doença, porém seu uso deve ser sempre acompanhado de hematologistas experientes.
- Antifibrinolíticos podem ser usados, principalmente em sangramentos de mucosa.

SANGRAMENTO EM USUÁRIOS DE ANTICOAGULAÇÃO ORAL

WARFARINA

- A warfarina é um anticoagulante antagonista da vitamina K (AVK) largamente utilizado.
- Seu mecanismo de ação é baseado na inibição da síntese hepática dos fatores II, VII, IX e X.
- A monitorização laboratorial é feita pela RNI.

- A administração de vitamina K, cofator essencial para síntese dos fatores dependentes da vitamina K, é a terapia de primeira linha para sangramento em pacientes em uso de AVK.
- Pode ser utilizada ainda para reversão rápida do efeito anticoagulante em pacientes com alto risco de sangramento (RNI > 4,5) e antes de procedimentos cirúrgicos.
- A via oral de administração é a preferida em pacientes assintomáticos, reduzindo o RNI em até 24 horas.
- Em casos em que é importante reversão rápida dos efeitos do AVK, como sangramentos e necessidade de cirurgia de urgência, deve ser utilizada a via endovenosa, por ter início de efeito 2 horas após a administração, e com efeito máximo em até 12 horas.
- Em pacientes com sangramento grave, está indicado o plasma fresco congelado (PFC) ou o complexo protrombínico para rápida reversão da anticoagulação.
  - ▷ Complexo protrombínico: hoje é considerado o tratamento de escolha, por conta do menor volume infundido e reversão mais rápida da anticoagulação.
    - Dose: 10-50 UI/kg.
  - ▷ Plasma fresco congelado: na ausência de disponibilidade do complexo protrombínico, é o tratamento de escolha para reversão mais rápida da anticoagulação.
    - Dose: 15-20 mL/kg.
- A reversão do efeito do AVK pode ser feita de acordo com o RNI e gravidade de sangramento (Tabela 6).
- Ressaltamos que, em todo paciente na UTI, deve-se considerar suspender e/ou reverter a anticoagulação com warfarina e manter anticoagulação com drogas que possam ser revertidas rapidamente (heparina não fracionada ou heparinas de baixo peso molecular).

Tabela 6 Manejo de RNI supraterapêutico

RNI	Sangramento	Ação recomendada
Até 5	Ausente	Reduzir dose de warfarina, OU Omitir uma dose e recomeçar em dose mais baixa, OU Não mudar dose se alteração supraterapêutica discreta
5 a 9	Ausente	Omitir dose subsequente e reiniciar a terapia com dose mais baixa quando INR na faixa Omitir uma dose e administrar 1-2,5 mg de vitamina K oral
>9	Ausente	Suspender warfarina, administrar 2,5-5,0 mg de vitamina K oral e reiniciar terapia com dose mais baixa quando INR na faixa
Qualquer	Importante ou ameaçador à vida	Suspender warfarina, administrar 10 mg de vitamina K endovenosa e antagonizar com complexo protrombínico (preferencial) ou plasma fresco congelado. Monitorar frequentemente

NOVOS ANTICOAGULANTES ORAIS (NOAC)

- Hemorragia é uma preocupação em pacientes em uso dos novos anticoagulantes orais (NOAC).
- Os novos anticoagulantes orais são divididos em:
  - ▷ Inibidores diretos da trombinha: dabigatrana.
  - ▷ Inibidores do fator Xa: rivaroxabana e apixabana.

- O risco de sangramento dos NOAC é menor do que em usuários de AVK, porém a ausência de antídotos torna o sangramento associado a NOAC um desafio terapêutico.
- O risco de sangramento é maior em pacientes idosos e com disfunção renal.
- Testes de coagulação de rotina, como tempo de protrombina e tempo de tromboplastina parcial ativada, não são capazes de determinar o grau de anticoagulação.
  - Em usuários de dabigatrana, o TT e o TTPa normais excluem efeitos clinicamente relevantes sobre eventuais sangramentos.
  - Em usuários de inibidores do fator Xa, o tempo de protrombina (TP) alterado sugere que há efeito da terapia, o qual pode ser adequado ou excessivo. O valor normal não é capaz de excluir um efeito clinicamente relevante.
- A meia-vida das drogas é muito mais curta do que o efeito dos AVKs e, portanto, em 12-36 h, a depender da droga e da função renal, o efeito anticoagulante já termina completamente.
- O manejo do sangramento em usuários de NOACs envolve os seguintes aspectos:
  - Interromper o uso da droga: é o aspecto mais básico e mais importante.
  - Carvão ativado: quando a ingestão de dabigatrana foi recente (< 2 horas).
  - Terapia substitutiva renal: pode ser considerada em sangramento por dabigatrana.
- Terapia hemostática: complexo protrombínico e fator VII ativado têm sido utilizados, porém ainda não há dados robustos sobre a melhor forma de utilizá-los na prática.
- Antídotos: recentemente, foram desenvolvidos antídotos para essas drogas, como o idarucizumab (dabigatrana) e o andexanet-alfa (apixabana, rivaroxabana), mas ainda são pouco disponíveis para uso no Brasil.
- Ressaltamos que não há consenso quanto ao manejo do sangramento associado a NOAC. A Tabela 7 traz uma sugestão de manejo do sangramento associado a NOAC.

Tabela 7 Manejo de sangramento associado a novos anticoagulantes orais (NOAC)

Sangramento não ameaçador à vida
▸ Checar última ingesta: restauração da coagulação em 12-24 h (função renal normal) ou 24-36 h (se disfunção renal)
▸ Intervenções hemostáticas locais, suporte transfusional, ressuscitação hemodinâmica
▸ Considerar: ácido tranexâmico ou desmopressina (DDAVP)
Sangramento ameaçador à vida
▸ Todas as intervenções acima
▸ Terapia hemostática sistêmica (complexo protrombínico)

MEDICAMENTOS PRÓ-HEMOSTÁTICOS

ÁCIDO TRANEXÂMICO

- O ácido tranexâmico é um análogo sintético da lisina que age como um inibidor competitivo da ativação do plasminogênio em plasmina.
- Diversos estudos recentes (CRASH 2, WOMAN, ATACAS) demonstraram o benefício do uso preemptivo do ácido tranexâmico em condições clínicas associadas à hiperfibrinólise (politrauma com evidência de choque hemorrágico, hemorragia puerperal e em cirurgia cardíaca).

- O uso do ácido tranexâmico tem se mostrado seguro quando utilizado isoladamente, sem aumento do risco de eventos trombóticos. No contexto de cirurgia cardíaca está descrito um aumento no risco de convulsões com o uso do medicamento. A dose de ácido tranexâmico é variável de acordo com a condição clínica e a indicação da droga.
  - Dose máxima: 1 g EV 8/8 h até 6/6 h.
- Doses de acordo com a indicação clínica:
  - Politrauma: 1 g EV em *bolus* + 1 g EV em 8 horas.
  - Cirurgia cardíaca: 50 mg/kg na indução anestésica.
  - Hemorragia puerperal: 1 g EV em *bolus* + 1 g EV de resgate se sangramento persistente.

ÁCIDO ÉPSILON-AMINOCAPROICO (EACA)

- O EACA é outro antifibrinolítico disponível do Brasil, porém é uma droga menos estudada em grandes estudos clínicos.
- Na ausência do ácido tranexâmico, seu uso pode ser considerado, porém a meia-vida é mais curta.
  - Dose: até 1-2 g 6/6 h até 4/4 h (dose máxima 24 g/dia).

DESMOPRESSINA (DDAVP)

- A desmopressina (1-deamino-8-D-arginina vasopressina – DDAVP) é um análogo sintético da vasopressina, que por sua vez é um secretagogo do fator de von Willebrand (FvW).
- O uso de DDAVP em indivíduos saudáveis resulta no aumento dos níveis de FvW e fator VIII.
- As indicações clássicas para uso de DDAVP são:
  - Alguns subtipos da doença de von Willebrand (tipo I, algumas formas tipo II).
  - Formas leves de hemofilia A, na vigência de sangramentos leves.
  - Sangramento urêmico.
- Em todas essas situações, o grau de evidência é baixo para o seu uso.
- Os principais efeitos colaterais ocorrem por conta de seu efeito nos receptores V1: oligúria e hiponatremia.
- Dose: 0,3 µg/kg, diluído em soro fisiológico 50 mL, em 30 minutos.
- A repetição da dose está associada a taquifilaxia e perda do efeito a partir da 2ª dose.

COMPLEXO PROTROMBÍNICO (CPP)

- O CPP contém os fatores de coagulação dependentes de vitamina K-II, VII, IX e X.
- Pode-se classificar os compostos de CPP de duas formas:
  - Número de fatores: 3 ou 4. Compostos com 3 fatores não têm fator VII.
  - Ativados ou não: algumas formas de CPP (ex.: FEIBA®) têm fatores já ativados.
- As principais indicações de complexo protrombínico são:
  - Reversão de anticoagulação em usuários de AVK.
  - Tratamento de sangramento em hemofílicos com inibidores de fator da coagulação.
- O uso em outras situações clínicas é extrapolado e carece de dados mais robustos na literatura.
- A dosagem recomendada está descrita nos tópicos específicos.

FATOR VII ATIVADO (FATOR VIIA)

- O fator VIIa recombinante é um agente hemostático relativamente novo aprovado para pacientes com hemofilia e anticorpos anti-fator VIII e IX.
- O seu uso tem sido testado em diversas condições clínicas associadas a sangramento, como acidente vascular cerebral hemorrágico, politrauma, sangramento cirúrgico etc., porém, em todas essas situações, deve-se reservar seu uso para sangramentos refratários à terapia hemostática convencional.
- O custo do fator VIIa é bastante alto, motivo pelo qual seu uso deve ser muito judicioso.
- Dose: 90-120 μg/kg EV, a cada 2 horas, até cessar o sangramento.

LITERATURA RECOMENDADA

1. Callum JL, Rizoli S. Assessment and management of massive bleeding: coagulation assessment, pharmacologic strategies, and transfusion management. Hematology Am Soc Hematol Educ Program. 2012;2012:522-8.
2. Greinacher A, Selleng S. How I evaluate and treat thrombocytopenia in the intensive care unit patient. Blood. 2016;128(26):3032-42.
3. Greinacher A. Clinical practice. Heparin-induced thrombocytopenia. N Engl J Med. 2015;373(3):252-61.
4. Hunt BJ. Bleeding and coagulopathies in critical care. N Engl J Med. 2014;370(9):847-59.
5. Levi M, Opal SM. Coagulation abnormalities in critically ill patients. Critical Care. 2006;10(4):222.
6. Tripodi A, Mannucci PM. The coagulopathy of chronic liver disease. N Engl J Med. 2011;365(2):147-56.
7. Lier H, Krep H, Schroeder S, Stuber F. Preconditions of hemostasis in trauma: a review. The influence of acidosis, hypocalcemia, anemia, and hypothermia on functional hemostasis in trauma. J Trauma. 2008;65(4):951-60.
8. Mannucci PM, Tripodi A. Hemostatic defects in liver and renal dysfunction. Hematology Am Soc Hematol Educ Program. 2012;2012:168-73.
9. Rice TW, Wheeler AP. Coagulopathy in critically ill patients: part 1: platelet disorders. Chest. 2009;136(6):1622-30.
10. Srivastava A, Brewer AK, Mauser-Bunschoten EP, Key NS, Kitchen S, Llinas A, et al. Guidelines for the management of hemophilia. Haemophilia. 2013;19(1):e1-47.
11. Stanworth SJ. The evidence-based use of FFP and cryoprecipitate for abnormalities of coagulation tests and clinical coagulopathy. Hematology Am Soc Hematol Educ Program. 2007:179-86.
12. Versteeg HH, Heemskerk JW, Levi M, Reitsma PH. New fundamentals in hemostasis. Physiol Rev. 2013;93(1):327-58.
13. Wheeler AP, Rice TW. Coagulopathy in critically ill patients: part 2-soluble clotting factors and hemostatic testing. Chest. 2010;137(1):185-94.

CAPÍTULO 51

Gestante na UTI

Thiago Tavares dos Santos
Thiago Henrique Santos Silva

MENSAGENS RELEVANTES

- Estima-se que 10% das admissões de mulheres com menos de 50 anos em estado grave sejam de mulheres grávidas.
- As principais causas de admissão de gestantes em unidades de terapia intensiva são: infecciosas, hipertensivas, hemorrágicas e exacerbações de doenças previamente existentes.
- As variações fisiológicas da gravidez invalidam a maioria das ferramentas de predição clínica comumente utilizadas em pacientes não gestantes.
- A associação de dispneia aguda, dor pleurítica e hemoptise deve sempre lembrar o diagnóstico de tromboembolismo pulmonar em mulheres gestantes.
- Qualquer critério de nova disfunção orgânica (incluindo lactato elevado) em mulheres grávidas com infecção grave é diagnóstico de sepse.
- Gestantes sépticas com hipotensão ou hiperlactatemia devem receber reposição volêmica com 20 mL/kg de solução cristaloide.
- Em gestantes, a droga vasoativa de primeira escolha para tratamento da hipotensão relacionada à sepse é a noradrenalina.
- Com COVID-19, as gestantes têm menos chances de reportar sintomas leves, como febre, mialgia e dispneia.
- A necessidade de ventilação mecânica invasiva e uso de oxigenação por membrana extracorpórea é maior nas gestantes, quando comparadas com mulheres não grávidas infectadas por COVID-19.
- Cerca de 40% das mortes de mulheres gestantes podem ser evitadas.
- De forma geral, o cuidado a gestantes internadas em UTI precisa ter suas técnicas ajustadas pelas alterações fisiológicas características da gestação, e deve sempre minimizar os possíveis danos ao feto.

INTRODUÇÃO

- Apesar da maior parte das casuísticas serem de países desenvolvidos, de forma geral, a admissão de mulheres gestantes em unidades de terapia intensiva (UTIs) é considerada uma situação infrequente. Contudo, estima-se que 10% das admissões de mulheres com menos de 50 anos em estado grave sejam de mulheres grávidas. A mortalidade geral dessas pacientes varia entre 2 e 14%, dependendo do contexto social e recursos de assistência. Dados de países em desenvolvimento apontam até 13,5 internações em UTIs para cada 100 mil partos.
- A maior parte das admissões de mulheres gestantes em unidades de terapia intensiva se relaciona a complicações hemorrágicas, hipertensivas, infecciosas e a exacerbações de doenças preexistentes.
- Não há consenso sobre a definição da doença crítica gestacional, mas especialistas sugerem que ela pode ter como critérios a presença de alguma con-

dição clínica crítica (por exemplo, síndrome do desconforto respiratório do adulto), a presença de disfunções orgânicas (cardiovascular, respiratória ou renal, por exemplo) ou mesmo a utilização de algum suporte à doença crítica (ventilação mecânica, por exemplo). A falta de consenso sobre essas definições dificulta as estimativas reais sobre o tema.

- Os principais fatores de risco para doença crítica gestacional são: idade da gestante, multiparidade, obesidade, parto cesáreo e gestação assistida.
- Recentemente, também devido à pandemia de COVID-19, o estudo de gestantes com doença grave ganhou notoriedade. No entanto, a maior parte das evidências desse cuidado ainda são extrapolações de pacientes não gestantes ou de informações de estudos observacionais. Isso ocorre, possivelmente, porque existe uma hesitação em incluir mulheres grávidas em ensaios clínicos randomizados.
- Em casuísticas internacionais, quase 40% das mortes relacionadas à gestação poderiam ter sido evitadas. As maiores dificuldades parecem estar relacionadas com a dificuldade para o diagnóstico da deterioração clínica e o consequente atraso ao cuidado. A maioria das mortes relacionadas à gestação acontece no período periparto.

FISIOLOGIA

- As principais adaptações fisiológicas da gestação são:
  - O aumento da carga de estrógenos ocasiona ativação do sistema renina-angiotensina-aldosterona com consequente aumento da volemia materna, em torno de 40%, quando comparada com níveis pré-gravídicos.
  - Queda na resistência vascular sistêmica, em torno de 20%, quando comparada com níveis pré-gestacionais. Por isso, ocorre uma queda da pressão arterial média, mais acentuada no segundo trimestre da gestação.
  - Aumento fisiológico da frequência cardíaca, em torno de 10 a 15 batimentos por minuto (bpm), que somado ao aumento da volemia, causa um aumento do débito cardíaco (DC).
  - Aumento do consumo de oxigênio materno, relacionado à demanda fetal, que impacta nas necessidades de acoplamento entre oferta e consumo de oxigênio.
  - O crescimento do útero gravídico provoca elevação diafragmática, redução (cerca de 10 a 25%) da capacidade residual funcional pulmonar (CRF) e do volume expiratório final.
  - Em consequência da redução da CRF, há um aumento da frequência respiratória, com aumento do volume-minuto, provocando leve alcalose respiratória.
  - Apesar da eritropoiese otimizada durante a gestação, o aumento expressivo do volume plasmático produz um estado de anemia dilucional.
  - O estado pró-trombótico da gestação se dá pela elevação dos fatores de coagulação (fatores VII, VIII e X), do fator de Von Willebrand e do fibrinogênio. Junto disso, ocorre uma redução da atividade da proteína S, resistência a proteína C, aumento da expressão de PAI do tipo 1 e 2 (inibidor da atividade do plasminogênio) e redução da fibrinólise.
  - As adaptações imunológicas na gestação acontecem para permitir o crescimento do feto livre de rejeições. Esses mecanismos envolvem desde a redução da atividade das células NK (*natural killer*), na superfície uteri-

na, até a mudança no perfil de citocinas circulantes. Esta última adaptação é resultado da transição no perfil da imunidade celular mediada por linfócitos T, tipo 1, para a imunidade humoral, mediada por linfócitos tipo 2. Essas alterações podem justificar o maior risco de infecções virais em gestantes.

SEPSE

- A sepse materna pode ser definida como uma condição clínica grave resultante de nova disfunção orgânica causada por infecção durante a gestação, no momento do parto ou após o parto/perda gestacional. A sepse em gestantes é uma das principais causas de mortalidade entre mulheres jovens no mundo. Estima-se que cerca de 11% das mortes maternas sejam por sepse.
- O diagnóstico de infecções no período periparto exige alto grau de suspeição. As alterações fisiológicas da gravidez podem dificultar o diagnóstico do quadro de sepse. A escala de SOFA, ferramenta para detecção de disfunções orgânicas (presente na última definição do Sepsis-3), não é validada na população gestante. Sua elaboração não contou com dados dessas pacientes.
- As sociedades australiana e neozelandesa de terapia intensiva e ginecologia/obstetrícia propuseram adaptações no escore SOFA (e quick SOFA) para a sua utilização na população gestante (Tabelas 1 e 2). No entanto, esses dados ainda precisam de maiores validações.
- Mudanças fisiológicas como a estase urinária, a redução da reserva pulmonar e a imunoadaptação, necessárias para a gravidez, são também fatores predisponentes a quadros infecciosos. Sabe-se, por exemplo, que infecções como influenza, malária, tuberculose e herpes são mais comuns, ou têm apresentação clínica mais grave, no período gestacional. Os focos infecciosos mais prevalentes em gestantes são: intrauterino ou sítio cirúrgico, trato urinário e sistema respiratório.
- É preciso especial atenção para a escolha da melhor antibioticoterapia na gestação. *Escherichia coli* e *Streptococcus* do grupo B são os agentes mais frequentes, mas os piores desfechos estão associados a infecções por *Streptococcus* do grupo A.
- A definição da Sepsis-3 diz que o choque séptico é a ocorrência de sepse associada à necessidade de uso de vasopressores para manutenção da PAM > 65 mmHg, na ausência de hipovolemia, e lactato > 2. Esses critérios também são usados em mulheres grávidas. Considerando o alto risco de edema pulmonar na gestação, os especialistas recomendam que a ressuscitação de fluidos deva ser feita com 20 mL por quilo de cristaloide. Assim como na população não gestante, a droga vasoativa de escolha é a noradrenalina.

**CUIDADO!
NÃO ESQUECER!**

- Os principais focos de sepse em mulheres grávidas são: intrauterino ou sítio cirúrgico, trato urinário e sistema respiratório.
- Qualquer critério de nova disfunção orgânica (incluindo lactato elevado) em mulheres grávidas com infecção grave é diagnóstico de sepse.

Tabela 1 Escore SOFA obstetricamente modificado, demonstrando um sistema de pontuação relacionado à sepse que usa variáveis fisiológicas específicas da gravidez para identificar a paciente obstétrica criticamente enferma

Sistemas	Pontuação		
	0	1	2
Respiratório			
PaO_2/FiO_2	≥ 400	300 a < 400	< 300
Coagulação			
Plaquetas (x 10^6/L)	≥ 150	100-150	< 100
Hepático			
Bilirrubina (mg/L)	≤ 2,2	2,2-3,5	> 3,5
Cardiovascular			
Mean arterial pressure (mmHg)	≥ 70	< 70	Vasopressores
Sistema nervoso central	Alerta	Acorda aos chamados	Acorda com estímulo de dor
Renal			
Creatinina (mg/dL)	≤ 1,0	1,1-1,3	> 1,3

Adaptada das diretrizes da Sociedade de Medicina Obstétrica da Austrália e Nova Zelândia para a investigação e manejo da sepse na gravidez.

Tabela 2 qSOFA modificado, permitindo identificar a paciente obstétrica gravemente doente

Parâmetro	Pontuação	
	0	1
Pressão arterial sistólica (mmHg)	≥ 90	< 90
Frequência respiratória	< 25 irpm	≥ 25 irpm
Nível de consciência	Alerta	Rebaixamento da consciência

Uma pontuação ≥ 2 está associada a um risco aumentado de mortalidade. Adaptada das diretrizes da Sociedade de Medicina Obstétrica da Austrália e da Nova Zelândia para a investigação e manejo da sepse na gravidez.

TROMBOEMBOLISMO VENOSO E PULMONAR

- O risco de eventos trombóticos em mulheres grávidas é pelo menos cinco vezes maior do que fora do período gestacional. Uma a cada 1.600 mulheres tem algum evento trombótico durante a gestação.
- A estase venosa (causada pelo aumento da capacitância vascular e compressão vascular pelo útero gravídico), o estado de hipercoagulabidade e a lesão endotelial – relacionados aos mecanismos do parto – justificam o maior ris-

co de trombose. O período de até seis semanas após o parto é o mais crítico para esses eventos. Existe maior predileção pelo lado esquerdo e pelas veias íleo-femorais.

- Não há diferença na apresentação clínica de tromboembolismo venoso e tromboembolismo pulmonar em mulheres grávidas. No entanto, sinais e sintomas de tromboembolismo venoso e tromboembolismo pulmonar podem ser confundidos com alterações fisiológicas da gravidez, tais como edema periférico, dispneia e taquicardia. Essas mudanças invalidam os escores prognósticos (p. ex.: Wells e Geneva) comumente usados para essa avaliação.
- A associação de dispneia aguda, dor pleurítica e hemoptise deve sempre lembrar o diagnóstico de tromboembolismo pulmonar.
- A sequência de investigação diagnóstica para tromboembolismo venoso deve ser realizada respeitando o exame físico e a história clínica da paciente (Figura 1). A ultrassonografia deve ser indicada caso esse diagnóstico seja suspeitado. A complementação do estudo de imagem deve ser ponderada junto à história clínica e aos benefícios do diagnóstico. Caso haja dúvida diagnóstica com alta suspeição, o tratamento deve ser iniciado e os exames revistos em um prazo determinado.
- Considerando a exposição a radiação e contraste, a realização de angiotomografia com protocolo de tromboembolismo pulmonar (TEP) ou cintilografia é segura em qualquer período gestacional. Esses exames devem ser indicados considerando a história clínica e a suspeição do diagnóstico. A angiotomografia com protocolo TEP apresenta ligeira redução da capacidade de diagnóstico durante a gestação, possivelmente relacionada ao aumento do volume sanguíneo, e débito cardíaco característicos desse período.
- A utilização de heparina não fracionada ou heparina de baixo peso molecular pode ser feita durante a gestação. No entanto, é necessário ter especial atenção ao risco de osteoporose e plaquetopenia. O uso de warfarina é contraindicado durante todo o período gestacional.
- Em pacientes com tromboembolismo pulmonar e sinais de instabilidade hemodinâmica, respeitando as contraindicações absolutas usuais (Tabela 3), a infusão de trombolítico não deve ser atrasada. Nesse período, as mulheres apresentam riscos de complicações semelhantes ao de mulheres não gestantes. O trombolítico de escolha é a alteplase.

CUIDADO!
NÃO ESQUECER!

- A associação de dispneia aguda, dor pleurítica e hemoptise deve sempre lembrar o diagnóstico de tromboembolismo pulmonar.

Tabela 3 Contraindicações ao uso de trombolíticos

Contraindicações
▸ Hemorragia em sistema nervoso central, atual ou prévia
▸ Lesão estrutural vascular conhecida em sistema nervoso central
▸ Neoplasia maligna intracraniana
▸ Suspeita clínica de dissecção aórtica
▸ AVC isquêmico nos últimos 3 meses
▸ Sangramento ativo
▸ TCE ou trauma facial grave nos últimos 3 meses

AVC: acidente vascular cerebral; TCE: traumatismo cranioencefálico.

COMPLICAÇÕES HIPERTENSIVAS

- Atualmente, as complicações hipertensivas da gravidez são responsáveis pela maior parte da mortalidade maternofetal no mundo. Elas podem ser divididas em quatro condições clínicas: hipertensão arterial sistêmica (HAS) crônica, hipertensão arterial gestacional, doença hipertensiva específica da gravidez e hipertensão sobreposta.

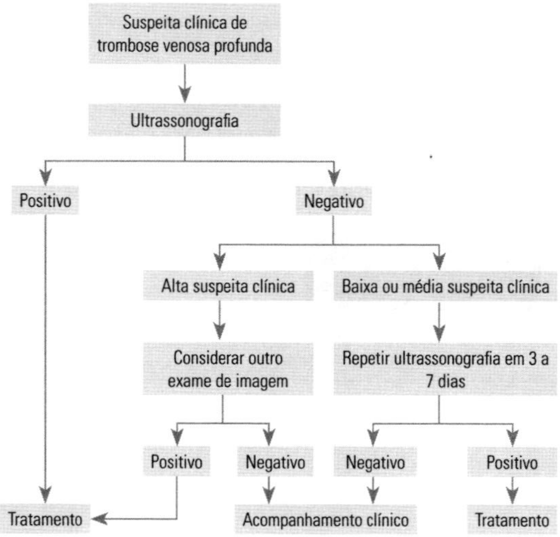

Figura 1 Sugestão de fluxo para investigação de trombose venosa profunda em mulheres gestantes. Adaptada do *guideline* da Sociedade Americana de Ginecologia e Obstetrícia. Obstet Gynecol. 2018;132(1):243.

- O diagnóstico de hipertensão arterial sistêmica durante a gestação é feito quando a pressão arterial sistólica é maior que 140 mmHg e/ou a pressão arterial diastólica é maior que 90 mmHg, em duas aferições.
- Caso isso ocorra até a 20ª semana de gestação, tem-se o diagnóstico de HAS crônica. Pacientes com diagnóstico de hipertensão durante a gestação e que permanecem hipertensas 12 semanas após o parto também recebem esse diagnóstico.
- Mulheres previamente normotensas com pressão arterial sistólica > 140 mmHg e/ou pressão arterial diastólica > 90 mmHg, aferidas em duas medidas, de início após a 20ª semana (sem lesões de órgão-alvo e/ou proteinúria), têm hipertensão arterial gestacional.
- A hipertensão sobreposta é quando a doença hipertensiva específica da gravidez se sobrepõe a HAS preexistente.

DOENÇA HIPERTENSIVA ESPECÍFICA DA GRAVIDEZ

- Pré-eclâmpsia, eclâmpsia e síndrome Hellp: acometem entre 3 e 5% das gestações. A pré-eclâmpsia é uma condição multifatorial complexa que se desenvolve a partir da disfunção placentária, causando desbalanço entre a oferta uteroplacentária e as demandas do feto. Os fatores de risco para pré-eclâmpsia estão descritos na Tabela 4.
- A fisiopatologia se relaciona à invasão trofoblástica inadequada e à angiogênese insuficiente gerando lesão vascular, ativação endotelial, inflamação e lesão hipóxica microvascular.
- Muitas vezes, o quadro clínico é assintomático ou com sintomas inespecíficos.
- O diagnóstico é feito por aumento da pressão arterial (PAS > 140 mmHg e/ou PAD > 90 mmHg), em pacientes previamente normotensas, associado a proteinúria e/ou lesão de órgão-alvo – com início após a 20ª semana gestacional. A proteinúria é considerada positiva quando maior que 300 mg na coleta de urina de 24 horas ou relação > 0,3 g de proteína urinária ou ainda se maior que 1 + (em fita urinária, se métodos quantitativos indisponíveis). Outras lesões de órgão-alvo incluem trombocitopenia, disfunção hepática, edema pulmonar ou alterações neurológicas/visuais.
- Pacientes com níveis pressóricos maiores do que 160 x 110 mmHg, contagem plaquetária inferior a 100.000/mL, aumento de enzimas hepáticas, dor em hipocôndrio direito, lesão renal aguda, edema agudo de pulmão e/ou alterações neurológicas/visuais apresentam a forma grave de pré-eclâmpsia.
- Eclâmpsia: são as crises convulsivas que ocorrem durante a gestação ou imediatamente após o parto, sem outra justificativa clínica (p. ex.: hemorragia, isquemia e/ou lesões expansivas). Elas são compreendidas como a evolução da apresentação clínica da pré-eclâmpsia, com lesão no sistema nervoso central, e apresentam alta morbimortalidade.
- A síndrome Hellp é compreendida como uma apresentação clínica da pré-eclâmpsia. Sua fisiopatologia está relacionada ao desenvolvimento de anemia hemolítica microangiopática e vasoespasmo no fígado materno. Nessas pacientes, além da hipertensão arterial e proteinúria, se desenvolvem hemólise, enzimas hepáticas elevadas e plaquetopenia.

TRATAMENTO

- Mulheres com alto risco para o desenvolvimento de pré-eclâmpsia devem receber AAS (em dose baixa) iniciado antes das 16 semanas e mantido até a 36ª semana ou data do parto.
- O controle da pressão arterial nas pacientes que são admitidas em unidades de terapia intensiva deve ter como meta a redução de 25% da pressão arterial média em minutos a horas. Se necessário, o controle para alvo de 160 x 100 mmHg deve ser realizado em um intervalo de horas. A Tabela 5 exibe as opções de anti-hipertensivos que podem ser utilizados em mulheres gestantes.
- O manejo clínico das pacientes com pré-eclâmpsia grave ou eclâmpsia inclui a impregnação com sulfato de magnésio para neuroproteção. Uma dose de ataque de 4 g (infundida em 15-20 minutos) seguida de uma dose de infusão contínua de 1 g por hora é recomendada. Para pacientes que apresentam crise convulsiva durante ou após essas infusões, uma dose de mais 2 a 4 g de sulfato de magnésio pode ser feita. O controle para a dose tóxica de magnésio no ambiente extra-UTIs costuma ser realizado através do estudo dos reflexos tendíneos. No ambiente de cuidados ao paciente crítico, a monitorização sérica de magnésio é recomendada.
- Controle pressórico, neuroproteção e interrupção da gravidez são os pilares do tratamento das doenças hipertensivas específicas da gravidez. A única medida curativa para essa condição clínica é a retirada da placenta. A decisão sobre a interrupção da gravidez leva em conta fatores maternofetais, tais como: idade gestacional, viabilidade fetal e extensão das lesões em órgão-alvo. As doenças hipertensivas da gravidez não determinam a via de parto.

CUIDADO! NÃO ESQUECER!

- As doenças hipertensivas da gravidez não determinam a via de parto.

Tabela 4 Fatores de risco para pré-eclâmpsia

▸ Antecedente pessoal ou familiar de pré-eclâmpsia	▸ Primeira gestação
▸ Doença renal crônica	▸ Síndrome de ovários policísticos
▸ Hipertensão arterial sistêmica (HAS)	▸ IMC > 35
▸ *Diabetes mellitus* (DM)	▸ Idade materna > 40 anos
▸ Doenças autoimunes	▸ Intervalo maior que 10 anos entre gestações
▸ Tabagismo	

Tabela 5 Medicamentos utilizados na hipertensão arterial em gestantes

Medicamento	Via	Dose	Observação
Metildopa	VO	500-2.000 mg por dose em 3 a 4 x/dia	Pode causar retenção hídrica, sonolência e anemia hemolítica com uso crônico
Nifedipina	VO	20-120 mg/dose 1 x/dia	Pode causar taquicardia reflexa e cefaleia
Hidralazina	IV	5 mg em 2 min. Repetir 5-10 mg de 20/20 min até dose de 30 mg	Pode causar náuseas e taquicardia reflexa
Nitroprussiato	IV	0,25-5 mcg/kg/min	Risco de fetotoxicidade. Não seguro para uso por mais de 4 horas

COMPLICAÇÕES HEMORRÁGICAS

- As principais causas hemorrágicas de admissão de uma paciente gestante na UTI são o sangramento anteparto ou aquele que ocorre em até 24 horas após o parto.
- O sangramento anteparto é descrito como o que ocorre após as vinte semanas de gestação e que não se relaciona ao momento do parto. Ele acomete cerca de 5% das gestações e está associado ao descolamento prematuro da placenta, placenta prévia, acretismo placentário, ruptura uterina ou coriocarcinoma (raro).
- Os fatores de risco para atonia uterina, principal causa de sangramento após o parto, estão descritos na Tabela 6.
- O sangramento após o parto classicamente é definido como a perda de um litro (ou mais) de sangue durante o parto cesáreo ou 500 mL (ou mais) no parto vaginal. No entanto, desde 2017, a Sociedade Americana de Ginecologia e Obstetrícia recomenda a utilização da seguinte definição para esse tipo de sangramento: perda de 1 litro (ou mais) de sangue com sinais/sintomas de hipovolemia no período de 24 horas após o parto. São causas de sangramento nesse período: atonia uterina, lacerações do trato genital, prolongamento da episiotomia, ruptura uterina, coagulopatias, retenção de fragmentos de placenta, inversão uterina e infecção intra-amniótica.
- O manejo da hemorragia em mulheres gestantes ou após o parto deve ser feito considerando a persistência do sangramento, a estabilidade hemodinâmica da paciente e a idade gestacional (no caso do sangramento anteparto). É preciso cuidado no exame físico, uma vez que o diagnóstico de placenta prévia precisa ser excluído por ultrassonografia até a realização do exame digital do colo, nas pacientes com sangramento anteparto.
- Fazem parte das condutas iniciais do sangramento após o parto: a revisão do canal de parto, a remoção placentária, a revisão das suturas e a massagem uterina. Junto disso, deve-se iniciar a monitorização e ressuscitação hemodinâmica, manejo transfusional, infusão de ocitocina (uterotônico) e ácido tranexâmico.

- Em caso de sangramento persistente, pode ser acrescido o uso de um segundo uterotônico, o misoprostol em dose única. Caso haja falha nessas condutas, o balão intrauterino pode ser utilizado. A partir deste ponto, se houver persistência do sangramento, as opções terapêuticas envolvem a ligadura de artérias pélvicas, suturas uterinas e/ou a embolização em procedimento de hemodinâmica. Para este último cenário, a paciente precisa estar hemodinamicamente estável. A última terapia a ser considerada é a histerectomia.
- O uso de ocitocina de forma profilática reduz a incidência e gravidade de sangramento pós-parto. Para partos vaginais, a administração antes ou após a expulsão placentária não parece alterar desfechos. Em cesáreas eletivas, a aplicação de *bolus* associada à infusão contínua, por algumas horas após o parto, apesar de não reduzir sangramentos em sua forma severa, esteve associada a menos medicamentos uterotônicos adicionais e menos suporte transfusional.

CUIDADO!
NÃO ESQUECER!

- O manejo da hemorragia em mulheres gestantes, ou após o parto, deve ser feito de forma sequencial e considerando a persistência do sangramento, a estabilidade hemodinâmica da paciente e a idade gestacional.

Tabela 6 Fatores de risco para atonia uterina, principal causa de sangramento após o parto

▸ Hiperdistensão uterina (causada por gestação multifetal, polidrâmnios, anomalia fetal ou feto anormalmente grande)
▸ Trabalho de parto prolongado ou trabalho de parto disfuncional
▸ Grande multiparidade (parto de ≥ 5 fetos viáveis)
▸ Anestésicos relaxantes
▸ Trabalho de parto rápido
▸ Infecção intra-amniótica (corioamnionite)

COVID-19 EM GESTANTES

- Desde o início do ano de 2020, as evidências sobre as especificidades do cuidado à população gestante infectada com COVID-19 vêm se acumulando. Atualmente, sabe-se que essa população tem menos chances de reportar sintomas leves da doença como febre, mialgia e dispneia.
- Por outro lado, a admissão em UTI, necessidade de ventilação mecânica invasiva e necessidade de oxigenação por membrana extracorpórea são maiores nas gestantes, quando comparadas com mulheres não grávidas.
- Estudos sugerem que o estado pró-trombótico da gestante pode contribuir para a maior morbidade e desenvolvimento de formas graves da COVID-19, como a síndrome do desconforto respiratório do adulto associada (SDRA). Entretanto, tal literatura ainda é incipiente.

- Estudos observacionais sugerem que os níveis de saturação de oxigênio (spO_2) menores do que 95%, e de pressão parcial de CO_2 maiores que 45 mmHg, estão associados ao maior risco de sofrimento fetal.
- Todos os dispositivos ventilatórios validados para a população adulta em geral (cânula nasal de O_2, cateter nasal de alto fluxo e ventilação não invasiva) são seguros para serem usados em mulheres grávidas.
- A monitorização fetal pode ser útil durante o procedimento de intubação das pacientes gestantes com COVID-19. A queda de saturação pode acarretar sofrimento fetal, podendo ser necessária a resolução imediata do parto.
- De forma geral, a via aérea da paciente gestante deve ser considerada como difícil. O estado pró-inflamatório dessas pacientes eleva o risco de edema de via aérea. Recomenda-se, por isso, designar o profissional mais experiente para o procedimento, assim como acionar o suporte de via aérea difícil.
- Durante o procedimento de intubação, a lateralização esquerda, com descompressão da veia cava, reduz o risco de instabilidade hemodinâmica.
- Nenhum dos estudos que avaliaram a ventilação protetora em adultos incluiu a população gestante. Por isso, com base em princípios fisiológicos (pressão pleural alta e menor pressão transpulmonar), especialistas sugerem maior tolerância para valores de pressão de platô de até 35 cmH_2O. No entanto, considerando a fragilidade dessas evidências, recomenda-se a utilização dos parâmetros usuais de ventilação mecânica protetora também em mulheres grávidas: volume de 4-6 mL/kg, pressão de distensão abaixo de 15 cmH_2O e pressão de platô inferior a 30 cmH_2O.
- Os alvos de oxigenação para a gestante são oriundos de estudos observacionais que associaram maior mortalidade quando fora das seguintes faixas: paO_2 entre 60-100 mmHg, $paCO_2$ em torno de 35 mmHg e spO_2 94-98%. Por outro lado, a hiperóxia (pO_2 > 120 mmHg) pode induzir formação de radicais livres, piorando o quadro inflamatório, e deve ser evitada.
- A manobra de pronação é segura em qualquer idade gestacional e as suas indicações são as mesmas da população adulta não gestante. No entanto, é preciso especial atenção para garantir suporte adequado para as cinturas escapular e pélvica (através do uso de coxins), evitando dessa forma a compressão abdominal.
- A manobra de prona deve ser evitada em gestantes com pouco líquido amniótico (oligoâmnio) devido ao risco de compressão do cordão umbilical e sofrimento fetal. Por isso, a monitorização do índice de líquido amniótico (ILA), diariamente, através de ultrassom à beira-leito é recomendada.
- Os corticosteroides de escolha para a população gestante são a dexametasona, a metilprednisolona ou a hidrocortisona.
- O uso de dexametasona, pela sua capacidade de atravessar a barreira placentária e contribuir para maturação do pulmonar do feto, é preferível quando a interrupção da gravidez está sendo considerada.

LITERATURA RECOMENDADA

1. Albright CM, Has P, Rouse DJ, Hughes BL. Internal validation of the sepsis in obstetrics score to identify risk of morbidity from sepsis in pregnancy. Obstet Gynecol. 2017;130:747.
2. Allotey J, Stallings E, Bonet M, et al. Clinical manifestations, risk factors, and maternal and perinatal outcomes of coronavirus disease 2019 in pregnancy: living systematic review and meta-analysis. BMJ. 2020;370:m3320.

3. American College of Obstetricians and Gynecologists. Thromboembolism in pregnancy. ACOG 2018. ACOG Practice Bulletin 196.
4. Barton JR, Sibai BM. Severe sepsis and septic shock in pregnancy. Obstet Gynecol. 2012;120:689.
5. Born D, Tucci PJF. Gravidez e sistema cardiovascular. In: Porto CC. Doenças do coração: prevenção e tratamento. Rio de Janeiro: Guanabara Koogan; 1998. p.1042-5.
6. Committee on Practice Bulletins-Obstetrics. Practice Bulletin No. 183: Postpartum Hemorrhage. Obstet Gynecol. 2017;130:e168. Reaffirmed 2019.
7. Coppage KH, Polzin WJ. Severe preeclampsia and delivery outcomes: is immediate cesarean delivery beneficial? Am J Obstet Gynecol. 2002;186:921.
8. Deloya-Tomas E, Mondragon-Labelle T, et al. Considerations for mechanical ventilation in the critically iii obstetric patient. Critical Care Obstetrics and Gynecology. 2020;8(10):1-8.
9. Duarte AG. ARDS in pregnancy. Clin Obstet Gynecol. 2014 Dec;57(4):862-70.
10. Ende HB, Lozada MJ, Chestnut DH, et al. Risk factors for atonic postpartum hemorrhage: a systematic review and meta-analysis. Obstet Gynecol. 2021;137:305.
11. Gestational hypertension and preeclampsia: ACOG Practice Bulletin, Number 222. Obstet Gynecol. 2020;135:e237.
12. Hensley MK, Bauer ME, Admon LK, Prescott HC. Incidence of maternal sepsis and sepsis-related maternal deaths in the united states. JAMA. 2019;322:890.
13. Hofmeyr GJ, Walraven G, Gülmezoglu AM, et al. Misoprostol to treat postpartum haemorrhage: a systematic review. BJOG. 2005;112:547.
14. Konstantinides SV, Meyer G, Becattini C, et al. 2019 ESC Guidelines for the diagnosis and management of acute pulmonary embolism developed in collaboration with the European Respiratory Society (ERS): The Task Force for the diagnosis and management of acute pulmonary embolism of the European Society of Cardiology (ESC). Eur Respir J. 2019;54.
15. Kucirka LM, Norton A, Sheffield JS. Severity of COVID-19 in pregnancy: A review of current evidence. Am J Reprod Immunol. 2020;84(5):e13332.
16. Lu JF, Nightingale CH. Magnesium sulfate in eclampsia and pre-eclampsia: pharmacokinetic principles. Clin Pharmacokinet. 2000;38:305.
17. Magee LA, Pels A, Helewa M, et al. Diagnosis, evaluation, and management of the hypertensive disorders of pregnancy: executive summary. J Obstet Gynaecol Can. 2014; 36:416.
18. Moore L, Pereira, N. Physiological changes of pregnancy. In: Van de Velde M, Scholefield H, Plante LA. Maternal critical care: a multidisciplinary approach. New York: Cambridge University Press; 2013. p.107-19.
19. Oliveira-Neto A, Parpinelli MA, Cecatti JG, Souza JP, Sousa MH. Sequential organ failure assessment score for evaluating organ failure and outcome of severe maternal morbidity in obstetric intensive care. Scientific World Journal. 2012;2012:172145.
20. Oxford-Horrey C, Savage M, Prabhu M, et al. Putting it all together: clinical considerations in the care of critically ill obstetric patients with COVID-19. Am J Perinatol. 2020;37(10):1044-51.
21. Pollock W, Rose L, Dennis CL. Pregnant and postpartum admissions to the intensive care unit: a systematic review. Intensive Care Med. 2010;36:1465.
22. RECOVERY Collaborative Group, Horby P, Lim WS, et al. Dexamethasone in hospitalized patients with Covid-19. N Engl J Med. 2021;384(8):693-704.
23. Regitz-Zagrosek V, Roos-Hesselink JW, Bauersachs J, et al. 2018 ESC Guidelines for the management of cardiovascular diseases during pregnancy. Eur Heart J. 2018;39:3165.
24. Sheldon WR, Blum J, Vogel JP, et al. Postpartum haemorrhage management, risks, and maternal outcomes: findings from the World Health Organization Multicountry Survey on Maternal and Newborn Health. BJOG. 2014;121 Suppl 1:5.

25. Tomazini BM, Maia IS, Cavalcanti AB, et al. Effect of dexamethasone on days alive and ventilator-free in patients with moderate or severe acute respiratory distress syndrome and COVID-19: The CoDEX Randomized Clinical Trial. JAMA. 2020;324(13):1307-16.
26. Weiss TT, Cerda F, Scott JB, et al. Prone positioning for patients intubated for severe acute respiratory distress syndrome (ARDS) secondary to COVID-19: a retrospective observational cohort study. Br J Anaesth. 2021;126(1):48-55.
27. WHO Rapid Evidence Appraisal for COVID-19 Therapies (REACT) Working Group, Sterne JAC, Murthy S, et al. Association between administration of systemic corticosteroids and mortality among critically ill patients with COVID-19: A meta-analysis. JAMA. 2020;324(13):1330-41.
28. Zwart JJ, Dupuis JR, Richters A, et al. Obstetric intensive care unit admission: a 2-year nationwide population-based cohort study. Intensive Care Med. 2010;36:256.

Índice remissivo

C

D

E

F

G

H

I

K

L

M

N

O

P

Q

R

S

V

W